C. Beier, M. Demleitner, D. Hamm, H. Danner

Aromapraxis Heute

Christiane Beier, Margret Demleitner,
Dorothea Hamm, Holger Danner

Aromapraxis Heute

Ätherische Öle – Wirkung – Anwendung

ELSEVIER

Elsevier GmbH, Bernhard-Wicki-Str. 5, 80636 München, Deutschland
Wir freuen uns über Ihr Feedback und Ihre Anregungen an kundendienst@elsevier.com

ISBN 978-3-437-57011-7
eISBN 978-3-437-06345-1

Wichtiger Hinweis für den Benutzer
Die medizinischen Wissenschaften unterliegen einem sehr schnellen Wissenszuwachs. Der stetige Wandel von Methoden, Wirkstoffen und Erkenntnissen ist allen an diesem Werk Beteiligten bewusst. Sowohl der Verlag als auch die Autorinnen und Autoren und alle, die an der Entstehung dieses Werkes beteiligt waren, haben große Sorgfalt darauf verwandt, dass die Angaben zu Methoden, Anweisungen, Produkten, Anwendungen oder Konzepten dem aktuellen Wissensstand zum Zeitpunkt der Fertigstellung des Werkes entsprechen. Der Verlag kann jedoch keine Gewähr für Angaben zu Dosierung und Applikationsformen übernehmen. Es sollte stets eine unabhängige und sorgfältige Überprüfung von Diagnosen und Arzneimitteldosierungen sowie möglicher Kontraindikationen erfolgen. Jede Dosierung oder Applikation liegt in der Verantwortung der Anwenderin oder des Anwenders. Die Elsevier GmbH, die Autorinnen und Autoren und alle, die an der Entstehung des Werkes mitgewirkt haben, können keinerlei Haftung in Bezug auf jegliche Verletzung und/oder Schäden an Personen oder Eigentum, im Rahmen von Produkthaftung, Fahrlässigkeit oder anderweitig übernehmen.

Für die Vollständigkeit und Auswahl der aufgeführten Medikamente übernimmt der Verlag keine Gewähr.
Geschützte Warennamen (Warenzeichen) werden in der Regel besonders kenntlich gemacht (®). Aus dem Fehlen eines solchen Hinweises kann jedoch nicht automatisch geschlossen werden, dass es sich um einen freien Warennamen handelt. Hinweise zu Diagnose und Therapie können sich in manchen, insbesondere in den übersetzten Kapiteln von den in Deutschland üblichen Standards unterscheiden. Achtung: Die bei den genannten Arzneimitteln angegebenen Dosierungen und Anwendungshinweise können von der deutschen Zulassung abweichen.

Bibliografische Information der Deutschen Nationalbibliothek
Die Deutsche Nationalbibliothek verzeichnet diese Publikation in der Deutschen Nationalbibliografie; detaillierte bibliografische Daten sind im Internet über https://www.dnb.de abrufbar.

26 27 28 29 5 4 3 2

In ihren Veröffentlichungen verfolgt die Elsevier GmbH das Ziel, genderneutrale Formulierungen für Personengruppen zu verwenden. Um jedoch den Textfluss nicht zu stören sowie die gestalterische Freiheit nicht einzuschränken, wurden bisweilen Kompromisse eingegangen. Selbstverständlich sind **immer alle Geschlechter** gemeint.

Planung: Ingrid Puchner, München
Projektmanagement: Annekathrin Sichling, München
Redaktion: Christel Hämmerle, München
Bildredaktion und Rechteklärung: Marina Biederbick, Adelsdorf; Adriane Andreas, München
Herstellung: Dietmar Radünz, Leipzig
Satz: abavo GmbH, Buchloe/Deutschland; TnQ, Chennai/Indien
Druck und Bindung: Rodona Industria Gráfica, S.L., Pamplona/Spanien
Umschlaggestaltung: SpieszDesign, Neu-Ulm
Titelfotografie: © Subbotina Anna – stock.adobe.com

Aktuelle Informationen finden Sie im Internet unter **www.elsevier.de**

Dieses Buch widmen wir

unseren Kindern

Katha, Jonas, Aurelia, Pamina, Matze, Nana, Benni, Kiana und Milo

und

Giavino

Vorwort

An der Wurzel unseres Seins sind Aromen von solch großer Bedeutung, sodass wir eigentlich alle bereits Experten in der Welt der Duftstoffe sind, wenn wir diese Welt betreten. Damit männlicher und weiblicher Quell des Lebens aufeinandertreffen können, benötigt es bereits Aromen, um deren Weg zueinander zu bahnen. Heute kennen wir all diese Duftstoffmoleküle beim Namen. Doch es ist noch nicht allzu lange her, dass wir begonnen haben, die molekularen Grundlagen der Aromenwelt zu ergründen.

Egal, in welchen Bereichen unseres Lebens, der Duft spielt eine herausragende Rolle, um unsere Umwelt schnell und umfassend zu bewerten: Um die Qualität unserer Nahrung erkennen zu können, um einen passenden Partner zu finden, um Gefahren zu erkennen – in den meisten Lebenslagen hilft uns dabei der Geruchssinn in effektiver Weise.

Gerüche erreichen oftmals unser Bewusstsein überhaupt nicht. Sie gehen daran vorbei und sind direkt in Kontakt mit dem limbischen System, in dem auch unsere Welt der Gefühle und Erinnerungen zu Hause ist. Jeder von uns kennt den Moment, in dem wir etwas riechen und sofort eine bestimmte Erinnerung ausgelöst wird. Deshalb ist es im Grunde leicht nachvollziehbar, dass wir über den Geruchssinn und Aromen tiefen Einfluss auf unser Gefühlsleben nehmen können. Verbunden mit den Gefühlen ist sofort auch die Stimmung, in der wir uns befinden. Unsere Stimmung wiederum nimmt Einfluss auf unsere Zufriedenheit und damit auch auf unser Immunsystem, das durch positive Gefühle gestärkt wird. Zusätzlich sind auf stofflicher Ebene die Inhaltsstoffe der Aromen von Interesse, da diese auf die bakteriellen und viralen Erreger sowie auf Mykosen wirken.

Wir – das sind eine Apothekerin, eine praktizierende Ärztin, eine Heilpraktikerin/Aromaexpertin und ein Biologe – wollen unsere Erfahrungen, Erkenntnisse und auch Erfolge der letzten Jahre mit anderen Aromainteressierten teilen. Sie finden hier unsere gesammelten Rezepturen für viele verschiedene Anwendungsbereiche mit leicht nachvollziehbaren Anleitungen zum raschen Durchführen. Zudem werden die Hydrolate und fetten Öle beschrieben. Allein diese Inhalte sind den Impuls wert, dieses Buch zu lesen und als Arbeitsbuch zu nutzen.

Um ätherische Öle gut zu verstehen und richtig anwenden zu können, ist die Kenntnis der Wirkstoffe wichtig. Diese werden kurz und knapp, gut strukturiert und dennoch verständlich dargestellt. In einer besonderen Bildform werden sie zu jedem ätherischen Öl als „Flaschengeist" vorgestellt. Damit ist die Menge der einzelnen Wirkstoffe, deren chemische Eigenschaften, deren Größe sowie deren Bindungsfähigkeit an Rezeptoren auf einen Blick erkennbar. Der Chemieteil wurde ebenfalls verständlich und leicht nachvollziehbar verfasst.

In den letzten 30 Jahren sind viele Studien zu Wirkungen und Inhaltsstoffen ätherischer Öle durchgeführt worden. Es liegen also immer mehr Informationen, Erkenntnisse und auch das Verständnis dafür vor, wie und warum sich die ätherischen Öle positiv in den verschiedenen Heilungsprozessen und für die Gesundheit auswirken können. Dieses Wissen haben wir so weit wie möglich in dieses Werk einfließen lassen. Das Besondere an diesem Buch: Über 20 Jahre wurden in der Apotheke unserer Autorin Dorothea Hamm Aromatogramme erstellt und dadurch die Wirksamkeit von ätherischen Ölen auf verschiedene Keime belegt. Erstaunlich dabei ist, dass nicht nur die als „stark" wirkenden ätherischen Öle, sondern oft auch sanfte Öle virulente und resistente Keime beseitigten. Diese Tatsache dürfte besonders interessant sein, da bei einer wachsenden Zahl von Patienten Keime mit Resistenzen gegen wichtige Reserveantibiotika nachgewiesen werden. Die Auswertung von diesen zahlreichen Aromatogrammen ist in diesem Buch gelistet.

In der Hochschulmedizin gibt es kaum Therapiemöglichkeiten, wenn bei subjektiv empfundenen

Störungen keine pathologischen Ergebnisse vorliegen. Oft leiden die Patienten aber gerade an diesen Befindlichkeitsstörungen, wobei die Lebensqualität deutlich eingeschränkt sein kann. Mit den ätherischen Ölen gibt es schon sehr früh die Möglichkeit, solchen Unpässlichkeiten zu begegnen, um gravierendere Schäden abzuwenden. Deswegen lohnt es sich auch für Ärzte jeder Disziplin, die eine oder andere Anregung aus der Aromatherapie zu holen. Das Therapiespektrum könnte dadurch bereichert werden.

Aromatherapie hat also nicht nur etwas mit Wohlgeruch zu tun, sondern ist eine ernstzunehmende Behandlungsmethode. Laut WHO ist „Gesundheit ein Zustand des vollständigen körperlichen, geistigen und sozialen Wohlergehens und nicht nur das Fehlen von Krankheiten oder Gebrechen." Insbesondere in diesem Bereich können ätherische Öle eine wertvolle Unterstützung sein. Dieses Buch wendet sich an Ärzte, Apotheker, Heilpraktiker, Pflegekräfte und an alle, die in Gesundheitsberufen arbeiten und nicht zuletzt auch an interessierte Laien. Wir wünschen allen Lesern viel Freude damit.

München, Ruhpolding, Karlsruhe und Oy-Mittelberg, im März 2022
Dr. Christine Beier, Margret Demleitner,
Dorothea Hamm, Dr. Holger Danner

Danksagung

Ein ganz großes Dankeschön geht an Herrn Wolfgang Falk in Kiel, der uns mit Ergebnissen seiner Aromatogramme aus dem orodentalen Bereich versorgt hat, sowie an Herrn Dr. Winterwerber und sein Team der OK-Apotheken, die uns die Ergebnisse der Aromatogramme aus über 20 Jahren überlassen haben. Ein Dank geht auch an Frau Dr. Dorothea Struck, Frauenärztin in Kiel, die uns Anregungen zu den Wirkungen von Fenchel und Anis gegeben hat. Wir möchten uns ebenfalls bei Herrn Dr. Häringer bedanken, der uns immer wieder mit seinem kompetenten und fachlichen Rat zu Seite stand.

Ein besonderer Dank geht an die Firma Primavera-Life, die uns mit Informationen zu ätherischen Ölen und mit Analysenzertifikaten versorgt und auch einige Bilder von Heilpflanzen, die vorrangig ätherische Öle enthalten, zur Verfügung gestellt hat.

Und unseren Familien, für die wir wenig Zeit hatten, als wir an diesen Buch gearbeitet haben, möchten wir von Herzen für ihr Verständnis danken.

München, Ruhpolding, Karlsruhe und Oy-Mittelberg, im März 2022
Dr. Christiane Beier, Margret Demleitner,
Dorothea Hamm, Dr. Holger Danner

Benutzerhinweise

GUT ZU WISSEN
Hier sind wichtige Informationen hervorgehoben.

REZEPTUREN
In diesem Umfeld sind zahlreiche Rezepturen aufgelistet, die Sie anwenden können.

CAVE
Zu finden sind hier Anwendungsbeschränkungen, Kontraindikationen und Warnhinweise für den Einsatz von ätherischen Ölen, Hydrolaten und fetten Ölen.

TIPP
Nützliche Tipps rund um die Anwendung der ätherischen Öle können Sie diesem Umfeld entnehmen.

In diesem Umfeld sind die botanischen Merkmale der Pflanzen aufgeführt, aus denen das ätherische Öl gewonnen wird.

STUDIEN
Aufgeführt sind wichtige Studien, die über die Wirkung der Ätherischen Öle bei verschiedenen Indikationen berichten.

EXKURS
Wissenswertes aus der Welt der ätherischen Öle können Sie hier einsehen.

Fehler gefunden?

An unsere Inhalte haben wir sehr hohe Ansprüche. Trotz aller Sorgfalt kann es jedoch passieren, dass sich ein Fehler einschleicht oder fachlich-inhaltliche Aktualisierungen notwendig geworden sind.

Sobald ein relevanter Fehler entdeckt wird, stellen wir eine Korrektur zur Verfügung. Mit diesem QR-Code gelingt der schnelle Zugriff.

https://else4.de/978-3-437-57011-7

Wir sind dankbar für jeden Hinweis, der uns hilft, dieses Werk zu verbessern. Bitte richten Sie Ihre Anregungen, Lob und Kritik an folgende E-Mail-Adresse: kundendienst@elsevier.com

Adressen

Dr. med. Christiane Beier
Allgemeinmedizin, Certified Physician of Chinese Medicine, Naturheilverfahren
TCM-Praxis im Gesundzimmer
Landsbergerstr. 155
80687 München
www.tcm-akupunktur-laim.de

Margret Demleitner
Gnaig 9
83324 Ruhpolding

Dorothea Hamm
Bahnhofstrasse 24
D 76137 Karlsruhe

Dr. Holger Danner
Sonnenmulde 16
87466 Oy-Mittelberg

Abbildungsnachweis

Der Verweis auf die jeweilige Abbildungsquelle befindet sich bei allen Abbildungen im Werk am Ende des Legendentextes in eckigen Klammern. Alle nicht besonders gekennzeichneten Grafiken und Abbildungen © Elsevier GmbH, München.

J807	Biopix.de
J808	Shutterstock
J810	Alamy Stock Photo
J812	Colourbox
J817	GAP Photos/Carole Drake
L106	Henriette Rintelen, Velbert
L190	Gerda Raichle, Ulm
L231	Stefan Dangl, München
M222	Prof. Dr. Dr. h.c. mult. Heinz Schilcher, Immenstadt
O253	Ursel Bühring, Freiburg
O254	Uma Deen Dayal, Hyderabad
O255	Ute Stumpf, Planegg
P1039	Dr. Holger Danner, Oy-Mittelberg
P1023	Dorothea Hamm, Karlsruhe
V119	Primavera Life GmbH, Oy-Mittelberg

Inhaltsverzeichnis

Einleitung oder die Welt der Düfte von der Urzeit bis heute

Die Geschichte der Düfte ist so alt wie die Kulturgeschichte der Menschheit. Schon immer schmückten sich die Menschen und parfümierten sich mit Duftpflanzen, um Partner zu locken und unangenehme Gerüche zu überdecken. Der prähistorische Mensch verschönerte seine Behausungen und Gräber mit Blumen. So fand man in der Shanidarhöhle im Nordirak Gräber von Neandertalern (vor ca. 50.000 Jahren), in der die Verstorbenen auf acht verschiedenen, meist stark riechenden Blumenarten gebettet waren. Man entdeckte auch Pflanzen in den Höhlen von Lascaux (Südfrankreich) und Altamira (Spanien), die nicht als Nahrung oder Arznei dienten. Bereits vor 7.000 Jahren gab es in den Hochkulturen des Zweistromlands eine ausgeprägte Duftkultur. Die Sumerer kannten 3.000 Jahre v. Chr. die Destillation und die Herstellung anderer Pflanzenextrakte.

Die Kunst des Räucherns und der Destillation

Das Räuchern von duftenden Harzen und Kräutern wurde seit jeher in den verschiedensten religiösen Kulthandlungen eingesetzt, diente aber auch zum Schutz vor Krankheiten, Parasiten, Seuchen sowie zur Heilung von Menschen und Tieren. Zudem wurden Behausungen und Körper mit Räucherwerk gereinigt. Eine uralte östliche Legende erzählt, dass der biblische Stammvater Adam bei seiner Vertreibung aus dem Paradies die Erlaubnis bekam, Weihrauch mitzunehmen. Der Begriff „Parfüm“ kommt übrigens aus dem Lateinischen „per fumo“ und bedeutet „durch den Rauch“.

Eine der ältesten Niederschriften über das Räuchern findet man im Gilgamesch-Epos (entstanden ca. 1.800 v. Chr.). Hier bedankte sich der „erste Mensch“ Uta-napisti mit einem duftenden Rauchopfer bei den Göttern für die Rettung aus der Sintflut. In demselben Werk liest man auch über das gesamte Wissen der antiken Parfümerie und Kräuterheilkunde, auf Tontafeln dokumentiert, ebenso über die Herstellungsmöglichkeiten von Duftwässern aus Kräutern und Gewürzen für Medizin und Kosmetik.

Es gibt viele Öle, die im Altertum eine besondere Bedeutung zeigten. Dazu gehören das Oudöl, Narde, Weihrauch, Myrrhe und Rose (➤ Monographien).

Die Araber führten im 10. Jh. die Kunst der Destillation in Cordoba (Spanien) ein. Von dort aus verbreitete sie sich nach Italien. Katharina von Medici heiratete 1519 den französischen König Heinrich II und brachte das Wissen der Destillation nach Frankreich. Es heißt, sie ließ Rosen, Jasmin und Lavendel zur Parfümherstellung anbauen. Es wird berichtet, dass die Menschen, die mit den duftenden Pflanzen arbeiteten, in Pestzeiten weniger von der tödlichen Krankheit befallen waren. Heute wissen wir, dass die ätherischen Öle sehr stark keimhemmende Eigenschaften aufweisen.

Von den ersten Duftwässern

Im 17. Jh. gab es in England das erste Lavendelwasser, das sich bis zum heutigen Tag als nationale Duftmarke Englands erhalten hat. In Deutschland entstand etwa einhundert Jahre später das heute noch beliebte Duftwasser 4711. Das Geheimrezept für den berühmtesten deutschen Duft, der jemals gemischt wurde, soll von der italienischen Einwandererfamilie Farina stammen. Eau de Cologne nannten sie ihn, denn sie lebten in Köln im Haus des bekannten Kaufmanns Wilhelm Mühlens in der Glockengasse 4711. Dort startete ihr Wasser aus Zitrusölen, Bergamotte, Zeder, Pampelmuse und diversen Kräutern im 18. Jh. einen sensationellen Siegeszug um die Welt. Sein reinlicher und frischer Geruch überzeugte die Menschen. Zunächst wurde das „aqua mirabilis" nicht als Parfüm, sondern als innerlich anzuwendendes Heilmittel vertrieben, denn das Wasser sollte nicht nur als Duftstoff wirken: *„Es ist ein wunderbares Gegengift gegen allerhand Gift, und ein vortreffliches Präservativ gegen die Pest, die Gelbsucht, Catarrhen, Ohnmachten, stinkenden Atem, vertreibt die Kolik und stillet das Magenwehe, zertheilet das Seitenstechen und Brustkrankheiten, so von aufsteigenden winden und kalten Füßen herrührend, es heilet den Brand und ist vortrefflich wider der Zahnschmerzen."*

1810 erließ Napoleon Bonaparte ein Dekret, das die Offenlegung aller Geheimrezepturen für innerlich anzuwendende Mittel forderte. Um der Veröffentlichungspflicht zu entgehen, gab Wilhelm Mühlens sein Kölnisch Wasser von diesem Zeitpunkt als „äußerlich anwendbares Mittel" aus, wodurch es zum ersten Mal als Duftwasser, wie man es heute kennt, vermarktet wurde.

Lavendel ist heute eines der beliebtesten und bekanntesten ätherischen Öle in der Aromatherapie. Wegen seiner umfangreichen Wirkweisen gilt es als das Öl, das alle und alles zu heilen vermag. Es hat scheinbar paradoxe Wirkung: Es kann sowohl anregen als auch beruhigen, bei Abgeschlagenheit erfrischen und bei Stress entspannen. Grund dafür ist die Menge der Inhaltsstoffe. Kritiker der Aromatherapie entgegnen, dass die Öle für scheinbar unterschiedlichen Beschwerden genommen werden. Jedoch haben ätherische Öle vielfältige Wirkungen, da sie Vielstoffgemische sind. Die Gesamtheit dieser Inhaltsstoffe bewirkt die vielseitigen Anwendungen. Lavendel reguliert mild zahlreiche Botenstoffe im Gehirn, insbesondere Serotonin. Es ist hilfreich bei akuten und chronischen Schmerzen sowie bei Ängsten, die einhergehen mit depressiven Verstimmungen. Bei Herzbeschwerden ohne organische Ursache harmonisiert Lavendel das Herz-Kreislauf-System, fördert die Schlafbereitschaft und beruhigt nicht nur die Nerven, sondern auch die Haut. In der Dermatologie wird es bei gestresster Haut, Entzündungen und Juckreiz, Verbrennungen, Verletzungen und blutenden Wunden eingesetzt. Zudem soll seine antibakterielle Wirkung erwähnt werden.

Ätherische Öle zeigen unterschiedlich starke Effekte auf verschiedene Bakterien. Darauf weisen die Ergebnisse der Aromatogramme (➤ 4.2) hin, welche in solch einem Umfang erstmalig in diesem Buch veröffentlicht werden. In einer Apotheke in Karlsruhe wurden in dem Zeitraum zwischen 1998 und 2020 über 4500 Aromatogramme bearbeitet und anhand der Ergebnisse individuelle Rezepturen für Patienten hergestellt. Daraus leiten sich viele der Rezepturen ab, die Sie in diesem Buch wiederfinden.

Verträglichkeit

Die Verträglichkeit der Öle auf der Haut muss immer wieder individuell beachtet werden. Manche ätherischen Öle haben eine starke hemmende Wirkung auf Bakterien, sind aber nicht hautverträglich. Allerdings konnte mit den Aromatogrammen (➤ 4.2) gezeigt werden, dass auch sanfte, gut hautverträgliche Öle unter den stark hemmenden Ölen zu finden sind.

In der Aromatherapie wird niedrig dosiert, denn die ätherischen Öle sind stark konzentrierte Produkte aus der Destillation der Pflanzen. Eine zu hohe Dosierung oder gar eine pure Anwendung kann zu Hautirritationen führen oder kontroverse Wirkungen zeigen.

Ätherische Öle können nicht nur antibakteriell, sondern auch antiviral wirken. Als antivirale Mittel gelten v. a. die Senfölglykoside, aber auch Öle, die reich sind an 1,8-Cineol und Aldehyden. Dies ist aus der wissenschaftlichen Literatur bekannt, aber auch aus der jahrhundertealten Erfahrungsheilkunde. Ätherische Öle können in Zeiten der gehäuften Infekte zur Stärkung des Immunsystems präventiv eingesetzt werden, aber auch als desinfizierendes Medium, sie dienen somit als Schutz vor Erregern.

Von guten und schlechten Gerüchen

Neben der therapeutischen Wirkung der ätherischen Öle ist der Duft von herausragender Bedeutung. Dort, wo es gut riecht, fühlen wir uns wohl. Manche Erkrankungen erkennt man schon an ihrem unguten Geruch. Menschen, die nicht gut riechen, werden ausgegrenzt. Es heißt nicht umsonst, „den kann ich nicht riechen". Die emotionale Reaktion auf die Duftstoffe kann unterschiedlich sein, je nach Verdünnung oder Erfahrung, aber auch nach ethnischer Herkunft. Hier zwei Beispiele:

- Skatol riecht als Reinsubstanz nach menschlichen Faeces. Bei der Verdünnung von unterhalb 1 ppm entwickelt sich ein warm-animalischer Duft nach exotischen Blumen und überreifen Früchten. In Spuren findet es sich u. a. in den Blütenölen von Jasmin, Tuberose, Rose, Neroli und Ylang-Ylang, wo sie einen entscheidenden Beitrag zum schweren orientalischen Basisduft beitragen.
- Die Bevorzugung oder Ablehnung von Düften sind erlernte Eigenschaften, die meist kulturell bestimmt sind. Der Geruch der Durianfrucht ist für uns ein unerträglicher Gestank, in Ostasien eine Delikatesse. Verrottete Butter gilt in Tibet als Aphrodisiakum. Ein reifer, fließender Kellerkäse hat für asiatische Nasen einen pestilenzartigen Geruch.

Mit jedem Atemzug nehmen wir Informationen der Umwelt auf. Unser Wohlempfinden, die Lebensqualität und Fortpflanzung, werden über den Geruch gelenkt.

Auch wenn wir es selbst oft nicht so einschätzen, da durch Gerüche viele unterbewusste Prozesse angestoßen werden, von unseren Sinnen ist der Geruchsinn der wichtigste, aber auch der am meisten vernachlässigte Sinn. Der Riechsinn ist unser erster und ältester Sinn, beim 16 Tage alten Embryo sind bereits Riechplakoden angelegt.

Andere Sinne können wir ausblenden: Wir können uns die Ohren zu halten, dann hören wir nichts mehr. Wir können die Augen schließen, dann sehen wir nichts mehr. Wir können uns aber nicht dauerhaft die Nase zu halten, um nichts mehr zu riechen, denn dann können wir auch nicht mehr atmen. So ist es von Vorteil, dass wir uns schnell an den Umgebungsgeruch gewöhnen können. Prof. Hatt hat mit seinem Team herausgefunden, dass der Mensch nicht nur mit der Nase Düfte wahrnehmen kann, sondern, dass auch verschiedene Organe und die Haut über Rezeptoren auf Düfte reagieren. Diese Rezeptoren werden olfaktorische Rezeptoren genannt.

Seit Beginn des industriellen Zeitalters werden chemische Bestandteile wissenschaftlich erforscht und nachgebaut. 1874 wurde erstmals der Hauptinhaltsstoff der Vanilleschote, das Vanillin, synthetisiert. Seitdem wurde eine Vielzahl von Duftstoffen synthetisch hergestellt. In der Aromatherapie verwenden wir keine rektifizierten oder synthetisch hergestellten Öle, sondern nur 100 % naturreine Düfte.

Ein Öl – mehrere Hundert Inhaltsstoffe

Ein ätherisches Öl beinhaltet oft mehrere Hundert Inhaltsstoffe, wohingegen in synthetischen Ölen meist deutlich weniger Inhaltsstoffe gefunden werden. Synthetische Öle riechen ähnlich wie das natürliche Öl, jedoch deutlich flacher und irgendwie „unrund". Diese synthetisch hergestellten Düfte sind problematisch, da die therapeutische Wirkung der Öle im Körper über das Andocken an bestimmten Rezeptoren erfolgt und die synthetischen Duftstoffe nicht über die gleichen Andockstellen verfügen, wie die natürlichen Duftstoffe. Sie können deshalb mehr Schaden anrichten, als nützen.

Ätherische Öle sind sehr vielseitig und einfach zu handhaben. Mit einigen Tropfen kann man einen Raum mit Duft erfüllen und sich sehr wohl fühlen. Ein vertrauter und angenehmer Duft nimmt uns die Angst in schwierigen Situationen. Bewusst eingesetzt kann ein ätherisches Öl aber auch helfen, schwierige Erreger und Viren zu hemmen. Eventuell bieten sie sogar eine Lösung bei der Bekämpfung resistenter Keime. Die Ergebnisse der Aromatogramme und wissenschaftlichen Studien zeigen, dass die Aromatherapie Impulse für die Medizin geben kann, die zu seriösen Behandlungsmöglichkeiten ausreifen können. So hat sich die Aromapflege seit Jahren in Krankenhäusern und Pflegeheimen bewährt. Die Aromatherapie, als Teil der Phytotherapie, stellt eine wichtige integrative Therapiemöglichkeit dar.

KAPITEL

1 Vom schützenden Parfüm der Pflanzen zur Aromatherapie des Menschen

1.1 Duftstoffe bei Pflanzen, Insekten und Menschen

1.1.1 Ableitung der Wirkungsweise von den Funktionen im Pflanzenreich

Ein Vergleich der Funktionen der Duftstoffe in Pflanzen und in den Anwendungen und Wirkungen beim Menschen erlaubt tiefere Einblicke in die Welten zwischen Menschen, Pflanzen und Insekten. Die Funktion, die einige Substanzen aus den ätherischen Ölen bereits bei den Pflanzen erfüllen, erlauben dabei Rückschlüsse auf die Wirkung, welche diese Substanzen auf den Menschen haben. Das ist z. B. der Fall für alle Substanzen, welche bereits bei Pflanzen antimikrobiell, antiviral oder antifungal wirken. Bereits in der Pflanze übernehmen viele Duftstoffe eine solche Funktion (Junker and Tholl 2013, D'Agostino et al. 2019).

Zum Beispiel können die beiden biologisch aktiven Substanzen des Johanniskrauts, Hypericin und Hyperforin (Roth 1990), nach Fraßschäden in der Pflanze verstärkt produziert werden, um Abwehrfunktionen zu erfüllen. Beide können für die nachgewiesene antibakterielle Wirkung verantwortlich sein, die sowohl für methicillinresistente *Staphylococcus aureus* (MRSA) als auch für penicillinresistente Keime gefunden wurde (Mir et al. 2019). Aber auch bei milder Depression ist Johanniskraut wirksam und gelegentlich anderen pharmazeutischen Produkten in der Wirksamkeit überlegen (Schrader et al. 1998, Schrader 2000). Dabei soll Hypericin/Hyperforin als Wiederaufnahmehemmer für Serotonin, am synaptischen Spalt fungieren. Bei starken bipolaren Störungen und Depressionen sind klinische Studien bislang jedoch noch nicht durchgeführt worden (Nicolussi et al. 2020).

Es wurde auch mehrfach gezeigt, dass die Kombination von Substanzen eines Duftbouquets, insbesondere deren Mengenverhältnis, in der Natur eine Voraussetzung dafür ist, um bestimmte Funktionen zu erfüllen. Es bleibt spannend, dies auch für andere Wirkstoffe aus den ätherischen Ölen in den Anwendungen der Aromatherapie zu zeigen.

1.1.2 Olfaktorische Wahrnehmung bei Pflanzen, Insekten und Menschen

Obwohl bislang nicht ausreichend bekannt ist, wo die Duftrezeptoren bei den Pflanzen sitzen, wurde bereits seit den 1980er-Jahren des letzten Jahrhunderts darüber geschrieben, dass Pflanzen miteinander über Duft kommunizieren. Die ersten Berichte von den „Talking Trees" wurden stark kritisiert wegen der unrealistischen Bedingungen der Experimente oder fehlender Kontrollen (Heil 2009, Baldwin and Schultz 1983, Rhoades 1983). Nicht zuletzt aufgrund eines Buches mit dem Namen „Das geheime Leben der Pflanzen" geriet ein zu der Zeit neues Feld der Forschung in Verruf und eine wissenschaftliche Bearbeitung des Themas wurde für eine längere Zeit erschwert (Galston and Slayman 1979). Der gleiche Wissenschaftler, der damals darüber schrieb, hat allerdings das Thema mehr als 20 Jahre später wieder aufgegriffen (Baldwin et al. 2006). In der Zwischenzeit wurden eine Vielzahl von Belegen dafür gefunden, dass Pflanzen in der Lage sind, auf die Duftstoffe ihrer angefressenen Nachbarn zu reagieren (Heil 2009).

Dagegen sind Beispiele, dass Insekten auf Duftstoffe reagieren, wesentlich geläufiger. Auf welch kleine Reize dabei die Rezeptoren der Insekten reagieren, ist unübertroffen in Natur und Technik. Die feinsten Antennen von Nachtfaltermännchen auf der Suche nach den passenden Weibchen können auf nur wenige Moleküle ansprechen, um ihre Partner zu lokalisieren (Kaissling 2009). Dagegen sind die sensorischen Möglichkeiten beim Menschen deutlich begrenzter. Trotz allem ist bekannt, dass der Mensch mit seiner Nase unbewusst und bewusst stark auf olfaktorische Eindrücke reagiert – ob bei der Partnerwahl oder der erfolgreichen Paarung – die geruchlichen Eindrücke haben eine nicht zu unterschätzende Bedeutung.

In der Zwischenzeit ist bekannt, dass auch in allen Organen des Menschen Duftrezeptoren sitzen, die auf eine Vielzahl von Substanzen reagieren, die in Pflanzen und ätherischen Ölen zu finden sind (Lee et al. 2019). So wird z. B. Sandalore, ein synthetischer Sandelholzduft, von Haarfollikelzellen wahrgenommen und kann den programmierten Zelltod verhindern, wodurch das Haarwachstum stimuliert wird (Cheret et al. 2018). Ebenfalls bewirkt Sandalore über einen olfaktorischen Rezeptor in der Haut eine Verbesserung der Wundheilung (Busse et al. 2014). Rezeptoren für die natürliche Substanzen aus dem Sandelholzöl wurden zwar ebenfalls gefunden, aber deren Funktion konnte noch nicht aufgeklärt werden.

Sicherlich werden wir in Zukunft die Mechanismen für mehr und mehr Pflanzenduftstoffe identifizieren und nachvollziehen können, zu welchem Zweck sich die Wahrnehmung für Pflanzendüfte in den verschiedensten Körperorganen entwickelt hat.

1.2 Vielfalt der pflanzlichen Inhaltsstoffe

Pflanzen sind die weltweit führenden organischen Chemiker. Es gibt keine anderen lebenden Organismen, deren sog. **Sekundärstoffwechsel** eine solche Vielzahl von Substanzen hervorbringt. Im **Primärstoffwechsel** entstehen Kohlenhydrate, Proteine und Fette, die der Pflanze als Energielieferant, Strukturbausteine oder Speicherstoffe dienen. Das Wirkprofil der Pflanze wird hingegen überwiegend durch Produkte des sekundären Stoffwechsels bestimmt: Das sind neben ätherischen Ölen u. a. Alkaloide, Bitterstoffe, Flavonoide, Gerbstoffe, Glykoside, Saponine, Schleimstoffe – niedermolekulare Verbindungen mit einem Molekulargewicht zwischen 200 und 700 Dalton.

Warum hat sich bei Pflanzen eine derart große Vielfalt von Inhaltsstoffen entwickelt? Eine der Antworten auf diese Frage besteht in der unterschiedlichen Mobilität zwischen Pflanzen und höheren Tieren. Während die Tiere im Verhaltensrepertoire Mechanismen wie Flucht, Angriff und Starre kennen, verfügen Pflanzen über deutlich beschränktere Möglichkeiten der Beweglichkeit. Zum Zeitpunkt der Keimung in der Erde ist ihr Standort für ihre Lebenszeit festgelegt. Während somit bewegliche Organismen ungünstigen Bedingungen aus dem Weg gehen können, müssen Pflanzen allen biotischen und abiotischen Umweltfaktoren eines Standortes trotzen.

Ein anderer Faktor, der die Vielfalt an Inhaltsstoffen fördert, liegt in den Pflanzenfressern begründet. Zwischen den Pflanzen und ihren Feinden ist ein olympischer Wettstreit entstanden. Hat eine Pflanze in evolutionären Zeitfenstern einen neuen Abwehrstoff produziert, kann sie sich damit gegen eine Vielzahl von Fraßfeinden wehren. Nach einiger Zeit entwickelt sich aber bei einigen Insekten eine Toleranz oder gar ein spezieller Abbaumechanismus für diesen Abwehrstoff. Die Pflanze muss erneut einen weiteren Stoff bereitstellen, um die Insekten wieder abwehren zu können (Ehrlich and Raven 1964, Suchan and Alvarez 2015).

Die pflanzlichen Verteidigungsmechanismen, die dabei entstanden sind, reichen von direkter Verteidigung durch Abwehrstoffe und Substanzen, welche die Entwicklung der Fraßschädlinge behindern, bis zur Kommunikation mit deren Feinden.

Dabei rufen die Pflanzen um Hilfe, indem sie Duftstoffe abgeben, welche die Feinde der Fraßschädlinge erkennen können und dann gezielt die Pflanzen anfliegen, auf denen ihre Futter- oder Eiablagetiere gerade fressen.

1.3 Funktionen bei Pflanzen

Pflanzeninhaltstoffe, welche beim Menschen eine Wirkung zeigen und somit in der Phytotherapie eine Rolle spielen, haben bereits in der Pflanze eine Vielzahl von Funktionen. Das ist natürlich auch zu erwarten, denn in der Natur wird stets auf das Sparsamkeitsprinzip (Maximum Parsimony) geachtet. Die Herstellung von funktionslosen Substanzen wird deshalb nach einigen Generationen der Pflanze wieder eingestellt, um Ressourcen zu schonen. Während mit reinen Kohlenwasserstoffverbindungen, welche aus der Fotosynthese hervorgehen, verschwenderisch umgegangen werden kann, z. B. in Nektarien an Blättern und Blüten oder bei kohlenstoffhaltigen Verteidigungsstoffen, werden Stoffe, die Stickstoff oder Phosphor enthalten, nur sparsam von Pflanzen eingesetzt. Deshalb wird z. B. auch in Laubbäumen im Herbst das stickstoffreiche Chlorophyll der Blätter abgebaut und die Ausgangsstoffe werden gespeichert. Dadurch kommt die rötlich gelbe Färbung der darunterliegenden stickstofffreien Carotinoide und Anthocyane zum Vorschein, welche verschwenderisch mit den Blättern abgeworfen werden.

1.3.1 Verteidigungsmechanismen von Pflanzen

Um die Reaktionen auf Fraßschädlinge abstimmen zu können, gibt es in der Pflanze ein **Hormonsystem,** ähnlich den Hormonen Adrenalin und Noradrenalin, die beim Menschen Flucht und Angriff steuern. Dieses beruht auf der Jasmonsäure und Salicylsäure (Ding and Ding 2020, Maruri-Lopez et al. 2019).

Es gibt noch einige andere Phytohormone, die auf das Hormonsystem einwirken und eine Feinabstimmung der Pflanzenreaktionen erlauben. Eng verwandt mit der Salicylsäure sind sowohl das Salicin, das sowohl in der Weidenrinde als auch im Mädesüß in großer Menge vorkommt und von Pflanzenfressern in deren Körper angereichert wird (Sequestration ➤ 1.5) – ebenso das Methylsalicylat aus dem Wintergrün (➤ 6.104).

Die Pflanze reagiert zuallererst auf die **Art** des **Fraßschadens,** sowohl auf das zeitliche Fraßmuster als auch auf die Art und Weise, wie ein Schädling von der Pflanze frisst (Mithöfer et al. 2005). Dabei erkennt die Pflanze ihr beschädigtes Selbst an den Abbauprodukten aus ihren körpereigenen Zellen (Duran-Flores and Heil 2016). Substanzen, die durch das fressende Insekt auf die Pflanze übertragen werden, ermöglichen der Pflanze genauer zu bestimmen, wer an ihr frisst, um adäquat darauf zu reagieren (Turlings and Tumlinson 1992, Acevedo et al. 2015). Das Hormonsystem löst dann eine passende systemische Reaktion in der Pflanze aus. Deshalb ist es auch umgekehrt möglich, aus den Duftstoffen der Pflanze abzulesen und einzugrenzen, welche Art von Insekten an den Pflanzen gefressen haben (Danner et al. 2017). Die Duftstoffe, die nach Insektenfraß von der Pflanze produziert werden, können so spezifisch sein, dass sie die spezialisierten Feinde der an ihr fressenden Schädlingsarten zu den Pflanzen locken können.

„Der Feind meines Feindes ist mein Freund“: Um die **Hilferufe hörbar** zu **machen,** muss die Pflanze auffallen. Wenn jede Pflanze permanent um Hilfe rufen würde, könnte das Prinzip nicht funktionieren. Pflanzen erhöhen dazu die Abgabe bestimmter Duftstoffe um ein Vielfaches. Und das nicht nur von dem Pflanzenteil, an dem gefressen wurde, sondern oftmals auch von unbeschädigten Pflanzenteilen inklusive der Wurzel. Andere Substanzen werden überhaupt erst nach dem Fraß von Insekten gebildet. Die Bildung von Duftstoffen nach Bedarf erlaubt den Pflanzen auch Energie zu sparen, wenn gar keine Insekten an ihnen fressen.

Vielen Pflanzen ist es aber auch möglich, die duftenden **Warnrufe** von **benachbarten Pflanzen** wahrzunehmen und sich auf einen zu erwartenden Schaden vorzubereiten (Karban et al. 2014). Die Gene, die für die Produktion von Abwehrstoffen verantwortlich sind, werden dann bereits aktiviert, um anschließend schnell auf die Angreifer reagieren zu können.

Es können aber auch morphologische Veränderungen auftreten, sodass mehr Dornen entstehen, sich mehr Trichome auf den Blättern und Stängeln entwickeln, sich eine dicke epikutikuläre Wachsschicht bildet, oder dass die Abwehrstoffe aus Wurzel oder Spross in die angegriffenen Gewebe verschoben werden. Oder sie werden *de novo* produziert. Manche Duftstoffe werden aber auch gebildet, um bestimmte Angreifer direkt zu vertreiben (Kessler and Baldwin 2001).

1.3.2 Anlockung von Symbionten

Neben den Abwehrmechanismen führen die Duftstoffe aber auch zu einer Anlockung von nutzbringenden Symbionten. Um in Kontakt mit Partnern zur sexuellen Vermehrung zu kommen, müssen Pflanzen oft über weite Strecken mit Bestäubern kommunizieren, um ihren Fortbestand zu sichern (Herrmann and Bicchi 2010, Dudareva et al. 2004, Unsicker et al. 2009, Schiestl 2010). Genauso werden aber auch Insekten angelockt, welche die Pflanze beschützen. Beide werden häufig mit Nektar belohnt. Die Bestäuber eher in den Blüten, aber es gibt auch Nektar, der von Blättern in winzigen Nektarteichen angeboten wird, um z. B. Ameisen auf die Pflanze zu locken, die dann die Pflanzen gegen Überwucherung und Insektenfraß schützen. Im extremen Fall kann die Ameise sogar nur noch von der Pflanze versorgt werden und sowohl Pflanze als auch Ameise könnten ohne einander nicht mehr existieren (Feldhaar et al. 2003).

1.4 Speicherorte für Sekrete

In den Pflanzen kommen die ätherischen Öle in den verschiedensten Organen, wie Wurzel, Laub- und Blütenblättern und in den Fruchtschalen oder Samen und Früchten vor.

Die Orte, an denen Sekrete, also Duftstoffe und nicht flüchtige Substanzen, in der Pflanze produziert und gespeichert werden, sind so vielfältig wie ihre Einsatzbereiche (Sitte et al. 1998). Anders als bei Tieren treten die Drüsenzellen der Pflanzen meist einzeln auf und sind im Gegensatz zu denen der Tiere relativ selten zu Drüsengeweben zusammengeschlossen. Die Sekrete der Pflanzen werden im **Zytoplasma** der Drüsenzellen gebildet. Bei der intrazellulären Sekretion und Exkretion werden die Produkte der Drüsenzellen entweder in den Vakuolen gespeichert, z. B. bei den Milchröhren der Wolfsmilchgewächse und der Schwarzwurzel. Oder das Sekret wird in den sog. **Apoplasten** abgegeben. Das ist der als freier Diffusionsraum bezeichnete Raum zwischen Zellmembran und Zellwand aus Zellulose. Zum Beispiel bei Nektarien, welche Bestäuber oder andere Insekten belohnen sollen, welche eine Schutzfunktion für die Pflanze übernehmen. Im Inneren werden z. B. Terpene in Harzgängen gespeichert, andere Duftstoffe und Nektar werden nach außen abgegeben. Begrenzte Drüsengewebe sind, außer bei der Wolfsmilch und Schwarzwurzel, beim Löwenzahn, Schöllkraut, Mohn und Kautschukbaum zu finden. Harzgänge meist nur bei Nadelbäumen. Ausnahmen sind Mastix (➤ 6.96.4), Weihrauch (➤ 6.102) und Myrrhe (➤ 6.61).

Drüsen übernehmen für die Pflanze Schutzfunktion, wenn z. B. giftige Sekrete wie Alkaloide oder Steroidglykoside abgegeben werden. Sie können aber auch der Wundheilung dienen, wenn z. B. phenolische Gerbstoffe oder Terpenoide das Pilzwachstum auf den Blättern hemmen. Milchsäfte, Gummen und Harze fließen bei Verletzung aus und können Wunden desinfizieren und rasch verschließen (Sitte et al. 1998).

Ätherische Öle werden von den meisten höheren Pflanzen gebildet. Häufig jedoch nur in geringen Mengen und sie werden innerhalb kurzer Zeit an die Umwelt abgegeben. Pflanzen, bei denen Tröpfchen ätherische Öle in der Epidermis und in den Mesophyllzellen der Blütenblätter vorkommen, sind beispielsweise Jasmin (➤ 6.33), Rose (➤ 6.82) und Veilchen. Deshalb sind bei der Gewinnung von ätherischen Ölen aus diesen Pflanzen der Erntezeitpunkt und die schnelle Destillation besonders wichtig, um das wertvolle ätherische Öl nicht zu verlieren. Ätherische Öle können aber auch in sog. schizogenen oder lysigenen Ölbehältern gespeichert werden.

- **Schizogene Ölbehälter** entstehen in den Zwischenräumen der Zellen. Die umliegenden Zellen bleiben dabei erhalten. Schizogenene Ölbehälter sind z. B. bei Johanniskraut (➤ 6.34) und Eukalyptus (➤ 6.23) zu finden.
- **Lysigene Ölbehälter** dagegen entstehen durch Auflösen der benachbarten Zellen. Sie sitzen z. B. bei Zitrusfrüchten in der Schale.

Weiterhin findet man bei Pflanzen auch Köpfchenhaare und Drüsenemergenzen. Es sind Drüsenzellen oder -gewebe, die auf Pflanzenhaaren sitzen oder denen der Schaft fehlt und sie dann direkt auf den Blättern aufsitzen.

Ätherisches Öl sammelt sich dabei als Sekret zwischen der Kutikula, einer Wachsschicht, die dem Schutz der Pflanze dient, und der Epidermis. Da die Substanzen lipophil, also fettlöslich sind, können sie von dort die lipophile Membran passieren und verdampfen oder die Kutikula reißt durch Reifung, Hitze oder Berühren auf, um das ätherische Öl in die Umwelt zu entlassen.

1.5 Wie Insekten die Verteidigungsstoffe der Pflanzen nutzen

Sequestration ist ein fundamentaler Prozess, den alle lebendigen Organismen als Voraussetzung ihres Lebens teilen. Im Grunde genommen besteht das Phänomen der Sequestration in der Umorganisation von Molekülen, die von außerhalb aufgenommenen werden. Sie werden zu anderen Molekülen wie Membranen, Organellen, Zellen oder Geweben umgebaut.

Sequestration kann aber auch bedeuten, dass Insekten giftige Stoffe aus einer Pflanze aufnehmen, um sich selbst damit zu schützen (Boland 2015). Häufig sind diese Substanzen dann an Zucker gebunden und liegen dann als Glykoside vor. Damit ist meist ihre autotoxische Wirkung auf Pflanze und Insekt entschärft. So nehmen z. B. der Weidenblattkäfer *Chrysomela vigintipunctata* und der Pappelblattkäfer *Chrysomele populi* das Salicin, ein phenolisches Glykosid, von ihrer Wirtspflanze auf. Um später eine effektive Waffe der Pflanze oder des Käfers darzustellen, wird der Zucker abgespalten und es bildet sich Salicylaldehyd, das dann in den Drüsen am Rücken der Chrysomeliden (Blattkäfer) gespeichert wird, bis der Käfer in Bedrängnis eines Feindes kommt. Bei Gefahr zeigen sich die Tröpfchen des Giftes auf der Rückseite der Käferlarven, um die Feinde zu vertreiben. Bei anderen Chrysomeliden sind es auch andere chemische Stoffgruppen, die zum Einsatz kommen. Doch das Prinzip ist immer das Gleiche. Zum Beispiel sekretiert der Breite Weidenblattkäfer *Plagiodera versicolora,* wie auch der Meerrettichblattkäfer *Phaedon cochleariae* Chrysomelidial, ein sog. zyklopentanoides Monoterpen (Boland 2015, Eisner 2003).

1.6 Flüchtigkeit von Pflanzeninhaltstoffen und biologische Aktivität

Das Repertoire der Pflanzen reicht hier von **schwer flüchtigen Substanzen** zu **leicht flüchtigen Substanzen.** Die Flüchtigkeit wird auch als Dampfdruck bezeichnet. Er wird sehr stark von der Größe beeinflusst, also von dem molekularem Gewicht des Moleküls und seiner Fähigkeit mit sich und seiner Umgebung zu wechselwirken. Da viele Duftstoffe geringe Wechselwirkungen ausbilden können und damit unpolar sind, ist bei diesen maßgeblich die Größe für ihre Flüchtigkeit verantwortlich. Im Groben gilt also bei ätherischen Ölen: Je größer ein Molekül im Vielstoffgemisch, desto weniger verdampft es.

In der Phytotherapie finden sowohl flüchtige als auch nicht flüchtige Substanzen Anwendung. Dabei gibt es ebenfalls einen fließenden Gradienten von wasserlöslichen, polaren, zu fettlöslichen, unpolaren Substanzen. Diese beiden Eigenschaften bestimmen auch den Übergang der Stoffe ins ätherische Öl bei der Destillation. Ebenfalls bestimmt sich dadurch die Verteilung der Inhaltsstoffe einer Pflanze zwischen Pflanzenwasser (Hydrolat) und ätherischem Öl. Ätherische Öle, die mittels Kaltpressung (Extraktion ➤ 1.10.3) gewonnen werden, enthalten dagegen auch eine Reihe von Stoffen, die nicht flüchtig sind. Typische Vertreter von kaltgepressten Ölen sind die Agrumenöle oder Zitrusöle. Die meisten Substanzen, welche in der Aromatherapie als Teil der Phytotherapie zum Einsatz kommen, sind die flüchtigen Pflanzeninhaltstoffe.

Bei Extraktionen wie den **Absolues** (➤ 1.10.4), die mit Hexan extrahiert werden, oder bei CO_2-Extrakten (➤ 1.10.5), finden wir ein noch größeres Spektrum an Inhaltsstoffen, als bereits bei den ätherischen Ölen. So wurde z. B. kaum ein Vollextrakt einer ätherischen Ölpflanze so gut untersucht wie das des Vetiver-Grases, um Inhaltsstoffe zu identifizieren. Dabei ist die superkritische/überkritische Kohlendioxidextraktion eine Methode, bei der deutlich mehr sekundäre Inhaltsstoffe der Pflanze extrahiert werden können als im Vergleich zur Wasserdampfdestillation (Danh et al. 2010). Mit Sicherheit haben solche schonend und naturnah gewonnenen holistischeren CO_2-Extrakte wiederum andere therapeutische Wirkungen im Vergleich zum ätherischen Öl oder Hydrolat. Bislang wissen wir in der Erfahrungsheilkunde noch kaum etwas über die Wirkungen und Anwendungen solcher Vollextrakte. Sie finden bislang auch kaum Anwendung in der Aromatherapie.

Viele Inhaltsstoffe von Pflanzen und ätherischen Ölen bleiben aber auch weiterhin ein Rätsel für die Wissenschaft. Im ätherischen Öl der Wurzeln des Vetiver-Grases oder im Sandelholzöl werden auch heute noch immer wieder neue Substanzen gefunden (Belhassen et al. 2015).

Eine Vielzahl der Pflanzeninhaltstoffe wurde bereits aus den Pflanzen extrahiert, dann chemisch entschlüsselt und schließlich synthetisch nachgebaut. Dennoch sind auch heute noch eine Reihe von chemischen Synthesewegen nur in Pflanzen möglich. Insbesondere die Reinheit in der optischen Drehung, der Chiralität der Inhaltsstoffe, ist synthetisch schwer zu erreichen. Aber genau diese optische Drehung ist häufig für die **biologische Aktivität** verantwortlich (Brenna et al. 2003, Bentley 2006). Zum Beispiel wirkt Menthol kühlend auf den Menschen. Während aber die linksdrehende Form ((-)-Menthol) stark kühlend wirkt, hat die rechtsdrehende Form ((+)-Menthol) eine 45-mal schwächere Wirkung (Brenna et al. 2003). Eines der bekanntesten Beispiele ist wohl Carvone. (-)-Carvone erinnert geruchlich an Spearmint, während (+)-Carvone kümmelartig riecht (Kraft and Frater 2001). Auf Umwegen gelingt es trotz allem immer öfter, die Synthesewege aus den Pflanzen in Bakterien nachzubilden, die dann die Substanzen in gleicher chiraler Zusammensetzung für den Menschen produzieren (Kayser 2009).

GUT ZU WISSEN

Das Zitat von Aristoteles (384–322 v. Chr.) – *„Das Ganze ist mehr als die Summe seiner Teile"* – hat auch bei den ätherischen Ölen seine Berechtigung. Zwischen den einzelnen Komponenten der Öle gibt es synergistische und antagonistische Effekte, die sich sowohl auf den Menschen als auch auf Insekten und Pflanzen auswirken. Ätherische Öle als Vielstoffgemische scheinen dabei den Reinsubstanzen in ihrer Wirkweise überlegen zu sein (Ahmad et al. 2014). Bislang wurden z. B. Studien zu Allergien meist mit synthetischen Reinsubstanzen durchgeführt. Ob die natürlichen Vielstoffgemische in ihrer Gesamtwirkung ebenfalls Allergien auslösen können, wurde nur wenig untersucht.

1.7 Duftstoffmoleküle als Stoffwechselprodukte

Mittlerweile wurden mehr als 1700 Duftstoffmoleküle aus mehr als 90 Pflanzenfamilien identifiziert (Knudsen et al. 2006, Maffei 2010). Je nach biosynthetischem Ursprung und ihrer chemischen Struktur werden sie als Terpene, Phenylpropanoide/Benzoide, Fettsäurenderivate oder Aminosäurenderivate klassifiziert (Dudareva et al. 2013).

1.7.1 Terpenoide

Da der Großteil der pflanzlichen Duftmoleküle Terpene sind, ist der Syntheseweg der Terpene von herausragender Bedeutung sowohl für die Verteidigung der Pflanze als auch für die Aromatherapie des Menschen. Terpene sind meist die **Hauptbestandteile** der **ätherischen Öle** (➤ 2.8.1).

Terpene sind stets aus Isopreneinheiten mit **fünf Kohlenstoffatomen** (C5) aufgebaut. So lassen sich Terpene leicht, wie folgt, unterteilen: Hemiterpene aus einer Isopreneinheit (C5), Monoterpene aus zwei (C10), Sesquiterpene aus drei (C15) und Diterpene aus vier Isopreneinheiten (C20).

Unter der Wirkung von verschiedenen Enzymen, die zur Gruppe der Terpensynthasen gehören, werden die Ausgangsstoffe der Terpene, Geranyldiphosphat (GPP), Farnesyldiphosphat (FPP) und Geranyl-Geranyl-diphosphat (GGPP) zu den größeren Terpenmolekülen zusammengebaut. Dabei entstehen aus einer Terpensynthase meist mehrere Terpene gleichzeitig. Deshalb ist in der Pflanze häufig das Mengenverhältnis verschiedener Terpene voneinander abhängig. Findet man von einem Duftstoff mehr, wird auch häufig ein anderer in größerer Menge gefunden (Degenhardt et al. 2009, Danner et al. 2011). Nachdem die Grundgerüste der Terpene entstanden sind, werden sie in der Pflanze durch Dehydrogenasen und sog. P450 Enzyme weiterverarbeitet, wodurch eine riesige Vielfalt an Duftstoffen allein in dieser Gruppe entsteht.

1.7.2 Phenylpropanoide

Der **Shikimat-Stoffwechselweg** der Pflanzen stellt ein Bindeglied zwischen dem Primär- und Sekundärstoffwechsel dar (Knudsen et al. 2006). Dabei wird die Aminosäure Phenylalanin zu trans-Zimtsäure verwandelt, woraus dann die meisten Phenylpropanoide entstehen.

Andere Phenylpropanoide wie Eugenol und Chavicol und ihre Derivate entstammen dem **Lignin-Stoffwechselweg,** der nicht über die Zimtsäure verläuft (Tieman et al. 2007).

1.7.3 Von Fettsäuren abgeleitete Duftstoffe

Diese Duftstoffe kommen bei den meisten höheren Pflanzen vor. Sie leiten sich aus den beiden Fettsäuren **Linolensäure** und **Linolsäure** ab, welche in den Zellmembranen der meisten Pflanzen gefunden werden können (Matsui 2006, D'Auria et al. 2007) und werden im Rahmen des Octadecanoid-/Oxylipin-Stoffwechsels gebildet, insbesondere bei mechanischer Verletzung.

Sie werden gewöhnlich **„grüne Blattduftstoffe"** genannt. Typischer Vertreter der Klasse riechen nach frisch gemähtem Rasen. Aber auch das Phytohormon Jasmonsäure und die flüchtige Form Methyljasmonat gehören in diese Gruppe. Andere, über eine längere Hydroperoxyzwischenstufe gebildete Duftstoffe, sind beispielsweise das häufig vorkommende Nonanal – sowohl im ätherischen Öl als auch im Duftbouquet der Pflanzen (Dudareva et al. 2013).

1.7.4 Stickstoff- und schwefelhaltige Duftstoffe

Insbesondere Duftstoffe, die in **Blütendüften** und **Fruchtaromen** häufig sind, werden von Pflanzen aus den Aminosäuren Alanin, Valin, Leucin, Isoleucin und Methionin gebildet und enthalten Stickstoff oder Schwefel. Ihre Stoffwechselwege ähneln sehr stark denen von Bakterien und Hefen, und es entstehen daraus viele Aldehyde, Säuren, Alkohole und Ester (Tzin and Galili 2010).

Eine besondere Klasse der **schwefelhaltigen Duftstoffe** sind **Isothiocyanate.** Sie kommen hauptsächlich in der Familie der Kreuzblütler (Brassicaceae) vor. Da diese Stoffe auch für die Pflanze giftig sind (Autotoxizität), speichert die Pflanze diese Stoffe nur gebunden an Zucker. Sie werden dann Glucosinolate oder Senfölglykoside genannt. Mehr als 120 Glucosinolate sind aus der Pflanzenfamilie bekannt (Hopkins et al. 2009). Es sind die Stoffe, welche die Schärfe in Meerrettich und Wasabi, Senf, Rettich, Radieschen, Brokkoli und vielen Kohlarten ausmacht. Dieser Mechanismus lässt sich als Senfölbombe beschreiben. Ein Enzym, das den Zucker abspalten kann (Myrosinase), liegt in anderen Kompartimenten der Pflanze vor. Erst durch Beschädigung der Zellen, z. B. durch Fraß, kommt das Enzym mit dem Glucosinolat zusammen, der Zucker wird abgespalten und das flüchtige Isothiocyanat wird frei. Die Bombe explodiert. Die giftige Wirkung wird erst durch die Zusammenwirkung beider Stoffe möglich. Der Mechanismus ähnelt dem der **zyanogenen Glykoside.** Diese setzen nach Abspaltung des Zuckers durch ein Enzym (β-Glycosidase) dann Blausäure frei – ein ebenfalls weitverbreiteter Verteidigungsmechanismus im Pflanzenreich z. B. bei der Pflaume, Mandel oder Sauerkirsche.

Sie dienen der Pflanze häufig zur direkten Verteidigung, da sie auch für Fraßschädlinge giftig sind. Allerdings gibt es eine Reihe von spezialisierten Insekten wie Läuse, Schmetterlingsraupen und Käferlarven, die Mechanismen entwickelt haben, um die Isothiocyanate unschädlich zu machen oder sogar in ihrem Körper anzusammeln, um sich mit den Giftstoffen selbst vor Feinden zu schützen (Yang et al. 2020, Beran et al. 2018). Beim Menschen wurden u. a. Wirkungen auf Tumorzellen nachgewiesen (Shapiro et al. 2001).

1.8 Variation der Pflanzeninhaltstoffe

Nicht nur aufgrund der Insekten, welche an Pflanzen fressen, unterscheiden sich die Duftbouquets ein und derselben Pflanze deutlich. Die Duftstoffe von Pflanzen werden von vielen weiteren **abiotischen**

Faktoren beeinflusst. Aufgrund von Bodenbeschaffenheit und Nährstoffgehalt kann sich das Duftbouquet von Pflanzen ebenfalls grundlegend unterscheiden. Natürlich wirkt sich das auch auf die Zusammensetzung der daraus gewonnenen ätherischen Öle aus. Andere Faktoren sind das Klima, die umgebenden Pflanzen (Kigathi et al. 2019), die Lichtmenge und Intensität (Lerdau and Gray 2003) sowie die Konkurrenz um den Lebensraum sowohl über als auch unter der Erde (Blande and Glinwood 2016). Ebenso können Mykhorriza (Wurzelpilze) oder Bakterien die abgegebenen Duftmoleküle beeinflussen. Das Entwicklungsstadium, und somit der Erntezeitpunkt, sind ebenfalls Einflussgrößen, die sich auf den Duft der Pflanzen und auf die Zusammensetzung der ätherischen Öle auswirken.

Destillateure versuchen meist, diese Faktoren bei ihrem Bemühen um die Qualität der ätherischen Öle zu berücksichtigen. Es ist eine Kunst, alle diese Faktoren mit einzukalkulieren. Ein hohes Maß an Erfahrung und Verlass auf die eigene Nase sind notwendig, um mit einem praktikablen Maß an Achtsamkeit ätherische Öle zu gewinnen. Wissenschaftliche Präzision hingegen kann dem Destillateur nur bedingt helfen, qualitativ hochwertige ätherische Öle zu gewinnen. Dennoch ist es selbstverständlich nützlich, möglichst viele dieser Zusammenhänge zu wissen und anwenden zu können.

1.9 Chemische Inhaltstoffanalyse

Um die Inhaltstoffe eines ätherischen Öls zu bestimmen, wird ein vergleichsweise einfaches, analytisches Verfahren mit dem Namen **Gaschromatographie-Massenspektrometrie (GC-MS)** angewandt. Es besteht aus zwei Komponenten, der Gaschromatographie, um die Inhaltstoffe voneinander zu trennen und deren Mengen zu bestimmen und der Massenspektrometrie, welche dazu dient, die Inhaltstoffe zu identifizieren.

Da alle Komponenten zumindest von destillierten ätherischen Ölen bei höheren Temperaturen gasförmig werden, muss dazu das ätherische Öl im ersten Schritt lediglich erhitzt werden. Bei den Ölen, die durch Extraktion (➤ 1.10.3) gewonnen werden, gibt es dabei auch immer einen Anteil an Substanzen, die nicht in die Gasphase übergehen (z. B. Wachse bei den Zitrusölen).

Die Analytik ist sehr sensitiv. Deshalb werden die Öle im ersten Schritt mit einem organischen Lösungsmittel (meist Dichlormethan) verdünnt. Von dieser Verdünnung wird im Anschluss eine sehr kleine Menge (1 ul) in die 350 °C heiße Heizkammer des Gaschromatographen (Injektor) eingebracht.

Durch ein Trägergas (meist Helium oder Wasserstoff) werden die gasförmigen Inhaltstoffe dann auf eine 30–100 m lange Säule übertragen. Das kann man sich als ein sehr dünnes aufgerolltes Glasrohr vorstellen, das mit einem Material gefüllt ist, das die verschieden großen Moleküle unterschiedlich lange an sich bindet.

Deshalb kommen die Inhaltstoffe von der Säule nacheinander wieder heraus und werden anschließend im **Flammenionisationsdetektor (FID)** in einer heißen Wasserstoffflamme verbrannt. Die Größe des Feuers zeigt die Menge jeder Substanz an und wird als Signal vom Gerät in Form eines Chromatogramms ausgegeben (➤ Abb. 1.1). Die Substanzen werden dabei als Peaks dargestellt mit einer Zeit (Retentionszeit), welche anzeigt, wie lange das Molekül durch die Säule gebraucht hat. Die Retentionszeit im Verhältnis zur Retentionszeit von Standardsubstanzen gibt einen ersten Hinweis auf die Identität des Inhaltstoffs.

Zwischen der Säule und dem Detektor befindet sich ein zusätzlicher Abzweig, welcher einen bestimmten Teil der Moleküle zum zweiten Gerät überführt, dem Massenspektrometer (MS).

Das **Massenspektrometer** lässt sich im einfachsten Fall als Molekülwaage beschreiben, die angibt, welche Moleküle im ätherischen Öl enthalten sind. Im ersten Schritt werden die Substanzen mit Elektronen beschossen, wodurch sie eine Ladung bekommen. Der größte Anteil der Moleküle zerfällt dabei in verschieden große Stücke und es entsteht ein molekularer Fingerabdruck (Massenspektrum ➤ Abb. 1.2). An den wenigen Molekülen, die nicht zerfallen sind, kann man die Gesamtgröße des Moleküls ablesen. Da die molekularen Fingerabdrücke in jedem Labor der Welt sehr ähnlich aussehen, gibt es auch eine Vielzahl an Datenbanken, in denen diese Zerfallsmuster gespeichert sind. Dort kann man die

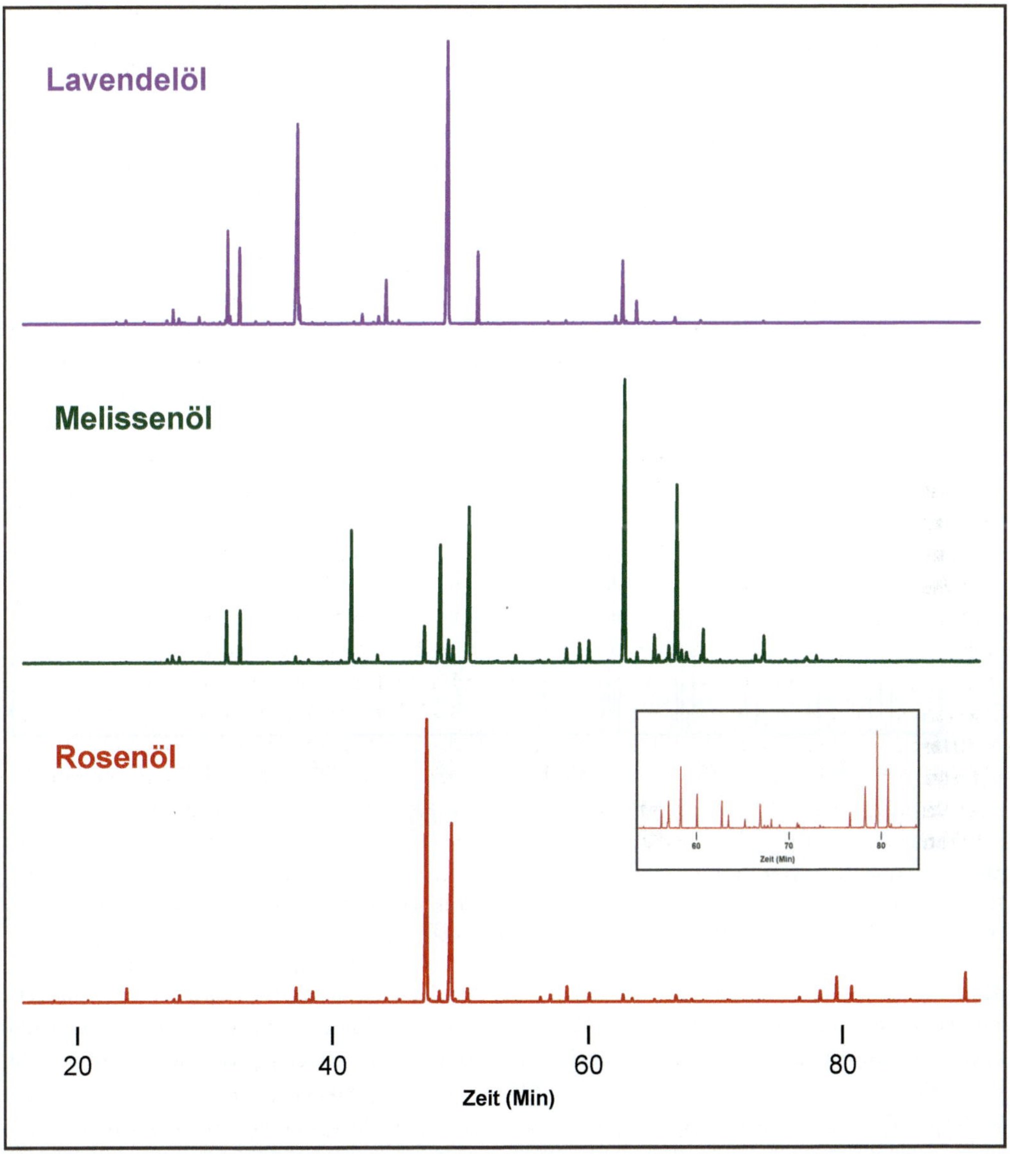

Abb. 1.1 Chromatogramme von ätherischen Ölen. Rosenöl besitzt zwei wesentlich dominantere Inhaltstoffe (Citronellol, Geraniol) im Vergleich zu Melisse oder Lavendel mit einer breiteren Verteilung der Inhaltstoffe. [P1039]

Massenspektren der Substanzen nachschlagen und kann häufig die Substanzen identifizieren. Oft gibt es jedoch eine Vielzahl sehr ähnlicher Zerfallsmuster in den Datenbanken und es müssen weitere Parameter der Chromatographie zur Identifikation benutzt werden. Gelegentlich hilft für einen Substanznachweis die gleichzeitige Analyse der vermuteten Reinsubstanzen. Wo keine Identifikation möglich ist, werden noch feinere Molekülwaagen (Massenspektrometer) eingesetzt oder die Substanzen müssen mit aufwendigen analytischen Verfahren (z. B. NMR-Spektroskopie) identifiziert werden.

In der Natur gibt es ein Phänomen, das sich Isomerie nennt. Moleküle, die aus den gleichen Atomen aufgebaut sind, unterscheiden sich in ihrer **räumlichen Anordnung** im Molekül. Viele Moleküle sind

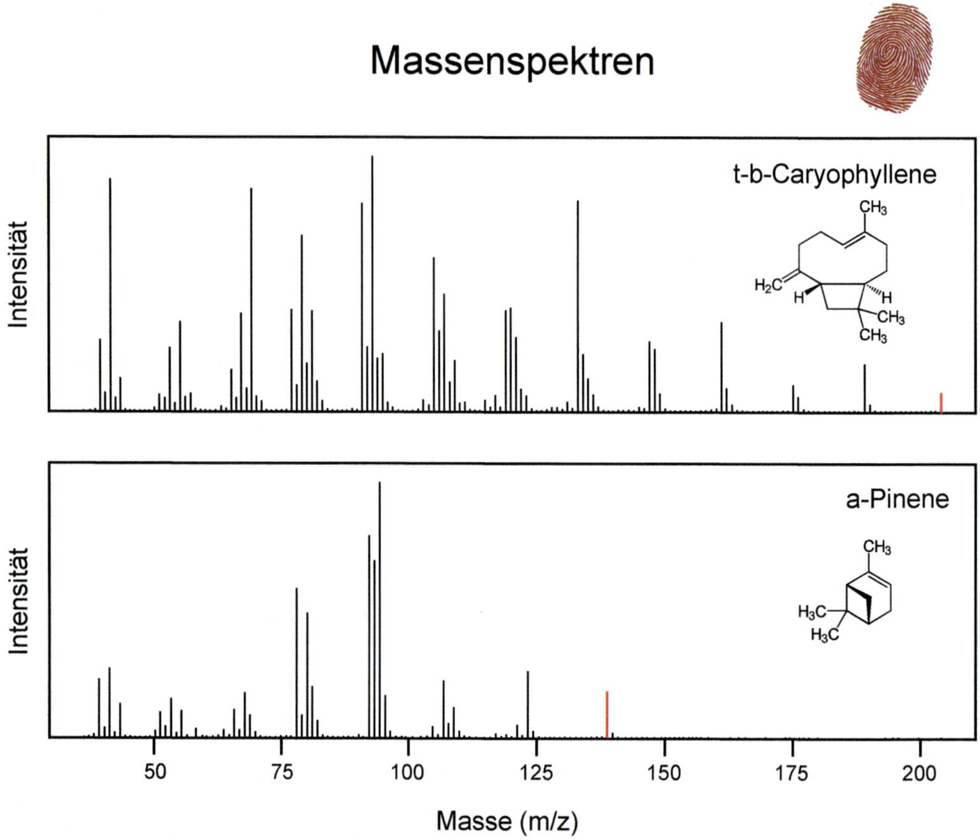

Abb. 1.2 Massenspektren von einem Sesquiterpen (b-Caryophyllene, oben) und einem Monoterpen (a-Pinene, unten). Die Massenspektren sind wie ein molekularer Fingerabdruck, da die Moleküle mit gleicher Häufigkeit an gleichen Stellen in allen Laboren der Welt zerbrechen (roter Balken – Gesamtmasse des Moleküls). [P1039]

dabei wie die rechte und linke Hand des Menschen aufgebaut oder wie Bild und Spiegelbild. Man bezeichnet sie dann als Enantiomere des Moleküls. Sie lassen sich nicht ineinander überführen, ohne das Grundgerüst zu zerbrechen. In der Welt der Duftstoffe bedeutet das auch häufig, dass diese Inhaltstoffe zwar den gleichen Namen tragen und das gleiche Gesamtgewicht aufweisen, aber völlig unterschiedlich riechen (➤ 1.6). Aus der Pharmakologie ist es ebenfalls bekannt, dass die unterschiedliche Anordnung dazu führt, dass die Substanzen unterschiedlich wirken.

Da diese Verbindungen polarisiertes Licht in verschiedene Richtungen drehen, bezeichnet man sie als optisch aktiv und unterscheidet **linksdrehende** (-) und **rechtsdrehende** (+) **Formen.** In der Gaschromatographie trennen sich die beiden Formen häufig nicht so leicht auf. Es gibt aber Methoden mit speziellen Säulen, um diese Formen voneinander zu trennen und deren Anteile zu bestimmen (chirale Chromatographie).

Natürliche ätherische Öle enthalten entweder nur eine der beiden Formen (z. B. R(+)-Limonene [D-Limonene] in Orangen- und Zitronenöl und S(-)-Limonene [L-Limonene] in Pfefferminzöl), oder definierbare Anteile der beiden Enantiomere (z. B. in Fichtennadelöl).

In chemischen Synthesen von Substanzen werden meist beide Enantiomere (➤ Abb. 1.3) in gleichen Mengen produziert (Racemate). Deshalb kann die chirale Chromatographie auch dabei helfen Verschnitte von ätherischen Ölen mit synthetischen Komponenten zu erkennen.

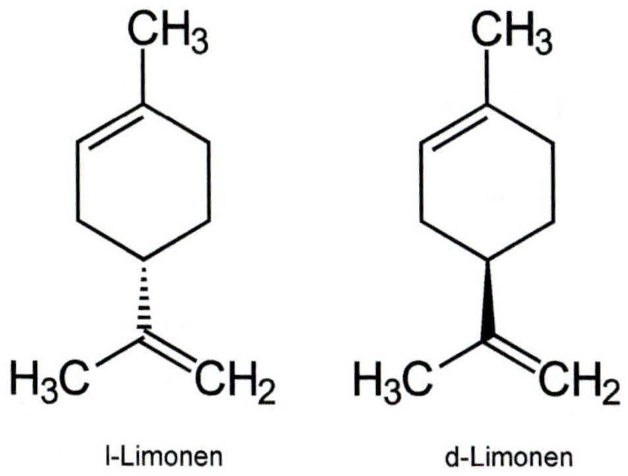

Abb. 1.3 Enantiomere von Limonene: (S)-(-)-Limonene (auch L-Limonene, links) riecht nach Orange während (R)-(+)-Limonene (auch D-Limonene, rechts) lösungsmittelartig riecht. [P1039]

1.10 Gewinnung von ätherischen Ölen und Hydrolaten

1.10.1 Kochdestillation und Wasserdampfdestillation

Die Destillation ist dem Menschen bereits seit einigen Tausend Jahren bekannt (➤ Einleitung). Die Bauformen haben sich auch über die Jahrhunderte immer weiterentwickelt. Für verschiedene Einsatzgebiete gibt es die unterschiedlichsten Bauformen.

Während die ersten Destillen vermutlich spielerische Versuche waren, den Duft von Pflanzen einzufangen, wurde später damit ebenfalls erfolgreich Süßwasser aus Meerwasser gewonnen oder es wurden im Mittelalter von den Badern und Druiden spagyrische Heilmittel damit hergestellt (➤ 1.9.1). Aber auch heute noch dient die Destillation nicht nur der Gewinnung von ätherischen Ölen. In der chemischen Industrie ist es ein häufig angewandtes Trennverfahren, um Stoffe, deren Siedepunkt oftmals nur geringfügig abweicht, voneinander zu trennen. Das Verfahren wird auch zur Veredelung von Rohmineralöl ausgenutzt, z. B. bei der Gewinnung von Benzin, Flugzeugbenzin und Schmierfetten. Aber auch hochprozentiger Alkohol wird aus vergorenen Früchten mittels Destillation aufbereitet. Es ist also ein Verfahren, das dem Menschen viele verschiedene „Naturprodukte" liefert. Und ebenfalls das am häufigsten eingesetzte Verfahren, um ätherische Öle zu gewinnen.

GUT ZU WISSEN

Während die ätherischen Öle vieler Pflanzen durch Wasserdampfdestillation gewonnen werden, gibt es insbesondere einige Blütenöle, deren ätherischen Öle ausschließlich mittels Kochdestillation oder anderer Extraktionsverfahren (➤ 1.10.3) hergestellt werden können.

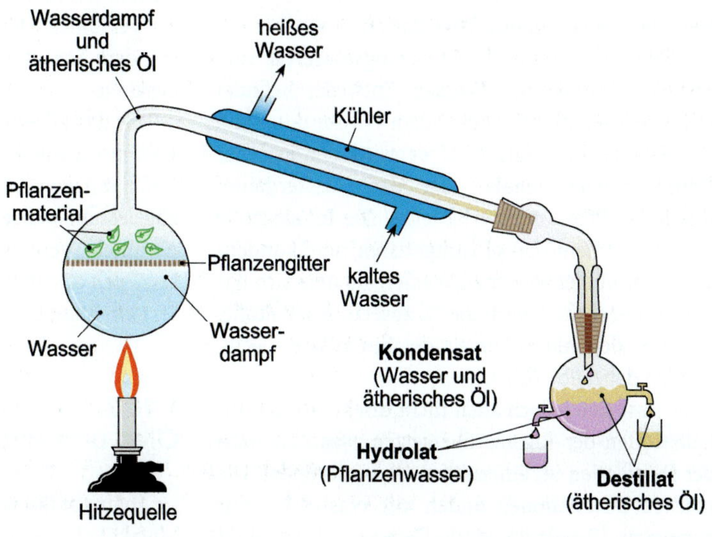

Abb. 1.4 Die Wasserdampfdestillation ist die häufigste Methode zur Gewinnung ätherischer Öle. Es wird Wasserdampf durch das Pflanzenmaterial geleitet, um die ätherischen Öle aus der Pflanze zu reißen. Der Wasserdampf mit den Duftstoffen wird in einem Kühler wieder verflüssigt und in dem sog. Florentinertopf werden die ätherischen Öle vom Hydrolat getrennt. [xxxx]

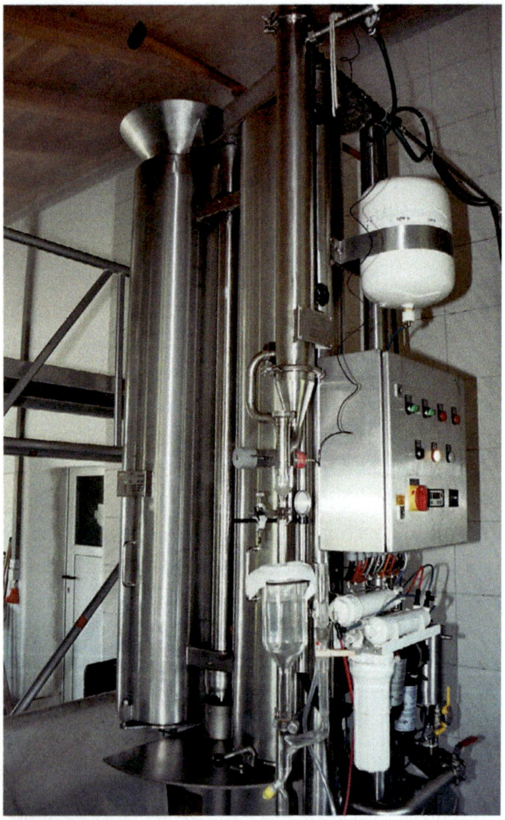

Abb. 1.5 Die RIBA-Destille ist ein optimiertes Wasserdampfdestillationsverfahren (Weihenstephaner Extraktionsverfahren), bei dem die Länge der Kolonne verändert wurde. Die kaminähnliche Wirkung gewährleistet eine effizientere Destillation mit kürzeren Destillationszeiten und Temperaturen unter100 °C. [P1023]

Bei der **Wasserdampfdestillation** (➤ Abb. 1.4, ➤ Abb. 1.5) kommt das **Ausgangsmaterial niemals** in **Kontakt mit Wasser.** Entweder befindet sich ein Reservoir mit kochendem Wasser unterhalb des Pflanzenmaterials oder es wird ein externer Dampferzeuger benutzt, der den Wasserdampf durch das Pflanzenmaterial leitet. Die Inhaltsstoffe werden mit dem Dampf „mitgerissen" und kondensieren im Kühler wieder zu Wasser, auf dem sich das wasserunlösliche ätherische Öl absetzt. Auch Stoffe, deren Siedepunkt höher als der des Wassers liegt, werden dabei überführt.

Es lässt sich jedoch auch nicht direkt aus den Inhaltsstoffen der Pflanze übersetzen, was sich nach der Destillation im ätherischen Öl wiederfindet. Die meisten Destillationen finden mit Wasser bei nur **geringem Überdruck** statt. Deswegen beschränkt sich die Temperatur bei der Destillation auf knapp unter 100 °C bis maximal ca. 120 °C. Alle Moleküle, die bei solchen Temperaturen einen gewissen Dampfdruck haben, finden sich auch im ätherischen Öl oder Pflanzenwasser wieder. Zusätzlich finden wir auch die hochsiedenden Inhaltsstoffe im ätherischen Öl wieder, deren Siedepunkte höher liegen als 120 °C. Zurückführen lässt sich diese Eigenschaft, der auch als **Trägerdampfdestillation** bezeichneten Wasserdampfdestillation, auf das Dalton-Gesetz der Partialdrücke. Allerdings verändern sich viele Substanzen auch bei diesen Temperaturen oder sie reagieren mit anderen Molekülen aus dem ätherischen Öl, das ja ein Vielstoffgemisch aus meist mehreren hundert Einzelsubstanzen darstellt (➤ 2.6).

GUT ZU WISSEN

Durch die Destillation werden alle leichten und flüchtigen Stoffe aus der Pflanze mit dem Wasser oder dem Wasserdampf extrahiert. Alleine durch die Wärme (ca. 100–120 °C) zerfallen manche Moleküle (z. B. entstehen Säuren und Alkohole aus den Estern) oder reagieren mit anderen Inhaltsstoffen. Deshalb sind die Duftstoffe der Pflanze und die des ätherischen Öls auch unterschiedlich. Zum Beispiel bildet sich das blaue Chamazulen aus Kamille und Schafgarbe nur durch den Destillationsprozess.

Bei der **Kochdestillation,** die z. B. bei der Rose angewandt wird, befindet sich das **Pflanzenmaterial** direkt im **kochenden Wasser** und der darüber entstehende Wasserdampf wird in gleicher Weise durch ein gekühltes Rohr geleitet, um das Pflanzenwasser mit dem darauf sich absetzenden ätherischen Öl zu erhalten.

Um das ätherische Öl vom Hydrolat zu trennen, wird meist eine **Florentiner Vase** benutzt. Es ist ein Gefäß mit zwei Ausgängen. Unten wird das Hydrolat abgelassen, während oben das ätherische Öl abgenommen werden kann. In wenigen Ausnahmen setzt sich das ätherische Öl auch unterhalb des Wassers ab, wenn es schwerer als das Wasser ist.

1.10.2 Inhaltstoffe von ätherischen Ölen und Hydrolaten

Im Hydrolat lösen sich alle polaren, wasserliebenden Moleküle besser als im ätherischen Öl. Dagegen lösen sich alle unpolaren Moleküle besser im ätherischen Öl. Deshalb gibt es Moleküle, die bevorzugt im Hydrolat anzutreffen sind und solche, deren größter Anteil im ätherischen Öl zu finden ist. Einige Moleküle finden sich hingegen ausschließlich in einer der beiden Phasen.

Umgangssprachlich werden sowohl die Moleküle in der polaren Wasserphase als auch die Moleküle in der unpolaren Ölphase als ätherisches Öl bezeichnet. Deshalb findet man häufig auch Angaben zum Anteil von ätherischem Öl im Hydrolat. Das kann zu dramatischen Verwechslungen führen. Denn die **Wirkung** von **Hydrolat** und **ätherischem Öl** ist aufgrund der stofflichen Zusammensetzung verschieden. Die ebenfalls als Pflanzenwasser erhältlichen Mischungen aus ätherischem Öl und destillierten Wasser sind völlig verschieden vom eigentlichen Destillationswasser und können nicht als echte Hydrolate gelten, da in ihnen manche wasserlöslichen Anteile der flüchtigen Substanzen überhaupt nicht enthalten sind. Unterscheiden lässt sich das sehr leicht am pH-Wert der Pflanzenwässer. Hydrolate, die aus der Destillation hervorgegangen sind, haben einen eher niedrigen pH-Wert, da z. B. durch die Hydrolyse von Estern, gut wasserlösliche Säuren (und Alkohole) entstehen, die den pH-Wert der Pflanzenwässer absenken.

Wenn wir vom Anteil an ätherischem Öl im Hydrolat sprechen, ist damit gemeint, wieviel Prozent der wasserlöslichen Inhaltsstoffe im Wasser zu finden sind. Meist liegt der Anteil aller flüchtigen Substanzen aus der Destillation zwischen 0,0005 % und 0,02 %, wenn das Hauptinteresse des Destillateurs die ätherischen Öle sind.

Eine höhere Konzentration im Pflanzenwasser oder Hydrolat lässt sich erreichen, wenn die Destillation früher gestoppt wird. Dazu wird im Allgemeinen die Menge des Pflanzenmaterials ins Verhältnis zu der Menge an gewonnenem Hydrolat gesetzt.

- Ein **1:1-Hydrolat** bedeutet, dass aus einem Kilogramm Pflanzenmaterial ein Kilogramm Hydrolat gewonnen wurde.
- Ein **2:1-Hydrolat** ergibt sich, wenn aus einem Kilogramm Pflanzenmaterial nur ein halbes Kilogramm Hydrolat gewonnen wird. Dieses enthält dann einen höheren Anteil an flüchtigen Substanzen, insbesondere wenn mit wenig Hitze langsam destilliert wurde. Der Anteil an flüchtigen Substanzen kann dann bis ca. 0.5 % betragen.

Hydrolate halten sich aufgrund ihrer geringen Konzentration an potentiell antimikrobiell wirkenden Substanzen deutlich kürzer als ätherische Öle. Wird während der Destillation bis zur Abfüllung auf Sterilität geachtet, können **Haltbarkeiten** von einem Jahr und länger erreicht werden. Allerdings darf auch während der Anwendung der Flascheninhalt nicht kontaminiert werden. Kühle Lagerung wirkt der Verkeimung zusätzlich entgegen. Bakterien, Hefen und Schimmel vermehren sich ansonsten gut in den Hydrolaten und zerstören den Duft und die heilsamen Wirkungen der Hydrolate vollständig, da sie sich von den Duftmolekülen ernähren. Deswegen werden Hydrolate häufig mit Alkohol versetzt, um eine Keimfreiheit über den Haltbarkeitszeitraum zu gewährleisten.

1.10.3 Extraktion

Nur wenige Öle werden durch Extraktion gewonnen. Am Bedeutsamsten ist die Gewinnung der **Zitrusöle** (Agrumenöle). Bei diesem meist maschinellen Verfahren werden die Schalen der Früchte angeritzt. Dadurch werden die in den lysigenen Ölbehältern der Schale enthaltenen ätherischen Öle extrahiert. Im Gegensatz zu destillierten Zitrusölen, die von geringerer wirtschaftlicher Bedeutung sind, werden bei diesem Verfahren auch nicht flüchtige Substanzen aus der Schale gelöst. Die Öle enthalten z. B. einen hohen Anteil an Wachsen und anderen nicht flüchtigen sekundären Pflanzeninhaltstoffen. Aus den Schalen wird durch Pressung anschließend Saft gewonnen, der ebenfalls ätherisches Öl enthält. Durch Zentrifugation kann daraus weiter ätherisches Öl erhalten werden. Von höherer Qualität ist allerdings das Öl aus dem ersten Verfahren der Extraktion.

1.10.4 Absolues und Concretes

Zur Herstellung von **Abolues** wird das Pflanzenmaterial mit organischen Lösungsmitteln versetzt und erwärmt. Häufig kommt Hexan zum Einsatz. Dabei lösen sich die ätherischen Öle der Pflanzen beinahe vollständig. Allerdings gehen dabei auch eine Vielzahl weiterer Pflanzeninhaltstoffe ins Lösungsmittel über. Im nächsten Schritt wird das Hexan vollständig abgedampft. Es bleibt eine je nach Pflanzenart mehr oder weniger wachsartige Masse zurück, die als Concrete oder Pflanzenbutter bezeichnet wird.

Das **Concrete** wird im nächsten Schritt mit Alkohol ausgewaschen und durch Filtration bei niedrigen Temperaturen werden die Wachse abgetrennt. Nach dem Verdampfen des Alkohols bleibt das fertige, ölige Absolue zurück.

1.10.5 Extraktion mit CO_2 als Lösungsmittel

Ein relativ neues Verfahren ist die Extraktion mit flüssigem CO_2 als Lösungsmittel. Da CO_2 natürlich in unserer Atemluft vorkommt, wird hierbei ein für lebende Organismen völlig unschädliches Lösungsmittel verwendet. Allerdings sind hohe Drücke notwendig, um das Gas im flüssigen Zustand zu halten. Deshalb benötigt das Verfahren extrem stabile, dickwandige Extraktionsbehältnisse und entsprechende Druckanlagen. Der Vorteil des Verfahrens liegt darin, dass keinerlei Wärme zugeführt wird, um die pflanzlichen Inhaltstoffe zu extrahieren. Substanzen, die bei einer Destillation zerfallen oder sich verändern, bleiben dabei intakt. Zusätzlich werden eine Reihe nicht flüchtiger Pflanzeninhaltstoffe ebenfalls extrahiert.

In der Aromatherapie finden CO_2-Extrakte bislang **kaum Anwendung,** auch wenn dieses schonende Verfahren eine deutlich holistischere Extraktion darstellt. Das liegt mitunter daran, dass das Verfahren sehr teuer ist. Außerdem ist über die inhaltstoffliche Zusammensetzung der Extrakte noch deutlich weniger bekannt. Ein Beispiel für ein häufig eingesetztes phytotherapeutisch bedeutsames CO_2-Extrakt ist CBD-Extrakt aus dem Nutzhanf. Vielleicht wird sich in Zukunft herausstellen, dass das Potenzial der Pflanzeninhaltstoffe noch deutlich besser ausgeschöpft werden kann, wenn mehr CO_2-Extrakte zum Einsatz kommen. Es muss jedoch bedacht werden, dass Anwendungen, die auf Verdunstung basieren, wie z. B. die Anwendung in der Duftlampe, mit CO_2-Extrakten nicht direkt möglich sind, da viele nicht-flüchtige Substanzen in den Extrakten enthalten sind.

Da CO_2 nach der Extraktion wieder als Gas zurückgewonnen wird, lässt sich bei dem Verfahren das Lösungsmittel sehr leicht reinigen und zurückgewinnen. Es handelt sich also um ein sehr umweltschonendes Verfahren.

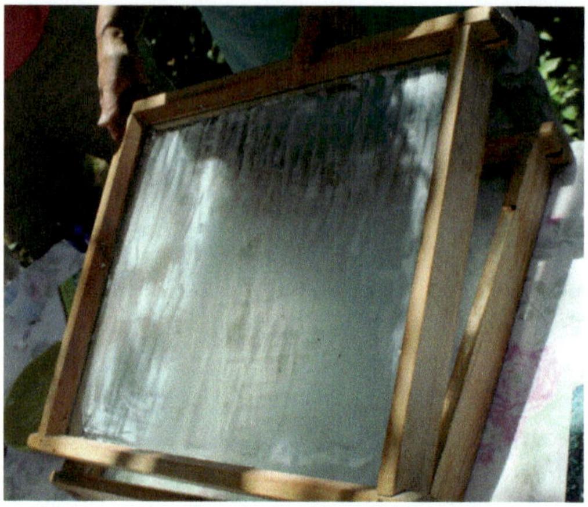

Abb. 1.6 Bei der Enfleurage handelt es sich um eine sehr alte, aufwendige und kostenintensive Methode zur Gewinnung ätherischer Öle. Für zarte Blumendüfte wie Jasmin, Rose, Tuberose oder Veilchen wird die Methode gelegentlich noch verwendet. [P1023]

1.10.6 Enfleurage

Bei der Enfleurage (➤ Abb. 1.6) wird traditionell **Schweinefett** benutzt, um die ätherischen Öle aus den Pflanzen zu lösen. Verwendet werden können auch feste **pflanzliche Fette.** Dazu werden täglich frische Blüten auf das Fett aufgelegt. Dieser Vorgang wird über Wochen bis Monate wiederholt. Deshalb ist das Verfahren aufwändig und teuer und heutzutage eher von minderer Bedeutung, wird aber in Südfrankreich weiter durchgeführt. Wenn das Fett schließlich mit den Duftkomponenten gesättigt ist, werden diese mit Alkohol ausgewaschen. Der Alkohol wird verdampft um das Absolue zu gewinnen. Dieses Verfahren wird bei **kostbaren Blütenölen** eingesetzt, wie Tuberose oder Jasmin.

1.11 Verschiedene Anbauarten

1.11.1 Konventioneller Anbau

Industriell werden ätherische Öle in großem Maßstab in der Lebensmittel-, Parfüm- und Kosmetikindustrie verarbeitet. Dazu werden die Pflanzen häufig auf großen Feldern angebaut und mit industriellen Maschinen geerntet. Es kommen ebenfalls künstliche Dünger, Herbizide und Pestizide zum Einsatz, um die Monokulturen vor Fraßfeinden zu schützen. Während im ökologischen Kontext Pflanzen ihre eigenen Abwehrmechanismen optimieren, zu denen auch die Aktivierung der Duftstoffe gehört, wird diese Funktion hier von künstlichen Substanzen übernommen. Deshalb sind die aus solchen Pflanzen gewonnenen ätherischen Öle anders zusammengesetzt.

1.11.2 Kontrolliert biologischer Anbau (kba)

Im biologischen Anbau kommen keine Pestizide und künstliche Dünger zum Einsatz. Die Pflanzen wachsen unter Bedingungen, die einem intakten natürlichen Ökosystem wesentlich näher stehen. Häufig werden verschiedene Pflanzen auf einem Feld Gepflanzt, um durch das Vermeiden von Monokulturen die Schädlinge unter Kontrolle zu halten. Beikräuter kommen auf solchen Feldern häufig vor, was einen Mehraufwand bei der Pflege und Ernte darstellt. Durch den Eintrag von Pestiziden und anderen Schadstoffen durch Luft und Grundwasser können jedoch auch in ätherischen Ölen aus kontrolliert biologischem Anbau Pestizidrückstände und andere Kontaminanten gefunden werden. Deshalb ist es auch bei diesen Ölen wichtig, dass die Produzenten und Hersteller eingehende Analysen der Kontaminanten durchführen, bevor die Öle weiterverarbeitet werden. Da die Grundkontamination der Böden und der Luft weltweit zunimmt, sind geringe Pestizidrückstände häufig unvermeidlich. Für achtsame Hersteller ist es dadurch jedoch oftmals nicht möglich, alle ätherischen Öle kontinuierlich in einwandfreier Qualität anzubieten.

Eine Steigerung der Qualität lässt sich noch im Demeteranbau finden, bei welchem noch strengere Richtlinien Anwendung finden.

1.11.3 Wildsammlung

Bei ätherischen Ölen aus Wildsammlung kommen nur Pflanzen zum Einsatz, die in ihrem natürlichen Habitat vorkommen. Die Pflanzen stehen in Gemeinschaft mit anderen Pflanzen, eingebunden ins natürliche Ökosystem. Die Pflanzen sind unter natürlichen Bedingungen vor extremen Fraßschäden geschützt, da die Pflanzen hier nur überleben, wenn sie ihre eigene Verteidigung optimal nutzen. Deshalb ist das ätherische Öl von Pflanzen aus Wildsammlung wiederum anders zusammengesetzt als das ätherische Öl aus angebauten Pflanzen.

KAPITEL

2 Ätherische Öle – Wirkorte und Wirkstoffgruppen

2.1 Wirkung über verschiedene Riechsysteme

Ätherische Öle haben aufgrund ihres Charakters verschiedene Wirkorte. Als Öl sind sie fettlöslich und werden deshalb besonders gut von der Schleimhaut und Haut aufgenommen, um dann auch im gesamten Körper ihre systemische Wirkung zu entwickeln. Sie wirken zudem als Duft über das Gehirn und das limbische System auf zahlreiche Körperfunktionen und seelisch-geistige Prozesse.

2.1.1 Wirkung über das Riechorgan

Der entwicklungsgeschichtlich älteste Sinn ist der Geruchs- und Geschmackssinn, der weitaus mehr unterschiedliche Reize wahrnehmen kann als Auge und Ohr zusammen. Vor Urzeiten, als sich das Leben noch ausschließlich im Wasser abspielte, wurden über das Wasser Informationen weitergegeben. Für die Lebewesen des Urmeeres war der Geruchsinn der am besten ausgeprägte Fernsinn. Als die Lebewesen an Land gingen, nahmen sie die Gerüche über die Luft wahr. Kilometerweit konnten Informationen über Gefahr oder Sexualpartner empfangen werden. Der Geruch als Fernsinn ist eine Möglichkeit, im Voraus herauszufinden, was passieren könnte. Er kann Krankheiten und Ängste wittern und frische Nahrung von verdorbener Nahrung unterscheiden. Der Geruchsinn ist somit auch Warnsystem im Körper.

Gerüche dienen der Kommunikation, der Orientierung, der Warnung, sie steuern das Sexual- und Sozialleben, beeinflussen Stimmungen, Emotionen und Affekte. Die Riechinformationen gehen ans limbische System, das für die Emotionen zuständig ist (limbus: das „Eingesäumte", eine Struktur mit der funktionelle Systeme im Gehirn präsynaptisch mit dem Hypothalamus verbunden sind). Hier werden Emotionen mit Erinnerungen (Hippocampus) verknüpft und erst dann in Langzeiterinnerungen abgespeichert. Der Geruchsinn ist eher ein emotionaler als ein intellektueller Sinn, er gehört mehr der rechten als der linken Hirnhälfte an, er ist eher intuitiv als logisch und er wird eher auf der unbewussten als auf der bewussten Ebene wahrgenommen (Watson, 1999).

Solange der Mensch atmet, riecht er – bewusst oder unbewusst. Nichts prägt sich mehr ins Gedächtnis ein als Gerüche. Der kleinste Hauch irgendeines Geruchs genügt, um Erinnerungen schnell wieder aufleben zu lassen („Auf der Suche nach der verlorenen Zeit" von Marcel Proust, Madeleine-Effekt). Ob etwas als gut oder unangenehm wahrgenommen wird, hängt von der Situation ab, in der es zum ersten Mal gerochen wurde. Auch das Wohlbefinden des Menschen hängt von den Gerüchen ab. Schon ab der 22. Woche kann ein Embryo Gerüche wahrnehmen. Diese Gerüche, die er im Mutterleib wahrnimmt, begleiten ihn unbewusst das ganze Leben lang.

Düfte beeinflussen das Leben, sie können Sympathie oder Antipathie auslösen („den kann ich nicht riechen"), sie beeinflussen die Stimmung und das Verhalten. Je niedriger die Duftschwelle ist, desto weniger kann man sich der Beeinflussung entziehen

Dufteindrücke werden von beiden Gehirnhälften unterschiedlich wahrgenommen. Angenehme Düfte, wie Rose, Vanille, registriert die linke Gehirnhälfte, unangenehme wie Schwefel eher die rechte. Dies verändert sich, wenn der Duft beschrieben werden soll, denn die Sprache wird hauptsächlich in der linken Gehirnhälfte vorgenommen. Auch die Konzentration des Duftes ist für die Bewertung entscheidend.

GUT ZU WISSEN

Neben dem olfaktorischen System gibt es ein zweites Riechsystem, das trigeminal-nasale System, das durch den Trigeminusnerv gebildet wird (➤ 2.1.3). Es nimmt v. a. starke Geruchsreize, wie Rauch, Menthol, Ammoniak oder Säuren, auf.

Diese beiden Systeme sind voneinander unabhängig und haben den Vorteil, dass bei Schädigung des einen Systems ein zweites zumindest die besonders lebensentscheidenden Funktionen übernehmen kann.

2.1.2 Olfaktorisches System

Das olfaktorische System besteht aus der Riechschleimhaut mit den Riechzellen, die sich im oberen, hinteren Teil der Nasenhöhle befinden, den Zilien, (nicht bewegliche Sinneshaare), dem Zellkörper, dem Axon, dem Bulbus olfactorius und dem Riechhirn.

Beim Atmen gelangen mit der Luft viele hundert unterschiedliche winzige **Duftmoleküle** in die Nase. Im oberen Bereich der Nasenhöhle, dort, wo sie mit dem Rachen verbunden ist, liegt diese olfaktorische Region. Dorthin gelangen die Moleküle mithilfe von Transportproteinen (Odor Binding Protein = ODP), die sich im dünnflüssigen Schleim der Nase befinden. Die Moleküle der ätherischen Öle docken dann an den Rezeptoren der Riechzellen an. Mit der Luft gelangen viele hundert unterschiedliche Duftmoleküle in die Nase. Auch aus der Mundhöhle gelangen Duftmoleküle zu den Riechzellen, dieses sog. retronasale Riechen beeinflusst das Geschmackserlebnis sehr. Damit der Mensch einen Geruch erkennen und benennen kann, muss die Konzentration der Moleküle einen bestimmten **Schwellenwert überschreiten.**

Riechschleimhaut und Riechzellen

Die **Riechschleimhaut** ist ein etwa eurogroßes, ausgefranstes Gebiet, ihre Pigmentierung ist durch Carotinoide (Lipofuscin) gelblich-bräunlich gefärbt. Hier befinden sich zusätzlich zu den Basal-, den Schleim- und Stützzellen ca. 30 Millionen Riechsinneszellen.

GUT ZU WISSEN

Die Riechschleimhaut befindet sich rechts und links in der Nasenwurzel und ist die einzige Stelle des Organismus, an der das Zentralnervensystem direkt mit der Außenwelt in Kontakt tritt.

In der Nase liegt der dickflüssige Schleim auf der Innenhaut, darüber liegt der dünnflüssige Schleim und fungiert als Transportschleim für die Moleküle.

Riechzellen und Riechen

Die **Riechzellen** sind echte bipolare Nervenzellen, die eine Lebensdauer von 4–6 Wochen haben, um sich dann aus einer Basalzelle wieder neu zu bilden. In jeder Minute wachsen so etwa 1000 neue Nervenzellen. Das ist eines der seltenen Beispiele von Nervenzellen, die absterben und sich danach komplett aus einer Basalzelle erneuern. In der Physiologie spricht man vom „singfrontalem flow“, in welchem omnipotente Stammzellen aus dem limbischen System im Bulbus olfactorius ausreifen. In der Riechschleimhaut entsteht aus der Basiszelle immer genau der Typ einer Riechzelle, die sie ersetzen muss.

Die Riechsinneszellen (➤ Abb. 2.1) haben an einem Ende sehr feine Sinneshärchen (Zilien), die im dickflüssigen Nasenschleim liegen. Am anderen Ende der Zelle befindet sich ein Nervenfortsatz (Axon), der zum Riechkolben zieht und die Informationen ins Gehirn weitergibt.

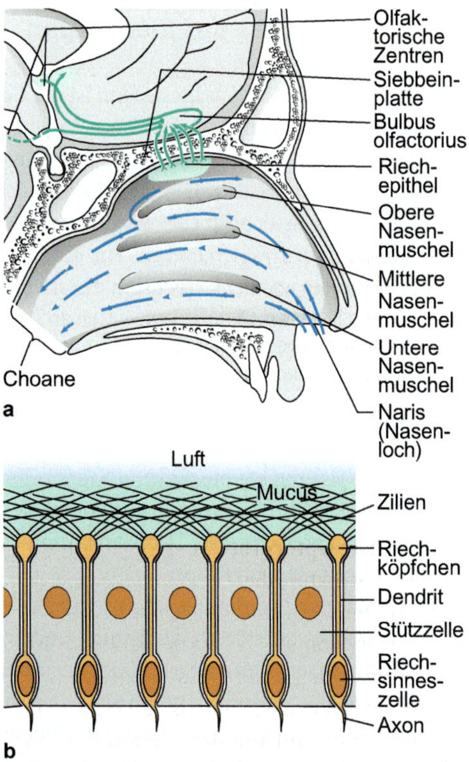

Abb. 2.1 a) Lage des Riechepithels unter der Lamina cribrosa, b) Schema seines histologischen Aufbaus [L106]

Geruchsrezeptoren

In der Zellmembran der Zilien befinden sich **Rezeptoren,** an denen Duftmoleküle andocken können. Diese Rezeptoren bestehen aus Proteinen, also aus Eiweißen, und können je nach Art bestimmte Moleküle an sich binden.

Jede Riechzelle hat nur einen einzigen Typ von **Rezeptorprotein,** das spezialisiert ist auf eine bestimmte Duftmolekülgruppe. Eine Zelle kann bis zu 20 verschiedene Duftmoleküle erkennen, die allerdings in ihrem chemischen Aufbau eine Grundähnlichkeit aufweisen müssen. Die Moleküle sind unterschiedlich geformt und müssen zum Andocken genau in das Rezeptorprotein passen (Schlüssel-Schloss-Prinzip). Der Mensch hat ca. 350 unterschiedliche Geruchsrezeptoren: Bei 30 Millionen Riechzellen, die er besitzt, gibt es etwa 100.000 Zellen von jedem Rezeptortyp, die in der Riechschleimhaut symmetrisch in beiden Nasenhöhlen verteilt sind. Jeder Rezeptor wird immer wieder benutzt, um einen Geruch zu definieren, ähnlich wie Buchstaben dazu dienen, verschiedene Wörter zu bilden. Dieses **„Duftalphabet“** hat allerdings nicht nur 26, sondern 350 verschiedene „Buchstaben“. Dadurch können auch wir Menschen (theoretisch) bis zu einer Billion Düfte unterscheiden. (Hatt et Dee 2019)

GUT ZU WISSEN

Düfte bestehen aus vielen verschiedenen Duftkomponenten. Natürlicher Rosenduft beispielsweise setzt sich aus über 300 verschiedenen Duftbestandteilen zusammen. Damit das Gehirn einen komplexen Duft wahrnehmen kann, müssen demnach viele Riechzellen, die unterschiedliche Duftrezeptoren tragen, zusammenarbeiten.

Elektrischer Impuls

Die **Geruchsrezeptorproteine** haben eine dreidimensionale Struktur, die Taschen bilden, in denen sich das Duftmolekül einlagern kann. Es muss genau passen, dann kommt es durch elektrochemische Kräfte zur Erregung. Infolge des Andockens wird in der Zelle ein elektrischer Impuls ausgelöst, d. h. die Duftinformation wird von der „chemischen“ in die „elektrische“ Sprache übersetzt. Die Rezeptoren können nun eine biochemische Signalkaskade starten, über das G-Protein (Protein, zur Signalweiterleitung), das die Information weiter an das Enzym Adenylatcyclase gibt, das wiederum bewirkt, dass ATP zu cAMP wird. Durch die Aktivierung eines einzigen Rezeptors können viele tausend cAMP-Moleküle entstehen, von denen jedes in der Lage ist, einen **Ionenkanal** in der Zilienmembran zu **öffnen.** Dies geschieht in weniger als einer Millionstel Sekunde. Durch diese Kanäle können Kationen, Kalzium- und Natriumionen aus dem Nasenschleim in die Zelle einströmen und so die Zelle aktivieren.

GUT ZU WISSEN

Ein einziges Duftmolekül reicht nicht aus, um einen elektrischen Reiz in den Riechzellen zu erzeugen. Nur dann, wenn genügend Duftmoleküle in der Atemluft sind und auch an den Riechzellen anbinden können, kommt es zu einer Geruchsempfindung. Binden ausreichend Duftmoleküle an, so entsteht eine elektrische Spannung, welche die Riechzelle in ihrem Inneren sogar noch 1000-fach verstärken kann. Diese elektrische Botschaft wird dann an das Gehirn weitergeleitet und bewirkt dort letztendlich die Geruchswahrnehmung.

Riechkolben

Die Zelle gibt die Information ihrer Erregung als Rastercode durch das Axon weiter, dieses führt durch die winzigen Öffnungen der Siebbeinplatte (Lamina cribrosa) zum Riechkolben (Bulbus olfactorius) im vorderen Teil des Gehirns. Die Nerven der Riechzellen enden dort in kugelförmigen Zellhäufchen, den **Glomeruli** – den Riechknötchen.

Jeder der beiden **Riechkolben** hat ca. 350 Glomeruli, jeder einzelne ist ein Spezialist für einen bestimmten Duft. So kommen alle Axone der Riechzellen, die auf ein bestimmtes Duftmolekül spezialisiert sind, zu einem einzigen Glomerulus. Da viele Pflanzendüfte ähnliche Inhaltsstoffe haben, wie z. B. das Limonen in Zitrone und Orange, werden in diesem Fall die gleichen Glomeruli aktiviert. Der Unterschied wird oft nur durch einzelne, in minimalen Mengen vorhandene Inhaltsstoffen gegeben. Je nach eingehender Duftinformation werden unterschiedliche Glomeruli aktiv. Dadurch entsteht für jeden Duft schon im Riechkolben ein ganz bestimmtes **Geruchsmuster.**

Der Riechkolben (> Abb. 2.2) ist ein Teil des Gehirns und gehört zum limbischen System. Dieser

2

limbische Teil ist nicht mit dem Thalamus, dem „Wächter unseres Bewusstseins“ verbunden, er liegt damit außerhalb des Bewusstseins, beherbergt unser Gedächtnis und steuert unsere Gefühlswelt.

GUT ZU WISSEN

Der Riechkolben ist die erste „Geruchsstation“ im Gehirn. Dieser Bulbus liegt direkt oberhalb der Nasenwurzel.

Limbisches System

Vom Bulbus olfactorius wird die Duftinformation über sog. Mitralzellen zum einen in den primären **olfaktorischen Kortex** weitergeleitet, zum anderen in den Hippocampus, unser Gedächtnis- und Erinnerungszentrum. Auch die anderen Sinnesempfindungen wie Sehen und Hören treffen hier ein, jedoch haben diese meist vorher den Thalamus passiert, das Tor zum Bewusstsein. Der olfaktorische Kortex ist eine Komponente des limbischen Systems (➤ Abb. 2.3) – dem entwicklungsgeschichtlich sehr alten Teil des Gehirns, das sich zwischen Stammhirn und Neocortex befindet. Hier werden die obersten endokrinen Drüsen, die Hypophyse, der Hypothalamus, Hippocampus und die Amygdala durch die Duftinformation beeinflusst. Somit haben bestimmte Duftstoffe allein durch das Riechen eine Wirkung auf das Hormonsystem und können verschiedene neurochemische Stoffe freisetzen. Das limbische System ist mitverantwortlich für Emotionen, Gefühlen, Verhaltensmuster, den Schlaf-wach-Rhythmus, Ängste, Instinkte und Triebe. Hier werden Befindlichkeitsstörungen wie Schlafstörungen, Unruhezustände, Konzentrationsstörungen und depressive Verstimmungen beeinflusst.

GUT ZU WISSEN

Düfte können das vegetative Nervensystem über das Hormonsystem beeinflussen, so können angstlösende Duftstoffe den Herzschlag und die Atmung regulieren. Düfte wie Jasmin und Gardenie haben eine angstlösende und schlaffördernde Wirkung, da sie valiumsensitive GABA-Rezeptoren (Gamma-Amino-Buttersäure) aktivieren. Es ist bekannt, dass das Verdauungssystem durch Düfte angeregt wird, ebenso können ekelerregende Gerüche Brechreiz auslösen.

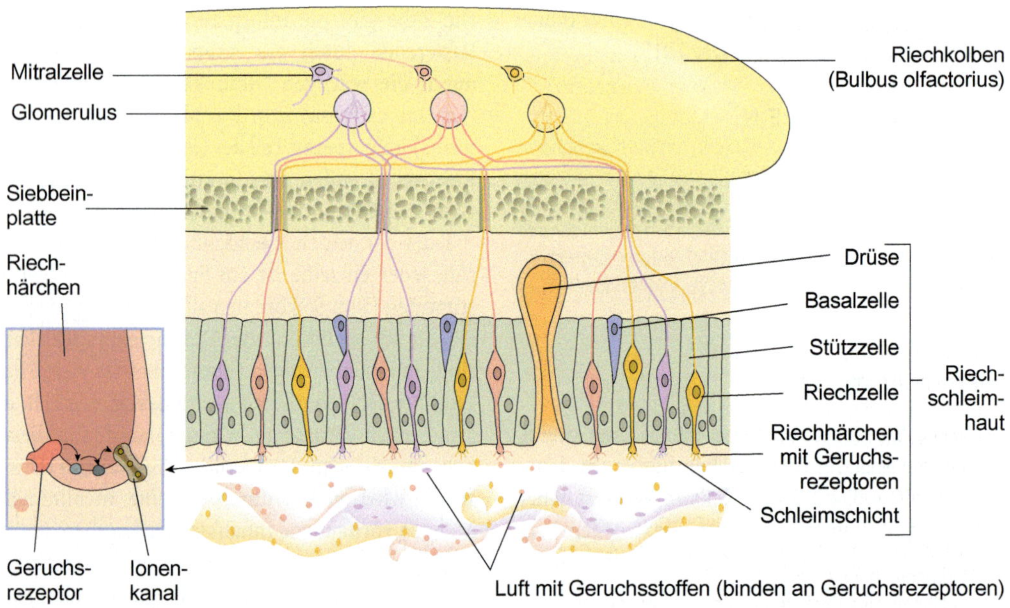

Abb. 2.2 Riechfelder und Riechkolben. Die Bindung der Geruchsstoffe löst über eine intrazelluläre Signalkaskade in den Riechzellen Aktionspotenziale aus. Die Axone der Riechzellen ziehen zu den Riechknötchen (Glomeruli) des Riechkolbens, wobei alle Axone von Riechzellen gleichen Typs in wenigen Riechknötchen zusammenlaufen. Nach der Umschaltung auf ein zweites Neuron gelangen die Riechinformationen zum Gehirn. [L190]

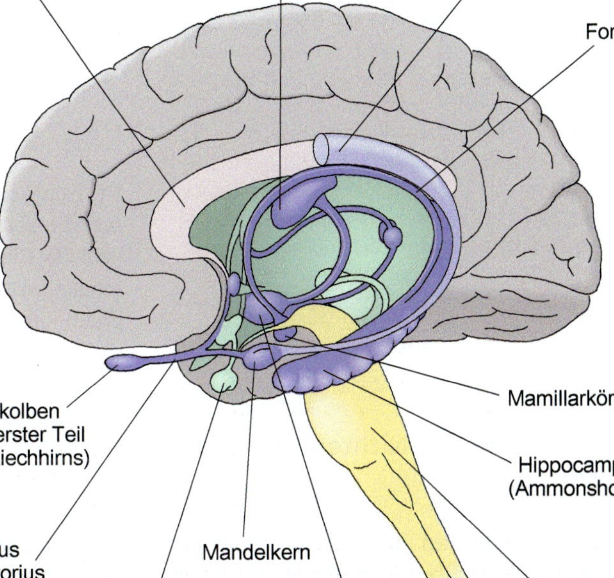

Abb. 2.3 Limbisches System (vereinfacht). Die zum limbischen System zählenden Strukturen (violett eingefärbt) formieren sich wie ein Saum um Balken und Hirnstamm. Sie sind miteinander vielfach verflochten. [L190]

STUDIEN

Dass Riechrezeptoren nicht nur für das Riechen entscheidend sind, sondern z. B. das Zellwachstum, die Hormonregulation und das Freisetzen von Botenstoffen kontrollieren und somit in vielfältige Funktionen des Körpers eingreifen, beschreiben Hatt et al. in einem Übersichtsartikel (Sung-Joon L, Deeporteere I, Hatt H. Therapeutic potential of ectopic olfactory and taste receptors. Nature Reviews Drug Discovery 2019; 18: 116–138). In einer Pressemitteilung der Ruhr-Universität Bochum wurden damals die Ergebnisse der Studie zusammengefasst (idw-online.de).

Viele Signalwege, viele Effekte

„Duftrezeptoren lösen in Riechsinneszellen immer den gleichen Signalweg über das Botenmolekül cAMP aus", sagt Hanns Hatt. „So wird die Duftinformation letztendlich in einen Stromimpuls umgewandelt, der über Nerven zum Gehirn geleitet wird. In Körperzellen hingegen steuern die olfaktorischen Rezeptoren ein breites Spektrum von verschiedenen Signalwegen, die völlig unterschiedliche zelluläre Wirkungen haben", erklärt der Bochumer Forscher.

In dem Übersichtsartikel legen Hatt und Kollegen umfassend dar, wie beispielsweise ein Riechrezeptor für Veilchenduft in Pigmentzellen der Haut das Zellwachstum hemmen, in denen der Netzhaut hingegen das Zellwachstum fördern kann. Oder wie der Riechrezeptor für Sandelholzduft die Wundheilung und das Haarwachstum beschleunigt, die Vermehrung von Leukämiezellen dagegen hemmt.

Wie die Rezeptoren im Körper aktiviert werden

Die Forscher stellen auch wissenschaftliche Hinweise zusammen, welche physiologischen Moleküle im menschlichen Körper als Aktivatoren der Rezeptoren infrage kommen. Das können zum einen Duftstoffe sein, die über Haut, Nahrung oder Atmung in den Körper gelangen. „Aber es gibt auch Belege, dass Stoffe, die Mikroben im Darm, in den Bronchien oder auf der Haut absondern, die Duftrezeptoren anschalten könnten", erklärt Hanns Hatt.

Diese Erkenntnisse könnten neue therapeutische Ansätze ermöglichen, etwa für die Behandlung von Erkrankungen der Atemwege wie Asthma und Allergien oder des Magen-Darm-Trakts. Olfaktorische Rezeptoren sitzen aber noch an vielen weiteren Schaltstellen im Körper, etwa im Fettgewebe, wo sie Einfluss auf das Körpergewicht nehmen könnten, oder im Herzen und der Niere, wo sie den Blutdruck beeinflussen können. Die große Menge von Duftrezeptoren, wie man sie in den meisten Krebsgeweben findet, kann eine frühe Diagnose möglich machen, aber auch neue therapeutische Ansätze eröffnen.

2

Potenzial für die Therapie

„Ich bin fest überzeugt, dass es in 20 Jahren Medikamente auf dem Markt gibt, die olfaktorische Rezeptoren blockieren oder stimulieren – ähnlich wie wir heute bestimmte Blocker oder Aktivatoren von Hormonrezeptoren in der Apotheke kaufen", gibt Hanns Hatt einen Ausblick. Bislang kenne man gerade einmal von 50 der 350 bei Menschen vorkommenden Riechrezeptoren den aktivierenden Duftstoff. „Die weitere Entschlüsselung von Riechrezeptoren, die in großen Mengen in menschlichen Geweben vorkommen, sowie die Entschlüsselung ihrer vielfältigen Wirkungen und von den zugehörigen aktivierenden Substanzen wird bisher ungeahnte Möglichkeiten für die pharmazeutische Behandlung eröffnen", meint Hatt.

Vom Erkennen und Nichterkennen der Gerüche

Um einen Duft erkennen und benennen zu können, muss ein starker Duftreiz über den **N. olfactorius** erfolgen. Das Wiedererkennen und Benennen erfolgen durch den Vergleich und die Erfahrung (das riecht nach Rose und nicht nach Orange). Um eine Duftwahrnehmung zu beschreiben, gibt es keine Bezeichnung, sondern nur Vergleiche: „etwas riecht herb, moosig, waldig, süßlich ..."

Der **Hippocampus,** das Seepferdchen, eine Region unterhalb des limbischen Systems ist für das Speichern von Informationen zuständig. Wenn die Neuronen im Riechhirn aktiv werden, dann aktiviert dies auch den Hippocampus, der so das Erfahrene speichert. Ebenso werden auch Emotionen gespeichert.

Adaptation

Ein bestimmter Geruch, der in einem Raum vorherrscht, kann nach kurzer Zeit **nicht mehr wahrgenommen** werden. Diesen Vorgang nennt man **Adaptation.** Andere Düfte werden trotzdem noch erkannt. Durch das Einströmen der vielen Kalziumionen wird der entsprechende Duftrezeptor abgeschaltet. Erst, wenn dieses Kalzium abgebaut, die Nase also „leergewaschen" ist, werden wieder die vorherrschenden Düfte neu wahrgenommen. Die Adaptation wird umgangen, indem die „Duftspur" verlassen wird oder die Duftkonzentration um das 10-Fache erhöht wird. Die Adaptation ist wichtig, damit wir von den vorherrschenden Gerüchen, z. B. dem eigenen Körpergeruch, nicht zu sehr in Anspruch genommen werden und neue Gerüche schnell aufnehmen können.

Hedonik

Die Fähigkeit, **Riechstoffe zu erkennen,** ist angeboren, die Beurteilung der Düfte wird jedoch erworben. Ob Düfte angenehm oder unangenehm empfunden werden, hat oft einen kulturellen Hintergrund, aber auch Erziehung, Erinnerung und persönliche Erfahrung sind entscheidend. Die Art der Geruchsempfindung hängt von der Konzentration der Duftstoffe ab: Mit ansteigender Duftkonzentration ändert sich häufig nicht nur die Empfindungsintensität, sondern auch die Beurteilung. So riecht z. B. der Duftstoff Ionon in niedriger Konzentration nach Veilchen, in hoher nach Holz. Ebenso kann sich konzentrationsabhängig die Bewertung des Duftstoffes ändern, Moschus ist in geringer Konzentration Bestandteil vieler Parfums, in hoher Konzentration hat es einen ekelerregenden Geruch.

Die Hedonik ist die individuelle und subjektive Bewertung eines Duftes. Für die meisten Düfte erfolgt eine „Prägung", die beeinflusst ist von der Situation, in welcher der Duft zum ersten Mal wahrgenommen wurde. Das kann bereits im Mutterleib erfolgt sein, wie Tierexperimente zeigen. Der Geruch von verwesendem Fleisch jedoch wird weltweit als ekelerregend empfunden.

Anosmie, Dysosmie

Unter **Anosmie** versteht man den völligen **Verlust der Riechfähigkeit.** Menschen, die den Geruchsinn verloren haben, berichten, dass sie sich fühlen, als hätten sie vergessen, wie man atmet. Der Geruch wird als selbstverständlich vorausgesetzt – bis man auf einmal gar nichts mehr riecht. Damit verliert das Leben wesentlich an Vielfalt und kann auch zur ernsthaften Gefährdung werden, da die Warninformation fehlt wie z. B. verdorbene Speisen riechen. Anosmie kann verschiedene Ursachen haben: eine Schädigung der Riechschleimhaut, Vergiftungen durch Chemikalien, Infektionen, Traumen oder sie kann angeboren sein. Am häufigsten jedoch kommt eine sinunasale Riechstörung nach einem viralen oder bakteriellen Infekt vor, diese bessert sich jedoch meist nach einigen Wochen, wenn die Riechzellen sich erneuert haben. Eine Besserung des Riechvermögens kann jedoch auch durch gezieltes Training gestützt werden. Empfohlen wird hierzu ein tägliches mehrfaches Riechtraining mit unterschiedlichen intensiven Gerüchen (Damm et al. 2014).

Weit häufiger kommt es allerdings zur partiellen Anosmie, zur **Dysosmie.** Hier können die Menschen bestimmte **Einzeldüfte** nicht wahrnehmen. Da die Gerüche jedoch aus vielen hundert Komponenten zusammengesetzt sind, wird das häufig nicht bemerkt. Im Alter haben die Menschen häufig eine verminderte Riechfähigkeit (Hyposmie): Um Gerüche zu erkennen, brauchen dann diese Menschen eine sehr viel höhere Duftkonzentration.

GUT ZU WISSEN

Riechstörungen, insbesondere für Oregano und Vanille, gehören zu den frühesten klinischen Indikatoren, welche die Entwicklung eines Morbus Parkinson oder Morbus Alzheimer anzeigen. Die Riechstörungen treten ca. fünf Jahre früher auf, bevor die ersten Anzeichen der Krankheit erkannt werden.

2.1.3 Nasal-trigeminale Wahrnehmung

Bei der Riechwahrnehmung ist mit ca. 40 % der Nervus trigeminus beteiligt. Er reagiert auf chemische und thermische Reize.

Die Endigungen des Nervus trigeminus liegen u. a. in der **Riechschleimhaut,** in der **Nasenschleimhaut** und auf der **Zungenoberfläche.** Die Fasern reagieren auf fast 70 % aller Riechstoffe, wenn auch oft erst bei sehr hoher Konzentration. Insbesondere irritative Reize werden durch das trigeminale System wahrgenommen, wie stechend, beißend, scharf, prickelnd, kühlend, brennend (Ammoniak, Chlor, Menthol, Kampfer, Rauch, Pipericin, Capsaicin). Reflektorische Abwehrmaßnahmen sind: Tränenfluss und Abwenden von der Geruchsquelle. Selbst bei relativ schwachen Duftreizen (Linalool, Limonen) reagiert neben dem olfaktorischen auch das trigeminale System. Die Riechstoffe treffen auf die Endigungen der Nervenfasern und lösen dort **Aktionspotenziale** aus: Aktiviert werden verschiedene Rezeptoren, von denen die wichtigsten und bekanntesten die Transienten-Rezeptor-Potenzial (TRP)-Kanäle sind, die zu Empfindungen wie Brennen, Wärme, Kühle, Kälte und Schmerz führen (➤ 2.5).

Die Duftsensoren des Trigeminusnervs sind gleichzeitig für bestimmte **Temperaturen** zuständig. So ist der Duftrezeptor für Menthol gleichzeitig zuständig für Temperaturen im Bereich von 10–15°. Dadurch ist das Riechen von Menthol mit einer Kälteempfindung verbunden. Ebenso kann bei scharfem Essen Hitze ausgelöst werden. Die Weiterleitung dieser Informationen ist eine reine Reizweiterleitung. Der Nerv wird aktiviert ohne die Information, dass die Reizwahrnehmung von z. B. Kaffee oder Vanille verursacht wurde. Auch nach vollständiger Durchtrennung des Nervus olfactorius bleibt deshalb ein reduziertes Riechvermögen erhalten. Der Nervus trigeminus ist verantwortlich für das Riechen von Gefahren und das Richtungsriechen. Selbst im Schlaf werden Gefahren gerochen, die Gerüche werden unter Umständen in einen Traum eingebunden und lassen die Menschen erwachen.

2.1.4 Vomeronasalorgan

Das Vomeronasalorgan (von Vomer, latein. Riechen und nasalis = zur Nase gehörig, VNO) ist ein paarig angelegtes, vom olfaktorischen Hauptsystem getrenntes chemorezeptives Organ. Es ist ca. 1 cm lang, röhrenförmig mit einem Durchmesser von 1–2 mm, das von einem histologisch einzigartigen Säulenepithel ausgekleidet ist. Dieses Organ wurde zuerst von Ärzten im 30-jährigen Krieg beschrieben, die dieses durch Säbelwunden im Nasenbereich gesehen hatten. Der dänische Wissenschaftler Jacobson (1783–1843) hat dieses Organ an vielen Tieren untersucht, weshalb es oft in der Literatur Jacobson-Organ genannt wird.

Ein vom VNO ableitender Nerv führt bei Nagern direkt zur Hypophyse, dieser Nerv wird als Nervus terminalis bezeichnet. Wissenschaftler sind sich noch jedoch nicht einig, ob das VON beim erwachsenen Menschen funktionsfähig ist, oder nur noch als kleiner Restknorpel (Cartilago vomeronasalis) in der Nasenhöhle vorhanden ist. Mittlerweile mehren sich jedoch die Hinweise auf eine Beteiligung des VNO bei der Verarbeitung von Pheromonsignalen und Hautdüften. Bei Tieren dient es der Wahrnehmung von Sexuallockstoffen (Pheromonen) und ist ein Leben lang aktiv – das Flehmen (Hochziehen der Oberlippe) vieler Säugetiere ist ein wesentlicher Bestandteil der sexuellen Kommunikation. Neugeborene scheinen mit dem VNO Gerüche noch wahrnehmen zu können, es wird angenommen, dass es nach einigen Tagen abgeschaltet wird.

2.2 Wirkung über Pheromone

Pheromone sind **Duftstoffe,** die von Menschen, Tieren oder Pflanzen abgegeben werden, um sich mit andern zu **verständigen.** Sie werden von der **Haut,** vom **Schweiß** und den **Ausscheidungen** abgegeben. Sie beeinflussen den Stoffwechsel und das Verhalten anderer Individuen, sind Sexuallockstoffe, dienen aber auch zur Markierung oder zum Angriff. Der Biochemiker Adolf Butenandt (1903–1995) hat diesen Begriff geprägt. Ohne Pheromone gäbe es kein Leben, denn bereits für die Fortpflanzung sind sie nötig. Nur durch den Duft können Spermien zum Ei gelangen. Duftrezeptoren befinden sich im Hals und Schwanzansatz der Spermien, diese werden vom Duft der reifen Eizelle angelockt. Die Lockstoffe bewirken auch eine erhöhte Kalziumkonzentration im Hals des Spermiums, was die Voraussetzung für eine erhöhte Schlagfrequenz der Spermien ist, sodass diese den Weg zur Eizelle möglichst schnell finden.

Der Mensch riecht nicht nur viele Düfte (in der Literatur schwanken die Zahlenangaben von 10.000 Düften bis über 1 Billion [Mainland, Keller et al. 2014]), er selbst riecht auch nach etwas. Diese Mehrdeutigkeit (intransitiv/transitiv) der Sprache findet sich auch in dem Satz: Ich rieche etwas/ich rieche nach etwas. Die Haut kann Gerüche wahrnehmen – viele Duftrezeptoren befinden sich auf der Haut, aber auch in der Leber, Niere, im Herzen, in der Prostata und in den Hoden. Außerdem befinden sich in unserem Darm **Riechrezeptoren.** Sie reagieren auf bestimme Duftmoleküle in der Nahrung und führen zur Freisetzung von Botenstoffen z. B. Serotonin, der die Verdauung aktiviert und Depressionen mildert.

GUT ZU WISSEN

Der Körper des Menschen produziert Gerüche, die auf der gesamten Oberfläche der Haut, mitsamt all ihren kleinen Fett- und Schweißdrüsen verteilt sind. Auf den 2 m^2 unserer Haut befinden sich ca. 3 000 000 Schweißdrüsen, die täglich bis zu 8 l Flüssigkeit absondern können.

Die größte Ansammlung an Schweißdrüsen befindet sich auf den inneren Handflächen, Fußsohlen, der Stirn und den Achseln. Die meisten produzieren soziale und sexuelle Gerüchen, speziell an den Achseln. Die größten befinden sich auf der Stirn, seitlich der Nase, auf der Brustmitte und um den Anus verteilt.

Stress vergrößert den Umfang des individuellen Geruchs, in Schreckensmomenten stoßen Säugetiere einen „Angstgeruch" aus.

STUDIEN

Das Geheimnis der Eigengerüche liegt in der Immunologie (Hatt, 2008). Der Eigengeruch des Menschen ist ein einzigartiger Duft, der jeden Menschen so unverwechselbar macht, wie sein Fingerabdruck. Deshalb gibt man oft in Kliniken ein Kleidungsstück der Mutter in den Inkubator der Frühgeborenen, damit sie mit dem mütterlichen Duft vertraut werden und besser gedeihen. Das Immunsystem ist an den Eigengeruch gekoppelt. An der Zellmembran jeder kernhaltigen Zelle des menschlichen Körpers gibt es ein individuelles Muster von Eiweißen. Dieser sog. Major-Histokompatibility-Complex (MHC) besteht aus einer Kette eng miteinander gekoppelter Gene, die für die MHC-Antigene kodieren. Diese Proteine ermöglichen dem Immunsystem zu erkennen, ob eine Zelle eigen oder fremd ist.

Familien haben einen ähnlichen Körpergeruch, bei der Wahl des Partners ist es entscheidend, dass die Frau sich einen Partner sucht, dessen Geruch sich vom Familiengeruch unterscheidet. Dadurch wird den Nachkommen ein möglichst breites Band an Immunologie ermöglicht. Instinktiv empfindet der Mensch den Körpergeruch als angenehm, der sich stark vom eigenen Körpergeruch unterscheidet. Partner, die sich genetisch zu ähnlich sind, können sich buchstäblich „nicht riechen". Der Körpergeruch basiert auf den Genen, und die Natur will eine hohe Variabilität sichern. Frauen scheinen jedoch während der Schwangerschaft den Familienduft zu bevorzugen, hier fühlen sie sich geborgen. Frauen, die mit der Pille verhüten, haben einen erhöhten Östrogenspiegel und fühlen sich daher zu Männern hingezogen, die einen ähnlichen MHC-Duft haben, wie sie. Somit blockieren sie die genetische Vielfalt ihrer Nachkommen.

2.3 Wirkung über die Haut

Ätherische Öle werden auf verschiedenen Wegen über die Haut resorbiert: Ein auf die Haut aufgetragener Tropfen Lavendelöl lässt meist nach 10–20 Min. einen deutlich anderen Geschmack im Mund wahrnehmen: Das ätherische Öl bzw. seine Abbauprodukte sind im Blut angekommen.

Die Aufnahme der ätherischen Öle über die Haut ist nach Tisserand und Young von vielen Faktoren abhängig:

- Inhaltsstoffe und Zusammensetzung, des ätherischen Öls
- Verdünnung im Träger
- Art des Trägers (Wasser, Öl, Hydrogel, Wasser/Öl-Gemisch)
- Menge des aufgetragenen Öls
- Hautbeschaffenheit: Hautareal, Hautdicke, Alter, Gesundheit und Unversehrtheit der Haut, Temperatur und Feuchtigkeit der Haut,
- Temperatur des Öls
- Art der Massage oder Einreibung
- Bedeckung der Haut nach der Anwendung
- Zeitpunkt der Waschung nach der Anwendung

2.3.1 Aufbau der Haut

Der Weg der ätherischen Öle durch die Haut lässt sich anhand des Hautaufbaus (➤ Abb. 2.4) besser verstehen.

Hydrolipidschicht

Über der Außenhaut liegt als oberste Schicht der Hydrolipidmantel der Haut, ein Fett-Wasser-Gemisch aus Schweiß, Talg und Mineralstoffen, der sich regelmäßig erneuert. Dieser **Säureschutzmantel** wird regelmäßig nachgebildet durch die auf der Haut vorkommenden residenten Hautbakterien. Durch hochwertige Fette, die zur Pflege eingesetzt werden, kann die Bildung des Säureschutzmantels unterstützt werden. Kommt alkalische Seife zur Anwendung, so werden die obersten Hautschichten kurzfristig abgewaschen und anschließend bildet sich mit Hilfe der residenten Bakterien explosionsartig ein neuer Lipidschutzmantel (von Braunschweig 2018). Durch die Reinigung der Haut mit Invertseifen, die „porentief reinigen", werden die Lipide aus der Haut ausgewaschen, die residenten, haut-

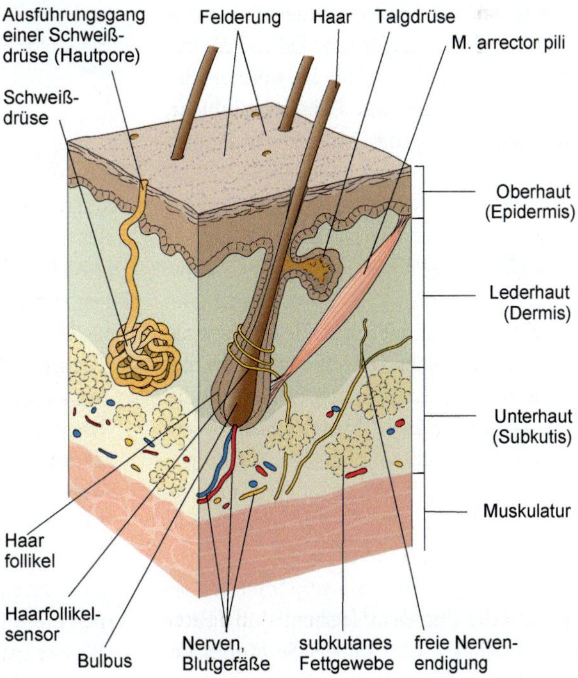

Abb. 2.4 Übersicht über den Aufbau der Haut (links Schemazeichnung, rechts lichtmikroskopische Aufnahme) [L190]

eigenen, Bakterien verkümmern und der Lipidmantel kann sich nicht gut erneuern.

Hornschicht (Stratum corneum)

Nach der Hydrolipidschicht kommt die oberste Hautschicht, das Stratum corneum oder **Hornschicht.** Sie schützt unseren Körper nach außen vor Umwelteinflüssen und auch nach innen gegen den Verlust von Körperflüssigkeiten.

Die Hornschicht besteht hauptsächlich aus **abgestorbenen Epidermiszellen**, die in einer Lipidmatrix eingebettet sind. Die Lipidschicht setzt sich zusammen aus Ceramiden (41 %), Cholesterol (27 %), Cholesterolestern (10 %), Fettsäuren (9 %) und Cholesterolsulfat (2 %). Durch den hohen Fettanteil ist die Hornschicht schlecht durchlässig für Wasser, jedoch gut durchlässig für lipophile Substanzen.

Oberhaut (Epidermis)

Unter der Hornschicht liegt die Epidermis oder Oberhaut, die aus lebenden Zellen (Keratinozyten) besteht, die aus der tiefen Dermis nach oben steigen und ein **Plattenepithel** bilden. In der Epidermis befinden sich auch die Langerhans-Zellen, die für unser Immunsystem wichtig sind. Im unteren Bereich der Epidermis liegt die Basalzellenschicht, die verantwortlich ist für das Muster der Fingerabdrücke.

Lederhaut (Dermis)

Unter der Epidermis befindet sich die epidermale Junktionszone, die zwischen Dermis und Epidermis liegt. In der Dermis oder Lederhaut befinden sich die **Talgdrüsen, Schweißdrüsen, Haarwurzeln, Nervenzellen** sowie Blut- und Lymphgefäße.

Unterhaut (Subkutis)

Darunter kommt die Unterhaut (Subcutis) mit **Fettzellen** und Blutbahnen, hier findet die **Weiterleitung** der **ätherischen Öle** statt.

2.3.2 Aufnahme des Öls über die Haut

Da die ätherischen Öle von Natur aus Vielstoffgemische sind mit verschiedenen Inhaltsstoffen und sowohl lipophile als auch hydrophile Anteile haben, unterstützen die verschiedenen Bestandteile der Öle den Weg durch die Haut. Aber wie findet das ätherische Öl den Weg durch die Haut?

Es gibt verschiedene Möglichkeiten: Das ätherische Öl muss zuerst durch die Hornschicht,

- **direkt** durch die **Hornzellen (intrazellulär)**
- oder zwischen den Zellen hindurch **(interzellulär).** Beides ist möglich, da die ätherischen Öle lipophile Bestandteile haben und sich gut mit den Lipiden zwischen den Zellen verbinden können. Vor allem kleine lipophile Moleküle, wie Monoterpene, können sich gut durch diese Schicht hindurchschieben.
- Der dritte Weg führt entlang an den **Haarkanälen, Schweißdrüsen** und **Talgdrüsen**, da die ätherischen Öle den Talg als Transportmittel nutzen können. Die Aufnahme über die Fußsohlen ist besonders gut, da sich hier besonders viele Schweißdrüsen befinden.

GUT ZU WISSEN

Versuche zeigten, dass Cumarin auf der behaarten Kopfhaut besser resorbiert wird als auf der Bauchdecke (Ritschel et al. 1989).

Beeinflussende Faktoren für die Aufnahme der ätherischen Öle

Die Wirkstoffgruppen der ätherischen Öle mit Molekülen von unterschiedlicher Größe dringen auf verschiedenen Wegen in die Haut ein:

- **Kleine Moleküle,** Monoterpene ohne funktionelle Gruppen, können durch die Zellmembran der Oberhaut hindurch und verbleiben oft in der Epidermis als Reservoir, d. h., sie lagern dort und werden bei Bedarf wieder freigesetzt. Diese kleinen Moleküle verbinden sich mit den Lipiden der Zellmembran oder des Interzellularraums und weichen dadurch die Oberhaut auf. Deshalb können monoterpenhaltige ätherische Öle in heißem Wasser hautreizend sein, da durch das warme Wasser die Haut aufgequollen ist.

- **Größere Moleküle,** wie die Sesquiterpene oder Phenylpropane, dringen eher an den Haarwurzeln oder Schweißdrüsen ein.

Monoterpene als Türöffner

GUT ZU WISSEN

- Die Monoterpene nehmen die Monoterpenole und andere Verbindungen mit Sauerstoffanteilen „huckepack" mit und können diese bis in die tieferen Schichten der Dermis einschleusen, damit sie den Weg in die Blutbahn finden.
- Sesquiterpene, größere Moleküle, können die Hornschicht nicht allein durchdringen, deshalb sind sie auch so hautfreundlich. Diese wandern eher an den Haarwurzel- und Drüsenkanälen entlang.

Monoterpene greifen die oberste Hautschicht an und erleichtern so das Eindringen der Monoterpenole, Phenole oder aromatischen Verbindungen mit Sauerstoff, die wiederum leicht wasserlöslich sind und bis in die tieferen Schichten zu den Blutbahnen vordringen können.

STUDIEN

Versuche an isolierter menschlicher Haut zeigten, dass Limonen das Durchdringen von Citronellol und Eugenol verbessert, sowie alpha-Pinen und beta-Myrcen die Aufnahme von Phenylethanol. Wenn man 1–2 ml unverdünnte Monosubstanzen von ätherischen Ölen auf einen kleinen Abschnitt von isolierter menschlicher Haut gibt und einwirken lässt, kann man bei Limonen nach 12 Stunden einen Gehalt von 8,9 % in der Hornschicht messen, bei 1,8-Cineol 26,2 % und bei Nerolidol von 39,6 %. (Schmitt et. al. 2009, Cornwell et al. 1996)

In-vitro-Versuche an isolierter, unbedeckter menschlicher Haut zeigten, dass die Einwirkzeit von Cumarin nach 24 bzw. 72 Stunden 33 % bzw. 50 % beträgt. Cumarin wird durch die Haut gut aufgenommen, wird über die Haut jedoch nicht zu toxischen Substanzen abgebaut. Benzylakohol, das häufiger in ätherischen Ölen vorkommt, hatte eine Absorption von 5,9 % nach 24 Stunden Einwirkzeit (Beckley-Kartey 1997).

GUT ZU WISSEN

Man geht von einer mittleren Absorptionsrate der ätherischen Öle von 10 % in 24 Stunden aus.

CAVE

Die wenigsten ätherischen Öle dürfen pur auf die Haut gegeben werden. Das Auftragen von unverdünnten ätherischen Ölen, insbesondere, wenn diese Monterpenphenole wie in Thymian Ct. Thymol und Oregano oder Monoterpenaldehyde wie in Lemongras oder Zimtaldehyd in Zimtrinde enthalten, führen zu einem hohen Risiko von Hautreizungen.

STUDIEN

Ein Hauttest bei 18 Patienten mit Dermatitis ergab, dass eine Konzentration von 2 % Zimtaldehyd im Patchtest eine Hautreizung bei allen Patienten (100 %) ergab. Bei einer Konzentration von 0,5 % Zimtaldehyd reagierten noch 61 % (11 von 18 Personen), bei einer Konzentration von 0,05 % reagierten 3 von 18 Personen und bei einer Konzentration von 0,01 % reagierte keiner der Probanden mit einer Hautreizung. Das zeigt, dass auch die Konzentration einer Lösung für die Hautreaktion wichtig ist. (Johannsen et al. 1996)

Trägeröle bzw. Konzentration

In der Anwendung werden die meisten Öle verdünnt in einen Träger: Als Träger fungieren Wasser mit Emulgator, Alkohol-Wassergemische, fette Öl- oder Öl-Wassergemische, Balsame aus fettem Öl und Wachsen. Normalerweise werden für eine Massage ätherische Öle in fette Öle gemischt.

STUDIEN

In-vitro-Versuche mit Linalool und Terpinen-4-ol in verschiedenen Grundlagen haben gezeigt, dass die Substanzen in Hydrogel gelöst tiefer in die menschliche Haut diffundierten als in einer Mischung mit Traubenkernöl, diese war wiederum besser als eine Mischung mit Mineralöl in Wasser (Cal 2006).

Öle mit **gesättigten Fettsäuren** und einem hohen Molekulargewicht, wie Mineralöle, bleiben auf der Haut stehen und können die Hautbarriere nicht durchdringen. Je kleiner die Moleküle der fetten Öle sind und je mehr **ungesättigte Fettsäuren** sie haben, umso besser ist die Eindringtiefe in die unteren Hautschichten. Ätherische Öle in fettem Öl gelöst haben eine gewisse Depotwirkung auf der Haut. Jojobaöl dringt weniger tief ein als Mandelöl oder Nachtkerzenöl.

GUT ZU WISSEN

Die Anwesenheit von Feuchtigkeit verbessert die Resorption. Deshalb ist es sinnvoll, vor der Einreibung fetter Öle ein Hydrolat auf die Haut zu sprühen oder anzufeuchten. Bei Aloe-vera-Gel als Grundlage sollte genau überprüft werden, dass keine Gelbildner (Polyacrylate = Nanopartikel) im Gel enthalten sind und auch keine Konservierungsmittel.

Spezifische Beschaffenheit der Haut

Die Hautoberfläche nimmt die ätherischen Öle in den **verschiedenen Arealen unterschiedlich** auf. Die Resorption über die Bauchhaut unterscheidet sich von der Aufnahme an den Armen, den Beinen oder der Kopfhaut. So konnte nach der Applikation von Rosenöl auf verschiedenen Hautarealen festgestellt werden, dass die Inhaltsstoffe unterschiedlich resorbiert wurden: Die meisten Substanzen wurden auf der Haut des Oberarms gut aufgenommen, Phenylethanol, Eugenol und Methyleugenol wurden im Brustbereich gut resorbiert, cis-Rosenoxid wurde jedoch am besten im Bauchbereich aufgenommen (Schmitt et al. 2010).

Auf den Schleimhäuten der Nase, des Munds, des Vaginalbereichs und im Anus ist die Haut besonders dünn. Deshalb ist dort die Resorption deutlich stärker als durch die übrige Haut. Auf den Schleimhäuten dürfen keine hautreizenden Öle verwendet werden.

Bei einer 10-minütigen Bauchmassage mit 1,5 g 2-prozentigem Lavendelöl wurden die Blutwerte eines Probanden nach 0,5, 10, 20, 30, 45, 60, 75 und 90 Min. im linken Arm gemessen: Die beiden Hauptinhaltsstoffe, Linalool (24,8 %) und Linalylacetat (29,6 %), erreichten nach 20 Minuten die höchste Blutkonzentration mit 90 ng/ml (Linalylacetat) bzw. 120 ng/ml bei Linalool. Nach 90 Minuten konnten die angewendeten Substanzen nicht mehr nachgewiesen werden (Jaeger et al. 1992; Steflitsch, Wolz, Buchbauer 2018).

Alter der Haut

Auch das Alter der Haut spielt eine Rolle. Die Haut von **Frühgeborenen** und **Neugeborenen** ist 2,5-mal durchlässiger als die von Erwachsenen. Die Haut von Frühgeborenen, die in der 30. Gestationswoche geboren wurden, ist 100- bis 1.000-fach durchlässiger als bei einem normalen Neugeborenen. Erst ab dem dritten Lebensmonat ist die Hautbarriere der Säuglinge vollständig aufgebaut.

Bei **älteren Menschen** wird die Haut immer dünner, sie wird häufig als Pergamenthaut bezeichnet. Die Zahl der Melanozyten und der Langerhans-Zellen geht mit zunehmendem Alter zurück. Dadurch ist auch das Immunsystem schwächer und die Haut regeneriert sich nicht mehr so schnell. Die Regenerationsfähigkeit der Haut eines 80-Jährigen ist 3-mal geringer als die eines 30-Jährigen. Deshalb muss auch bei älteren Menschen die Dosierung auf der Haut sehr genau überprüft werden.

Hauttemperatur

Die Resorption der Öle ist auf einer **gut durchbluteten** und **durchwärmten** Haut besser als auf kalter Haut. Die Resorption über die Haut ist am besten nach einem warmen Bad, hier werden die Gefäße geöffnet und die Hornschicht quillt auf. Auch nach der Massage einer Hand konnte die Aufnahme der Öle um 34–158 % verbessert werden. Vermutlich wird dies durch die verbesserte Durchblutung ausgelöst.

GUT ZU WISSEN

Eine Erhöhung der Temperatur des Massageöls um 10 °C kann die Resorption um ein Vielfaches verbessern.

Bedeckt man die Haut nach der Applikation eines ätherischen Öls, wird die Resorption um etwa das 3-Fache erhöht. Die Okklusion bewirkt eine Temperaturerhöhung und eine geringere Verdampfung des ätherischen Öls nach außen. In der Anwendung als Auflage oder Wickel mit ätherischen Ölen wird dadurch eine bessere Resorption der Öle erzielt als nur mit einer Einreibung.

Einwirkzeit

Bei einer **Massage** ist die Einwirkung der ätherischen Öle und die Resorption sehr viel stärker als bei einer **Einreibung.** Durch die Massage wird die Haut mit Druck berührt, die Durchblutung wird angeregt, die Haut wird wärmer und dadurch werden die Öle besser aufgenommen (➤ 3.4). Durch die Aktivierung der Druckpunkte und Nervenzellen bis in das Bindegewebe werden unter anderem Emotionen ausgelöst, Verspannungen gelöst und Schadstoffe ausgeschieden. Die ätherischen Öle im Massageöl unterstützen diese Funktionen, sie müssen deshalb gut ausgesucht werden.

Davon ausgehend, dass bei einer Ganzkörpermassage 5–30 ml fettes Öl verwendet werden mit einer Konzentration von 2–3 % ätherischem Öl, können in 24 Stunden über die Haut 0,01–0,15 ml ätherisches Öl aufgenommen werden. Das entspricht einer Menge von 0,3–5 Tropfen.

Bei einer **gereizten** oder **entzündeten** Haut ist die Hautbarriere gestört und die ätherischen Öle werden stärker resorbiert. Deshalb muss bei Patienten mit Hauterkrankungen, wie Neurodermitis oder Psoriasis, die Dosierung sehr gut überlegt sein. Weniger ist mehr! Die Haut kann auch gereizt sein durch psychischen Stress – wir sprechen oft von dünnhäutigen Menschen – oder durch chronischen Alkoholkonsum.

GUT ZU WISSEN

Die vielen Faktoren, welche die Aufnahme der ätherischen Öle beeinflussen, verdeutlichen, warum in jedem Einzelfall geprüft werden muss, welche Dosierung zum Einsatz kommen soll. Für einen gesunden erwachsenen Menschen ohne Vorerkrankungen wird für eine Massage eine Dosierung von 1–2 % ätherischem Öl in einem hochwertigen, pflanzlichen Basisöl empfohlen.
Wird der Körper nach einer Massage zugedeckt, werden die Öle besser resorbiert und dadurch die Wirkung verstärkt. Wird direkt nach der Massage die Haut wieder abgewaschen, werden die Öle entfernt und nur das, was bisher in die Haut eingedrungen ist, wird resorbiert.
Eine feste Grundlage, wie Wollfett oder Sheabutter, erreicht eine länger anhaltende Wirkung des ätherischen Öls. Diese Depotwirkung ist insbesondere bei einem Brustbalsam oder einer Hämorrhoidensalbe erwünscht.

2.4 Systemische Wirkung

Wenn die ätherischen Öle bei einer **Massage** bis in die tieferen Hautschichten gelangt sind, werden sie dort von den Blutgefäßen aufgenommen und kommen so in den Blutkreislauf. Kleine Moleküle werden über die Lungen abgeatmet, größere Moleküle werden meist in der Leber verstoffwechselt.

Ätherische Öle, die **inhaliert** werden, kommen über den Lungenkreislauf in die Blutbahn. Auch bei einer Massage werden die ätherischen Öle eingeatmet, woraus sich eine zweifache Wirkung über die Haut und Atemwege ergibt.

Ätherische Öle, die im **Rektalbereich** aufgenommen werden, gelangen über die Pfortader ohne den Weg über die Leber, direkt in den Blutkreislauf.

Die Wirkung der ätherischen Öle auf das **Immunsystem** entsteht zum Teil durch die Anregung der Phagozytose, die Erhöhung der weißen Blutkörperchen und/oder durch die Erhöhung der natürlichen Killerzellen. Das geschieht zum großen Teil über Rezeptoren. Die Komponenten der ätherischen Öle, die Sauerstoffe enthalten, wie Monoterpenole, Ketone, Säuren, können gut an den Rezeptoren andocken und so Ionenkanäle aktivieren. Außerdem können viele ätherische Öle die Membranen von Bakterien, Viren und Pilzen zerstören, weil sie die Bildung von ROS (*reactive oxygene species*, freie Radikale) auslösen können.

GUT ZU WISSEN

Die Aufnahme des ätherischen Öls über die Haut ist unterschiedlich. Bei der oralen Einnahme gelangen die ätherischen Öle direkt in den Gastrointestinaltrakt (➤ 3.5). Ein Beispiel zeigt, dass nach der Einnahme von Gelomyrtol-Kapseln, die hauptsächlich aus 1,8-Cineol und Limonen bestehen, die Bioverfügbarkeit, also die im Blut verfügbare Menge, bei 95,6 % lag (Zimmermann et al. 1995). Die orale Dosis sollte bei einem Erwachsenen in 24 Stunden je nach ätherischem Öl zwischen 50 und 1200 mg (0,05–1,3 ml) betragen. Normalerweise wird die Einnahme auf drei Dosen verteilt. Es ist sinnvoll, die ätherischen Öle nicht direkt zum Essen einzunehmen, da sie sonst unter Umständen von den Verdauungsenzymen sofort zersetzt werden können (mehr zur Einnahme ➤ 3.5). Von der gut durchbluteten Magenschleimhaut werden die ätherischen Öle aufgenommen und gelangen so in die Blutbahn. Auch bei längerem Einspeicheln im Mund erreichen die ätherischen Öle direkt die Blutbahn. Alle gut durchbluteten Gewebe, wie die Muskeln und die inneren Organe kommen dadurch mit den darin gelösten Substanzen in Kontakt.

2.4.1 Stoffwechselwege

Die unterschiedlichen Inhaltstoffe eines ätherischen Öls werden über sehr viele verschiedene Stoffwechselwege im Körper aufgenommen und wieder ausgeschieden. Dadurch gibt es von einem einzigen ätherischen Öl viele verschiedenen Abbauprodukte. Diese werden über den Urin, die Faeces, über die Atemwege und in kleinen Mengen auch über die Haut ausgeschieden.

- **Wasserlösliche Bestandteile** der ätherischen Öle, wie Alkohole oder auch Säuren, gehen vom

Gastrointestinaltrakt direkt ins Blut über oder in andere wässrige Bereiche des Körpers, z. B. in die Lymphbahnen oder in die Nieren. So haben Tierversuche gezeigt, dass die leicht wasserlöslichen Komponenten wie Thymol, Carvacrol und Eugenol direkt vom Blut in die Nieren transportiert werden.

- **Kleine lipophile Substanzen,** wie die Monoterpene, können direkt die Blut-Hirn-Schranke passieren und befinden sich dann im limbischen System oder an den entsprechenden Rezeptoren. Diese Substanzen können auch direkt über die Lunge wieder ausgeatmet werden.
- **Lipophile Substanzen,** wie Mono- und Sesquiterpene, können auch an Plasmaproteine, meist an Albumin, gebunden werden und bleiben im Blut oder wandern in das Fettgewebe. Das Fettgewebe dient als Reservoir und gibt die Substanzen später wieder frei, oft erst nach Stunden oder Tagen.

2.4.2 Verstoffwechselung in der Leber (Biotransformation)

Die meisten Bestandteile der ätherischen Öle werden in der **Leber** zu **wasserlöslichen Substanzen** verstoffwechselt. Da es für jede Komponente in den ätherischen Ölen unterschiedliche Metabolisierungswege gibt, lässt sich der Abbau eines ätherischen Öls nur anhand der einzelnen Substanzen festmachen. Das geschieht vorwiegend in **zwei Phasen,** die parallel oder hintereinander ablaufen können:

- In der **Phase 1** werden die **lipohilen Substanzen** mit **polaren Anteilen** wie Hydroxyl-, Schwefel- und Stickstoffverbindungen verknüpft und durch Hydrolyse, Oxidation und Reduktion abgebaut (Umwandlungsreaktion).
  - Bei der Hydrolyse werden Ester durch Enzyme aufgespalten zu den entsprechenden Alkoholen und Säuren, dadurch werden sie wasserlöslich. Aus Linalyacetat entsteht so der Alkohol Linalool und Essigsäure. Aus Methylsalicylat entsteht Methanol und Salicylsäure. Die Stoffwechselendprodukte sind kleine, als die Ausgangsstoffe.
  - Bei der Oxidation kommt Sauerstoff in die Verbindung, wodurch z. B. Benzylringe zu Phenolen oxidiert werden. Phenole sind wiederum leicht wasserlöslich. Auch alle Substanzen mit Doppelbindungen können oxidiert werden.
  - Viele Stoffe werden durch die Cytochrom-P450-Enzymsysteme oxidiert und somit wasserlöslich. Da über das Cytochrom-P450-System auch viele andere Arzneimittel verstoffwechselt werden, kann es auf diesem Weg zu Interaktionen kommen.
- **Phase 2:** Moleküle mit Hydroxylgruppen, wie Alkohole, Phenole, Carbonsäuren und Aminogruppen, werden über das Enzym Glucuronyltransferase als Glucuronide wasserlöslich und dann über den **Urin ausgeschieden** (Konjugationsreaktion). Über diesen Weg werden die meisten Komponenten der ätherischen Öle abgebaut. Die Metaboliten, die Abbauprodukte der ätherischen Öle, sind besser wasserlöslich, als die ursprünglichen Komponenten und können so über die Nieren und den Stuhl ausgeschieden werden.

Zum Teil werden die Komponenten der ätherischen Öle auch in der Leber sulfatiert, d. h. an Schwefelsäure gebunden, wodurch auch sie wasserlöslich werden.

Die Enzyme, die ätherische Öle verstoffwechseln, kommen nicht nur in der Leber, sondern auch in der Haut und anderen Organen vor.

GUT ZU WISSEN

Bei einem freiwilligen Probanden wurden die Ausscheidungsprodukte nach der Einnahme von 1,8-Cineol getestet:

- Innerhalb von 10 Stunden wurden im Urin folgende vier Metaboliten gefunden: 20,9 % 2-hydroxy-1,8-Cineol, 17,2 % 9-hydroxy-1,8-Cineol, 10,6 % 3-hydroxy-1,8-Cineol und 3,8 % 7-hydroxy-1,8-Cineol.
- Im Blutplasma gab es zwei Metaboliten: 2-hydroxy-1,8-Cineol mit 86 nmol/l zu finden und das 9-hydroxy-1,8-Cineol mit 33 nmol/l.

Es gibt also viele Wege, wie die Öle abgebaut werden (Tisserand und Young 2014).

2.5 Wirkung über Rezeptoren

Da die ätherischen Öle immer Vielstoffgemische sind und sowohl **lipophile** als auch **leicht polare, hydrophile Anteile** haben, können sie sich in die Lipidschicht der Zellmembran einlagern, diese aufquellen lassen und somit Ionenkanäle beeinflussen. Sie können aber auch mit lipophilen Anteilen von Proteinen und Rezeptoren reagieren (Teuscher). Die Reaktion mit den Proteinen und Rezeptoren geschieht oft über Wasserstoffbrücken.

2.5.1 TRP-Kanäle

Besonders wichtig ist die Reaktion mit den TRP-Kanälen (Teuscher 2018). TRP-Kanal bedeutet **tran**sient **r**eceptor-**p**otential-channel, es sind Ionenkanäle, die Kationen, besonders Kalzium einströmen lassen. Diese Kanäle befinden sich auf den Enden der Nerven und sorgen für die Reizleitung in das Gehirn. Zum Teil sind sie zuständig für das Hören und Sehen, sowie das Riechen und Schmecken, für Schmerz, Hitze und Kälteempfinden. Es gibt sieben verschiedene **Untergruppen** von **TRP-Kanälen.**

- TRPC (klassische Unterfamilie)
- TRPV (Vanilloid-Rezeptor-Unterfamilie)
- TRPM (Melastatin-Unterfamilie)
- TRPA (ANKTM1, Ankyrin-Unterfamilie)
- TRPN (NOMPC-Unterfamilie)
- TRPML (Mucolipin-Unterfamilie)
- TRPP (Polycystin-Unterfamilie)

Diese Kanäle bestehen aus Aminosäuren, die endständige Aminogruppen (NH_2) und Carbonsäuregruppen enthalten (COOH), an die sich die polaren Anteile, d. h. die leicht wasserlöslichen Anteile der ätherischen Öle, anlagern können (Olszewska 2010).

GUT ZU WISSEN

Wichtig für die Resorption von Duftstoffen sind der Vanilloid-Rezeptor TRPV1 und der TRPM8 Rezeptor aus der Melastatin-Unterfamilie, der für das Kälteempfinden zuständig ist.

Der TRPV1 (TRP Vanilloid Rezeptor 1) kommt vor im Spinalganglion, im Trigeminusnerv, im zentralen Nervensystem und in einigen Organen, wie Leber und Niere (Olszewska 2010) vor. Er wird durch Temperaturen über 42 °C, aber auch durch Protonen (Säuren), Campher, Capsaicin und andere Inhaltsstoffe von ätherischen Ölen aktiviert. Durch die Aktivierung des Rezeptors strömt Kalzium in die Nervenzelle ein, dadurch wird ein Signal ausgelöst und zum Gehirn weitergeleitet, und dort als Schmerz oder Wärme empfunden (Teuscher 2018). Über die Enden des Trigeminusnervs im Mund wird die Empfindung „scharf" vermittelt. Auf der Haut wird aus den Nervenenden die Substanz P ausgeschüttet, die wiederum Entzündungsstoffe wie Histamin und Prostaglandine freisetzt und auf der Haut ein Brennen und Wärmegefühl verursachen. Substanz P ist ein Peptid, das für viele Funktionen im Körper wichtig ist, unter anderem auch für das Schmerzempfinden (Oehme, Hecht 2017).

GUT ZU WISSEN

Verschiedene Rezeptoren werden von unterschiedlichen Duftbestandteilen aktiviert:

- TRPV1 wird aktiviert durch Capsaicin, Campher, Pfeffer, Ingwer, Curcumin (Gelbwurz), Eugenol (Gewürznelke), Methylsalycylat (Wintergrün).
- TRPV3 wird aktiviert durch Carvacrol, Eugenol, Thymian.
- TRPA1 wird aktiviert von Isothiocyanaten (Senföl), Allicin (Knoblauch), Tränengas und Zimtaldehyd (Zimtrinde). TRPA1 Kanäle sind auch an der Auslösung von Schmerz und Juckreiz beteiligt (Teuscher).
- TRPM8 wird aktiviert durch Menthol und Kälte, in schwacher Form auch von 1,8-Cineol und Linalool.

Wird ein Rezeptor, z. B.TRPA1, mit Eugenol dauerhaft aktiviert, kann er abstumpfen und keine Signale mehr weitergeben, d. h. das Signal für Schmerz kommt nicht mehr im Gehirn an, dadurch wirkt Eugenol schmerzstillend (Hatt 2018, mündliche Mitteilung).

2.5.2 GABA-Rezeptoren

Im Körper gibt es noch sehr viele verschiedene Rezeptoren, die durch **Duftstoffe aktiviert** werden können. Zum Beispiel gibt es in den Nervenzellen die sog. GABA-Rezeptoren, welche spezifisch an den Neurotransmitter Gamma-Aminobuttersäure (GABA) binden. Die Aktivierung dieses Rezeptors vermindert Angst und ist beim Einschlafen involviert. Diazepam und Barbiturate wirken über diesen Rezeptor, aber auch der Duftstoff Gardeniaacetal aus der Gardenie und Jasmin, weswegen diese ätherischen Öle beruhigend wirken. Dagegen wirken Menthol aus der Pfefferminze und Asaron aus der Kalmuswurzel blockierend auf den Rezeptor und machen wach (Hatt 2017).

2

2.5.3 Olfaktorische Rezeptoren

Schon der Anthroposoph Rudolf Steiner sagte: „Der gesamte Körper kann riechen und schmecken". Linda Buck und Axel Richard entdeckten 1991, wie der Geruchsinn bei Menschen und Tieren über Rezeptoren in der Geruchsschleimhaut funktioniert. Sie erhielten 2004 den Nobelpreis dafür.

Auch außerhalb des Riechsystems gibt es im menschlichen Organismus sog. **olfaktorische Rezeptoren (OR),** G-Protein-gekoppelte Rezeptoren, die einen chemischen in einen elektrischen Impuls umsetzen und dadurch einen Ionenkanal öffnen, sodass Kalzium in die Zelle einströmen kann und die Zelle aktiviert wird. Dies beweist, dass die Zellen auf Geruchsstoffe reagieren (➤ 2.1). Die OR können, wie Wissenschaftler nachweisen konnten, in vielen anderen Geweben auftreten – im Körperfett, in Lymphbahnen, weißen Blutzellen, in der Skelettmuskulatur, Schilddrüse, Nebenniere, Niere, Herz, Gehirn, Brust, Darm, Leber, Lunge, Eierstöcke, Prostata und im Hoden.

Die Funktion vieler dieser olfaktorischen Rezeptoren ist noch nicht bekannt, da noch nicht herausgefunden wurde, durch welche Duftstoffe sie aktiviert werden. Die durchschnittliche Anzahl der OR ist in der **Riechschleimhaut** meist höher als im übrigen Körpergewebe. Manche OR, wie z. B. OR51E1 und OR51E2 – bis jetzt werden diese Faktoren mit Nummern und Zahlen gekennzeichnet – kommen u. U. verstärkt im Prostatagewebe vor und sind bei Prostatakrebs deutlich erhöht (Maßberg & Hatt 2018).

- OR51E1 und OR51E2 kommen im **Prostata-Krebsgewebe** vor und werden durch β-Jonon aktiviert. β-Jonon kommt in kleinen Mengen im Narden-, Iris- und Veilchenöl vor. Werden diese ORs aktiviert, reduzieren sie die Proliferation der Prostata-Krebszellen und hemmen dadurch deren Wachstum. (Maßberg & Hatt 2018). In-vitro-Tests an Nabelschnurzellen und Tumorzellen der Prostata sowie Versuche an Mäusen mit Prostatakrebszellen haben gezeigt, dass α-Santalol, das in Sandelholz vorkommt, auch das Wachstum der Prostata-Krebszellen hemmen kann (Saraswati et al. 2013).
- OR10J5 ist vorhanden in der **Aorta,** in den **Herzkranzgefäßen** sowie in der Nabelschnur. Dieser Rezeptor wird aktiviert durch Lyral, ein synthetisches Aldehyd, das nach Maiglöckchen riecht. Die Rezeptoraktivierung fördert einen Kalziumeinstrom in die Zelle und die Reifung von Blutgefäßen (Maßberg & Hatt 2018).
- Den Rezeptor OR51E1 gibt es im **Herzen** und wird durch Pelargonsäure (Nonansäure) aktiviert – eine gesättigte Fettsäure, die in den Blättern von Storchschnabel vorkommt und leicht ranzig riecht. Auf die Aktivierung reagiert das Herz negativ chronotrop und verlangsamt die Herzschlagfrequenz (Maßberg & Hatt 2018).
- Der Rezeptor OR2AT4 wird aktiviert durch **Sandalore,** einen synthetischen Duftstoff, der nach Sandelholz riecht. Wird dieser Rezeptor aktiviert, fördert er das Absterben von **Leukämiezellen** (Maßberg & Hatt 2018). Ob das natürliche Sandelholz die gleiche Wirkung hat, ist noch nicht bekannt.
- Der Rezeptor OR51B4 kommt im **Darm** vor und wird durch Troenan aktiviert, ein Bestandteil des Ligusteröls. Die Aktivierung dieses Rezeptors verhindert das Wachstum von Darmtumorzellen (Maßberg & Hatt 2018).
- Der Rezeptor OR1A1 in der **Leber** wird durch (-)-Carvon aktiviert. Die Aktivierung dieses Rezeptors behindert Enzyme, die wiederum für die Triglyzeridsynthese eine Rolle spielen (Maßberg & Hatt 2018).
- Der Rezeptor OR1A2 wird aktiviert durch (-)-Citronellal und Citronellol. Citronellal kommt vor in Lemongras, Eucalyptus citriodora und Melissenöl. Citronellol kommt vor u. a.in Citronella und Rosengeranie. Beide Duftstoffe behindern das Wachstum von bestimmten **Leberkrebszellen** (Maßberg & Hatt 2018).
- In den **Spermien** wird der Rezeptor OR1D2 aktiviert durch Bourgeonal, einen synthetischen Duft, der nach Maiglöckchen riecht. Nach seiner Aktivierung erhöht er die Geschwindigkeit und Aktivität der Spermien. Der Gegenspieler dazu ist der Duftstoff Undecanal (Maßberg & Hatt 2018).
- Die Rezeptoren OR51E1 und OR1H7 kommen in der **Niere** vor. Sie erhöhen den Kalziumeinstrom in die renalen proximalen Tubuszellen und regulieren so die Reninsekretion und dadurch den Blutdruck. Angeregt wird dieser Rezeptor durch Isovaleriansäure, die in Baldrian vorkommt (Maßberg & Hatt 2018).

- In den **Bronchien** kommt der Rezeptor OR2AG1 vor, der durch Amylbutyrat aktiviert wird. Durch die Aktivierung wird durch Histamin verursachtes allergisches Asthma reduziert. Amylbutyrat kommt in der römischen Kamille vor und in der Myrte Anden. Bourgeonal ist ein Gegenspieler und verstärkt den spastischen Husten. Bourgeonal ist ein synthetischer Aldehyd, der häufig in Parfums verwendet wird. Daher kann der Besuch von Theatern oder Konzertsälen, in denen ausgiebig synthetische Düfte verströmt werden, bei empfindlichen Menschen Husten verursachen (Kalbe B. et al. 2016).
- Der Rezeptor OR2AT4 in der **Haut** wird durch Sandalore aktiviert und verbessert die Wundheilung. Sandalore ist ein synthetischer Duftstoff, der nach Sandelholz riecht. Beobachtungen von Aromaexperten zeigen, dass auch echtes Sandelholz die Wundheilung fördert. (Maßberg & Hatt 2018).
- Der Rezeptor OR51 E2 in der **Haut** wird durch β-Jonon aktiviert und stört das Wachstum von Melanomzellen (Maßberg & Hatt 2018).

Die Anzahl der olfaktorischen Rezeptorzellen lassen sich u. U. als Biomarker für Krebsgewebe verwenden, da in Krebszellen oft ein erhöhter Anteil an olfaktorischen Rezeptoren zu finden ist.

GUT ZU WISSEN

Geschulte Hunde können möglicherweise am Blutserum oder dem Urin riechen, ob ein Mensch an Lungenkrebs oder Blasenkrebs erkrankt ist. Das frühe Erkennen von Krebserkrankungen verbessert die Heilungschancen (Junqueira et al. 2019).

In den experimentellen Studien werden fast ausschließlich synthetische Duftstoffe verwendet, um die Wirkung der Einzelstoffe nachzuweisen. Wünschenswert wären hier Belege, dass auch die ätherischen Öle als natürliche Vielstoffgemische eine Wirkung zeigen. Die Vielzahl der ORs im gesamten Organismus deutet jedoch bereits darauf hin, dass hier noch ein großes Potenzial für die Aromatherapie zu entdecken ist. Der erfahrene Aromatherapeut kann mit diesen Ausführungen im Bedarfsfall zusätzlich zur Schulmedizin mit individuellen Rezepturen eine Unterstützung anbieten (integrative Medizin).

2.6 Ätherische Öle als Vielstoffgemische

Bisher wurden über 5000 chemische Verbindungen aus ätherischen Ölen isoliert (Teuscher 2018) wobei über 1.700 Duftstoffmoleküle aus mehr als 90 Pflanzenfamilien stammen (➤ 1.7).

Es gibt unzählbar viele Pflanzen, die ätherische Öle produzieren, deren Existenz und Wirkung noch nicht in allen Einzelheiten bekannt ist. Jedes ätherische Öl riecht anders und hat auch eine unterschiedliche Wirkung. Die Pflanze stellt in ihrer kleinen „Chemiefabrik" immer wieder andere Substanzen zusammen. Je nach Witterungseinflüssen, Höhenlage, Jahreszeit, Bodenbeschaffenheit oder Befall von Insekten entwickelt sie unterschiedliche Inhaltsstoffe. Es kann auch sein, dass das ätherische Öl einer Pflanze, wenn sie nach dem Aussamen destilliert wird, andere Inhaltsstoffe hat, wie vor der Blüte. Georg Effner, Staudengärtner und Destillateur, hat an der Uni Weihenstephan im Jahr 2002 alle 14 Tage die Pfefferminze destillieren lassen, um den besten Erntezeitpunkt herauszufinden. So war z. B. im Jahr 2002 der beste Zeitpunkt Mitte August. Als er dann ein Jahr später die Pfefferminze Mitte August destilliert hat, konnte er das Öl kaum verwenden, weil der Pulegon-Anteil viel zu hoch war. Durch die große Hitze im Jahr 2003 und dem, für diesen Sommer späten Erntezeitpunkt, hat sich Menthol in Pulegon umgewandelt (mündliche Mitteilung).

2.6.1 Grundstoffe der ätherischen Öle

Alle Inhaltstoffe der ätherischen Öle bestehen aus den chemischen Elementen Kohlenstoff (C = Carboneum), Wasserstoff (H = Hydrogenium) und Sauerstoff (O = Oxygenium). In diese Verbindungen werden hin und wieder die Elemente Stickstoff (N = Nitrogenium) und Schwefel (S = Sulfur) eingebaut. Jedes Kohlenstoffatom hat immer vier Bindungen, in Form von Einfachbindungen, Doppelbindungen oder Dreifachbindungen. Eine Doppelbindung bedeutet für das Kohlenstoffatom immer eine Fixierung im Raum.

In ätherischen Ölen gibt es **isomere Verbindungen,** d. h. die Moleküle haben die gleiche Anzahl von

Atomen, aber einer unterschiedlichen Anordnung im Raum, diese unterschiedlichen Isomere können auch unterschiedliche Namen haben.

- Eine spezielle Form der Isomerie ist die **Spiegelbildisomerie**, die typisch ist für natürliche ätherische Öle. Hier gibt es zwei Moleküle, die spiegelbildlich gleich sind, wie die rechte und die linke Hand, aber unterschiedliche Wirkung und oft auch einen unterschiedlichen Duft haben. Man nennt diese Isomerie auch Chiralität, nach dem griechischen Wort „Cheir" für Händigkeit. Chirale Zentren an einem Kohlenstoffatom entstehen, wenn das C-Atom 4 unterschiedliche Substituenten hat. Beispiel: (-) und (+) Carvon (s. u.). Diese unterschiedlichen spiegelbildlichen Moleküle nennt man **Enantiomere.**
- Eine Mischung von beiden mit gleichen Anteilen wird als **„Racemat"** bezeichnet. Natürliche Duftstoffe haben meist nur ein Enantiomer, oder beide Enantiomere mit unterschiedlichen Anteilen, synthetische Duftstoffe enthalten Racemate.

Die Trennung der synthetisch hergestellten Racemate ist teuer und erfolgt bei Duftstoffen kaum. Die Chiralität und Reinheit der natürlichen Duftstoffe sind mit ein Grund dafür, dass natürliche ätherische Öle besser vertragen werden und eine bessere Wirkung erzielen als die synthetischen Duftstoffe. Die Enantiomere drehen die Ebene des polarisierten Lichts in verschiedene Richtungen, deshalb nennt man sie auch „rechts- oder linksdrehend".

Das Grundgerüst für sehr viele Bestandteile der ätherischen Öle, für alle Terpenverbindungen, auch **Terpenoide** genannt, ist das **Isopren** (➤ Abb. 2.5, ➤ Tab. 2.1): Hierbei handelt es sich um eine Verbindung von 5 Kohlenstoff-Atomen (lateinisch Carboneum= C) und 8 Wasserstoffatome (Hydrogenium = H).

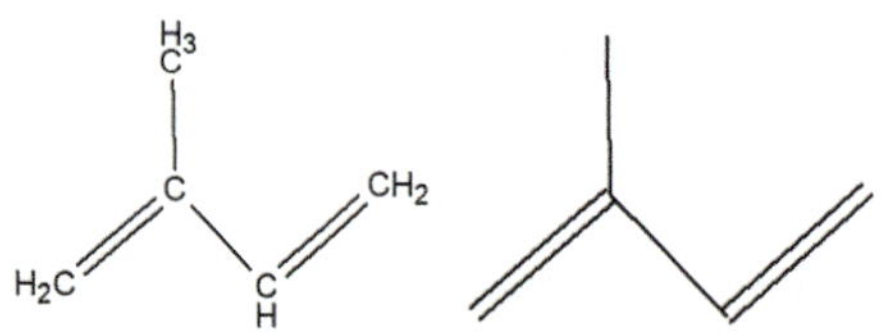

Abb. 2.5 Isopren – C_5H_8 – es ist eine Verbindung von 5 Kohlenstoffatomen (C) und 8 Wasserstoffatomen (H). [P1023]

Tab. 2.1 Die Terpenoid-Verbindungen mit ihren funktionellen Gruppen Substanzgruppe

Substanzgruppe	Kurzform	Beispiel	Endung
Monoterpene Sesquiterpene	R-CH -C=C-	Limonen	-en
Monoterpenole Sesquiterpenole Diterpenole	R-C-OH	Geraniol, Farnesol	-ol
Monoterpen-Oxid	R-C-O-C-R	1,8 Cineol	-ol
Monoterpen-Ester Sesquiterpen-Ester	R-COO-R	Linalylacetat	-at
Monoterpen-Aldehyde Sesquiterpen-Aldehyde	R-COH	Citral	-al
Monoterpenketone Sesquiterpen-Ketone	R-C-O-R	Fenchon, Damascenon	-on
Monoterpenphenole		Thymol	-ol

Je nachdem aus wie vielen Isoprenen ein Inhaltsstoff besteht, wird unterschieden:

- Wird der Pflanzen-Inhaltsstoff des ätherischen Öls nur aus einem Isopren gebildet, sprechen wir von einem **Hemiterpen,** dazu gehören Carbonsäuren und Alkohole, oder auch Ester.
- Aus zwei Isoprenen entsteht ein **Monoterpen** mit 10 C-Atomen.
- Aus drei Isoprenen einsteht ein **Sesquiterpen** mit 15 C-Atomen.
- Aus vier Isopren-Einheiten entsteht ein **Diterpen** mit 20 C-Atomen.

Größere Moleküle sind nicht mehr leicht flüchtig und deshalb nicht in ätherischen Ölen zu finden, die durch Destillation entstehen. In Absolues oder Extrakten können auch größere Moleküle (z. B. Triterpene) vorkommen. Deshalb ist es möglich, dass manche Stoffe, die in phytotherapeutischen Zubereitungen enthalten sind, in ätherischen Ölen fehlen. So sind z. B. die Boswelliasäuren, die im Weihrauch und in phytotherapeutischen Zubereitungen aus dem Weihrauch vorkommen, keine Bestandteile des Weihrauchöls.

2.6.2 Unterschiede in der Zusammensetzung

Die Pflanze verändert die Zusammensetzung ihrer Duftstoffe im Jahreslauf, je nach Bedarf. Riecht man an einem Pfefferminzblatt im September, hat es einen anderen Geruch als im Juni. Die Duftstoffe in der Pflanze unterscheiden sich außerdem von Jahr zu Jahr, wie bei einem guten Wein. Zudem können sich die Inhaltsstoffe eines ätherischen Öls beim Lagern verändern. Daraus ergibt sich für jedes Jahr und abhängig vom Erntezeitpunkt eine andere Zusammensetzung im ätherischen Öl. Genauso unterscheiden sich die Inhaltsstoffe einer Pflanze, je nachdem, in welcher Höhenlage oder auf welchem Boden sie wächst. Das Öl aus den Blättern des Kampferbaums, der in China wächst, hat andere Inhaltsstoffe als das Öl aus den Blättern des in Madagaskar wachsenden Kampferbaums, beide Öle haben sogar unterschiedliche Namen. Das Öl aus den Blättern des chinesischen Kampferbaums heißt Ho-Blätter-Öl oder Cinnamomum camphora Ct. Linalool, das Öl vom Kampferbaum aus Madagaskar heißt Ravintsara oder Cinnamomum camphora Ct. 1,8-Cineol.

Einige Pflanzen, z. B. Thymian, Rosmarin oder Myrte, entwickeln unterschiedliche chemische Inhaltsstoffe, d. h. eine Pflanze bildet andere Leitsubstanzen wie eine andere. So enthalten Pflanzen, die auf Meereshöhe wachsen, andere Inhaltsstoffe als Pflanzen, die in 1.000 m Höhe gedeihen. Teuscher bezeichnet diese Pflanzen mit unterschiedlichen Wirkungsspektren als chemische Rassen (Teuscher 2018). Diese daraus entstehenden ätherischen Öle werden als Chemotyp (Ct.) bezeichnet. Deshalb gibt es auch eine Vielzahl von unterschiedlichen ätherischen Ölen des Thymians. Der Thymian (Thymus vulgaris) entwickelt zum einen das Öl Thymian Ct. Thymol, und zum anderen das Öl Thymian Ct. Linalool, sowie Thymian Ct. Geraniol, oder Thymian Ct. Thujanol. Alle unterscheiden sich im Geruch und in der Wirkung sehr stark. Der erfahrene Sammler, der Thymian für die Destillation sammelt, kann die Pflanzen an ihrem Aussehen und Geruch unterscheiden (Lewis R. 2013). Viele andere Pflanzen, wie z. B. der Rosmarin, unterscheiden sich nicht in ihrem Aussehen.

Die Zahl der Inhaltsstoffe in ätherischen Ölen ist so groß, dass hier nicht alle Duftstoffmoleküle der ätherischen Öle dargestellt werden können, sondern nur einige der wichtigen Stoffgruppen (➤ 3.2).

2.6.3 Synergistische Wirkung

Viele Duftstoffe haben eine therapeutische Wirkung, bei manchen Einzelstoffen wurde das bereits in Studien festgestellt. Die Gesamtwirkung eines ätherischen Öls ist jedoch nicht die Summe der Wirkungen der Einzelstoffe, sondern die Inhaltsstoffe ergänzen sich und mildern zum Teil toxische Eigenschaften eines einzelnen Moleküls wieder ab oder verstärken die positive Wirkung. Das Zusammenwirken der Inhaltsstoffe wird als **Synergie** (➤ 4.5) bezeichnet.

GUT ZU WISSEN

Alle ätherischen Öle sind lipophil, d. h. sie lösen sich in Ölen, aber nicht in Wasser. Einige Bestandteile der ätherischen Öle lösen sich jedoch in geringen Mengen in Wasser, das sind sog. polare Bestandteile, meist Moleküle mit Sauerstoffanteilen. Diese kommen auch in den Hydrolaten vor, den Pflanzenwässern, die bei der Destillation entstehen (➤ 1.10.1). Die lipophilen Bestandteile eines Öls verbinden sich mit den lipophilen Gewebeteilen im Körper, passieren die Hautschranke oder lagern sich im Fettgewebe ab, die hydrophilen Anteile verbinden sich mit den wässrigen Bestandteilen im Körper, wie dem Blut und der Lymphe.

Das **Zusammenwirken** der **lipophilen** und **hydrophilen** Bestandteile, die geniale Zusammensetzung der ätherischen Öle als Vielstoffgemische bewirkt, dass die Öle auf verschiedenen Wegen im Körper resorbiert werden, sowohl über die Haut als auch über die Einatmung oder über die Nahrung und so zum Wohlbefinden und zur Gesunderhaltung beitragen.

Die Kenntnis der Inhaltsstoffe hilft, die Wirkung der Öle besser zu verstehen. In der Aromatherapie werden viele ätherische Öle intuitiv eingesetzt, das Wissen um die Inhaltsstoffe hilft jedoch, die Intuition zu unterstützen, die Öle richtig einzusetzen und Nebenwirkungen zu vermeiden.

2.7 Wirkstoffgruppen der ätherischen Öle

Um eine gewisse Ordnung und Systematik in die verschiedenen Wirkstoffgruppen zu bringen, werden die nachfolgenden Wirkstoffgruppen (➤ 2.8–2.16) nach ihrer Größe beschrieben: Zuerst die kleinen Moleküle, die Monoterpenverbindungen, dann die größeren Moleküle, die Sesquiterpenverbindungen, anschließend die Phenylpropane, die auf einem anderen Biosyntheseweg entstehen, ähnlich der Reihenfolge, wie es auch im Gaschromatogramm aufgezeichnet wird. Am Schluss werden die Schwefel- und Stickstoffmoleküle dargestellt wie auch die Duftstoffe, die sich aus Fettsäuren entwickeln.

2.8 Monoterpene und ihre Verbindungen

Monoterpenverbindungen sind die Hauptbestandteile ätherischer Öle, die von Pflanzen in großen Mengen produziert werden.

2.8.1 Monoterpene

Monoterpene: Kleine Moleküle mit der Summenformel $C_{10} H_{16}$, die sich aus zwei Isopren-Molekülen bilden. Sie haben immer 1–2 reaktive Doppelbindungen, die mit Luftsauerstoff leicht zu Peroxiden oxidieren können. Die Monoterpene haben immer die Endung -en.

Monoterpene (➤ Tab. 2.2) sind die wichtigste Gruppe der Inhaltsstoffe, da sie in fast allen ätherischen Ölen vorkommen. In großen Mengen liegen sie v. a. in Zitrusdüften und Nadelholzdüften vor. Monoterpene sind **unpolar** und **lipophil,** und kommen deshalb im Hydrolat kaum vor. Da sie lipophil und klein sind, können sie sich in die obersten Schichten der Haut einlagern und durch die Zellmembranen hindurch diffundieren. Auf diesem Weg können sie andere Moleküle der ätherischen Öle in tiefere Hautschichten einschleusen.

In der Parfümerie gelten Monoterpene als Kopfnoten, sie werden eingesetzt, um Mischungen einen frischen, angenehmen Duft zu verleihen, allerdings verliert sich der Duft rasch.

Einige Monoterpene haben eine schmerzstillende Wirkung, wie p-Cymen, das u. a. in Thymian, Cajeput und Kreuzkümmel vorkommt. Pinene und Terpinene, die in Nadelhölzern enthalten sind, erhöhen die Anzahl der natürlichen Killerzellen und unterstützen die positive Wirkung des Waldbadens.

Im seelischen Bereich geben monoterpenhaltige Öle inneren Halt und helfen, zu einer besseren Struktur zu kommen. Sie wirken anregend und fördern die Lebensfreude, sie geben Mut in Zeiten der Mutlosigkeit. Sie riechen oft zitrusartig oder nach Wald. An trüben Wintertagen hilft der Geruch von ätherischen Ölen mit vielen Monoterpenen, das Leben freundlicher zu sehen.

STUDIEN

Studien haben gezeigt, dass das in vielen Zitrusdüften enthaltene Limonen (und Perillaalkohol, sein Abbauprodukt im Körper), in frühen Phasen von Brustkrebs das Zellwachstum der Krebszellen verhindern kann. Manche andere Monoterpene, wie z. B. β-Myrcen in Angelika, haben ähnliche krebshemmende Wirkungen (Sigurdsson S, Ögmundsdottir 2005).

CAVE

Monoterpene, die in heißem Wasser angewendet werden, können die Haut reizen, deshalb dürfen sie für Waschungen und Bäder nicht zu hoch dosiert werden. Für Waschungen reichen meist 1–2 Tropfen, für ein Vollbad höchstens 2–3 Tropfen, die in einem natürlichen Emulgator gelöst sind (➤ 4.3.3). Da Monoterpene schnell oxidieren, ist es wichtig, ätherische Öle mit großen Anteilen von Monoterpenen in kleinen dunklen Fläschchen aufzuheben und schnell zu verbrauchen.

2.8.2 Monoterpenoxide

Monoterpenoxide: Verbindungen aus zwei Isoprenen mit mindestens einem Sauerstoffatom ($C_{10} H_{16} O$), meist ist der Sauerstoff im Ring gebunden. Der Sauerstoff kann mit vielen Rezeptoren reagieren. Monoterpenoxide können auch im Hydrolat vorkommen.

Das wichtigste Monoterpenoxid (➤ Tab. 2.3) ist das **1,8-Cineol,** auch bekannt unter dem Namen Eucalyptol, es kommt z. B. vor in vielen Eukalyptusarten sowie in Cajeput, Ravintsara, Myrte, Lorbeer und Niaouli.

1,8-Cineol wirkt **verflüssigend** auf alle **Substrate,** seien es Schleim, Eiter oder andere Flüssigkeiten. Ferner wirkt es schmerzstillend und entzündungshemmend und spasmolytisch. Deshalb ist es gut einzusetzen bei allen Erkältungskrankheiten, Bronchitiden, bei eitrigen und viralen Infekten sowie bei

Schmerzzuständen (Li Y. et al. 2016, Beer et al. 2019). 1,8-Cineol unterstützt die Wirkung von Antibiotika. Der Rezeptor TRPM8 wird von Menthol, aber auch von 1,8-Cineol angeregt (Teuscher 2018).

CAVE

Probleme kann es geben bei Patienten, die nicht abhusten können. Bei Säuglingen und Patienten mit eingeschränkter Atmung kann, bei zu hoher Dosierung, ein Sekretstau auftreten.

Neben 1,8-Cineol gibt es folgende Monoterpenoxide,

- Rosenoxid in Rose,
- Menthofuran in Pfefferminze und
- Linalooloxid in Lavendel.

Tab. 2.2 Monoterpene

Limonen	alpha-Pinen	p-Cymen	β-Myrcen
Strukturformel			
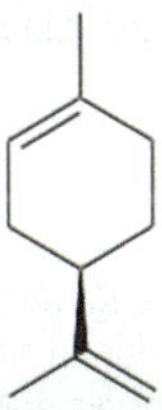	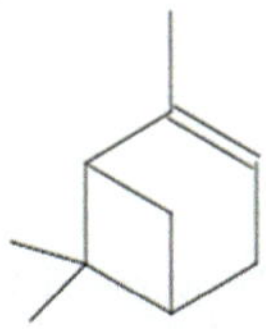	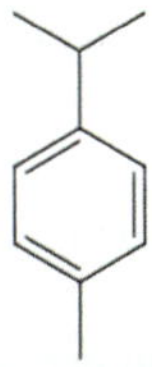	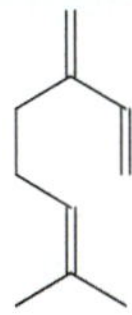
Vorkommen			
Orange, Zitrone, alle Zitrusdüfte	Kiefernadeln, Zypresse	Thymian Ct. Thymol, Campher, Ajowan	Angelika, Latschenkiefer, Wacholderbeere
Wirkung, Anwendungsgebiete			
Stimmungsaufhellend und belebend	Einatmen erhöht die Anzahl der natürlichen Killerzellen	Schmerzstillend	Antibakteriell, antiseptisch

Tab. 2.3 Monoterpenoxide

1,8-Cineol	Rosenoxid	Menthofuran	Linalooloxid
Strukturformel			
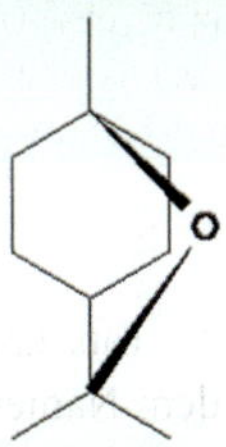	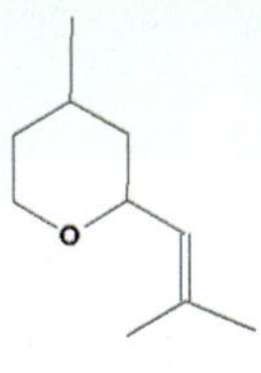	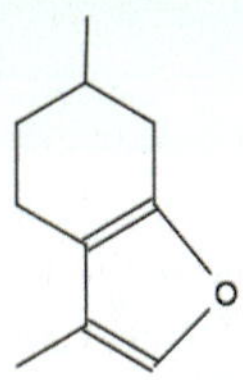	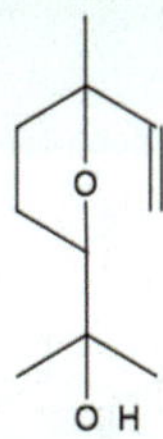
Vorkommen			
Eucalyptus globulus, Ravintsara, Cajeput, Lorbeer, Niaouli u. v. a.	Rose in Spuren, Riecht typisch nach Rose	Pfefferminze	Lavendel in Spuren
Wirkung, Anwendung			
Schleim verflüssigend, entzündungshemmend, schmerzstillend	Wird gerne in der Parfumindustrie verwendet	In hohen Dosen hepatotoxisch	Nicht bekannt

2.8.3 Monoterpenole

Monoterpenole (= Monoterpenalkohole): Monoterpene, bei denen eine Wasserstoffgruppe durch eine Hydroxylgruppe (OH-) ersetzt wird. Die meisten Monoterpenole haben die Endung -ol.

Da Monoterpenole (➤ Tab. 2.4) eine alkoholische Gruppe enthalten, haben sie einen **polaren** Charakter und kommen auch im Hydrolat vor. Die Hydroxylgruppe im Alkohol kann mit vielen Rezeptoren reagieren.

Die meisten Monoterpenole riechen gut, leicht blumig. Geraniol und Citronellol erinnern im Geruch an Rose, Linalool an Maiglöckchen, Terpineol an Flieder und Menthol riecht frisch, fast scharf. Sie wirken psychisch ausgleichend und stimmungsaufhellend. Sie sind gut verträglich, mit Ausnahme von Menthol, das bei Säuglingen und Kleinkindern einen Atemstillstand verursachen kann.

Viele Monoterpenole reagieren mit der Zellwand von Bakterien, sie lösen die sog. Biofilme auf, oder sie **verhindern** das **„Quorum sensing"**, die Kommunikation der Bakterien von Zelle zu Zelle, sodass resistente Bakterien wieder von Antibiotika angegriffen werden können (➤ 4.3).

Monoterpenole sind hautfreundlich, sie fördern zum Teil die Wundheilung, die meisten sind antibakteriell und antimykotisch wirksam.

Das Menthol in der Pfefferminze reagiert mit Kälterezeptoren (TRPM8), dadurch erzeugt es ein Kältegefühl (Teuscher 2018).

2.8.4 Monoterpenketone

Monoterpenketone: Verbindungen, die u. a. durch Sauerstoff bzw. zu viel Sonne aus Monoterpenolen durch Oxidation entstehen. Der Sauerstoff ist mit dem Kohlenstoffatom durch eine Doppelbindung (Carbonylgruppe) verbunden (R-C=O). Die meisten Monoterpenketone haben die Endung-on.

Die Pflanze in ihrer kleinen „Chemiefabrik" entwickelt immer mehrere Substanzen nebeneinander und nacheinander und manchmal findet man in einer Pflanze verschiedene Substanzgruppen miteinander vergesellschaftet. So entwickelt sie neben den vorhanden Monoterpenolen auch Monoterpenketone, denn in vielen Ölen finden sich die Monoterpenole und die entsprechenden Monoterpenketone.

Die ätherischen Öle, die viele Monoterpenketone enthalten (➤ Tab. 2.5, ➤ Tab. 2.6), haben eine Wirkung auf den Gehirnstoffwechsel. Sie wirken geistig klärend und stimulierend, aber auch entspannend, wenn sie in geringer Dosierung verwendet werden.

Tab. 2.4 Monoterpenole

Citronellol	Geraniol	Linalool 2 isomere Formen	Menthol
Strukturformel			
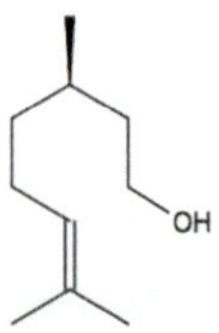	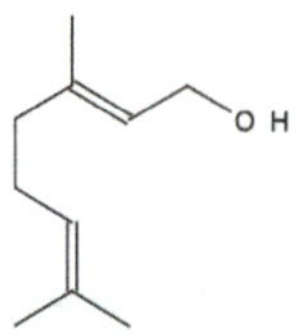	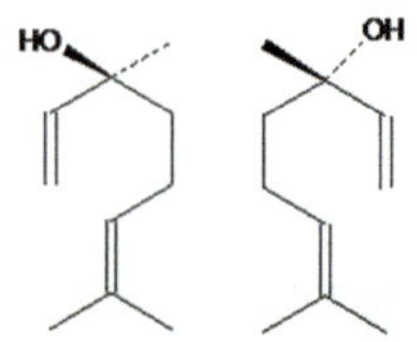	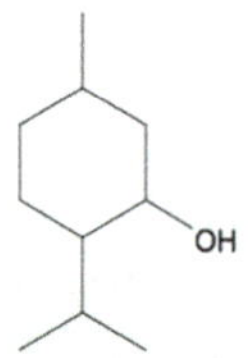
Geruch			
Riecht nach Rose	Riecht nach Rose	Riecht nach Maiglöckchen und Lavendel	Riecht frisch
Vorkommen			
Rosengeranie, Rose, Citronella	Palmarosa, Rosengeranie, Rose	Lavendel, Ho-Blätter, Koriandersamen, Rosenholz	Pfefferminze

Tab. 2.5 Umwandlung der Monoterpenole in Monoterpenketone

Monoterpenole	Monoterpenketon	Vorkommen
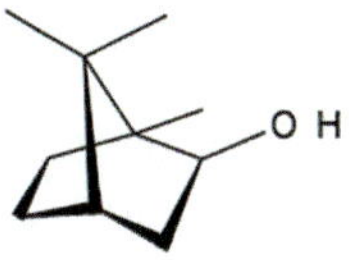	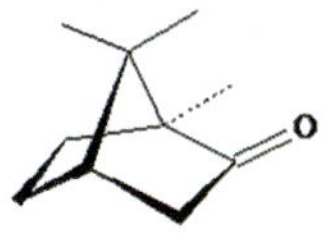	Rosmarin Ct. Campher und Rosmarin Ct. Cineol Speiklavendel Schopflavendel
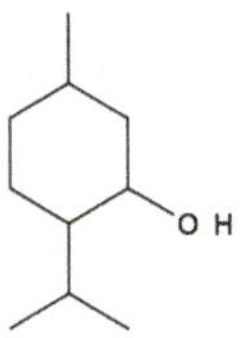	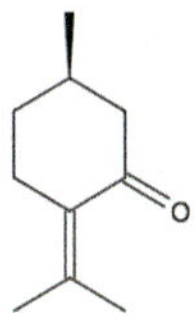	Pfefferminze

Tab. 2.6 Beispiele für Monoterpenketone

Menthon und Isomenthon	(-)-Carvon	(+)-Carvon	Thujon	Fenchon
Strukturformel				
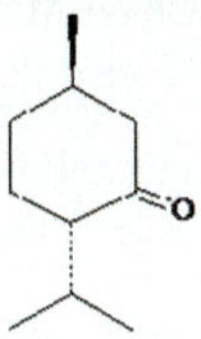	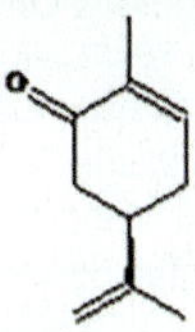	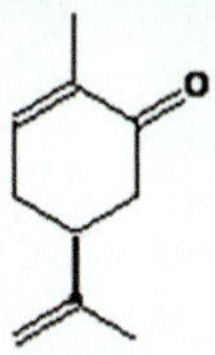	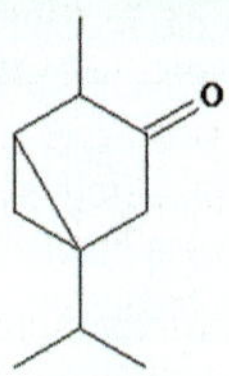	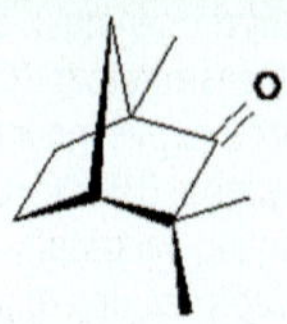
Vorkommen, Geruch				
Pfefferminze, Rosengeranie	Nanaminze, Spearmint	Kümmel	Salbei, Beifuß, Rainfarn	Bitterer Fenchel
Wirkung, Anwendung				
Epithelisierend	• Krampflösend • Sedativ	• Entzündungshemmend, antibakteriell, antimykotisch, krampflösend • Sedativ	• Stark Nervenanregend bis Nervenschädigend • Nicht bei Schwangeren	Kann Wehen auslösen

Monoterpenketone wirken nicht nur sehr stark auf das Nervensystem, sie unterstützen auch die Wundheilung. Auf die Lungen und Atemwege wirken sie v.a. schleimlösend, antibakteriell und antiviral. Menthon wirkt sehr gut bei Schnittwunden, Verbenon ist gut verträglich, stärkt die Leberzellen. Bei Carvon gibt es zwei Isomere Formen: (-)-Carvon, das in der Nanaminze und Spearmint vorkommt und (+)-Carvon, das sich v.a. im Kümmel findet. Beide haben krampflösende und beruhigende Eigenschaften (Nogoceke et al. 2016). Zu dem im Spearmint vorkommenden (-)-Carvon, liegen Studien vor, die eine schmerzstillende Wirkung nachweisen (Ramos et al. 2008).

Zu den monoterpenketonhaltigen Ölen zählen insbesondere der Schopflavendel, Speiklavendel, Salbei, Rosmarin Verbenon oder Borneon, Fenchel bitter, sowie Beifuß und Rainfarn. Pflanzen mit hohem Monoterpenketonanteil wurden immer schon als Räucherwerk eingesetzt.

CAVE

Viele Monoterpenketone können in hohen Dosen neurotoxisch sein und Nervenkrämpfe hervorrufen. Monoterpenketonreiche ätherische Öle sollten bei Schwangeren und Kleinkindern nicht bzw. sehr vorsichtig eingesetzt werden.

- Campher (= Borneon) sollte bei Kleinkindern nicht angewendet werden, weil er den Kratschmer-Holmgren-Reflex mit Stimmritzenkrampf, Krampf der Kehlkopfmuskulatur und reflektorischem Atemstillstand auslösen kann.
- Fenchon nicht einsetzen bei Schwangeren, da es abortiv wirken kann.
- Thujon nicht verwenden bei Kleinkindern und Schwangeren, da es abortiv und neurotoxisch wirkt.
- Pulegon wirkt hepatotoxisch und abortiv, nicht anwenden bei Schwangeren und Kleinkindern.

2.8.5 Monoterpenaldehyde

Monoterpenaldehyde: Entzieht man dem Alkohol zwei Wasserstoffatome, entstehen Aldehyde (**Al**kohol **dehyd**rogenatus). Sie haben die Endung -al. An einem Kohlenstoffatom (C) sitzt ein Sauerstoffatom (O) mit einer Doppelbindung (Carbonyl-Gruppe) und ein Wasserstoffatom (H) R-CHO. Ist der Sauerstoff mit einer Doppelbindung verknüpft, so kann diese Verbindung mit vielen Rezeptoren und Ionenkanälen reagieren.

Die Monoterpenaldehyde (Beispiele ➤ Tab. 2.7) greifen die Zellmembranen an und wirken deshalb sehr stark auf die **Haut** und **Schleimhaut** (haut- und schleimhautreizend). Sie töten auch Bakterien und Viren ab, da sie die Zellteilung behindern. Sie haben entzündungshemmende und schmerzstillende Eigenschaften und können auch als Repellents zur Abwehr von Insekten eingesetzt werden. Psychisch wirken sie in geringer Dosierung beruhigend, in normaler Dosierung anregend und belebend, in hoher Dosierung hautreizend und können Kopfschmerzen verursachen. Jeder kann unterschiedlich auf die Dosis reagieren: 1 Tropfen in der Duftlampe kann für den einen eine geringe Dosis sein, für den anderen eine hohe Dosis.

Der Wirkstoff Citronellal aktiviert in vitro den Rezeptor OR1A2 und reduziert das Wachstum von bestimmten Lebertumorzellen (➤ 2.5.3).

CAVE

- Öle mit großen Anteilen an Monoterpenaldehyden, wie z. B. *Eucalyptus citriodora,* Melisse, Lemongras, sollte man wegen ihrer hautreizenden Wirkung nie unverdünnt auf die Haut und Schleimhaut bringen.
- Hohe Dosen (5 Tropfen in der Raumluft) können auch Kopfschmerzen verursachen, geringe Dosierungen (1–2 Tropfen im Raum) sind entspannend bis anregend.
- Jede Person kann auf die Dosierung unterschiedlich reagieren. Öle mit Monoterpenaldehyden bei Kindern sollten mit Sorgfalt dosiert werden.

Tab. 2.7 Monoterpenaldehyde

Citral: 2 Isomere: Citral A= Geranial	Citral B = Neral	Citronellal
Strukturformel		
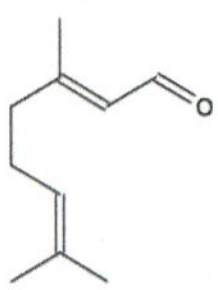	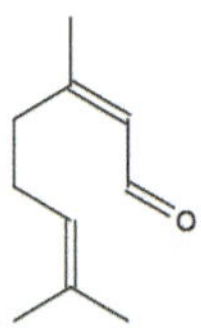	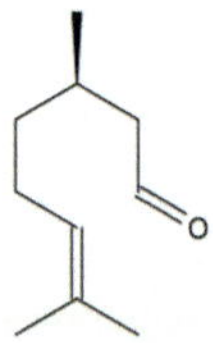
Geruch		
Strenger Duft	Lieblicher Duft	Riecht nach Zitrone
Vorkommen		
Lemongrass, Litsea, Melisse	Lemongrass, Litsea, Melisse	Eucalyptus citriodora, Melisse, Citronella

2.8.6 Monoterpenester

Monoterpenester: Verbindungen, die aus einem Alkohol, hier Monoterpenol, und einer Säure unter Abspaltung von Wasser entstehen (➤ Abb. 2.6), Monoterpenester können in Anwesenheit von Wasser leicht hydrolysieren und sich wieder aufspalten in Alkohole und Säuren. An den Namen des Alkohols hängt man die Endung -yl an, an den Namen der Säure die Endung -at.

Alle Ester (➤ Tab. 2.8) haben eine entspannende, spasmolytische Wirkung, zum Teil regulieren sie die Herztätigkeit. Seelisch wirken sie beruhigend und ausgleichend, auch angstlösend und zum Teil Schlaf anstoßend. Die meisten Ester riechen fruchtig.

Je länger die Kohlenstoffketten in den Estern sind und je größer die Anzahl der C-Atome ist, umso entspannender wirken die **Ester**.

Ester sind in allen ätherischen Ölen zu finden, in denen auch die entsprechenden Monoterpenole vorkommen.

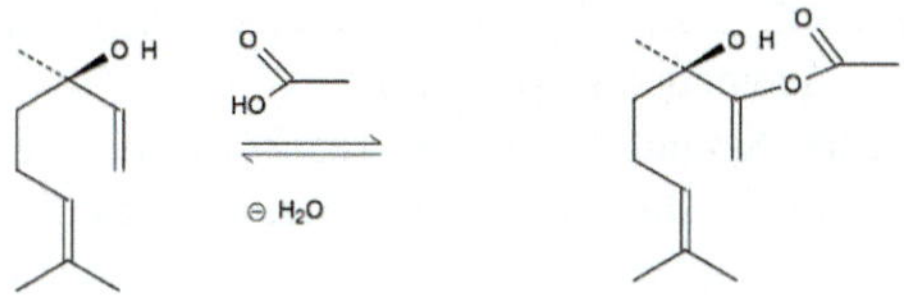

Abb. 2.6 Linalool + Essigsäure = Linalylacetat [P1023]

Amylbutyrat ist ein aus einem Isopren (➤ 2.6.4) entstandenes Hemiterpenester – es hat nur neun C-Atome, fünf C-Atome stammen vom Alkohol Amylol und vier C-Atome aus der Buttersäure. Der Stoff riecht leicht nach Aprikose oder Banane, er **entspannt** die **Atemwege.** Der Ester Amylbutyrat reagiert mit dem Rezeptor OR2AG1 auf den Bronchien und erweitert, die durch Histamin verengten Bronchien. Amylbutyrat kommt in der römischen Kamille und in Myrte Anden vor. Hier zeigt sich, dass die Erfahrung in der Aromatherapie von der Wissenschaft eingeholt wird: Lange Jahre haben erfahrene Therapeuten die römische Kamille und die Myrte Anden bei Atemwegserkrankungen mit allergischem Anteil oder bei Allergien eingesetzt. Im Jahre 2016 konnte das Team um Professor Hatt nachweisen, dass der Wirkstoff Amylbutyrat die durch Histamin verengten Bronchien erweitert (Kalbe B. et al. 2016).

2.8.7 Monoterpenphenole

Monoterpenphenole: Verbindungen mit einem Ring aus sechs Kohlenstoffatomen und drei wechselnden Doppelbindungen (Benzyl- oder Phenylring) und einer Hydroxylgruppe. Dieser Ring wird auch als „aromatischer Ring" bezeichnet. Es handelt sich um die stärksten antibakteriell wirkenden Inhaltsstoffe der ätherischen Öle. Sie enden auf -ol.

Tab. 2.8 Monoterpenester

Amylbutyrat	Geranylacetat	Linalylacetat	Bornylacetat
Strukturformel			
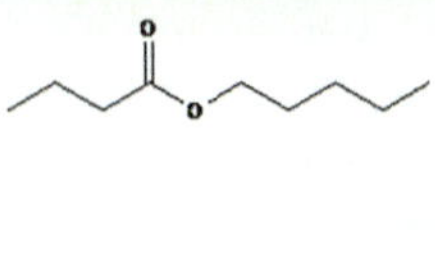	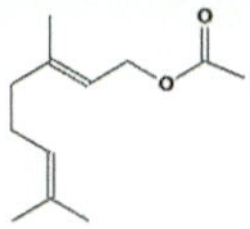	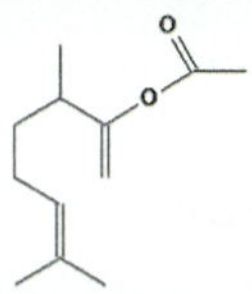	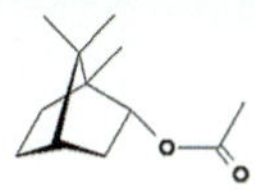
Vorkommen			
Römische Kamille und Myrte Anden	Palmarosa, Petit Grain Bigarade	Muskatellersalbei. Lavendel, Bergamotte, Petit Grain Bigarade	Riesentanne, Fichtennadel sibirisch, Weißtanne, Cistrose, Alant
Wirkung, Anwendung			
Erweitert die durch Histamin verengten Bronchien	Krampflösend, entspannend, reguliert Herztätigkeit	Krampflösend, Muskelentspannend	Entkrampft Atemwege

Die Phenole (➤ Tab. 2.9) haben einen sauren Charakter, sie sind leicht wasserlöslich und kommen deshalb auch in den Hydrolaten vor.

Monoterpenphenole zerstören die Zellmembranen, sprengen die Zytoplasmamembran von Mikroben, und wirken oft so stark wie **Antibiotika,** außerdem können sie die Wirkung der Antibiotika bei resistenten Keimen verstärken, da sie für diese den Weg frei machen.

CAVE

Ätherische Öle, die Monoterpenphenole enthalten, wie z. B. Thymian, Bergbohnenkraut, Oregano, Ajowan, sollten äußerst vorsichtig eingesetzt werden. Sie sind hautreizend, können den Blutdruck erhöhen und haben bei längerem Gebrauch eine evtl. leberschädigende Wirkung. Bei Kindern sollten monoterpenphenolhaltige Öle nur unter besonderer Risiko-Nutzen-Abwägung eingesetzt werden.

2.9 Sesquiterpene und ihre Verbindungen

Sesquiterpene und Sesquiterpenverbindungen sind Moleküle, die aus drei Isoprenen aufgebaut sind. Manche Sesquiterpenverbindungen kommen nur in einem Öl vor und werden auch danach benannt: z. B. Patchoulen in Patchouli, Vetivon in Vetiver, Atlanton in der Atlaszeder.

2.9.1 Sesquiterpene

Sesquiterpene: Kohlenwasserstoffe, die aus drei Isopreneinheiten (C_{15} H_{24}.) bestehen. Sesquiterpene haben die Endung -en.

Sequiterpene sind relativ große Moleküle, der Parfümeur nennt sie Basisnote. Ihr Duft hält lange an. In manchen ätherischen Ölen kommen sie nur in kleinen Mengen vor, sind aber trotzdem von therapeutischer Bedeutung. Sesquiterpene sind unpolar und damit nicht wasserlöslich, weshalb sie auch kaum im Hydrolat vorkommen. Da sie rein lipophil und große Moleküle sind, unterscheiden sie sich von den Monoterpenen in ihrer Fähigkeit, auf die Haut einzuwirken. Sie können nicht durch die Zellmembranen diffundieren, sondern **stabilisieren** die **Haut** und können an den Haarwurzeln oder Schweißdrüsen entlang eindringen.

Aufgrund ihres höheren Molekulargewichts sind Sesquiterpene weniger flüchtig als Monoterpene und daher insgesamt weniger häufig in ätherischen Ölen enthalten. Häufige Sesquiterpene in ätherischen Ölen sind Bisabolen, Chamazulen, Cadinen, Germacren und Caryophyllen.

Alle Sesquiterpene (➤ Tab. 2.10) sind hautfreundlich. Die meisten haben eine entzündungshemmende, krampflösende, juckreiz- und schmerzstillende sowie antihistaminische Wirkung. Im seelischen Bereich führen sie uns zur inneren Mitte.

Tab. 2.9 Monoterpenphenole

Thymol	Carvacrol
Strukturformel	
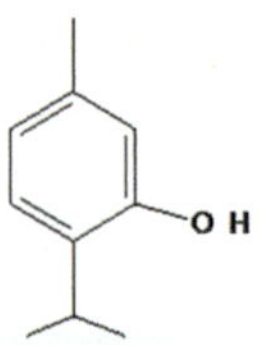	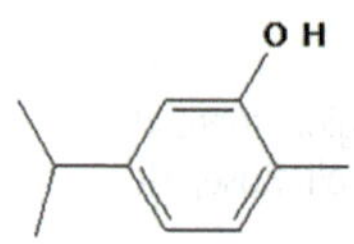
Vorkommen, Geruch	
Thymian Ct. Thymol, Oregano, Bergbohnenkraut, Ajowan Riecht krautig würzig	Thymian türkisch, Thymian Ct. Carvacrol, Oregano, Bergbohnenkraut Riecht krautig würzig
Wirkung, Anwendung	
Antibakteriell, antimykotisch, u. U. blutdruckerhöhend	Antibakteriell, antimykotisch, u. U. blutdruckerhöhend

Tab. 2.10 Sequiterpene

Bisabolen	Chamazulen	Cadinen	Germacren	Caryophyllen
Strukturformel				
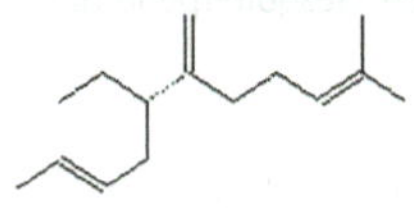	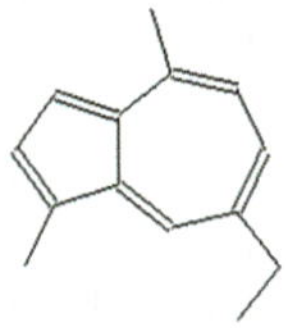	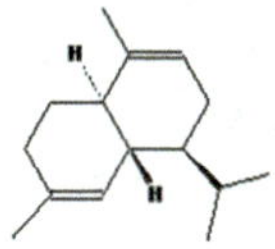	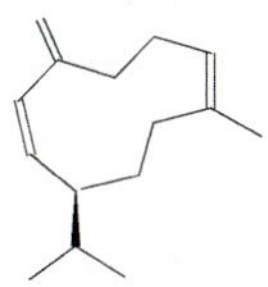	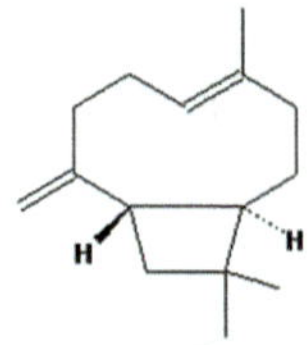
Vorkommen				
Ingwer, Karottensamen	Kamille blau, Schafgarbe (blaue Farbe entsteht erst durch die Destillation)	Manuka, Ylang-Ylang komplett	Schafgarbe, Melisse, Ylang-Ylang komplett	Schafgarbe, Melisse, Ylang-Ylang komplett, Nelkenknospe, Zimtrinde
Wirkung, Anwendung				
Hautpflegend	Entzündungshemmend, beruhigend	Juckreiz- und schmerzlindernd, antihistaminisch, psychisch stabilisierend	Entzündungs-hemmend, schmerzlindernd	Schmerzlindernd, krampflösend, antiallergisch

2.9.2 Sesquiterpenole

Sesquiterpenole: Alkoholische Verbindungen, die aus drei Isopreneinheiten entstehen mit einer Hydroxylgruppe, es handelt sich also um einen Alkohol mit 15 C-Atomen ($C_{15}H_{23}OH$). Sie haben die Endung -ol.

Sesquiterpenole (➤ Tab. 2.11, ➤ Tab. 2.12) sind hautfreundlich und können auch im Hydrolat vorkommen. Durch ihre Hydroxylgruppe können sie gut an Rezeptoren andocken. Obwohl sie oft nur in geringen Mengen im ätherischen Öle vorkommen, können sie therapeutisch bei sehr unterschiedlichen

Tab. 2.11 Sesquiterpenole

Farnesol	Nerolidol	Santalol
Strukturformel		
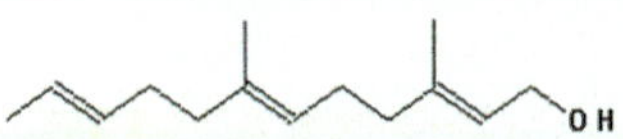	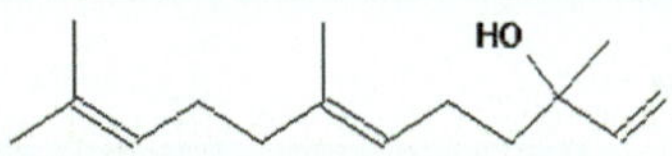	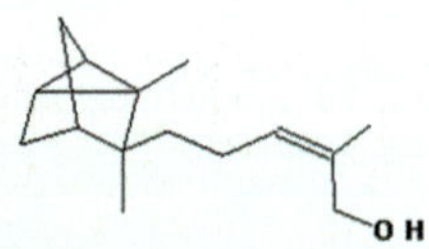
Geruch, Vorkommen		
• Geruch nach Maiglöckchen, blumig • Kommt vor in Neroli, Rose, Ylang-Ylang komplett	• Geruch: holzig, blumig nach Lilien • Kommt vor in Neroli, Niaouli	• Geruch: – Alpha-Santalol: holzig, balsamisch – Beta-Santalol: süß, narkotisch • Vorkommen: Sandelholz
Wirkung, Anwendung		
Desodorierend	Hautpflegend, antibakteriell	• Bei Sodbrennen Magen beruhigend, tonisierend auf das Herz, desinfiziert die Harnwege, hemmt in vitro Blasenkrebs, fördert die Wundheilung • Psychisch: aphrodisierend

Tab. 2.12 Sesquiterpenole

Alpha-Bisabolol	Carotol	Cedrol	Viridiflorol
Strukturformel			
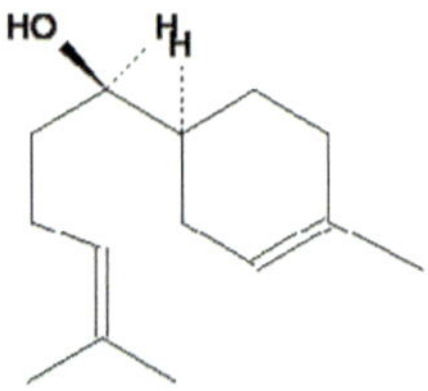	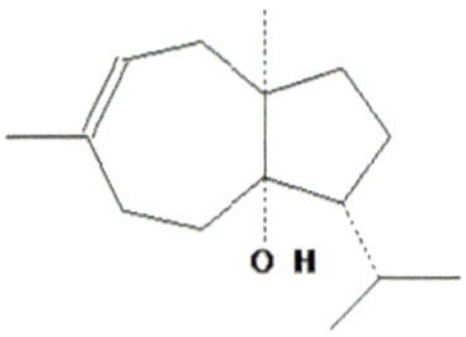	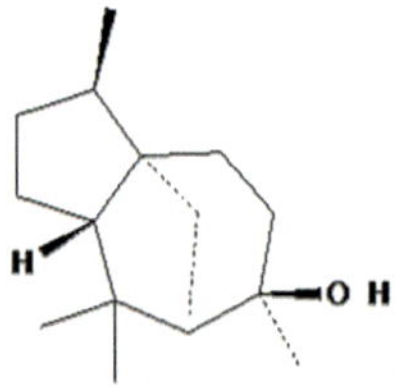	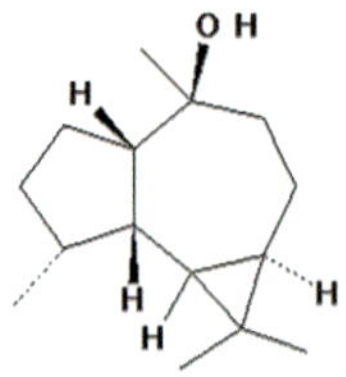
Vorkommen			
Kamille blau	Karottensamen	Zypresse, Zeder	Cistrose, Niaouli, Salbei
Wirkung, Anwendung			
Entzündungshemmend, antiallergisch, bei Verbrennungen	Hautpflegend, wundheilungsfördernd, fördert Regeneration von Leberzellen	Tonisiert das venöse System, psychisch stabilisierend	Venenstabilisierend, hilft bei Strahlenschäden, psychisch ausgleichend

Indikationen eingesetzt werden. Sie haben unterschiedliche Eigenschaften, allen gemeinsam ist jedoch ihre **Hautfreundlichkeit** und eine **antibakterielle Wirkung**. Sie haben auch teilweise hormonregulierende Eigenschaften. Im seelischen Bereich sorgen sie für Gelassenheit und Seelenfrieden.

- **Farnesol** hat eine gute desodorierende Wirkung und kann deshalb gut in Deos eingesetzt werden.
- **Santalol** kommt im Sandelholz vor und wirkt beruhigend auf die Magenschleimhaut sowie auf bestimmte olfaktorische Rezeptoren. Davon ausgehend, dass Riechrezeptoren auch in anderen Organen vorkommen, fördert Santalol die Wundheilung, desinfiziert die Harnwege und stärkt die Herztätigkeit. Es soll hemmend auf das Tumorwachstum von kultivierten Zellen bei Blasenkrebs einwirken, wie in Zellkulturstudien nachgewiesen wurde. Die Wirkung wird vermittelt über einen Rezeptor in Blasenkrebsgewebe, der auf Santalol anspricht (➤ 2.5) (Maßberg & Hatt 2017).
- **Carotol,** eine im Karottensamen (wilde Möhre) vorkommende Verbindung, wirkt ebenfalls wundheilend, sie fördert die Zellregeneration, auch die von Leberzellen. Deshalb eignet sich das Karottensamenöl gut für Wickel zum Schutz und zur Stärkung der Leber sowie zur Narbenbehandlung.

Tab. 2.13 Sesquiterpenketone

Damascenon	Trans-alpha-Atlanton	Alpha-Vetivon
Strukturformel		
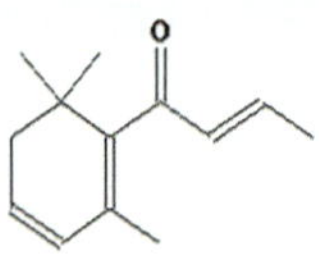	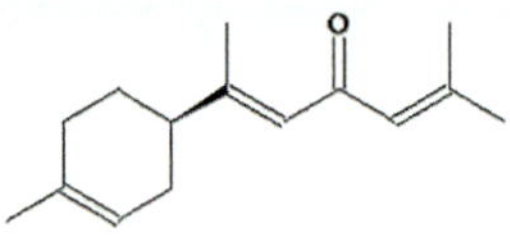	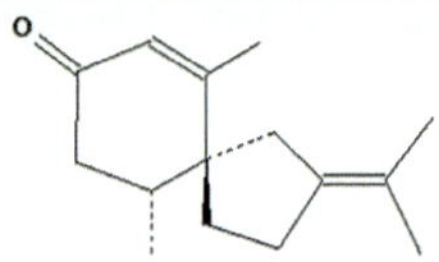
Vorkommen, Duft		
Rose	Zeder, Himalaya-Zeder	Vetiver Geruch: gruftig
Wirkung, Anwendung		
Seelisch ausgleichend	Antihistaminisch, juckreizstilend	Gut geeignet als Fixativ für Parfum

- **Nerolidol** hat antibakterielle und hautpflegende Eigenschaften.
- **Alpha-Bisobolol,** aus der Kamille, hat sehr gute Wirkung wundheilungsfördernde Eigenschaften, es wirkt entzündungswidrig und kann auch bei Verbrennungen eingesetzt werden. Es wirkt zudem antihistaminisch und kann bei Allergien zur Anwendung kommen.
- **Cedrol** kommt in der Zeder und der Zypresse vor und stabilisiert die Venen und die Psyche. Zedern- und Zypressenöl lassen sich deshalb gut einsetzen bei Krampfadern, Hämorrhoiden und Venenbeschwerden.
- **Viridiflorol,** das u. a. in Niaouli, Zypresse und Salbei vorkommt, hat venen- und gefäßstabilisierende Eigenschaften, dadurch kann es gut eingesetzt werden bei Krampfadern und bei Strahlenschäden.

2.9.3 Sesquiterpenketone

Sesquiterpenketone: Verbindungen mit 15 C-Atomen und einer oder mehreren Carbonylgruppen C_{15}-C=O, sie haben die Endung-on. Zusätzlich zu den Sesquiterpenketonen mit einer Carbonylgruppe gibt es auch Verbindungen mit 2 oder 3 Carbonylgruppen, die Diketone (C_{15} Verbindungen mit 2 Carbonylgruppen) und Triketone (C_{15}-Verbindungen mit 3 Carbonylgruppen).

Im Gegensatz zu den Monoterpenketonen sind Sesquiterpenketone (➤ Tab. 2.13) sehr gut verträglich und sehr hautfreundlich. Es sind **große Moleküle,** die nicht so leicht verfliegen, weshalb ihr Duft lange im Raum und auf der Haut anhält. Der Parfümeur setzt sie deshalb als Basisnoten ein.

Sesquiterpenketone wirken bevorzugt auf die **Drüsen** und auf das **Hormonsystem.** Sie tonisieren die Muskeln, die Venen, das Nervensystem und regen den Lymphfluss an. Zudem haben sie stimmungsaufhellende Eigenschaften, wirken angstlösend und verhelfen zu mehr Seelenfrieden, indem sie innere Ruhe, Gelassenheit und das **seelische Gleichgewicht** herstellen. Neben ihren hautfreundlichen Eigenschaften wirken Sesquiterpenketone zudem juckreizstillend und oft antihistaminisch. Einige Inhaltsstoffe haben ganz spezielle Wirkungen:

- Die **Diketone** (➤ Tab. 2.14) in der Immortelle lösen Blutergüsse auf.
- Die **Triketone** in (➤ Tab. 2.14) Manuka wirken außerordentlich juckreizstillend.
- Die **Irone** und Jonone im Iris- und Nardenöl reagieren in vitro mit einem bestimmten Rezeptor und könnten so das Wachstum von Prostatakrebs- und Melanomzellen hemmen (Wirkung über Rezeptoren ➤ 2.5).
- **Nootkaton,** ein in der Grapefruit natürlich vorkommendes Sesquiterpenketon, kann sehr stark verdünnt wahrgenommen werden, er wird in der Lebensmittelindustrie häufig eingesetzt, um Limonaden den Zitrusgeschmack zu verleihen.

Irone	Jonone	Nookaton
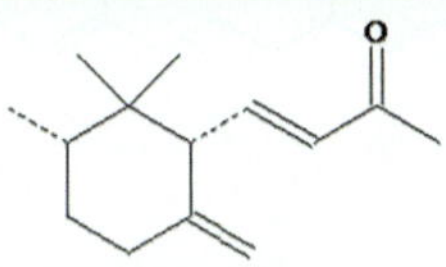	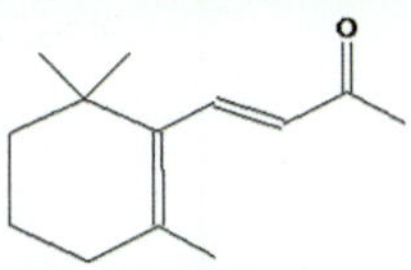	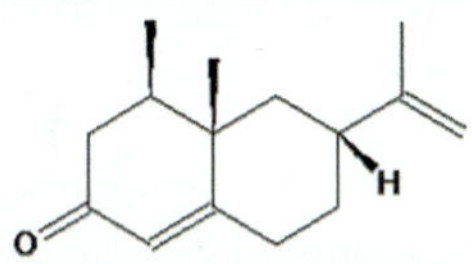
Iris, Veilchenblätter	Veilchenblätter, Narde	• Grapefruit bis 0,5 %, Mandarine riecht sehr intensiv • Geruchsschwelle: 0,001ppm
Hemmen in vitro das Wachstum von Prostatakrebs- und Melanomzellen über OR51E2 (2)	Hemmen in vitro das Wachstum von Prostatakrebs- und Melanomzellen über OR51E2 (2)	Geschmackskorrigens

Tab. 2.14 Di- und Triketone

Italidione (Diketone)	Leptospermone (Triketone)
Strukturformel	
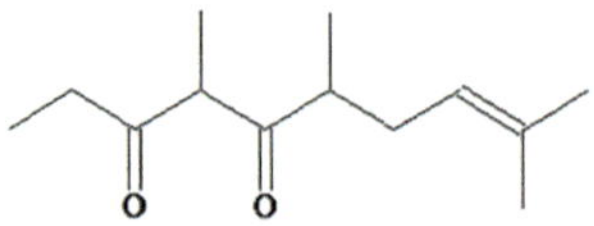	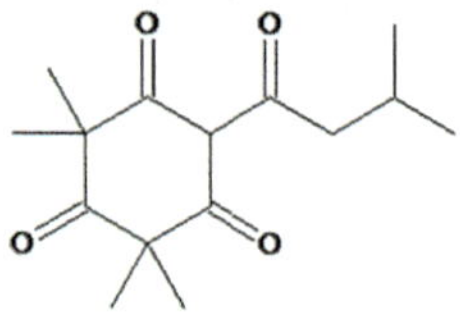
Vorkommen	
Immortelle	Manuka
Wirkung, Anwendung	
Löst Blutergüsse auf	Haut freundlich, juckreizstillend, schleimlösend

Sesquiterpenketonhaltige ätherische Öle sind z. B. die Atlaszeder, die Immortelle, Iris, Manuka, Rose, Vetiver und Narde.

2.10 Diterpene

Diterpene: Formal aus 4 Isopreneinheiten ($C_{20}H_{32}$) aufgebaute Terpene. Diese Moleküle mit 20 C-Atomen haben hormonähnlichen Charakter. Von den Diterpenverbindungen sind speziell Diterpenole wichtig, also alkoholische Verbindungen mit einer Hydroxylgruppe.

Diese großen Moleküle (➤ Tab. 2.15) kommen in ätherischen Ölen nur in sehr geringen Mengen vor. Eine therapeutische Bedeutung hat Sclareol, da es zum einen eine hormonähnliche Wirkung hat und sehr gut bei klimakterischen Beschwerden eingesetzt werden kann. Zum anderen wirkt es in vitro hemmend auf das Wachstum von Tumorzellen bei Leukämie und Rektumkarzinom. (Mahaira et al. 2011)

Tab. 2.15 Diterpene

Sclareol	Phytol
Strukturformel	
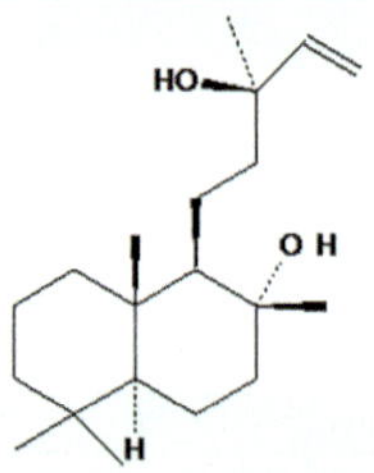	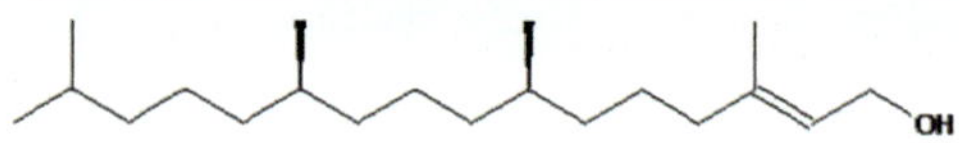
Vorkommen	
Muskatellersalbei	Jasmin
Wirkung, Anwendung	
Östrogenähnliche Wirkung, fördert die Apoptose von Leukämiezellen	Stimmungsaufhellend, beruhigend, entspannend

2.11 Phenylpropane

Phenylpropane: Kohlenwasserstoffe, die in Pflanzen und Mikroorganismen über den Shikimat-Biosyntheseweg (➤ 1.7.2) aus Aminosäuren gebildet werden. Verbindungen mit einem aromatischen Ring (Ring mit 6 C-Atomen und 3 Doppelbindungen) und einem Rest, einer Kette mit 3-C-Atomen (Propan-Rest).

Die Phenylpropane (➤ Tab. 2.16) sind große Moleküle (➤ 2.3.2), deshalb rechnet sie der Parfümeur zu den Basisnoten. Zu der Gruppe der Phenylpropane bzw. Phenylpropanderivate gehören: Anethol, Zimtaldehyd, Vanillin und Estragol.

Die Funktionen der Phenylpropan-Derivate bei den einzelnen Arten sind so unterschiedlich wie ihre Struktur. Viele Phenylpropane sind **schmerzstillend** und eignen sich zur Anwendung bei chronischen Schmerzen (z. B. Vanillin, Cumarin, Benzylbenzoat), da sie über die vermehrte Ausschüttung von Endorphinen die Schmerzleitung verändern.

- **Vanillin** aus der Vanille gibt zudem ein Gefühl der Geborgenheit, es fördert deshalb den natürlichen Schlaf und kann Menschen, die desorientiert sind, wieder ausgleichen.
- **Benzylbenzoat**, das u. a. in Benzoe, Champaca und Jasmin vorkommt, wirkt entspannend und schmerzstillend über die Endorphinausschüttung und vermittelt wie Vanillin ein umhüllendes Gefühl, es eignet sich sehr gut zu Massageölen bei chronischen Schmerzen.
- **Eugenol** und **Methylsalicylat** haben eine direkte schmerzstillende Wirkung. Ätherische Öle, die Methylsalicylat enthalten, z. B. Wintergrün, können durch Wechselwirkungen mit blutverdünnenden Medikamenten Nebenwirkungen hervorrufen.
- **Methyleugenol,** kommt in Rosenöl und Basilikum vor, es gilt als krebserregend, deshalb darf Rosenöl in Kosmetikprodukten nur in einer ganz geringen Konzentration (0, 0002 %) eingesetzt werden. Mit dem Einzelstoff Methyleugenol wurden Tests an Ratten durchgeführt. Leider nicht mit dem echten Rosenöl, denn das dürfte so viele Schutzstoffe haben, dass keine Nebenwirkungen zu erwarten sind. Methyleugenol verbessert jedoch auch die Serotoninausschüttung und wirkt deshalb antidepressiv.
- **Phenylaethylakohol,** das im Rosenöl vorkommt, verbessert die Serotoninausschüttung und wirkt deshalb auch antidepressiv.
- Das im Fenchel, Anis und Sternanis vorkommende **Anethol** und das im Estragon und ebenfalls Anis und Fenchel vorhandene **Estragol** wirken entkrampfend auf die Verdauungsorgane, haben aber eine östrogenähnliche Wirkung und sollten nicht eingesetzt werden bei Patientinnen mit östrogenabhängigen Tumoren. Anethol gibt es in zwei isomeren Formen: trans-Anethol hat eine entzündungshemmende Wirkung und ist gut verträglich, durch Überalterung lagert es sich in cis-Anethol um, das lebertoxisch sein kann.
- Zimtaldehyd wirkt sehr stark desinfizierend und hautreizend. Es sollte deshalb sehr vorsichtig dosiert werden, kann aber auch die Lebensfreude steigern.

Bei den Phenylpropanen werden folgende funktionelle Gruppen unterschieden:

- **Aromatische Ether** (➤ Tab. 2.17): Eugenol wird manchmal auch als Phenylether oder Phenol bezeichnet, weil es sowohl eine phenolische Gruppe, als auch eine Ethergruppe hat.

Tab. 2.16 Phenylpropane – biochemische Verbindungen aus Aminosäuren

Substanzgruppe	Chemische Struktur	Beispiel	Endung
Aromatische Äther	R-C-O-C	Eugenol, Anethol	-ol
Aromatische Aldehyde	R-COH	Zimtaldehyd (genaue chemische Bezeichnung:3-Phenyl-2-propenal)	-al
Aromatische Ester	R-C-OO-R	Benzylbenzoat	-at
Aromatische Alkohole	R-C-OH	Phenyläthylalkohol	-ol
(Furo-)Cumarine	• Ring mit 6 C-Atomen • + Ring mit 5 Kohlenstoff- und einem Sauerstoffatom	Bergapten	Keine durchgängige Endung, -en- oder in

Tab. 2.17 Aromatische Ether

Eugenol	Methyleugenol	Anethol	Estragol = Methylchavicrol
Strukturformel			
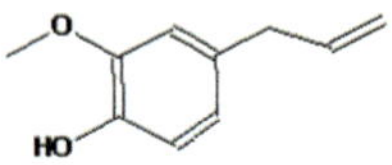	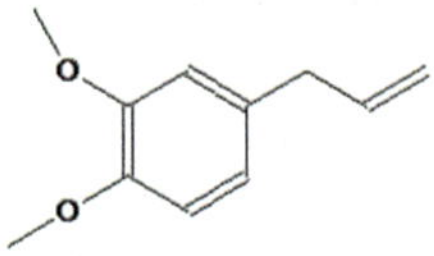	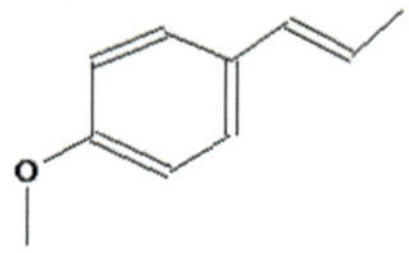	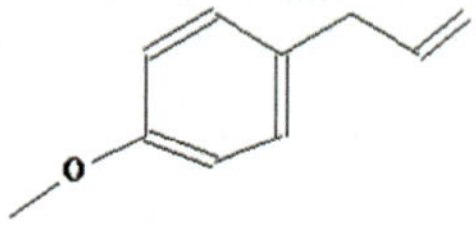
Vorkommen			
Nelkenknospe, Basilikum, Tulsi, Bay, Zimtblatt, Zimtrinde	Rose, Basilikum	Anis, Fenchel	Estragon, Fenchel, Anis
Vorkommen			
Wirkt gegen viele Bakterien, schmerzstillend	Stimmungsaufhellend, löst Angst und Wut, darf in Kosmetik im Endprodukt nur unter 0,0002 % vorhanden sein	Schleimlösend, entkrampft Verdauungsorgane • Trans-Anethol gut verträglich • Cis-Anethol: toxisch, Leber schädigend	Schleimlösend, entkrampft Verdauungsorgane

Tab. 2.18 Aromatische Aldehyde

Zimtaldehyd	Vanillin
Strukturformel	
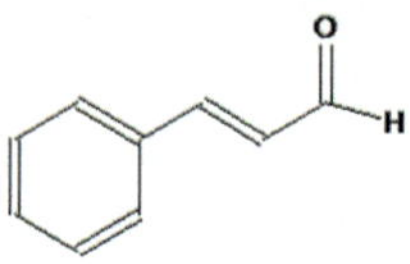	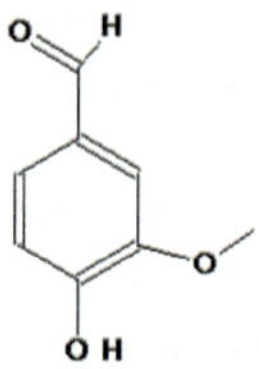
Vorkommen	
Zimtrinde, Zimtblatt, Cassia	Vanille
Vorkommen	
Hautreizend, stark antiseptisch, durchblutungsfördernd, fördert die Lebensfreude	Vermittelt Geborgenheit und Wärme, hilft bei chronischen Schmerzen, Stress, Schlafstörungen

Tab. 2.19 Aromatische Ester

Benzylbenzoat	Methylsalicyat
Strukturformel	
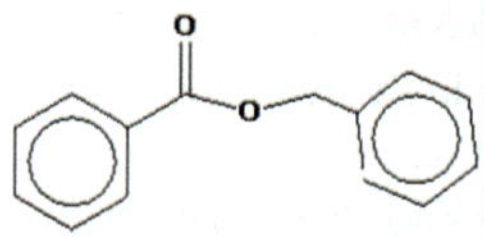	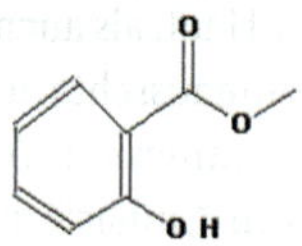
Vorkommen	
Benzoe, Champaca, Jasmin, Ylang-Ylang extra und Ylang-Ylang komplett	Wintergrün
Vorkommen	
Sehr stark entspannend, lindert chronische Schmerzen durch Endorphinausschüttung	Sehr stark schmerzlindernd

Tab. 2.20 Aromatischer Alkohol

Phenylaethylalkohol
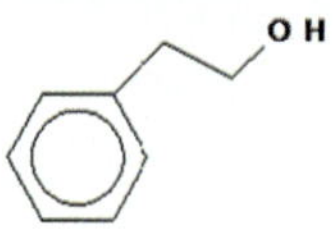
Kommt vor in: Rose
Lindert seelischen Schmerz und Kummer Verbessert Serotonin- und Endorphinausschüttung

- **Aromatische Aldehyde** (➤ Tab. 2.18): Sie haben unterschiedliche Wirkungen, können schmerzstillend sein und stimmungsaufhellend. Zimtaldehyd und Vanillin wirken entspannend über die Endorphinausschüttung.
- **Aromatische Ester** (➤ Tab. 2.19): Diese wirken sehr stark entspannend und schmerzstillend.

2.12 Cumarine und Furocumarine

Cumarine: Verbindungen mit einem Phenylring und einem Ring mit sechs Atomen – davon 5-Kohlenstoff-Atomen und einem Sauerstoffatom – sowie einer benachbarten Carbonylgruppe. Entstehen in der Pflanze aus der Zimtsäure, deshalb rechnet man sie auch zu den Phenylpropanen. Zu den Lactonen (➤ 2.13) werden sie gezählt, da es ringförmige Verbindungen sind, die durch eine Veresterung entstehen
Furocumarine: Sie haben zusätzlich einen Ring mit fünf Sauerstoffatomen.

Cumarin (➤ Tab. 2.21) ist ein in der Natur verbreitet vorkommender Pflanzeninhaltsstoff mit süßem, vanilleähnlichem, kräuterartigem und würzigem Duft. Enthalten ist es unter anderem in Tolubalsam, in der Tonkabohne (spanisch cumarú) und in einigen Zimtsorten. Cumarin riecht nach Waldmeister – der Duft entsteht erst nach dem Welken – oder nach getrocknetem Heu. Cumarine werden über die Haarwurzeln gut resorbiert. Der Cumarinduft erzeugt ein Gefühl der sanften Umhüllung – sowohl auf der Haut, als auch in der Seele und wirkt über die Serotoninausschüttung entkrampfend bei chronischen Schmerzen. Altenpfleger berichten, dass der Duft von Cumarin verwirrten Menschen hilft, sich besser zurecht zu finden und zur Ruhe zu kommen.

Furocumarine (➤ Tab. 2.21) sind fototoxisch, d. h. sie können mit Licht Hautreaktionen in Gang setzen und z. B. braune Flecken oder Blasen auf der Haut verursachen. Deshalb sollten furocumarinhaltige Öle nicht verwendet werden, bevor man sich dem Sonnenlicht aussetzt. Sie haben allerdings eine gute Wirkung auf unsere Psyche und bringen durch ihre stimmungsaufhellende Wirkung die Sonne ins Innere. Sie wirken zudem muskelentspannend und durchblutungsfördernd. Sie entspannen und schenken Wärme. Der Serotoninhaushalt wird stark beeinflusst und Ängste lösen sich auf.

2.13 Lactone

Lactone: Heterozyklische Verbindungen mit fünf, sechs oder mehr Kohlenstoffatomen und mindestens einem Sauerstoffatom im Ring sowie mit einer Carbonylguppe am benachbarten C-Atom. Es handelt sich um ringförmig geschlossene Ester von Hydroxycarbonsäuren oder Sesquiterpenverbindungen. Unterschieden werden Lactone, die aus Terpenoiden, aus Isopren, gebildet werden und Lactone (➤ Tab. 2.22), die in der Pflanze aus höheren Fettsäuren entstehen. Lactone tragen die Endung -olid an dem Namen des entsprechenden Kohlenwasserstoffs.

Niedrige Verbindungen mit 5 oder 6 C-Atomen im Ring riechen nach Holz, Ringe mit mehr als 10 Kohlenstoffatome fruchtig nach Pfirsich und noch größere Ringe nach Moschus. Viele dieser Lactone kommen in ätherischen Ölen in kleinen Mengen vor, machen aber oft den typischen Geruch dieses Öls aus. Da sie über eine Sauerstoffverbindung ver-

Tab. 2.21 Cumarine und Furocumarine

Cumarin	Angelicin (Furocumarin)	Bergapten (Furocumarin)
Strukturformel		
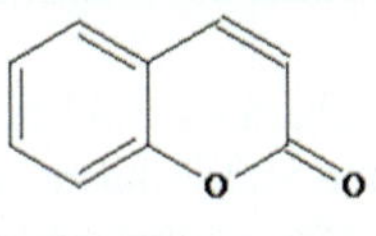	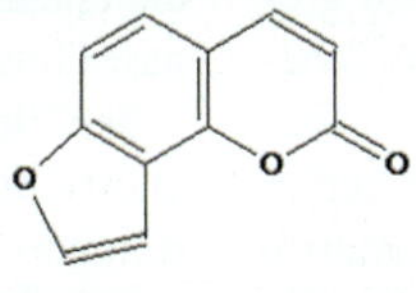	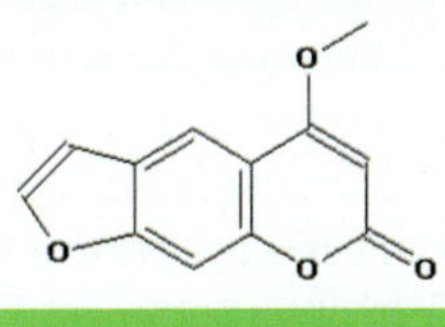
Vorkommen		
Geruch: Waldmeister Kommt vor in: Tonkabohne, Tolubalsam	Angelika	Bergamotte und andere Zitrusschalen in Spuren
Wirkung, Anwendung		
Krampflösend, beruhigend, entspannend	Stimmungsaufhellend, Durchblutungsfördernd, fototoxisch	Stimmungsaufhellend, fototoxisch

Tab. 2.22 Lactone

Pentadecan-15-olid	Ambrettolid	Anthecotulid	Artemisin
Vorkommen			
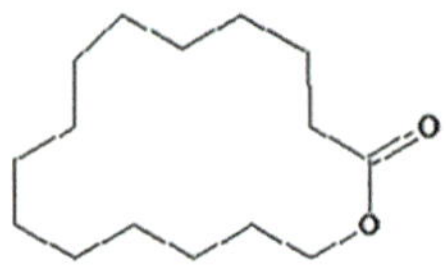	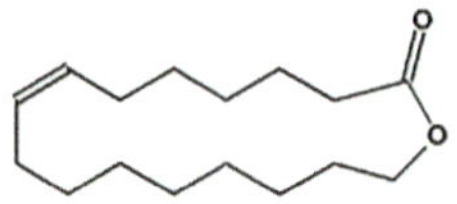	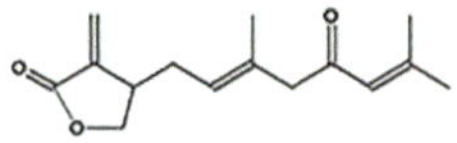	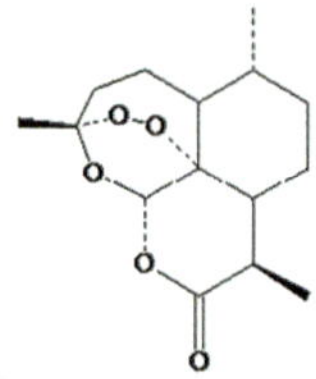
Vorkommen			
Angelika	Moschuskörnern	Kommt vor in der Hundskamille, oft als Verunreinigung in echter Kamille	Kommt vor im einjährigen Beifuß
Wirkung, Anwendung			
Geruchsbildend	Geruchsbildend	Kann Allergien verursachen	Wird gegen Malaria eingesetzt.

fügen, können sie mit vielen Rezeptoren reagieren und haben ein großes Potenzial an antibakterieller und antimykotischer Wirkung. Lactone kommen häufig in Asteraceen vor.

2.14 Mercaptane und Stickstoffverbindungen

Mercaptane: Mercaptane bedeutet: Mercurius (= Quecksilber) fangend. Sie werden auch als Thioalkohole oder Alkanthiole bezeichnet, weil der Sauerstoff der alkoholischen Gruppe durch Schwefel ersetzt ist.

Mercaptane (➤ Tab. 2.23) riechen sehr stark, sie riechen eher unangenehm, angenehm nur in sehr großen Verdünnungen. Sie kommen vor in Käse, Zwiebeln und Knoblauch und in geringen Spuren in Grapefruitöl. Mercaptane sind der **stärkste Riechstoff** in der Natur: 0,004 ppb werden noch wahrgenommen. Dieses Verhältnis entspricht 1 Stück Zucker im Müritzsee. Mercaptane kommen nur in sehr geringen Mengen im ätherischen Öl vor, sodass sie in den Analysenzertifikaten meist nicht zu finden sind.

Indol und **Skatol** sind Verbindungen mit Stickstoff. In Spuren kommen sie in Blütendüften vor. Indol, als Abbauprodukt der Aminosäure Tryptophan, neben Skatol (3-Methylindol), verursacht den typischen Geruch von Fäkalien. Ganz stark verdünnt kann man sie in Parfums einsetzen.

2.15 Isothiozyanate

Isothiozyanate: Verbindungen mit Kohlenstoff (C), Stickstoff (N) und Schwefel (S), die v. a. in Senfarten, Meerrettich, Wasabi und Kohlarten vorkommen und den Lebensmitteln den scharfen Geschmack verleihen.

Isothiozyanate kommen in der Pflanze z. B. in Senf und anderen Kreuzblütlern nur als Vorstufe vor – als **Glucosinolate** und entwickeln sich dort, wenn die Pflanze verletzt wird durch das Enzym Myrosinase (Teuscher).

Senföle erzeugen ein scharfes Gefühl im Mund und reizen die Haut sowie Schleimhäute über bestimmte Rezeptorkanäle. Sie wirken appetitanregend, schleimverflüssigend und fördern die Durchblutung. Isothiozyanate haben auch eine antibakterielle Wirkung: Sie verhindern z. B. das Anheften von Bakterien im Urogenitaltrakt. Diese Wirkung lässt sich therapeutisch bei verschiedenen Kompressen und Auflagen ausnutzen, wie z. B. für einen Senfmehlwickel (➤ 3.4.4) bei Husten und Sinusitis.

Tab. 2.23 Mercaptane

Thioalkohol	Indol	Skatol
Strukturformel		
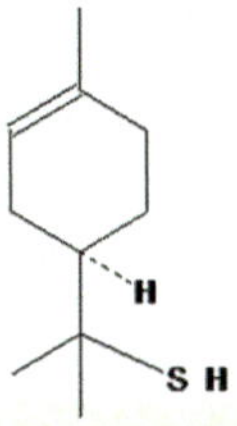	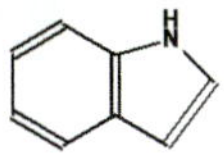	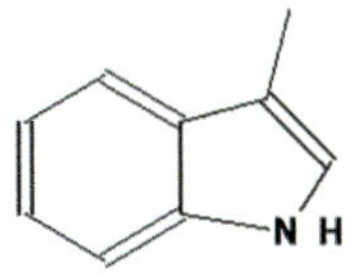
Vorkommen		
Kommt vor in: Grapefruit in Spuren	Kommt vor in: Jasmin, Neroli	Kommt vor in tierischen Düften (Zibetkatze)

GUT ZU WISSEN

Senfmehl mit lauwarmem Wasser zu einem Brei reiben, in ein Tuch einschlagen und als Wickel auf die Haut aufbringen. Der Wickel darf bei Kindern höchstens 1 Minute auf der Haut bleiben, bei Erwachsenen 5 bis zu 10 Minuten. Darauf achten, dass keine Körnchen auf der Haut zurückbleiben, die sonst Blasen bilden und starke Hautreizungen verursachen können.

STUDIEN

Das pflanzliche Medikament Angocin enthält Wirkstoffe aus Meerrettich und Kapuzinerkresse. In einer Studie mit über 1200 Patienten konnte nachgewiesen werden, dass die Wirksamkeit von Angocin vergleichbar ist mit der von Antibiotika bei Sinusitis, Bronchitis und Harnwegsinfekten. Allerdings treten bei den Patienten signifikant weniger Nebenwirkungen auf. Auch bei Influenzaviren haben die Wirkstoffe aus Meerrettich und Kapuzinerkresse eine gute Wirkung gezeigt (Goos et al. 2006).

Der Großteil der Wirkstoffe aus dem Meerrettich wird über die Nieren ausgeschieden. Auszüge aus der Meerrettichwurzel zeigten in Versuchen eine starke antimikrobielle Aktivität gegen *Staphylococcus aureus* und *Streptococcus faecalis* (Strupf et Kreis). Lebensmittel, die Isothiozyanate enthalten, können freie Radikale im Körper abfangen und so eine **antioxidative** Wirkung haben. Außerdem können diese Lebensmittel vor Arteriosklerose und Bluthochdruck schützen, indem sie die Gutathion-S-Transferase aktivieren, die freie Radikale abfängt.

Die appetitanregende Wirkung wird bei allen Senfzubereitungen ausgenutzt.

Tab. 2.24 Sich von Fettsäuren ableitende Duftstoffe

Alpha-Linolensäure	Cis-3-hexenal	Nonadecan	Jasmon
Strukturformel			
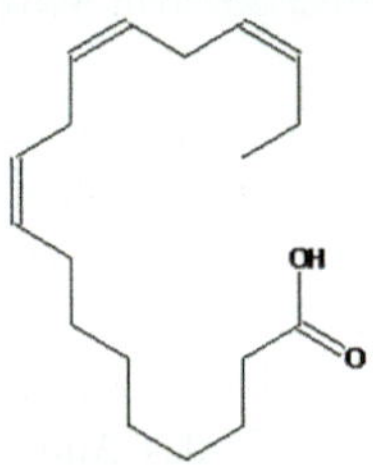	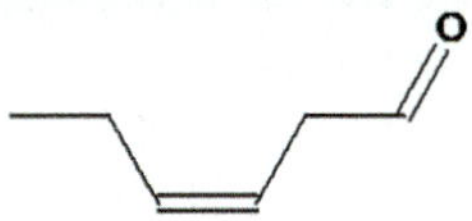	$CH_3\text{-}(CH_2)_{17}\text{-}CH_3$	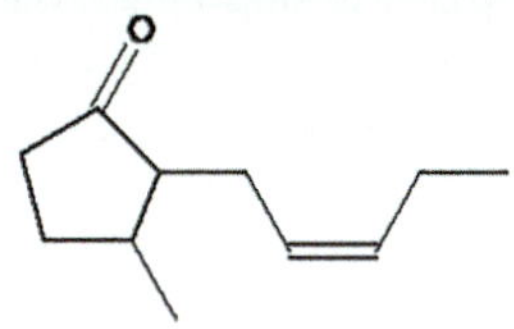
Vorkommen, Geruch			
Kommt in vielen natürlichen Fetten vor und in Zellmembranen der Pflanze	Riecht nach frischem Gras	Kommt vor in Rose	Kommt vor in Jasmin

2.16 Duftstoffe, die sich von Fettsäuren ableiten

Zu diesen Duftstoffen (➤ Tab. 2.24) zählt der sog. grüne Blattduftstoff Hexenal, der entsteht, wenn Gras frisch geschnitten ist, sowie die Pelargonsäure, Jasmonsäure und höhere Alkane, sowie deren Verbindungen. Die Pflanze spaltet sie durch Lipoxygenasen ab aus Linolsäure und Linolensäure.

GUT ZU WISSEN

Die Gesamtwirkung eines ätherischen Öls unterscheidet sich immer von der Wirkung der Einzelstoffe, die Kenntnis der Inhaltsstoffe erleichtert aber die richtige Verwendung der Öle.

KAPITEL

3 Applikation und Auswahl der ätherischen Öle

3.1 Angenehme Düfte

Es gibt verschiedene Möglichkeiten, ätherische Öle anzuwenden – sei es durch Einreibungen, Salben, Umschläge, Wickel, Auflagen, Inhalation, Einnahme, durch die rektale und vaginale Applikation oder nur durch das Riechen. Dabei ist zu beachten, dass ätherische Öle nur flüchtige Substanzen enthalten.

Das ätherische Öl entsteht meist durch die Wasserdampfdestillation (➢ 1.10.1), d. h., die Pflanze wird erhitzt und die Wirkstoffe der Pflanze werden zerlegt. Die Moleküle, die sich im Wasserdampf lösen, gehen in den Dampf über und werden wieder kondensiert, danach gehen die lipophilen (z. B. Monoterpene) und die bipolaren Inhaltsstoffe ins ätherische Öl über, die rein wasserlöslichen, polaren Bestandteile zum Teil ins Hydrolat. Die bipolaren Inhaltsstoffe sind Moleküle, die sowohl einen wasserlöslichen Anteil haben, z. B. die Alkohole, als auch einen fettlöslichen Anteil. Größere Moleküle mit mehr als 20 C-Atomen (wie z. B. die Boswelliasäuren im Weihrauch) sind nicht flüchtig und kommen daher nicht im ätherischen Öl vor.

Bei ätherischen Ölen, die mit Lösungsmitteln als Absolue (➢ 1.10.4) gewonnen werden, können auch Komponenten mit mehr C-Atomen enthalten sein. Die Wirkung der ätherischen Öle ist also nicht zu vergleichen mit der Wirkung eines Hydrolats, mit Teeauszügen, Tinkturen oder homöopathischen Zubereitungen. Bei der therapeutischen Anwendung eines Dufts ist immer darauf zu achten, dass der Duft dem Behandelten und dem Behandler gefällt. Ätherische Öle sind mit Erinnerungen verknüpft und ein negativ belegter Duft ruft auch wieder eine negative Erinnerung hervor. Jede Riechzelle ist verknüpft mit dem Riechzentrum (limbisches System) und dem Erinnerungssystem (Hippocampus). Wenn ein negativ erlebter Duft unbedingt notwendig ist für die Therapie, kann der Duft durch das Hinzufügen angenehmer Düfte kaschiert werden.

Mit dem Riechen von bekannten Düften kann der Riechsinn wieder trainiert werden, wenn durch eine Erkrankung der Riechsinn vorübergehend gestört ist (Damm et al. 2014).

GUT ZU WISSEN

Eine Duftmischung wirkt auf uns angenehm, wenn sie nach dem Parfümeurprinzip zusammengestellt ist: Das heißt, sie sollte

- 7 Teile Spitzen- oder Kopfnoten,
- 3–5 Teile Herznote und
- 1–2 Teile Basisnote enthalten.

Als Spitzennoten oder Kopfnoten werden ätherische Öle bezeichnet, die einen hohen Anteil an Monoterpenen haben, meist handelt es sich um Zitrusdüfte oder auch Walddüfte. Basisnoten sind ätherische Öle, die relativ große Moleküle enthalten und z. B. aus Sesquiterpen- oder auch Phenylpropan-Verbindungen zusammengesetzt sind. Sie halten den Duft sehr lange. Herznoten liegen dazwischen, auch von der Molekülgröße, sie enthalten oft Monoterpenole, es sind oft Blütendüfte. Um eine Mischung gefällig zu machen, kann man gerne abrunden mit einigen Tropfen Zitrusölen.

3.2 Raumbeduftung, Duftlampe, Duft-Tuch, Raumspray

Die einfachste Art einen Duft zu erschnuppern, ist das **Riechen** an der geöffneten Flasche Doch schon hier sollte umsichtig vorgegangen werden: Der Duft soll bei geöffneter Flasche an der Nase vorbeigefächelt werden, denn es gibt Düfte, die unangenehm riechen. Am besten ist es, einen Tropfen Öl auf ein unparfümiertes Stück sauberes Tuch oder auf einen Duftstreifen zu geben und immer wieder an der Nase vorbei zu führen, weil dann auch noch nach einiger Zeit der veränderte Duft wahrgenommen werden kann und somit die länger anhaltenden Komponenten erkannt werden können.

Auf diese Art kann man auch auf der Intensivstation verfahren: Der Duft wird auf einer Kompresse verabreicht und diese neben das Krankenbett gelegt. So kann der Duft jeden Tag gewechselt werden, ohne die anderen Patienten auf Station zu stören. Außerdem besteht nicht die Gefahr der Verkeimung des Wassers, was bei einer Duftlampe möglich wäre. Generell gilt auch hier: Der Duft muss dem Patienten und den Behandlern gefallen, sonst ruft er negative Erinnerungen hervor.

Für den Heilungsprozess eignen sich hier auch sehr gut die Walddüfte, von denen man inzwischen nachgewiesen hat, dass sie das Immunsystem stärken, indem sie die Anzahl der natürlichen Killerzellen erhöhen (Arvay 2018, Li et al. 2006).

Es hat sich auch bewährt, **Duftsteine** einzusetzen, das sind kleine, meist aus Ton gebrannte Steine. Es werden 2–3 Tropfen des Öls aufgebracht, um über einen längeren Zeitraum den gewünschten Duft zu verbreiten. Diese eignen sich für kleine Bereiche (Schreibtisch, Krankenbett) oder für die Reise.

3.2.1 Duftlampe, Duftbrunnen, Diffuser

Die **Duftlampe** ist die gebräuchlichste Art, einen Duft im Raum zu verdampfen. Auch hier gibt es einiges zu beachten: Das ätherische Öl darf nicht zu heiß werden, da es sonst zu einer chemischen Umwandlung kommt. Deshalb sollten Heizquelle und Schale den richtigen Abstand haben, damit die sog. Diffusionstemperatur – die erzeugte Wärme zur Verdunstung ätherischer Öle – optimiert wird, sodass die Öle optimal verdunsten und nicht „verbrennen". So entfalten die ätherischen Öle ihr volles Duft- und Wirkpotenzial.

Es gibt Duftlampen mit Kerzen oder mit elektrischer Heizquelle, die auch noch ein angenehmes Licht im Raum verbreiten. Die einfachste Art ist allerdings: Ein Schälchen mit Wasser auf die Heizung stellen und die ätherischen Öle dort in die Schale tropfen. Auch hier gilt: Weniger ist mehr: 2–10 Tropfen reichen aus, je nach Raumgröße.

Wenn der Duft nicht mehr wahrgenommen wird, nicht sofort nachtropfen, da sich die Nase an den Duft gewöhnt und ihn erst wieder wahrnimmt, wenn die Konzentration der Duftmoleküle in der Luft auf das 10-fache ansteigt oder wir den Raum verlassen und uns erneut in den duftenden Bereich begeben.

Der **Duftbrunnen** ist eine besonders schöne Anwendungsmöglichkeit: Hier wird zusätzlich zur Raumaromatisierung die Luft befeuchtet. Die ätherischen Öle werden kalt verdampft über das verwirbelnde Wasser.

GUT ZU WISSEN

Alle Duftlampen und Duftbrunnen mit ihren Pumpen müssen regelmäßig gereinigt werden, sonst verharzen die Gefäße oder auch die Pumpen. Dazu gibt es spezielle Reiniger, die sowohl den Kalk als auch die Rückstände aus den ätherischen Ölen lösen. Es empfiehlt sich, kalkfreies Wasser zu verwenden.

Ein **elektrischer Streamer** (Aromastream), **Diffuser** oder **Verwirbler** bietet eine gute Möglichkeit, die ätherischen Öle kalt im Raum zu verbreiten. Die Öle werden auf ein Vlies gegeben und mit einem kleinen Ventilator im Raum verteilt oder durch einen kleinen Glaszerstäuber geblasen bzw. durch eine Membran verdampft. Bei dem kalten Zerstäuben werden die ätherischen Öle besonders schonend im Raum verteilt, und es besteht keine Gefahr, dass sich die ätherischen Öle durch die Hitze verändern.

3.2.2 Dufttuch

Zur Wahrnehmung über die Nase kann der Duft auch auf ein Stück Stoff aufgebracht werden. Zur seelischen Harmonisierung wird oft das Dufttuch eingesetzt: Jeder Patient bekommt seinen Lieblingsduft und kann sich so immer wieder ins seelische Gleichgewicht bringen.

In Zeiten, in denen ein Mund-Nasen-Schutz getragen werden muss, kann es auch eine Hilfe sein, den Mundschutz mit einem Tropfen ätherischen Öl oder einem Spray zu beduften: Das ätherische Öl, richtig gewählt (z. B. 1 Tropfen Cajeput oder Eukalyptus), hilft die Atmung zu erleichtern und kann die Virenlast verringern. Allerdings sollte das nur bei Stoffmasken angewendet werden.

3.2.3 Inhalation

Die Inhalation ist die einfachste Art der Anwendung: Denn wir riechen mit jedem Atemzug.

Die **Trockeninhalation** erfolgt über ein Stück Stoff, über eine Kompresse, ein Taschentuch, Duftstein, Duftvlies. 1 Tropfen aufträufeln und riechen. Diese Anwendung hält nicht sehr lange an, Spitzennoten verflüchtigen schnell, Basisnoten halten länger an. Die Trockeninhalation kann durchaus 3- bis 4-mal am Tag wiederholt werden.

Eine weitere einfache Methode sind **Inhalierstifte:** Hierzu werden 4–5 Tropfen ätherisches Öl auf einen Wattedocht aufgetragen und in eine feste Hülle gesteckt. Es gibt Inhalierstifte mit einer Glashülle, deren Docht ausgewechselt werden kann, oder auch Stifte, die nur einmal beduftet werden können, der Duft hält nur ein paar Wochen an. Inhalierstifte werden verwendet, um den Schlaf anzustoßen, um die Nase zu befreien oder um die Seele ins Gleichgewicht zu bringen und immer wieder einen Lieblingsduft zu riechen.

Traditionell wird mit Wasser über einer **Schüssel** inhaliert. Die ätherischen Öle müssen im Wasser gelöst werden. Am einfachsten ist es: 1 Tropfen ätherisches Öl auf 1 Teelöffel Salz zu träufeln und dann in das Wasser zu geben oder mit isotonischer Kochsalzlösung zu verdünnen. Kinder sollten nie unbeaufsichtigt inhalieren.

Bei elektrischen Geräten muss vorher geprüft werden, ob die Verdampfer, Membranen oder Leitungen mit ätherischen Ölen kompatibel sind. Viele Hersteller geben an, dass die Kunststoffschläuche nicht in Berührung mit ätherischen Ölen kommen dürfen. Die Erfahrung hat gezeigt, dass es bei manchen Geräten möglich ist, unter Umständen muss man hier extra Ansatzstücke verwenden für den Gebrauch mit ätherischen Ölen.

Bei Husten, Verschleimung, Bronchitis empfiehlt es sich, eine Mischung von 1,8-Cineol-haltigen ätherischen Ölen, entspannenden Ölen sowie auswurffördernden Ölen zu einzusetzen. Für eine Inhalation reicht meist 1 Tropfen ätherisches Öl.

Halsspray, Mundspray, Mundspüllösung

Halssprays sind sinnvoll bei Hals- und Rachenentzündungen oder auch bei der Sanierung mit systemischen resistenten Keimen. Als Grundlage für Hals- oder Mundsprays eignen sich sehr gut die folgenden Hydrolate: Rosenhydrolat, Orangenblütenhydrolat, Hamamelishydrolat, Lavendelhydrolat.

Tab. 3.1 Rechenbeispiel für ein Halsspray zu 50 ml

Bestandteile	Dosierung
Ätherische Öle	10–15 Tropfen
Ethanol (Lösungsvermittler)	2 ml
Hydrolat	50 ml

Auch hier müssen die ätherischen Öle im Hydrolat gelöst werden, am besten mit einer kleinen Menge Alkohol, oder das Hydrolat muss vor jeder Anwendung gut geschüttelt werden (➤ Tab. 3.1).

Für eine Mundspüllösung 1 g ätherisches Öl nehmen mit 4 g Solubol (➤ 3.4.5) mischen, davon 5 Tropfen in ein Glas Wasser zum Mundspülen verwenden.

Eine weitere Anwendungsmöglichkeit im Mundbereich sind die **Ölziehkuren.** Diese eignen sich bei Zahnfleischentzündungen sowie bei Nebenhöhlenentzündungen. Durch das Ölziehen – hier wird ein fettes Öl mit ätherischen Ölen 10 Min. kräftig durch das Zahnfleisch gezogen – werden tiefersitzende Keime aus dem Gewebe herausgezogen. Nach dem Ölziehen muss gründlich nachgespült werden.

Nasentropfen

Nasentropfen sind sehr schnell gemacht: 3 Tropfen ätherisches Öl in 10 ml Mandelöl oder Johanniskrautöl bzw. 5 Tropfen in 20 ml fettes Öl reichen aus. In eine Braunglasflasche geben mit Pipette oder Nasensprühaufsatz versehen. Bei Nasentropfen bitte beachten: Durch den Einsatz der Pipette in der Nase besteht die Gefahr der Verkeimung der Pipette, deshalb Nasentropfen bitte nicht länger als 2–3 Wochen verwenden. Bei Heuschnupfen kann auch schon 4 Wochen vor Beginn der Heuschnupfensaison begonnen werden. Keine Mischung sollte dauerhaft zur Anwendung kommen.

3.2.4 Raumspray

Durch ein Raumspray wird das Duftklima in einem Raum schnell verändert. Nach dem Toilettengang, im Krankenzimmer oder nach dem Stomawechsel verbessert ein Raumspray mit wohltuenden Düften die Situation für alle Beteiligten. Auch bei Erkältungen und in Grippezeiten, im familiären oder Arbeitsbereich hilft ein Raumspray, die Keime und somit deren Übertragung zu reduzieren.

Bei Besuchen im Krankenhaus oder Pflegeheim bietet ein auf die Kleidung aufgebrachtes Spray einen gewissen **Schutz** vor **Keimen.**

Mit einem Raumspray lassen sich auch **Duftinseln** oder Wege markieren, um den Weg in bestimme Richtungen zu leiten. In Altenheimen hilft ein Duft verwirrten Patienten, den Weg zu finden. Wird im Pflegeheim morgens ein anderer Duft in den Fluren gesprüht wie am Abend können sich verwirrte Insassen besser am Tagesablauf orientieren.

3.3 Aromaküche

Die Aromaküche bietet die Möglichkeit, im Winter, wenn es keine frischen Kräuter gibt, den Geschmack von Frische in das Essen zu bringen. Auch das ganze Jahr hindurch können die ätherischen Öle die Speisen verfeinern und gleichzeitig gesunde Nahrung vermitteln.

Es ist wichtig, die ätherischen Öle nicht pur zu verwenden. Sie sollten in einen **Emulgator** oder in ein **Basisöl** gegeben werden: Dazu dienen ein gutes Basisöl (Oliven- oder Mandelöl), Mayonnaise, Salz, Sahne, Ei, Milch oder Honig. Die ätherischen Öle sind zudem verdünnt einzusetzen – etwa 1 Tropfen ätherisches Öl auf 10 ml Basisöl (Oivenöl), 10 ml entsprechen in etwa einem modernen Esslöffel, ältere Esslöffel sind größer, 15 bis zu 20 ml. Denn 1 Tropfen Zimtrindenöl kann z. B. jeden Nachtisch verderben oder 1 Tropfen Basilikumöl den Salat ungenießbar machen. Sollen die ätherischen Öle unbedingt pur eingesetzt werden, diese nicht direkt in das Essen geben, sondern zuerst auf einen Löffel aufbringen. Ist versehentlich zu viel auf dem Löffel, kann man das ätherische Öl ablaufen lassen und nur mit einem Hauch von Öl würzen. Ätherische Öle sollten immer erst kurz vor dem Anrichten zu dem Essen gegeben werden, damit sie nicht beim Kochen verdampfen. (Teuscher 2003, Werner 2018)

Fertige Ölmischungen und ätherische Öle für die Aromaküche gibt es bei Vegaroma.

REZEPTUREN

Provencialöl

Eine schöne Würzmischung für die mediterrane Küche ist das Provencialöl (nach Monika Werner):
- 50 ml Olivenöl
- 1 Tr. Thymian Ct. Thymol
- 3 Tr. Oregano
- 2 Tr. Rosmarin Ct. Cineol
- 1 Tr. Lavendel fein
- 1 Tr. Salbei

Ein paar Spritzer davon an das Gemüse, den Salat oder auf die Pizza geben, um den Geschmack zu verbessern.

Winterpunsch

Ätherische Öle können auch viele Getränke verfeinern. Ein bewährtes Rezept, v. a. in der Winterzeit ist der Winterpunsch, der in jedem Alter Freunde findet. (Rezept nach Maria Kettenring)
- 10 Tr. Orange
- 3 Tr. Vanille
- 1 Tr. Tonka
- 1 Tr. Zimtrinde
- 1 Tr. Kardamom
- 1 Tr. Nelkenkospe

1 l Apfelsaft mit 1 l Wasser mischen, 2 Bio-Orangen in Scheiben schneiden, dazu geben und die Flüssigkeit erhitzen. Kurz vor dem Servieren 5–10 Tropfen der ätherischen Öl-Mischung mit 1 TL Honig in das Getränk einrühren.

Schokolade verfeinert

Schokolade (ergibt etwa 200 g), mit ätherischen Ölen verfeinert, hilft uns, doppelt glücklich zu sein: Kakao macht glücklich und die ätherischen Öle ebenso. Schokoladerezept nach Alexandra Eideloth (Süße Träume).
- 70 g Butter/Kakaobutter/oder Kokosfett
- 60 g Honig
- 30–40 g Kakaopulver
- 60 g Haselnuss – oder Mandelmus
- 2 Tr. Tonkaöl
- 3 Tr. Orangenöl

Die Mischung langsam unter Rühren im Wasserbad erhitzen, nicht zu heiß werden lassen und dann je nach Bedarf 4–20 Tropfen ätherische Öle zugeben, in Schokolade- oder Pralinenformen gießen und kalt werden lassen. Selbstverständlich können auch andere ätherische Öle eingesetzt werden, die Verwendung von Pfefferminzöl lässt an „After Eight“ denken.

3.4 Äußere Anwendung

CAVE

Nur die wenigsten ätherischen Öle dürfen pur auf die Haut gebracht werden, da die meisten Öle auch hautreizend wirken. Es muss auf eine gut verträgliche Grundlagen geachtet werden.

Bei der äußeren Anwendung können die Duftmoleküle sowohl direkt durch die Zellmembran penetrieren als auch an den Haar- und Schweißkanälen entlang in die tieferen Hautschichten geleitet werden (➤ 2.3).

Die beste Wirkung wird erzielt, wenn zuerst ein **Hydrolat** auf die Haut gesprüht und anschließend eine Zubereitung von ätherischen Ölen mit natürlichen Fetten auf die Haut aufgebracht wird. Die Feuchtigkeit der Hydrolate erleichtert die Aufnahme der fetten und ätherischen Öle.

Als **natürliches Fett** kann jedes Pflanzenöl oder auch Fette wie Kokosfett, Kakaobutter, Bienenwachs, Wollfett u. v. a. verwendet werden. Jedes Fett hat seine eigenen, besonderen Eigenschaften (➤ 8.2). Mineralische Fette werden in der Aromatherapie hingegen nicht verwendet, denn sie werden von der Haut nicht aufgenommen. Durch die Verwendung von Emulgatoren, die in den meisten fertigen Lotionen enthalten sind, werden auch mineralische Öle bis in die tiefen Schichten des Bindegewebes transportiert. Der Körper verfügt allerdings nicht über Enzyme, welche mineralische Fette abbauen können, somit blockieren sie das Bindegewebe und belasten das Immunsystem. Die Bindegewebszellen und die extrazelluläre Matrix (EZM) sind zuständig, Fremdstoffe, Bakterien, abgestorbene Zellen in der Haut abzubauen. Wird die extrazelluläre Matrix durch Stoffe belastet, die der Körper nicht kennt, wie Paraffine und Silikone, wird die Arbeit der Makrophagen blockiert und das Immunsystem gestört (von Braunschweig 2018).

Normalerweise wird eine Konzentration der ätherischen Öle in der Grundlage von 1–2 % empfohlen. Da jedes ätherische Öl sein spezifisches Gewicht hat, das sich auch je nach Temperatur, Viskosität und Tropfeinsatz ändert, ist eine genaue Umrechnung von Tropfen in Gramm oder Milligramm (1 g = 1000 mg) sehr schwierig. 1 g ätherisches Öl entspricht je nach Öl ca. 1,1–1,2 ml.

3.4.1 Konzentration durch Tropfenanzahl

Für den **schnellen** Überblick eignet sich die folgende Kalkulation: 20 Tropfen entsprechen in etwa 1 g. Diese Berechnung der Tropfen gewährt eine **sichere Dosierung** der Mischung (➤ Tab. 3.2). Denn bei Mischungen aus ätherischen Ölen gilt: Weniger ist mehr.

3.4.2 Konzentration durch Gewicht

Genaue Angaben werden beim Wiegen erzielt, Wiegen ist jedoch wissenschaftlich nicht „genau“, denn die ätherischen Öle können bereits beim Wiegevorgang verdampfen.

Durchschnittlich wiegen 30 Tropfen ätherischer Öle jedoch etwa 1 g. Wobei die Zitrusöle („Spitzennoten“) oft schneller tropfen und auch leichter und die Öle mit einem höheren Anteil an Sesquiterpenen (Basisnoten) oft etwas schwerer sind. Die Anzahl und das Gewicht der Tropfen hängt zusammen mit dem spezifischen Gewicht des ätherischen Öls, der Viskosität, der Raumtemperatur und der Dicke des Tropfens. Daraus ergibt sich folgende etwas genauere Rechnung (➤ Tab. 3.3).

Für eine kurzfristige Anwendung oder für eine kleine Fläche darf in Ausnahmefällen auch eine hö-

Tab. 3.2 Konzentration durch Tropfenzahl

Tropfen	Prozentige Lösung
2 Tropfen in 10 ml	ca. 1 %
20 Tropfen in 100 ml	ca. 1 %
20 Tropfen in 50 ml	ca. 2 %
4 Tropfen in 10 ml	ca. 2 %
40 Tropfen in 100 ml	ca. 2 %

Tab. 3.3 Konzentration durch Gewicht

Tropfen	Gramm	Konzentration
30 Tropfen in 100 ml	ca. 1 g	ca. 1 %
3 Tropfen in 10 ml	ca. 100 mg = 0,1 g	ca. 1 %
30 Tropfen in 50 ml	ca. 1 g	ca. 2 %
60 Tropfen in 100 ml	ca. 2 g	ca. 2 %
6 Tropfen in 10 ml	ca. 200 mg=0,2 g	ca. 2 %

here Konzentration zur Anwendung kommen. Der erfahrene Aromaexperte kann auch manche Öle pur verwenden.

3.4.3 Einreibungen mit Ölen und Salben

Eine Einreibung ist wie eine sanfte Streichelmassage: Das Öl wird nur durch sanftes Einreiben auf der Haut verteilt, die Öle können nach und nach in die Haut einziehen. Bei einer Massage wird mit Druck oder über bestimmten Rezeptorpunkten das Öl bewusst eingerieben, somit wird eine stärkere Wirkung erzielt.

Öle

Die einfachste Art eine Mischung herzustellen, ist es, die gewünschte Menge an ätherischen Ölen in ein Basisöl zu mischen. Hierbei können und müssen die Wirkungen und Eigenschaften der Basisöle beachtet werden (➤ Kapitel 8).

Viele verwenden zur Körperpflege auch eine **Schüttellotio:** Hierzu ein fettes Öl mit ätherischen Ölen und einem Hydrolat oder Wasser mischen und vor der Anwendung schütteln. Allerdings kann die Mischung, wenn das Hydrolat nicht konserviert ist, schnell verkeimen. Diese Verkeimung ist mit bloßem Auge nicht zu sehen. Diese Anwendung ist dann zu empfehlen, wenn der Körper intensiv mit Feuchtigkeit versorgt werden muss. Es empfiehlt sich aus den oben genannten Gründen, nur kleine Mengen einer Schüttellotio aufzubereiten.

Je mehr ungesättigte Fettsäuren ein Öl hat, umso besser zieht es ein: Nachtkerzenöl zieht besser ein als Mandelöl oder Johanniskrautöl. Jojobaöl hat keine ungesättigten Fettsäuren und zieht deshalb nicht so schnell in die Haut ein. Eine Mischung mit Jojobaöl hält allerdings länger als eine Zubereitung mit Nachtkerzenöl, die aufgrund der ungesättigten Fettsäuren schneller ranzig werden kann.

Aloe-vera-Öl hat eine kühlende Wirkung, Kokosfett hat auch eine kühlende Wirkung. Beide Grundlagen können gut verwendet werden, wenn die Haut entzündet und gereizt ist.

Salben

Durch eine feste Grundlage, wie in Salben, wird eine längere Einwirkung und verlangsamte Freisetzung der ätherischen Öle erzielt. Soll das ätherische Öl nachhaltig einwirken, z. B. über Nacht, ist eine Salbe besser geeignet als ein Öl. Auch auf sehr stark durchfeuchteter Schleimhaut, wie der Nasenschleimhaut, kann eine Salbe einen besseren Erfolg bringen, wie ein Öl.

Bienenwachs (*Cera alba* oder *Cera flava*) ist fest und macht eine Salbe fest. Mit Bienenwachs im Verhältnis 1:4 bis 1:10 lässt sich aus jedem Öl eine Salbe herstellen. Mehr fettes Öl lässt die Salbe weicher werden, weniger Öl härter. Bienenwachs muss immer zusammen mit einem Öl, das Hitze verträgt, geschmolzen und kalt gerührt wird. Erst wenn die Grundlage kalt ist, dürfen die ätherischen Öle und auch fetten Öle, die hitzeempfindlich sind, zugefügt werden. Fette Öle, die mehrfach ungesättigte Fettsäuren enthalten, sollten nicht erhitzt werden.
- Bienenwachs: 10 g
- Fettes Öl: 40 g bis 100 g

Wollfett (*Adeps lanae* INCI: Lanolin) ist zäh und lässt eine Salbe zäh und klebrig werden, dadurch hat sie oft einen Depoteffekt. (Wollfett sollte nicht verwechselt werden mit der Zubereitung im Deutschen Arzneibuch: Lanolin, denn das ist eine Salbengrundlage aus Wollfett, Paraffin und Wasser.) Auch hier lässt sich die Konsistenz steuern, durch den Gehalt an flüssigem Öl: Mit 20 % Öl wird die Salbe relativ zäh, mit 50 % flüssigem Öl wird die Salbe weich.

Grundlage für Hustenbalsam oder Hämorrhoidensalbe

(➤ Tab. 3.4)

Tab. 3.4 Hämorrhoidensalbe

Bestandteile	Mengenangabe
Wollfett	40,0 g
Fettes Öl (Jojoba-, Johanniskraut- oder Mandelöl)	10,0 g
Ätherische Öle	10–30 Tr.

Grundlage für Nasenbalsam

(➤ Tab. 3.5)

Kakaobutter (*Oleum Cacao*) (➤ Kapitel 8) macht eine Salbe angenehm weich und gut duftend. Allerdings darf Kakaobutter nicht heißer werden als 40 °C, sonst wird die Masse nicht mehr fest. Kakaobutter eignet sich sehr gut für die Zäpfchenherstellung.

Sheabutter (INCI: *Butyrospermum parkii*) lässt sich gut kalt verarbeiten, sie mag allerdings keine schnellen Temperaturveränderungen. Wird Sheabutter zu schnell erwärmt oder gekühlt, wird die Salbe unter Umständen beim Lagern Kristalle entwickeln. Mit Sheabutter, fettem Öl und ätherischen Ölen lassen sich sehr schnell und einfach Balsame rühren.

Kokosfett (*Cocos nucifera*) lässt sich gut verarbeiten, sowohl kalt als auch warm, es darf auch erhitzt werden. Allerdings hat Kokosfett einen Schmelzpunkt von ca. 30 °C und je nach Außentemperatur unterschiedliche Eigenschaften: Im Sommer ist es eher flüssig und im Winter fest. Das heißt, die Rezepturen im Sommer und im Winter müssen unterschiedlich hergestellt werden. Salben mit Kokosfett werden auf der Haut als kühlend empfunden.

Salbengrundlage

Eine Grundlage, die für viele Salben geeignet ist und sich einfach herstellen lässt, besteht aus Wachs, Kokosfett und Mandelöl (➤ Tab. 3.6).

Tab. 3.5 Nasenbalsam

Bestandteile	Mengenangabe
Wollfett	15,0 g
Fettes Öl Mandel-, Jojoba- oder Johanniskrautöl	15,0 g
Ätherische Öle	5–12 Tr.

Tab. 3.6 Salbengrundlage

Bestandteil	Mengenangabe
Bienenwachs	30,0 g
Kokosfett	20,0 g
Mandelöl	150 g

Alle Zutaten im Wasserbad schmelzen und kaltrühren, dann erst die ätherischen Öle zugeben. Diese Grundlagen lassen sich mit jeder Haushaltswaage abwiegen, die Salbe lässt sich auf Vorrat herstellen, sie hält etwa ein Jahr. Bei der Verwendung von einer geringeren Menge an Mandelöl, kann jederzeit noch ein anderes hochwertiges fettes Öl kalt eingearbeitet werden.

Mit Einreibungen können sowohl die Haut als auch die darunterliegenden Organe behandelt werden. Ein Brustbalsam erreicht auch die Bronchien, eine Einreibung auf die Wangen die Nebenhöhlen und eine Bauchmassage den Darm.

3.4.4 Auflage, Wickel

Auflagen und Wickel erreichen im Vergleich zu einer Einreibung weiter im Körperinneren gelegene Organe besser. Durch die Abdeckung wird zum einen die Temperatur erhöht und zum anderen weniger ätherisches Öl verdampft. Dadurch kann mehr ätherisches Öl einwirken.

GUT ZU WISSEN

Ein Wickel sollte mindestens 20 Minuten bis zu einer Stunde belassen werden.

Feuchter Wickel

Ein feuchter Wickel sollte immer aus drei Lagen bestehen: Aus einem inneren Tuch aus Baumwolle oder Leinen, einem zweiten Tuch, das auch Feuchtigkeit aufnimmt und einem dritten Tuch zum Fixieren. Sinnvoll ist es, als äußeres Tuch Wolle zu verwenden, da diese auch Feuchtigkeit aufnehmen kann und trotzdem warmhält.

- Für einen feuchten Wickel nimmt man Wasser mit einer Temperatur, die 1 °C unter der Körpertemperatur liegt.
- Die ätherischen Öle müssen auch hier emulgiert werden. 1–2 Tropfen ätherisches Öl am besten auf 1 TL Salz geben und in warmem Wasser lösen
- Ein Tuch aus natürlichen Fasern in dieses Wasser eintauchen, gut ausdrücken und dann auf das zu behandelnde Körperteil legen, mit dem zweiten Tuch (Frottee) bedecken und mit einem dritten Tuch (Wolle) fixieren.

Feuchte Wickel mit Bergamotte, Zitrone oder Lavendel sind gut geeignet zum **Fiebersenken,** v. a. auf Waden oder Handgelenke. Fieberwickel an den Beinen dürfen nur bei warmen Füßen angewendet werden. Feuchte Wickel sollten nie kalt sein, da sich sonst die Hautgefäße zusammenziehen und die Wärme nicht abgeleitet werden kann. Ob ein Patient einen feuchten Wickel oder einen temperierten Ölwickel bevorzugt, hängt auch mit seinem persönlichen Wohlbefinden zusammen.

Temperierte Ölwickel

Temperierte Ölwickel oder -auflagen eignen sich gut für eine Blasenauflage bei beginnendem Harnwegsinfekt oder für einen Leberwickel zur Stärkung der Leber und/oder zum Entgiften. Bei Husten oder Bronchitis ist ein temperierter Lavendel-Öl-Wickel angezeigt, der auf die Brust aufgebracht wird – auch eine Auflage mit einem Brustbalsam kann zur Anwendung kommen.

- Für einen temperierten Ölwickel, 1–2 Tropfen ätherisches Öl in ca. 10 ml fettes Öl tropfen, diese Flüssigkeit auf ein Tuch aus Baumwolle oder Leinen geben und mit einer Wärmflasche erwärmen.
- Mit einem zweiten Tuch fixieren. Eine darübergelegte Wärmflasche oder ein Rohwollekissen verlängert und intensiviert die Wärme.

3.4.5 Bad, Waschung

Bei einem Bad wirken die ätherischen Öle zum einen über die Nase und zum anderen über die Haut. Auch hier sollten die ätherischen Öle emulgiert werden. Hierzu eigenen sich, wie es schon bei Cleopatra üblich war: Salz, Sahne, Milch oder Honig.

Für ein **Vollbad** können bis zu 10 Tropfen hautfreundliche ätherische Öle verwendet werden, wie z. B. Lavendelöl.

CAVE

Monoterpenhaltige (v. a. Zitrusöle) sowie monoterpenphenolhaltige (z. B. Thymian Ct. Thymol) ätherische Öle können, in heißem Wasser angewendet, die Haut reizen und sollten sehr gering dosiert werden. Pfefferminzöl wirkt über die Kälterezeptoren und sollte deshalb nicht für ein warmes Bad verwendet werden, denn dann beginnt man zu frieren.

10 Tropfen Orangenöl in der Badewanne reizen die Haut, 10 Tropfen Lavendelöl sind möglich! Meist reichen für ein Bad 2–10 Tropfen, am besten in Sahne gelöst. Auch hier gilt, wie bei vielen Anwendungen: Weniger ist mehr!

Für eine **therapeutische Waschung,** z. B. bei resistenten Keimen, ist die Solubolmischung (s. u.) gut geeignet. Die (z. B. nach einem Aromatogramm ersichtlichen) notwendigen ätherischen Öle in der 4-fachen Menge Solubol lösen, dann davon 5 Tropfen für die Waschung verwenden. Statt Solubol kann man auch ein neutrales Duschgel verwenden, möglichst auf der Basis von Zuckertensiden. Wenn ein neutrales Duschgel verwendet wird, muss gewährleistet sein, dass bei einer Anwendung eine genau definierte Menge an ätherischen Ölen verwendet wird. Das bedeutet, ein Spritzer oder ein Hub, der aus der Flasche entnommen wird, sollte genau 1 Tropfen ätherisches Öl enthalten.

GUT ZU WISSEN

Solubol ist ein pflanzlicher Emulgator, bestehend aus pflanzlichem Glycerin, Kokonussextrakt, Lecithin, Maltodextrin, Gummi arabicum, Vitamin E, Vitamin C und Rosmarinextrakt ohne Alkohol. Er eignet sich gut dazu, ätherische Öle wasserlöslich zu machen und kommt zu Anwendung für die innerliche Einnahme. Man verwendet ihn im Verhältnis 1:4, d. h. 1 g ätherisches Öl in 4 g Solubol.

3.5 Innere Anwendung

Die Einnahme ätherischer Öle ist in Deutschland noch nicht so sehr verbreitet, bietet allerdings in der Therapie ungeahnte Möglichkeiten. Bei der (inneren) Einnahme wird eine direkte Einwirkung auf den Magen, z. B. bei Sodbrennen, oder auf den Darm erzielt. Zudem gibt es eine systemische Wirkung, z. B. bei generalisiertem Vorkommen von resistenten Keimen. Die Einnahme zeigt oft eine schnellere und direktere Wirkung wie eine Einreibung über die Haut oder eine Inhalation.

3.5.1 Einnahme auf Zucker, in Sahne, fettem Öl

Ätherische Öle enthalten wirksame Substanzen, die sowohl antibakterielle, antivirale, antimykotische Eigenschaften haben als auch antidepressive, angstlösende und stimmungsaufhellende Wirkungen entfalten können mit relativ wenigen Nebenwirkungen.

TIPP

Die übliche Dosis bei Erwachsenen beträgt pro Einzeldosis etwa 2–3 Tropfen oder etwa 100 mg. Stark wirkende Öle wie Thymian Ct. Thymol, Ajowan, kopfiger Thymian, Thymian türkisch, Zimtrinde, Bergbohnenkraut, Oregano sollten geringer dosiert werden.

Für eine schnelle Anwendung ist es möglich, 2–3 Tropfen ätherisches Öl auf ein Stück Zucker, Teelöffel Honig, Sahne oder Esslöffel fettes Öl zu geben und lange im Mund einzuspeicheln, am besten vor dem Essen. Bei einer beginnenden Erkältung hat es sich bewährt, 2–3 Tropfen Ravintsara oder Cajeput auf 1 Stück Zucker langsam zu lutschen und einzuspeicheln.

Die Verstoffwechselung der ätherischen Öle im Körper, ist noch nicht in allen Punkten klar (➤ 3.1.3). Bei der Einnahme werden ätherische Öle zum Teil bereits im Dünndarm resorbiert, dann glucuronidiert und ausgeschieden. Es gibt Aussagen, dass Öle wie Thymian oral nicht wirken können. Die Autoren haben im Selbstversuch jedoch bemerkt, dass auch Thymian Ct. Thymol innerlich eingenommen durchaus eine Wirkung haben kann.

CAVE

Die Einnahme von ätherischen Ölen sollte nur durch erfahrene Aromatherapeuten zur Anwendung kommen.

Es gibt folgende Formen der Einnahme von ätherischen Ölen:

- Für Erwachsene 2–3 Tropfen **ätherische Öle** auf ein **Stück Zucker** geben, gut einspeicheln und im Mund zergehen lassen
- Ätherische Öle in **Propolistinktur** im Verhältnis 1 : 4 (1 g = ca. 30–35 Tropfen ätherisches Öl und 4 g Propolistinktur) vermischen, davon 10–15 Tropfen in Wasser gelöst (½ Glas) einnehmen (entspricht 2–3 Tropfen ätherisches Öl). Die Propolistinktur wirkt hier als Emulgator und ist relativ leicht zu bekommen. 5 g dieser Mischung reichen etwa für 16 Anwendungen.
- Verwendung mit **Solubol** (➤ 3.4.5): 1 g ätherisches Öl mit 4 g Solubol mischen, von dieser Mischung 10–15 Tropfen in ½ Glas Wasser geben und mindestens 20 Min. vor dem Essen trinken. Die Dosierung entspricht 2–3 Tropfen ätherisches Öl (= ca. 100 mg). Diese Mischung bewirkt, dass die ätherischen Öle retardiert freigesetzt werden.
- Ätherische Öle in fettes Öl oder Sahne geben.

3.5.2 Einnahme in Kapseln oder Tropfen

Eine elegante, aber etwas aufwändigere Form, ist die Einnahme der ätherischen Öle in Kapseln. Die Kapseln können selbst hergestellt werden, es gibt aber auch Apotheken, die Kapseln zubereiten.

Die ätherischen Öle (2–3 Tropfen) können direkt in eine Gelatinekapsel getropft werden, besser ist es jedoch, die ätherischen Öle in ein Basisöl zu geben und dann einzufüllen. Das Basisöl gewährleistet eine retardierte Freisetzungsrate. Zudem ist der Geschmack der ätherischen Öle nicht so aufdringlich, was manchen Menschen die Einnahme erleichtert, da der Geschmack nicht so stark wahrgenommen wird wie bei der Einnahme in Propolistinktur, Solubol oder direkt auf Zucker. Durch die langsamere Freisetzung des ätherischen Öls ist der Wirkstoffspiegel im Blut gleichmäßiger, während bei der Einnahme auf einem Stück Zucker ein sofortiges Anfluten erfolgt.

Gelatinekapseln der Größe 1 haben 0,5 ml Volumen (➤ Tab. 3.7). Sie lassen sich befüllen mit 100 mg ätherischem Öl und 300 mg fettem Öl, oder 50 mg ätherischem Öl und 350 mg fettem Öl. Andere Kapselgrößen haben andere Volumina und müssen neu berechnet werden. Rechenbeispiel für 100 und 60 Kapseln (➤ Tab. 3.7).

Von vielen Aromatherapeuten wird gefordert, eine magensaftresistente Kapsel oder sogar eine dünndarmresistente Kapsel herzustellen. Das ist im individuellen Maßstab sehr teuer und nicht praktikabel. Man kann jedoch die ätherischen Öle sehr gut in ein fettes Öl geben, z. B. Olivenöl, Mandelöl oder Sanddornfruchtfleischöl und dann in eine Kapsel

Tab. 3.7 Anleitung zur Herstellung von Kapseln Größe 1 (0,5 ml Volumen)

Inhaltsstoff	Pro Kapsel	Für 100 Kaseln	Für 60 Kapseln
Ätherisches Öl	0,1 g= 100 mg ca. 3 Tropfen	Für 100 Kapseln 10 g	Für 60 Kapseln 6 g
Fettes Öl (Mandelöl, Olivenöl, Sanddornfruchtfleischöl)	0,3 g= 300 mg	30 g	18 g
Ätherisches Öl	0,05 g= 50 mg	5 g	3 g
Fettes Öl	0,35 g=350 mg	35 g	21 g

einfüllen. Laut Pénoel werden die in Basisöl gelösten ätherischen Öle verzögert freigesetzt.

Gelatinekapseln sind haltbarer als Zellulosekapseln, da diese, zusammen mit ätherischen Ölen, nicht stabil sind.

3.5.3 Wirkung der fetten Öle

Bei der Auswahl der Basisöle ist es sinnvoll, auch die Wirkung dieser fetten Öle mit zu berücksichtigen. Olivenöl wird fast immer vertragen, Sanddornfruchtfleischöl stärkt das Immunsystem, Schwarzkümmelöl hat sich bei Allergien bewährt. Möglich wären auch Mandelöl, Sesamöl, Nachtkerzenöl oder andere Öle, die auch als Lebensmittel genutzt werden können.

3.6 Rektale oder vaginale Anwendung

CAVE

Die rektale oder vaginale Anwendung sollte nur durch erfahrene Aromatherapeuten zur Anwendung kommen.

3.6.1 Rektale Anwendung

Die Verwendung von **Rektalsuppositorien** eignet sich für Hämorrhoidalleiden, Analthrombosen und für eine systemische Wirkung, wenn der Magen nicht belastet werden soll. Außerdem für eine Behandlung im Enddarm oder bei Prostatabeschwerden. Die Aufnahme der ätherischen Öle in Form von Suppositorien im Rektum ist optimal. Hier werden die ätherischen Öle direkt ins Blut aufgenommen und unter Umgehung der Leber systemisch verarbeitet.

Es ist sinnvoll, die Zäpfchen mit der breiten Seite nach innen zu applizieren, dadurch werden sie nicht so leicht vom Enddarmmuskel wieder herausgedrückt. Von Erwachsenen und zum Teil auch von Kindern wird die Anwendung nicht so sehr toleriert. Das mag darauf zurückzuführen sein, dass seit vielen Jahren industriell gefertigte Zäpfchen auf der Basis von Hartfett hergestellt werden. Hartfett ist „hart“ im Enddarm und unangenehm. Werden die Zäpfchen jedoch mit Kakaobutter hergestellt, sind sie sehr viel angenehmer und weicher („Schokolade für den Popo“). Zäpfchen können nur im Liegen zur Anwendung kommen: Wenn der Patient nach dem Einführen umhergeht, werden die Zäpfchen durch die Bewegung herausgedrückt und nicht resorbiert. Bei allen Anwendungen auf der Schleimhaut dürfen keine hautreizenden ätherischen Öle verwendet werden, oder nur in sehr geringer Dosierung (Thymian Ct. Thymol bis zu 10 mg pro Einzeldosis, Lemongras bis zu 25 mg pro Einzeldosis).

3.6.2 Vaginale Anwendung

Vaginalovula werden bevorzugt eingesetzt bei Vaginalinfektionen oder Blasenentzündungen. Vaginalovula werden von Frauen meist gut akzeptiert. Stellt man sie mit Kakaobutter her, sind sie auch sehr angenehm und pflegen die Schleimhaut, auf der sie auch direkt wirken. Im Vaginalbereich werden Hydrolate oder Zubereitungen mit Hydrolaten in Form von Vaginalduschen oder Intimsprays als sehr angenehm empfunden. Sie unterstützen die Wirkung von Ovula und können tagsüber mehrmals einfach eingesprüht werden, wohingegen Ovula nur beim Liegen verwendet werden können.

Allerdings ist die Schleimhaut im Vaginal- und Rektalbereich noch empfindlicher als die „normale“ Haut. Insofern ist hier die Auswahl der ätherischen Öle sehr wichtig:

- **Sanfte Öle,** die viele Monoterpenole enthalten, wie Rosengeranie, Palmarosa, Lavendel, Neroli, Thymian Ct. Linalool u. a. werden gut auf der Schleimhaut vertragen.
- Öle mit **phenolischen Anteilen,** wie Thymian Ct. Thymol, Bergbohnenkraut, Ajowan und auch den Phenyläthern, wie Nelkenknospe, Zimtrinde werden auf der Schleimhaut nicht, oder nur sehr gering dosiert, toleriert.
- Auch **monoterpenaldehydhaltige Öle,** wie Lemongras, reizen die Schleimhaut und dürfen nur sehr vorsichtig angewendet werden. In besonderen Fällen, nach guter Risiko-/Nutzenabwägung, kann Thymian Ct. Thymol sehr vorsichtig im Vaginalbereich verwendet werden, in einer Dosis von 10 mg pro Ovula, dies entspricht etwa 3 Tropfen in 10 Zäpfchen, Lemongras bis zu 25 mg pro Dosis.

CAVE

Bei Schwangeren sollen keine monoterpenketonhaltigen Öle, wie Salbei, Beifuß, Rosmarin Ct. Campher und phenolhaltigen Öle, wie Bergbohnenkraut, Ajowan und Thymian Ct. Thymol eingesetzt werden.

3.6.3 Suppositorien

Es gibt verschiedene Größen für Suppositorien:

- 1 g Form für Kinderzäpfchen
- 2 g Form für Erwachsene Rektalzäpfchen
- 3 g Form für Erwachsene Rektalzäpfchen
- 3 g Form für Vaginal-Ovula

Zur Dosierung der Zäpfchen ➤ Tab. 3.8.

Zur Dosierung zur Herstellung von Zäpfchen für Erwachsene und Kinder ➤ Tab. 3.9, ➤ Tab. 3.10. Insbesondere bei Kindern sind die Zäpfchen eine gute und wirksame Hilfe bei Erkältungen und grippalen Infekten, zumal die Kinder nicht gerne Öl schlucken.

Tab. 3.8 Dosierung der Zäpfchen. Bei den Kinderzäpfchen mit der Größe 1 g kann man zur Stabilität der Zäpfchen auch 20 % Hartfett dazugeben.

	Kinder > 1 Jahr	Schulkind	Erwachsene	Ovula
Ätherisches Öl	0,1 g = 100 mg 2–3 Tr.	100–150 mg 3–4 Tr.	Bis 0,2 g = 200 mg 5–6 Tr.	Bis 0,2 g = 200 mg 5–6 Tr.
Grundlage: Kakaobutter	1 g	1 g	2 g	2,8 g

Tab. 3.9 Rezepturbeispiel für 10 Zäpfchen für Erwachsene

	Menge für 1 Zäpfchen	Menge für 10 Zäpfchen
Ätherisches Öl	0,2 g=200 mg	2 g ca. 60 Tr.
Kakaobutter	2,0 g	20 g

Tab. 3.10 Rezepturbeispiel für 10 Husten-Kinderzäpfchen ab 1 Jahr mit 3 Ölen

	Menge für 1 Zäpfchen	Menge für 10 Zäpfchen
3 ätherische Öle z. B. Cajeput, Thymian Ct. Linalool, Lavendel fein	Insgesamt 0,1 g= 100 mg	1 g = ca. 30 Tr., von jedem ätherischen Öl 10 Tr.
Kakaobutter	1 g	10 g

Tab. 3.11 Rezepturbeispiel für 20 Vaginalovula

	Menge für 1 Ovulum	Menge für 20 Ovula
Ätherisches Öl	0,2 g= 200 mg, ca. 5–6 Tr.	4 g ca. 120 Tropfen
Kakaobutter	2,8 g	56 g

Bei Vaginalinfektionen hat es sich bewährt, mindestens 20 Ovula (➤ Tab. 3.11) zu verabreichen. Außerdem hilft bei Vaginalinfektion auch der Einsatz von Hydrolaten als Intimspray mit oder ohne den Zusatz von ätherischen Ölen.

GUT ZU WISSEN

Bei allen Suppositorien ist es bei der Applikation wichtig, hinterher mindestens 1 Stunde zu liegen. Geht (läuft) der Patient, laufen die Zäpfchen auch (aus)!

3.7 Verträglichkeit und Synergien, Wechselwirkungen

Die wenigsten ätherischen Öle werden pur auf der Haut vertragen. Eine Ausnahme bildet das Lavendelöl. Da die ätherischen Öle einen großen Anteil an kleinen, lipophilen Substanzen haben, können sich viele davon in die Zellmembran einlagern und die Zellwand stören.

Monoterpenaldehyde greifen die Zellmembran an, genauso Monoterpenphenole. Monoterpene lagern sich in die Zellwand ein, sodass diese durchlässiger wird. Monoterpenole können über das Quorum sensing die Effluxpumpen und Biofilme der Bakterien stören (➤ 4.3).

3.7.1 Synergien

Am Beispiel von Thymian Ct. Thymol zeigt die Gruppe von Ahmad und van Vuuren (van Vuuren 2014) in Südafrika sehr schön, dass die Inhaltsstoffe des Thymianöls nur in Kombination diese gute Wirkung haben. Den „starken" Stoffen, wie Thymol wird der Weg geebnet durch die „sanften" Stoffe, wie Linalool oder auch durch das p-Cymen. Somit kann das gesamte Öl in der antibakteriellen Wirkung mehr bewirken als ein Einzelstoff. Dieses Zusammenspiel der einzelnen Wirkstoffe nennt man **Synergie.** Deshalb sind die natürlichen ätherischen Öle mit ihren Vielstoffgemischen wirksamer als Einzelstoffzubereitungen.

Kein einziges ätherisches Öl hat nur einen Inhaltsstoff, es sind immer Vielstoffgemische. Auch Mischungen verschiedener Öle verstärken die Synergien. Thymian Ct. Thymol kann den Blutdruck erhöhen, Ylang-Ylang hilft, den Blutdruck zu senken.

Alle **1,8-Cineol-haltigen** ätherischen Öle wirken mukolytisch. Das wird gewünscht bei der Anwendung gegen Husten oder Bronchitis. Auf der anderen Seite kann eine Schleimverflüssigung bei Personen mit empfindlicher Magenschleimhaut den Magen reizen und Sodbrennen verursachen. Bei Personen, die nicht abhusten können (Tetraplegiker, Wachkoma), muss die Dosierung sehr genau überprüft und angepasst werden. Um die Wirkung von 1,8-Cineol zu mildern, kombiniert man deshalb gerne mit entspannenden Ölen, wie Lavendel und auswurffördernden Ölen, wie Thymian Ct. Linalool.

Campherhaltige und **thujonhaltige** ätherische Öle, wie Salbei, Rosmarin Ct. Campher, Ysop, Beifuß, Wermut und viele andere können, in hohen Dosen eingenommen, Krämpfe verursachen. Diese Öle sollten bei Schwangeren, Kindern und Personen mit Epilepsie sehr gering dosiert werden.

Die ätherischen Öle enthalten sehr viele verschiedene Inhaltsstoffe, die zum Teil auch miteinander reagieren können. Beim Mischen von ätherischen Ölen verstärken sich die Synergien.

3.7.2 Wechselwirkungen mit Medikamenten

In unserem Körper werden sehr viele Medikamente über Enzymsysteme in der Leber abgebaut: Die Familie der Cytochrom-P450-Isoenzyme. Da viele der ätherischen Öle im Stoffwechsel auch über die Leber abgebaut werden, gibt es sicher auch Interaktionen, die nicht alle bekannt sind. Einige davon wurden bereits untersucht:

- **Anisöl** verstärkt die schmerzstillende Wirkung von Codein um 16 % (Versuch an Mäusen) und steigert die Wirkung von Midazolam und Diazepam, schwächt aber die Wirkung von Pentobarbital, Imipramin und Fluoxetin ab (Golos 2014, Samojlik et al. 2012). Anisöl reagiert mit Östrogenrezeptoren, sollte deshalb auch nicht zur Anwendung kommen bei östrogenabhängigen Tumoren.
- **Pfefferminzöl** hat im Versuch mit Ratten gezeigt, dass die Bioverfügbarkeit von Ciclosporin durch Hemmung der Abbaurate um das 3-Fache gesteigert wurde (Golos 2014, Wacher et al. 2002). Die-

se Versuche wurden an Tieren gemacht, wie wir Menschen reagieren, wissen wir noch nicht in allen Einzelheiten.
- **Öle** die **Methylsalicylat** enthalten, wie **Wintergrün,** sollten nicht zusammen verwendet werden mit blutverdünnenden Medikamenten (z. B. Marcumar), da sie die Blutungsneigung verstärken könnten.
- **Transdermale Applikationen** sollten nicht auf die Haut geklebt werden, die vorher mit ätherischen Ölen behandelt wurde, da diese die Resorptionsrate verstärken könnten.

Man kann davon ausgehen, dass es sicher noch mehr, bisher unbekannte Interaktionen von ätherischen Ölen und Medikamenten gibt. Es ist deshalb wichtig, immer genau zu beobachten, was sich im Körper verändert, wenn wir mit ätherischen Ölen arbeiten, ganz gleich, ob sie innerlich oder äußerlich verabreicht werden.

Sehr oft ergänzen die ätherischen Öle auch die Wirksamkeit von anderen Medikamenten, v. a. von **Antibiotika.** Da die ätherischen Öle Vielstoffgemische sind, können die Bakterien weniger leicht Resistenzen gegen die ätherischen Öle entwickeln. Schon 2003 hat Ute Runkel gezeigt, dass Lavendelöl die Wirkung von einigen Antibiotika verstärken kann. Viele Studien zeigen, dass die ätherischen Öle die Wirkung von Antibiotika, auch bei resistenten Keimen verstärken können (Moussaoui und Alaoui 2015, Chouhan 2017).

Auf jeden Fall gilt es, die Interaktion von fetten und ätherischen Ölen mit **Latex** zu beachten. Fette und ätherische Öle lösen Latex auf, und können auch Vaginalringe stören. Deshalb sollten keine Kondome verwendet werden, wenn zuvor im Vaginalbereich ätherische Öle oder fette Öle zur Anwendung gekommen sind.

KAPITEL

4 Aromatogramme

4.1 Möglichkeiten und Grenzen

Aromatogramm: Dient wie ein Antibiogramm dem Nachweis von antibakteriellen oder antimykotischen Wirkungen eines ätherischen Öls gegen Krankheitskeime. Dazu werden die Bakterien bzw. Pilze auf ein agarhaltiges Nährmedium in einer Petrischale ausgestrichen und anschließend mit verschiedenen ätherischen Ölen in definierter Konzentration auf ihre Wirksamkeit getestet (Hemmhoftest ➤ 4.1.2).

Durch das Aromatogramm lässt sich also in vitro nachweisen, welche ätherischen Öle eine antimikrobielle Wirkung auf spezielle Keime haben.

4.1.1 Vorgehen

Der Therapeut entnimmt einen Abstrich aus einer Wunde, aus dem Sputum oder aus anderen infizierten Stellen, gibt diesen an ein Labor, das sich darauf spezialisiert hat und mit ätherischen Ölen arbeitet. Im Labor erfolgt die **Keimzüchtung,** dann werden der oder die Keime isoliert auf einer Agar-Diffusionsplatte ausgestrichen, kleine weiße Blättchen mit einer bestimmten Menge ätherischem Öl (9 µl oder 10 µl) getränkt und anschließend bei 36 °C bebrütet. Die Brutzeit für Bakterienrasen beträgt 24–36 Stunden für Pilze 48 Stunden. Viren können so nicht getestet werden, langsam wachsende Bakterien und Pilze, wie Dermatophyten, können auch nicht getestet werden, da die ätherischen Öle während der notwendig längeren Brutzeit verdampfen würden. Um Viren zu testen, braucht es komplizierte Testmethoden.

Anaerobe Keime lassen sich nicht auf einer offenen Platte züchten, hier kommen der Reihenverdünnungstest mit der Bouillonmethode oder andere Methoden zur Anwendung. Der pathogene Keim wird in einer bestimmten Konzentration in eine flüssige Nährlösung (sog. Bouillon) in ein Teströhrchen gegeben, dann werden ätherische Öle mit fallender Ölkonzentration und mit einem Tensid dazugegeben und anschließend im Brutschrank bebrütet. Nach der Bebrütung wird die Trübung der Röhrchen beurteilt. Das letzte noch klare Röhrchen in der Verdünnungsreihe bedeutet: Minimale Hemmkonzentration, hier wirkt das ätherische Öl noch gegen den Keim (Dorfinger 2015). Diese Methode ist sehr viel aufwändiger als der einfache Agar-Diffusionstest und dadurch auch viel teurer.

Manche Labore verwenden auch eine spezielle Methode, den Sauerstoff auf der Agar-Platte zu entfernen, sodass auch hier anaerobe Keime wachsen können.

4.1.2 Größe der Hemmhofs

Nach der Bebrütung wird die Größe des Hemmhofs (➤ Abb. 4.1) gemessen, d. h. der Bereich um die Plättchen, in dem **keine Bakterien mehr wachsen.**

GUT ZU WISSEN

Die Größe des Lochs im Keimrasen, der Hemmhof, verhält sich proportional zur Wirkung des ätherischen Öls.

Bei einem Aromatogramm werden meist nur drei oder vier ätherische Öle auf der Agarplatte getestet, da die Hemmhöfe (➤ Tab. 4.1) der einzelnen Öle so groß sein können, dass sie ineinander übergehen und eine klare Differenzierung nicht möglich ist. Bei manchen Ölen wie Thymian Ct. Thymol (➤ Abb. 4.2) oder Lemongrass wird oft nur das eine Öl auf die Platte aufgetragen, da die Hemmhöfe über 40 mm sein können. Bei einem Antibiogramm hingegen werden meist fünf oder sechs Antibiotika aufgebracht, zudem sind die Hemmhöfe meist auch nicht so groß, wie bei ätherischen Ölen. Die Hemmhofgröße wird von den unterschiedlichen Laboren unterschiedlich angegeben. Manche Labore geben die Größe des Hemmhofs direkt in Millimetern an.

Tab. 4.1 Hemmhofgröße

Größe in mm	Wirksamkeit	Aussage
< 8 mm	0 = unwirksam	Resistent
8–14 mm	+ = wirksam	Intermediär
14–19 mm	++ = gut wirksam	Sensibel
>2 0 mm	+++ = sehr gut wirksam	Sensibel

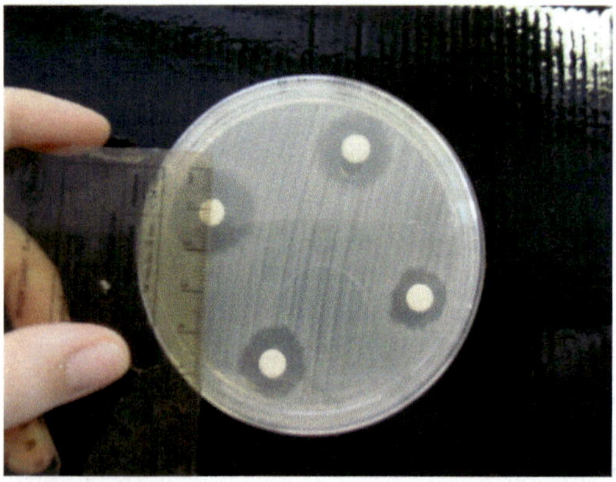

Abb. 4.1 Ausmessen des Hemmhofs [O255]

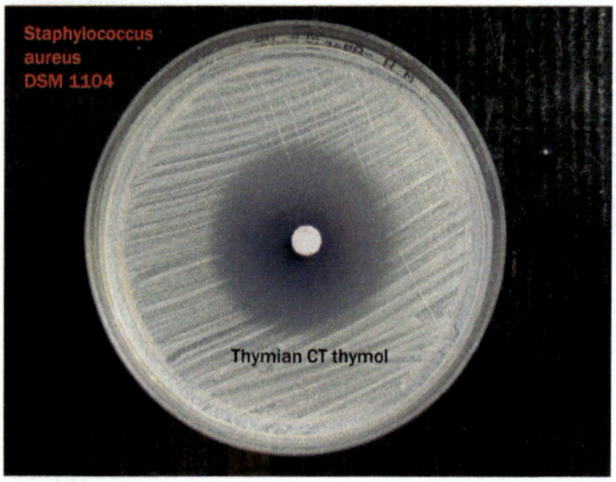

Abb. 4.2 Der Hemmhof bei Thymian Ct. Thymol ist so groß, dass nur ein Öl auf die Platte passt. [O255]

4.1.3 Herstellung der Rezepturen

Französische Aromatherapeuten fordern, dass für die Herstellung einer Rezeptur auch die Öle verwendet werden, die getestet wurden, da die Zusammensetzung der Öle von Charge zu Charge variiert. Verschiedene Versuche ergaben (Labor Dr. Zoulek, Karlsruhe 1998) jedoch, dass unterschiedliche Chargen von Teebaumölen oder von Thymian Ct. Thymol die gleichen Ergebnisse zeigten in der Hemmhofgröße. Für die Herstellung des Öls muss also nicht das Öl derselben Charge verwendet werden, das auch für die Testung eingesetzt wurde. Es ist jedoch unbedingt notwendig, dass die Öle die gleiche biochemische Zusammensetzung haben: So soll nicht Thymian Ct. Linalool (Ct. = Chemotyp ➤ 2.6.2) verwendet werden, wenn Thymian Ct. Thymol ausgetestet wurde, da dieses Öl eine andere biochemische Zusammensetzung hat.

Die besten Ergebnisse werden erzielt, wenn für jede Person mit einem schwierigen Keim auch ein Aromatogramm erstellt wird. Denn es kann sein, dass der Abstrich einer Person, wenn er auf dem Blut-Agar einer anderen Person gezüchtet wird, andere Ergebnisse zeigt. Allerdings braucht das Erstellen eines Aromatogramms, vom Einschicken des Abstrichs bis zu dem Ergebnis und einer Rezeptur, einige Tage, weshalb es bevorzugt für chronische Erkrankungen geeignet ist. Das beste Ergebnis wird erzielt, wenn für jeden Patienten genau getestet wird. Da dies nicht immer möglich ist, kann es äußerst hilfreich sein, auf bereits vorhandene Ergebnisse zurückzugreifen, die hier im Folgenden veröffentlicht werden.

CAVE

Die Herstellung von Rezepturarzneimitteln mit ätherischen Ölen ist in Deutschland noch nicht üblich. Die Anwendung der Aromamedizin ist in Deutschland Ärzten oder Heilpraktikern vorbehalten. Es ist wichtig, dass nur Therapeuten bzw. Apotheker, die sich gut mit ätherischen Ölen auskennen, Rezepturen mit ätherischen Ölen verordnen bzw. herstellen. Denn nicht jedes ätherische Öl, was wirksam ist, wird auch gut auf der Haut oder Schleimhaut vertragen.

Das Aromatogramm zeigt nur, welche getesteten Öle auf einen speziellen Keim ansprechen. Es macht keine Aussage darüber, welche Öle der Patient verträgt oder für seine Gesamtsituation braucht. Deshalb ist es für eine ganzheitliche Behandlung wichtig zu wissen, welche gesundheitlichen Probleme der Patient zusätzlich hat. Denn die ätherischen Öle haben außer ihrer antibakteriellen Wirkung andere Wirkungen, die in die Behandlung mit einbezogen werden sollten. Da viele stark antibakteriell wirkende ätherische Öle auch eine haut- und schleimhautreizende Wirkung haben, muss auch dieser Aspekt in der Verordnung und Rezeptur berücksichtigt werden.

- Um für den Patienten einen guten Therapieplan zu erstellen, sollte zunächst geklärt werden, welche Form der Zubereitung für den Patienten sinnvoll ist. Sollen die ätherischen Öle lokal aufgebracht werden als Einreibung oder als Salbe mit einer festeren Grundlage? Oder sind Rektalzäpfchen oder Vaginalovula die geeignete Form der Anwendung?

- Erfordern die Beschwerden Nasentropfen, ein Hals- oder Rachenspray oder soll ein Raumspray eingesetzt werden, um die Keimlast im Raum zu reduzieren? Ist eine Händedesinfektion für das Pflegepersonal sinnvoll?
- Sollen die ätherischen Öle systemisch eingesetzt werden als Kapseln oder in einer anderen Einnahmeform?
- Dann werden diejenigen Öle ausgewählt, die den größten Hemmhof haben. Falls nur hautreizende Öle einen guten Hemmhof haben, sollten die Öle mit einem geringeren Hemmhof, die trotzdem noch eine Wirksamkeit zeigen, zur Anwendung kommen. Es können auch mehrere Öle kombiniert werden.
- Zudem muss in Betracht gezogen werden, ob der Patient noch andere Beschwerden aufweist, die in der individuellen Rezeptur berücksichtigt werden können. So können z. B. bei Schmerzen, Juckreiz oder Depressionen spezifische ätherische Öle hinzugefügt werden. Zuletzt ist insbesondere bei der äußeren Anwendung darauf zu achten, dass die Mischungen abgerundet werden mit gut riechenden Ölen, denn der gute Geruch trägt auch zum Heilungsprozess bei. Zur Dosierung ➤ Kapitel 3.

STUDIEN

In einer Arbeit im Rahmen von „Jugend forscht" hat die damalige Schülerin Ute Runkel bereits 2003 festgestellt, dass ätherische Öle die Wirkung von Antibiotika bei resistenten Keimen verbessern können. Sie hat standardisierte MRSA-Keime *(MethicillinResistente Staphylococcus Aureus)* gegen Antibiotika und gegen ätherische Öle getestet und festgestellt, dass die Wirkung der Antibiotika mit ätherischen Ölen in vitro verbessert wird. Sie hat zuerst bestimmte Keime mit Antibiotika in einem Antibiogramm getestet, hier hat nur Vancomycin einen Hemmhof (➤ Abb. 4.3) gezeigt. Anschließend hat sie den gleichen Keim gegen die ätherischen Öle Cajeput und Lavendel (➤ Abb. 4.4) getestet, hier hat sich kein nennenswerter Hemmhof gebildet. Im dritten Schritt hat sie Lavendel und Cajeput auf die Antibiogramme (➤ Abb. 4.5) geträufelt und selbst die vorher nicht wirksamen Antibiotika haben mit den ätherischen Ölen wieder eine Wirkung gezeigt (➤ Abb. 4.6).

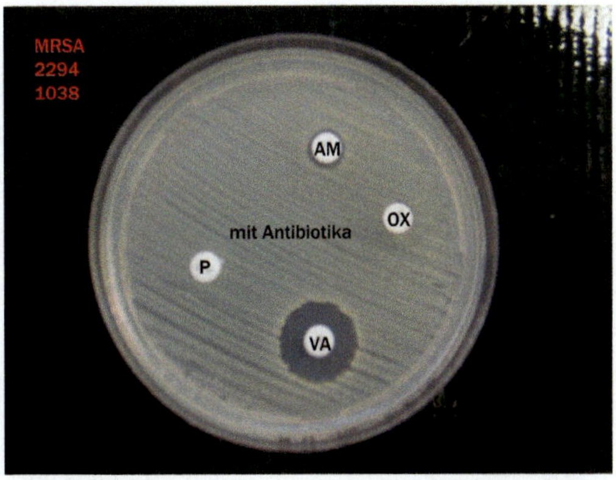

Abb. 4.3 Antibiogramm mit Ampicillin, Oxacillin, Penicillin und Vancomycin, nur Vancomycin hat einen Hemmhof. [O255]

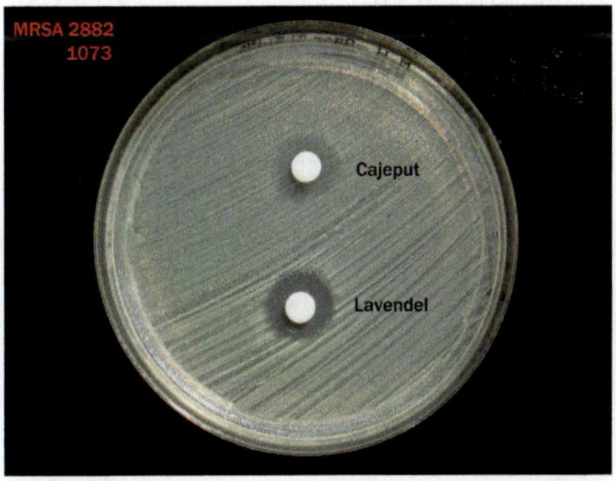

Abb. 4.4 MRSA mit Lavendel und Cajeput: Hier gibt es nur einen minimalen Hemmhof. [O255]

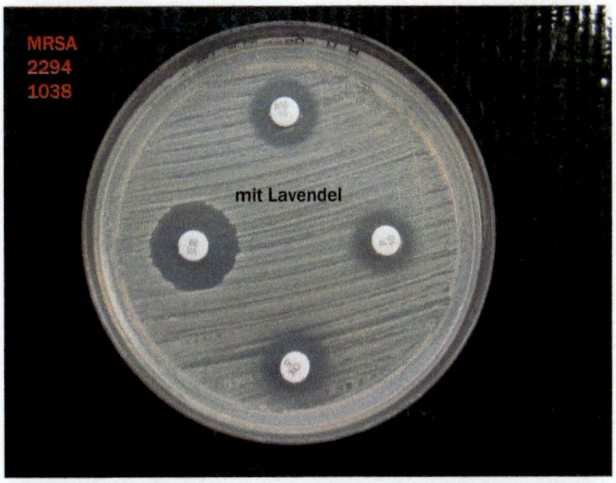

Abb. 4.5 MRSA-Keim mit Antibiotika und Lavendel: Auch Ampicillin, Penicillin und Oxacillin haben wieder einen Hemmhof. [O255]

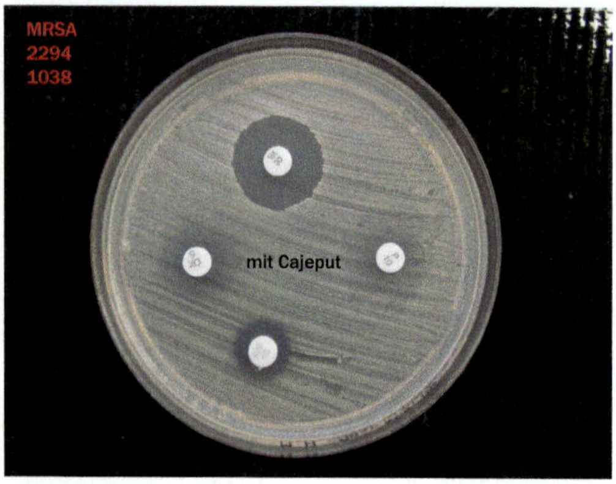

Abb. 4.6 Auch mit Cajeput und Antibiotika waren die Hemmhöfe besser. [O255]

4

4.1.4 Entwicklung der Aromatogramme

Es kann als bekannt vorausgesetzt werden, dass Pflanzen und deren Extrakte, wie die ätherischen Öle, eine antibakterielle Wirkung haben. Bereits um 1910 wurde versucht, diese antibakterielle Wirkung im Labor nachzuweisen (Dorman 2000). In Frankreich werden schon seit vielen Jahren Aromatogramme durchgeführt. Das Wissen über diese Diagnose-Methode wurde Anfang der 1990er-Jahre in Seminaren des Forum Essenzia von Südfrankreich nach Deutschland gebracht. Seit 1998 wurden in Karlsruhe in dem damaligen Labor Dr. Zoulek Aromatogramme angefertigt. Inzwischen gibt es mehrere Labore in Deutschland, die diese Methode anwenden.

STUDIEN

Im Jahr 2009 hat die Pharmazeutin Birgit Jaki an der Universität von Illinois in Chicago im Hänge-Aromatogramm die Wirkung von 105 ätherischen Ölen an einem extrem resistenten Tuberkulosekeim (XDR-TB) untersucht. In einem Hänge-Aromatogramm werden die pathogenen Keime nur im Deckel der Agar-Diffusionsplatte aufgetragen, die ätherischen Öle werden auf einen sterilen Filter im Boden der Agar-Platte aufgebracht, sodass kein direkter Kontakt vom ätherischen Öl zu dem pathogenen Keim besteht. Es wird somit nur gemessen, ob das ätherische Öl allein durch die Diffusion in der Luft wirken kann, wie es auch bei einer Raumbeduftung der Fall wäre. Fünf von den getesteten ätherischen Ölen haben sehr gut gewirkt: *Eucalyptus citriodora*, Lemongrass (*Cymbopogon citratus*), Hopfen (*Humulus lupulus*), Koriander (*Coriandrum sativum* Semen) und die Kaffernlimette (*Citrus hystrix*, Frucht).

Die antibakterielle Aktivität von verschiedenen ätherischen Ölen wurde bereits in früheren Untersuchungen festgestellt (Dorman et al. 2000) Hier wurden die ätherischen Öle von Pfeffer, Nelke, Rosengeranie, Muskatnuss, Oregano, und Thymian gegen 25 verschiedene Bakterien getestet.

Seit 1998 hatten wir (die Autorin D. Hamm und Kollegen) die Chance, in der OK-Apotheke in Karlsruhe (vormals Olympia-Apotheke) von verschiedenen Laboren für verschiedene Therapeuten Aromatogramme zu bearbeiten und Rezepturen für Patienten herzustellen. In den ersten Jahren war die Nachfrage gering und es wurden hauptsächlich Abstriche aus dem Vaginalbereich getestet. Im Lauf der Jahre hat sich die Nachfrage gesteigert und es wurden auch Abstriche aus anderen Bereichen getestet. 2011 wurden insgesamt 402 Aromatogramme bearbeitet, davon 44 % aus dem Vaginalbereich, 7,8 % von der Haut und Wundabstrichen, 33 % aus dem HNO-Bereich, 14,5 % aus dem urologischen Bereich und einige wenige aus dem Darm oder Sperma. Im Jahr 2012 wurden in der Apotheke 1000 Aromatogramme bearbeitet. Als uns auffiel, dass immer wieder die gleichen Öle bei den gleichen Keimen angesprochen haben, entschlossen wir uns, eine Datenbank mit den Ergebnissen aufzubauen. Mittlerweile wurden in der OK-Apotheke in den letzten 20 Jahren über 4500 Aromatogramme ausgewertet. Allerdings konnten wir auch beobachten, dass sich die Keime im Lauf der Jahre verändern und auf unterschiedliche ätherische Öle reagieren, zumal sich die Zusammensetzung der Öle von Jahr zu Jahr etwas verändert.

Die Auswahl der ätherischen Öle für die Aromatogramme ist willkürlich. Es gibt so viele verschiedene ätherische Öle, dass immer nur eine geringe Anzahl getestet werden kann. Dazu kommt, dass das Labor verwertbare Ergebnisse vorweisen möchte, der Therapeut möchte eine wirksame Behandlung und der Patient möchte eine möglichst nebenwirkungsarme Therapie. Hier für die Patienten eine wirksame und verträgliche Rezeptur zu entwickeln, ist eine besondere Kunst.

4.1.5 Auswertung der Aromatogramme

Die keimbezogene Auswertung der Aromatogramme bringt verschiedene Schwierigkeiten mit sich:

- Jedes Labor verwendet für die Keimtestung nach ihrem Ermessen unterschiedliche Öle und Öle von verschiedenen Herstellern.
- Zudem werden für verschiedene Abstriche unterschiedliche Öle getestet: Im Vaginalbereich kommen andere „Aromabatterien" zur Anwendung wie im Sputum oder auf der Haut. Eine Aromabatterie ist die spezielle Ansammlung von ätherischen Ölen, die bei einem Abstrich bzw. Austestung verwendet werden. Im Vaginalbereich kommen hauptsächlich sanfte Öle zur Anwendung, wie Rosengeranie, Palmarosa, Neroli, Thymian Ct. Linalool, aber auch Thymian Ct. Thymol. Im Sputum werden eher Öle getestet, die auch eine schleimlösende Wirkung haben, wie Eucalyptus oder Ravintsara und auch Thymian in verschiedenen Chemotypen. Zum Teil werden bei Kindern andere Öle getestet als bei Erwachsenen und Schwangeren.
- Da jeder Platz auf der Agar-Diffusionsplatte Geld kostet und die Patienten in Deutschland im Allgemeinen die Aromatogramme selbst bezahlen müssen, wird immer nur eine begrenzte Anzahl von Ölen getestet. Öle mit einem hohen Anteil an Monoterpenphenolen wirken gegen sehr viele Keime, werden aber nicht immer gut vertragen. Deshalb war es besonders interessant, sanfte Öle zu testen. Insbesondere im Vaginalbereich werden die „starken" Öle oft nicht toleriert. Es nützt dem Patienten nichts, wenn ein ätherisches Öl eingesetzt wird, das zwar den pathogenen Keim bezwingt, aber die Haut oder Schleimhaut zu stark reizt. Es ist nicht sinnvoll, Bergbohnenkraut oder Zimtrinde im Vaginalbereich bei einer Schwangeren auszutesten und dann festzustellen, dass dieses Öl nicht verwendet werden kann.
- Es ist auch üblich, dass die verschiedenen Labore die Hemmhofgröße unterschiedlich definieren, somit wird eine einheitliche Darstellung schwierig.

In der Auswertung der Aromatogramme wurden alle Werte der verschiedenen Labore und der unterschiedlichen Abstriche für einen Keim zusammengefasst und somit ein Mittelwert bestimmt.

GUT ZU WISSEN

Der durchschnittliche Hemmhof wurde ermittelt, um eine Gesamtwirkung des Öls auf diesen Keim zu sehen. Durchschnittlicher Hemmhof bedeutet: Alle Hemmhöfe (von 0–3) des getesteten Öls wurden zusammengezählt und durch die gesamte Anzahl der Testfälle dividiert.

- 0 bedeutet = nicht wirksam
- 1 = wirksam
- 2 = gut wirksam
- 3 = heißt größter Hemmhof, sehr gut wirksam

Durchschnittlicher Hemmhof zwischen 2 und 3 bedeutet: sehr gute Wirkung dieses Öls auf den Keim.
Durchschnittlicher Hemmhof unter 1,0 bedeutet, dass keine ausreichende Wirkung auf die Gesamtzahl der Abstriche gesehen wurde. Im Einzelfall kann hier durchaus eine Wirksamkeit vorliegen. Um die Grenze besser zu sehen, wurde ein roter Strich gezogen im Diagramm im Bereich durchschnittlicher Hemmhof 1.

Anzahl der Testfälle

Die weitere Auswertung erfolgt in einer zweiten Tabelle. Hier wird die Anzahl der Testfälle angegeben. Denn ein Hemmhof mit der Größe 3 ist zwar sehr gut, wenn dieses Öl aber nur 1- oder 2-mal getestet wurde, ist das Ergebnis nicht so aussagekräftig wie ein Öl, das 150-mal getestet wurde und einen durchschnittlichen Hemmhof von 1,5 oder 2,5 aufweist.

Die Ergebnisse wären sicherlich signifikanter, wenn z. B. ein Keim 50-mal mit jeweils 10 gleichen ätherischen Ölen hätte getestet werden können. Dann ließe sich die Aussage treffen: Dieses Öl hat eine gute oder sehr gute Wirkung. In den folgenden Auswertungen wurden die Ergebnisse über 20 Jahre von verschiedenen Keimen mit unterschiedlich getesteten Ölen in den Aromatogrammen gesammelt. Es handelt sich also um keine Studie, sondern um gesammelte Ergebnisse aus der Erfahrungsheilkunde (Kohortenstudie). Diese Auswertungen können trotzdem helfen, bei einem (schwierigen) Keim eine Mischung mit den infrage kommenden Ölen herzustellen.

Anzahl der Aromatogramme

Die Anzahl der getesteten Abstriche ist sehr unterschiedlich. Es gibt Keime, die nur in einer geringen Anzahl getestet wurden, wie z. B. *Acinetobacter baumannii* mit nur 23 Aromatogrammen und es gibt Keime, die über 700-mal getestet wurden, wie *Escherichia coli.* Eine Auswertung mit einer geringen Zahl an Aromatogrammen gibt keine so klare Aussage, welche Öle bei diesem Keim zu verwenden sind, wie eine Auswertung über 700 Aromatogramme. In diesen Fällen ist es durchaus möglich, auch eine Mischung herzustellen mit den erfolgreich getesteten Ölen, ohne ein eigenes Aromatogramm zu erstellen.

Auch die Aussage: Dieses Öl wurde bei diesem Keim nur 1-mal getestet, hat allerdings den Hemmhof 3 (= beste Wirksamkeit), ist letzten Endes nicht signifikant. Das Ergebnis eines durchschnittlichen Hemmhofs von z. B. 2 bei über 100 Ergebnissen von 265 getesteten Fällen ist jedoch eine durchaus signifikanter Wert, wie er z. B. bei der Rosengeranie, bei Neroli oder bei Thymian Ct. Linalool in der Testung bei *Candidia albicans* erzielt wurde. Diese Öle können durchaus versuchsweise bei einem anderen Fall mit *Candida albicans* eingesetzt werden, wenn keine Zeit für eine Testung ist.

4.2 Ätherische Öle und ihre antimikrobielle Wirkung auf spezifische Keime

4.2.1 Wirkung auf *Acinetobacter baumannnii*

Acinetobacter baumannii ist ein Krankenhauskeim, der nosokomiale Infektionen verursacht, v. a. Pneumonien und Wundinfektionen. Er entwickelt Resistenzen auf viele Antibiotika, auch auf Cabarpenem. Oft ist er bei vier oder drei MRGN-Keimen dabei (MRGN= multiresistene gramnegative Bakterien, gegen drei oder vier Antibiotikaklassen resistent). Er bildet auch Biofilme und ist schwer zu behandeln.

Insgesamt konnten bisher 23 Aromatogramme ausgewertet werden (➤ Abb. 4.7).

Betrachtet man die durchschnittliche Hemmhofgröße, d. h. die Größe des Hemmhofs zwischen 0 und 3 aller Testfälle eines Öls und teilt diese durch die Anzahl der Testfälle, so ergibt sich folgendes Bild: Oregano hat den besten Hemmhof, wurde aber nur 1-mal getestet, Immortelle, Zeder und Kamille blau zeigten keine Wirkung auf diesen Keim. Lavendel fein wurde 23-mal getestet mit einem Hemmhof von 1,17, Neroli 22-mal mit einem Hemmhof von 1,77, Thymian Ct. linalool 20-mal mit Hemmhof 2,9, Oregano 1-mal mit Hemmhof 3, Thymian Ct. Thymol wurde 6-mal getestet mit einem durchschnittlichen Hemmhof von 3.

Hier wären Thymian Ct. Linalool, Koriander, Teebaum und Lavandin die Favoriten, da sie einen recht guten Hemmhof haben und trotzdem gut verträglich sind. Viele Pflegefachkräfte wissen, wie pflegeintensiv Patienten mit resistenten Keimen sind. Diese Öle können versuchsweise eingesetzt werden, um eine Verringerung der Resistenz zu erreichen. Bei einem Patienten mit einer chronischen Erkrankung, die durch *Acinetobacter baumannnii* bedingt ist, wäre es sicherlich sinnvoll, eine genaue Austestung vorzunehmen, um zu sehen, welche Öle diesem Patienten in helfen können.

4.2.2 Wirkung auf *Candida species* und *Candida albicans*

Bei einem **Vaginalabstrich** wird in manchen Laboren zuerst nur auf den Befall pathogener Keime getestet, bei einem unspezifischen, nicht genauer definiertem Candida-Pilz wird dieser nur als Candida species bezeichnet. In anderen Laboren wird bei niedrigen Keimzahlen differenziert zwischen *Candida albicans* und *Candida non-albicans,* wie z. B. *Candida grusei* und *Candida glabrata,* bei höheren Keimzahlen wird weiter differenziert.

Bei einem **Sputum**- oder **Haut-Abstrich** dagegen wird ein Pilz sofort als *Candida albicans,* oder *Candida glabrata* mit seiner näheren Unterart bezeichnet. Manchmal lässt sich der Keim Candida auch nicht näher spezifizieren. Deshalb können sich hier bei der Auswertung der *Candida-species*-Abstriche auch *Candida-albicans*-Abstriche verstecken.

Candida species

Für unspezifische Candida-Keime, die bevorzugt im Vaginalabstrich vorkommen, wurden 247 Aromatogramme erstellt (➤ Abb. 4.8).

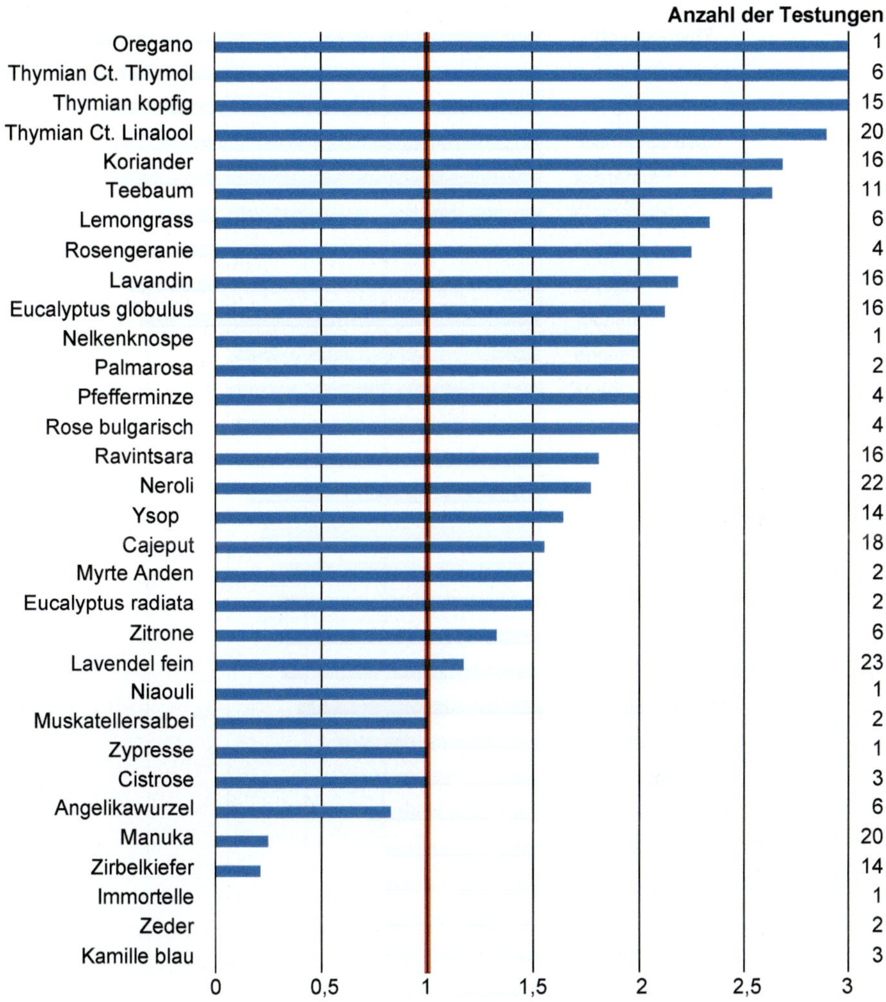

Abb. 4.7 Wirkung von ätherischen Ölen auf *Acinetobacter baumanni* bei 23 Testfällen [P1023]

Thymian kopfig *(Coridothymus capitatus)* hat den besten Hemmhof, wurde aber nur 4-mal getestet und ist hautreizend. Die weiteren Werte bezüglich Testfällen und Hemmhof sind:

- Lemongrass (241 Testfälle/Hemmhof 2,86)
- Rose (159/2,86)
- Palmarosa (236/2,76)
- Rosengeranie (237/2,71)
- Koriander (153/2,55)
- Teebaum (197/1,79) und Neroli (223/1,65)

Sandelholz und Rosmarin Ct. Cineol zeigten keine Wirkung.

Candida albicans

Candida albicans ist ein Keim, der im Darm und vielen anderen Bereichen vorkommt. Er ist nicht immer pathogen, kann aber im Vaginalbereich und bei immungeschwächten Personen pathogen werden. Bei diesem Pilz konnten 265 Aromatogramme (> Abb. 4.9) ausgewertet werden.

Betrachtet man sowohl den Hemmhof, als auch die Anzahl der Testfälle, kommt man zu folgenden Ergebnissen:

- Die starken Thymianöle haben einen sehr guten Hemmhof, wurden aber nicht so oft getestet.

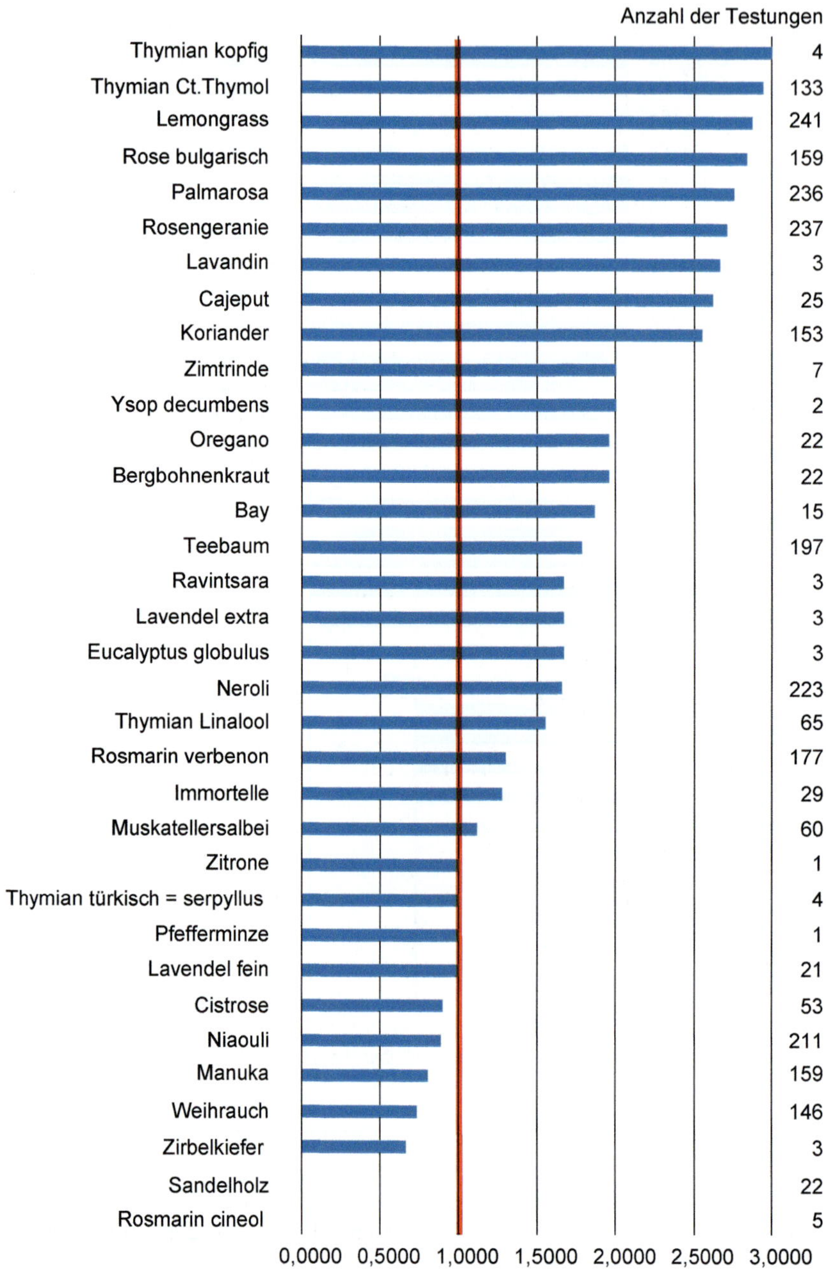

Abb. 4.8 Wirkung von ätherischen Ölen auf *Candida species* bei 247 Testfällen [P1023]

- Neroli wurde am häufigsten getestet (248-mal in 265 Testfällen) und hat einen beachtlichen durchschnittlichen Hemmhof über 2, d. h. es ist gut wirksam, zudem ist es sehr hautfreundlich.
- Lemongrass zeigte einen sehr guten Hemmhof, es wurde auch sehr häufig getestet (in 180 von 265 Testfällen). Es wirkt allerdings leicht hautreizend und sollte im Vaginalbereich nicht zu hoch dosiert (höchstens 25 mg pro Ovulum) werden.

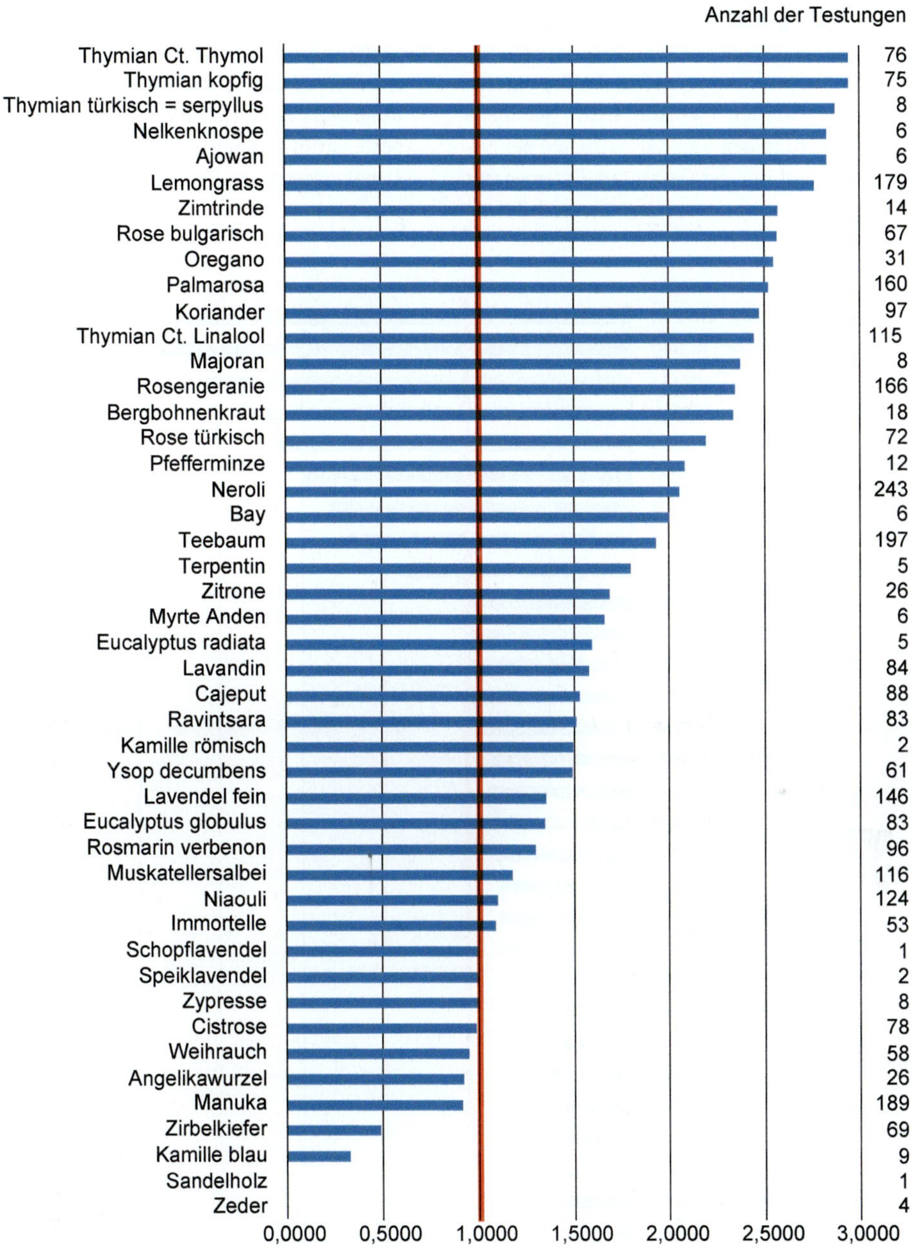

Abb. 4.9 Wirkung von ätherischen Ölen auf *Candida albicans* bei 265 Testfällen [P1023]

- Palmarosa und Rosengeranie wurden oft getestet (160- bzw. 170-mal bei 265 Testfällen), beide sind sehr hautfreundlich und weisen einen beachtlichen durchschnittlichen Hemmhof von 2,52 bzw. 2,34 auf.
- Manuka wurde sehr häufig getestet (190 von 265 Testfällen) und hat immer noch einen durchschnittlichen Hemmhof von knapp unter 1 (0,92).
- Auch der hautfreundliche Thymian Ct. Linalool zeigt einen durchschnittlichen Hemmhof von 2,44 und wurde in 115 von 265 Testfällen getestet.

Es lässt sich also durchaus auch mit diesen sanften Ölen ein Erfolg erzielen.

4.2.3 Wirkung auf *Enterococcus species*

Bei *Enterococcus species* konnten 313 Aromatogramme ausgewertet werden (> Abb. 4.10). Bei manchen Laboren wird in den Vaginalabstrichen bei Enterokokken-Befund nur die Gesamtart *Enterococcus species* angegeben, erst bei einer genaueren Differenzierung oder bei Haut- und Sputumabstrichen wird die genaue Enterokokken Art ausgewiesen.

- Bei *Enterococcus species* hatte die römische Kamille den besten Hemmhof, also im Einzelfall die beste antimikrobielle Wirkung, wurde aber nur 1-mal getestet. Insofern ist das Ergebnis nicht signifikant.

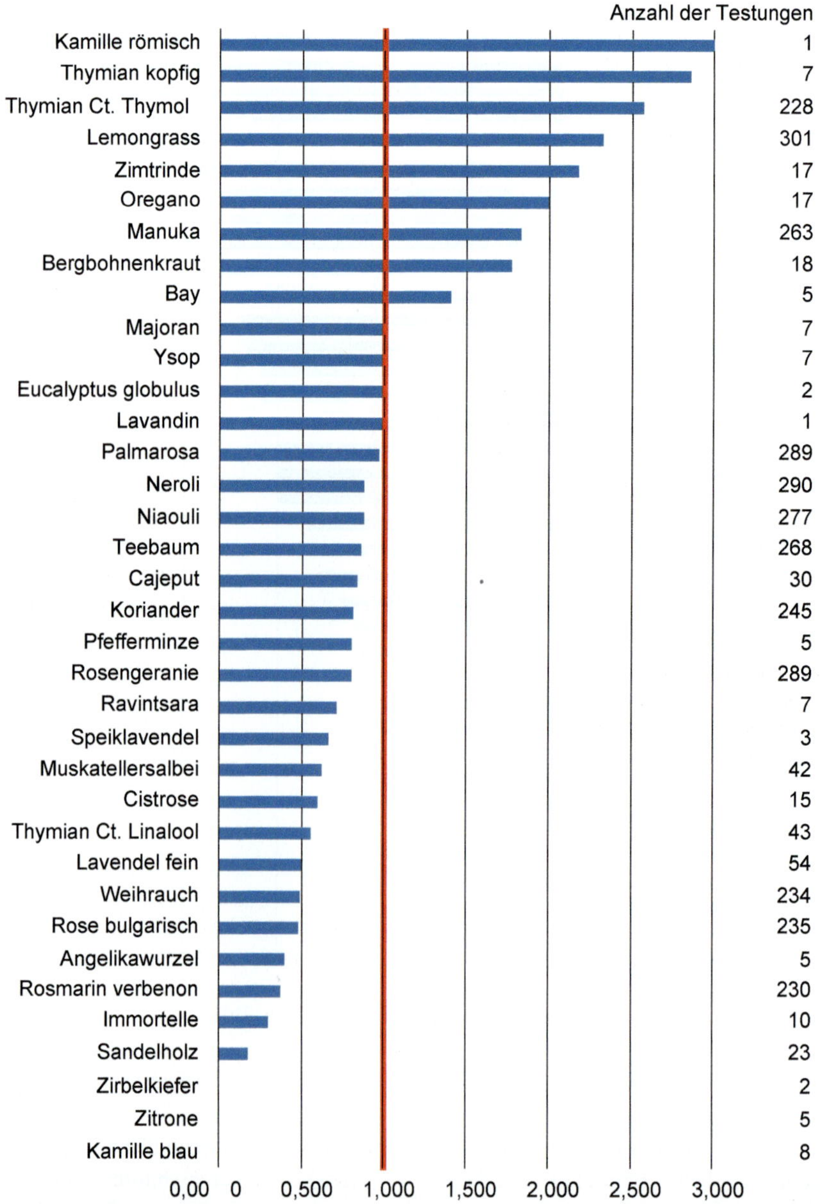

Abb. 4.10 Wirkung der ätherischen Öle auf *Enterococcus species* bei 313 Testfällen [P1023]

- Thymian Ct. Thymol hatte einen durchschnittlichen Hemmhof von 2,6 und wurde in 228 von 313 Fällen, also bei 73 % der Abstriche getestet, zeigt also in Bezug auf Hemmhofgröße und Anzahl der Testfälle die beste Wirkung, hat allerdings gewisse Nebenwirkungen.
- Lemongrass – es wurde in 300 von 313 Fällen (96 % der Abstriche) getestet – hatte einen durchschnittlichen Hemmhof von 2,3. Es zeigt also die zweitbeste Wirkung in Bezug auf die Hemmhofgröße und die Anzahl der Testungen. Da es allerdings hautreizend ist, sollte es vorsichtig eingesetzt werden.
- Manuka hatte einen durchschnittlichen Hemmhof von 1,8, es wurde in 263 von 313 Fällen (84 %) getestet und ist gut verträglich. Im Hinblick auf die Wirksamkeit an Haut und Schleimhäuten und auf die Hautverträglichkeit ist Manuka das beste Öl.

Thymian kopfig, Zimtrinde, Oregano und Bergbohnenkraut haben gute Hemmhöfe, wurden jedoch nicht so oft getestet und zeigen deshalb keine signifikanten Ergebnisse. Palmarosa, Neroli, Niaouli, Teebaum, Koriander, Rosengeranie wurden oft getestet, haben jedoch einen durchschnittlichen Hemmhof unter 1, was bedeutet, dass sie nicht durchgehend wirksam sind (s. o.). Kamille blau wurde 8-mal getestet und hatte keine Wirkung.

TIPP

Welche dieser Öle für eine Rezeptur verwendet werden, hängt auch vom Anwendungsbereich ab. Für eine äußere Anwendung empfiehlt sich Manuka, gering dosiert mit Lemongrass und Thymian Ct. Thymol.

4.2.4 Wirkung auf *Enterococcus faecalis*

Enterococcus faecalis kommt physiologisch im Darm vor. Außerhalb des Darms kann er pathogen werden und Harnwegsinfekte oder Vaginosen verursachen, ebenso nosokomiale Infektionen. *Enterococcus faecalis* und *Enterococcus faecium* sind oft auf viele Antibiotika resistent, zum Teil auch auf Vancomycin (Heisig 2018).

Bei *Enterococcus faecalis* wurden 376 Aromatogramme ausgewertet (➤ Abb. 4.11). Zu *Enterococcus faecium* liegen keine Daten vor. Bei *Enterococcus faecalis* kam es zu folgenden Ergebnissen:

- Thymian Ct. Thymol hat am besten abgeschnitten mit 245 von 376 Testfällen und einem durchschnittlichen Hemmhof von 2,4. Dieses Öl ist hautreizend und kann nur sehr gering dosiert auf Haut und Schleimhaut aufgetragen werden. Bei Kindern und Schwangeren sollte es nur unter besonderer Risiko-Nutzen-Abwägung eingesetzt werden, außerdem kann es den Blutdruck erhöhen.
- Lemongrass mit 188 von 376 Testfällen und einem durchschnittlichen Hemmhof von 1,8 hat auch eine gute Wirkung auf diesem Keim, hat aber auch hautreizende Eigenschaften.
- Thymian Ct. Linalool wurde nur 55-mal getestet, es hat einen durchschnittlichen Hemmhof von 1,6 und ist sehr gut verträglich für jede Altersgruppe.
- Manuka wurde sehr häufig getestet, in 93 % der Abstriche, es zeigt immerhin einen durchschnittlichen Hemmhof von 1,5 (wirksam) und ist sehr gut verträglich auf Haut und Schleimhäuten.
- Niaouli, Teebaum, Myrte Anden und Lavendel extra zeigen noch eine durchschnittliche Wirkung von 1, sind also wirksam. Wenn also eine hautfreundlich, wirksame Rezeptur erstellt werden soll, ist es sinnvoll, diese hautfreundlichen Öle zu verwenden.

Unter dem durchschnittlichen Hemmhof von 1 liegen Palmarosa, Rosengeranie, Muskatellersalbei, Lavendel fein. Das bedeutet, dass sie im Einzelfall wirksam sein können, aber in der Gesamtzahl der Testungen nicht überzeugen. Nelkenknospe und Eucalyptus radiata haben bei diesem Keim keine Wirkung gezeigt.

4.2.5 Wirkung auf *Escherichia coli*

Escherichia coli ist der Keim, der am häufigsten in den Aromatogrammen getestet wurde. Hier konnten bisher 764 Aromatogramme ausgewertet (➤ Abb. 4.12) werden, wobei nicht unterschieden wird, ob es „normale" pathogene *Escherichia coli* sind oder resistente Keime. *Escherichia coli* kommt physiologisch im Darm vor, er kann außerhalb des Darms Beschwerden verursachen: Vaginalbeschwerden, Harnwegsinfekte, nosokomiale Infekte und kann insbesondere bei immungeschwächten Personen verschiedene Krankheiten auslösen.

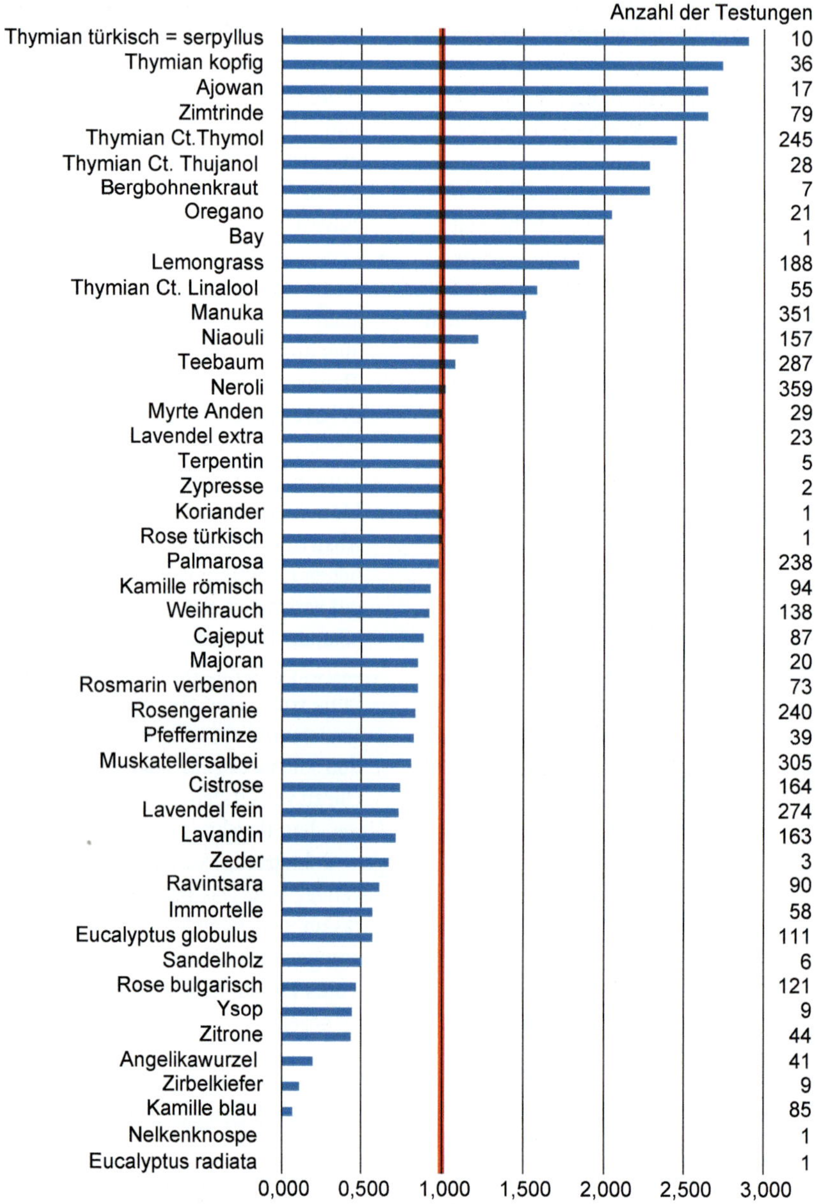

Abb. 4.11 Wirkung von ätherischen Ölen auf *Enterococcus faecalis* bei 376 Testfällen [P1023]

Es gibt resistenzbildende *Escherichia-coli*-Bakterien schon in rohem Hühner-, Puten und Schweinefleisch (Heisig 2018). Zu den resistenten *Escherichia coli* Bakterien gehören auch die ESBL-Bildner: Das sind Keime, die ein spezielles Enzym (*Extended-Spectrum-Beta-lactamase*) enthalten, das einen normalen *Escherichia-coli*-Keim zu einem resistenten Keim verändert (ESBL). *Escherichia-coli*-Bakterien können auch durch ein spezielles Gen pathogen werden, sodass sie Toxine bilden, die dann blutige Durchfälle verursachen können, danach werden sie *Enterohämorrhagische Escherichia coli* (EHEC) genannt. *Escherichia-coli*-Bakterien können zudem im Darm Plasmide austauschen mit anderen Bakterien

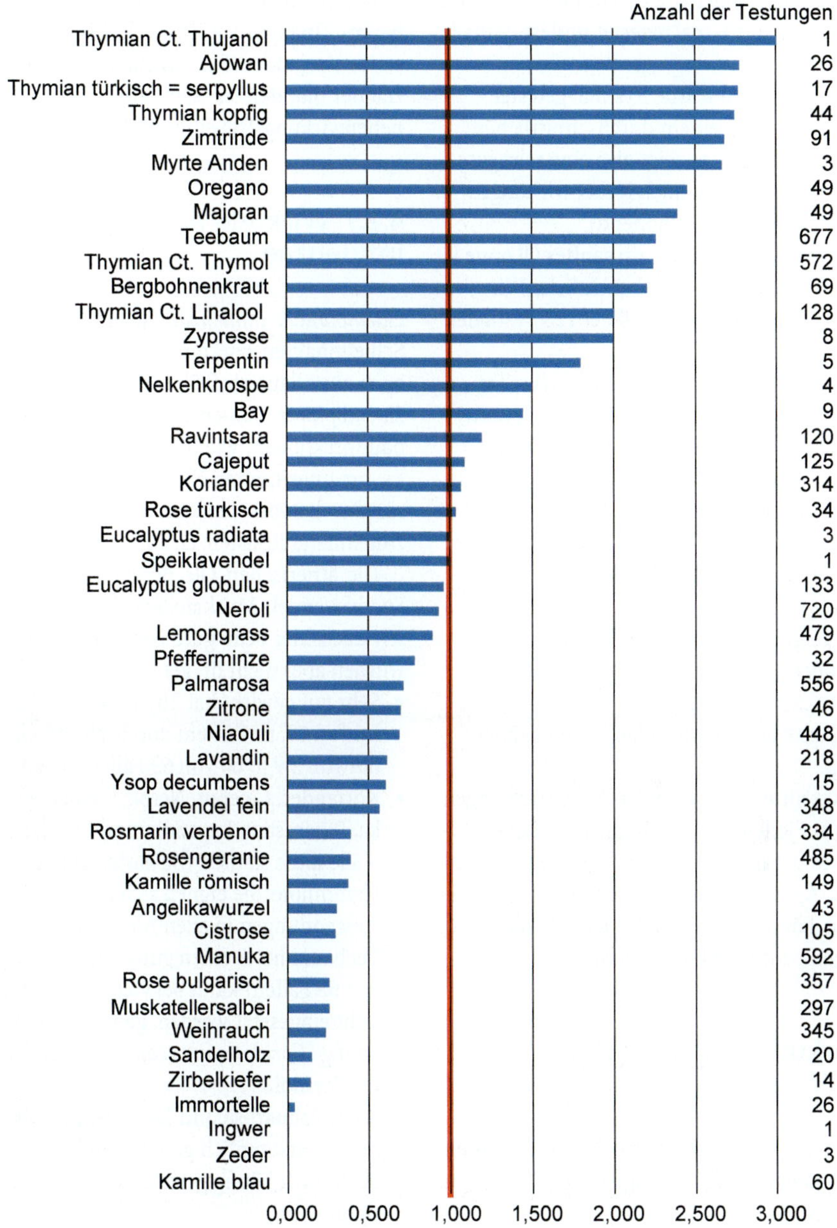

Abb. 4.12 Wirkung der ätherischen Öle auf *Eschericia coli* bei 764 Testfällen [P1023]

und dadurch schnell Resistenzen erwerben, auch auf mehrere Antibiotika. Daher gibt es immer mehr resistente Escherichia-coli-Keime, die zuvor unproblematisch waren (mündliche Mitteilung Professor Andreas Schwarzkopf, Peter Heisig).

- Hier ist eindeutig Teebaum der Spitzenreiter: Er wurde sehr häufig getestet, in 89 % der Abstriche, und zeigt einen guten durchschnittlichen Hemmhof von 2,26.

- Thymian Ct. Thujanol hatte den besten Hemmhof (3) wurde aber nur 1-mal getestet und ist deshalb nicht signifikant.
- Thymian Ct. Thymol wurde 572 mal getestet (75 % der Fälle), mit einem durchschnittlichen Hemmhof von 2,25 – es zeigt also eine sehr gute Wirkung, hat allerdings auch Nebenwirkungen (hautreizend, blutdruckerhöhend).
- Auch Thymian Ct. Linalool, ein sanftes Öl ohne Nebenwirkungen, hatte eine beachtliche Wirkung: Der Hemmhof lag bei 2,0 bei 128 Testfällen (nur 16 %).
- Die hautreizenden Öle Ajowan, türkischer Thymian, kopfiger Thymian *(Coridothymus capitatus)*, Zimtrinde, Oregano, Bergbohnenkraut haben alle eine sehr gute Wirkung (Hemmhof über 2), wurden jedoch nicht häufig getestet.
- Erstaunlich ist, dass die Myrte Anden einen sehr guten Hemmhof hat (über 2,6) leider wurde sie nur 3-mal getestet.
- Majoran zeigt einen sehr guten Hemmhof (2,3), wurde jedoch nur 49-mal getestet und ist sehr sanft.
- Ingwer, Zeder und Kamille blau hatten keine Wirkung.

Für eine Rezeptur mit geringen Nebenwirkungen eignen sich auf jeden Fall Teebaum, Thymian Ct. Linalool und Majoran. Die starken Öle, wie Thymian Ct. Thymol, Ajowan, türkischer Thymian, Zimtrinde, Oregano können unter besonderer Risiko-Nutzen-Abwägung auch eingesetzt werden.

4.2.6 Wirkung auf *Escherichia coli var haem.*

Bei *Escherichia coli var. haemolyticus* konnten 136 Aromatogramme ausgewertet werden (➤ Abb. 4.13).

Zimtrinde hatte den besten Hemmhof mit 2,7, wurde allerdings nur 28-mal getestet, Teebaum wurde in 102 von 136 Fällen getestet mit einem durchschnittlichen Hemmhof von 2,4. Thymian Ct. Thymol zeigte in 108 Fällen einen durchschnittlichen Hemmhof von 1,9. Angelikawurzel, Muskatellersalbei, Kamille blau, Ysop, Cistrose und Immortelle zeigten keine Wirkung.

Für die Anwendung eignen sich hier sehr gut Teebaum, Thymian Ct. Thymol, Thymian Ct. Linalool sowie Koriander. Bei Thymian Ct. Linalool und Koriander handelt es sich um sehr sanfte Öle, die nebenwirkungsfrei eingesetzt werden können.

4.2.7 Wirkung auf Haemophilus influenzae

Haemophilus influenzae ist ein Keim, der in den Schleimhäuten vorkommt, er kann sowohl mit als auch ohne Sauerstoff überleben (aerob und anaerob). *Haemophilus influenzae* verursacht viele Schleimhautinfektionen, wie Sinusitis, Bronchitis, Epiglottitis, bei ungeimpften Kleinkindern kann er auch Meningitis hervorrufen. Auch dieser Keim entwickelt zunehmend Resistenzen auf Antibiotika.

Die ätherischen Öle Bergbohnenkraut, Oregano, Speiklavendel, Muskatellersalbei und Ajowan zeigten auch hier sehr gute Hemmhöfe (➤ Abb. 4.14), wurden aber nicht oft getestet.

- Sehr gut gewirkt hat Thymian Ct. Linalool, ein sanftes Öl, mit einem durchschnittlichen Hemmhof von 2,9 in 60 von 63 Fällen (95 %).
- Koriander, Cajeput, Neroli, Lavendel fein, Manuka, Ravintsara, Lavandin und *Eucalyptus globulus* – alle diese sanften Öle hatten ebenfalls gute Hemmhöfe. Sie eignen sich damit sehr gut für Anwendungen in allen Altersklassen.
- Teebaum hatte einen guten Hemmhof (2,8 in 34 von 63 Fällen) kann bei vielen Patienten mit Vorsicht eingesetzt werden, genauso wie Thymian kopfig (*Coridothymus capitatus*), und Thymian Ct. Thymol.
- Rose, Palmarosa und Rosengeranie als sanfte Öle zeigten erstaunlich gute Hemmhöfe, wurden jedoch nicht häufig getestet und sind damit nicht signifikant.

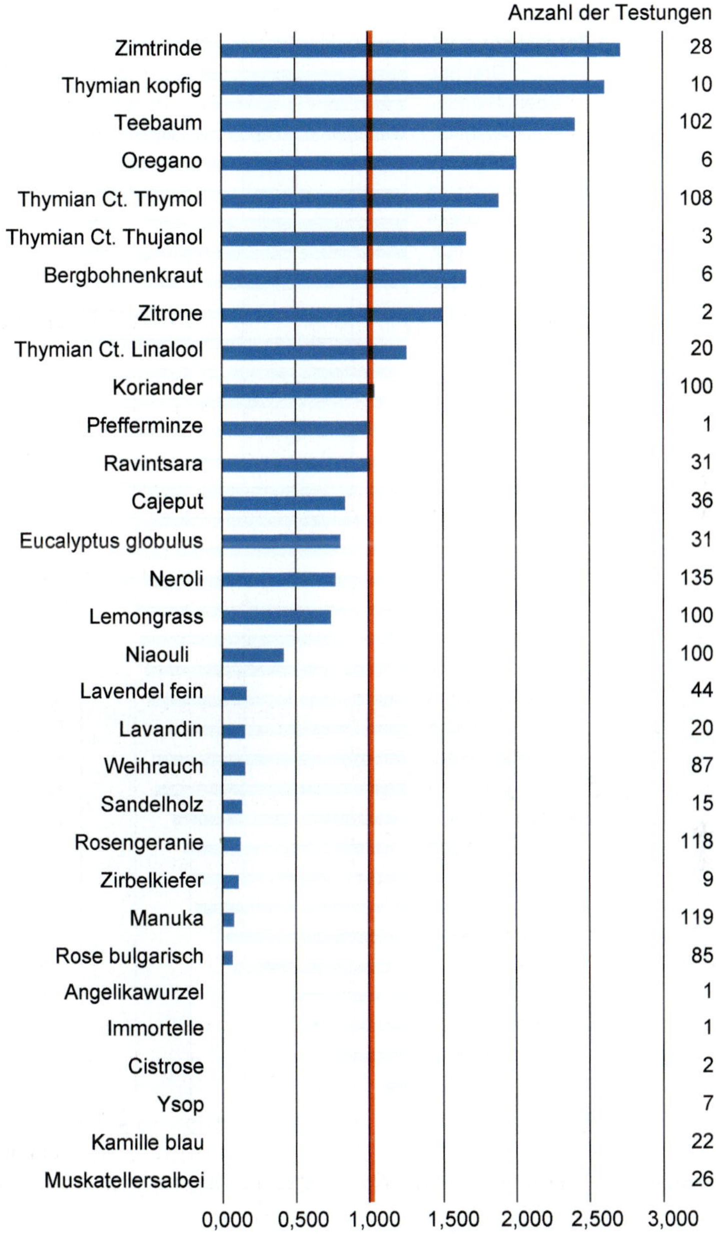

Abb. 4.13 Wirkung der ätherischen Öle auf *Eschericia coli var haem.* bei 136 Aromatogrammen [P1023]

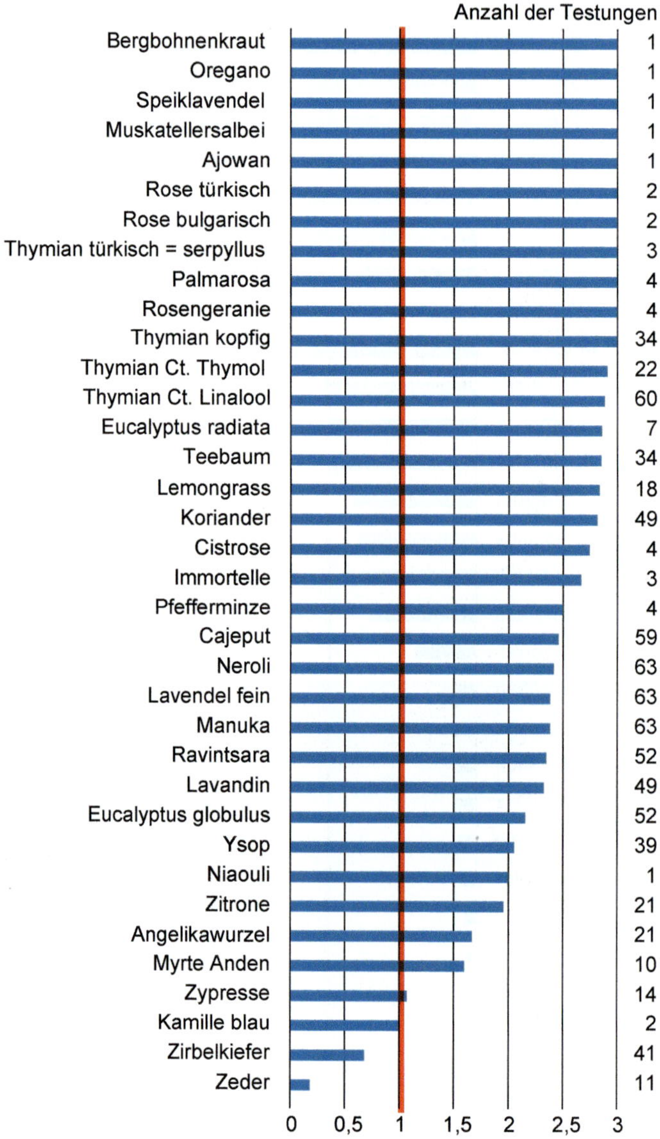

Abb. 4.14 Wirkung von ätherischen Ölen auf *Haemophilus influenza* bei 63 Aromatogrammen [P1023]

4.2.8 Wirkung auf *Klebsiella pneumoniae* und *Klebsiella oxytoca*

Klebsiella pneumoniae

Klebsiella pneumoniae ist ein Keim, der physiologisch im Darm vorkommen und außerhalb des Darms pathogen sein kann. Er kann Lungenentzündungen und andere nosokomiale Infekte verursachen und entwickelt auch Multiresistenzen gegen Antibiotika. Hier konnten 102 Aromatogramme ausgewertet werden (➤ Abb. 4.15). Zu den Ergebnisse von *Klebsiella pneumoniae, Klebsiella oxytoca* im orodentalen Bereich ➤ 4.2.16.

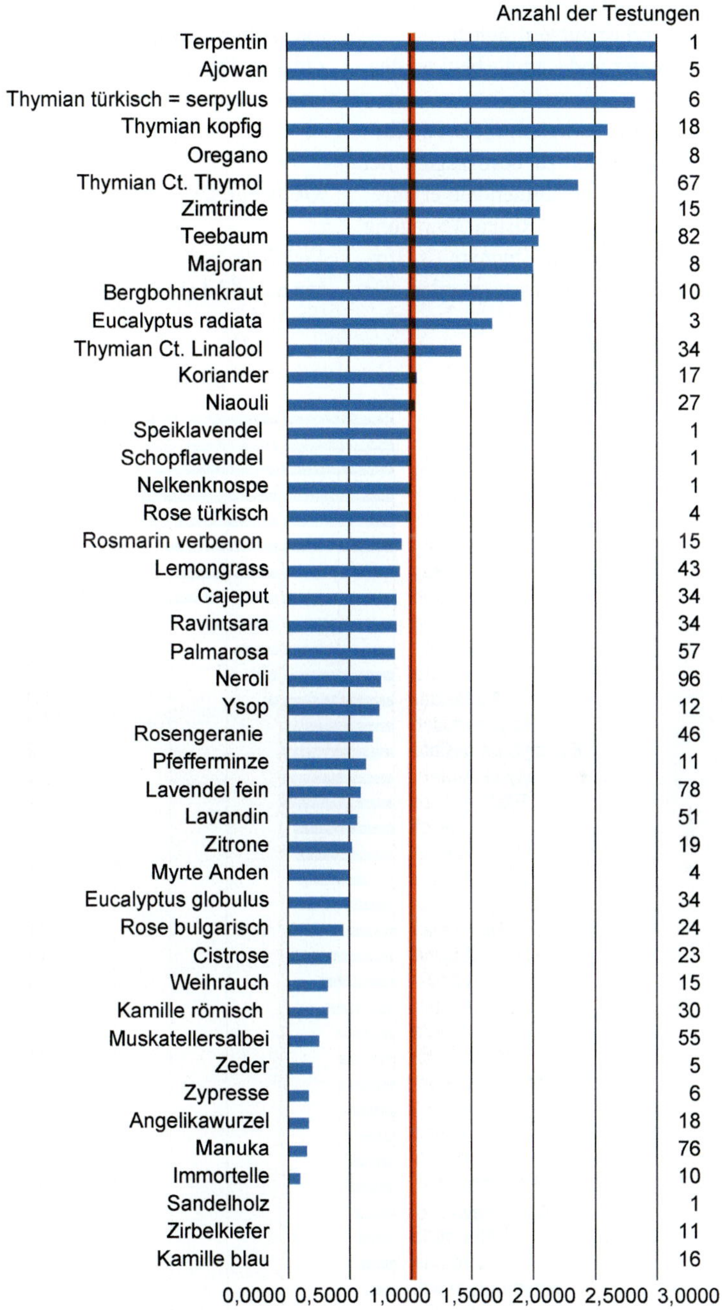

Abb. 4.15 Wirkung von ätherischen Ölen auf *Klebsiella pneumonia* bei 102 Aromatogrammen [P1023]

- Terpentin, Ajowan, türkischer Thymian (*Thymus serpyllus*) haben sehr gute Hemmhöfe, wurden aber nicht oft getestet.
- Thymian kopfig (*coridothymus capitatus*), Thymian Ct. Thymol und Teebaum wurden oft getestet und haben sehr gute Hemmhöfe.

- Thymian Ct. Linalool hat einen guten Hemmhof, wurde oft getestet und ist gut verträglich.
- Sandelholz, Zirbelkiefer und Kamille blau zeigten keine Wirkung.

Bei einer Einreibung sind Teebaum, Majoran, Thymian Ct. Linalool, Koriander zu bevorzugen. Bei Einnahme der ätherischen Öle können von erfahrenen Therapeuten nach Nutzen-Risiko-Abwägung auch die starken Öle wie Ajowan, Thymian Ct. Thymol, Oregano und Zimtrinde eingesetzt werden. Für die Anwendung in der Duftlampe eignen sich nur die sanften und gut riechenden Öle wie Eucalyptus radiata, Thymian Ct. Linalool, Koriander, Niaouli und ein Hauch Zimtrinde.

Klebsielle oxytoca

Klebsiella oxytoca ist ein Keim, der gerne Resistenzen ausbildet (ESBL-Bildner) und sich oft nach Anti-

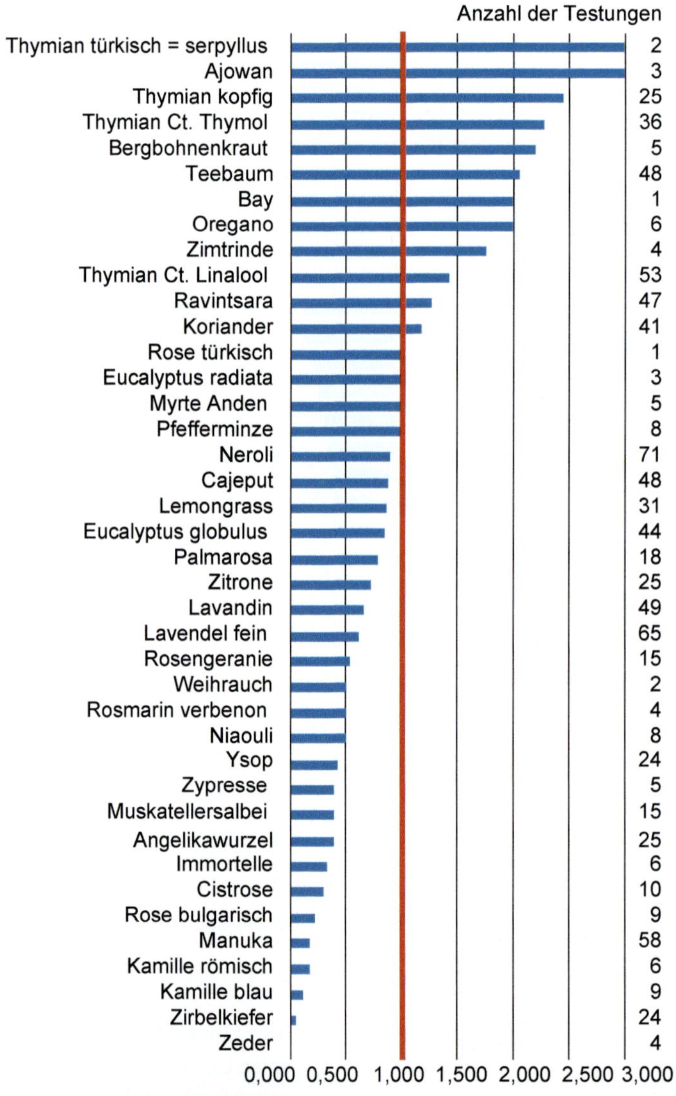

Abb. 4.16 Wirkung von ätherischen Ölen auf *Klebsiella oxytoca* bei 71 Aromatgrammen [P1023]

biotikatherapie im Darm einnistet (Högenauer et al. 2006). Er kann z. B. über Waschmaschinen übertragen werden, wenn die Wäsche zusammen mit der Wäsche von Gesunden in einer Waschmaschine nicht heiß genug gewaschen wird (Schmithausen et al. 2019).

Der Keim kommt bei jungen Menschen und bei Säuglingen vor. Hier wurden 71 Aromatogramme ausgewertet (➤ Abb. 4.16). Von der Wirksamkeit und Verträglichkeit sind insbesondere bei Kindern die Öle Teebaum (gering dosiert), Thymian Ct. Linalool, Ravintsara, Koriander und Rose zu empfehlen, da sie verträglich sind und noch einen relativ guten Hemmhof haben.

4.2.9 Wirkung auf *Proteus species*

Proteus-Bakterien sind stäbchenförmige Bakterien, die physiologisch im Darm vorkommen, außerhalb des Darms sind sie pathogen und können verschiedene Krankheiten verursachen, sie werden mit dem Begriff species bezeichnet, wenn sie nicht genauer definiert sind. Hier wurden 39 Aromatogramme ausgewertet (➤ Abb. 4.17).

- Thymian kopfig (*Coridothymus capitatus*), Majoran und Oregano zeigten sehr gute Hemmhöfe, wurden allerdings nur 1- bzw. 2-mal getestet.
- Thymian Ct. Thymol und Teebaum wurden häufig getestet (32-mal [82 %] bzw. 35-mal [90 %l]) und haben sehr gute Hemmhöfe: Diese Öle sind besonders zu empfehlen.
- Koriander (Hemmhof 1,6 in 79 % der Fälle getestet) und Lemongrass (Hemmhof 1,4 in 95 % der Fälle getestet) sind noch wirksam, wobei Koriander sanfter ist als Lemongrass.
- Thymian Ct. Linalool wurde leider nur 3-mal getestet, hat aber einen guten Hemmhof von 2.

Bevorzugt einzusetzen sind also Thymian Ct. Thymol und Teebaum.

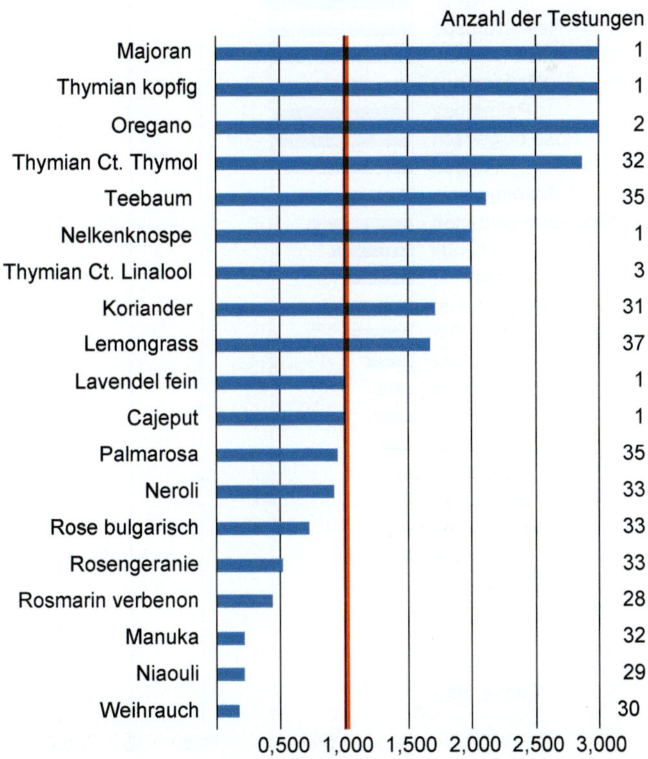

Abb. 4.17 Wirkung von ätherischen Ölen auf *Proteus species* bei 39 Aromatogrammen [P1023]

4.2.10 Wirkung auf *Proteus mirabilis*

Proteus mirabilis sind gramnegative, stäbchenförmige Bakterien, die physiologisch im Darm vorkommen. Sie können Harnwegsinfekte und andere Infektionen verursachen. Hier konnten 71 Aromatogramme ausgewertet (➤ Abb. 4.18) werden.

- Ajowan und Thymian türkisch haben sehr gute Hemmhöfe, wurden aber nur 5-mal getestet, Zimtrinde und Oregano waren 9-mal in der Testung. Thymian Ct. Thymol hatte einen durchschnittlichen Hemmhof von 2,7 bei 48 von 71 Fällen (67 %) und zeigte damit im Verhältnis die beste Wirkung. Er darf allerdings nur vorsichtig eingesetzt werden.

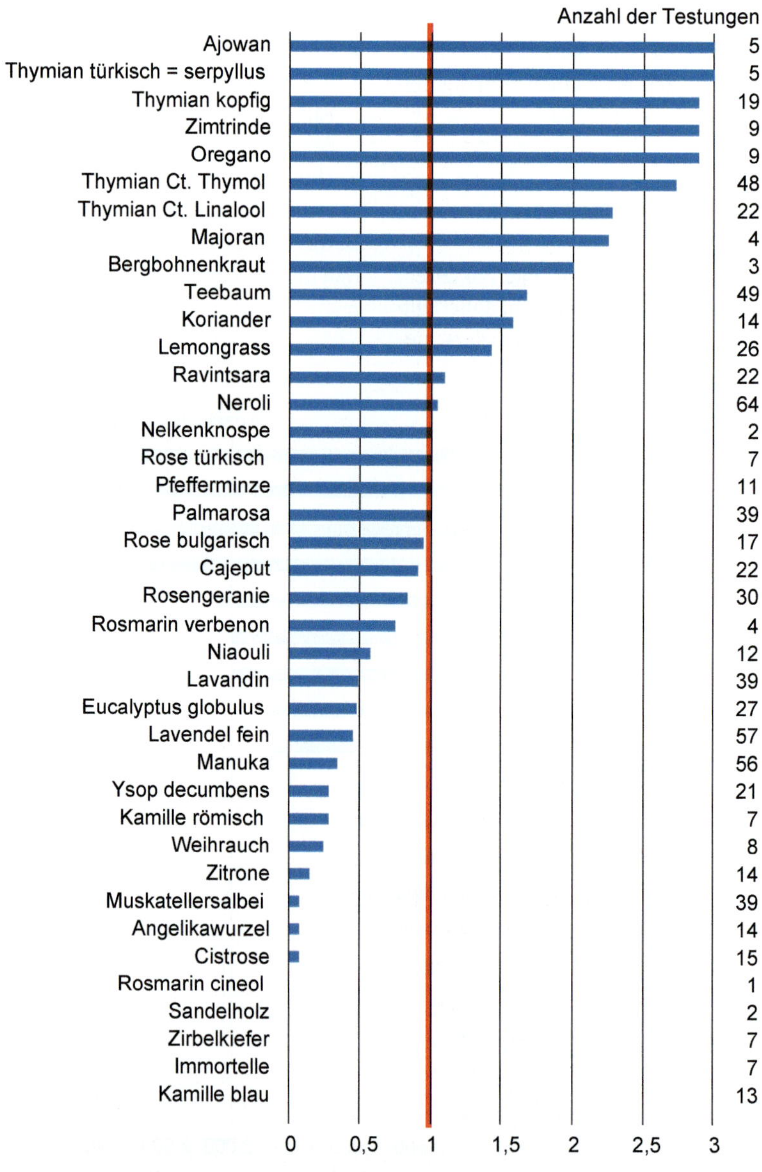

Abb. 4.18 Wirkung von ätherischen Ölen auf *Proteus mirabilis* bei 71 Aromatogrammen [P1023]

- Die zweitbeste Wirkung zeigt Teebaum mit 49 von 71 Testfällen (69 %), es hat einen recht guten Hemmhof von 1,7.
- Thymian Ct. Linalool zeigt einen sehr guten Hemmhof von 2,7, wurde jedoch nur 22-mal getestet (nur 30 %). Hervorzuheben sind jedoch die geringsten Nebenwirkungen.
- Koriander und Lemongrass wurden häufiger getestet und haben recht gute Hemmhöfe, erstaunlich ist Neroli, das in 64 von 71 Fällen getestet wurde (90 %) und immer noch einen beachtlichen Hemmhof von 1, also Wirksamkeit zeigt.

Die Auswahl der Öle für eine Rezeptur hängt hier auch von der Sensibilität des Patienten ab.

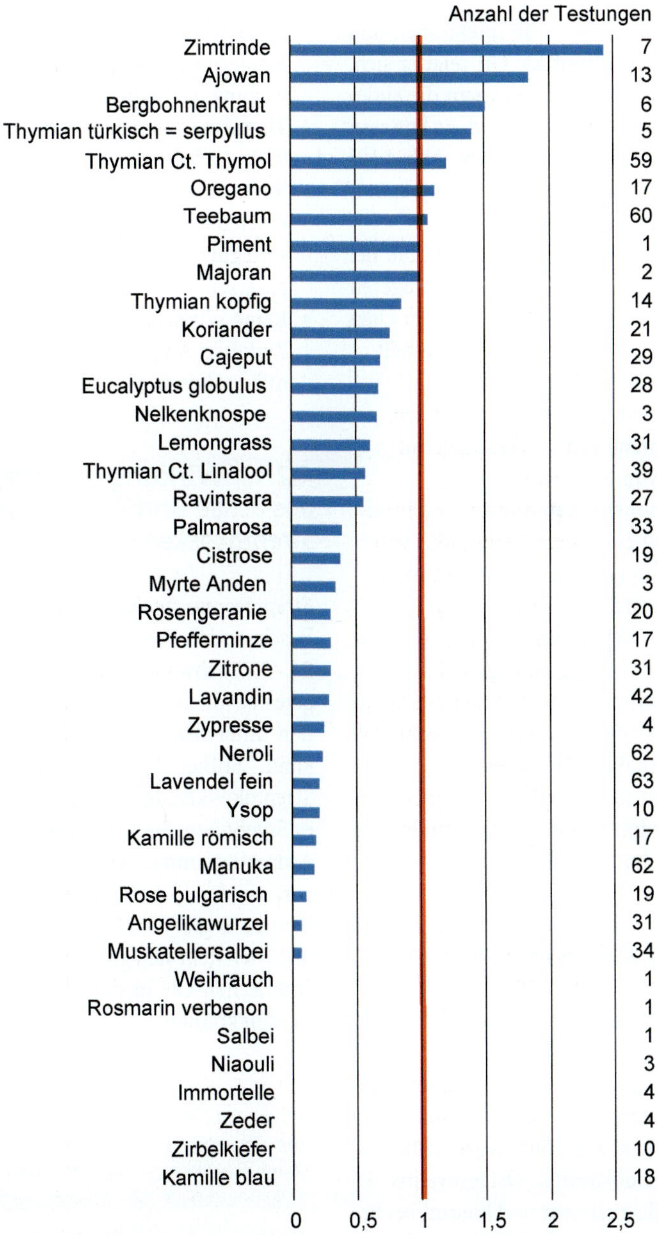

Abb. 4.19 Wirkung von ätherischen Ölen auf *Pseudomonas aeruginosa* bei 74 Testfällen [P1023]

4.2.11 Wirkung auf *Pseudomonas aeruginosa*

Pseudomonas aeruginosa ist ein gramnegatives Stäbchenbakterium, das oft eine blaugrüne Färbung des Eiters hervorruft. Viele Krankenschwestern erkennen den Keim an seinem süßlichen Geruch. Er kann in wässrigen Lösungen, Desinfektionslösungen und Beatmungsgeräten überleben.

Er verursacht viele nosokomiale Infektionen und ist **resistent** auf viele **Antibiotika.** Oft zeigt er sich, auch im Aromatogramm erst dann, wenn die anderen Keime des Patienten behandelt sind. Es konnten 74 Aromatogramme ausgewertet (➤ Abb. 4.19) werden, oft hatten diese Patienten mit *Pseudomonas aeruginosa* mehrere resistente Keime.

Es entwickelten sich eher kleine Hemmhöfe bei *Pseudomonas aeruginosa,* doch bei einer längeren Behandlung mit Antibiotika und ätherischen Ölen hat sich dann meistens doch ein Erfolg eingestellt.

- Thymian Ct. Thymol und Teebaum sind nach diesen Ergebnissen am ehesten zu empfehlen: Wirksam in 59 bzw. 60 von 74 Testfällen mit einem Hemmhof von 1,2 bzw. 1.
- Zimtrinde, Bergbohnenkraut, Ajowan und türkischer Thymian zeigten bessere Hemmhöfe, wurden aber nicht so oft getestet. Es wäre sinnvoll, diese Öle im Bedarfsfall noch auszutesten.

Erfahrene Pflegkräfte sagen, dass sie mit Schopflavendel bei *Pseudomnas aeruginosa* gute Erfahrungen gemacht hatten, dieses Öl wurde hier allerdings nicht ausgetestet. Es wäre sinnvoll im Bedarfsfall auch andere kampferhaltige Öle zu testen.

Weihrauch, Rosmarin Ct. verbenon, Salbei, Niaouli, Immortelle, Zeder, Zirbelkiefer, Kamille blau hatten keinen Hemmhof.

4.2.12 Wirkung auf *Serratia marcescens*

Serratia marcescens ist ein gramnegatives Bakterium und gehört zur Familie der Enterobakterien. Es kommt ubiquitär vor und kann bei **immungeschwächten Personen** verschiedene nosokomiale Infektionen verursachen, z. B. Harnwegsentzündungen, Pneumonien, Endokarditis, Osteomyelitis. Er ist auf viele Antibiotika **resistent** und kommt bei Erwachsenen, bei Säuglingen und Neugeborenen vor.

Hier konnten 45 Aromatogramme ausgewertet (➤ Abb. 4.20) werden (s. auch Ergebnisse *Serratia marcescens* im orodentalen Bereich ➤ 4.2.16).

- Ajowan (*Trachyspermum ammi*) und Oregano hatte hier sehr gute Hemmhöfe, wurden allerdings nur 5-mal getestet.
- Thymian Ct. Thymol wurde insgesamt 26-mal getestet (58 %), mit dem Hemmhof 2,2 und Teebaum (29 Testfälle 64 %) mit dem Hemmhof 1,9. Beide Öle sind die wirkungsvollsten, sie sind bei Kindern nur unter besonderer Risiko-Nutzenabwägung und ganz gering dosiert einzusetzen.
- Thymian Ct. Linalool hatte den Hemmhof 1,3 in 93 % der Fälle und ist also für Kinder das beste Öl.
- Ravintsara und Koriander hatten immerhin noch einen durchschnittlichen Hemmhof von 1 und sind gut verträglich und in jeder Altersklasse einzusetzen.
- Keine Wirkung zeigten Myrte Anden, Weihrauch, Zypresse, Angelikasamen, Immortelle, Zeder, Kamille römisch, Kamille blau und Zirbelkiefer.

4.2.13 Wirkung auf *Streptococcus agalactiae* und β-hämolysierende *Streptokokken* der Gruppe B

Streptococcus agalactiae ist ein Keim, der oft keine Beschwerden verursacht. Er wird allerdings in der 34.–37. Schwangerschaftswoche bei Schwangeren getestet, da er unter Umständen beim Neugeborenen unter der Geburt eine Meningitis verursachen kann. Früher hieß der Keim: β-hämolysierende Streptokokken der Gruppe B, zu beiden Namen gibt es Ergebnisse. Zu *Streptococcus agalactiae* liegen 262 Aromatogramme Aromatogramme (➤ Abb. 4.21) vor, zu den β-hämolysierende Streptokokken der Gruppe B gibt es 51 (➤ Abb. 4.22) Aromatogramme. Hier stellt sich ganz besonders die Frage, welche ätherischen Öle in der Schwangerschaft verwendet werden können.

CAVE

Ätherische Öle, die viele Monoterpenphenole enthalten, wie Thymian türkisch, Thymian Ct. Thymol, Ajowan, Bergbohnenkraut, Oregano, Thymian kopfig, Zimtrinde, sollten während der Schwangerschaft nicht eingesetzt werden. Lemongrass ist nur gering dosiert anzuwenden.

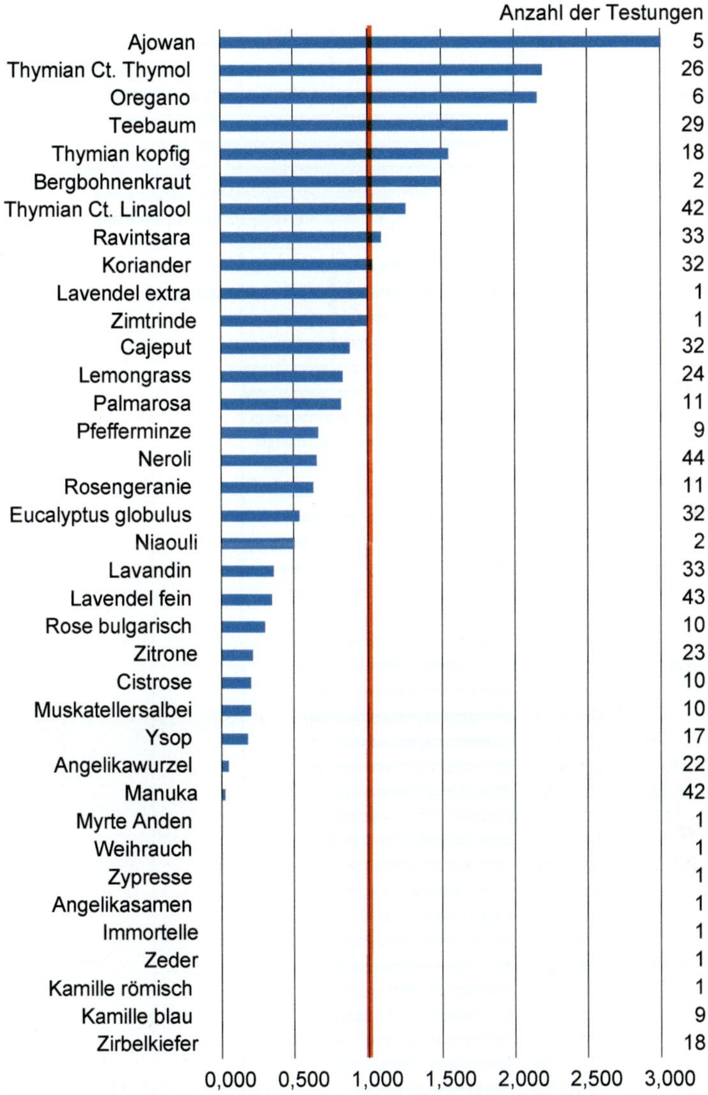

Abb. 4.20 Wirkung von ätherischen Ölen auf *Serratia marcescens* bei 45 Testfällen [P1023]

Muskatellersalbei Thymian Ct. Linalool, Koriander, Teebaum, Manuka, Rosengeranie, Lavendel, Palmarosa, Neroli und Rose können auch in der Schwangerschaft zur Anwendung kommen.

In der Schwangerschaft empfiehlt es sich, bei *Streptococcus agalactiae* eine sanfte Mischung mit Manuka, Neroli, Rosengeranie und Teebaum oder Lemongrass herzustellen – die letzten beiden Öle werden gering dosiert, in Ovula als Einzeldosis unter 25 mg.

- Türkischer Thymian und Thymian kopfig hatten beide den größten Hemmhof mit 3, wurden aber nur jeweils 1-mal getestet. Hinzu kommt, dass beide Öle in der Schwangerschaft nicht eingesetzt werden sollten.
- Thymian Ct. Thymol mit dem Hemmhof von 2,9 in 39 von 51 (76 %) Testfällen hat im Verhältnis von Häufigkeit und Wirksamkeit die beste Wirkung. Aber auch dieses Öl ist für Schwangere nicht geeignet.

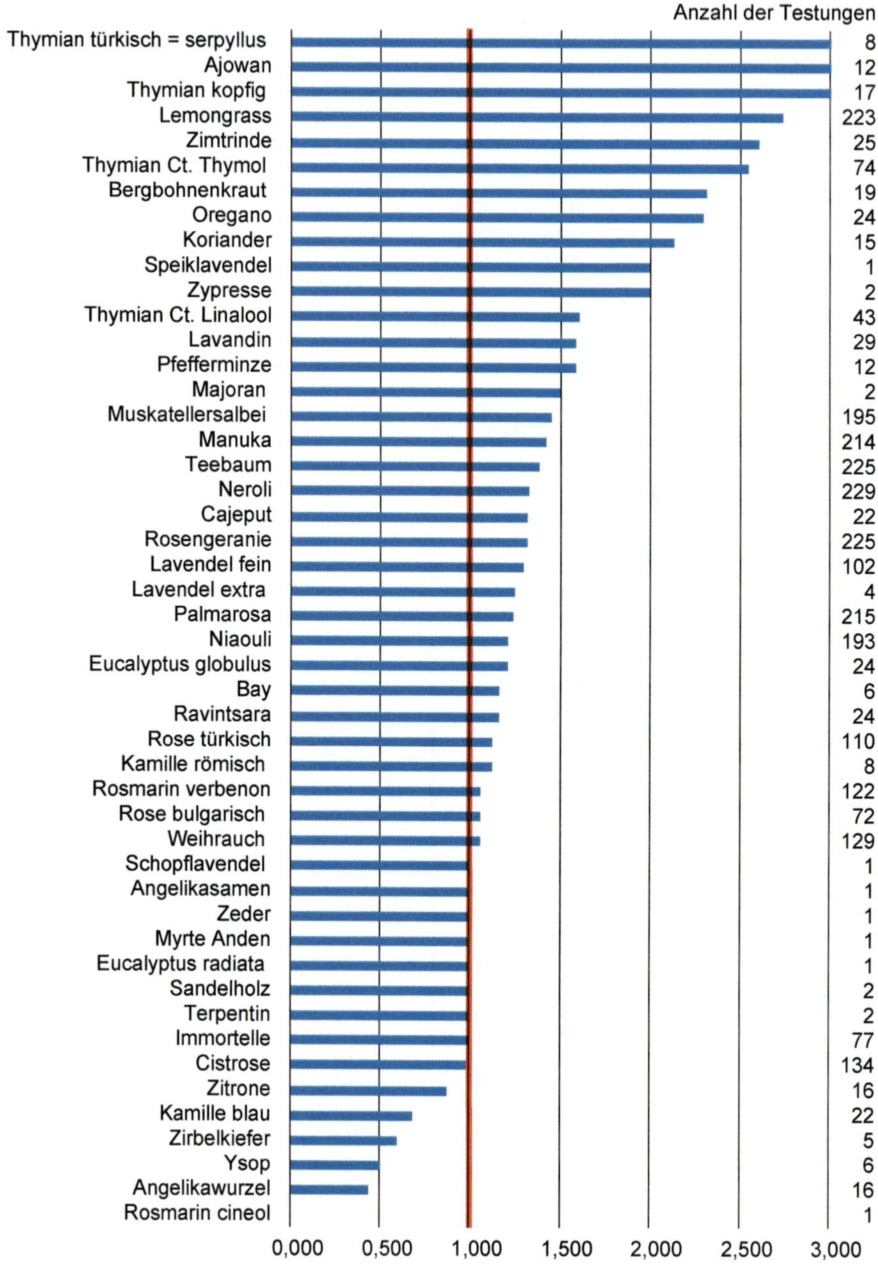

Abb. 4.21 Wirkung von ätherischen Ölen auf *Streptococcus agalactiae* bei 262 Aromatogrammen [P1023]

- Lemongrass mit dem Hemmhof von 2,8 bei 50 (98 %) Testfällen hat hier die zweitbeste Wirkung und kann gering dosiert (25 mg pro Ovula) auch während der Schwangerschaft zur Anwendung kommen.
- Koriander mit 44 Testfällen (86 %) und dem Hemmhof 2 hat die drittbeste Wirkung. Es handelt sich um ein sehr sanftes Öl, das gut bei Schwangeren eingesetzt werden kann, ebenfalls in allen anderen Altersklassen.

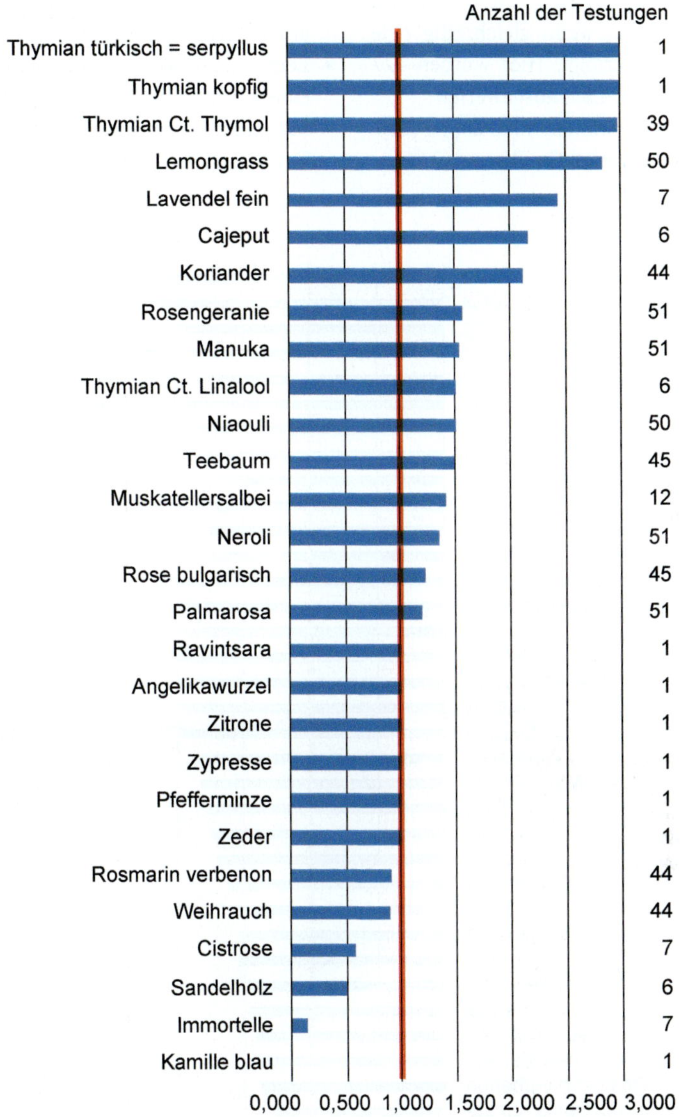

Abb. 4.22 Wirkung auf β-hämolysierenden Streptokokken der Gruppe B bei 51 Testfällen [P1023]

Die sanften ätherischen Öle Rosengeranie, Manuka, Thymian Ct. Linalool, Niaouli, Neroli, Rose, Palamarosa zeigen eine Wirkung. Sie können in allen Altersklassen und bei Schwangeren eingesetzt werden. Teebaum zählt nicht zu den sanften Ölen, ist aber auch wirksam und kann mit Vorsicht zur Anwendung kommen.

4.2.14 Wirkung auf Staphylococcus aureus

Das aus goldgelben Kugel bestehende Bakterium *Staphylococcus aureus* ist ein sehr häufig vorkommender Keim, der nicht unbedingt pathogen ist. Er kann Biofilme bilden, woraufhin sich dann Resistenzen entwickeln können. Problematisch und gefürchtet wird er als Methicillin- oder multiresistenter

Keim (MRSA-Keim). Als MRSA-Keim wird er im Labor nur gekennzeichnet, wenn gleichzeitig eine Testung auf Antibiotika erfolgt. Hier wurden 427 Aromatogramme (➤ Abb. 4.23) ausgewertet.

- Die starken Thymianöle wie Thymian kopfig (160 von 427 Testfällen), Thymian Ct. Thymol (237 Testfälle, 56 %) wurden relativ häufig getestet mit guter Wirkung (Hemmhof 3 bzw 2,9).
- Lemongrass hat eine sehr gute Wirkung mit einem Hemmhof 2,6 bei 227 Testfällen (53 %).
- Manuka hat den Hemmhof 2,3 bei 374 von 427 Testfällen (88 %): Im Hinblick auf die Hemmhof-

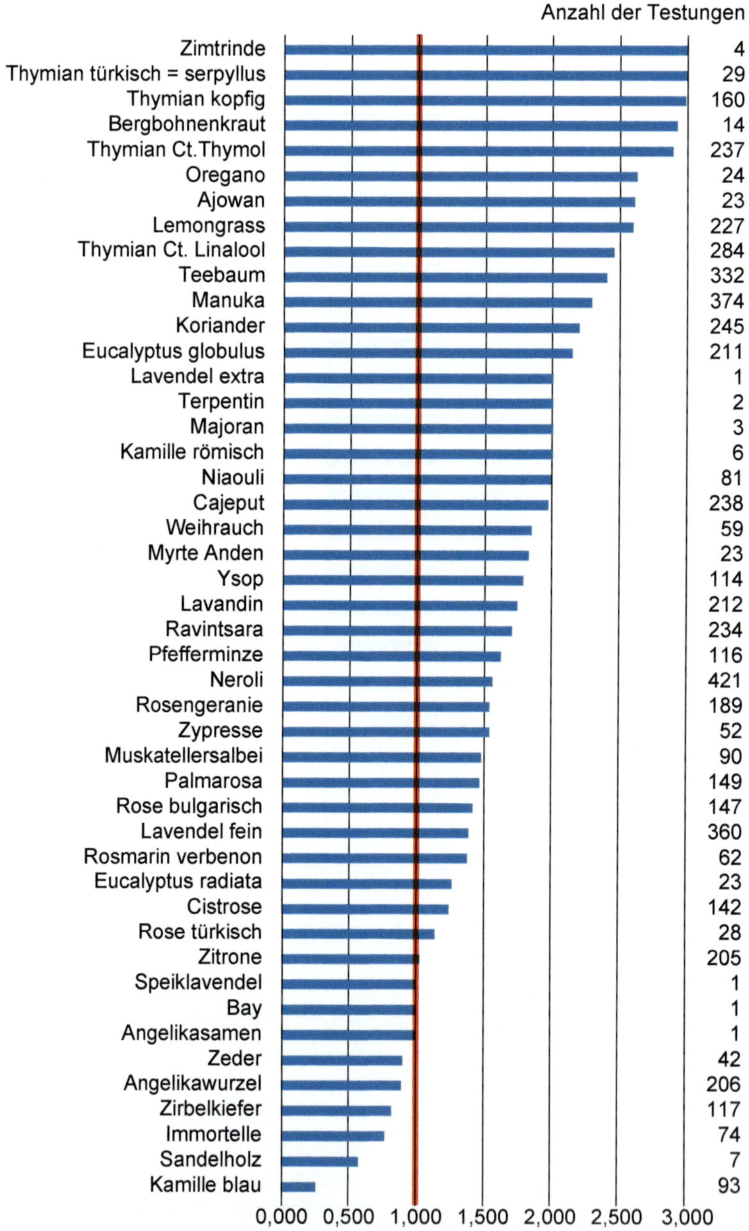

Abb. 4.23 Wirkung von ätherischen Ölen auf *Staphylococcus aureus* bei 427 Testfällen [P1023]

größe und die Anzahl der Testfälle ist dies das beste Öl, außerdem ist es sehr sanft und hautfreundlich.

- Teebaum, Koriander und *Eucalyptus globulus* haben eine gute Wirkung mit einem Hemmhof über 2.
- Besonders faszinierend ist die Wirkung von Thymian Ct. Linalool, der sehr sanft ist und trotzdem einen guten Hemmhof von fast 2,5 hat und häufig getestet wurde (66 %). Auch Neroli wurde sehr oft getestet (421 von 427 Testfällen = 99 %) und ist ebenfalls sehr hautfreundlich. Außerdem riecht es gut und hat immer noch einen durchschnittlichen Hemmhof von 1,5.
- Auch Lavendel fein, Rosengeranie, Palmarosa, Rose, Cistrose, Rosmarin Ct. Verbenon, Cajeput, Ravintsara, Lavandin, Ysop zeigen Wirksamkeit. Es ist besonders schön zu sehen, dass auch sanfte Öle eine gute Wirkung haben können.

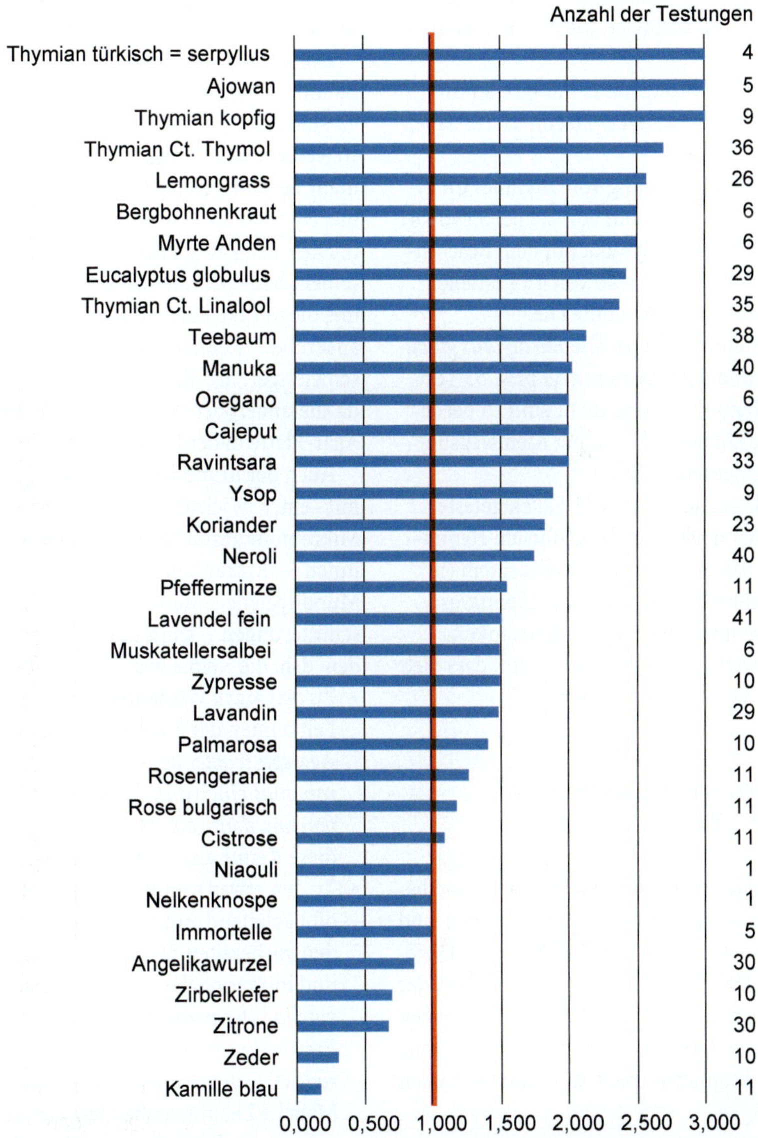

Abb. 4.24 Wirkung von ätherischen Ölen auf MRSA-Keime bei 41 Aromatogrammen [P1023]

4.2.15 Wirkung auf MRSA-Keime

Bei dem Methicillin-resistenter Staphylococcus aureus (MRSA) handelt es sich um das Bakterium *Staphylococcus aureus* mit Mehrfachresistenz (Multiresistenz) gegen bestimmte Antibiotika (u. a. Penicillin, Cephalosporin), dies geschieht oft durch die Entwicklung von Biofilmen. Ausgewertet wurden 41 Aromatogramme (➤ Abb. 4.24).

- Beim MRSA-Keim hat Thymian Ct. Thymol die beste Wirkung im Verhältnis zur Testhäufigkeit gezeigt: 36 von 41 Testfällen (88 %) mit Hemmhof 2,7.
- Die zweitbeste Wirkung hat Lemongrass mit einem Hemmhof von 2,6 bei 26 von 41 Testfällen (63 %).
- Erstaunlich ist die Wirkung von Thymian Ct. Linalool mit einem Hemmhof von 2,4 bei 35 von 41 Testfällen (85 %) und Manuka mit dem beachtlichen Hemmhof von 2,0 in 40 von 41 Testfällen (98 %) – beides sind sehr sanfte Öle.
- Auch die 1,8-cineolhaltigen Öle *Eucalyptus globulus*, Cajeput und Ravintsara mit 29 bzw. 33 Testfällen und Hemmhof 2 und mehr sind zu beachten, denn sie können sehr gut bei Atemwegsbeschwerden eingesetzt werden.
- Neroli wurde auch in 40 von 41 Fällen getestet (98 %) und hat noch einen beachtlichen Hemmhof von 1,8. Auch Koriander, Lavendel fein (in 100 % der Fälle getestet), Lavandin, Palmarosa, Rosengeranie und Rose zeigen Wirksamkeit.

Bei dieser Auswertung fällt besonders auf, dass viele sanfte Öle eine Wirksamkeit zeigen.

4.2.16 Wirkung auf Keime im orodentalen Bereich

Bedenkt man, dass viele Erkrankungen im Mund beginnen und oft nicht wahrgenommen werden und man hier mit so einfachen Maßnahmen, wie Ölziehen oder Mundspülungen mit ätherischen Ölen der Gesundheit dienen und Krankheiten vorbeugen kann, haben diese Auswertungen ihre Berechtigung. Der erfahrene Aromatherapeut kann dieses Wissen gut einsetzen.

Folgende Auswertungen von Aromatogrammen wurden freundlicherweise zur Verfügung gestellt von Herrn Wolfgang Falk vom Labor ODM Dres. Hauss in Kiel (orodentale Mikrobiologie). Dort werden seit vielen Jahren Aromatogramme von aeroben und anaeroben Mundkeimen erstellt.

Eine **Parodontitis** ist eine bakterielle Erkrankung des Zahnbetts und des Zahnhalteapparats. Meistens ist diese Erkrankung schleichend, sodass das Fortschreiten nicht so schnell bemerkt wird. Ein starkes Fortschreiten der Erkrankung führt zur Parodontose und unter Umständen zum Verlust der Zähne, da das Zahnfleisch und das Zahnbett zurückweichen und die Zähne keinen Halt mehr haben.

Die Entzündung manifestiert sich meist in den Zahnfleischtaschen, sie wird durch Biofilmbildung verstärkt. Je tiefer die Zahnfleischtaschen sind, umso weniger bekommen die Bakterien Luft und umso mehr befinden sich dort anaerobe Keime, d. h. Keime, die ohne Luftsauerstoff leben. In den oberen Bereichen der Zahnfleischtaschen und auf der Mundschleimhaut befinden sich aerobe Keime, d. h. Keime, die mit Luftsauerstoff leben. Die Austestung von anaeroben Keimen mit dem Aromatogramm ist schwieriger, als die Austestung der aeroben Keime, da die anaeroben Keime nicht so einfach auf einer Agar-Platte in der Petrischale wachsen.

Auch der Mund hat sein ganz eigenes Mikrobiom mit einer Vielzahl von Bakterien. Wird dieses Mikrobiom gestört durch Faktoren von außen oder innen – Erkrankung, Diabetes mellitus, schlechte Mundhygiene, Medikamente oder seelische Erschütterungen – kann das Mikrobiom virulent werden, d. h. die Keime werden pathogen.

- Zu den **stark virulenten Keimen** und zu den Leitkeimen der Parodontitis zählen die Keime *Aggregatibacter actinomycetemcomitans, Porphyromonas gingivalis, Tannerella forsythia* und *Treponema denticola.* Manche Labore bezeichnen diese Keime als **roten Komplex.**
- Zu den etwas **weniger virulenten Keimen,** die oft begleitend auftreten, zum Teil auch den Boden vorbereiten für die stark virulenten Keime, und immer noch unangenehm sind, zählen *Prevotella intermedia, Prevotella melaninogenica, Prevotella ssp., Fusobacterium ssp., Eikenella corrodens, Capnocytophaga ssp., Bacteroides ssp.* Manche Labore nenne diese Keime auch den **orangenen Komplex** oder Wegbereiter.

Keime, die auch andere Krankheiten verursachen können und im Mund bei einer Parodontitis erschwerend dazu kommen können, sind: *Candida albicans, Klebsiella pneumoniae und Klebsiella oxytoca, Serratia marcescens, Enterobacter cloacae und Acinetobacter ssp.*

TIPP

Zur Behandlung der Parodontitis haben sich Ölziehkuren mit den entsprechenden ätherischen Ölen bewährt. Hier werden die ausgetesteten ätherischen Öle in einem guten fetten Öle (z. B. Leinöl, Sesamöl, Sonnenblumenöl oder Kokosfett) gemischt und, je nach Krankheitszustand 2-bis3-mal täglich mit 5–10 ml Öl gründlich 5–20 Minuten durch den gesamten Mundraum und das Zahnfleisch gezogen. Nach dem Ölziehen muss das Gemisch gut ausgespuckt und gründlich nachgespült werden. Das Öl darf auf keinen Fall im Mund bleiben. Durch die Sogwirkung nimmt das Öl auch Bakterien aus tieferliegenden Zahnfleischschichten auf. Es empfiehlt sich eine Kur von 3–4 Wochen zu machen, dann diese Anwendung alle paar Monate für ein paar Tage zu wiederholen (Dorner 2019).

Bei einer individuellen Zubereitung können auch individuelle Bedürfnisse mit einbezogen werden. Mit den ausgetesteten Ölen lässt sich auch ein Oleogel herstellen, das der Zahnarzt in die Zahnfleischtaschen einarbeiten kann.

Im Labor Drs. Hauss in Kiel werden jeweils nur acht Öle getestet: Oregano, Lemongrass, Lavendel, Ingwer, Koriander, Teebaum, Thymian Ct. Thymol, Nelkenknospe.

Wirkung auf *Aggregatibacter actinomycetemcomitans*

Der Keim *Aggregatibacter actinomycetemcomitans* (Synonym: *Actinobacillus actinomycetemcomitans)* gehört zu den Leitkeimen der Parodontitis, er kann sowohl unter aeroben als auch unter anaeroben Bedingungen leben. Er kommt bei leichteren und schweren chronischen Formen vor ebenso bei jungen und bei älteren Menschen. *Aggregatibacter actinomycetemcomitans* kann auch eine Endokarditis und bakterielle Vaginosen hervorrufen, und es wird diskutiert, dass dieser Keim an der Entstehung von rheumatoider Arthritis beteiligt ist (Konig et al. 2016).

Ausgewertet wurden 35 Aromatogramme (➤ Abb. 4.25).

- Am besten hat Lemongrass gewirkt, gefolgt von Oregano, beide hatten immer eine sehr gute Wirkung.
- Teebaum, Thymian Ct. Thymol, Nelke und Koriander hatten immer eine gute Wirkung, allerdings war der durchschnittliche Hemmhof etwas kleiner (unter 2).
- Lavendel hatte in 19 von 34 Fällen (56 %) keine Wirkung, in 3 Fällen war er stark wirksam, in 2 Fällen gut wirksam und in 10 Fällen schwach wirksam, dadurch ist der durchschnittliche Hemmhof unter 1.
- Ingwer hat hier nicht gewirkt.

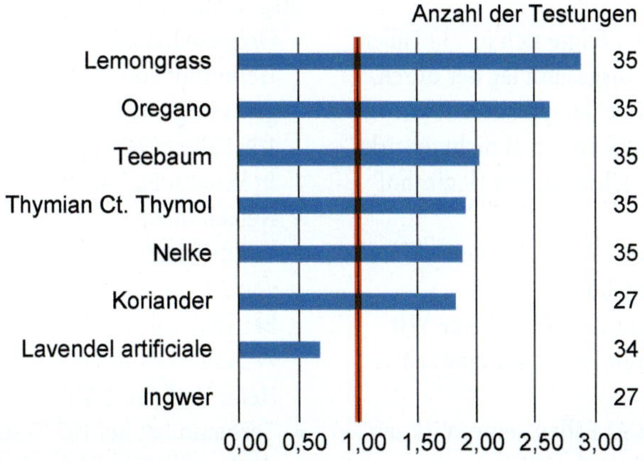

Abb. 4.25 Wirkung von ätherischen Ölen auf *Aggregatibacter actinomycetemcomitans* bei 35 Aromatogrammen [P1023]

Wirkung auf *Prevotella ssp.*, *Prevotell intermedia* und *Prevotella melaninogenica*

Die Prevotella-Arten gehören zu den anaeroben Keimen und sie kommen nicht nur im Mund vor, sondern auch z. B. im Darm. Bei der Parodontitis gehören sie zu den sog. Wegbereitern, sie bereiten zum Teil den Nährboden vor für die virulenteren Leitkeime.

Prevotella ssp.

Prevotella ssp. sind anaerobe, gramnegative Bakterien, die im Darm- und Vaginalbereich vorkommen. Auch im Darm können sie das Mikrobiom stören und unter Umständen die Entwicklung einer entzündlichen Darmerkrankung und rheumatoiden Arthritis begünstigen (Iljazovic et al. 2020). Wenn das Mikrobiom im Mund gestört ist, können diese Keime Probleme bereiten und gelten als Wegbereiter für die Parodontitis, sie sind jedoch nicht ganz so virulent wie die Leitkeime.

Die Diagramme der Prevotella-Keime ähneln sehr dem Bild von *Porphyromonas ginigivalis,* mit einer Ausnahme: Ingwer hat eine Wirkung auf *Porphyromonas gingivalis,* aber nicht auf die Prevotella-Arten, deshalb kann auf diese Schaubilder verzichtet werden.

- Bei *Prevotellea ssp.* gab es 137 Testfälle, bei denen Oregano und Lemongrass sehr stark gewirkt haben – das sind die beiden besten Öle.
- Nelke hatte einen durchschnittlichen Hemmhof über 2 in 134 Fällen, es hat nur 2-mal nicht gewirkt (drittbestes Öl).
- Bei Thymian Ct. Thymol zeigte sich in 133 Fällen 3-mal kein Hemmhof. Insgesamt lag der durchschnittliche Hemmhof bei knapp unter 2. Teebaum hatte in 136 Testfällen 3-mal nicht gewirkt und zeigte einen durchschnittlichen Hemmhof von 1,6.
- Koriander zeigte in 2 von 118 Fällen keine Wirkung. Der Hemmhof lag bei 1,6.
- Lavendel hatte in 71 von 120 Fällen keine Wirkung und in den anderen Fällen nur eine schwache Wirkung.
- Ingwer hatte in 87 von 92 Fällen keine Wirkung und in 5 Fällen eine schwache Wirkung.

Prevotell intermedia

Prevotella intermedia gehört auch zu den Wegbereitern für die Leitkeime der Parodontitis, er ernährt sich gerne von Zucker und ist oft mitverursachend bei Parodontitis in der Schwangerschaft.

- Bei *Prevotella intermedia* ist Oregano das beste Öl, es hatte in 170 Fällen durchgehend eine sehr starke Wirkung.
- Lemongrass hatte in 52 von 57 Fällen (91 %) eine sehr starke Wirkung und in 5 Fällen eine gute Wirkung, ist somit das zweitbeste Öl.
- Thymian Ct. Thymol, das drittbeste Öl, hat in 57 Fällen gewirkt und zeigte einen durchschnittlichen Hemmhof von 2,3.
- Teebaum hatte in 1 von 57 Fällen keine Wirkung und insgesamt einen durchschnittlichen Hemmhof von knapp über 2.
- Schwach wirksam waren Koriander – er zeigte in 43 Fällen einen Hemmhof von 1,7 – und Lavendel – in 14 von 51 Fällen lag keine Wirkung vor, insgesamt hatte er einen Hemmhof von 1,2. Ingwer zeigte in 21 von 32 Fällen keine Wirkung und nur in einem Fall lag eine starke Wirksamkeit vor, daraus resultiert ein durchschnittlicher Hemmhof von 0,5.

Prevotella melaninogenica

Der Keim *Prevotella melaninogenica* gehört zur normalen Mundflora, die pathogen werden kann, er zählt zu den Wegbereitern der Parodontitis und bildet schwarze Kolonien. Bei diesem Keim wurden insgesamt 182 Fälle ausgewertet.

- Oregano hatte in 108 von 108 Testfällen einen Hemmhof von 3, also die beste Wirkung. Lemongrass zeigte die zweitbeste Wirkung: In 102 von 109 Fällen (94 %) gab es einen Hemmhof von 3. In keinem Fall war es unwirksam.
- Nelkenknospe zeigte in einem Fall keine Wirksamkeit und einen durchschnittlichen Hemmhof von 2,6.
- Bei Thymian Ct. Thymol lag in 182 Testfällen eine Wirksamkeit mit einem durchschnittlichem Hemmhof von 2,4 vor.
- Teebaum hat bei 107 Testfällen immer eine Wirksamkeit gezeigt mit durchschnittlichem Hemmhof von 2.

- Koriander (95 Testfälle, Hemmhof 1,8) ist ebenfalls gut wirksam, hier ist es erstaunlich zu sehen, dass auch ein sanftes Öl in diesem Bereich eine gute Wirksamkeit hat.
- Lavendel (Hemmhof über 1, in 19 von 99 Fällen keine Wirkung) hat nur eine schwache Wirkung, wie auch Ingwer.

Wirkung auf *Porphyromonas gingivalis*

Den Keim *Porphyromonas gingivalis* konnten Forscher im Gehirn von Alzheimer-Patienten nachweisen und im Versuch konnte festgestellt werden, dass Mäuse, die mit diesem Keim im Mund infiziert waren, Gehirn-Plaques entwickelt haben (Dominy et al. 2019). Dieser Keim gehört zu den Leitkeimen bei der Parodontitis mit einer erhöhten Virulenz (roter Komplex). Ausgewertet wurden 188 Aromatogramme (➤ Abb. 4.26).

- Oregano zeigte die beste Wirkung mit sehr guter Wirkung (Hemmhof 3) in 151 von 152 Fällen, nur einmal lag der Hemmhof bei 2.
- Lemongrass als zweitbestes Öl zeigte in 144 von 152 Fällen den Hemmhof 3, in den anderen sieben Fällen eine gute Wirksamkeit (Hemmhof 2) und in einem Fall eine schwache Wirkung.
- Bei Nelkenknospe als drittbestem Öl (152 Fälle) lag der durchschnittliche Hemmhof bei 2,8.
- Die durchschnittlichen Hemmhöfe lagen bei Thymian Ct. Thymol bei 2,1, bei Koriander bei 1,8.

Lavendel, ein sehr sanftes Öl, hatte in 25 von 150 Fällen keine Wirkung, aber insgesamt einen durchschnittlichen Hemmhof von 1,2, also noch wirksam, außerdem hat Lavendel immer eine wohltuende Wirkung auf die Schleimhaut.

- Ingwer hatte in 22 von 109 Fällen keine Wirkung, der durchschnittliche Hemmhof liegt aber immer noch über 1, ist also im Gesamten wirksam.

Wirkung auf *Tannerella forsythia*

Tannerella forsythia gehört zu den Leitkeimen bei Parodontitis mit starker Virulenz (roter Komplex). Der Keim wird benannt nach seiner Entdeckerin, Dr. Anne Tanner, die am Forsyth-Institut in Cambridge, Massachusetts gearbeitet hat. Ausgewertet wurden 348 Aromatogramme (➤ Abb. 4.27).

- Oregano und Lemongrass haben beide gleich gut gewirkt mit Hemmhof 3 bei 180 von 180 Testfällen (100 %).
- An zweiter Stelle steht Nelkenknospe, sie hatte in 180 von 188 Fällen (96 %) einen 3-fach positiven Hemmhof und keinen unwirksamen Test. Auch Thymian Ct. Thymol hatte einen 3-fach positiven Hemmhof.
- Koriander und Teebaum sind ebenfalls hinsichtlich der Hemmhofgröße (2, 8 bzw. 2,7) fast gleich zu bewerten. Koriander war in allen Fällen wirksam, während Teebaum in drei Fällen keine Wirkung zeigte.

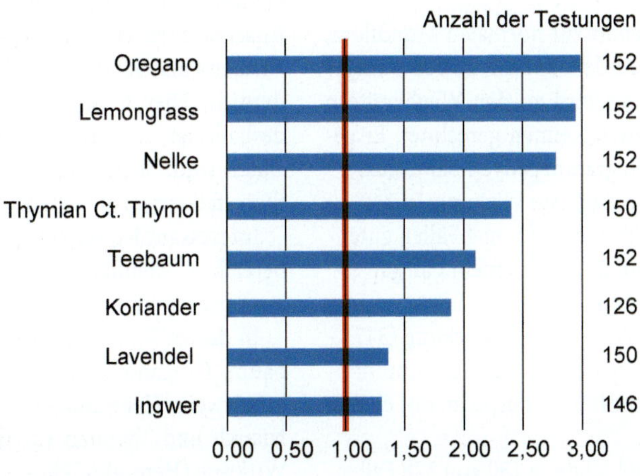

Abb. 4.26 Wirkung von ätherischen Ölen auf *Porphyromonas gingivalis* bei 188 Testfällen

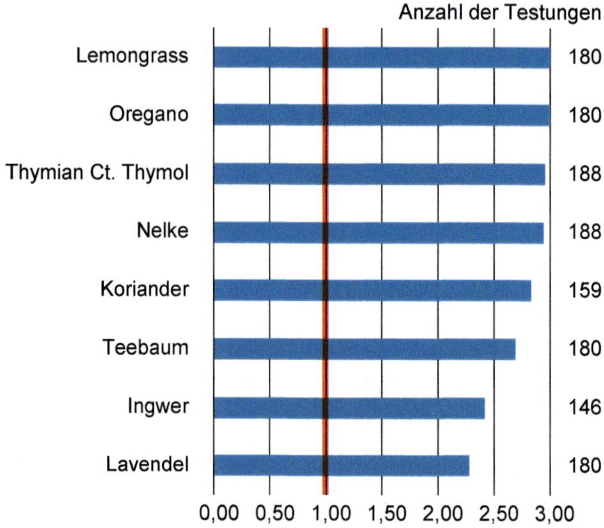

Abb. 4.27 Wirkung von ätherischen Ölen auf *Tannerella forsythia* bei 348 Aromatogrammen [P1023]

- Ingwer zeigte in 95 von 146 Fällen eine sehr gute Wirkung, in 7 Fällen lag keine Wirkung vor, der durchschnittlicher Hemmhof betrug 2,4.
- Lavendel hatte in 103 von 180 Fällen (75 %) eine sehr gute Wirkung und in 9 Fällen keine Wirkung, der durchschnittliche Hemmhof lag bei 2,3.

Bei diesem Keim ist es erstaunlich, dass auch die sanften Öle, wie Koriander, Ingwer und Lavendel eine Wirkung zeigten.

Wirkung auf *Fusobacterium ssp.*

Fusobacterium ssp. gehört zur normalen Mundflora, kann aber pathogen werden, er zählt zu den weniger virulenten Keimen und wird zu den Wegbereitern der sehr stark virulenten Keimen gerechnet. Er gehört zu den anaeroben gramnegativen Bakterien.

- Hier zeigte Oregano die beste Wirkung: In 340 von 345 Testfällen Hemmhof 3, in 4 Fällen gute Wirkung (Hemmhof 2) und in einem Fall gab es eine schwache Wirkung.
- Lemongrass hatte die zweitbeste Wirkung (347 Fälle) mit einem durchschnittlichen Hemmhof von 2,9, gefolgt vom Nelkenknospenöl mit einem Hemmhof von 2,3.
- Thymian Ct. Thymol zeigte in 130 von 328 Fällen eine sehr gute Wirkung, in 17 Fällen war es ohne Wirkung, der durchschnittliche Hemmhof lag deshalb bei 1,9.
- Koriander und Teebaum hatten im Schnitt noch eine schwache Wirkung, bei einem Hemmhof von 1,5.
- Lavendel und Ingwer sind als unwirksam anzusehen.

Wirkung auf *Treponema denticola*

Treponema denticola ist ein anaerober gramnegativer Keim, der sehr beweglich ist und gut in die Zahnfleischtaschen eindringen kann. Er hat eine hohe Virulenz und zählt zu den Markerkeimen der Parodontitis. Hier liegen nur 9 Aromatogramme vor, deshalb ist es fraglich, wie aussagekräftig diese Daten sind. Sicher wäre es hier sinnvoll, in jedem Einzelfall erneut zu testen.

Interessant ist, dass dieser Keim sowohl im Hufbereich (Zehenhautentzündung) von Kühen, als auch bei Parodontitis vorkommt.

In diesen 9 Testfällen zeigten Lavendel fein, Teebaum, Oregano, Lemongrass, Manuka und Nelke mit jeweils Hemmhof 3, eine sehr gute Wirkung. Niaouli und Thymian Ct. Thymol hatten eine gute Wirkung (Hemmhof 2).

Wirkung auf *Capnocytophaga ssp.*

Die Capnocytophaga-Bakterien sind mikroaerophile Bakterien, die sowohl aerob mit reduziertem Anteil an Sauerstoff als auch anaerob leben können. Sie gehören normal in die Mundflora, können jedoch auch pathogen werden und gehören zu den Wegbereitern der Parodontitis.

- Hier zeigte Oregano die beste Wirkung mit sehr guter Wirkung bei 195 von 200 Testfällen, es lag kein Fall von Unwirksamkeit vor.
- Die zweitbeste Wirkung verzeichnete Lemongrass mit sehr guter Wirkung in 191 von 200 Testfällen, ein Fall blieb ohne Wirkung, der durchschnittliche Hemmhof lag bei 2,9.
- Nelke hatte in 139 von 200 Fällen eine sehr gute Wirkung, in 2 Fällen keine Wirkung, der durchschnittliche Hemmhof lag bei 2,6.
- Bei Thymian Ct. Thymol konnte meist eine sehr gute Wirkung erzielt werden, es gab allerdings auch Fälle, in denen keine Wirkung zu verzeichnen war, weshalb der durchschnittliche Hemmhof bei 2,2 lag.
- Teebaum und Koriander sind beide noch schwach wirksam. Ingwer und Lavendel haben beide in ganz wenigen Fällen eine sehr gute Wirkung, sind jedoch eher als unwirksam einzuschätzen.

Wirkung auf *Bacteroides spp.*

Die *Bacterioides*-Bakterien leben anaerob und kommen hauptsächlich im Darm und in der Mundschleimhaut vor. Sie sind Bestandteil des Mikrobioms im Mund (Mundflora), können aber pathogen werden und Zahnwurzelentzündungen sowie Parodontitis verursachen, sie gehören zu den nicht so stark virulenten Keimen.

- Oregano zeigte wieder die beste Wirkung (3-fach positiv bei 62 von 63 Fällen), gefolgt von Lemongrass mit 58 Fällen von sehr guter Wirkung bei 63 Testfällen.
- Nelkenknospe hatte nur in 25 von 63 Fällen eine sehr gute Wirkung und in 2 Fällen lag keine Wirkung vor, der durchschnittliche Hemmhof lag bei insgesamt 2,1.
- Thymian Ct. Thymol zeigte in vier Fällen keine Wirksamkeit, weshalb der durchschnittliche Hemmhof bei ansonsten guter Wirksamkeit nur bei 1,6 lag.
- Teebaum und Koriander zeigen beide eine schwache Wirkung, durchschnittlicher Hemmhof 1,3 bzw. 1. Lavendel und Ingwer sind eher als eher unwirksam zu bezeichnen.

Wirkung auf *Eikenella corrodens*

Eikenella corrodens ist ein mikroaerophiles gramnegatives Stäbchenbakterium, das in der Mundflora vorkommt, aber pathogen werden kann, insbesondere bei immunsupprimierten Patienten oder bei Mischinfektionen.

- Oregano hatte die beste Wirkung (25 von 29 Fällen), gefolgt von Lemongrass (23 von 29 Fällen).
- Der Hemmhof bei Thymian Ct. Thymol zeigte eine gute Wirkung. Er lag knapp unter 2 (19 von 29 Fällen sehr gute Wirkung, bei 2 Fällen keine Wirkung). Der Hemmhof von Lavendel betrug nur 1 (9 von 22 Fällen sehr gute Wirkung, bei 4 Fällen keine Wirkung).
- Ingwer zeigte bei keinem Test einen Hemmhof.

4.2.17 Wirkung auf Begleitkeime im orodentalen Bereich

Bei Mischinfektionen im Bereich der Parodontitis spielen auch Begleitkeime eine Rolle. Dies können Keime sein, die physiologisch im Körper vorkommen, unter bestimmten Bedingungen, z. B. bei immungeschwächten Personen oder bei einer Parodontitis pathogen werden und Probleme verursachen können. Hier eine Auswahl von einigen Auswertungen zu Begleitkeimen im Mundbereich.

Wirkung auf *Acinetobacter*

Acinetobacter-Keime können normal in der Mundflora vorhanden sein, bei Parodontitis jedoch zusätzlich pathogen werden. Es ist interessant zu sehen, dass hier in diesem Labor hauptsächlich die starken Öle getestet wurden, insofern sind diese Ergebnisse eine gute Ergänzung zu den Auswertungen (➤ 4.2.1).

- Oregano hat am besten gewirkt mit „sehr gut" in 51 von 58 Testfällen, gefolgt von Thymian Ct. Thymol mit 44 von 58 Fällen mit sehr guter Wirksamkeit.
- Teebaum (in 17 von 58 Fällen sehr gute Wirkung, in 2 Fällen keine Wirkung) und Lemongrass (18 von 58 Testfällen sehr gute Wirkung, in 5 Fällen keine Wirkung) haben einen ähnlichen durchschnittlichen Hemmhof mit 1, 8 (Teebaum) bzw. 1,7 (Lemongrass).

Wirkung auf *Candida albicans* im orodentalen Bereich

Candida albicans gehört zu den Hefepilzen, die im gesamten Körper vorkommen können. Sie sind fakultativ pathogen, d. h. sie können in bestimmten Situationen Krankheiten auslösen und auch bei einer Parodontitis erschwerend hinzukommen (➤ 4.2.16). Da die Parodontitis meist mit Antibiotika und nicht, wie bei Pilzerkrankungen üblich, mit Antimykotika behandelt wird, oft mit einer Kombination von Metronidazol und Amoxicillin, dem sog. Winkelhoff-Cocktail, überwuchern die Hefepilze im Mund leicht. Hier können bei der Behandlung mit ätherischen Ölen mit einer gut gewählten Mischung sowohl die Bakterien als auch die Pilze bekämpft werden.

Ausgewertet wurden 184 Aromatogramme (➤ Abb. 4.28).

- Die Öle mit der besten Wirksamkeit sind Thymian Ct. Thymol (in 147 von 184 Fällen sehr gute Wirkung, 25 Fälle gut wirksam, 10 Fälle schwach wirksam und nur in 2 Fällen keine Wirkung) und Oregano mit einem durchschnittlichen Hemmhof von 2,6 (mit 129 von 184 Fällen sehr gute Wirkung, 4 Fälle ohne Wirkung).
- Lemongrass, Teebaum, Nelke und Koriander sind wirksam mit Hemmhöfen zwischen 1,4 und 1,7.
- Lavendel hat eine sehr schwache Wirkung und Ingwer keine.

Auch hier sind diese Ergebnisse gut als Ergänzung zu sehen zu den Auswertungen im ➤ Kapitel 4.2.2.

Wirkung auf *Enterobacter cloacae*

Enterobacter cloacae ist ein gramnegativer, fakultativ anaerober Keim der Darmflora. Er kann bei einer Parodontitis pathogen werden.

- Oregano mit einem durchschnittlichen Hemmhof von 2,5 und Thymian mit einem Hemmhof von 2,4 sind die wirksamsten Öle.
- Teebaum und Nelkenknospe haben einen durchschnittlichen Hemmhof von 2,2 bzw. 1,7. Lemongrass, das sonst bei den Mundkeimen oft eine gute Wirkung zeigte, hat hier nur einen durchschnittlichen Hemmhof von nur 0,5.
- Lavendel zeigte nur eine sehr schwache Wirkung (in 6 Fällen von 29) und Ingwer war wirkungslos.

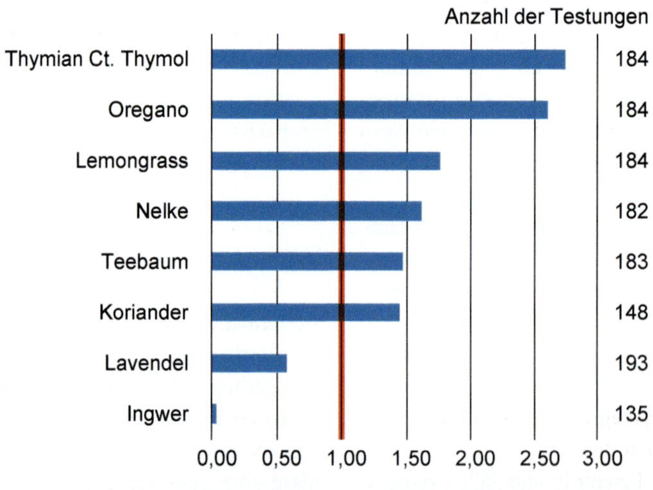

Abb. 4.28 Wirkung von ätherischen Ölen auf *Candida albicans* bei 184 Testfällen [P1023]

Wirkung auf *Klebsiella pneumoniae/oxytoca* im orodentalen Bereich

Klebsiella pneumoniae und *Klebsiella oxytoca* sind fakultative anaerobe negative Stäbchen, die physiologischerweise im Darm vorkommen. Sie können pathogen werden und bei immungeschwächten Personen auch Resistenzen gegen viele Antibiotika entwickeln. Im Mundbereich können sie bei Parodontitis zusätzlich virulent werden (➤ 4.2.16).

Bei diesen Klebsiellen hatte Thymian Ct. Thymol die beste Wirkung: In 20 von 41 Fällen wirkte es sehr gut, in drei Fällen gab es keine Wirkung, der durchschnittliche Hemmhof lag bei 2,2. Thymian Ct. Thymol wurde gefolgt von Oregano mit einem durchschnittlichen Hemmhof von 2. Teebaum war das drittbeste Öl mit einem durchschnittlichen Hemmhof von 1,6. Nelke, Koriander, Lemongrass und Lavendel hatten eine sehr schwache Wirkung, Ingwer zeigte in keinem Fall einen Hemmhof.

4.2.18 Wirkung auf *Serratia marcescens*

Serratia marcescens ist ein gramnegatives fakultativ anaerobes Bakterium. Dieser Keim bildet rote Kolonien, er ist Bestandteil der Darmflora, kann aber pathogen werden, v.a. bei immungeschwächten Personen oder bei einer bestehenden Parodontitis (➤ 4.2.12).

Thymian Ct. Thymol hatte die beste Wirkung, gefolgt von Oregano und Teebaum. Koriander, Lemongrass, Nelke zeigten einen schwache Wirkung, Lavendel hatte nur in 7 von 25 Fällen eine schwache Wirkung und Ingwer zeigte keine Wirkung. Auch diese Ergebnisse sind als Ergänzung zu den Auswertungen (➤ 4.2.12) zu sehen, es wurden hier hauptsächlich die starken Öle getestet.

4.3 Wirkung von ätherischen Ölen auf multiresistente Keime

Es gibt verschiedene Wege, wie Bakterien resistent werden können. Neben dem zu häufigen Gebrauch von Antibiotika zur Behandlung von Krankheiten stellt auch der Gebrauch von Antibiotika in der Landwirtschaft ein großes Problem dar. Bereits bei der Aufzucht von Tieren werden Antibiotika prophylaktisch unter das Futter gemischt. Durch den regelmäßigen Kontakt mit zu niedrig dosierten Antibiotika entwickeln sich sehr leicht Resistenzen.

Bakterien entwickeln sehr schnell einen Selektionsdruck, d.h., kurz nachdem ein Antibiotikum auf den Markt kommt, gibt es auch bereits resistente Stämme. Seit dem Zweiten Weltkrieg gibt es Penicillin als Antibiotikum, bereits 1–2 Jahre später sind die ersten resistenten Bakterienstämme aufgetreten.

4.3.1 Ursachen

Resistenzgene in Bakterien gibt es nicht erst durch den Gebrauch von Antibiotika. Nach Heisig haben sich Enzyme, die Antibiotikaresistenz vermitteln, in antibiotikaproduzierenden Bakterien oft bereits vor Urzeiten entwickelt. Sie können sich aber durch den Erwerb von Mutationen unter Selektionsdruck durch neue Antibiotika rasch weiterentwickeln (Heisig 2018). Ein großes Problem stellen resistente Keime für Patienten in Krankenhäusern da, sog. nosokomiale Keime, die oft multimorbide und immunsupprimierte Pateinten betreffen.

Resistenzen können sich entwickeln durch folgende Faktoren:

- **Mutationen** der Bakterien
- **Transfer von Plasmiden** von anderen Bakterien: Plasmide sind kleine, ringförmige DNA-Moleküle, die Resistenzgene übertragen können (ein resistenter Keim überträgt eine Gensequenz an einen anderen, vorher nicht resistenten Keim). Es kann also passieren, dass ein Patient zwei Keime in sich trägt, einer ist resistent, einer normal, innerhalb kurzer Zeit tauschen sich die Bakterien Plasmide aus und beide Keime sind resistent.
- Veränderungen an der **Zellmembran,** die zum Teil durch doppelte Hüllen hervorgerufen werden.
- **Effluxpumpen,** oder auch MDR (Multidrug)-Effluxpumpen, so nennt man verschiedene Transportmechanismen (Membrantransporter, Membran ATP-asen), die Antibiotika oder andere Stoffe aus der Zelle heraus transportieren.
- **Quorum sensing,** die Fähigkeit von Bakterien miteinander zu kommunizieren, sodass sich Bio-

filme entwickeln können, oder Bakterien pathogen werden können. Quorum bedeutet „Abstimmung". Hier kommunizieren die Bakterien über den Stoff n-Acyl-homoserin-Lacton (AHL) und stimmen darüber ab, in welcher Populationsdichte sie auftreten. Treten die Bakterien „dichter" gedrängt auf (Schwarmintelligenz), so entwickeln sich Biofilme. Ätherische Öle können diese Kommunikation stören.

Auf diese Weise entstehen sog. **multiresistente Keime,** wie z. B.:

- MRSA (Methicillin resistenter *Staphylococcus aureus*)
- ESBL (Extended-spectrum-Betalactamase-bildende *Enterokokken*)
- VRE (*Vancomycinresistente Enterokokken*) oder
- 3 MRGN (Multiresistente gramnegative Bakterien auf 3 Antibiotikaklassen resistent) – Bakterien, die auf 3 Antibiotikaklassen resistent sind: auf z. B. Piperacillin, Cepahalosporin, Ciprofloxacin
- 4 MRGN (Multiresistente gramnegative Bakterien auf 4 Antibiotikaklassen resistent) – sind Keime, die auf 4 Antibiotikaklassen resistent sind: z. B. Carbapenem, Cephalosporine, Fluorchinolin und Penicillin (Peter Heisig 2018) Zu den 4 MRGN-Keimen gehören oft *Acinetobacter baumannii, Pseudomonas aeruginosa, Klebsiella* Arten und *Enterobacter*-Arten

4.3.2 Wirkung der ätherischen Öle

Ätherische Öle können in diese Mechanismen eingreifen, ohne selbst direkt antibiotisch zu wirken, können damit aber die Wirkung der Antibiotika verbessern (Polly Soo Xi Yap et al 2014). Da ätherische Öle lipophil sind, können sie in die Zellmembranen der Bakterien einwandern, die Membranen durchlöchern und so den Zelltod der Bakterien hervorrufen.

- **Monoterpenphenole** in ätherischen Ölen, v. a. Thymol und Carvacrol in Thymian, Oregano, Bergbohnenkraut können die Zellmembranen angreifen und zerstören.
- **Monoterpenaldehyde** in Lemongrass und Eucalyptus citriodorora greifen Haut- und Schleimhäute an, und zerstören auch die Zellmembranen.
- Ätherische Öle mit **Monoterpenolen,** das sind insbesondere sanfte Öle, wie Lavendel, Rosengeranie, Neroli, Palmarosa, Pfefferminze, können durch die OH-Gruppen van-der Waals-Kräfte binden und die Effluxpumpen stören, dadurch können die Antibiotika wieder wirken. Mit Effluxpumpen schaffen Bakterien die Antibiotika aus der Zelle heraus, sodass diese unwirksam werden. Es gibt sehr viele verschiedene Effluxpumpen, dazu gehört auch die β-Lactamase, die das Penicillin unwirksam macht.
- Ätherische Öle mit sauerstoffhaltigen Funktionsgruppen können die Kommunikation der Bakterien, das **Quorum sensing stören.** So gehen sie nicht direkt gegen die Bakterien vor, aber sie zerstören die Grundlage für die Resistenzen der Bakterien und die Biofilme.

STUDIEN

Es gibt einige Untersuchungen zu ätherischen Ölen und resistenten Keimen. Oregano (*Oregano vulgaris* L.) hat eine gute Wirkung gegen ESBL-Keime und kann sogar die Wirkung von Antibiotika verbessern (Hongbin Si et al. 2008).

Die Gruppe um van Vuuren (van Vuuren et al. 2009) hat vier verschiedene ätherische Öle untersucht: Teebaum *(melaleuca alternifola),* Rosmarin *(Rosmarinus officinalis),* Thymian *(Thymus vulgaris)* und Pfefferminze *(Mentha piperita).* Sie hat die ätherischen Öle kombiniert mit Ciprofloxacin und anderen Antibiotika und gegen *Staphylokokkus aureus, Klebsiella pneumoniae* und *Candida albicans* getestet. Dabei kamen sie zu unterschiedlichen Ergebnissen: Zum Teil wurde die Wirkung der Antibiotika verbessert durch die ätherischen Öle, zum Teil (bei Ciprofloxacin) verschlechtert. Pfefferminze hat in Untersuchungen das Quorum sensing und damit den Biofilm bei Pseudomonas gestört, ohne selbst antibiotisch zu wirken (Husain et al. 2015).

Viele dieser Untersuchungen wurden an Monosubstanzen oder einzelnen ätherischen Ölen durchgeführt. Doch bei der Vielzahl der ätherischen Öle gibt es ein ungeahntes Potenzial, gegen multiresistente Keime vorzugehen. Die meisten dieser Untersuchungen sind In-vitro-Untersuchungen. Die Erfahrung von Aromaexperten ist, dass Patienten mit den ätherischen Ölzubereitungen nach den Aromatogrammen schnell Hilfe bekommen konnten.

Bei Patienten mit chronischen resistenten Keimen hat die Therapie etwas länger gedauert. Bei einem Fall – ein behindertes Kind mit PEG-Sonde und mit drei resistenten Keimen (*Serratia marcescens, MRSA, Pseudomonas aeruginosa*) – erfolgte die Behandlung über sechs Monate, bis es frei war von allen resistenten Keimen. Eine andere Patientin, Altersheimbewohnerin, mit zwei resistenten Keimen (*ESBL* und *MRSA*) wurde in sechs Wochen saniert, beide bekamen in dieser Zeit auch Antibiotika, die erst in Kombination mit den ätherischen Ölen eine Wirkung zeigten.

Die Anwendung der ätherischen Öle allein oder in Kombination mit Antibiotika kann Mut machen, mit den resistenten Keimen besser umgehen zu können. Es lohnt sich, eine genaue Keimbestimmung zu machen, ätherische Öle auszutesten und eine ausschließliche aromatherapeutische Behandlung oder eine integrative Therapie ergänzend zur Antibiotikatherapie vorzunehmen. Manchmal ist es auch eine Hilfe, ätherische Öle nur in der Raumluft zu verdampfen. Eine Altenpflegerin hat berichtet, dass sie bei einem Patienten nur mit dem Verdampfen von sanften ätherischen Ölen (Rosengeranie, Pfefferminze, Lavendel) eine Pseudomonas-Infektion innerhalb eines Jahres erfolgreich bekämpfen konnte.

KAPITEL

5 Aromatherapie in der Praxis: Indikationen und Anwendungsgebiete

5.1 HNO-Erkrankungen und Erkrankungen der Atemwege

Ätherische Öle werden in der Volksheilkunde bei **leichten** und **mittelschweren Atemwegserkrankungen** innerlich und äußerlich eingesetzt. Bei entzündlichen Atemwegserkrankungen, die meist viral bedingt sind, kommen insbesondere ätherische Öle mit antiviralen, antiphlogistischen und spasmolytischen Eigenschaften zur Anwendung. Je nach Ätiologie und Symptomatik sind auch bakteriostatisch und mukolytisch wirkende ätherische Öle angezeigt; letztere sollen die mukoziliäre Clearance verbessern: Das Oxid 1,8-Cineol (Eucalyptol) nimmt in der Behandlung infektbedingter Erkrankungen eine herausragende Stellung ein, da es die ziliäre Clearance (mukolytisch, sekretolytisch und sekretomotorisch) unterstützt und zudem bronchodilatorisch, antiinflammatorisch sowie antiviral wirkt.

Akute und **chronische Sinusitiden** sind klassische Indikationen für die Phytotherapie und Aromatherapie.

5.1.1 Ätherische Öle für Erkrankungen der Atemwege

Antiviral wirkende Öle

1,8-Cineolhaltige (> 50 %) Öle

- **Cajeput, Niaouli:** sehr gut auch für Kinder geeignet, bei chronischen Erkrankungen
- **Speiklavendel:** antiinflammatorisch, antiviral
- **Eukalyptus** (*E. globulus* und *E. radiata*): bei fiebrigen Atemwegserkrankungen
- **Myrte** (alle Varietäten): gut verträgliches Öl mit bakterizider Wirkung
- **Lorbeer:** entlastet die Bronchien durch Stabilisierung des Lungenparenchyms und Ausscheidung von angesammelter Flüssigkeit
- **Ravintsara:** stark wirksam bei Rhinoviren, Influenzaviren, also bei grippalen, meist fiebrigen Infekten.

Die antivirale Wirkung von 1,8-Cineol ist in vielen Studien nachgewiesen.

Anwendung: Diese Öle können einzeln im fetten Öl oder als Mischung darin auf die Brust aufgetragen oder als Inhalation verarbeitet und je nach Indikation oder Duftvorlieben ausgewählt werden.

Weitere antiviral wirkende Öle

- **Rosenholz:** wegen seiner guten Verträglichkeit besonders für Säuglinge geeignet
- **Teebaum:** gut verträglich, auch bakterizid (*Staphylococcus aureus,* β-hämolysierende Streptokokken)
- **Thymian** (alle Varietäten): mukolytisch, expektorativ
- **Ysop** *(Hyssopus officinalis, H. decumbens):* stark mukolytisch, für Kinder nur den *Hyssopus decumbens* verwenden, da *Hyssopus officinalis* einen hohen Gehalt an Ketonen hat
- **Melisse:** gut verträglich und stark, ebenso **Citronella** und **Lemongrass,** hier ist das Aldehyd Citral (antiviral) sehr wirksam
- **Pfefferminze:** selten angewendet als antivirales Öl, aber wirkungsvoll, potenziert die Wirkung anderer ätherischer Öle

Anwendung: Diese Öle können einzeln im fetten Öl oder als Mischung darin auf die Brust aufgetragen oder als Inhalation verarbeitet und je nach Indikation oder Duftvorlieben ausgewählt werden.

Antibakteriell wirkende Öle

Die ätherischen Öle der Wahl sind Thymian (in allen Varietäten) und Teebaumöl. Thymian hat zum einen eine spezifische Wirkung auf die Atemwege und eine antibakterielle Wirkung. Sehr keimwidrig ist Thymian Ct. Thymol (Staph. aureus). Am besten verträglich ist Thymian Ct. Linalool. Teebaumöl kommt infrage wegen seiner starken Wirksamkeit gegen Bakterien und Pilze, hat allerdings geringere Wirksamkeit gegen Viren.

Bei Infektionen mit multiresistenten Keimen sind Teebaum, Manuka, und Lemongrass die einzusetzenden Öle.

- **Eukalyptus** (*E. globulus* und *E. radiata*): v. a. indiziert bei beeinträchtigtem Allgemeinzustand, d. h. bei starkem Fieber, großer Müdigkeit
- **Lemongrass:** v. a. gegen multiresistente Keime
- **Lorbeer:** kräftigt das Lungenparenchym, fördert den Lymphfluss
- **Manuka:** stark wirksam bei MRSA und anderen multiresistenten Keimen
- **Myrte:** wirkt sanfter als Teebaum
- **Nelke:** vorsichtig dosieren, wirkt u. U. hautreizend
- **Oregano:** stark gegen Keime, aber u. U. hautreizend
- **Rosenholz:** wegen seiner guten Verträglichkeit besonders für Säuglinge geeignet
- **Teebaum:** sehr vielseitig, stark wirksam
- **Thymian** (alle Varietäten): sehr keimwidrig ist Thymian Ct. Thymol (*Staph. aureus*) am besten verträglich ist Thymian Ct. Linalool

Anwendung: Diese Öle können einzeln im fetten Öl oder als Mischung darin auf die Brust aufgetragen oder als Inhalation verarbeitet und je nach Indikation oder Duftvorlieben ausgewählt werden.

Mukolytisch wirkende Öle

Mukolytika setzen die Zähigkeit des Schleimes herab. Sie wirken schleimlösend, indem sich der Schleim in den Atemwegen verändert und in seiner chemischen Struktur dünnflüssiger wird und leichter abgehustet werden kann.

- **Benzoe:** gegen „Kälte", wirkt beruhigend und hustenreizstillend
- **Cajeput, Myrte:** sanfte Öle, gut bei chronischen Beschwerden
- **Dill, Anis, Niaouli:** wunderbare Kinderöle, geeignet bei chronischen Beschwerden
- **Eukalyptus, Kampfer:** klassische Erkältungsöle, auch bei Fieber
- **Kardamom:** bei Husten mit „pfeifendem" Atem
- **Lorbeer:** bei Katarrh und chronischer Bronchitis, antiödematös und stabilisierend auf das Lungengewebe.
- **Ravintsara:** als starkes antivirales Mittel besonders geeignet zu Beginn einer Erkrankung
- **Rosmarin Ct. Cineol:** wegen seiner anregenden Wirkung nur tagsüber verwenden
- **Speiklavendel:** sehr hautverträglich
- **Thymian Ct. Thujanol:** sehr stark wirksam und gut verträglich; da es schlecht erhältlich ist, kann auch Thymian Ct. Linalool eingesetzt werden
- **Weißtanne, Fichtennadel, Zirbelkiefer:** fördert die Sauerstoffaufnahme der Lunge
- **Ysop** (*Hyssopus officinalis* **und** *decumbens*): für Kinder nur *H. decumbens* verwenden (*Hyssopus officinalis* enthält viele Ketone)

Anwendung: Diese Öle können einzeln im fetten Öl oder als Mischung darin auf die Brust aufgetragen oder als Inhalation verarbeitet und je nach Indikation oder Duftvorlieben ausgewählt werden.

Antiinflammatorisch wirkende Öle

Antiinflammatorische Eigenschaften haben antiviral wirkende Öle (s. o), d. h. alle Öle mit hohem 1,8-Cineol-Gehalt und alle antibakteriellen Öle (s. o.).

TIPP

Besonders entzündungshemmend wirkt außerdem Alant sowohl bei chronischen als auch bei akuten Atemwegserkrankungen.

Spasmolytisch wirkende Öle

Spasmolytisch wirkende Öle werden eingesetzt bei spastischer Bronchitis und Engegefühl der Atemwege:

- **Anis:** für Kinder gut geeignet
- **Myrte Anden:** antihistaminisch, bei allergischem Bronchospasmus
- **Zedernholz, Manuka:** wirkt antihistaminisch, beruhigend

5.1.2 Sinusitis

Eine Sinusitis entwickelt sich meist infolge einer viralen Rhinitis und geht mit Kopfschmerzen v. a. beim Bücken nach vorn sowie mit Klopfschmerzen im Stirn- und im medialen Wangenbereich und allgemeiner Abgeschlagenheit einher. Bei akuter Sinusitis muss als erste Maßnahme die Nasenschleimhaut zum Abschwellen gebracht werden, damit das Sekret abfließen kann.

Die typischen Symptome wie Sekretstau, Verlegung der Atemwege, Kopfschmerzen und Krankheitsgefühl lassen sich gut mit ätherischen Ölen behandeln. Hierbei haben sich v. a. **ätherische Öle** mit hohem **1,8-Cineol-Gehalt** mit ihren mukolytischen, antiinflammatorischen und antiseptischen Eigenschaften bewährt. Aufgrund ihrer Lipophilie können sie ausgezeichnet die Schleimhaut passieren und sind deswegen für Inhalationen und Nasensprays sowie für die direkte lokale Anwendung in der Nase oder am Naseneingang (mithilfe von Wattebausch oder Zellstoffröllchen) besonders gut geeignet. Sie können auch auf Akupunkturpunkte im Nasen- und Stirnhöhlenbereich aufgebracht werden.

Für **Säuglinge und Kleinkinder** eignen sich besonders gut Rosenholz, Kamille blau, Lavendel. Sie sind gut hautverträglich und aufgrund ihrer Inhaltsstoffe sanft in ihrer Wirkung. Rosenholz steht unter Artenschutz. Deswegen sollte man beim Kauf eines Rosenholzöles darauf achten, dass es aus Kulturen mit nachhaltiger Forstwirtschaft gewonnen wurde.

Zur Anwendung kommen folgende ätherischen Öle:

- **Eukalyptus** (am besten geeignet **E. radiata**): wirkt auch vorbeugend gegen Begleiterkrankungen wie Bronchitis
- **Angelika:** wirkt entzündungshemmend, dadurch kann der Schleim besser abfließen
- **Majoran:** zur Schleimverflüssigung
- **Kamille blau:** antiphlogistische und sekretolytische Wirkung
- **Lavendel:** bei chronischer Sinusitis, wirkt abschwellend und mukolytisch, antiinflammatorisch und antiseptisch
- **Cajeput, Niaouli und Pfefferminze:** am Naseneingang aufgetragen oder mit Zellstoffröllchen im Naseneingang platziert, befreien Zubereitungen dieser Öle die Atemwege
- **Thymian Ct. Linalool:** sehr gut hautverträglich, bakterizid

Zusätzlich kommen 1,8-cineolhaltige Öle infrage (➤ 5.2.1).

Anwendung: Diese Öle können einzeln im fetten Öl oder als Mischung darin auf die Brust aufgetragen oder als Inhalation verarbeitet werden. Sie sind je nach Indikation oder Duftvorlieben auszuwählen und können auch anstelle der in den Rezepturen (➤ Kasten) angegebenen Öle verwendet werden.

REZEPTUREN

Inhalation

- 1 Tr. Thymian Ct. Linalool/1 Tr. Niaouli/1 Tr. Eukalyptus auf 1 TL Salz tropfen und in heißes Wasser geben.
- Als trockene Inhalation ätherisches Öl mit etwas fettem Öl mischen, auf eine Papiertaschentuchkugel geben und in die Nasenöffnung stecken.
- Oder 1 Tr. Alant auf 1 TL Salz tropfen und in das heiße Wasser geben.
- Thymian Ct. Linalool, Ravintsara, Lavendel fein zu gleichen Teilen, davon 1 Tr. auf 1 TL Salz und dann ins heiße Wasser geben.

Einreibung

- 3 Tr. Eukalyptus radiata
- 3 Tr. Angelika
- 3 Tr. Lavendel
- 2 Tr. Majoran
- 5 Tr. Ravintsara

in 25 ml Mandelöl geben. Täglich mehrmals Schläfen, Stirn und Nase damit einreiben.

Chronische Sinusitis

- 3 Tr. Lavendel
- 1 Tr. Thymian Ct. Linalool
- 3 Tr. Lorbeer
- 3 Tr. Eukalyptus radiata

In 25 ml Mandelöl geben, täglich mehrmals damit Stirn, Schläfen und Nase einreiben.

Befreiendes Nasenöl

- 1 Tr. Pfefferminze
- 1 Tr. Thymian Ct. Linalool
- 1 Tr. Lorbeer

In 20 ml Johanniskrautöl geben, mehrmals täglich auf die untere Nasenöffnung auftragen.

Nasenöl bei akuter & chronischer Sinusitis

- 2 Tr. Niaouli
- 2 Tr. Cajeput
- 6 Tr. Ravintsara
- 4 Tr. Lavendel fein

In 20 ml Mandelöl geben. Bis zu 3-mal täglich je 1 Tr. in jede Nasenöffnung tropfen und evtl. äußerlich auf den Nebenhöhlenbereich auftragen.

Engelwurzsalbe

- 1 Tr. Majoran
- 1 Tr. Thymian Ct. Linalool
- 1 Tr. Angelika

In 30 ml fettes Öl oder Salbengrundlage geben, auch für Säuglinge geeignet. Äußerlich auf den Nasenrücken, Nebenhöhlen und Hals auftragen.

5.1.3 Rhinitis

Schnupfen ist eine meist durch Rhino- oder Adenoviren ausgelöste afebrile Erkrankung mit zunächst seröser, später schleimig-eitriger Sekretion. Da besonders die erschwerte Nasenatmung lästig ist, liegt der Schwerpunkt der Aromatherapie in der **Schleimhautabschwellung.** Im Vordergrund stehen insbesondere **Eukalyptus** (*E. globulus* und *radiata*) und **Pfefferminze,** da beide entzündungshemmend wirken und die Atemwege befreien. Ist der Schnupfen wässrig (Fließschnupfen) oder bei allergischer Komponente ist **Zypresse** das Mittel der Wahl.

Zu empfehlen sind Inhalationen und Einreibungen. Bei der Inhalation über den Inhalator darf nicht mehr als 1 Tr. verwendet werden, da sich sonst ein Umkehreffekt einstellen kann und die ziliäre Tätigkeit vermindert wird. Bei Ölmischungen, die auf Nase oder Gesicht aufgetragen werden, muss auf hautfreundliche Öle geachtet werden.

Zur Anwendung kommen folgende ätherischen Öle:

- **Eukalyptus** (*E. globulus* und *radiata*), **Pfefferminze:** wirken antiinflammatorisch, sekretolytisch und regen die Kälterezeptoren in der Nasenschleimhaut an, wodurch das Gefühl entsteht, besser durchatmen zu können
- **Niaouli, Cajeput, Ravintsara, Rosenholz:** besonders für Kinder geeignet, sehr hautfreundlich, stark antibakteriell
- **Kardamom:** wirkt mukolytisch und appetitanregend
- **Thymian Ct. Linalool:** hat bakterizide, sehr hautfreundliche Eigenschaften
- **Zypresse:** wirkt adstringierend, insbesondere bei Fließschnupfen geeignet, antiallergisch
- **Manuka, Himalayazeder, Zeder:** besonders wirksam bei Allergien

Anwendung: Diese Öle können einzeln im fetten Öl oder als Mischung darin auf die Brust aufgetragen oder als Inhalation verarbeitet werden. Sie sind je nach Indikation oder Duftvorlieben auszuwählen und können auch anstelle der in den Rezepturen (➤ Kasten) angegebenen Öle verwendet werden.

REZEPTUREN

Inhalation

1 Tr. Zypresse oder 1 Tr. Pfefferminze auf 1 TL Salz in heißes Wasser oder auf Nasentampon geben. Anwendung ➤ Nasenöl.

Grundmischung

- 10 Tr. Eukalyptus radiata
- 10 Tr. Ravintsara
- 5 Tr. Speiklavendel

Anwendung:

- **Nasenöl:** 1 Tr. pur auf die Nasenöffnung oder auf ein Stoffröllchen (oder Nasentampon) gegeben, befreit die Nasenwege. Oder in 50 ml fettem Öl lösen und seitlich der Nasenöffnung (Akupunkturpunkt Di 20) auftragen.
- **Inhalation:** 1 bis maximal 2 Tr. der Grundmischung auf Salzlösung in den Inhalator geben.
- **Einnahme:** 2-mal täglich 2 Tr. einer Mischung auf einem Stück Zucker im Mund zergehen lassen und vor dem Schlucken 10 Minuten lang einspeicheln.

Sanfte Mischung

- 5 Tr. Rosenholz
- 5 Tr. Niaouli
- 10 Tr. Ravintsara

Anwendung ➤ Grundmischung.

Kindermischung (ab 2 Jahren)

- 5 Tr. Rosenholz
- 5 Tr. Niaouli
- 3 Tr. Benzoe
- 5 Tr. Neroli

In 50 ml fettes Öl geben und mischen. Davon 1 Tr. unter die Nase geben, oder mit Wattestäbchen in die Nase reiben.

Fließschnupfen

- 10 Tr. Zypresse
- 5 Tr. Eucalyptus radiata
- 5 Tr. Angelika archangelica

Anwendung ➤ Grundmischung.

Schnupfen mit Kopfschmerzen

- 10 Tr. Zypresse
- 5 Tr. Niaouli
- 5 Tr. Pfefferminze
- 5 Tr. Kardamom

Zur Einreibung von Stirne, Schläfen und Nase: 5 Tr. der Grundmischung in 10 ml Mandelöl geben.

Rezeptur Thymian-Nasenbalsam stark

- 2 Tr. Cajeput
- 2 Tr. Thymian Ct. Thymol
- 1 Tr. Lavendel fein
- 1 Tr. Manuka

Öle in 15 g Mandelöl und 15 g Wollfett rühren. Diese Rezeptur ist auch bei Haemophilus influenza oder MRSA anwendbar. 3-mal täglich mit Wattestäbchen in die Nase einreiben.

Thymian-Nasenbalsam mild

Dieser milde Balsam ist besonders geeignet für Kinder oder zur längeren Anwendung.

- 2 Tr. Cajeput
- 2 Tr. Thymian Ct. Linalool
- 1 Tr. Lavendel fein
- 1 Tr. Manuka

Öle in 15 g Wollfett und 15 g Mandelöl rühren. Den Nasenbalsam an die Nasenöffnungen auftragen.

Engelwurzsalbe

Die Salbe kommt zur Anwendung bei Sinusitis, Lymphadenopathie und leichter Tonsillitis. Den Nebenhöhlenbereich oder den zervikalen Lymphknotenbereich damit einreiben.

- 1 Tr. Angelikawurzel
- 1 Tr. Thymian Ct. Linalool
- 1 Tr. Majoranöl
- in 2 g Bienenwachs,
- 10 g Johanniskrautöl
- 18 g Wollfett

Die ätherischen Öle können auch nur in Johanniskrautöl gegeben werden. Äußerlich auf die Nasenflügel und den Nebenhöhlenbereich auftragen.

Nasenöl bei Polypen

- 1 Tr. Wacholderbeere
- 2. Tr. Niaouli
- 2 Tr. Cajeput
- 6 Tr. Ravintsara
- 4 Tr. Lavendel fein

In 20 ml Mandelöl geben. 3-mal täglich 1 Tr. in jede Nasenöffnung geben. Das Öl erleichtert die Atmung.

5.1.4 Rhinitis allergica

Die Rhinitis allergica (Pollinose oder Heuschnupfen) ist eine IgE vermittelte, überschießende Reaktion des Immunsystems auf Allergene. Immer mehr Menschen leiden unter der allergischen Rhinitis, was vermutlich in der Schadstoffzunahme, den chemisch veränderten Nahrungsmitteln, der Zunahme der Hygiene sowie den veränderten Lebensgewohnheiten begründet ist. Der sehr störende Fließschnupfen wird durch Allergene verschiedenster Art, wie z. B. Blütenpollen, Nahrungsmittel, Hausstaubmilben und spezielle Stäube ausgelöst, die bei manchen Berufsgruppen (Bäcker, Schreiner) anfallen.

In der Aromatherapie macht man sich die membranstabilisierenden Eigenschaften auf die Mastzellen mancher Öle zunutze und **reduziert** somit die **Histaminausschüttung** und dadurch die Reaktion auf das entsprechende Allergen. Die innere Anwendung ist die effektivste; sie sollte nur während der allergisierenden Pollenzeit durchgeführt werden.

Zur Anwendung kommen folgende ätherische Öle:

- **Zedernholz:** wirkt antihistaminisch, beruhigend
- **Schwarzkümmelöl:** zur Einnahme 1- bis 3-mal täglich 1 TL
- **Manuka:** antihistaminische Wirkung
- **Zypresse:** hat adstringierende, antiallergische Eigenschaften
- **Eukalyptus** *radiata* oder *globulus:* entzündungshemmend

Anwendung: Diese Öle können einzeln im fetten Öl oder als Mischung darin auf die Brust aufgetragen oder als Inhalation verarbeitet werden. Sie sind je nach Indikation oder Duftvorlieben auszuwählen und können auch anstelle der in den Rezepturen (➤ Kasten) angegebenen Öle verwendet werden.

REZEPTUR

Basisbehandlung

- 2 Teile Zedernholzöl
- 1 Teil Zypressenöl

1- bis 3-mal täglich während der Pollenzeit 1 Tr. der Mischung auf ein Stück Brot geben oder mit 1 TL Sahne einnehmen und so lange wie möglich (mind. 10 Minuten) im Mund belassen. Die Öle werden dadurch von der Mundschleimhaut resorbiert. Außerdem die Ölmischung seitlich auf Stirn- und Jochbeine sowie auf die Nasenflügel auftragen. Zedernholz allein wirkt sogar noch im Anfall. Anwendung: intern und nasal.

Nasenöl bei Allergie

4 Tr. Zeder oder Himalayazeder
4 Tr. Zypresse
2 Tr. Eukalyptus radiata in 20 ml Mandelöl
3-mal täglich ½ Tr. in jede Nasenöffnung tropfen, während der Allergie so lange wie nötig anwenden.

5.1.5 Otitis media

Eine Otitis media ist meist viraler Genese und tritt oft als Folge einer Rhinitis auf. Die mit der Erkältung einhergehende Schleimhautschwellung führt zur Verlegung der Eustachio-Röhre. Dadurch kann der Druckausgleich zwischen Mittelohr und Umgebung nur noch unzureichend erfolgen, Ohrenschmerzen sind die Folge.

Ziel der Therapie ist die **Schmerzreduzierung** und Beseitigung des **unangenehmen Ohrdrucks** durch abschwellende Maßnahmen. Entsprechende ätherische Öle werden z. B. mithilfe eines Wattebauschs in den Gehörgang eingeführt oder auf das Mastoid aufgetragen. Das Öl dringt aufgrund seiner Lipophilie durch das Gewebe rasch zum Entzündungsherd durch. Zusätzlich empfiehlt es sich, abschwellende ätherische Öle in die Nase und in den Gehörgang einzubringen (➤ Rezepturen).

Zur Anwendung kommen folgende ätherischen Öle:

- **Schopflavendel:** Es gilt mit seiner mukolytischen und antiinfektiösen Wirkung als eines der wichtigsten Öle bei Otitis media. Er kann als Kombination mit den weiter aufgeführten Ölen eingesetzt oder auch als alleiniges Öl aufgebracht werden. **Cave:** Schopflavendel darf nicht bei Kindern bis zum 14. Lj angewendet werden.
- **Cajeput:** wirkt schmerzlindernd, antiphlogistisch
- **Teebaum:** hat antiseptische, antiphlogistische, analgetische Eigenschaften
- **Palmarosa, Lavendel:** wirkt antibakteriell, antimykotisch
- **Sandelholz:** abschwellende, entzündungshemmende Wirkung

Anwendung: Diese Öle können einzeln im fetten Öl oder als Mischung darin zur Anwendung kommen. Sie sind je nach Indikation oder Duftvorlieben auszuwählen und können auch anstelle der in den Rezepturen (➤ Kasten) angegebenen Öle verwendet werden.

REZEPTUREN

Basisrezeptur

- 15 Tr. Lavendel
- 10 Tr. Cajeput
- 5 Tr. Teebaum

In 15 ml Johanniskrautöl geben. Areal um die Ohrmuschel bis zum Halsansatz mehrmals täglich damit einreiben. Oder 1 Tr. der Grundmischung auf einen Watteträger geben und sehr vorsichtig in den Gehörgang einführen.

Engelwurzsalbe

Engelwurzsalbe (Rezeptur ➤ s. o.) zusätzlich äußerlich hinter das Mastoid auftragen.

5.1.6 Otitis externa

Die Otitis externa wird häufig durch eine bakterielle Infektion (meist durch *Pseudomonas aeroginosa* und *Staphylococcus aureus*) oder eine Pilzinfektion (Dermatophyten) hervorgerufen. Otoskopisch zeigt sich ein stark geröteter, oft sezernierender äußerer Gehörgang, der ekzematös verändert sein kann. Damit gehen meist Juckreiz, häufig auch Schmerzen bei Druck auf den Tragus einher.

Antiinflammatorische, juckreizstillende, antibakterielle sowie **pilzhemmende** Öle finden hier ihren Einsatz, die wie bei Otitis media lokal appliziert werden (➤ 5.1.6). Zur Anwendung kommen folgende ätherischen Öle:

- **Cajeput:** wirkt besonders analgetisch und antiinflammatorisch
- **Lavendel, Manuka:** fungizide, entzündungshemmende Eigenschaften
- **Eukalyptus** (*E. radiata*): antiinflammatorische, antiinfektiöse Wirkung
- **Niaouli:** wirkt antiinflammatorisch, antiinfektiös
- **Pfefferminze:** ist kühlend, antiphlogistisch
- **Teebaum:** hat antiinfektiöse (auch bei Pilzerkrankungen), hautregenerierende und antipruriginöse Eigenschaften

Anwendung: Diese Öle können einzeln im fetten Öl oder als Mischung darin zur Anwendung kommen. Sie sind je nach Indikation oder Duftvorlieben auszuwählen und können auch anstelle der in den Rezepturen (➤ Kasten) angegebenen Öle verwendet werden.

REZEPTUREN

Gegen Ohrenschmerzen

- 10 Tr. Cajeput
- 5 Tr. Pfefferminze
- 5 Tr. Eukalyptus

Ätherische Öle in 2,5 ml Johanniskrautöl geben. Mehrmals täglich 2 Tr. der Mischung auf einen Wattebausch geben und diesen vorsichtig in den Gehörgang einführen.

Ohrentropfen bei Gehörgangsekzem

- 10 Tr. Manuka
- 10 Tr. Lavendel fein
- 10 Tr. Palmarosa

1–2 Tr. auf einen Wattebausch und diesen an den Anfang der Gehörgangsöffnung geben.

Rezeptur mit Teebaumöl extra stark

- 10 Tr. Manuka
- 10 Tr. Lavendel fein
- 10 Tr. Teebaumöl

1–2 Tr. auf einen Wattebausch geben und vorsichtig in den Gehörgang einführen.

Bei trockenem Ekzem

Aus 2,5 ml Johanniskrautöl und 2,5 ml Cajeput eine Mischung herstellen. Auf einen Wattebausch geben und vorsichtig in den Gehörgang einführen.

5.1.7 Tonsillitis

Diese viral oder bakteriell (Streptokokken) bedingte Erkrankung geht mit starken Halsschmerzen und Schluckbeschwerden einher. Speziell bei Streptokokken sind Öle mit einem besonders **hohen Aldehydanteil** (➤ 2.8.5) sehr wirksam, z. B. **Eukalyptus** *(E. citriodora),* **Lemongrasss** oder **Melisse.** Die Schluckbeschwerden können durch häufiges Gurgeln mit Salzwasser, das mit ätherischen Ölen angereichert wird, gelindert werden. Diese Mischung wird auch als Halswickel angewendet (➤ Rezepturen).

- **Ravintsara:** wirkt antiviral, immunstimulierend
- **Lemongrass, Eukalyptus citriodora:** starke Wirkung gegen Staphylokokken und Streptokokken
- **Eukalyptus (E. globulus):** wirkt antiinflammatorisch, antiinfektiös
- **Melisse:** ausgeprägte antivirale Wirkung
- **Thymian Ct. Thujanol, Thymian Ct. Thymol, Manuka:** wirken antiinfektiös (breites Spektrum)
- **Nelke:** stark antivirale und antibakterielle Eigenschaften, analgetisch. **Cave:** u. U. hautreizend

Anwendung: Diese Öle können einzeln im fetten Öl oder als Mischung darin zur Anwendung kommen, wobei Ravintsara, Lemongrasss, Eukalyptus citriodora die Hauptöle darstellen. Sie sind je nach Indikation oder Duftvorlieben auszuwählen und können auch anstelle der in den Rezepturen (➤ Kasten) angegebenen Öle verwendet werden.

REZEPTUREN

Gurgelwassermischung

1 TL Salz, 2 Tr. Ravintsara oder Thymian mischen und in 1 Glas lauwarmes Wasser geben. Mehrmals täglich damit gurgeln.

Halswickel

3 Tr. Eukalyptus oder Manuka auf 1 TL fettes Öl geben, ein Baumwolltuch damit tränken, auf den Hals legen und mit einem Wollschal befestigen.

Ravintsaraöl

1 Tr. Ravintsara oder Manuka auf die Zunge geben und einspeicheln. Alle 2 Std. wiederholen.

5.1.8 Laryngitis, Pharyngitis

Die Laryngitis ist eine akute oder chronische Entzündung der Kehlkopfschleimhaut und ist oft Teil einer viralen Entzündung der oberen Atemwege. Sie kann aber auch von den unteren Atemwegen her „aufsteigen“, z. B. infolge einer bereits bestehenden Bronchitis. Selten sind Bakterien (z. B. *Streptococcus pneumoniae)* oder Reizgase Auslöser einer akuten Kehlkopfentzündung.

Zu ihrer Behandlung gehört die absolute Schonung der Stimmbänder. Warme Halswickel und warme Getränke können die Beschwerden lindern. Auch Inhalationen von Wasserdampf unter Zusatz von Emser Salz und ätherischen Ölen sind außerordentlich hilfreich.

Zur Anwendung kommen folgende ätherischen Öle:

- **Sandelholz:** wirkt antiinfektiös, antiinflammatorisch
- **Salbei:** antibakterielle Eigenschaften
- **Thymian Ct. Thymol, Thymian Ct. Linalool:** stark antiinfektiös, schleimlösend wirksam
- **Manuka:** wirkt antibakteriell, epithelisierend
- **Angelika:** durchblutungsfördernd

Anwendung: Diese Öle können einzeln im fetten Öl oder als Mischung darin zur Anwendung kommen. Sie sind je nach Indikation oder Duftvorlieben auszuwählen und können auch anstelle der in den Rezepturen (➤ Kasten) angegebenen Öle verwendet werden.

REZEPTUREN

Öl auf Sahne

1 Tr. Thymian Ct. Thymol oder 2 Tr. Sandelholz auf 1 TL Sahne geben und langsam auf der Zunge zergehen lassen.

Gurgeln

Auf ½ TL Salz je 2 Tr. Sandelholz und Teebaum oder je 2 Tr. Zitrone und Manuka geben, in ½ Glas Wasser auflösen. Mehrmals täglich damit gurgeln.

Einreibungen und Halswickel

- **Einreibung:** Ätherische Öle in 15 ml fettes Öl geben, mehrmals täglich den Hals damit einreiben.
- **Halswickel:** Ätherische Öle in 30 ml fettes Öl geben. 5 ml der Mischung auf ein Baumwolltuch geben, dieses auf den Hals legen und mit einem Wolltuch befestigen.

Schmerzhafte akute Halsentzündung

Die Rezepturen können sowohl bei Beginn der Beschwerden als auch bei hoch entzündlichem Geschehen angewendet werden: je früher, desto besser.
- 3 Tr. Eukalyptus radiata
- 2 Tr. Cajeput
- 2 Tr. Lavendel fein

In 30 ml fettes Öl geben, davon 1 TL für einen Halswickel nehmen, oder 1 Tr. der Mischung auf 1 TL Salz in Wasser geben und damit einen kühlenden Halswickel zubereiten.
- **Innere Anwendung:** Bei Laryngitis gibt es sehr gute Erfahrung mit Neroliöl: 1 Tr. auf 1 Stück Zucker oder 1 TL Honig geben und im Mund zergehen lassen. Dreimal täglich anwenden, solange die Beschwerden bestehen.
- **Halswickel:** Mit Engelwurzsalbe (wie oben) äußerlich Hals und Lymphbahnen einreiben.
- **Kühlende Halsmischung** (als Halswickel in 50 ml fettes Öl anwenden):
  - 4 Tr. Niaouli
  - 3 Tr. Rosmarin Ct. Cineol
  - 2 Tr. Lavendel
  - 2 Tr. Pfefferminze

Spray gegen Halsentzündung

Inhaltsstoffe	Menge für 1 Flasche à 50 ml	Menge für 3 Flaschen á 20 ml
Neroli 100 %	2 Tr.	2 Tr.
Manuka	2 Tr.	2 Tr.
Thymian linalol	2 Tr.	2 Tr.
Teebaum	1 Tr.	1 Tr.
Zitrone	4 Tr.	5 Tr.
Ethanol 90 %	2,5 g	3,0 g
Solubol (➤ 3.4.5)	2,5 g	3.0 g
Orangenblütenhydrolat	45,0 g	54,0 g

Die Öle im Ethanol lösen und mit Hydrolat auffüllen, in eine Flasche mit Sprühkopf geben. Diese Lösung kann mehrmals täglich bei Bedarf in den Rachen gesprüht werden. Sie ist sehr wirkungsvoll, wenn sie gleich bei den ersten Anzeichen und Halsschmerzen angewendet wird.

5.1.9 Akute Bronchitis

Bei einer akuten Bronchitis handelt es sich in den meisten Fällen um eine virale Infektion, an die sich häufig im weiteren Verlauf eine bakterielle Sekundärinfektion anschließt. Die entzündliche Veränderung der Bronchialschleimhaut begünstigt eine vermehrte Schleimproduktion, begleitet von Husten, Schmerzen im Brustbereich und in schweren Fällen von Dyspnoe.

Zur Anwendung kommen folgende ätherischen Öle:
- **Anis, Dill, Rosenholz:** hervorragend für Kleinkinder und Säuglinge geeignet
- **Cajeput, Niaouli, Myrte:** haben mukolytische, antiinfektiöse Eigenschaften, gut geeignet auch für Kleinkinder
- **Ravintsara:** stark antivirales Mittel, stärkt das Immunsystem
- **Eukalyptus (*E. globulus* und *radiata*):** speziell bei Bronchitis mit Fieber geeignet; innerlich angewendet wirkt es antiphlogistisch, leicht bronchospasmolytisch und mukolytisch; es hat eine surfactantartige Wirkung.
- **Latschenkiefer, Weißtanne, Zirbelkiefer:** mukolytische Wirkung, fördern die Sauerstoffaufnahme in der Lunge

- **Lorbeer:** wirkt antiinflammatorisch, abschwellend, stärkt das Lungenparenchym
- **Rosmarin Ct. Cineol:** besonders geeignet bei Bronchitis mit Erschöpfung, aufgrund der tonisierenden Wirkung nicht abends anwenden
- **Teebaum:** bevorzugt bei eitriger Bronchitis einzusetzen
- **Thymian Ct. Thymol:** wirkt auswurffördernd, bronchospasmolytisch, sekretolytisch, antiinflammatorisch, antibakteriell und antiviral. Es steigert die mukoziliäre Clearance der Bronchien. Hat die stärkste antiseptischen Wirkung
- **Ysop** (*Hyssopus officinalis* und *H. decumbens*): gut bei Bronchopneumonien
- **Zimt:** im breiten Spektrum bakterizid (**Cave:** u. U. hautreizend, deshalb nieder dosieren)

Anwendung: Diese Öle können einzeln im fetten Öl oder als Mischung darin auf die Brust aufgetragen oder als Riechmischung verarbeitet werden. Als Einzelöl (außer Zimt) kann auch 1 Tr. davon auf ein Stück Zucker eingenommen werden. Die Öle sind je nach Indikation oder Duftvorlieben auszuwählen und können anstelle der in den Rezepturen (➤ Kasten) angegebenen Öle verwendet werden.

REZEPTUREN

Die Öle können zum Inhalieren und Einreiben, als Brustwickel, für Bäder und für die Duftlampe verwendet werden.

Klassische Bronchitismischung

- 5 Tr. Ravintsara
- 5 Tr. Eukalyptus
- 3 Tr. Teebaum
- 2 Tr. Myrte

Ätherische Öle in 30 ml fettes Mandelöl geben, Brust und Rücken damit einreiben.

Akute Bronchitis

- 10 Tr. Eukalyptus globulus od. radiata
- 5 Tr. Myrte
- 5 Tr. Ravintsara
- 5 Tr. Thymian Ct. Linalool
- 5 Tr. Lorbeer

Ätherische Öle in 50 ml Mandelöl geben. Brust und Rücken damit täglich mehrmals einreiben. Die türkische Myrte hat mehr Gehalt an 1,8-Cineol und fördert die mukoziliäre Clearance. Die Myrte Anden wirkt eher spasmolytisch.

Wärmendes Bronchitisöl

- 5 Tr. Thymian Ct. Thymol
- 5 Tr. Ravintsara
- 3 Tr. Zimtrinde
- 3 Tr. Kardamom

Ätherische Öle in 30 ml fettes Mandelöl geben und Brust damit einreiben.

Erfrischende Mischung

- 10 Tr. Weißtanne
- 5 Tr. Ravintsara
- 3 Tr. Kardamom

Ätherische Öle in 30 ml fettes Mandelöl geben – sowohl Brust als auch Rücken damit einreiben.

Kinderöl bei Bronchitis (ab 2 Jahren)

- 2 Tr. Anis
- 2 Tr. Rosenholz
- 2 Tr. Benzoe
- 1 Tr. Dill

Ätherische Öle in 30 ml fettes Mandelöl geben und Brust damit einreiben.

5.1.10 Chronische Bronchitis

Die chronische Bronchitis ist eine dauerhafte Erkrankung der Atemwege. Die WHO spricht von chronischer Bronchitis, wenn bei einem Patienten in zwei aufeinander folgenden Jahren in mindestens drei Folgemonaten Husten und Auswurf bestehen. Die Ätiologie der chronischen Bronchitis ist multifaktoriell. 90 % aller Patienten mit chronischer Bronchitis sind Raucher oder ehemalige Raucher. Jeder über 40-jährige Raucher leidet daran. Ebenso können Luftverschmutzung, feucht-kaltes Klima oder eine chronisch rezidivierende Sinusitis eine chronische Bronchitis verursachen.

Mit **antiinflammatorisch** und **mukolytisch** wirkenden ätherischen Ölen als Langzeittherapie wird die ziliäre Clearance verbessert und der Auswurf vermindert. Raucher sollten regelmäßig 1,8-Cineol in Kapselform einnehmen (Soledum®).

Zur Anwendung kommen folgende ätherischen Öle:

- **Thymian** *(Thymus vulgaris Ct. Linalool):* wirkt sekretolytisch, antibakteriell
- **Sibirische Tanne:** v. a. geeignet bei spastischer Bronchitis
- **Lavandin, Speiklavendel:** haben beruhigende, mukolytische Eigenschaften

- **Eukalyptus** *(E. radiata),* **Myrte:** wirken mukolytisch und antiinflammatorisch
- **Zypresse:** bei chronischer Bronchitis mit Pleuritis
- **Kamille blau:** wirkt antiinflammatorisch, beruhigend
- **Wacholder:** wirkt tonisierend
- **Anis, Benzoe:** gut geeignet auch für Kinder

Anwendung: Diese Öle können einzeln im fetten Öl oder als Mischung darin auf die Brust aufgetragen oder als Riechmischung verarbeitet werden. Als Einzelöl kann auch 1 Tr. davon auf ein Stück Zucker eingenommen werden. Die Öle sind je nach Indikation oder Duftvorlieben auszuwählen und können ebenso anstelle der in den Rezepturen (➤ Kasten) angegebenen Öle verwendet werden.

5

REZEPTUREN

Weitere Rezepturen ➤ 5.1.9.

Klassische Mischung

Das Rezept stammt aus dem Krankenhaus Neuperlach und begründete u. a. damals die erste Anwendung der Aromatherapie in der Klinik.

- 6 Tr. Eucalyptus radiata
- 2 Tr. Myrte
- 6 Tr. Ravintsara
- 3 Tr. Lorbeer
- 3 Tr. Niaouli

Ätherische Öle in 50 ml Mandelöl geben. Brust und Rücken morgens und abends damit einreiben.

Beruhigend wirkende Mischung, bei Reizhusten

- 10 Tr. Grapefruit
- 5 Tr. Benzoe
- 5 Tr. sibirische Tanne
- 5 Tr. Myrte
- 5 Tr. Cajeput

Ätherische Öle in 50 ml Mandelöl geben. Brust und Rücken damit einreiben.

Spasmolytisch wirkende Mischung

- 5 Tr. Rosenholz
- 5 Tr. Sandelholz
- 3 Tr. Wacholder
- 3 Tr. Benzoe
- 5 Tr. Lorbeer

Ätherische Öle in 50 ml Mandelöl geben. Brust und Rücken morgens und abends damit einreiben.

Für geschwächte Patienten

- 3 Tr. Kamille blau
- 5 Tr. sibirische Tanne
- 3 Tr. Anis
- 3 Tr. Myrte Anden

Ätherische Öle in 50 ml Mandelöl geben. Brust und Rücken morgens und abends damit einreiben.

Myrtenbalsam/Hustenbalsam

Dieser Balsam kann bei jeglicher Art von Bronchitis zur Anwendung kommen.

- 3 Tr. Ravintsara
- 1 Tr. Thymian Ct. Linalool
- 6 Tr. Myrte Anden
- 2 Tr. Zirbelkiefer
- 30 g Wollfett
- 20 g Mandelöl

Äußerlich auf Brust und Rücken einreiben. Die Mischung ist für Erwachsene und Kinder geeignet, da bei Erwachsenen eine größere Menge aufgetragen wird.

Inhalationsöl für den Inhalator

Dieses Öl ist bei allen Arten von Bronchitis angezeigt, es kann je nach Symptomatik modifiziert werden.

- 10 Tr. Thymian Ct. Linalool
- 10 Tr. Lavendel fein
- 10 Tr. Ravintsara

1 Tr. Inhalationsmischung pro Inhalation, für die Anwendung im Pariboy® in Kochsalzlösung verdünnen. Die Anwendung im Pariboy® ist vom Hersteller nicht zugelassen, hat sich aber bewährt.

Hustenzäpfchen für Erwachsene

- Speiklavendel
- Eucalyptus radiata
- Thymian Ct. Linalool aa ad.200 mg
- Kakaobutter 2,0 g

Davon 10 Suppositorien herstellen (➤ 3.6.3), vor dem Schlafengehen einführen, danach mindestens 1 Stunde liegen

5.1.11 Chronisch obstruktive Lungenerkrankung (COPD) (Chronic obstructive pulmonary disease)

Als COPD wird ein heterogenes Syndrom bezeichnet, das charakterisiert ist durch eine **chronische Atemwegsobstruktion** (krankhaft veränderte Bronchien, die deswegen verengt sind) mit reduziertem maximalem exspiratorischem Atemfluss, die nicht vollständig reversibel ist und typischerweise progredient verläuft. Zugrunde liegen eine chronische Bronchitis (➤ 5.1.10), die zu einem Umbau der Schleimhaut in den Bronchien und zu einem Abbau des Lungengewebes führen und später in einem Lungenemphysem enden können. Symptome sind Husten, vermehrter Auswurf und Belastungsdyspnoe. Assoziiert ist sie mit einer abnormen Entzündungsreaktion, die durch Partikel oder Gase ausgelöst und in erster Linie durch Zigarettenrauch verursacht wird. Wesentlich für das Management der COPD sind eine exakte Diagnose als Grundlage einer effektiven und differenzierten Therapie, präventive Maßnahmen, insbesondere die Ausschaltung von Risikofaktoren, die Langzeittherapie und die Behandlung akuter Exazerbationen.

Ätherische Öle **reduzieren die Entzündung** und wirken **mukolytisch.** Durch die antiinflammatorische Wirkung kann auch einem Lungenemphysem entgegengewirkt werden.

Zur Anwendung kommen folgende ätherischen Öle:

- **Eukalyptus radiata und E. globulus, Cajeput, Niaouli:** mit ihren antiinfektiösen, und antiinflammatorischen Eigenschaften; stark mukolytisch
- **Kampher, Speiklavendel:** wirken mukolytisch, antiinflammatorisch, antibakteriell
- **Kamille:** entzündungshemmend, v. a. bei COPD
- **Thymian (alle Varietäten):** fördert den Auswurf
- **Nadelbäume:** fördern die Sauerstoffaufnahme
- **Lorbeer:** stabilisiert das Lungengewebe, wirkt antiödematös
- **Myrte** (alle Varietäten): wirkt antiinfektiös
- **Zeder, Manuka:** entzündungshemmende, antiallergische Eigenschaften
- **Pfefferminze, Ackerminze:** wirken analgetisch, kühlend
- **Zitrone:** antiinfektiös wirksam, erfrischend

Anwendung: Diese Öle können einzeln im fetten Öl oder als Mischung darin auf die Brust aufgetragen oder als Riechmischung verarbeitet werden. Als Einzelöl kann auch 1 Tr. davon auf ein Stück Zucker eingenommen werden. Die Öle sind je nach Indikation oder Duftvorlieben auszuwählen und können anstelle der in den Rezepturen (➤ Kasten) angegebenen Öle verwendet werden.

REZEPTUREN

- 5 Tr. Eukalyptus radiata
- 5 Tr. Speiklavendel
- 5 Tr. Pfefferminze oder Ackerminze
- 10 Tr. Thymian Ct. Linalool
- 10 Tr. Zitrone oder Weißtanne
- 50 ml Mandelöl

Ätherische Öle mit Mandelöl mischen. Brust und Rücken damit einreiben.

STUDIEN

COPD

Einige Untersuchungen belegen die entzündungshemmende Wirkung von Kamille. Hierbei sind zahlreiche biologische Mechanismen involviert z. B. die Synthesehemmung von Prostanoiden, die Mastzellenstabilisierung oder auch die Hemmung der Membranlipidperoxidase. Allerdings wurde noch nicht über die Hemmung der neutrophilen Elastase (NE) berichtet, die bei der COPD zum Abbau von Lungengewebe führt und im Lungenemphysem enden kann. Die Hemmung der NE durch Kamillenöl in vitro zeigt besonders bei chronisch entzündlichen Atemwegserkrankungen neue Möglichkeiten auf. (Melzig 2006)

Atypische Pneumonie

Mycoplasma pneumoniae ist ein zellwandloses Bakterium, welches das Epithel des menschlichen Respirationstrakts besiedelt und eine Tracheobronchitis oder atypische Pneumonie bei Kindern und jungen Erwachsenen hervorruft. **Teebaumöl** in einer Konzentration von 0,006 % verhindert vollständig das Wachstum dieses Keimes (Reichling, Iten, Saller 2003).

Mukoviszidose

Eine Anwendungsbeobachtung, bei denen die Betroffenen mehrere Monate täglich mit einer 1- bis 2-prozentigem Ölmischung aus **Speiklavendel** *(Lavandula latifolia)*, **Thymian Ct. Linalool** und **Myrte** *(Myrtus communis)* eingerieben wurden, zeigte, dass die Teilnehmer weniger häufig an Infektionskrankheiten litten als nicht Behandelte und dadurch weniger Klinikaufenthalte notwendig waren, da die Keimzahl durch die ätherischen Öle reduziert wurde. Als Adjuvans können bei Mukoviszidose alle unter „chronischer Bronchitis" (➤ 5.1.10) aufgeführten Öle verwendet werden.

5.1.12 Asthma bronchiale

Asthma bronchiale liegt eine erhöhte Empfindlichkeit der Atemwege (Hyperreagibilität) zugrunde, die auf einer chronischen Entzündung der Bronchialschleimhaut, insbesondere im Bereich der kleinen Atemwege, beruht und durch exogene oder endogene Reize ausgelöst wird. Infolge der Hyper-/Dyskrinie (übermäßige Schleimbildung/gestörte Schleimbildung), der Bronchospasmen und des Schleimhautödems entwickelt sich als klinisches Symptom eine überwiegend anfallsweise auftretende, in seltenen Fällen auch konstante, v. a. exspiratorische Behinderung der Atmung, nämlich der Asthmaanfall.

Ätherische Öle sind gut zur adjuvanten Therapie geeignet, um Beschwerden zu lindern oder die Anfallshäufigkeit und Schwere der Anfälle zu reduzieren. Hier kommen Öle mit **antihistaminischen, antiinflammatorischen** und **spasmolytischen** Eigenschaften zum Einsatz.

Angewendet werden folgende ätherische Öle:

- **Myrte:** als Anfallsprophylaxe, entspannt die hyperreagiblen Atemwege, begünstigt die Exspiration
- **Zedernholz:** antiallergische Wirkung, beruhigend (➤ 5.2.3)
- **Speiklavendel, Lavendel fein:** beruhigend, antiinflammatorisch
- **Schwarzkümmelöl** (fettes Öl): zur Einnahme – wirkt antiallergisch, spasmolytisch, erweitert die Bronchien
- **Eukalyptus** (E. radiata, E. globulus): antiinflammatorische Wirkung

Anwendung: Diese Öle können einzeln im fetten Öl oder als Mischung darin auf die Brust aufgetragen oder als Riechmischung verarbeitet werden. Als Einzelöl kann auch ein Tr. davon auf ein Stück Zucker eingenommen werden. Die Öle sind je nach Indikation oder Duftvorlieben auszuwählen und können anstelle der in den Rezepturen (➤ Kasten) angegebenen Öle verwendet werden.

REZEPTUREN

Einreibung im asthmafreien Intervall

- 5 Tr. Zedernholz
- 5 Tr. Speiklavendel

Ätherische Öle in 50 ml Mandelöl geben, täglich damit morgens und abends die Brust einreiben. Kann über einen längeren Zeitraum eingerieben werden, dann pausieren und zwischendurch Schwarzkümmelöl einnehmen.

Prophylaxe

Täglich ½ TL Schwarzkümmelöl einnehmen; es reduziert die Häufigkeit und Intensität der Asthmaanfälle. Diese Maßnahme, konsequent über einen längeren Zeitraum durchgeführt, hat eine überraschend positive Wirkung.

STUDIE

In einer placebokontrollierten Doppelblindstudie von Jürgens et.al. wurde über 12 Wochen bei Patienten mit schwerem kortisonpflichtigem Asthma die orale Kortisongabe sukzessive reduziert. Ziel dieser Studie war es, unter der Einnahme von 1,8-Cineol die Kortisondosis zu finden, mit der die Asthmatiker beschwerdefrei waren. Die eine Gruppe bekam 200 mg 1,8-Cineol vom Eukalyptusöl, die andere Gruppe Placebo. In der Wirkstoffgruppe konnte Kortison durchschnittlich um 36 % gegenüber der Placebogruppe mit 0,91 % gesenkt werden.
Mit dieser Studie wurden eindeutig die antiinflammatorische, aber auch mukolytische Wirkung von 1,8-Cineol in den oberen und unteren Atemwegen gezeigt. Zusätzlich wurde ein Kortison sparender Effekt bewiesen. (Jürgens et al. 2003)

5.1.13 Influenza

Die Influenza, auch „echte Grippe" genannt, ist eine durch das Influenzavirus Typ A oder Typ B (mit verschiedenen Subtypen) ausgelöste Infektionskrankheit. Im Volksmund wird die Bezeichnung Grippe häufig für grippale Infekte verwendet, bei denen es sich aber um verschiedene, in der Regel deutlich harmloser verlaufende Viruserkrankungen handelt. Komplikationsreich und somit gefürchtet bei der Influenza sind **bakterielle Superinfektionen,** die oft auf eine Grippeerkrankung folgen können. Komplikationen können eine Enzephalitis oder Myokarditis sein, die hauptsächlich bei Menschen mit Vorerkrankung auftreten.

In ihrer schwersten Verlaufsform führt die Influenza v. a. bei älteren oder Immungeschwächten zu einer **primären Pneumonie.** Gefürchtet sind auch Verläufe, die innerhalb weniger Stunden perakut zum Tod führen. **Cave:** Bei schweren Verläufen ist ein Klinikaufenthalt angezeigt.

Influenza-Patienten haben subjektiv ein schweres Krankheitsgefühl, welches mit ätherischen Ölen sehr gut gelindert werden kann. Auch die Erkrankungsdauer kann mit ätherischen Ölen verkürzt werden.

Vornehmlich sind Öle mit **antiviralen** (➤ 3.4.5), **antibakteriellen** und **immunmodulierenden** Eigenschaften anzuwenden.
Zur Anwendung kommen folgende ätherischen Öle:

- **Ravintsara:** wirkt stark antiviral und immunmodulatorisch, ist bei den ersten Erkältungssymptomen angezeigt
- **Eukalyptus** (*Eucalyptus globulus* und *radiata*): sehr gute antipyretische Wirkung
- **Lorbeer:** stabilisiert das Lungenparenchym und fördert den lymphatischen Abfluss (Wickel, Inhalation)
- **Teebaum:** verhindert bakterielle Superinfektion
- **Thymian Ct. Thymol:** wirkt antiinflammatorisch, antibakteriell und antiviral

Anwendung: Diese Öle können einzeln im fetten Öl oder als Mischung darin auf die Brust aufgetragen oder als Inhalation, Grippebad oder Mischung zum Einnehmen verarbeitet werden. Sie sind je nach Indikation oder Duftvorlieben auszuwählen und können anstelle der in den Rezepturen (➤ Kasten) angegebenen Öle verwendet werden.

TIPP

Schnelle Hilfe: Alle 2 Std. 1 Tr. Ravintsara einnehmen und auf der Zunge 10 Minuten einspeicheln.

REZEPTUREN

Einreibung

- 10 Tr. Eukalyptus globulus
- 10 Tr. Ravintsara
- 10 Tr. Teebaum
- 10 Tr. Thymian Ct. Thujanol oder Thymian Ct. Geraniol
- 30 ml Johanniskrautöl

Ätherische Öle mit dem Trägeröl mischen, diese Mischung mehrmals täglich auf das Sternum und die Fußsohlen auftragen.

Grippebad/Inhalation

- 2 Tr. Zypresse
- 3 Tr. Ravintsara
- 1 Tr. Thymian Ct. Linalool
- 2 Tr. Lavendel fein

Ätherische Öle in 1 EL Sahne auflösen, ins heiße Badewasser geben und für max. 10 Min. baden. Dieses Grippebad ist nur bei den ersten Anzeichen eines grippalen Infektes wie Frieren und Kältegefühl anzuwenden. Sobald Hitzezeichen wie Fieber auftreten, darf ein Grippebad nicht mehr durchgeführt werden. Von dieser Mischung können 3 Tr. zur Trockeninhalation genommen werden.

Grippetropfen zum Einnehmen

- 15 Tr. Ravintsara
- 15 Tr. Manuka
- 15 Tr. Zeder
- 15 Tr. Lavendel fein
- 15 Tr. Eukalyptus radiata oder globulus
- 14 ml Solubol (➤ 3.4.5)

Solubol ist ein pflanzlicher Lösungsvermittler für ätherische Öle. Man nimmt immer die 4-fache Menge an Solubol im Verhältnis zu den ätherischen Ölen, danach kann man die Mischung in Wasser verdünnt einnehmen. Dosierung: 1. Tag 6 × 12 Tr., 2. Tag 5 × 12 Tr., 3. Tag 4 × 12 Tr., ab 4. Tag 3 × 12 Tr. in etwas Wasser einnehmen.

Grippezäpfchen für Erwachsene

Diese sind dann angezeigt, wenn die ersten Grippesymptome auftreten.

Ätherisches Öl	Menge für 1 Zäpfchen	Menge für 10 Zäpfchen
Manuka	50 mg	500 mg = ca. 15. Tr.
Lavendel fein	50 mg	500 mg = ca. 15. Tr.
Eukalyptus radiata	50 mg	500 mg = ca. 15. Tr.
Ravintsara	50 mg	500 mg = ca. 15. Tr.
Kakaobutter	2 gr	20 mg

Für 10 Zäpfchen braucht man von jedem ätherischen Öl 0,5 g. Hat man keine genaue Waage, so empfiehlt es sich, eine Vormischung herzustellen: Von jedem Öl 1 ml nehmen und von dieser Mischung 2 ml in die vorsichtig geschmolzene Kakaobutter (nicht über 40 °C) geben. 2 ml können mit einer Pipette oder Einmalspritze aufgezogen werden. 2 ml sind nicht identisch mit 2 g, aber etwas genauer, als die Tropfen zu zählen. 0,5 g ätherisches Öl entsprechen in etwa 15 Tr., aber jedes Öl hat ein anderes spezifisches Gewicht und anderes Tropfverhalten, je nach Temperatur und Tropfeneigenschaften.
Zu den Vorteilen der Anwendung von Suppositorien ➤ 3.6.3

Massageöl bei grippalem Infekt

Fühlt sich der Patient „zerschlagen" und sehr grippig, ist die nachfolgende Einreibungen zu empfehlen:

- 9 Tr. Ravintsara
- 9 Tr. Eukalyptus radiata
- 3 Tr. Lavendel fein
- 3 Tr. Manuka
- 3 Tr. Rosenholz
- 30 ml Mandelöl

Mehrmals täglich den Körper damit einreiben.

Nerolizäpfchen für Erwachsene

Neroli	Für 1 Zäpfchen	100 mg	10 Z. 1 g
Kakaobutter	Für 1 Zäpfchen	2,0 g	10 Z. 20 g

Davon 10 Suppositorien herstellen. Bis zu 3-mal täglich ein Zäpfchen einführen. Zu den Vorteilen der Anwendung von Suppositorien ➤ 3.6.3.

Grippekapseln bei starker Verschleimung

Diese Mischung ist für Kapseln von der Größe 1 mit dem Volumen von 0,5 ml berechnet. 3-mal täglich eine Kapsel bei starker Verschleimung statt Antibiotikum einnehmen.

Ätherisches Öl	Menge für 1 Kapsel	Menge für 60 Kapseln
Manuka	33 mg	2,0 g
Teebaum	33 mg	2,0 g
Lavendel fein	33 mg	2,0 g
Olivenöl	300 mg	18,0 g

Man mischt die ätherischen Öle mit dem Olivenöl, teilt die Kapseln in Ober- und Unterteile, füllt die Unterteile vorsichtig mit einer Pipette und setzt das Oberteil als Verschluss darauf. Gelatinekapseln halten sich im Kühlschrank bis zu 3 Jahre, Zellulosekapseln zerdrücken sehr leicht und sind nur ca. 3 Wochen haltbar. Deswegen eignen sie sich nur für den baldigen Verbrauch.

Grippekapseln

Dosierung: Gleich zu Beginn und während des grippalen Infektes 3-mal täglich 1 Kapsel einnehmen.

Öl	Menge für 1 Kapsel	Menge für 100 Kapseln
Manuka	20 mg	2 g = 60 Tropfen
Ravintsara	20 mg	2 g = 60 Tropfen
Lavendel fein	20 mg	2 g = 60 Tropfen
Zeder	20 mg	2 g = 60 Tropfen
Eucalyptus radiata oder globulus	20 mg	2 g = 60 Tropfen
Sanddornfruchtfleischöl	300 mg	30 gr

REZEPTUREN

Prävention bei Covid 19

Als weltweit die Pandemie durch Covid 19 ausbrach und noch viel Unklarheiten über diesen Erreger und die Erkrankungen bestanden, haben wir Rezepturen zur Prävention durch äußere Anwendung zusammengestellt. Diese Rezepturen haben sich bei Influenza und anderen grippalen Erkrankungen bewährt. Um das Immunsystem zu stärken, könnte man zur inneren Prävention o. g. Grippetropfen einnehmen.

Schutzschild gegen Grippe

- 20 Tr. Teebaum
- 20 Tr. Thymian Ct. Linalool
- 20 Tr. Lemongrass
- 20 Tr. Zitrone
- 10 Tr. Lavandin
- 10 Tr. Lorbeer
- 10 Tr. Nelkenknospe
- 5 Tr. Zimtrinde

Öle in 5 ml 90-prozentiges Ethanol als Lösungsmittel geben und mit 95 ml Orangenhydrolat oder Lavendelhydrolat in einer Flasche mit Sprühaufsatz auffüllen. Diese Mischung kann wie ein Schutzschild auf Kleidung, Haare und Hände gesprüht werden. Als Raumspray angewendet, kann es die Viruslast in der Raumluft reduzieren. **Achtung:** Die Mischung kann evtl. Flecken z. B. auf Seide hinterlassen, deswegen mit größerem Abstand sprühen.

Abwehrspray

Das von Katharina Zeh entwickelte Spray soll wirksam sein bei MRSA und Coronavirus.

- 20 Tr. Lavendel fein
- 20 Tr. Teebaum
- 20 Tr. Zitrone
- 20 Tr. Eukalytus globulus
- 10 Tr. Manuka
- 10 Tr. Lemongrass
- 6 Tr. Thymian Ct. Thymol
- 3 Tr. Angelika
- 5 Tr. Neroli

In 5 ml 90-prozentiges Ethanol als Lösungsmittel geben und mit 95 ml Orangenhydrolat oder Lavendelhydrolat in einer Flasche mit Sprühaufsatz auffüllen. Anwendung wie unter ➤ Schutzschildspray.

Hautschonenden Händedesinfektion

Diese Rezeptur stammt von Eliane Zimmermann und Dorle Hamm.

- 10 Tr. **Ravintsara:** stark antiviral und sehr verträglich
- 10 Tr. **Lorbeer:** antiviral, besonders bei SARS-CoV
- 4 Tr. **Zitronenmyrte** und/oder **Litsea cubeba** oder Zitroneneukalyptus
- 10 Tr. **Lemongrass:** stark antiviral, dürfen nicht älter als 6–9 Monate nach Anbruch sein
- 2 Tr. **Cistrose:** stark antiviral, gut verträglich, extrem stark duftend und kostspielig; und/oder Zimtrinde, stark antiviral, stark hautreizend, extrem stark duftend
- 4 Tr. **Zimtrinde:** 60 % stark antiviral (Vorsicht, auch stark hautreizend, wenn höher dosiert)

Ätherische Öle in 45 ml Wodka, 5 ml hochprozentigen Alkohol (ca. 80 %) geben und gut durchmischen. Diese Mischung in 50 ml Aloe-vera-Öl oder Jojobaöl füllen, damit die Haut nicht zu sehr austrocknet.

5.1.14 Infektanfälligkeit

Bei chronischer Infektanfälligkeit sind insbesondere immunstärkende sowie antibakteriell und antiviral wirkende ätherische Öle die Mittel der Wahl.
Zur Anwendung kommen folgende ätherischen Öle:

- **Niaouli, Thymian Ct. Linalool:** stärken das Immunsystem, haben zudem hautfreundliche Eigenschaften
- **Ravintsara, Manuka:** wirken antiviral
- **Teebaum:** hat antibakterielle, antivirale Eigenschaften

Anwendung: Diese Öle können wie bei den unten angegebenen Rezepturen (➤ Kasten) angewendet und durch diese ausgetauscht werden.

REZEPTUREN

Inhalationen und Bäder

Inhalationen und Bäder wirken immunstimulierend. In den Inhalator 1 Tr. Öl geben, für ein Vollbad genügen als Badezusatz 2–8 Tr. (mit Milch emulgieren). Auch Fußbäder mit o. g. ätherischen Ölen bei beginnendem Infekt sofort angewandt, können diesen abwenden oder verkürzen. Ravintsara oder Manuka rechtzeitig zu Infektbeginn eingenommen, ist besonders effektiv. Alle 2 Std. 1 Tr. auf der Zunge einspeicheln für 10 Minuten.

5.2 Herz-Kreislauf- und Gefäßerkrankungen

Das Herz ist unser Lebensmotor; seine Dynamik nehmen wir durch den Herzschlag bewusst wahr. Anhaltende oder gehäuft auftretende Herzrhythmusstörungen und Herzschmerzen erscheinen uns als lebensbedrohlich und verursachen verständlicherweise Angst. Diese müssen selbstverständlich in der Kardiologie abgeklärt werden.

Steckt keine manifeste Erkrankung dahinter, kann gut mit Aromatherapie weitergeholfen werden: Sie macht sich die **stressabbauende, anxiolytische** und **beruhigende** Wirkung ätherischer Öle zunutze. Hauptindikationen für ätherische Öle in der Kardiologie sind funktionelle Herzbeschwerden, begleitend bei Hypertonie sowie Hypotonie. Bei den organisch manifesten Herzerkrankungen finden sie ihren Einsatz als harmonisierende Co-Medikation.

Aufgrund der durchblutungsfördernden Eigenschaften mancher ätherischen Öle können **Gefäßerkrankungen** wie Morbus Raynaud und periphere arterielle Verschlusskrankheit (pAVK) aromatherapeutisch behandelt werden. Ätherische Öle können auch eingesetzt werden bei Varizen, chronisch-venöser Insuffizienz (CVI) und Ulcus cruris, da in bestimmten Ölen membranabdichtende Komponente enthalten sind, die protektiv gegen Ödeme wirken.

5

5.2.1 Ätherische Öle bei Herz-Kreislauf- und Gefäßerkrankungen

Aktivierend wirkende Öle

Zur Behandlung der Hypotonie, das ist der für die Aufrechterhaltung normaler Körperfunktionen zu niedrige Blutdruck, sind **tonisierende Öle** geeignet, welche die Spannung der Gefäßmuskulatur oder Kontraktilität der Herzmuskulatur durch Sympathikusaktivierung erhöhen: **Eucalyptus globulus** oder **E. radiata,** alle kampferartigen ätherischen Öle, **Rosmarin Ct. Campfer, Rosmarin Ct. Cineol, Weißtanne, Wacholder, Latschenkiefer, Zitrone.**

Entspannend wirkende Öle

Öle mit beruhigenden und entspannenden Eigenschaften sind angezeigt bei **Hypertonie** und **Tachykardien.**
Zur Anwendung kommen folgende ätherischen Öle:

- **Baldrian, Narde:** spasmolytisch, beruhigt bei Tachykardie, anxiolytisch
- **Kardamom:** beruhigend, regt die Atmung an
- **Kamille römisch:** wirkt gegen Schockzustände, anxiolytisch
- **Lavendel fein:** anxiolytische, beruhigende Eigenschaften
- **Melisse:** wirkt entspannend

- **Petit grain mandarine:** ist anxiolytisch, beruhigend wirksam
- **Sandelholz:** ausgleichend, beruhigend
- **Ylang Ylang komplett:** hat spasmolytische, beruhigende Eigenschaften
- **Zedernholz:** wirkt beruhigend, schlaffördernd

Anwendung: Diese Öle können einzeln im fetten Öl oder als Mischung darin auf die Brust aufgetragen oder als Riechmischung verarbeitet werden. Sie sind je nach Indikation oder Duftvorlieben auszuwählen und können auch anstelle der in den Rezepturen (➤ Kasten) angegebenen Öle verwendet werden.

Ausgleichend und angstlösend wirkende Öle

Diese Öle haben eine psychisch harmonisierende und anxiolytische Wirkung.

- **Angelika:** stabilisiert, erfrischt, entspannt
- **Kamille römisch:** bewirkt Serotoninfreisetzung
- **Neroli:** hat anxiolytische Eigenschaften
- **Lavendel:** wirkt entspannend, beruhigend
- **Petitgrain:** klärend, erfrischend
- **Rose:** hat ausgleichende Wirkung

Anwendung: Diese Öle können einzeln im fetten Öl oder als Mischung darin auf die Brust aufgetragen oder als Riechmischung verarbeitet werden. Sie sind je nach Indikation oder Duftvorlieben auszuwählen und können auch anstelle der in den Rezepturen (➤ Kasten) angegebenen Öle verwendet werden.

5.2.2 Funktionelle Herzrhythmusstörungen, Herzangst

Meist sind funktionelle Herzrhythmusstörungen Symptome eines psychosomatischen Leidens. Durch ihren appellativen Charakter haben sie jedoch eine gute Signalwirkung, um den Patienten auf tiefere Störungen aufmerksam zu machen.

GUT ZU WISSEN

Vor der Diagnosestellung muss eine gründliche kardiologische Abklärung erfolgen, um kardiale bzw. extrakardiale Ursachen auszuschließen. Ausgeprägte funktionelle Rhythmusstörungen sollten von Ärzten mit psychosomatischer Schulung oder Erfahrung therapiert werden. Zudem sollten phyto- und aromatherapeutische Zubereitungen mit ihren beruhigenden und rhythmisierenden Eigenschaften zur Anwendung kommen.

Etwa 15 % der kardiologischen Patienten leiden an **Herzangst,** d. h. an pektanginösen Beschwerden in Ruhe oder Belastung, sowie an Tachykardien und Rhythmusstörungen, verbunden mit Angst und Unruhe. Betroffen sind insbesondere Patienten, die jünger als 40 Jahre alt sind, eine erhöhte Angstbereitschaft sowie eine gestörte Angstverarbeitung haben. Oft sind diese Menschen übervorsichtig und neigen zu vegetativer Labilität.

Das Erlernen von aktiven Entspannungsverfahren wie progressive Muskelrelaxation nach Jacobson (PMR) oder autogenes Training können hier hilfreich sein. Zusätzlich werden **anxiolytische, beruhigende** und **rhythmisierende** ätherische Öle eingesetzt oder Akupunktur und chinesische Kräuterrezepturen.

Die nachfolgend genannten Öle wirken beruhigend und anxiolytisch.

Zur Anwendung kommen folgende ätherischen Öle:

- **Rose, Petitgrain:** mildes Herztonikum, bei nervöser Angst
- **Melisse, Lavendel, Kamille römisch:** bei Nervosität gepaart mit Ängsten und Schlafstörungen
- **Narde, Baldrian:** bei Herzjagen, Tachykardien
- **Sandelholz, Zedernholz:** bei innerer Unruhe, unregelmäßigem Puls
- **Immortelle:** löst tief sitzende Verspannungen
- **Ylang Ylang komplett:** bei Unruhe und Spannung, bevorzugt auch bei kardialen Problemen während des Klimakteriums
- **Fenchel, Kümmel:** bei Herzrhythmusstörungen, die durch das Roemheld-Syndrom bedingt sind

Anwendung: Diese Öle können einzeln im fetten Öl oder als Mischung darin auf die Brust aufgetragen oder als Riechmischung verarbeitet werden. Sie sind je nach Indikation oder Duftvorlieben auszuwählen und können auch anstelle der in den Rezepturen (➤ Kasten) angegebenen Öle verwendet werden.

REZEPTUREN

Die beiden Herzangst-Mischungen sind in ihrer Wirkung ähnlich und sollten nach Geruchsbevorzugung verabreicht werden.

Herzangst – Mischung 1

- 2 Tr. Melisse
- 2 Tr. Rose
- 5 Tr. Narde
- 4 Tr. Ylang Ylang komplett
- 30 ml Mandelöl

Die ätherischen Öle in das Mandelöl geben und 3-mal täglich auf das Sternum, Hals und Handgelenke auftragen.

Herzangst – Mischung 2

- 5 Tr. Lavendel
- 5 Tr. Rosenöl

In 30 ml Jojobaöl geben und 3-mal täglich wie oben angegeben auftragen.

Einreibung bei Herzrasen

- 2 Tr. Ylang-Ylang extra
- 2 Tr. Muskatellersalbei
- 5 Tr. Narde
- 4 Tr. Petitgrain mandarine
- 3 Tr. Rosengeranie
- 2 Tr. Rose
- 4 Tr. Bergamotte
- 50 ml Jojobaöl

In 30 ml Jojobaöl geben und 3-mal täglich auf das Sternum auftragen.

Kardiale Probleme im Klimakterium

Aufgrund hormoneller Veränderungen treten bei Frauen im Klimakterium auch kardiale Symptome wie Herzrasen, Herzstolpern oder Beklemmungsgefühl in der Herzgegen auf (bei Beklemmungsgefühlen auch an Koronare Herzkrankheit denken!) Hier wirkt eine Rezeptur aus den folgenden beruhigenden Ölen.

- 4 Tr. Neroli
- 2 Tr. Rosenxtrakt
- 1 Tr. Ylang-Ylang
- 2 Tr. Sandelholz
- 30 ml Mandelöl

Die ätherischen Öle in das Mandelöl geben und 3-mal täglich auf das Sternum auftragen.

Herzrhythmusstörungen bei Roemheld-Syndrom

Durch übermäßige Gasansammlung im Magen-Darm-Trakt kommt es durch die Verschiebung des Zwerchfells zu einem Druck auf das Herz, das wiederum mit Herzstolpern, Herzrasen oder Beklemmungsgefühl und Schweißausbruch ähnlich wie bei einem Myokardinfarkt reagiert. Diese Symptome treten nach dem Essen auf. Karminativ und entspannungsfördernde Öle sind hilfreich.

- 4 Tr. Melisse
- 4 Tr. Kümmel
- 2 Tr. Lavendel
- 1 Tr. Narde
- 50 ml Mandelöl

Die ätherischen Öle in das Mandelöl geben und mehrmals täglich auf den Bauch auftragen.

5.2.3 Hypertonie

Von einer Hypertonie spricht man, wenn der systolische Blutdruck 140 mmHg und der diastolische Blutdruck 90 mmHg überschreiten (Grenzwerthypertonie: systolisch 130–139 mmHg, diastolisch 85–89 mmHg). 90–95 % der Patienten leiden an primärer oder essenzieller Hypertonie. Die Ursachen der Hypertonie sind multifaktoriell und bisher nicht abschließend geklärt. Daher ist die primäre Hypertonie auch eine Ausschlussdiagnose und darf erst gestellt werden, wenn andere Ursachen sicher ausgeschlossen wurden.

Die Hypertonie gilt als Risikofaktor für die Entwicklung einer Arteriosklerose. Weitere Komplikationen sind Linksherzinsuffizienz, Apoplexie und die hypertensive Entgleisung.

Die Aromatherapie wird als entspannendes Adjuvans zusätzlich zur blutdrucksenkenden Medikation eingesetzt. Dadurch kann evtl. die Dosierung der schulmedizinischen Medikamente verringert werden. Die Öle können den Gefäßtonus durch ihre entspannende Wirkung herabsetzen. Einige ätherische Öle, z. B. Ylang-Ylang komplett, Melisse, Lavendel vermögen die Grenzwerthypertonie zu normalisieren.

STUDIEN

In einer Studie wurde die blutdrucksenkende und stressvermindernde Wirkung von Ylang-Ylang nachgewiesen. Hierbei wurden der systolische und der diastolische Druck um 50 % gesenkt [Freund 1999]. In Großbritannien gilt Ylang-Ylang bei den Hebammen auch als Antihypertensivum bei Schwangerschaftshypertonie.

Zur Anwendung kommen folgende ätherischen Öle:

- **Lavendel, Majoran:** wirken beruhigend, gegen innerliche Verspannungen
- **Melisse, Neroli, Petitgrain:** haben anxiolytische Eigenschaften
- **Narde, Baldrian:** wirken stark beruhigend, auch bei Tachykardien

- **Rose, Rosenholz:** bei nervöser Angst, Herzklopfen
- **Sandelholz, Zedernholz:** beruhigend, gegen Stress
- **Ylang-Ylang:** stressmindernd, relaxierend, auch bei Schwangerschaftshypertonie

Nadelhölzer bzw. Shinrien Yoku (Waldbaden), bevorzugt in Nadelwäldern, bewirkt nachweislich eine Blutdrucksenkung, es reduziert die Herzfrequenz und wirkt stressreduzierend.

REZEPTUREN

Basisrezeptur

- 4 Tr. Bergamotte
- 4 Tr. Ylang-Ylang
- 2 Tr. Majoran
- 2 Tr. Rosenholz
- 1 Tr. Zedernholz
- 1 Tr. Narde
- 30 ml Mandelöl

Die ätherischen Öle in das Mandelöl geben und Bauch, Hals und Puls mehrmals täglich damit einreiben.

Herzangst und hoher Blutdruck

- 1 ml Lavendel fein
- 1 ml Narde
- 1 ml Ylang-Ylang extra
- 10 Tr. Tonka
- 7 ml Mandelöl

Fettes Öl und ätherische Öle in ein Roll on füllen und aufs Handgelenk auftragen.

TIPP

Schnelle Hilfe bei stressbedingter Herzunruhe und Schlafstörungen bringt das ätherische Öl der Zirbelkiefer: 1 Tr. auf das Kopfkissen träufeln oder als Raumspray sprühen oder 10 Tr. Zirbelkieferöl in 10 ml Mandelöl auf das Sternum auftragen.

5.2.4 Hypotonie

Das autonome Nervensystem hat eine zentrale Bedeutung für die Kreislaufregulation. Insbesondere an der Aufrechterhaltung des Blutdrucks und somit an der Sicherstellung der Organ- und Gewebeperfusion ist das autonome Nervensystem mit dem Baroreflex entscheidend beteiligt. Störungen dieser Regelmechanismen können intermittierend auftreten, wie z. B. bei vasovagaler Synkope, oder kontinuierlich, wie bei subtileren Funktionsstörungen, z. B. bei **orthostatischer Hypotonie:** Bei den Betroffenen kommt es im Stehen zum Absinken des Blutdrucks, was sich in Schwindel und Schwächegefühl sowie in Nackenschmerzen bemerkbar macht.

Hilfreich sind hier das Inhalieren, Einreiben und auch Einnehmen von kreislauftonisierenden und aktivierenden ätherischen Ölen.

Kampfer und Rosmarin Ct. Cineol sind als „Muntermacher“ bekannt. Auch andere Öle wirken aktivierend:

- **Kampfer:** stimuliert das Atem- und Vasomotorenzentrum, gegen hypotone Kreislaufregulationsstörungen
- **Rosmarin Ct. Cineol:** wirkt kreislaufanregend, positiv inotrop
- **Wacholder, Zitrone, Limette:** haben kreislauftonisierende Eigenschaften
- **Weißtanne, Latschenkiefer:** stimulieren das Atemzentrum und fördern dadurch die Sauerstoffaufnahme der Lunge

Anwendung: Diese Öle können einzeln im fetten Öl oder als Mischung darin auf die Brust aufgetragen, als Badeöl oder als Riechmischung verarbeitet werden. Sie sind je nach Indikation oder Duftvorlieben auszuwählen und können auch anstelle der in den Rezepturen (➤ Kasten) angegebenen Öle verwendet werden.

REZEPTUREN

Akuter Blutdruckabfall

- Einfache und schnelle Rezeptur: 1 Tr. Rosmarin Ct. Cineol auf die Zunge geben und lange einspeicheln. Wenn nötig wiederholen, jedoch nicht häufiger als 3-mal täglich.
- „Riechfläschchen“: Fläschchen mit Kampferöl oder 1 Tr. Kampferöl auf ein Taschentuch träufeln, unter die Nase halten und dabei tief einatmen. Hilft auch, wenn jemand bei Orthostase kollabiert.

Morgendlicher Muntermacher

Als „Muntermacher“ morgens: 1 Tr. Rosmarin Ct. Cineol in ein neutrales Duschgel geben und für die Körperreinigung verwenden.

Blutdrucksteigerndes Körperöl

- 3 Tr. Zitrone
- 3 Tr. Wacholder
- 3 Tr. Rosmarin Ct. Cineol
- 2 Tr. Kampfer
- 50 ml Mandelöl

Die ätherischen Öle in das Mandelöl geben und morgens nach dem Duschen damit einölen.

5.2.5 Varikosis, chronische venöse Insuffizienz (CVI), Ulcus cruris

Die **primäre Varikosis** – hier ist die Ursache der Krampfaderbildung unbekannt – ist mit über 90 % der Fälle die häufigste Form der Varikosis. Die **sekundäre Varikosis** entwickelt sich infolge einer venösen Abflussstörung, z. B. bei Thrombose der tiefen Venen, arteriovenöser Fistel oder Venenkompression durch Tumoren oder Traumen. Begünstigende Faktoren zur Ausbildung einer primären Varikosis sind die Veranlagung zu Bindegewebsschwäche und Hormone. Östrogen und Progesteron zusammen stärken das Bindegewebe. Im Klimakterium kommt es zu einem Abfall des Östrogens, was zu einer Bindegewebsschwäche und somit auch zur Varizenbildung führen kann.

Bei **chronisch venöser Insuffizienz** treten trophische Störungen meist im medialen Unterschenkelbereich auf, wodurch das Entstehen eines Ulcus cruris begünstigt wird.

Bestimmte ätherische Öle haben eine **membranabdichtende** und somit eine protektive Wirkung gegen Ödeme. Zudem **fördern** sie im Zusammenhang mit einer Massage den **Lymphabfluss.**
Zur Anwendung kommen folgende ätherischen Öle:

- **Angelika:** fördert die Durchblutung
- **Cajeput:** wirkt entzündungshemmend gegen Schmerzen
- **Immortelle:** gegen Hämatome, wirkt stärkend in der Tiefe
- **Lavendel:** hat entspannende Eigenschaften
- **Teebaum, Niaouli:** antiseptische Wirkung bei Ulcus cruris
- **Zitrone:** glättet das Endothel
- **Zypresse, Wacholder, Patchouli:** stabilisieren das Gewebe

Anwendung: Diese Öle können einzeln im fetten Öl oder als Mischung darin auf die Beine aufgetragen und einmassiert werden. Sie sind je nach Indikation oder Duftvorlieben auszuwählen und können auch anstelle der in den Rezepturen (➤ Kasten) angegebenen Öle verwendet werden.

REZEPTUREN

Varizen und Besenreiservarizen, Mischung 1

- 4 Tr. Zitrone
- 4 Tr. Zypresse
- 3 Tr. Wacholder
- 1 Tr. Immortelle
- 20 ml Calophyllumöl und 30 ml Jojobaöl

Die ätherischen Öle in das Gemisch aus Calophyllum- und Jojobaöl geben, mehrmals täglich auf die Beine auftragen und in Richtung Herz sanft einmassieren. Über mehrere Monate anwenden.

Varizen und Besenreiservarizen, Mischung 2

Diese Mischung kann abwechselnd mit Mischung 1 verwendet werden.

- 3 Tr. Zypresse
- 3 Tr. Patchouli
- 3 Tr. Niaoli
- 5 Tr. Pfefferminze

In 45 ml Mandelöl und 5 ml Calophyllum inophyllum geben, mehrmals täglich auf die Beine auftragen und in Richtung Herz sanft einmassieren. Über mehrere Monate anwenden.

Varizen und Besenreiservarizen, Mischung 3

Diese Mischung wurde von Frau Hamm zusammengestellt.

- 3 Tr. Myrte Anden
- 1 Tr. Patchouli
- 5 Tr. Lemongrass
- 1 Tr. Schafgarbe
- 5 Tr. Wacholderbeere
- 2 Tr. Zypresse
- 50 ml Mandelöl oder 40 ml Mandelöl und 10 ml Weizenkeimöl

Die ätherischen Öle in das Basisöl geben, mehrmals täglich auf die Beine auftragen und in Richtung Herz sanft einmassieren. Über mehrere Monate anwenden.

Kommt es zu trophischen Störungen und zur Ausbildung eines **Ulcus cruris,** muss zur Entstauung des Gewebes ein Kompressionsverband angelegt werden, vorausgesetzt, es liegt keine pAVK vor. Ohne Kompression wird es nur sehr verzögert oder gar nicht zur Heilung kommen, da die Gewebeversorgung sonst nicht gewährleistet ist.

REZEPTUREN

Badesalz

- 30 Tr. Zitrone
- 30 Tr. Niaouli
- 10 Tr. Teebaum
- 200 g Totes-Meer-Salz

Die ätherischen Öle in das Tote-Meer-Salz geben und gut miteinander vermischen. Von dieser Mischung täglich 1 gehäuften TL auf 5 l warmes Wasser für ein Fußbad geben und 10–15 Min. die Füße darin baden. Falls eine Wunde besteht, diese anschließend mit einer Kompresse trocken tupfen und mit einer in Johanniskrautöl getränkten Kompresse bedecken. Zusätzlich auf die Kompresse 3 Tr. Niaouli oder Lavendelöl geben.

5.2.6 Periphere arterielle Verschlusskrankheit (pAVK)

Bei der pAVK handelt es sich um eine Verengung der Arterien der Beine oder Arme, verbunden mit Durchblutungsstörungen. In mehr als 90 % der Fälle sind die Gefäße im Becken und in den Beinen betroffen. Je nach Schweregrad der Durchblutungsstörungen wird die Muskulatur vermindert durchblutet, und die dadurch entstehenden Schmerzen zwingen die Betroffenen zu Gehpausen (Claudicatio intermittens oder Schaufensterkrankheit). Den Beschwerden entsprechend wird die pAVK in vier Stadien nach Fontaine eingeteilt.

Symptome einer Durchblutungsstörung treten nur bei etwa ⅓ der Betroffenen auf und machen sich erst bei einer Verengung von mehr als 90 % bemerkbar, da der Körper neue Gefäße (Kollateralkreisläufe) gebildet hat. Die häufigste Ursache der pAVK ist die Arteriosklerose, die meist durch Nikotinabusus entsteht. Weitere Ursachen für die Gefäßveränderungen sind bestimmte Grunderkrankungen wie z. B. Hypertonie, Diabetes mellitus und ein erhöhter Cholesterinspiegel.

Ätherische Öle sind hier sehr wirksam, indem sie die **Durchblutung anregen** und **Schmerzen lindern.** Zur Anwendung kommen folgende ätherischen Öle:

- **Angelika, Cajeput:** wirken stark schmerzlindernd
- **Lavendel:** beruhigt, entspannt
- **Rosmarin Ct. Cineol, Rosmarin Ct. Campher:** wirken stark durchblutungsfördernd
- **Ylang-Ylang komplett:** hat spasmolytische Eigenschaften
- **Zitrone:** glättet das Endothel und fördert so die Durchblutung

Anwendung: Diese Öle können einzeln im fetten Öl oder als Mischung darin auf die Beine aufgetragen und einmassiert werden. Sie sind je nach Indikation oder Duftvorlieben auszuwählen und können auch anstelle der in der Rezeptur (➤ Kasten) angegebenen Öle verwendet werden.

REZEPTUR

- 10 Tr. Zitrone
- 10 Tr. Angelika
- 10 Tr. Cajeput
- 10 Tr. Ylang-Ylang
- 20 ml Johanniskrautöl und 30 ml Calophyllumöl

Die ätherischen Öle in das Johanniskraut- und Calophyllumöl geben und mehrmals täglich damit die Beine sanft einreiben bzw. im Stadium 4 vorsichtig auftragen. Wird diese Mischung über mehrere Wochen appliziert, wird die Trägerölmenge auf 100 ml verdoppelt. Diese Mischung wirkt stark durchblutungsfördernd, schmerzlindernd und ist in allen vier Stadien hilfreich.

5.2.7 Morbus Raynaud

Bei dieser durch **anfallsartige Vasospasmen** hervorgerufenen Gefäßerkrankung ist die Blutzufuhr insbesondere der Finger oder Zehen vermindert. Bei der Dysregulation des Gefäßtonus scheinen v. a. hormonelle Faktoren eine Rolle zu spielen: Die Erkrankung tritt gehäuft bei Frauen während der Menstruation und der Menopause auf, die Symptome bessern sich während der Schwangerschaft. Die Gefäßkrämpfe sind mit starken Schmerzen verbunden und werden durch kalte Außentemperaturen, psychische Erregung oder kühles Wasserbad ausgelöst.

Der **primäre Morbus Raynaud** ist ein harmloses, aber lästiges Krankheitsbild und spricht sehr gut auf durchblutungsfördernd und schmerzlindernd wirkende ätherische Öle an.

Dem **sekundären Morbus Raynaud** liegt eine Erkrankung aus dem Formenkreis der Kollagenosen zugrunde. Andere Auslöser können Diabetes mellitus, Arteriosklerose, Medikamentennebenwirkungen, hämatologische Erkrankungen wie z. B. Morbus Waldenström, Kälteagglutinine oder Blei-Arsen-Vergiftung sein. Typisch ist, dass die Vasospasmen nicht symmetrisch auftreten. Auch hier können mit ätherischen Ölen die schmerzhaften Vasospasmen deutlich gelindert werden.

Zur Anwendung kommen folgende ätherischen Öle:

- **Angelika:** wirkt schmerzlindernd und durchblutungsfördernd
- **Lavendel:** hat schmerzlindernde und beruhigende Eigenschaften
- **Majoran** entkrampfende, vasodilatierende Wirkung

- **Rosmarin Ct. Cineol:** wirkt stark durchblutungsfördernd
- **Tonka:** entkrampfend

Anwendung: Diese Öle können einzeln im fetten Öl oder als Mischung darin in die Hand einmassiert werden. Sie sind je nach Indikation oder Duftvorlieben auszuwählen und können auch anstelle der in den Rezepturen (➤ Kasten) angegebenen Öle verwendet werden.

REZEPTUREN

Starke durchblutungsfördernde Mischung

- 15 Tr. Rosmarin Ct. Cineol
- 10 Tr. Angelika
- 10 Tr. Lavendel
- 20 ml Johanniskrautöl

Die ätherischen Öle in das Johanniskrautöl geben und mehrmals täglich die betroffenen Gliedmaßen damit einmassieren. Vor Kälteeinfluss schützen.

Gefäßentspannende Mischung

- 25 Tr. Angelika
- 15 Tr. Bergamotte
- 3 Tr. Muskatellersalbei
- 1 Tr. Jasmin oder Tonka
- 50 ml Johanniskrautöl

Die ätherischen Öle in das Johanniskrautöl geben und mehrmals täglich die betroffenen Gliedmaßen damit einmassieren. Vor Kälteeinfluss schützen.

5.3 Erkrankungen des Verdauungstrakts

Grundsätzlich gilt, dass alle Gewürze und Kräuter, die zum Verzehr bestimmt sind, die Verdauung positiv beeinflussen und deren ätherische Öle sehr gut bei Verdauungsproblemen eingesetzt werden können. Öle, die bei Beschwerden im Gastrointestinalbereich zur Anwendung kommen, sollen entzündungshemmend, antiinfektiös, appetitanregend, cholagog, karminativ und spasmolytisch wirken.

5.3.1 Funktion des enterischen Nervensystems

Psychosomatisch bedingte Dysfunktionen wirken sich besonders leicht im Gastrointestinaltrakt aus. Dies wird verständlich, wenn man bedenkt, dass das „enterische Nervensystem“ mehr Nervenzellen (100 Millionen) hat als das gesamte Rückenmark, wobei Zelltypen, Wirkstoffe und Rezeptoren über dieselbe Identität verfügen wie das ZNS und deshalb von einem Bauchhirn gesprochen wird. Hier finden sich psychoaktive Substanzen wie Serotonin, Dopamin oder Opiate, die alle einen Bezug zur Gemütslage haben (vgl. auch psychosomatische Störungen und psychische Erkrankungen ➤ Kap. 6.9). Es ist nachgewiesen, dass 95 % des Serotonins im „Bauchhirn“ und nur 5 % im ZNS gebildet werden.

EXKURS: BAUCHHIRN

Das Bauchhirn besteht aus etwa 100–200 Millionen Nervenzellen. Dieses Nervengeflecht liegt zwischen den Muskelschichten der Darmwand. Die Verdauung wird über das autonome Nervensystem reguliert und kann nicht willentlich beeinflusst werden. Die Nervenzellen regulieren die Umsetzung der Nahrung, sie steuern die Darmbewegungen und sorgen dafür, dass sich der Darm regelmäßig im Normalfall spätestens alle 72 Stunden entleert. Das Gehirn und das enterische Nervensystem („Bauchhirn") kommunizieren miteinander über die Darm-Hirn-Achse. Das Bauchgehirn übermittelt Sättigung oder Hungergefühl. Auch Schmerzen und Beschwerden im Verdauungstrakt werden dem Verdauungsareal im Gehirn gemeldet. Dieses reagiert mit Gegenmaßnahmen wie z. B. Erbrechen oder Durchfall.

Die meisten Informationen zwischen Bauchhirn und Gehirn fließen im Unterbewussten, wobei zum größten Teil die Impulse vom Bauchhirn kommen. Viele die Emotionen betreffende Informationen werden über den Vagusnerv direkt in das limbische System („Keller der Emotionen") geleitet und beeinflussen so das Wohl- oder Missempfinden und auch Entscheidungen.

Transmitterstoffe von Bauchhirn und Gehirn sind identisch. Dazu gehören Dopamin und GABA (Gamma-Amino-Buttersäure). Der bekannteste Transmitter ist das Glückshormon Serotonin, welches für das Wohlbefinden verantwortlich ist. Im Darm steuert es den Rhythmus der Darmtätigkeit und reguliert das Immunsystem. Etwa 90 % des Serotonins im Körper werden im Bauchhirn produziert.

Einige ätherische Öle wirken als Serotoninreuptakehemmer (SRI), andere regen die Bildung der genannten Neurotransmitter an. Werden die ätherischen Öle in Form einer Bauchmassage appliziert, wird durch die Berührung ein sehr angenehmer, heilsamer Effekt hervorgerufen, und aufgrund der angeregten Darmmotilität werden Beschwerden gelindert.

5.3.2 Ätherische Öle bei Beschwerden im Verdauungstrakt

Spasmolytisch wirkende Öle

- **Pfefferminze:** wirkt spasmolytisch, erfrischend
- **Kümmel:** aufgrund seiner karminativen Eigenschaft spasmolytisch wirksam
- **Orange:** wirkt spasmolytisch und appetitanregend
- **Kardamom:** appetitanregende Eigenschaften
- **Anis, Fenchel:** besonders geeignet für Kinder, karminative Wirkung
- **Melisse:** beruhigend, karminativ
- **Basilikum:** hat karminative, beruhigende, durch Methyleugenol angstlösende Eigenschaften
- **Angelika:** antiinflammatorisch, durchblutungsfördernd
- **Nelke:** antibakteriell, **Cave:** hautreizend

Anwendung: Diese Öle können einzeln im fetten Öl oder als Mischung darin auf den Bauch aufgetragen werden. Sie sind je nach Indikation oder Duftvorlieben auszuwählen und können auch anstelle der in den Rezepturen (➤ Kasten) angegebenen Öle verwendet werden.

Antiinfektiös wirkende Öle

Antiinfektiös wirkende Öle werden bevorzugt eingesetzt bei bakteriellen/viralen Erkrankungen der Mundschleimhaut. Zur Anwendung kommen folgende ätherischen Öle:

- **Campher, Nelke, Zimtrinde:** stark wirksam, jedoch unter Umständen auch stark schleimhautreizend, deswegen niedrige Dosierung
- **Koriander:** karminativ, spasmolytisch, antibakteriell
- **Oregano, Niaouli, Manuka, Lemongrass:** wirken antibakteriell; **Oregano,** Lemongrass und Manuka sind gut geeignet bei Infektionen durch *Staph. aureus* (MRSA) und andere Multiresistenzen
- **Myrrhe:** wirkt antibakteriell, antiinflammatorisch
- **Zitrone** und **Pfefferminze:** gegen Übelkeit

Anwendung: Diese Öle können einzeln im fetten Öl oder als Mischung darin auf den Bauch aufgetragen oder als Zäpfchen verarbeitet werden. Sie sind je nach Indikation oder Duftvorlieben auszuwählen und können auch anstelle der in den Rezepturen (➤ Kasten) angegebenen Öle verwendet werden.

Antiinflammatorisch wirkende Öle

Entzündungshemmend wirkende Öle entfalten ihre Wirkung über den gesamten Verdauungstrakt, also in Mund, Magen, Dünn- und Dickdarm und Anus. Sie haben zusätzlich folgende Eigenschaften:

- **Schafgarbe, Kamille blau:** sind spasmolytisch, sedativ wirksam
- **Lemongrass, Eucalyptus globus und radiata:** antiinfektiös; Lemongrass ist im Notfall geeignet zur Trinkwasserdesinfektion auf Reisen
- **Weihrauch:** analgetisch, beruhigend
- **Teebaum, Niaouli:** wirken antibakteriell – Teebaum hat ein breiteres antibakterielles Spektrum als Niaouli, ist aber auch mehr untersucht worden, Niaouli ist aber besser hauverträglich.

Anwendung: Diese Öle können einzeln im fetten Öl oder als Mischung darin auf den Bauch aufgetragen oder als Zäpfchen verarbeitet werden. Sie sind je nach Indikation oder Duftvorlieben auszuwählen und können auch anstelle der in den Rezepturen (➤ Kasten) angegebenen Öle verwendet werden.

Cholagog wirkende Öle

Als „Galle treibende Mittel" haben sich folgende ätherischen Öle bewährt: **Pfefferminze, Rose, Rosmarin Ct. Verbenon, Dill, Schafgarbe.**

Analgetisch wirkende Öle

Zur Schmerzlinderung im Mundbereich werden folgende analgetisch wirkenden Öle eingesetzt:

- **Lorbeer:** hat zudem antiödematöse Eigenschaften und ist besonders geeignet bei Aphthen
- **Nelke, Cassia:** angezeigt bei unerträglichen Zahnschmerzen; **Cave:** unter Umständen stark schleimhautreizend!
- **Teebaum, Niaouli, Pfefferminze:** wirken zusätzlich antiinflammatorisch und antibakteriell
- **Weihrauch:** analgetisch, beruhigend

Anwendung: Diese Öle können einzeln im fetten Öl oder als Mischung darin auf den Bauch aufgetragen oder als Zäpfchen verarbeitet werden. Sie sind je nach Indikation oder Duftvorlieben auszuwählen und können auch anstelle der in den Rezepturen (> Kasten) angegebenen Öle verwendet werden.

Sedativ wirkende Öle

Angelika, Melisse, Basilikum, Lavendel, Rose und **Bergamotte** sind die ätherischen Öle der Wahl bei psychosomatischen Erkrankungen, die durch Stress und Angst bedingt sind.
Anwendung: Diese Öle können einzeln im fetten Öl oder als Mischung darin auf den Bauch aufgetragen oder als Riechmischung verarbeitet werden. Sie sind je nach Indikation oder Duftvorlieben auszuwählen und können auch anstelle der in den Rezepturen (> Kasten) angegebenen Öle verwendet werden.

5.3.3 Erkrankungen im Mundbereich

Zahnschmerzen

CAVE

Ätherische Öle ersparen nicht den Gang zum Zahnarzt und sind nur als überbrückende Maßnahme bis zum nächsten Zahnarzttermin, z. B. auf Reisen, gedacht. Sie beschleunigen auch den Heilungsprozess nach zahnärztlichen Eingriffen.

- **Nelke:** besonders stark wirksam, für Kinder nicht geeignet
- **Teebaum, Manuka:** eignen sich als Analgetikum nach Zahnbehandlungen; wirken zudem stark bakterizid und schmerzlindernd
- **Weitere Öle:** Lorbeer, Bay, Niaouli, Sandelholz

Anwendung: Das Öl unverdünnt mehrmals auf die schmerzende Stelle auftragen.

TIPP

Nelkenöl ist Bestandteil vieler im Handel erhältlichen Zahnpflegeprodukte wie Zahnpasta oder Mundwasser. Verwendet werden soll Nelkenknospenöl. Bei akuten Zahnschmerzen kann das ätherische Nelkenöl wie folgt an die betroffene Stelle aufgebracht werden:

- Wattestäbchen in Öl (für die richtige Verdünnung) tränken und anschließend 1 Tr. des ätherischen Öls darauf träufeln. Den Zahn mit dem Öl bestreichen und darauf beißen.
- Die schmerzstillende Wirkung setzt sofort ein.

Erkrankungen des Zahnfleischs

Ätherische Öle helfen in Form von Spülungen und Pinselungen Zahntaschen von bakterieller Besiedlung zu befreien. Massagen und Ölziehen mit Ölmischungen (ätherische Öle in fettem Öl) stärken das Zahnfleisch und sind hervorragend zur Parodontoseprophylaxe geeignet.
Zur Anwendung kommen folgende ätherischen Öle:

- **Manuka, Lemongrass, Teebaum, Niaouli:** wirken analgetisch, antibakteriell, antiinflammatorisch und schleimhautregenerierend
- **Pfefferminze, Zitrone:** erfrischend, kühlend, antibakteriell wirksam
- **Myrrhe:** adstringierende Wirkung
- **Lorbeer:** analgetische, antiinflammatorische Eigenschaften
- **Lavendel, Rosengeranie:** wirken epithelisierend, desinfizierend
- **Karottensamen, Sandelholz:** Schleimhaut regenerierend, wundheilend

Bei **schmerzhaften Entzündungen** infolge von Druckstellen durch schlecht passende Zahnprothesen hilft Sanddornfruchtfleischöl, das aus dem Fruchtfleisch und den Kernen der Sanddornbeeren gewonnen wird. Es wird auf der Zunge längere Zeit eingespeichelt. Es kann auch bei Aphthen mit Teebaum, Pfefferminze und Zitrone angewendet werden.

Bei **Eiterungen** und **Entzündungen des Zahnfleischs** hat sich 1 Tr. Niaouliöl bewährt, das auf die Wunde aufgetragen wird. Es ist ebenso möglich, mit dem Öl Mundspülungen durchzuführen, allerdings hat das Öl einen gewöhnungsbedürftigen Ge-

schmack. Es kann auch Lavendel mit einem Wattestäbchen aufgetragen werden.
Als weitere Öle können eingesetzt werden:

- **Rosengeranie, Ingwer:** bei Zahnfleischerkrankungen
- **Sandelholz und Niaouli:** zur Wundheilung, nach Zahnextraktionen

Ölziehen zur Parodontitisbehandlung und Prophylaxe

Zur Parodontitisbehandlung und deren Vorbeugung hat sich das Ölziehen mit ätherischen Ölen bewährt. Durch das bewusste Saugen des fetten Öls durch die Zahnzwischenräume werden auch tieferliegende Gebiete erreicht und gereinigt. In den tieferliegenden Zahnzwischenräumen und in den tiefen Zahnfleischtaschen sitzen viele Bakterien, die durch eine normale wässrige Spülung nicht erreicht werden können. Die Leitkeime bei der Parodontitis (➤ 4.2.16) sind *Actinobacillus actinomycetemcomitans, Porphyromonas gingivalis, Treponema denticola.*

Das Ölziehen mindestens 10 Minuten durchführen, am besten morgens nach dem Aufstehen, mit 10–20 ml fettem Öl z. B. Sonnenblumenöl oder Sesamöl. Anschließend das Öl ausspucken und gründlich nachspülen (Monika Dorner, Facharbeit 2019).

REZEPTUREN

Nach den Auswertungen des Labors für orodentale Mikrobiologie in Kiel hat sich folgende Mischung über viele Jahre bewährt.

Ölziehkur bei Parodontose

- 5 Tr. Lemongrass
- 5 Tr. Manuka
- 5 Tr. Nelkenköpfchen
- 10 Tr. Lavendel fein
- 5 Tr. Oregano
- 2 Tr. Karottensamen
- 2 Tr. Neroli
- In 250 ml Sesamöl

Davon bis zu 3-mal täglich 3–5 Minuten 5 ml durch die Zahnzwischenräume ziehen, anschließend vollständig ausspucken und gut nachspülen, um die Keime zu eliminieren. Es empfiehlt sich, diese Ölziehkur mindestens einen Monat bis zum Abklingen aller Entzündungen durchzuführen und zur Prophylaxe mehrmals im Jahr zu wiederholen.

GUT ZU WISSEN

Die antibakterielle Wirkung von Karottensamen wurde nicht ausgetestet. Sicher ist jedoch, dass Karottensamenöl das Zahnfleisch festigt, sodass die Zähne wieder stabiler im Zahnhalteapparat stehen. Dr. Monika Dorner hat 2019 in ihrer Praxis mehrere Patienten mit Parodontitis behandelt und berichtet auch über sehr gute Erfahrungen mit Rosengeranie.

REZEPTUREN

Es besteht auch die Möglichkeit, dass der Zahnarzt die ätherischen Öle der folgenden Rezeptur in die Zahnfleischtaschen einbringt.

Antibakterielle Mischung für die Zahnfleischtaschen

- 3 Tr. Oregano
- 2 Tr. Manuka
- 1 Tr. Thymian Ct. Thymol
- 2 Tr. Lemongrass
- 1 Tr. Nelkenknospe
- 3 Tr. Lavendel fein

Öle in 12,5 g Kakaobutter und 37,5 g Mandelöl geben. Kakaobutter und Mandelöl vorsichtig erwärmen, nicht über 40 °C, dann die ätherischen Öle in die Mischung aus Kakaobutter und Mandelöl geben. Anschließend wird diese Rezeptur vom Zahnarzt mit einer Kanüle in die Zahnfleischtaschen eingebracht.

Massageöl mit Nelke

- 2 Tr. Nelkenknospe
- 5 Tr. Kamille römische

In 10 ml Mandelöl geben. Eignet sich gut für die sanfte Massage von wunden Stellen oder Aphten im Mund, aber auch bei Zahnungsbeschwerden von Säuglingen, wobei es hier äußerlich auf die Wange aufgetragen wird.

Zahnschmerzen

Die Rezepturen können alternativ angewendet werden.

- Mit Teebaum oder Niaouli pur schmerzende Stelle einpinseln oder 3 Tr. in ½ Glas Wasser geben und mehrmals täglich gurgeln.
- Auf die schmerzende Stelle ein mit Nelkenöl getränkten Tupfer anbringen.

Ingwer und Piment im Verhältnis 1:1 mischen, schmerzende Stelle mehrmals bestreichen.

TIPP

Bei Zahnfleischproblemen sollten täglich 1 Tr. Teebaum- oder Niaouliöl am besten auf 1 TL Salz als Lösungsvermittler ins Zahnspülwasser geben werden.

Mundpflege

Zur Mundpflege bei **parenteral ernährten Patienten** werden 1–2 Tr. ätherische Öle in Tee gelöst und der Mund mit Watteträgern sanft gereinigt. Alternativ zu dieser wässrigen Mischung kann die Mundschleimhaut auch mit purem Sanddorn- oder Olivenöl gereinigt werden.

Zur Anwendung kommen folgende ätherischen Öle:

- **Zitrone:** der Geschmack fördert die Speichelsekretion, wirkt zudem antibakteriell
- **Pfefferminze:** sehr erfrischend, zudem antibakteriell, regt den Schluckreflex an
- **Myrrhe:** bitterer Geschmack fördert Speichelsekretion

Anwendung: Mundschleimhaut damit, wie oben angegeben, mit verdünnten Ölen reinigen.

5.3.4 Leitsymptom: Übelkeit und Erbrechen

Übelkeit verschiedenster Ursache kann gut mit ätherischen Ölen behandelt werden. Die Traditionelle Chinesische Medizin geht davon aus, dass die Übelkeit durch das kontravektive Magen-*Qi* (nach oben steigendes *Qi*), welches sich normalerweise absenken sollte, hervorgerufen wird. Westliche pathophysiologische Erklärung der Übelkeit ist ein Spasmus der glatten Muskulatur des Verdauungstrakts, durch den die Nahrung nach oben gedrückt wird.

Formen der Übelkeit

Mittel der Wahl für alle Arten von Übelkeit ist **Pfefferminzöl.** Aufgrund seiner spasmolytischen Eigenschaft wirkt es antiemetisch. Da Pfefferminzöl auch auf den Pylorus spasmolytisch wirkt, kann bei Patienten mit Refluxösophagitis eine entzündliche Reizung der Schleimhaut hervorgerufen werden, weil die Magensäure durch den entspannten Pylorus in die Speiseröhre zurückfließt. Deshalb sollte Pfefferminzöl nicht bei Sodbrennen und Ösophagitis eingesetzt werden.

- **Reiseübelkeit:** Linderung bringt bereits das direkte Riechen am geöffneten Pfefferminz- oder Angelikafläschchen. Alternativ 1 Tr. direkt auf die Zunge geben und lange einspeicheln oder 1 Tr. auf die Handinnenfläche geben und daran riechen.
- **Übelkeit nach Chemotherapie:** In der Klinik hat sich die Fußmassage mit einer Mischung aus Pfefferminz- oder Zitronenöl im Verhältnis 1:1 mit fettem Öl in Kombination mit den gängigen Antiemetika, die üblicherweise bei der Chemotherapie verabreicht werden, bewährt. Sehr wirksam für eine Bauchmassage ist auch die Kombination aus Kümmelöl und Pfefferminzöl im Verhältnis 1:1 zweiprozentig im fetten Öl.
- **Übelkeit durch schlechte Gerüche:** Zur Elimination von z. B. Fäkalgerüchen eignet sich hervorragend ein Raumspray aus einer Mischung mit Ethylalkohol, Wasser und ätherischem Öl. Geeignete ätherische Öle sind z. B. Nadelholzöle, Zitrusdüfte, Lemongrass, Pfefferminze. Direktes Einatmen aus einem Fläschchen mit Pfefferminzöl oder Kampfer beseitigen den aufsteigenden Brechreiz.
- **Übelkeit nach dem Essen:** Ursachen hierfür können zu fetthaltige Nahrung, Aufnahme von zu großen Mengen oder verdorbener Nahrung sein. Die Übelkeit kann auch psychisch bedingt sein, z. B. durch Essen unter Stress oder nach unangenehmen Gesprächen. Die cholagoge Wirkeigenschaft von Pfefferminzöl kommt hier zum Tragen. Es kann 1 Tr. unverdünnt eingenommen werden. Auch die Massage bestimmter Akupunkturpunkte wie Ma 36, Ma 40, Pe 6, Ren 12, MP 4 beseitigen Übelkeit.

Anwendung: Diese Öle können einzeln im fetten Öl oder als Mischung darin auf den Bauch aufgetragen oder als Riechmischung verarbeitet werden. Sie sind je nach Indikation oder Duftvorlieben auszuwählen und können auch anstelle der in den Rezepturen (➤ Kasten) angegebenen Öle verwendet werden.

Übelkeit bei Histaminintoleranz

Histamin ist ein Botenstoff im Körper, der als Gewebehormon und Neurotransmitter seine Wirkung bei allergischen Reaktionen und im **Immunsystem** hat. Histamin erweitert z. B. die Gefäße, um durch erhöhte Durchblutung vermehrt Abwehrzellen zu transportieren, verursacht als Warnsignal Juckreiz und auch **typische Allergiesymptome** wie Blutdruckabfall und Kreislaufbeschwerden, um nur einige seiner Wirkungen zu nennen. Histamin befindet sich außer im Körper auch in bestimmten Nahrungsmitteln. Sammelt sich nun durch Nahrungsmittel oder durch den gestörten Histaminabbau zu viel Histamin im Körper an, kann es zu multiplen störenden Symptomen wie z. B. Übelkeit, Durchfall, geschwollenen Nasenschleimhäute mit Rhinitis, Migräne oder Herz-Kreislauf-Problemen kommen. Betroffene haben deswegen oft einen langen Leidensweg. Hier könnten ätherische Öle mit antihistaminischer Wirkung gut zum Einsatz kommen.

Folgende Öle haben eine antihistaminische Wirkung: **Manuka, Zeder, Zypresse, röm. Kamille, Kamille blau, Immortelle, Karottensamen, Muskatellersalbei.**

Anwendung: Diese Öle können einzeln im fetten Öl oder als Mischung darin auf den Bauch aufgetragen oder als Riechmischung verarbeitet werden. Sie sind je nach Indikation oder Duftvorlieben auszuwählen und können auch anstelle der in den Rezepturen (➤ Kasten) angegebenen Öle verwendet werden.

5

REZEPTUREN

Kapseln gegen Histaminintoleranz

- 25 mg Zeder
- 25 mg Immortelle
- 25 mg Karottensamen
- 25 mg Muskatellersalbei

Ätherische Öle in 300 mg Sanddornfruchtfleischöl und anschließend je 0,5 ml dieser Mischung in Kapseln der Größe 1 füllen.

Menge für 100 Kps.:

- 2,5 g Zeder
- 2,5 g Immortelle
- 2,5 g Karottensamen
- 2,5 g Muskatellersalbei
- 30 g Sanddornfruchtfleischöl

Davon täglich 3-mal 1 Kps. vor dem Essen einnehmen, nach 4 Wochen müsste eine Besserung eintreten.

Magenschmerzen, Sodbrennen, Refluxösophagitis

30 Tr. Sandelholz in 30 ml Sanddornfruchtfleischöl, geben. Davon 3-mal täglich vor dem Essen 1 ml langsam im Mund zergehen lassen. Oder Kapseln: 3-mal täglich 1 Kps. vor dem Essen.

Öl	Menge pro Kapsel	Menge für 100 Kapseln
Sandelholz	50 mg	5,0 g
Sanddornfruchtfleischöl	350 mg	35 g

5.3.5 Leitsymptom: Meteorismus

Lästige und häufige Beschwerden im Darmbereich sind Meteorismus und Krämpfe aufgrund von entzündlichen Darmerkrankungen, Bewegungsmangel, Obstipation bei älteren Menschen, gestörter Darmflora, Laktoseintoleranz, Nahrungsmittelunverträglichkeit, postoperativer Situation und aufgrund von Medikamentennebenwirkungen. Insbesondere die nach üppigen Mahlzeiten entstandene Gasansammlung im Magen-Darmbereich kann das Zwerchfell nach oben drücken, wobei es über die Lunge indirekten Druck auf das Herz ausübt (Roemheld-Syndrom). Auf diese Beengung reagiert das Herz beim **Roemheld-Syndrom** mit Symptomen wie Herzrasen, Dyspnoe oder Schweißausbruch, die einer Angina pectoris ähneln.

Hier haben sich als adjuvante Maßnahme **heiße, feuchte Wickel und Bauchmassagen** mithilfe von Kombinationen aus ätherischen Ölen bewährt.

GUT ZU WISSEN

Kümmel-, Fenchel- und Anisöl wirken nicht spasmolytisch. Man vermutet, dass diese Öle ihre nachgewiesene karminative (und dadurch auch spasmolytische) Wirkung durch Anregung der Darmperistaltik erzielen.

Die Bauchmassage sollte in Form einer **Kolonmassage** erfolgen. Hierbei werden fünf Punkte, beginnend im rechten Unterbauch und nachfolgend im rechten Mittelbauch, linken Mittelbauch und linken Unterbauch kreisförmig mit einer Ölmischung massiert. Diese Art der Massage wirkt auf den Dickdarm und regt die Peristaltik an. Sie hilft gut bei Meteorismus und Obstipation.

REZEPTUREN

Roemheld-Syndrom

- 4 Tr. Melisse
- 4 Tr. Kümmel
- 2 Tr. Lavendel
- 1 Tr. Narde
- 50 ml Mandelöl

Die ätherischen Öle in das Mandelöl geben und mehrmals täglich auf den Bauch auftragen.

Zäpfchen mit Fenchel & Lavendel

- Anis-, Fenchel-, Lavendel fein-, Korianderöl, aa ad. 100 mg
- Kakaobutter 2 g

Davon 10 Suppositorien herstellen (➤ 3.6.3). Diese Zäpfchen eignen sich nicht nur bei Blähungen, sondern auch bei Verdauungsbeschwerden verschiedenster Ursachen. Für stillende Mütter wirken sie laktagog.

Meteorismus

- 3 Tr. Kümmelöl
- 3 Tr. Fenchelöl
- 3 Tr. Koriandeöl
- 3 Tr. Anisöl
- 3 Tr. Lavendel fein

Als Mischung in 50 ml Mandelöl geben. Bauch im Uhrzeigersinn massieren (Kolonmassage), es empfiehlt sich auch die Fußsohlen zu massieren.

5.3.6 Colon irritabile

Etwa 15–20 % der Bevölkerung leiden unter dem auch als Reizdarmsyndrom bezeichneten Colon irritabile, wobei Frauen häufiger betroffen sind. Häufig durchlaufen Betroffene einen langen Prozess verschiedenster ärztlicher Untersuchungen, bei denen zunächst keine eindeutige körperliche Ursache gefunden werden kann.

Beim Colon irritabile stehen typische Symptome wie Meteorismus mit spastischen Krämpfen, wechselnde Stühle zwischen Diarrhö und Obstipation sowie Missempfindungen im gesamten Bauchbereich im Vordergrund. Die Beschwerden bessern sich nach der Stuhlentleerung.

Ein organisches Korrelat des Colon irritabile konnte bisher nicht gefunden werden. Seelische und körperliche Belastung wie Stress und Ärger verstärken die Beschwerden. Auch die Ernährung (Unverträglichkeiten, Essverhalten, Ernährungsweise) spielt beim Colon irritabile eine Rolle. Weitere Ursachen können das postinfektiöse Reizdarmsyndrom sein, bei der es nach einer Darminfektion zu einem Ungleichgewicht in der Darmflora (Mikrobiom) und zur bakteriellen Fehlbesiedelung kommt. Ein Ungleichgewicht im Mikrobiom kann sich auch ohne vorherige Darminfektion entwickeln, z. B. durch falsche Ernährung oder Nahrungsmittelunverträglichkeiten.

Es wurde festgestellt, dass bei Reizdarmpatienten neben Mikroentzündungen (silent inflammation), die nach einem Darminfekt oder aber auch durch Nahrungsunverträglichkeiten schwelen können, eine erhöhte Darmwanddurchlässigkeit (Permeabilität) besteht. Durch diese gestörte Darmbarriere (Leaky-Gut-Syndrom) können Fremdstoffe und auch Bakterien leichter eindringen, was wiederum Entzündungen unterhält und Immunreaktionen hervorruft. Dieser Teufelskreis wirkt sich negativ auf die Schmerzempfindlichkeit aus.

Colon irritabile ist eine Ausschlussdiagnose, die erst nach sorgfältiger Abklärung gestellt werden sollte. Therapeutisch gibt es verschiedene Optionen aus dem Bereich der Naturheilkunde, Ernährung, Psychologie und auch aus der Schulmedizin.

Bei Colon irritabile sind folgende beruhigenden und verdauungsfördernd wirkenden ätherischen Öle angezeigt:

- **Kardamom, Koriander:** wirken spasmolytisch und verdauungsfördernd
- **Kümmel, Fenchel, Anis:** die wichtigsten karminativ wirkenden Öle, die bevorzugt gegen Blähungen eingesetzt werden
- **Majoran, Estragon:** verdauungsfördernd wirksam und leicht karminativ
- **Melisse, Angelika:** ihre verdauungsfördernde Wirkung (karminativ, spasmolytisch) beruht auf der Harmonisierung (Melisse) und Tonisierung (Angelika) der Verdauungsorgane
- **Zitrone, Bergamotte:** erfrischende und beruhigende Eigenschaften
- **Pfefferminze:** erfrischen und wirken zudem spasmolytisch. **Cave:** nicht anwenden bei behindertem Gallefluss, Gallensludge oder Gallensteinen; kann Gallekoliken auslösen

Anwendung: Diese Öle können einzeln im fetten Öl oder als Mischung darin auf den Bauch aufgetragen (z. B. Kolonmassage) oder als Riechmischung verarbeitet werden. Als Einzelöl kann auch 1 Tr. davon auf ein Stück Zucker aufgebracht und eingenommen werden. Möglich ist auch die Anwendung der ätherischen Öle als Bauchwickel (➤ 3.4.4). Die ätherischen Öle sind je nach Indikation oder Duftvorlieben auszuwählen und können anstelle der in den Rezepturen (➤ Kasten) angegebenen Öle verwendet werden.

REZEPTUREN

Colon irritabile und Roemheldsyndrom

- 4 Tr. Melisse
- 2 Tr. Majoran
- 1 Tr. Cardamom
- 1 Tr. Kreuzkümmel

Ätherische Öle in 50 ml fettes Öl geben, den Bauch zweimal täglich damit massieren.

5.3.7 Infektbedingte Gastroenteritis

Die infektbedingte Gastroenteritis wird entweder durch Viren (Rota-, Adeno-, Noroviren), Bakterien (Salmonellen, Shigellen, Yersinien, Vibrio cholerae) oder Protozoen (Amöben, Lamblien) hervorgerufen. Durch Erbrechen und Diarrhö kommt es zu massivem Flüssigkeits- und Elektrolytverlust, der unbedingt ersetzt werden muss. Diese Erkrankungen sind meldepflichtig und gehören in ärztliche Behandlung. Die folgenden ätherischen Öle sind hilfreiche Adjuvantien.

- **Zimt, Cassia, Nelke:** haben ausgeprägte antiinfektiöse Eigenschaften, sind jedoch stark hautreizend
- **Muskatnuss, Pfeffer, Ingwer:** wirken antibakteriell, verdauungsfördernd
- **Kardamom, Koriander, Estragon:** karminativ, verdauungsfördernd wirksam
- **Kümmel, Fenchel, Anis:** haben karminative Eigenschaften
- **Angelika, Pfefferminze, Melisse:** wirken antiinflammatorisch, karminativ, erfrischend
- **Thymian Ct. Thymol:** wirksam bei gastrointestinalem Infekt

Anwendung: 1 Tr. auf 1 Stück Zucker geben und lange einspeicheln. Zur Einnahme bei Noroviren, Thymianhydrolat (10–15 Tr. auf 1 Glas Wasser) trinken. Zimt, Cassia, Thymian Ct. Thymol, Nelkenöl wirken stark antiinfektiös und können jeweils oder auch einzeln 1 Tr. auf 1 TL Sahne eingenommen, den Durchfall stoppen.

REZEPTUREN

Gastroenteritis

- 4 Tr. Angelika
- 4 Tr. Ingwer
- 2 Tr. Cassia
- 2 Tr. Kardamom

Öle in 50 ml fettes Öl geben, den Bauch damit mehrmals täglich einreiben oder als warmen Wickel anwenden. Als „Soforthilfe" eignet sich die Einnahme von 1 Tr. eines der oben aufgeführten Öle auf einem Stück Zucker oder in 1 TL Sahne.

Clostridienmischung

Wer einmal eine Clostridieninfektion mit profusen Durchfällen erlebt hat, bei denen auch kein Antibiotikum mehr greift, ist um jede Hilfe dankbar. Diese Rezeptur könnte helfen! Die folgende Mischung wurde von HP Daniel Petrak zusammengestellt: Thymian Ct. Thymol, Manuka, Lemongrass aa ad. 10 g, in Solubol 40 g. Zu Beginn 3-mal täglich 8 Tr. dieser Mischung in Wasser einnehmen vor dem Essen, dann langsam steigern auf 3-mal 15 Tr. in Wasser.

5.3.8 Colitis ulcerosa, Morbus Crohn

Colitis ulcerosa und Morbus Crohn zählen zu den **chronisch entzündlichen Darmerkrankungen (CED):** Colitis ulcerosa ist eine chronische und schubweise verlaufende Entzündung der oberflächlichen Dickdarmschleimhaut mit Ulzerationen, die leicht bluten. Typische Krankheitszeichen sind zudem Abdominalschmerzen mit Tenesmen, blutig-schleimige Diarrhö, Übelkeit, Appetitlosigkeit und Gewichtsverlust. Morbus Crohn ähnelt in seiner Symptomatik der Colitis ulcerosa. Deswegen können für beide Krankheitsbilder die gleichen Öle zur Schmerzlinderung eingesetzt werden.

Über einen längeren Zeitraum von mehreren Monaten in Form von dünndarmlöslichen Kapseln eingenommen, zeigen die **1,8-cineolhaltigen Öle** wie z. B. Eukalyptus radiata oder Cajeput bei Morbus Crohn und Colitis ulcerosa gute Erfolge. Zur Anwendung kommen folgende ätherischen Öle:

- **Eukalyptus radiata und globulus, Cajeput:** stark cineolhaltig, dadurch analgetisch, antiinflammatorisch wirksam
- **Kümmel, Anis, Fenchel, Estragon:** wirken spasmolytisch
- **Pfefferminze, Melisse:** karminativ, erfrischend, spasmolytisch
- **Angelika:** hat antiinflammatorische, sedative Eigenschaften
- **Kardamom:** ist appetitanregend, antiinflammatorisch, analgetisch
- **Weihrauch:** wirkt analgetisch, antiinflammatorisch
- **Bergamotte:** wirkt antidepressiv, weil viele CED-Patienten depressiv verstimmt sind
- **Immortelle:** antiinflammatorische, spasmolytische Eigenschaften
- **Muskatellersalbei:** gegen krampfartige Schmerzen
- **Cistrose und Sandelholz:** für die Wundheilung der Läsionen im Darm

Anwendung: Diese Öle können einzeln im fetten Öl oder als Mischung darin auf den Bauch aufgetragen

(z. B. Kolonmassage) oder als Riechmischung verarbeitet werden. Als Einzelöl kann auch 1 Tr. davon auf ein Stück Zucker aufgebracht und eingenommen werden. Möglich ist ebenso die Anwendung der ätherischen Öle als Bauchwickel (➤ 3.4.4). Die ätherischen Öle sind je nach Indikation oder Duftvorlieben auszuwählen und können anstelle der in den Rezepturen (➤ Kasten) angegebenen Öle verwendet werden.

REZEPTUREN

Colitis ulcerosa mit Meteorismus

Diese Rezeptur besteht aus vier karminativ wirkenden Ölen und wurde schon in abgewandelter Form bei Meteorismus vorgestellt. In der Klinik wird mit dem Vier-Winde-Öl auch bei obstipierten Patienten eine sanfte Bauchmassage empfohlen in Form einer Kolonmassage:

- 2 Tr. Kreuzkümmel
- 1 Tr. Fenchel
- 1 Tr. Anis
- 1 Tr. Lavendel (Bergamotte) in 30 ml fettes Öl

Ätherische Öle in 50 ml fettem Öl auflösen, täglich damit den Bauch einreiben.

Stärkere Variante

- 3 Tr. Koriander
- 3 Tr. Fenchel, süß
- 3 Tr. Lavendel
- 3 Tr. Anis
- 1 Tr. Muskatellersalbei
- 1 Tr. Rose in 50 ml Sesam/Mandelöl

Ätherische Öle in 50 ml fettem Öl auflösen, täglich damit den Bauch einreiben.

Begleitende Ölmischung bei entzündlichen Darmerkrankungen

- 5 Tr. Weihrauch
- 5 Tr. Bergamotte
- 5 Tr. Cajeput
- 3 Tr. Melisse
- 2 Tr. Rose
- 1 Tr. Angelika

Ätherische Öle in 50 ml fettem Öl auflösen, täglich damit den Bauch einreiben.

Colitis ulcerosa: Kapseln mit Cistrose

Zur Herstellung ➤ 3.5.2.

Öl	Menge pro Kapsel	Menge für 100 Kapseln
Cistrose	50 mg	5,0 g
Sanddornfruchtfleischöl	350 mg	35,0 g

5.3.9 Lebererkrankungen

Bei Lebererkrankungen jeglicher Art werden ätherische Öle mit **spasmolytischer** und **cholagoger** Wirkung adjuvant in Form von Wickeln angewendet. Hier handelt es sich um eine Basistherapie für die Leber im naturheilkundlichen Sinn.

Zur Anwendung kommen folgende ätherischen Öle:

- **Pfefferminze:** wirkt spasmolytisch auf die Gallenwege
- **Rosmarin Ct. Verbenon:** hat cholagoge Wirkung, regenerieren die Leberzellen
- **Melisse:** wirkt spasmolytisch, beruhigend, karminativ
- **Schafgarbe, Kamille blau:** spasmolytisch, beruhigend
- **Karottensamen:** spasmolytisch, die Leberzellen regenerierend
- **Immortelle, Ingwer, Alant:** spasmolytisch, entzündungshemmend
- **Rose:** regeneriert die Leberzellen, wirkt zudem analgetisch und spasmolytisch

Anwendung: Diese Öle können einzeln im fetten Öl oder als Mischung darin auf dem Bauch aufgetragen oder als Leberwickel appliziert werden. Als Einzelöl kann auch 1 Tr. davon auf ein Stück Zucker eingenommen werden. Die ätherischen Öle sind je nach Indikation oder Duftvorlieben auszuwählen und können auch anstelle der in den Rezepturen (➤ Kasten) angegebenen Öle verwendet werden.

REZEPTUREN

Anleitung zur Herstellung eines Leberwickels

Auf 10 ml fettes Öl (nach Wahl) 3 Tr. eines der oben genannten ätherischen Öle auf das Wickelinnentuch geben. Pfefferminze ist jedoch nicht für einen Leberwickel geeignet, da das Öl stark kühlend wirkt. Leberwickel sollten heiß sein und z. B. mit Wärmflasche die Wärme erhaltend appliziert werden.

Leberwickelrezeptur

- 10–15 Tr. Orange
- 2 Tr. Karottensamen
- 2 Tr. Ingwer
- 3 Tr. Rosmarin Ct. Verbenon
- 1 Tr. Schafgarbe
- 1 Tr. Galbanum

Ätherische Öle in 50 ml Johanniskrautöl geben. 1 TL dieser Mischung auf ein Tuch verstreichen, mit einer Wärmflasche erwärmen, auf den rechten Oberbauch legen, mit einem zweiten Tuch und abschließen mit einer Wärmflasche abdecken.

5.3.10 Entzündliche Erkrankungen im Analbereich

Hämorrhoidalleiden, Analfissuren und Analekzeme können unangenehme Beschwerden wie Obstipation, Pruritus und starke Schmerzen am Anus hervorrufen. Nach der Reinigung mit Wasser bringt das mehrmalige tägliche Auftragen und Einreiben des Anus mit einer Ölmischung aus Zypresse, Lavendel und Kamille in Aloe-vera-Öl eine deutliche Linderung. Aloe vera mit seinem kühlenden und hautregenerierenden Effekt ist hier sehr gut geeignet. Die prolabierten Venen werden nach dieser Behandlung leichter reponiert, und Analfissuren können wieder zuheilen.

5

REZEPTUREN

Basisrezeptur

- 5 Tr. Lavendel
- 3 Tr. Zypresse
- 3 Tr. Kamille blau

Ätherische Öle in 30 ml Aloe-vera-Öl geben. Mehrmals täglich betroffene Stellen damit einreiben: Die Mischung wirkt stark antipruriginös, schmerzlindernd und fördert die Wundheilung. Die ätherischen Öle können auch in eine Mischung aus Johanniskrautöl und Wollfett eingebracht werden.

Hämorrhoidenzäpfchen

- Zypresse, Manuka, Lavendel fein, Schafgarbe oder Kamille blau aa ad 200 mg
- Kakaobutter 2,0 g

Davon 10 Suppositorien herstellen. Von jedem Öl für 10 Zäpfchen 0,5 g oder 0,6 ml verwenden. Abends vor dem Schlafengehen einführen.

5.4 Erkrankungen der Harnblase und Harnwege

Erkrankungen der Nieren und ableitenden Harnwege, insbesondere Harnwegsentzündungen und Steinleiden, und sog. „Männerkrankheiten" wie Vergrößerung der Prostata, Hodenentzündungen oder Erektionsstörungen sind Behandlungsschwerpunkte einer urologischen Praxis. Urologische Erkrankungen werden durch typische Leitsymptome charakterisiert und weisen auf eine mögliche Ursache hin. Ätherische Öle lindern und minimieren diese meist sehr unangenehmen Symptome. Erkrankungen im Urogenitalbereich sind schambesetzt und können sich auch auf den psychischen Bereich auswirken.

Symptomlindernde Öle müssen **antiinflammatorische** und **diuretische, antiinfektiöse, spasmolytische** und **psychisch harmonisierende** Wirkungen aufweisen. Als Adjuvans zur schulmedizinischen Therapie beschleunigen sie die Heilung. Sie werden bevorzugt eingesetzt zur Behandlung von Miktionsstörungen und bei erektiler Dysfunktion.

5.4.1 Ätherische Öle für Erkrankungen des Urogenitaltrakts

Zu den klassischen ätherischen Ölen, die eine besondere Wirkung auf den Urogenitaltrakt haben, zählen vorrangig die folgenden Öle:

- **Basilikum:** stark wirksam bei *E. coli, Staph. aureus* und *Candida albicans*
- **Benzoe:** bei kalten, „feuchten" Harnwegsinfektionen (Ausdruck der TCM für Kälteerkrankung in der Blasenleitbahn) mit krampfartigen Schmerzen und hellem Urin
- **Bergamotte:** wirkt antiseptisch bei Harnwegsinfekten
- **Cajeput:** schmerzlindernd, stark wirksam bei *E. coli, Staph. aureus* und *Candida albicans*
- **Eukalyptus:** antiseptisch, spasmolytisch, antiinflammatorisch, bei postoperativer Miktionsstörung
- **Fenchel:** beeinflusst aus Sicht der chinesischen Medizin das Nieren- und Milz-Qi, wirkt mild harntreibend und stauungslösend
- **Ingwer:** stärkt die Yang-Energie der Nieren, ist geeignet für leicht frierende, geschwächte Menschen
- **Kiefer:** wirkt antiseptisch und antiinflammatorisch, bei Blasen- und Nierenbeckenentzündung
- **Lorbeer:** leicht harntreibend
- **Majoran:** entspannend, stark wirksam bei *E. coli, Staph. aureus* und *Candida albicans*
- **Melisse:** bei Reizblase, Blasenbeschwerden mit deutlich vegetativer Beeinflussung

- **Palmarosa:** unterstützt das Abklingen von Entzündungen im Urogenitaltrakt
- **Sandelholz:** bei heißer, entzündlicher, „brennender" Blasenentzündung
- **Schafgarbe:** wirkt antiseptisch, antiinflammatorisch, bei Blasen- und Harnwegsentzündungen
- **Teebaum:** bakterizid, antiviral, bei Blasenentzündung und vaginaler Mykose, stark wirksam bei *E. coli, Staph. aureus* und *Candida albicans*
- **Wacholderbeere:** aquaretisch, stauungslösend, lymphflussanregend
- **Ysop:** leicht aquaretisch, gegen Ödeme, beseitigt Harnsäure
- **Zedernholz:** antiödematös, antiinfektiös, bei Infektionen des Urogenitaltrakts aufgrund kalter Feuchtigkeit, bei Harnwegsinfektionen mit spastischen Schmerzen

Anwendung: Diese Öle können einzeln im fetten Öl oder als Mischung darin auf den Nierenbereich und das kleine Becken aufgetragen oder zu verschiedenen Anwendungen weiterverarbeitet werden. Sie sind je nach Indikation oder Duftvorlieben auszuwählen und können auch anstelle der in den Rezepturen (➤ Kasten) angegebenen Öle verwendet werden.

5.4.2 Leitsymptom: Störungen der Miktion

Miktionsstörungen können sich u. a. äußern durch erschwerte und schmerzhafte Miktion (Dysurie) oder häufigen Harndrang mit Entleerung kleiner Mengen (Pollakisurie). Sie entwickeln sich aufgrund mechanischer Hindernisse z. B. infolge eines Prostatasyndroms (BPS, früher als Prostatahyperplasie bezeichnet), Entzündungen oder sie sind funktionell bedingt. Ätherische Öle eignen sich zur Behandlung der Dysurie und der Reizblase.

Anatomische Gegebenheiten wie kurze Harnröhre und direkte Mündung in den Introitus vaginae bedingen ein gehäuftes Vorkommen von **Zystitiden** bei der Frau. Meist sind die Erreger Keime der Darmflora. Symptome sind: Dysurie, Pollakisurie, häufig auch Hämaturie. Eine Antibiotikabehandlung ist bei symptomatischer Zystitis unerlässlich, um eine Aszension der Keime in das Nierenbecken zu verhindern. Ätherische Öle mit analgetischen Eigenschaften werden zur Linderung der Beschwerden begleitend eingesetzt. Patienten mit chronischen Harnwegsinfekten nehmen aus Angst vor der nächsten Blasenentzündung oft bei den geringsten Anzeichen wieder ein Antibiotikum ein, was meist nicht nötig wäre und die natürliche Flora noch mehr zerstört. Dieser Circulus vitiosus kann u. a. mithilfe von ätherischen Ölen durchbrochen werden.

Beim **chronischen Reizblasensyndrom** treten Dysurie, Pollakisurie, Drangsymptomatik sowie perineale Missempfindungen auf. Ursächlich hierfür sind häufig wiederkehrende Harnwegsinfekte, infravesikale Obstruktionen, Blasentumoren, Östrogenmangel oder psychogene Probleme. Auch hier wirken ätherische Öle mit analgetischer, antiinflammatorischer und psychisch ausgleichender Wirkung den oft sehr lästigen Symptomen entgegen und beeinflussen die Lebensqualität positiv.

Folgende ätherischen Öle können zur Anwendung kommen:

- **Eukalyptus, Melisse, Sandelholz, Benzoe, Ingwer, Teebaum, Kiefer, Bergamotte:** wirken antiinflammatorisch und bakterizid, besonders bei Zystitis
- **Sandelholz, Zedernholz, Benzoe, Melisse, Schafgarbe, Ingwer, Palmarosa:** wirken antiinflammatorisch und analgetisch
- **Wacholder, Ysop, Eukalyptus, Lorbeer, Fenchel:** haben eine stark aquaretische Wirkung. Eines dieser Öle sollte in jeder Mischung enthalten sein.

Anwendung: Diese Öle können einzeln im fetten Öl oder als Mischung darin auf den Nierenbereich und das kleine Becken aufgetragen oder zu verschiedenen Anwendungen weiterverarbeitet werden. Sie sind je nach Indikation oder Duftvorlieben auszuwählen und können auch anstelle der in den Rezepturen (➤ Kasten) angegebenen Öle verwendet werden.

REZEPTUREN

Dysurie/postoperativer Harnverhalt

Diese Rezeptur stammt aus dem Krankenhaus München-Neuperlach.

- 10 Tr. Bergamotte
- 10 Tr. Sandelholz
- 10 Tr. Wacholder
- 10 Tr. Lavendel
- 10 Tr. Teebaum
- 10 Tr. Eukalyptus globulus

Die ätherischen Öle mischen und von dieser Mischung 5 Tr. auf eine feuchtwarme Kompresse geben und auf den Unterbauch bzw. Blasenbereich legen. Mit einer Wärmflasche warm halten. Der postoperative Harnverhalt kann schon nach einmaliger Behandlung beseitigt werden.

Harnwegsinfekte

Brennen beim Wasserlassen bei Harnwegsinfekt
- 5 Tr. Sandelholz
- 5 Tr. Zedernholz
- 5 Tr. Palmarosa
- 2 Tr. Schafgarbe
- 3 Tr. Melisse
- 30 ml Johanniskrautöl
- 20 ml Mandelöl

Die ätherischen Öle in das Johanniskraut- und das Mandelöl geben und mehrmals täglich, besonders nach dem Wasserlassen, auf das kleine Becken und die Genitalschleimhäute auftragen.

Förderung der Aquarese
- 10 Tr. Wacholder
- 10 Tr. Eukalyptus globulus oder E. radiata
- 5 Tr. Angelika
- 50 ml Mandelöl

Die ätherischen Öle in das Mandelöl geben, den Nierenbereich und das kleine Becken damit einreiben.

Reizblase
- 5 Tr. Bergamotte
- 5 Tr. Melisse
- 5 Tr. Eukalyptus
- 5 Tr. Sandelholz
- 5 Tr. Ingwer
- 50 ml Mandelöl

Die ätherischen Öle in das Mandelöl geben und das kleine Becken damit mehrmals täglich über einige Wochen einreiben und warm halten.

Starke Harnwegsentzündung
- 10 Tr. Wacholderbeere
- 10 Tr. Teebaum
- 10 Tr. Eukalyptus
- 10 Tr. Schafgarbe
- 50 ml Johanniskrautöl

Die ätherischen Öle in das Johanniskrautöl geben und das kleine Becken und die Schleimhäute mehrmals täglich damit einreiben. Anschließend Wärmflasche auflegen oder darauf setzen.

Solubolmischungen zum Einnehmen
- 20 Tr. Majoran
- 10 Tr. Teebaum
- 10 Tr. Kamillenöl römisch
- 10 Tr. Thymian Ct. Thymol

Ätherische Öle in 15 ml Solubol geben und wie folgt die jeweilige Tropfenanzahl in etwas Wasser einnehmen:
- 1.Tag: 6-mal 10 Tr.
- 2. Tag: 5-mal 10 Tr.
- 3. Tag: 4-mal 10 Tr.
- Ab dem 4. Tag: 3 mal 10 Tr.

Infekt durch ***Escherichia coli*** **und** ***Enterococcus faecalis***
- 20 Tr. Manuka
- 20 Tr. Teebaum
- 20 Tr. Thymian Ct. Thymol
- 20 Tr. Oregano

In 15 ml Solubol geben und in etwas Wasser einnehmen: 1.Tag: 5-mal 10 Tr., ab dem 2. Tag: 3-mal 10 Tr.

Chronische und rezidivierende Harnwegsinfekte
Diese Mischung wirkt bei chronischen Harnwegsinfekten (HWI) besonders antibakteriell und antiinflammatorisch. Zusätzlich hat sie auf die Psyche einen harmonisierenden und ausgleichenden Effekt, zumal rezidivierende Harnwegsinfektionen sehr belastend sind.
- 10 Tr. Bergamotte
- 5 Tr. Sandelholz
- 5 Tr. Zedernholz
- 5 Tr. Kiefer
- 30 ml Johanniskrautöl

Die ätherischen Öle in das Johanniskrautöl geben und das kleine Becken und die Schleimhäute mehrmals täglich über mehrere Wochen damit einreiben.

Multiresistente Keime können erfolgreich mit verschiedenen Senfölen (Benzyl-isothiocyanat, Allyl-isothiocyanat, 2-Phenylethyl-isothiocyanat) aus Meerrettich *(Armoraciae rusticanae radix)* und Kapuzinerkresse *(Tropaeoli majoris herba)* behandelt werden. Diese kommen zur Anwendung als phytotherapeutisches Präparat (Angocin-Antiinfekt-Tablette®) zur inneren Einnahme.

5.4.3 Erektionsstörungen

Die erektile Dysfunktion, ein Tabuthema, kommt in der heutigen Zeit öfter vor, als vermutet. Bereits 30-jährige Männer fragen nach der „blauen Pille" (Viagra®). Nach dem Ausschluss einer organischen Erkrankung (z. T. Diabetes mellitus, arterielle Hypertonie, koronare Herzerkrankung, Prostatakarzinom) sollte eine Medikamentenanamnese erfolgen, um mögliche Wechselwirkungen zwischen den Medikamenten auszuschließen.

Meist spielen psychische Faktoren eine wichtige Rolle bei der Entwicklung einer erektilen Dysfunktion: Der Mann steht unter Erwartungsdruck; hat er einmal „versagt", stellt sich die Angst vor dem nächsten Mal ein – ein Circulus vitiosus beginnt. Diese Situation löst in den meisten Fällen Partnerschaftsprobleme aus. Offenheit und Kommunikation in der Partnerschaft sind sehr wichtig, damit sich das Problem nicht noch mehr verstärkt. Zudem sollten die Partner liebevoll miteinander umgehen. Hilfreich sind hier besonders Körpermassagen mit ätherischen Ölen mit **aphrodisierender, entspannender** und **durchblutungsfördernder** Wirkung.

Folgende ätherischen Öle können als Aphrodisiaka zur Anwendung kommen:

- **Ylang-Ylang, Muskatellersalbei:** können lustfördernd und stressreduzierend wirken
- **Sandelholz:** wirken entspannend
- **Zimt, Ingwer:** wirken wärmend und durchblutungsfördernd
- **Bohnenkraut, Nelke:** Aphrodisiaka mit anregender Wirkung; Cave: Nelke niedrig dosieren, da es hautreizend wirken kann
- **Orange, Bergamotte, Rose:** psychische Spannungen lösend, antidepressiv
- **Basilikum:** hat angstlösende, antidepressive Eigenschaften
- **Anis:** wirkt anxiolytisch, aktivierend, besonders für Frauen, hat als „estrogen like" eine Wirkung auf den Östrogenhaushalt

Anwendung: Höchstens 1-prozentige Öle herstellen und für eine Partnermassage verwenden.

REZEPTUREN

Luststeigerung und Aufrechterhaltung der Erektion

- 5 Tr. Ylang-Ylang
- 3 Tr. Muskatellersalbei
- 5 Tr. Sandelholz
- 5 Tr. Ingwer
- 8 Tr. Bergamotte
- 50 ml Jojobaöl

Die ätherischen Öle in das Jojobaöl geben. Die Partner sollten sich gegenseitig die LWS, die obere Schenkelinnenseite und den Genitalbereich damit massieren.

Aphrodisierende Mischung bei Schüchternheit

- 8 Tr. Sandelholz
- 5 Tr. Ingwer
- 2 Tr. Rose
- 1 Tr. Zimt
- 2 Tr. Bohnenkraut
- 50 ml Mandelöl

Die ätherischen Öle in das Mandelöl geben und für eine Partnermassage verwenden. Der Genitalbereich sollte dabei allerdings ausgespart bleiben, da Zimt und Bohnenkraut leicht brennen.

Erektile Dysfunktion

- 5 Tr. Orange
- 2 Tr. Sandelholz
- 2 Tr. Muskatellersalbei
- 1 Tr. Ingwer
- 1 Tr. Pfeffer schwarz
- 2 Tr. Rosmarin Ct. Cineol

In 50 ml Mandelöl geben. Innenseite der Oberschenkel und damit Unterbauch einreiben.

5.5 Gynäkologische Erkrankungen

5.5.1 Ätherische Öle bei gynäkologischen Beschwerden

In der Gynäkologie werden seit Langem häufig und gerne ätherische Öle eingesetzt. Mit diesen werden in der Frauenheilkunde Schmerzen, Entzündungen und hormonelle und seelische Dysbalancen behandelt.

Vaginalinfekte kommen sehr häufig vor und sind überaus lästig. Hier sind v. a. diejenigen Öle wichtig, die eine antivirale, antibakterielle und antimykotische Wirkung haben.

Bei krampfartigen Schmerzen werden insbesondere spasmolytische Öle eingesetzt, in den Wechseljahren sind hingegen Öle wichtig, die hormonausgleichend wirken. Zur Anwendung kommen:

- **Antiinfektiöse Öle:** z. B. Rose, Rosengeranie, Palmarosa, Muskatellersalbei, Lemongrass, Manuka, Teebaum, Neroli, Rosmarin Ct. Verbenon, Thymian alle Varietäten, Majoran, Oregano, Bergbohnenkraut
- **Spasmolytisch:** Majoran, Angelika, Kardamom, Fichte, Rose, Melisse und Lavendel, Muskatellersalbei, Benzoe
- **Hormon regulierende Öle:** Muskatellersalbei, Salbei, Rosengeranie, Sandelholz, Ylang-Ylang, Zypresse, Fenchel, Anis, Niaouli

Anwendung: Die Auswahl der Öle erfolgt nach der klinischen Erfahrung oder nach einem aktuellen Aromatogramm (➤ 4.1.4). Die Öle können einzeln oder als Mischung im fetten ÖL auf die äußere Genitalschleimhaut aufgetragen oder als Suppositorien eingeführt werden. Sie sind je nach Indikation oder Duftvorlieben auszuwählen und werden auch anstelle der in den Rezepturen (➤ Kasten) angegebenen Öle verwendet.

Häufig vorkommende Erreger bei Vaginalinfektionen sind: *E. coli, Candida albicans* sowie die *β-hämolysierenden Streptokokken* der Gruppe B *(Streptococcus agalactiae).*

5.5.2 Vaginalinfekte: Infektionen der Vagina und Vulva

Eine Kolpitis ist in 40 % der Fälle durch *Gardnerella vaginalis* (Aminkolpitis), in 20 % durch *Candida albicans* (Soor) und in weniger als 10 % durch Trichomonaden bedingt. Weitere Erreger sind *E. coli* und andere Darmkeime, selten *Herpes-simplex*-Viren. Symptome sind Fluor (je nach Keimen unterschiedliche Beschaffenheit), Pruritus, evtl. Brennen. Da meist auch eine Vulvitis vorliegt, bestehen zudem Rötung, Schwellung, Hitzegefühl und brennende Schmerzen im Genitalbereich.

Bei Vaginitiden haben sich **Suppositorien** bewährt, bei Kolpitiden eignen sich **Sitzbäder** mit 1–3 Tr. ätherischem Öl, die auf Salz verrieben werden.

Vaginalsuppositorien mit 200 mg Gesamtmenge ätherischen Öls in 2,8-g-Ovula haben sich in der Praxis bewährt, da durch die Menge eine ausreichende **Benetzung der Vaginalwände** möglich ist. 1-g-Suppositorien hingegen benetzen nur Teile, auch wenn sie bei den Patientinnen beliebter sind, da sie weniger morgendlichen Ausfluss verursachen. Gelegentlich ist es bei Patientinnen mit 1-g-Suppositorien auch schon zur Verwechselung mit Zubereitungen zur rektalen Anwendung gekommen. Als Trägerstoffe ist Kakaobutter gut geeignet. Allerdings müssen die Zäpfchen kühl gelagert werden, da sie schneller weich werden als Suppositorien mit synthetischen Hilfsstoffen wie Witepsol oder Hartfett.

Die Behandlung der Vaginitiden erfolgt mit **antiinfektiös** wirksamen **ätherischen Ölen,** die zudem **hautpflegende** und **regenerierende** Eigenschaften haben müssen, um die bereits geschädigte Schleimhaut zu heilen.

Die Auswahl der Öle erfolgt nach der klinischen Erfahrung oder nach einem aktuellen Aromatogramm mit antiinfektiösen Ölen (➤ 4.2). Häufig vorkommende Erreger bei Vaginalinfektionen sind: *E. coli, Candida albicans* sowie die *β-hämolysierenden Streptokokken* der Gruppe B (Streptococcus agalactiae). Wirksame Öle sind: Lemongrass, Koriander, Speiklavendel, Zypresse, Thymian Ct. Linalool, Thymian Ct. Thymol, Lavandin, Muskatellersalbei, Manuka, Teebaum, Neroli, Rosengeranie, Bergbohnenkraut, Zimtrinde (s. Aromatogramm ➤ Kap. 4).

CAVE

Streptokokken sind allgemeinen harmlose Bakterien. Jedoch kann eine Schwangere, die mit Gruppe-B-Streptokokken (GBS) in der Scheide infiziert ist, diese vor oder bei der Geburt auf das Kind übertragen. Die Folge kann eine Neugeborenensepsis, Lungenentzündung oder Hirnhautentzündung (Meningitis) beim Kind sein. Besonders gefährdet sind Kinder, die zu früh geboren werden. GBS gelten als die häufigsten Erreger von Neugeborenen-infektionen.

Bewährt hat sich im Vaginalbereich eine 0,5–1-prozentige Mischung. Thymian türkisch, Bergbohnenkraut, Zimtrinde und Thymian Ct. Thymol sind in der Vaginalschleimhaut sehr hautreizend. Deswegen sollten Thymian Ct. Thymol und Bergbohnenkraut nicht höher als 10 mg pro Ovula dosiert werden. Lemongrass soll nur in einer Dosis bis zu 25 mg pro Ovula verwendet werden. Die Ovula werden nachts eingeführt, damit sie nicht ausfließen können.

CAVE

Zimtrinde im Vaginalbereich soll am besten gar nicht verwendet werden, weil das Öl wegen des hohen Eugenol- und Zimtaldehydgehalts die Vaginalschleimhaut stark reizt.

Bei allen Vaginalinfektionen kann tagsüber eine Mischung aus den gleichen ätherischen Ölen in Mandelöl verwendet werden – Vaginalbereich damit einreiben sowie zusätzlich mit einem Hydrolat einsprühen.

REZEPTUREN

Basisrezeptur bei Vaginalinfektion

- 3 Tr. Palmarosa
- 3 Tr. Ylang Ylang oder Patchouli
- 3 Tr. Neroli
- 3 Tr. Teebaumöl

In 50 ml Macadamianussöl geben. Mischung 2-mal täglich liegend auf die Genitalschleimhaut auftragen. Nachbehandlung mit Vagiflor® für 2 Wochen 1- mal 1 Supp. zur Nacht.

Infektion mit Gardnerella

Der anaerobe Keim *Gardnerella* kann nicht im normalen Aromatogramm getestet werden. Der Test mit der teuren Bouillon-Methode ergab, dass die Öle Rosengeranie, Niaouli, Lemongrass wirksam waren. Bewährt hat sich folgende Kombination:

- 50 mg Lavendel
- 25 mg Lemongrass
- 50 mg Niaouli
- 50 mg Rosengeranie

Ätherische Öle in 2,8 g Kakaobutter einrühren und Zäpfchen herstellen.
Verwendet werden kann auch folgende Mischung.

- 3 Tr. Lavendel
- 3 Tr. Lemongrass
- 3 Tr. Niaouli
- 3 Tr. Rosengeranie

Ätherische Öle in 50 ml fettes Öl einrühren.
Zusätzlich wird Rosenhydrolat für die tägliche Pflege als angenehm empfunden.

Vaginalzäpfchen bei Pilzinfektion

Öl	Für 1 Ovulum	Für 20 Ovula
Teebaum	70 mg	45 Tr.
Palmarosa	70 mg	45 Tr.
Rosmarin Ct. Verbenon	70 mg	45 Tr.
Kakaobutter	2,8 gr	56 gr

- Täglich ein Ovulum einführen, danach wenigstens eine Stunde liegen.
- Zur Behandlung mindestens 20 Ovula verwenden.

Vaginalzäpfchen bei HPV (Humane Papillomviren)

Nach Dr. Dorothee Struck

Öl	Menge für 1 Ovulum	Menge für 20 Ovula
Rose	25 mg	0,5 g = 15 Tr.
Melisse	25 mg	0,5 g = 15 Tr.
Cistrose	75 mg	1,5 g = 45 Tr.
Rosmarin Ct. Verbenon	75 mg	1,5 g = 45 Tr.
Kakaobutter	2,7 g	54 g

Davon 20 Vaginalsuppositorien herstellen und 15 Tage jeden Abend 1 Supp. einführen. Danach einige Wochen Pause, mit anschließender Kontrolle und anschließend nochmals 5 Tage je 1 Ovulum einführen.

Vaginalzäpfchen bei Streptokokken

Öl	Menge für 1 Ovulum	Menge für 20 Ovula
Lemongrass	25 mg	0,5 g = 15 Tr.
Neroli	25 mg	0,5 g = 15 Tr.
Lavendel fein	50 mg	1 g = 30 Tr.
Rosengeranie	50 mg	1 g = 30 Tr.
Kakaobutter	2,7 gr	54–56 g

Nach dem Einführen mindestens 1 Stunde liegen. In der 35. SSW wird bei Verdacht oder drohender Frühgeburt auf Streptokokken getestet, um ein Übertragung auf das Neugeborene und die komplikationsreiche Erkrankung damit zu verhindern.

Vaginalzäpfchen bei Escherichia coli und Candida albicans

Diese wirken auch auf viele andere Vaginalkeime. Davon 20 Vaginalsuppositorien herstellen.

Öl	Ovulum für 1 Zäpfchen	Ovula für 20 Zäpfchen
Lemongrass	25 mg	0,5 gr = 15 Tr.
Palmarosa	50 mg	1 gr = ca.30 Tr.
Rosengeranie	50 mg	1 gr = ca.30 Tr.
Teebaum	25 mg	0,5 gr = 15 Tr.
Kakaobutter	2,7 g	54–56 g

Rezeptur für Vaginalzäpfchen bei *Chlamydien*-Infektionen

Chlamydien sind nicht austestbar, jedoch hat die Erfahrung mit folgender Rezeptur gute Erfolge gezeigt. Davon 20 Vaginalsuppositorien herstellen.

Öl	Menge für 1 Ovulum	Menge für 20 Ovula
Thymian Ct. Thujanol (oder Ct. Linalool)	50 mg	1 g = ca 30 Tr.
Lemongrass	25 mg	½ g = ca 15 Tr.
Rosengeranie	50 mg	1 g = ca 30 Tr.
Niaouli	50 mg	1 g = ca 30 Tr.
Kakaobutter	2,7 gr	54–56 gr

5

5.5.3 Dysmenorrhö

Bei der Dysmenorrhö handelt es sich um krampfhafte oder kolikartige Schmerzen während der Menstruation. Die Schmerzen können in den Rücken ausstrahlen und mit Übelkeit, Durchfall und Kreislaufbeschwerden einhergehen. Bei einer **primären Dysmenorrhö** haben die Schmerzen im ersten Jahr der Menarche begonnen ohne nachweisbare Ursache. Von einer **sekundären Dysmenorrhö** spricht man, wenn bei vorher schmerzfreier Menstruation plötzlich Schmerzen auftreten. Ursache hierfür sind häufig Endometriose, Myome oder entzündliche Prozesse im Unterbauchbereich. Eine Gynäkologin sollte hier zu Rate gezogen werden.

Bei der Behandlung chronischer Beschwerden wird die Mischung der ätherischen Öle je nach Beschwerden zusammengestellt. Hormonell wirksame Öle sind bei Zyklusstörungen und PMS sinnvoll. Entspannende Öle sollten in jeder Mischung vorkommen.

STUDIEN

In einer bei Nagern durchgeführten Studie konnte belegt werden, dass Fenchelöl die durch Prostaglandine hervorgerufenen Uteruskontraktionen und somit auch Schmerzen bei Dysmenorrhö reduzieren konnte (Ostad et al. 2001).

Bei **akuter** Dysmenorrhö sind **warme Unterbauchwickel** angezeigt; bei **chronischen** Beschwerden und zur langfristigen Zyklusregulierung eignen sich regelmäßige **Bäder** und **Massagen** des Unterbauchs sowie der Reflexzonen für Uterus und Ovar am Rücken (Bereich über dem Kreuzbein), die 2- bis 3-mal wöchentlich bzw. bei starken Schmerzen in der Woche vor der Menstruation täglich behandelt werden.

Für Unterbauchwickel, Bäder und Massagen kommen folgende Öle zur Anwendung:

- **Spasmolytisch wirkende Öle:** Muskatellersalbei, Fenchel, Rose, Tulsi, Schafgarbe, Ylang-Ylang, blaue Kamille, Kardamom, Koriander, Ingwer, Cajeput
- **Bei psychischer Anspannung:** Neroli, Melisse, Angelika, Narde, Muskatellersalbei, Sandelholz, Kamille römisch, Lavendel
- **Phytoöstrogen wirkende Öle:** bei hormonellen Dysbalancen (z. B. bei Follikelreifungsstörung, unregelmäßigem Zyklus) Fenchel, Muskatellersalbei, Rosengeranie, Salbei, Palmarosa, Anis, Sandelholz als Öle der Wahl

Anwendung: Diese Öle können einzeln im fetten Öl oder als Mischung darin auf den Bauch aufgetragen, einmassiert oder als Sitzbad zur Anwendung kommen. Sie sind je nach Indikation oder Duftvorlieben auszuwählen und können auch anstelle der in den Rezepturen (➤ Kasten) angegebenen Öle verwendet werden.

REZEPTUREN

Schmerzlösendes Massageöl

- 3 Tr. Benozoe
- 5 Tr. Muskatellersalbei
- 5 Tr. Palmarosa
- 30 ml fettes Öl

Ätherische Öle und fettes Öl mischen und den Unterbauch bis zum Zwerchfell 2-mal täglich damit massieren, solange die Schmerzen/Dysmenorrhö bestehen.

Krampfartige Schmerzen

- 5 Tr. Lavendel
- 5 Tr. Neroli
- 5 Tr. Ylang-Ylang
- 5 Tr. Muskatellersalbei
- 30 ml fettes Öl

Ätherische Öle und fettes Öl mischen und den Unterbauch bis zum Zwerchfell 2-mal täglich damit massieren, solange die Schmerzen bestehen.

Massageöl – Tonka-Mixöl

- 2 Tr. Kardamom
- 2 Tr. Mandarine rot
- 1 Tr. Ingwer
- 1 Tr. Jasmin
- 2 Tr. Tonka
- 50 ml Mandelöl

Ätherische Öle und fettes Öl mischen und täglich den Bauch damit einreiben.

Pflegeöl

Bei Rhagaden und Dyspareunie besonders bei jungen Mädchen und Frauen nach der Geburt, die Schmerzen beim Geschlechtsverkehr hatten.

- 1 Tr. Rosengeranie
- 3 Tr. Neroli
- 1 Tr. Rose
- 1 Tr. Cistrose
- In 30 ml Jojoba- oder Mandelöl

Betroffenen Bereich mit dieser Mischung pflegen oder die ätherische Ölmischung in 1 EL Sahne einrühren und als Sitzbad anwenden.

Badeöl

- 4 Tr. Rosengeranie
- 1 Tr. Ylang-Ylang

- 1 Tr. Anis
- 1 Tr. Muskatellersalbei

In 30 ml Sahne mischen und dann ins Badewasser geben. 20 Min. darin baden.

5.5.4 Endometriose

Bei der Endometriose befindet sich Gebärmutterschleimhaut auch außerhalb der Gebärmutterhöhle wie an den Eileitern, Ovarien oder auch am Peritoneum, Darmbereich oder Harnblase. Die Endometriosezellen sind denselben hormonellen Einflüssen wie die Schleimhaut in der Gebärmutter ausgesetzt und bluten zyklusabhängig. Eine stark ausgeprägte Endometriose kann zu Verwachsungen im Beckenraum und unerfülltem Kinderwunsch führen. Am meisten verursacht Endometriose starke, zyklusabhängige Unterbauchschmerzen. Frauen können sehr darunter leiden, manche Frauen haben aber auch keinerlei Beschwerde trotz Endometriose.

Die Aromatherapie ist eine adjuvante Therapie und kann die Schmerzmitteleinnahme reduzieren. **Entspannende Bäder** und **Massagen** zeigen bei einigen Patientinnen gute Erfolge, insbesondere wenn sie mit einer Ernährungsumstellung einhergeht. Der Zusammenhang zwischen Ernährung und Schmerzentstehung ist schon länger untersucht. Hier nur wenige Beispiele: **Omega-3-Fettsäuren** wirken sich positiv auf antientzündliche Mechanismen aus und somit auch auf die Schmerzen bei Endometriose. Histamin hat verschiedene Rezeptoren in der Gebärmutter und kann Menstruationsbeschwerden verstärken. Histamine sind z. B. in Rotwein, Bier, Käse oder lange gelagerten Lebensmitteln enthalten. Mediterrane Kost über 5 Monate konsequent zu sich genommen, hatte die Schmerzen um 50 % reduziert.

Geeignete Öle sind Rose, Tulsi, Schafgarbe, Kamille römisch, Lavendel, Rosengeranie, Zypresse, Muskatellersalbei. Kardamom, Tonka, Zypresse und Tulsi wirken sich positiv auf den Progesteronspiegel aus.

GUT ZU WISSEN

Phytoöstrogen wirksame Öle (z. B. Ylang-Ylang, Muskatellersalbei, Fenchel, Östragon, Anis) sollten wegen eines möglichen Proliferationsreizes der versprengten Uterusschleimhaut nur in geringen Dosierungen (bis 2 %) im Massageöl verwendet werden.

REZEPTUREN

Badeöl

- 2 Tr. Ylang-Ylang
- 2 Tr. Rosengeranie
- 1 Tr. Lavendel
- 1 Tr. Muskatellersalbei

In 30 ml Sahne mischen und dann ins Badewasser geben, 20 Min. darin baden.

Massageöl Rosengeranie

- 4 Tr. Rosengeranie
- 1 Tr. Zypresse
- 4 Tr. Benzoe

In 30 ml fettes Öl (z. B. Mandelöl). Ätherische Öle in das Trägeröl geben und täglich in den Unterleib einmassieren.

5.5.5 Lichen sclerosus genitalis

Lichen sclerosus (LS) ist eine chronisch entzündliche Erkrankung, die nicht durch Erreger verursacht wird. Sie betrifft bei Frauen die äußeren Geschlechtsorgane wie große und kleine Schamlippen bis zum Analbereich, bei den Männern den Bereich Vorhaut/Eichel. Ihre Entstehungsursache ist nicht eindeutig geklärt. Es wird eine **autoimmune Reaktion** vermutet, da bei Betroffenen Antikörper und Immunzellen gefunden wurden, die die körpereigenen Strukturen zerstören und dadurch zu Hautveränderungen führen. Typische Merkmale sind brennender Schmerz, Juckreiz, Überempfindlichkeit auf Kleidung und auch Beschwerden beim Geschlechtsverkehr oder Wasserlassen. Durch die chronische Entzündung kommt es zu Hautveränderungen mit weißlichen Flecken (Depigmentierung) und Vernarbungen, die im weiteren Verlauf zu Verengungen des Scheideneinganges oder der Vorhaut und Eichel führen. Die Erkrankung wird oft erst spät diagnostiziert. Wichtig ist eine Therapie mit der richtigen Kortisonsalbe als Stoßtherapie, darauf folgt eine Erhaltungstherapie mit therapiefreiem Intervall. Viele fürchten die Kortisonsalbe. Da sie aber lokal angewendet wird, kommt es nicht zu ausgeprägten Nebenwirkungen wie bei einer Therapie mit Tabletten. Würde man keine Kortisonsalbe nehmen, wäre der Schaden an der Haut größer, der durch die Erkrankung selbst entsteht.

Ätherische Öle sollen die Therapie mit Kortisonsalbe nicht ersetzen. Sie helfen aber in den intervallfreien Tagen, die Schübe zu verzögern oder sogar zum Stillstand zu bringen. Mit der folgenden Rezeptur wurden sehr gute Erfahrung gemacht. Betroffene Patientinnen berichteten, dass ihre Beschwerden reduziert wurden und die Erkrankung nicht weiter fortschritt.

REZEPTUREN

- 4 Tr. Sandelholz
- 4 Tr. Ylang Ylang
- 4 Tr. Rosengeranie
- 4 Tr. Lavendel
- 1 Tr. Rose

5 g Bienenwachs, 5 g Kokosfett, 30 g Mandelöl zusammen erwärmen. 10 g Wildrose und ätherische Öle nach dem Kaltrühren zufügen. Mehrmals täglich den betroffenen Bereich gut einmassieren.

5

5.5.6 Klimakterische Beschwerden

Das Klimakterium kann sehr unterschiedlich verlaufen. Bemerkt ca. ⅓ aller Frauen in Deutschland nur am Ausbleiben der Menstruation, dass der hormonelle Wandel eingetreten ist, so hat ein weiteres ⅓ leichte und wiederum ein weiteres ⅓ schwere, behandlungsbedürftige Beschwerden. Die Art und Stärke der Probleme ist neben individuellen körperlichen Faktoren auch sehr von der psychischen Einstellung dem Altern gegenüber geprägt. Auch die Intensität der Beschwerden ist stark abhängig von Belastungen des Alltags. Dabei helfen Stressreduktion und Entspannungsübungen, Sport an frischer Luft, Bäder und Massagen mit ätherischen Ölen. Ferner sind das Meiden von vasoaktiven Reizstoffen wie Kaffee, Schwarztee, Nikotin, Zucker, Schokolade und Alkohol sehr unterstützend.

Die ätherischen Öle werden den Beschwerden entsprechend ausgewählt:

- **Hitzewallungen:** östrogenartige Öle wie Fenchel, Salbei, Muskatellersalbei, Anis, Rosengeranie, Salbei, Vitex agnus castus, Ylang-Ylang, Zitrone je nach Geruchspräferenz
- **Hitzewallung mit vermehrtem Schwitzen:** Hydrolate aus Hamamelis, Neroli Pfefferminze, Rose, in ein 30 ml Fläschchen mit Sprühaufsatz geben, evtl. einige Tropfen ätherischer Öle in Alkohol gelöst dazugeben
- **Schlafstörungen:** Benzoe, Kamille römisch, Lavendel, Narde, Orange, Sandelholz, Styrax, Tonka, Vanille, je nach Geruchspräferenz
- **Innere Unruhe/Verstimmungszustände:** Angelikawurzel, Bergamotte, Vetiver, Grapefruit, Zeder, Neroli, Jasmin, römische Kamille, Rose, Lavendel, Narde, Benzoe, Tonka
- **Vaginale Trockenheit:** Sandelholz, Rose, Palmarosa, Rosengeranie, Ylang-Ylang, Patchouli. Hier sind v. a. die guten, fetten Öle wichtig (Granatapfelsamenöl, Olivenöl, Sheabutter)
- **Herzrhythmusstörungen im Klimakterium:** Lavendel, Rose, Patchouli, Narde, Melisse als präkordiale Auflage

Anwendung: Diese Öle können einzeln im fetten Öl oder als Mischung zu Einreibungen oder zu Suppositorien verarbeitet werden. Sie sind je nach Indikation oder Duftvorlieben auszuwählen und können auch anstelle der in den Rezepturen (➤ Kasten) angegebenen Öle verwendet werden.

REZEPTUREN

Hitzewallungen

- 5 Tr. Muskatellersalbei
- 3 Tr. Rosengeranie
- 7 Tr. Limette
- 2 Tr. Pfefferminze
- 30 ml Mandelöl

Ätherische Öle mit Mandelöl mischen und damit 2-mal täglich den Bauch massieren.

Übermäßiges Schwitzen mit Hitzewallungen

- **1. Mischung zum Sprühen aus Hydrolat:**
  - 10 ml Hamamelishydrolat
  - 10 ml Rosenhydrolat
  - 10 ml Orangenblütenhydrolat
- **2. Mischung zum Sprühen aus Hydrolat (sehr kühlend):**
  - 20 ml Pfefferminzhydrolat
  - 10 ml Hamamelishydrolat
- **3. Mischung zum Sprühen Hydrolat mit ätherischen Ölen:**
  - 1 Tr. Muskatellersalbei
  - 1 Tr. Rose
  - 2 Tr. Bergamottminze
  - 2 Tr. Zitrone
  - 3 Tr. Pfefferminze
  - 5 ml Ethanol 90 % als Lösungsvermittler
  - 45 ml Pfefferminzhydrolat

Palpitationen (Herzrhythmusstörungen)

- 5 Tr. Rosengeranie oder Melisse
- 3. Tr. Narde
- 5 Tr. Ylang-Ylang
- 5. Tr. Lavendel

In 30 ml fettes Öl geben und Herzgegend mehrmals täglich damit einreiben.

Trockene Scheidenschleimhaut

Bei trockenen Schleimhäuten, Rezept nach Ruth von Braunschweig.

- 2 Tr. Muskatellersalbei
- 2 Tr. Sandelholz
- 2 Tr. Rosengeranie
- 2 Tr. Ylang-Ylang
- 4 Tr. Bergamotte
- 20 ml Mandelöl

Höchstens 2 Monate oder nach Rücksprache mit dem Arzt anwenden, täglich 2-mal den äußeren Scheidenbereich/Schamlippen damit einreiben.

Sanddornbalsam

Bei klimakterischen Beschwerden und trockenen Schleimhäuten.

- 4 Tr. Ylang-Ylang
- 2 Tr. Rosa damascena
- 4 Tr. Lavendel fein
- 4 Tr. Rosengeranie
- 4 Tr. Sandelholz
- 20 Tr. Sanddornfruchtfleischöl
- 25 g Mandelöl
- 24 g Wollfett

Rezeptur für Vaginalzäpfchen bei empfindlicher Schleimhaut

- 50 mg Rose
- 50 mg Lavendel
- 2,7 g Kakaobutter

Davon 10 Vaginalsuppositorien herstellen. Alternativ unten angegebene Suppositorien verwenden. Bei Bedarf einführen, 1–2-mal pro Woche.

Öl	Menge für 1 Ovulum	Menge für 20 Ovula
Rose	10 mg	0,2 g = 4–6 Tr.
Rosengeranie	50 mg	1,0 g = 30 Tr.
Lavendel fein	50 mg	1,0 g = 30 Tr.
Frauenmantel-Tinktur	1 Tr.	20 Tr.
Kakaobutter	2,8 g	56 g

5.5.7 Kinderwunsch: das subfertile Paar

Unerwünschter Kinderwunsch ist eine hohe Belastung für ein Paar, v. a., wenn schon über längere Zeit versucht wurde mit verschiedenen Methoden schwanger zu werden und die biologische Uhr tickt.

Die ätherischen Öle können den Stress reduzieren und Entspannung bringen, wodurch die Nidation erleichtert wird. Außerdem können ätherische Öle das hormonelle Gleichgewicht herstellen, v. a. auch nach langjähriger Pilleneinnahme. Gründe für unerfüllten Kinderwunsch können sein:

- Verklebungen der Eileiter durch Infektionen, z. B. mit Chlamydien
- Stress, beruflicher oder privater Art
- Umweltgifte/Konsumgifte: z. B. Zigaretten, synthetische Duftstoffe und andere Nitromoschusverbindungen
- Hormonelle Störungen: z. B. nach langjähriger Pilleneinnahme
- Fehlernährung, Essstörungen, extremes Über- oder Untergewicht
- Endometriose
- Unverträglichkeit der männlichen Spermien
- Pathologische Formen der Spermienbildung

Gegenseitige Massagen, die keinen Sex zum Ziel haben, können helfen, sich als Paar wiederzufinden und sich nicht nur auf die Fortpflanzung reduziert zu sehen. Entspannende Bäder und ein duftendes Zuhause helfen, bei sich selbst anzukommen und nicht nur im Teufelskreis zwischen aufkeimender Hoffnung und befürchteter Menstruation zu kreisen. Ziel ist es, das Leben zurückzugewinnen und sich von dem ständigen Gedanken an Schwangerschaft zu lösen sowie Selbstfürsorge zu lernen.

Auch wenn es keine ätherischen Öle gibt, die eine Garantie auf Empfängnis oder Regulation von Hormonstörungen versprechen, ist deren begleitender Einsatz sehr wohl empfehlenswert. Sanfte Massagen der Kreuzbeinregion oder der Beine lenken die ständig um den Nachwuchs kreisenden Gedanken auf den Körper und helfen dem Paar, in liebevollem Kontakt miteinander zu bleiben. Die Betonung sollte immer darauf liegen, dass primär nichterotische Berührungen gewünscht sind. Wenn sich spontan Lust bei beiden einstellt, umso besser. Vermieden werden sollte, was zusätzlichen Druck auf die Partner ausübt. Sind Partnermassagen nicht oder nur unregelmäßig möglich, können Mischungen aus diesen Ölen auch für Entspannungsbäder auf der Basis von Milch empfohlen werden.

Für viele Frauen ist jede Menstruation in dieser Phase eine Katastrophe. Hierbei könnte eine liebevolle Körpereinreibung oder ein Bad den seelischen Schmerz lindern.

Zur Anwendung kommen **beruhigende, stressreduzierende, entspannende** und auch **angstlösende** Öle: Jasmin (Jasmin grandiflorum), Rose, Muskatellersalbei, Neroli, Petitgrain, Ylang-Ylang, Kamille römisch, Sandelholz, Melisse, Rosengeranie.

REZEPTUREN

Harmonisierendes Massageöl

- 1 Tr. Rose
- 5 Tr. Rosengeranie oder Bergamotte
- 3 Tr. Benzoe

In 30 ml fettes Öl geben. 2-mal täglich damit den Bauch massieren.

Würziges Massageöl

- 4 Tr. Limette
- 3 Tr. Kardamon
- 2 Tr. Ingwer
- 1 Tr. Zimtrinde
- 1 Tr. Rosengeranie

In 50 ml fettes Öl geben. 2-mal täglich damit den Bauch massieren.

Zärtliches Massageöl

- 2 Tr. Ylang-Ylang
- 2 Tr. Rosengeranie
- 1 Tr. Sandelholz
- 2 Tr. Petitgrain

In 30 ml Mandelöl geben. 2-mal täglich damit den Bauch massieren.

5.6 Aromatherapie in der Geburtshilfe

Die Aromatherapie ist während der Schwangerschaft, Geburtshilfe und auch im Wochenbett sehr hilfreich. Hebammen wissen schon lange um den Nutzen und setzen die ätherischen Öle auch gehäuft ein. Sehr viele Hebammen haben sich dazu in einer Aromatherapieausbildung kundig gemacht.

CAVE

Alle Öle mit Monoterpenketonen und mit Monoterpenphenolen sind in der Schwangerschaft vorsichtig zu verwenden:

- Thujon und Fenchon wirken abortiv. Auch Anis ist in der Schwangerschaft kontraindiziert.
- Salbei, Rainfarn, Bitterfenchel nicht einsetzen.
- Süßer Fenchel nur bei entsprechend niedrigem Fenchongehalt (Fenchongehalt beim Hersteller erfragen) anwenden.
- Andere Monoterpenketone wie Campher je nach Empfindlichkeit nicht verwenden.
- Wintergrün soll wegen des Methylsalicylats nicht zur Anwendung kommen, v. a. nicht in den letzten 3 Monaten.
- Im ersten Trimenon folgende Öle nur vorsichtig anwenden: Oregano Thymian Ct. Thymol, Thymian türkisch, Ajowan nur nach besonderer Risiko-Nutzen-Abwägung (Monoterpenphenole)

5.6.1 Schwangerschaftsbeschwerden

Morgendliche Übelkeit

Antiemetische Eigenschaften haben Ingwer, Koriander, Kardamom, aber auch frische, anregende Öle wie Pfefferminze und Grapefruit. Der antiemetische Effekt kommt durch die Tonisierung der glatten Muskulatur zustande.

Neben **trockener Inhalation** hat sich die Solarplexuseinreibung mit ätherischen Ölen als günstig erwiesen. Hilfreich ist auch die Akupressur auf den antiemetischen Punkt Perikard 6 (Pe 6).

Vorzeitige Wehen

Die begleitende Behandlung erfolgt mit Bädern, sanften Einreibungen oder als Duftanwendung mit folgenden Ölen:

- **Entspannende Öle:** Neroli, römische Kamille, Narde, Bergamotte, Rose
- **Wehenhemmende Öle:** Majoran und Linaloeholz

Anwendung: Mischung aus den angegebenen Ölen entsprechend der unten angegebenen Rezeptur herstellen und den Bauch damit einreiben. Die Mischung kann auch in 1 EL Sahne eingerührt werden und als Badezusatz dienen.

REZEPTUR

Entspannendes Öl für die Bauchmassage

- 10 Tr. Lavendel fein
- 6 Tr. Majoran
- 4 Tr. Rosenholz
- 20 ml Mandelöl

GUT ZU WISSEN

Die Patientin darauf hinweisen, dass kräftige Reibungen quer über dem Fundus wehenverstärkend wirken können („Wehe anreiben").

Gestationshypertonie

Eine Behandlung mit ätherischen Ölen erfolgt begleitend zur antihypertensiven Therapie. Geeignete antihypertensive und entspannende Öle sind: Ylang-Ylang, Narde, Lavendel, Litsea, Petitgrain. Da Narde und Ylang-Ylang pur von den meisten Patientinnen als zu süßlich und schwer empfunden werden, sollten sie mit „frischeren" Düften wie Litsea oder Petitgrain gemischt werden, z. B. 3 Tr. Ylang-Ylang, 3 Tr. Petitgrain in 10 ml Sesamöl geben und auf den Unterarmpuls auftragen. Das ätherische Öl kann auch auf ein Taschentuch geträufelt werden – dann daran riechen.

5.6.2 Anwendungen während der Geburt

Wehenschwäche

Folgende **uterotonisch** wirksamen Öle können in fetten Ölen bei Massagen des Fundus und des Kreuzbeinbereichs oder in Bädern eingesetzt werden:

- Nelkenöl und Zimtrindenöl werden traditionell angewendet wegen des Eugenolgehalts, wodurch sie sehr schmerzlindernd wirken. Cave: Beide Öle niedrig dosieren, da sie hautreizend und stark wehenfördernd wirken.
- Ingweröl, Eisenkraut
- Postpartal bei Lochialstau auch Zypresse und Wacholderbeere

TIPP

Uterotonisch wirksame Öle eignen sich auch zur Förderung der Rückbildung nach der Entbindung, aber auch zur Unterstützung und Förderung der Wehentätigkeit bei Wehenschwäche unter der Geburt.

Geburtsschmerzen/ Entspannungsförderung

Wichtig für die Gebärende und ihre Begleitperson ist eine angenehme, entspannte und Geborgenheit vermittelnde Atmosphäre. Vor allem **anxiolytisch** wirksame Öle tragen hierzu bei. Hierbei sind die Duftvorlieben der Patientin zu beachten.

- **Anxiolytisch:** Neroli und Petitgrain, römische Kamille, Rose, Jasmin
- **Entspannend:** Rose, Lavendel, Ylang-Ylang, Litsea, Rosenholz, Linaloeholz, Atlaszeder

Wegen des intensiven Duftes sind Rose und Jasmin sehr vorsichtig zu dosieren: 1 Tr. pro Wanne oder Geburtszimmer sind häufig ausreichend.

Anwendung: Diese Öle können einzeln im fetten Öl oder als Mischung darin auf den Bauch aufgetragen werden. Die Mischung kann auch in 1 EL Sahne eingerührt werden und als Badezusatz dienen. Die Öle sind je nach Indikation oder Duftvorlieben auszuwählen und können auch anstelle der in den Rezepturen (➤ Kasten) angegebenen Öle verwendet werden. Es kann auch Rosenhydrolat zur Anwendung kommen – als Raumspray beruhigt und entspannt es.

Geburtseinleitung

Geburtseinleitung soll nur durchgeführt werden, wenn es erforderlich ist z. B. bei Wehenschwäche oder überschrittenem Geburtstermin. In Frage kommen folgende Öle: Nelken- und Jasminöl, Eisenkraut, Ingwer, Muskatellersalbei, Zimtrinde. Sie kommen zur Anwendung in Form von Bauch-Dammmassagen, Bäder, Auflagen.

5

REZEPTUREN

Erleichtert die Wehen

- 1 Tr. Jasmin abs.
- 2 Tr. Muskatellersalbei
- 2 Tr. Rose
- 1 Tr. Ylang-Ylang extra
- 1 Tr. Angelika
- 4 Tr. Mandarine rot

In 20 ml Mandel- oder Jojobaöl geben, die Lendenwirbelsäule damit einreiben.

Unterstützung der Geburtseinleitung

- 2 Tr. Eisenkraut
- 1 Tr. Nelkenknospe
- 1 Tr. Angelika
- 20 ml Weizenkeimöl

Diese Rezeptur nur in Absprache mit einer Hebamme oder einem Arzt verabreichen, weil dadurch die Geburt eingeleitet werden kann.

Dammmassageöl

Um den Damm zu erweichen und so Dammrisse zu vermeiden, ist folgende Mischung zu empfehlen:

- 1 Tr. Rose
- 3 Tr. Muskatellersalbei

In 20 ml Johanniskrautöl oder Weizenkeimöl geben und den Damm damit massieren. Die Massage sollte schon 3 Monate vor der Geburt regelmäßig stattfinden, damit der Damm dadurch weicher und dehnbarer wird.

Bauchmassageöl zur Wehenanregung

- 1 Tr. Jasmin
- 4 Tr. Eisenkraut
- 5 Tr. Ylang-Ylang
- 1 Tr. Zimtrinde

In 30 ml fettes Öl geben und den Bauch damit einreiben.

Auflage auf Fundus oder Kreuzbein

- 4 Tr. Grapefruit
- 1 Tr. Neroli
- 3 Tr. Sandelholz
- 2 Tr. Palmarosa

4 Tr. dieser Mischung auf ein warm-feuchtes Tuch geben und auf den Unterbauch oder auf das Kreuzbein legen und mehrmals wiederholen.

5

5.6.3 Wochenbett

Durch das Stillen gereizte Mamillen sollten vorsichtig mit sehr verdünnten Mischungen aus ätherischen Ölen behandelt werden. Besser sind sanfte Einreibungen/Auflagen/Stilleinlagen, die mit Rotöl oder Olivenöl beträufelt wurden, da sich Neugeborene über den Geruch der Mutter orientieren und durch den starken Duft ätherischer Öle die Brustwarzen nicht mehr akzeptieren könnten.

Beschwerden der Mammae

Während bestimmte Öle bei Neugeborenen nicht eingesetzt werden sollen (s. o.), können jedoch bei **Mastitis sanftere Blütenöle** wie Lavendel, Rosengeranie, Palmarosa, die ebenfalls eine gute antiinfektiöse Wirkung haben, in Quark eingeträufelt und als Wickel aufgelegt werden.

Bei **Milchstau** helfen **Wärmeanwendungen** in Form von warmer Dusche oder feuchtwarmen Umschlägen mit anschließendem Abpumpen. Aber auch die Milchbildung kann mit ätherischen Ölen in geringer Dosierung angeregt werden.

REZEPTUREN

Stillöl

- 1 Tr. Anis
- 1 Tr. Fenchel süß
- 1 Tr. Lavendel fein
- 1 Glasstäbchenspitze Champaca
- 1 Glasstäbchenspitze Rose

In 10 ml Mandelöl und 10 ml Ringelblumenöl geben. Brüste damit einmassieren. Diese Rezeptur dient der Anregung zur Milchbildung und auch der Brustwarzenpflege beim Stillen. Ist geruchsdezent. Die Mammae erst nach dem Stillen damit einreiben.

Brustwarzensalbe

- 20 Tr. Lavendel fein
- 14 g Wollfett
- 5,5 g Ringelblumenöl
- 0,5 g Sanddornfruchtfleischöl

Wollfett erhitzen, Ringelblumenöl und Sanddornöl einmischen, kaltrühren und Lavendel dazugeben. Achtung diese Mischung färbt. Die Mammae erst nach dem Stillen damit einreiben.

Baby Blues

Die hormonelle Umstellung und die gesamte Lebensveränderung durch die Geburt können sowohl leichte, als auch kurzzeitige schwerere und länger andauernde **Depressionen** hervorrufen. Schwere

Depressionen sowie psychiatrische Auffälligkeiten werden selbstverständlich professionell von Fachleuten behandelt. Meistens verschwinden die depressiven Erscheinungen mit Beendigung der hormonellen Umstellung und Auftreten eines normalen Zyklus.

Eine kurzfristige **Wochenbettdepression** spricht gut an auf aufmunternde, **antidepressiv** wirkende Öle wie z. B. **Bergamotte, Eisenkraut, Grapefruit, Lavendel, Melisse, Neroli, Mandarine, Rose, Jasmin, Zeder, Vetiver, Ylang-Ylang** und daraus hergestellte Mischungen. Anwendungsmöglichkeiten sind Massagen, Bäder und Riechen am bedufteten Taschentuch. (weitere Rezepturen ➤ 5.11).

REZEPTUREN

Mischung gegen Baby Blues

- 4 Tr. Grapefruit
- 2 Tr. Melisse
- 2. Tr. Neroli
- 1 Tr. Vetiver
- 2 Tr. Angelika

In 50 ml fettes Öl (Mandelöl) oder 1 Tr. der Mischung auf ein Taschentuch träufeln.

Wundheilung am Damm

Mit Sitzbädern und Auflagen werden die Beschwerden von **schlecht heilenden Dammnähten** deutlich gebessert und die Heilung beschleunigt. Das **Sitzbad** sollte nur wenige Minuten dauern, dafür umso öfter (2- bis 3-mal täglich) angewendet werden, um ein Aufweichen der Naht zu verhindern.

Folgende Öle können dem Sitzbad beigegeben werden:

- **Infizierte Episiotomie:** Teebaum, Niaouli, Schafgarbe, Manuka, Lavendel, Rosengeranie
- **Hämatom am Damm:** Cistrose, Immortelle, Neroli

Anwendung: Öle für das Sitzbad wie unten bei den Rezepturen angegeben (➤ Kasten) anwenden. Sie sind je nach Indikation oder Duftvorlieben auszuwählen und können auch anstelle der in den Rezepturen (➤ Kasten) angegebenen Öle verwendet werden.

REZEPTUREN

Sitzbad

- 2 Tr. Schafgarbe
- 2 Tr. Kamille blau
- 10 Tr. Lavendel fein
- 1 Tr. Rose
- 5 Tr. Rosengeranie

Ätherische Öle in 250 ml Totes-Meer-Salz geben und vermischen. Davon 1 TL Salz in das Sitzbad geben.

GUT ZU WISSEN

Das direkte Aufsprühen auf die Wunde oder Auflegen einer getränkten Vorlage mit Strohblumenhydrolat bewirkt rasche Wundheilung und dadurch Schmerzbeseitigung.

5.6.4 Zusammenfassung: Einsatz ätherischer Öle in der Geburtshilfe

Schwangerschaft

CAVE

In den ersten vier Schwangerschaftsmonaten sollte eine Massage mit ätherischen Ölen nicht durchgeführt werden, um keine vorzeitigen Wehen mit Fehlgeburt zu provozieren. Für diesen Zeitraum ist die Inhalation über das Taschentuch oder den Diffuser sinnvoll.

- **Magenverstimmung mit Übelkeit:** Mandarine, Orange, Ingwer, Spearmint
- **Übelkeit und Erbrechen:** Grapefruit, Zitrone, Orange, Ingwer, Spearmint
- **Obstipation:** Kreuzkümmel, Mandarine, Orange, Grapefruit, Neroli (Kolonmassage)
- **Ängste:** Mandarine rot, Bergamotte, Neroli, Sandelholz, Rose, Lavendel. Es gibt viele Ängste während der Schwangerschaft, z. B. vor der Geburt, vor der Veränderung des Körpers, vor der Zukunft, schaff ich das?
- **Kopfschmerzen:** Lavendel, Pfefferminze, Eukalyptus radiata
- **Schlaflosigkeit:** Lavendel, Mandarine, Narde, Orange, Sandelholz, Ylang-Ylang komplett wegen der Beruhigung und hormonregulierenden, Kamille römisch bei starke Unruhe
- **Striae** (vorbeugend): Lavendel, Weihrauch, Neroli, Grapefruit

Anwendung: Diese Öle können einzeln im fetten Öl oder als Mischung darin auf die Brust aufgetragen oder als Inhalation, Grippebad oder Mischung zum Einnehmen verarbeitet werden. Sie sind je nach Indikation oder Duftvorlieben auszuwählen und können auch anstelle der in den Rezepturen (> Kasten) angegebenen Öle verwendet werden.

REZEPTUREN

Öl zur Verhinderung von Schwangerschaftsstreifen

- 4 Tr. Limette oder Grapefruit
- 4 Tr. Lavendel fein
- 1 Tr. Rose
- 1 Tr. Neroli
- 5 ml Wildrosenöl
- 45 ml Jojobaöl

Während der Geburt

- **Schmerzen:** Lavendel, Majoran, Muskatellersalbei, Mandarine, Kamille römisch, Rose, Jasmin, Tonka, Benzoe, Cajeput
- **Kühlend und stimmungsaufhellend:** Zitrone, Grapefruit, Pfefferminz verstärkt die Wirkung anderer Öle, Bergamotte
- **Ängste:** Rose, Jasmin, Benzoe, Tonka

Anwendung: Je nach Indikation und Duftvorliebe einzeln oder in Kombination innerlich oder äußerlich anwenden.

Nach der Geburt

- **Wunden und Narben:** Lavendel und Immortelle zur schnelleren Wundheilung des Perineums
- **Hämorrhoiden:** Rosengeranie, Zypresse
- **Postnatale Depressionen, Müdigkeit:** Lavendel, Orange, Mandarine, Neroli, Bergamotte, Grapefruit, Rose, Jasmin

Anwendung: Je nach Indikation und Duftvorliebe einzeln oder in Kombination innerlich oder äußerlich anwenden.

REZEPTUREN

Öl zur Rückbildung

Diese Rezeptur hilft bei der Uterusrückbildung, bei der Gewebestraffung, und hilft das hormonelle Gleichgewicht wieder herzustellen.

- 10 Tr. Limette, Clementine, Mandarine oder Grapefruit
- 3 Tr. Rosengeranie
- 2 Tr. Wacholderbeere
- 2 Tr. Karottensamen
- 1 Tr. Angelika
- 2 Tr. Zeder
- 1 Tr. Schafgarbe
- 5 ml Wildrose
- 45 ml Mandelöl

Ätherische Öle in Mandelöl geben und den Bauch damit 2-mal täglich knetend massieren. Dieses Öl fördert die Rückbildung und strafft das Bindegewebe.

TIPP

In der Schwangerschaft sind 1-prozentige Mischungen zu bevorzugen (z. B. 1 Tr. auf 5 ml Trägeröl oder 20 Tr. auf 100 ml Trägeröl).

5.7 Aromatherapie in der Pädiatrie

Für eine Arzneitherapie bei Kindern stehen vergleichsweise wenig spezifische Kinderarzneimittel zur Verfügung: Der Grund ist, dass bei Kindern keine klinischen Studien durchgeführt werden dürfen. Hinzu kommt, dass Kinder keine kleinen Erwachsenen sind, die mit Erwachsenenmedizin therapiert werden können. Daher bieten sich für die Therapie pädiatrischer Erkrankungen die nebenwirkungsarmen und doch sehr hilfreichen pflanzlichen Mittel und ätherischen Öle geradezu an, zumal ihr Einsatz eine lange Tradition hat und somit ein großer Erfahrungsschatz vorliegt.

Der kindliche Körper und seine Funktionen unterscheiden sich in vielerlei Hinsicht von dem des Erwachsenen. Dies betrifft hauptsächlich die **Leber** und die **Nieren** als wichtige Systeme des **Arzneimittelabbaus.** Da ätherische Öle meist als Vielstoffgemisch vorliegen, ist die Pharmakokinetik und -dynamik sehr komplex und besonders bei Kindern wenig bekannt.

GUT ZU WISSEN

Für Kinder entscheidend ist nicht nur eine geringere Dosierung der Ölmischungen. Vielmehr sind auch einige ätherische Öle für Kleinkinder gar nicht geeignet, z. B. Kampfer, Eucalyptus globulus, Pfefferminze, Thymian Ct. Thymol, Salbei. Alle Öle mit Monoterpenketonen und Monoterpenphenolen nur sehr vorsichtig und nur mit viel Erfahrung einsetzen.

Ätherische Öle, die bei Kindern eingesetzt werden, sollten insbesondere hypoallergen und hautfreundlich sein und in ihrer Duftwirkung milde samtige, vanillige und süße Eigenschaften haben. Auch fruchtige Aspekte aus den Zitrusölen sind beliebt und wirkungsvoll.

TIPP

Grundsätzlich gilt zur Berechnung der **Dosierung** von Arzneimitteln bei Kindern folgende Faustregel:

- **Bis zu 1 Jahr:** ¼ der Erwachsenendosis, bei ätherischen Ölen immer nur 0,5 % und weniger
- **1–6 Jahre:** ⅓ der Erwachsenendosierung
- **7–16 Jahre:** ½ der Erwachsenendosierung
- **> 16 Jahre:** Erwachsenendosierung

Einfache Regel für Säuglinge und Kleinkinder: Das ätherische Öl darf höchsten 0,5 % in dem Trägeröl betragen. Hier ketonarme und phenolarme Öle verwenden.

5.7.1 Ätherische Öle in der Kinderheilkunde

Hautfreundlich wirkende ätherische Öle

Aufgrund ihres hohen Gehalts (> 50 %) an Alkoholen und Estern sind die folgenden ätherischen Öle sehr hautfreundlich und mild in der Wirkung, sie wirken zudem ausgleichend und beruhigend auf die Psyche.

- **Lavendel:** beruhigendes Öl, Hilfe für alle Fälle
- **Palmarosa, Rosenholz:** entspannender, zarter Rosenduft, den Kinder lieben
- **Thymian Ct. Linalool:** stärkendes Öl, das zugleich gegen viele Keime wirkt

Beruhigend wirkende ätherische Öle

Öle, die reich an Sesquiterpenen und Sesquiterpenalkoholen sind, wirken beruhigend und haben mit ihrer mastzellenstabilisierenden Eigenschaft eine **antiallergische** Wirkung. Diese Öle werden v. a. bei Unruhe, Hyperaktivität, Angst und Asthma bronchiale eingesetzt. Da Haut und Nervensystem entwicklungsgeschichtlich den gleichen Ursprung im Ektoderm haben (➤ 5.10.1), wirkt sich eine Mastzellstabilisierung positiv auf das Nervensystem und somit auf die Psyche aus.

Zur Anwendung kommen folgende ätherischen Öle.

- **Amyris, Sandelholz:** wirken beruhigend, harmonisierend und gleichen die innere Unruhe aus; sie sind v. a. angezeigt bei Hyperaktivität
- **Kamille blau, Schafgarbe:** wirken sowohl bei körperlichem als auch bei seelischem Bauchweh
- **Zedernholz:** hat eine beruhigende, schlaffördernde Wirkung
- **Anis, Fenchel:** sanfte, beruhigend riechende Öle, die v. a. bei Beschwerden im Verdauungs- und Respirationstrakt eingesetzt werden
- **Benzoe, Kakao, Honig, Tonka, Vanille:** haben den typisch süßlich-vanilligen Kinderduft; wirken anxiolytisch und stärken nach Auffassung der TCM die Mitte, welche bei Kindern noch nicht vollkommen ausgebildet und somit sehr labil ist (deswegen auch häufiges Bauchweh bei Kindern)
- **Mimose:** für das scheue Kind, auch bei Ängsten, die sich als Bauchweh oder in sonstigen Befindlichkeitsstörungen äußern
- **Mandarine rot, Neroli:** riechen kindlich-zitronig, sie wirken stimmungsaufhellend
- **Mandarine rot, Lavendel und Rose:** besonders angstlösend und beruhigend

Anwendung: Diese Öle können einzeln im fetten Öl oder als Mischung zu Körperölen, Badeölen oder zum Inhalieren eingesetzt werden. Sie sind je nach Indikation oder Duftvorlieben auszuwählen und können auch anstelle der in den Rezepturen (➤ Kasten) angegebenen Öle verwendet werden.

5.7.2 Infektionskrankheiten der Atemwege

Das Immunsystem der Kinder wird in den ersten drei Lebensjahren aufgebaut. Durch den Kontakt mit verschiedenen Erregern entwickelt sich im Immunsystem ein Gedächtnis für die spätere Abwehr von Viren oder Bakterien.

Infekte der oberen Luftwege sind die häufigsten Erkrankungen im Kindesalter. Sie sind zu 90 % viraler Genese. Oft handelt es sich um Rhinitis, Pharyngitis, Laryngitis, Tracheitis und Bronchitis. Meist verlaufen diese Infekte unkompliziert und machen sich nur durch eine leichte Einschränkung des Allgemeinbefindens bemerkbar. Kinder leiden bei Erkältungskrankheiten häufig an Ohrenschmerzen, da aufgrund der anatomischen Gegebenheiten die Belüftung der Eustachio-Röhre unvollständig ist. Auch eine Rhinitis ist für kleine Kinder sehr unangenehm, da sie noch nicht schnäuzen können und dadurch die Nasenatmung behindert wird.

Bei der Behandlung von Erkältungskrankheiten und Krankheiten im Respirationstrakt werden traditionell ätherische Öle angewendet. Die im Folgenden genannten Öle sind bereits für das Säuglingsalter geeignet:

- **Myrte, Cajeput, Niaouli, Eucalyptus radiata, Thymian Ct. Linalool, Benzoe:** typische Erkältungsöle mit antiviraler, mukolytischer, abschwellender Wirkung
- **Benzoe, Tonka, Rosenholz:** haben eine sanfte, entspannende, tröstende Wirkung
- **Kamille blau:** wirkt antiinflammatorisch und schleimhautberuhigend
- **Lavendel:** hat beruhigende und schlaffördernde Eigenschaften
- **Mandarine rot:** wirkt antiseptisch und beruhigend

Anwendung: Diese Öle können einzeln im fetten Öl oder als Mischung als Körperöle, Badeöle oder zum Inhalieren eingesetzt werden. Sie sind je nach Indikation oder Duftvorlieben auszuwählen und können auch anstelle der in den Rezepturen (➤ Kasten) angegebenen Öle verwendet werden.

Anmerkung zu einzelnen Krankheitsbildern: Eine **Otitis media** ist meist viraler Genese und tritt oft als Folge einer Rhinitis auf. Therapieziel ist die Schmerzreduzierung und Beseitigung des unangenehmen Ohrendrucks durch abschwellende Maßnahmen. Die ätherischen Öle werden z. B. mithilfe eines Wattebausches in den Gehörgang eingeführt oder auf das Mastoid aufgetragen. Das Öl dringt aufgrund seiner Lipophilie durch das Gewebe rasch zum Entzündungsherd durch. **Keuchhusten** *(Bordetella pertussis)* ist eine bakterielle Infektion mit hoher Kontagiosität, die bis zu 6 Wochen nach Erkrankung besteht. Typisch sind der 3-Stadien-Verlauf und die lästigen, stakkatoartigen Hustenanfälle, die v. a. nachts auftreten und bis zu 6 Wochen andauern können. Deswegen sind beruhigende und hustenreizstillende Öle einzusetzen.

REZEPTUREN

Brust- bzw. Halswickel

- 3 Tr. Niaouli
- 3 Tr. Lavendel
- 1 Tr. Benzoe
- 20 ml warmes Mandelöl

Die ätherischen Öle in das Mandelöl geben. Die Hälfte der Mischung direkt auf Hals oder Brust auftragen und Hals oder Brust mit einem warmen Tuch einwickeln. Den Wickel ca. 10 Minuten einwirken lassen und die Mischung nach der Tuchabnahme verreiben.

Engelwurzsalbe bei Rhinitis und bei „verstopfter Nase"

- 1 Tr. Majoran
- 1 Tr. Thymian Ct. Linalool
- 1 Tr. Angelika

In 30 ml fettes Öl oder Salbengrundlage geben, auch für Säuglinge geeignet; äußerlich auf den Nasenrücken, Nebenhöhlen und Hals auftragen.

Kindermischung bei Rhinitis und bei „verstopfter Nase"

Die Mischung ist geeignet für Kinder ab dem 2. Lebensjahr.

- 5 Tr. Rosenholz
- 5 Tr. Niaouli
- 3 Tr. Benzoe
- 5 Tr. Neroli

In 50 ml fettem Öl mischen. Je nach Zubereitung anwenden:

- **Nasenöl:** 1 Tr. von dieser Mischung auf die Nasenöffnung oder auf ein Stoffröllchen (oder Nasentampon) gegeben, befreit die Nasenwege. Oder seitlich der Nasenöffnung (Akupunkturpunkt Di 20) auftragen oder Sprühaufsatz auf die Flasche und in die Nase sprühen.
- **Inhalation:** 1 bis maximal 2 Tr. der Grundmischung (ohne fettes Öl) in den Inhalator geben.

Die Dosierung in 50 ml fettem Öl und davon 1 Tr. unter die Nase geben oder mit Wattestäbchen in die Nase reiben.

Rhinitis mit bakterizider Wirkung

Die Mischung ist geeignet für Kinder ab dem 4. Lebensjahr. Ein sanftes Öl mit starker bakterizider Wirkung gegen eine verstopfte Nase.

- 2 Tr. Lorbeer
- 2 Tr. Cajeput
- 2 Tr. Eukalyptus radiata
- 1 Tr. Rosenholz

In 30 ml fettes Öl geben, mehrmals täglich auf die untere Nasenöffnung auftragen.

Kinderöl bei Bronchitis

Die Mischung ist geeignet für Kinder ab dem 2. Lebensjahr.

- 2 Tr. Anis
- 2 Tr. Rosenholz
- 2 Tr. Benzoe
- 1 Tr. Dill

Ätherische Öle in 30 ml fettes Mandelöl geben, Brust und Rücken damit einreiben.

Rezeptur Myrtenbalsam/Hustenbalsam

- 3 Tr. Ravintsara
- 1 Tr. Thymian Ct. Linalool
- 6 Tr. Myrte Anden
- 2 Tr. Zirbelkiefer
- 30 g Wollfett
- 20 g Mandelöl

Äußerlich auf Brust und Rücken einreiben. Die Mischung ist für Erwachsene und Kinder geeignet, da bei Erwachsenen eine größere Menge aufgetragen wird.

Hustenzäpfchen für Säuglinge

- Lavendel fein
- Eucalyptus radiata
- Thymian Ct. Linalool, aa ad 50 mg
- Kakaobutter 1 g

Davon 10 Suppositorien herstellen. Für Schulkinder ab 6 Jahren, bei Bedarf bis zu 3-mal täglich 1 Zäpfchen einführen, hinterher unbedingt mindestens 1 Stunde liegen.

Hustenzäpfchen für Kleinkinder

- Lavendel fein
- Eucalyptus radiata
- Thymian Ct. Linalool aa ad 100 mg
- 1,0 gr Kakaobutter

Davon 10 Suppositorien herstellen. Für Schulkinder ab 6 Jahren, bei Bedarf bis zu 3-mal täglich 1 Zäpfchen einführen, hinterher unbedingt mindestens 1 Stunde liegen.

Hustenzäpfchen für Schulkinder

- Speiklavendel
- Eucalyptus radiata
- Thymian Ct. Linalool, aa ad 120 mg
- Kakaobutter 1,0 g

Davon 10 Suppositorien herstellen. Für Schulkinder ab 6 Jahren, bei Bedarf bis zu 3-mal täglich 1 Zäpfchen einführen, hinterher unbedingt mindestens 1 Stunde liegen.

Ohrenschmerzen bei Otitis media

1 Tr. Lavendel oder Cajeput (analgetische Wirkung) auf einen Wattebausch träufeln, in den Gehörgang einführen oder das Mastoid damit einreiben.

Dermatitis in der Ohrmuschel

- 2 Tr. Kamille blau
- 2 Tr. Lavendel
- 2 Tr. Thymian Ct. Thujanol oder Ct. Linalool
- 10 ml Johanniskrautöl
- 10 ml Calendulaöl

Die ätherischen Öle in das Johanniskraut- und Calendulaöl geben und damit mehrmals täglich die Ohrmuschel einreiben.

Wadenwickel bei Fieber

- Wadenwickel mit 5 Tr. Lavendel oder 1 Tr. Zitrone auf 1 TL Salz in 1 Liter warmem Wasser. Die Wassertemperatur soll nur ca. 1 °C unter der aktuellen Körpertemperatur des Kindes liegen.
- Ein Baumwolltuch in das Wasser legen, auswringen und um die Waden des Kindes legen.
- Darüber ein Handtuch oder Wollschal wickeln.
- Nach ein paar Stunden (je nach Zustand des Kindes) wiederholen.

Darauf achten, dass das Kind warme Füße hat. Bei kalten Füßen kann ein Handwickel gemacht werden oder die Füße vorher in warmem Wasser baden lassen.

Grundmischung bei Keuchhusten (Pertussis)

- 20 Tr. Thymian Ct. Linalool
- 10 Tr. Lavendel
- 10 Tr. Rosenholz
- 10 Tr. Benzoe
- 10 Tr. Mandarine
- 5 Tr. Eucalyptus radiata

Diese Grundmischung kann als Raumaromatisierung (in der Duftlampe) oder als Badeöl oder Brustöl zur Anwendung kommen:

- **Raumaromatisierung:** Im Kinderzimmer feucht-heiße Tücher (bei Pseudokrupp kalte Tücher) aufhängen, die mit 3 Tr. der Grundmischung (s. o.) beträufelt wurden.
- **Badeöl:** 2 Tr. der Grundmischung (s. o.) in einen Emulgator geben, das Kind darin baden lassen (1mal täglich).
- **Brustöl:** 1 Tr. der Grundmischung (s. o.) in 10 ml Mandelöl geben, Brust damit einreiben und mit warmem Tuch einwickeln.

Diese Mischung 3- bis 4-mal täglich anwenden, bis der Husten abklingt.

5.7.3 Infektionskrankheiten mit Exanthembildung

Zu den infektiösen Kinderkrankheiten, die mit ätherischen Ölen behandelt werden können, gehören Erkrankungen, die mit juckendem Hautausschlag einhergehen. So ist z. B. das Dreitagefieber – Exanthema subitum – im Säuglings- und Kleinkindalter eine häufige Erkrankung. Oft kommen auch juckende Hautausschläge bei unspezifischen fieberhaften Virusinfekten und bei Arzneimittelexanthemen vor. Ätherische Ölmischungen sind hier hilfreich.

Windpocken, Masern, Röteln, Scharlach kommen heutzutage wegen der Impfungen nicht mehr so häufig vor und gehören in die Betreuung der Ärzte. Die antipruriginöse und beruhigende Eigenschaft von Ölen ist hier besonders wichtig. Ätherische Öle als symptomatische Therapie eingesetzt, helfen die entzündlichen Reaktionen abzumildern und den Juckreiz zu lindern.

Bei juckendem Exanthem kommen ätherische Öle mit folgenden Wirkungen zur Anwendung:

- **Lavendel, Kamille blau:** wirken antipruriginös, beruhigend, Lavendel zudem hautregenerierend
- **Neroli, Rose:** antiinflammatorisch, beruhigend
- **Benzoe:** wirkt generell beruhigend und hilft, den schlechten Zustand leichter zu ertragen
- **Rosenholz, Sandelholz, Zedernholz:** wirken antipruriginös, antiinflammatorisch; Sandelholz und Zedernholz wirken zudem beruhigend bei trockener, juckender, entzündeter Haut
- **Cistrose:** antipruriginös, beruhigend wirksam
- **Ravintsara, Teebaum:** stark antivirale, analgetische Eigenschaften
- **Melisse:** wirkt antiviral, beruhigend und kühlend
- **Bergamotte, Lemongrass, Zitrone:** beruhigend, entspannend, antiinfektiös
- **Kamille römisch:** antiinfektiös, aufmunternd
- **Pfefferminze:** wirkt kühlend, schmerzlindernd, antiinfektiös, soll nur punktuell angewendet werden

Anwendung: Diese Öle können einzeln im fetten Öl oder als Mischung als Körperöle oder Badeöle eingesetzt werden. Sie sind je nach Indikation oder Duftvorlieben auszuwählen und können auch anstelle der in den Rezepturen (➤ Kasten) angegebenen Öle verwendet werden. Die Mischungen sollten 1 % nicht überschreiten.

REZEPTUREN

Beruhigende Körperölmischung

- 10 Tr. Lavendel
- 5 Tr. Neroli
- 3 Tr. Kamille blau
- 2 Tr. Rose
- 2 Tr. Melisse
- 100 ml Mandelöl

Die ätherischen Öle in das Mandelöl geben und tropfenweise mehrmals täglich auf die befallenen Körperstellen auftragen.

Rezeptur gegen Hautjucken

Rosenwasser (evtl. gemischt mit Lavendelwasser, 1 : 1) mehrmals täglich aufsprühen.

Windpocken

In die Mischung von 15 ml Melissenhydrolat und 15 ml Strohblumenwasser je 1 Tr. Ravintsara, Lavendelöl fein, Cistrose und Benzoe in eine Sprühflasche geben. Vor Gebrauch schütteln und aufsprühen. Melissenhydrolat oder Rosenhydrolat kann auch pur aufgesprüht werden.

5.7.4 Erkrankungen im Gastrointestinaltrakt

Säuglinge leiden vorzugsweise in den ersten drei Lebensmonaten nach Milchmahlzeiten infolge der hohen Schaumstabilität der Milch an **Meteorismus.** Mitverschluckte Luft bleibt im Schaum gebunden und kann nicht aufgestoßen werden. Dadurch entstehen die Schmerzen bei den Dreimonatskoliken. Da Kinder generell eine schwache und noch nicht vollständig ausgebildete „Mitte" (nach Lehre der TCM) haben, somatisieren sie bevorzugt in diesen Bereich und klagen häufig über Bauchschmerzen und Appetitlosigkeit. So kann sich z. B. eine Pneumonie durch Bauchschmerzen äußern. Deswegen muss die Mitte durch ausgewogene Ernährung gestützt werden.

Karminativa werden schon seit Generationen in der Phytotherapie eingesetzt. Bauchmassagen mit karminativ und spasmolytisch wirkenden Ölen sowie warme Bauchwickel sind bei Meteorismus und Schmerzen angesagt.

- Ätherische Öle bei **Meteorismus:**
  - **Fenchel, Kümmel, Anis, Basilikum:** wirken karminativ und spasmolytisch
  - **Kamille blau:** karminativ
  - **Lavendel, Melisse:** beruhigend

- Ätherische Öle bei **Dreimonatskoliken:**
  - **Kümmel, Koriander:** spasmolytisch, karminativ
  - **Fenchel, Anis, Lavendel:** beruhigend

Anwendung: Die Öle können einzeln oder als Mischung zur Zäpfchenherstellung verwendet werden, wobei die Einzelöle je nach Duftvorliebe und Indikation auszuwählen sind und anstelle der in den Rezepturen (➤ Kasten) angegebenen Öls zur Anwendung kommen können. Die Mischungen sollten 1 % nicht überschreiten.

REZEPTUREN

4-Winde-Öl für Dreimonatskoliken

- 1 Tr. Koriander
- 1 Tr. Fenchel
- 1 Tr. Anis
- 1 Tr. Lavendel
- 50 ml Mandelöl

Die ätherischen Öle in das Mandelöl geben. Damit den Bauch des Kindes streicheln und den Bauch im Uhrzeigersinn kreisförmig leicht einreiben. Danach ein warmes, feuchtes Tuch um den Bauch wickeln. Mit wohltemperierter Wärmflasche warmhalten. Für eine halbe Stunde mehrmals täglich anwenden. Es empfiehlt sich auch, die Fußsohlen zu massieren.

Blähungszäpfchen

- Anis-, Fenchel-, Lavendel fein-, Korianderöl aa ad. 50 mg
- Kakaobutter 1,0gr

Daraus 10 Suppositorien herstellen.

Ätherisches Massageöl für den Säugling

Auf den Bauch des Säuglings Oliven- oder Mandelöl geben, 1 Tr. Kreuzkümmelöl auf den Fingerspitzen verteilen und den Bauch des Kindes damit im Uhrzeigersinn sanft einmassieren (Kolonmassage). Danach die Beine des Säuglings sanft gegen den Bauch beugen und strecken und mehrmals wiederholen. Wirkt sehr gut entblähend.

5.7.5 Psychosomatische Störungen: Angst und Unruhe

Kinder leiden häufig an **Ängsten,** da sie zum einen das Wohlwollen der Erwachsenen nicht verlieren wollen und zum anderen, weil sie sich viele Zusammenhänge noch nicht erklären können. Ängste, Mangel an Geborgenheit, Stress in der Schule oder im Kindergarten, Reizüberflutung durch Medien oder sonstige Probleme in der Familie können körperliche Beschwerden, meist Bauch- oder Kopfschmerzen hervorrufen. Auch **Schlafstörungen,** mangelnde Konzentrationsfähigkeit, Hyperaktivität, Tic, Enuresis, Weinerlichkeit, Aggressivität oder Schwindelanfälle können Signale von psychischen Belastungen sein und sollten nicht übersehen werden.

Zur Anwendung kommen bei Ängsten und Unruhe beruhigende und anxiolytische Öle.

Angst

Die nachfolgend aufgeführten Öle wirken **beruhigend, anxiolytisch** und vermitteln Geborgenheit. Es hat sich bewährt, das Kind seine liebsten Düfte auswählen zu lassen. Es sollten maximal zwei Öle verordnet werden.

- **Benzoe, Tonka, Vanille:** geben Geborgenheit, beschützen
- **Kakao:** süßes Kinderöl
- **Lavendel:** wirkt beruhigend und schlafférdernd
- **Mandarine rot, Neroli, Melisse:** sind beruhigende Kinderöle
- **Mimose:** geeignet für das ängstliche, zarte Kind

Anwendung: Die Tropfen können einzeln oder als Mischung je nach Beschwerden als Körperöle oder Badeöle entsprechend der unten genannten Rezepturen eingesetzt werden. Diese Mischungen sollten 1 % nicht überschreiten. Die Öle können je nach Indikation und Duftvorliebe ausgewählt werden.

REZEPTUREN

Angst

Ein bis zwei Düfte auswählen, davon je 1 Tr. auf das Kopfkissen (bei Ängstlichkeit in der Nacht oder vor Dunkelheit) oder Schmusetier geben. Alternativ auch 2 Tr. des ausgewählten Öls in 30 ml Mandelöl geben und dies für eine sanfte Rückenmassage oder Bauchmassage verwenden.

Schmerzen und Unruhe

Kinder leiden häufig unter unbestimmten Schmerzen, und haben z. B. Kopfweh oder Bauchmerzen. Auch Wachstumsschmerzen können sehr lästig sein. Diese treten im Kniebereich und bevorzugt nachts auf. Betroffen sind Kinder ab dem 3. Lebensjahr bis zum Vorschulalter. Die Schmerzen entstehen durch Spannung der Knochenhaut.

Die nachfolgend aufgeführten Öle wirken analgetisch, beruhigend und stressabbauend. Für Kinder ist wichtig, dass die Öle auch Geborgenheit schenken.

- **Basilikum:** wirkt anxiolytisch, antidepressiv
- **Lavendel:** sind beruhigend und leicht schmerzlindernd
- **Rosenholz, Palmarosa:** beruhigend bei Unruhe, Herzklopfen
- **Mandarine, rot:** wirkt anxiolytisch, stimmungsaufhellend
- **Tonka, Benzoe, Honig:** haben beruhigende Eigenschaften, vermitteln Geborgenheit

Anwendung: Die Öle können einzeln oder als Mischung je nach Beschwerden als Körperöle oder Badeöle entsprechend der unten genannten Rezepturen eingesetzt werden. Diese Mischungen sollten 1 % nicht überschreiten. Die Öle können je nach Indikation und Duftvorliebe ausgewählt werden.

5

REZEPTUREN

Wachstumsschmerzen

- 3 Tr. Lavendel
- 2 Tr. Benzoe
- 3 Tr. Cajeput
- 5 Tr. Mandarine rot

In 25 ml Rotöl und 25 ml Mandelöl geben und durchmischen. Die schmerzenden Stellen/Knien damit leicht einmassieren.

Kopf- und Bauchschmerzen

Für die ganz Kleinen, ein einhüllendes Lieblingsöl:

- 4 Tr. Mandarine rot
- 2 Tr. Tonka
- 2 Tr. Mimose
- 1 Tr. Kakao
- 1 Tr. Honig
- 1 Tr. Benzoe
- 50 ml Mandelöl

Die ätherischen Öle in das Mandelöl geben. Damit den Bauch des Kindes streicheln, wenn das Kind anlehnungsbedürftig ist oder abends vor dem Schlafengehen anwenden.

Schulangst verbunden mit Bauchweh

- 4 Tr. Mandarine
- 3 Tr. Basilikum
- 2 Tr. Lavendel
- 1 Tr. Benzoe
- 50 ml Mandelöl

Die ätherischen Öle in das Mandelöl geben. Damit den Bauch des Kindes streicheln. Wenn die Einreibung abends vor dem Einschlafen vorgenommen wird, kann das Kind ruhig schlafen und am nächsten Morgen gestärkt und weniger ängstlich in die Schule gehen.

Schnelle Hilfe bei Konzentrationsstörungen

Bei Konzentrationsstörungen in der Schule sind diese Rezepturen je nach Vorliebe einzusetzen.

- 5 Tr. Mandarine, 3 Tr. Lavendel, 3 Tr. Benzoe, 10 ml Mandelöl. Die ätherischen Öle in das Mandelöl geben und das Kind daran riechen lassen oder 1 Tr. der Mischung auf den Puls des Kindes geben.
- 5 Tr. Angelika, 5 Tr. Pfeffer schwarz, 2 Tr. Kardamom, 2 Tr. Rose, 10 ml Mandelöl. Die ätherischen Öle in das Mandelöl geben und das Kind daran riechen lassen oder 1 Tr. der Mischung auf den Puls des Kindes auftragen.

Spannungskopfschmerz/Stress

- 20 Tr. Zitrone
- 10 Tr. Basilikum
- 3 Tr. Lavendel

1 Tr. dieser Mischung auf ein Taschentuch, Schmusetier oder Kopfkissen träufeln und immer wieder daran riechen lassen oder 1 Tr. mit dem Finger auf die Schläfen (Vorsicht, dass kein Öl in die Augen kommt) und in die Vertiefungen des Okziputs geben.

Schlafstörungen

Häufig sind Ängste der Grund für Schlafstörungen. Eine angenehme Rücken- oder Handmassage, ein Bad mit wohltuenden ätherischen Ölen kann Abhilfe schaffen.

- 4 Tr. Mandarine rot
- 2 Tr. Lavendel
- 2 Tr. Rosenholz
- 1 Tr. Benzoe
- 100 ml Mandelöl

Die ätherischen Öle in das Mandelöl geben und damit Rücken oder Hände massieren. Alternativ 2 Tr. in eine elektrische Duftlampe träufeln. Das Kind kann sich auch 1–2 Düfte aussuchen und wieder wie oben beschrieben auf Kopfkissen/Schmusetier geben und daran öfter schnuppern.

Gute-Nacht-Öl

Mandarine rot und Lavendel im Verhältnis 1:1 mischen, am Fläschchen schnüffeln oder 2 Tr. in die Aromalampe geben. Als 1-prozentiges Körperöl mit Jojoba- bzw. Mandelöl mischen und eine Bauchmassage durchführen.

Schlafmischung für Kinder

- 5 Tr. Mandarine
- 3 Tr. Rosenholz
- 50 ml Mandelöl

Die ätherischen Öle in das Mandelöl geben und Fußsohlen, Bauch oder Rücken damit massieren.

Schlafmischung für Kinder als Ohrmassage

- 2 Tr. Lavendel fein
- 1 Tr. Zeder
- 1 Tr. Rose
- 10 ml Jojobaöl

Von dieser Mischung je 1 Tr. nehmen und die Ohren befeuchten, dann langsam hinter den Ohren von unten nach oben und anschließend die Ohrläppchen von oben nach unten massieren. Dadurch werden über Ohrakupunkturpunkte ein Ausgleich geschaffen.

Zärtliche Beruhigung, schlaffördernd, gegen Luftschlucken

Lavendel und Mandarine rot im Verhältnis 1:1 mischen. Bei Säuglingen 0,5-prozentige Lösung in ein Trägeröl geben, bei älteren Kindern 1-prozentige Lösung verwenden, evtl. einige Tr. der unverdünnten Mischung aufs Kopfkissen oder ein Taschentuch geben oder für eine zarte Hand- und Fußmassage verwenden.

Kuscheltieröl für ängstliche Kinder

Besonders ängstliche, zarte Kinder brauchen eine schützende Hülle; häufig ist es das „Kuscheltier" oder die „Schmusedecke". Die Wirkung kann verstärkt werden, wenn auf das Kuscheltier noch 1 Tr. des Lieblingsöls oder der Lieblingsölmischung gegeben wird. Manchmal hilft auch nur die Ölmischung als Kuscheltierersatz.

- 5 Tr. Mandarine rot
- 2 Tr. Benzoe
- 1 Tr. Rose
- 1 Tr. Honig
- 50 ml Mandelöl

Die ätherischen Öle in das Mandelöl geben und damit Bauch und Rücken sanft massieren.

5.7.6 Öle bei Erkrankungen der Haut

Ein Vergleich der Beziehung von Körpergewicht und Hautoberfläche macht die Besonderheit der Haut in der Kinderheilkunde deutlich: So beträgt das Verhältnis beim Erwachsenen 1:1, beim Säugling 1:5. Die Säuglingshaut ist außerdem wesentlich empfindlicher und fünfmal dünner als die Haut von Erwachsenen. Daher neigt sie zum Austrocknen durch vermehrtes Verdunsten von Flüssigkeit. Die Zellen der Epidermis bilden mit ihrem lockeren Gefüge noch nicht den optimalen Schutz gegen Schadstoffe, Bakterien und Viren und sind für diese durchlässig. Dementsprechend werden ätherische Öle leichter aufgenommen. Das Fettgewebe der Unterhaut ist noch nicht vollständig ausgereift, die Schweißdrüsen regulieren nicht richtig die Körpertemperatur, wodurch ein instabiler Fett-Feuchtigkeits-Mantel der Haut entsteht. Der Säureschutzmantel muss erst entwickelt werden. Alle genannten Faktoren machen die Kinderhaut sehr empfindlich für negative Einflüsse von außen.

Diese Gesichtspunkte müssen bei der Therapie von pädiatrischen Hauterkrankungen berücksichtigt werden. Hierfür werden nicht reizende, aber doch wirkungsvolle fette und für Kindernasen besonders wohlriechende ätherische Öle verwendet.

Ätherische Öle

- **Cistrose:** das Öl für Neurodermitis, für das zerknitterte Seelchen
- **Immortelle, Myrrhe, Zeder:** wirken antiinflammatorisch
- **Kamille blau, Lavendel:** wirken antiinflammatorisch, epithelisierend und beruhigend
- **Kamille römisch:** hat beruhigende Eigenschaften
- **Neroli:** wirkt antibakteriell, leicht adstringierend, beruhigend
- **Palmarosa, Rosenholz, Rosengeranie:** sind starke Helfer bei pathogenen Keimen und Pilzen (*Candida*-Mykosen), sie wirken hautregenerierend
- **Sandelholz, Zedernholz:** wirken juckreizstillend, hautstabilisierend, antiinflammatorisch
- **Teebaum, Cajeput, Niaouli, Manuka:** wirken antibakteriell, antimykotisch
- **Zitrone:** wirkt juckreizstillend beruhigend, nur punktuell anwenden

Anwendung: Die Öle können einzeln oder als Mischung je nach Beschwerden als Körperöle oder Badeöle verwendet werden. Diese Mischungen sollten 1 % nicht überschreiten.

Fette Öle

In der Dermatologie fungiert das fette Öl nicht nur als „Trägeröl", es soll nicht nur pflegend sein, sondern es wirkt entscheidend auf das Hautbild ein. Immer geeignet ist Mandelöl als pflegendes und beruhigendes Hautöl, das wunderbar einzieht. Bei Dermatitiden wirkt besonders das Nachtkerzenöl hautpflegend und beruhigend, Kokosöl wegen seiner kühlenden Wirkung antiinflammatorisch und Schwarzkümmelöl wegen seiner antihistaminischen Wirkung juckreizstillend und beruhigend.

- **Borretschöl:** wirkt wundheilend, beruhigend, antiinflammatorisch
- **Calendulaöl:** ist wundheilend, beruhigend wirksam
- **Wildrosenkernöl:** entzündungshemmend wundheilend, gut bei Neurodermitis
- **Johanniskrautöl:** antiinflammatorisch, wundheilend, beruhigend, nervenstärkend, analgetisch. Nicht bei Ekzemen und bei zu warmer Haut neigenden Kindern verwenden, da das Öl selbst wärmende Eigenschaft hat
- **Jojobaöl:** hautpflegend und schützend, stabilisiert den Hydrolipidmantel der Haut
- **Kokosöl:** hautpflegend und kühlend
- **Mandelöl:** für alle Hauttypen geeignet, wunderbar auch für die Babypflege, besonders hautpflegend, reizlindernd und schützend
- **Nachtkerzenöl:** besonders hautpflegend, hat γ-Linolensäure und ist deshalb sehr hilfreich bei Neurodermitis
- **Sanddornfruchtfleischöl:** entzündungshemmend, wundheilend, beruhigend, juckreizstillend
- **Schwarzkümmelöl:** antihistaminisch, antiinflammatorisch
- **Sheabutter:** macht die Haut widerstandfähig und schützt sie vor Austrocknung, mild epithelisierend und antiinflammatorisch
- **Traubenkernöl:** antiinflammatorisch

Anwendung: Die Öle können einzeln oder als Mischung je nach Beschwerden als Körperöle oder Badeöle verwendet werden. Diese Mischungen sollten 1 % nicht überschreiten.

Hydrolate

Hydrolate werden gerne zur Beruhigung und Kühlung aufgesprüht; sie sind eine schnelle Hilfe gegen Juckreiz.

- **Melissenwasser:** beruhigend, antiviral
- **Strohblumenwasser (Immortellenwasser):** hautregenerierend, Blutungen stillend, Hämatome abschwellend
- **Lavendelwasser:** gegen Jucken, bei Infektionen
- **Orangenblütenwasser:** beruhigende Wirkung auf Haut und Seele
- **Rosenwasser:** gegen Jucken, Hilfe bei Neurodermitis, beruhigend, sehr hautfreundlich

Anwendung: Die Hydrolate werden pur auf die betroffene Hautstelle aufgesprüht.

5.7.7 Seborrhoische Säuglingsdermatitis

Diese auch als **Milchschorf** bezeichnete Form der Dermatitis tritt in der 2. bis 10. Lebenswoche auf. Die Ursache ist unklar. Diskutiert wird u. a. auch eine pilzallergische Reaktion. Die fettig-gelblichen, fest haftenden Schuppen und Krusten manifestieren sich im Bereich der behaarten Kopfhaut und in den Körperfalten wie Hals, Achsel, Windelbereich, Nabel oder den Kniekehlen.

- **Lavendel:** wirkt mild hautregenerierend und reinigend
- **Palmarosa, Rosenholz:** pilzwirksam sowie entzündungshemmend und kühlend
- **Zedernholz:** gegen fette Haut, Schuppen

Anwendung: Betroffene Stellen mit einer der unten genannten Rezepturen einstreichen und mehrere Stunden oder über Nacht einwirken lassen. Anschließend die gelösten Schuppen mit einem engzahnigen Kamm entfernen und das Öl mit mildem Shampoo abwaschen. Die Stellen können auch schon vorher mit Rosenhydrolat besprüht werden. So weichen die Krusten/Schuppen auf und können entfernt werden. Anschließend auf die Stellen fettes Öl auftragen.

Diese Öle sind eine Auflistung zur Auswahl und werden sehr stark für die kindliche Haut verdünnt (➤ Rezepturen).

REZEPTUREN

Grundmischung

- 2 Tr. Lavendel
- 2 Tr. Palmarosa
- 50 ml Mandelöl

Die ätherischen Öle in das Mandelöl geben, 2-mal täglich die befallenen Stellen damit sanft reinigen. So oft wie nötig wiederholen.

Sanfte Grundmischungen

Hier sind zwei sanfte Mischungen zur Auswahl nach Vorliebe.

- 1. Variante: 5 Tr. Zedernöl in 50 ml Mandelöl geben. Die Kopfhaut damit sanft reinigen, täglich wiederholen.

- 2. Variante: 20 ml Hanföl, 20 ml Jojobaöl oder Sesamöl, 4 ml Mahonia-Urtinktur. Alle Bestandteile gut durchmischen. Die betroffenen Stellen sanft damit einreiben.

5.7.8 Soor im Mundbereich (Stomatitis)

Mundsoor, eine schmerzhafte Entzündung der Mundschleimhaut (Stomatitis) des Säuglings, tritt häufig bis zum 6. Lebensmonat auf. Auslösender Erreger ist in bis zu 90 % der Fälle *Candida albicans,* gelegentlich auch *Candida parapsilosis,* der durch Schmierinfektion vom Anogenitalbereich übertragen wird. Typische Symptome sind schneeweiße, spritzerartige, konfluierende Beläge auf der Mundschleimhaut, die nach Abschaben leicht blutende Erosionen hinterlassen. Die Symptome sollten nicht mit Milchresten verwechselt werden.

Zur Anwendung kommen folgende ätherischen Öle bei Pilzinfektionen:

- **Palmarosa, Rose:** wirksam gegen Candida-Infektion
- **Kamille blau, Schafgarbe:** wegen Chamazulen und Bisabolol bestehen antiinflammatorische Eigenschaften
- **Melisse:** wirkt beruhigend, antibakteriell
- **Teebaum, Manuka:** haben fungizide und antibakterielle Eigenschaften
- **Sanddornfruchtfleischöl:** fettes Öl, das direkt pur auf die mit Soor befallenen Stellen aufgetragen werden kann mittels eines Wattestäbchens

Anwendung: Diese Öle können einzeln im fetten Öl oder als Mischung als Körperöle oder Badeöle eingesetzt werden. Sie sind je nach Indikation oder Duftvorlieben auszuwählen und können ebenso anstelle der in den Rezepturen (➤ Kasten) angegebenen Öle verwendet werden.

REZEPTUREN

Hilfe für den Mund

- 5 Tr. Palmarosa
- 2 Tr. Teebaum
- 3 Tr. Kamille blau
- 20 ml Mandelöl

Die ätherischen Öle in das Mandelöl geben und mehrmals täglich die betroffenen Stellen mit einem Wattestäbchen betupfen.

5.7.9 Windeldermatitis

Die Windeldermatitis ist eine Sonderform des toxischen Kontaktekzems, das bevorzugt in den Leistenbeugen und perianal auftritt. Stuhl und Urin werden unter Luftabschluss durch fettende Salben oder Einmalwindeln mikrobiell zersetzt und sind eine schwere Belastung für die zarte Säuglingshaut. Die mazerierte Haut zusammen mit dem Mikroklima der feuchten Kammer stellen ideale Bedingungen für die Vermehrung pathogener Keime dar. 75 % der Windeldermatitiden sind mit Hefepilzen, seltener mit Staphylokokken, besiedelt.

Hefepilze sind nicht die Hauptursache. Sie vermehren sich nur unter den o. g. Bedingungen. Die Hauptursache ist die feuchte Kammer, verursacht durch den Luftabschluss der Einmalwindeln und die fette Salbe.

Zur Anwendung kommen folgende ätherischen Öle:

- **Neroli:** wirkt bei Hefepilzen, Bakterien, hautpflegend
- **Palmarosa, Rose, Rosengeranie, Rosenholz:** wirksam gegen Mykosen, hautregenerierend
- **Lavendel, Zedernholz:** wirken antihistaminisch, epithelisierend, schmerzlindernd

Anwendung: Diese Öle können einzeln im fetten Öl oder als Mischung als Körperöle oder Badeöle eingesetzt werden. Sie sind je nach Indikation oder Duftvorlieben auszuwählen und können auch anstelle der in den Rezepturen (➤ Kasten) angegebenen Öle verwendet werden.

REZEPTUREN

Mischung mit Zedernholz

- 5 Tr. Neroli
- 2 Tr. Palmarosa
- 2 Tr. Rosenholz
- 1 Tr. Zedernholz
- 50 ml Mandelöl

Die ätherischen Öle in das Mandelöl geben und auf die betroffenen gereinigten und trockenen Stellen geben. Nach jedem Windelwechsel auftragen.

Mischung mit Sandelholz

- 2 Tr. Neroli
- 1 Tr. Palmarosa
- 1 Tr. Rosenholz
- 1 Tr. Sandelholz

- 30 ml Mandelöl
- 20 ml Johanniskrautöl

Die ätherischen Öle in das Gemisch aus Mandel- und Johanniskrautöl geben und bei jedem Wechseln der Windeln auf die entzündeten Stellen auftragen. Diese Mischung wirkt pflegend, ist keimwidrig und eignet sich besonders gut für die zarte Babyhaut.

5.7.10 Neurodermitis (atopisches Ekzem)

Die Neurodermitis (➤ 5.10.14) manifestiert sich in 53–73 % der Fälle vor dem 1. Lebensjahr. Leitsymptome sind starker Juckreiz und trockene Haut. Der Neurodermitis liegen multifaktorielle Ursachen zugrunde, welche v. a. genetische und immunologische Faktoren beinhalten. Die Neurodermitis tritt gehäuft familiär auf, sodass man von einer genetischen Disposition ausgehen kann. Diskutiert werden auch Umweltfaktoren, Ernährung, Infekte oder sonstige körperliche Belastungen als Auslöser. Stillen bis zum 4. Lebensmonat und der Beginn von Beikost nach dem 4. Lebensmonat können das Auftreten einer Neurodermitis verringern. Erste Anzeichen eines atopischen Ekzems können Milchschorf im Gesicht oder an den Außenseiten der Extremitäten sein. Die gerötete und nässende Haut ist mit einer Schuppenkruste bedeckt verbunden mit quälendem Juckreiz. Später entwickelt sich beim Säugling aus der Hautrötung ein stark juckendes, schuppiges Ekzem im Gesicht und an den Ohren (eingerissene Ohrläppchen). Im Kindesalter sind die Gelenkbeugen der Extremitäten, Hals und Hände betroffen.

Ätherische Öle

Zur Anwendung kommen folgende ätherischen Öle (➤ 5.10.14):

- **Sandelholz, Amyris:** wirken beruhigend, antiinflammatorisch
- **Lavendel:** wirkt epithelisierend, wundheilend, antiinflammatorisch, beruhigend, antiinfektiös, antipruriginös
- **Zeder:** hat beruhigende, antipruriginöse Eigenschaften
- **Cistrose:** wirkt antiinflammatorisch, wundheilend
- **Rosenholz:** antiinflammatorische, regenerierende, antihistaminische, antipruriginöse Eigenschaften
- **Benzoe:** wirkt beruhigend, schützend, umhüllend
- **Narde, Patchouli, Vetiver:** sind antipruriginös und antiinflammatorisch wirksam

Anwendung: Diese Öle können einzeln im fetten Öl oder als Mischung als Körperöle oder Badeöle eingesetzt werden. Sie sind je nach Indikation oder Duftvorlieben auszuwählen und können auch anstelle der in den Rezepturen (➤ Kasten) angegebenen Öle verwendet werden.

Fette Öle

Als fettes Öl werden das an γ-Linolensäure reiche Nachtkerzenöl und Wildrosenkernöl empfohlen, da diese entzündlichen Prozesse entgegenwirken. Schwarzkümmelöl wirkt wegen seiner antihistaminischen Eigenschaft juckreizstillend und beruhigend.

Sanddornfruchtfleischöl ist ebenfalls ein geeigneter Helfer bei Neurodermitis. Dieses Öl kann auch eingenommen werden in einer Gesamtdosierung von 6 Tr., 3-mal täglich über den Tag verteilt. Es färbt jedoch sehr stark und kann deshalb nur in geringen Dosen der Mischung beigefügt werden.

Anwendung: Diese Öle können einzeln im fetten Öl oder als Mischung als Körperöle oder Badeöle eingesetzt werden. Sie sind je nach Indikation oder Duftvorlieben auszuwählen und können auch anstelle der in den Rezepturen (➤ Kasten) angegebenen Öle verwendet werden.

REZEPTUREN

Pflegeöl

- 5 Tr. Sandelholz
- 1 Tr. Cistrose
- 1 Tr. Kamille blau
- 2 Tr. Rosenholz
- 5 Tr. Sanddornfruchtfleischöl
- 50 ml Nachtkerzenöl
- 20 ml Schwarzkümmelöl

Die ätherischen Öle in das Nachtkerzen-, Sanddornfruchtfleisch- und Schwarzkümmelöl geben. Mehrmals täglich auf die betroffenen Stellen auftragen.

Feucht-fetter Wickel

Rosenhydrolat aufsprühen und Sanddornfruchtfleischöl pur auf die betroffenen Stellen auftragen, mit Mullbinden oder Kompressen verbinden und über Nacht einwirken lassen. Oft sind nach einer Nacht die aufgekratzten Stellen abgeheilt.

Tee

Zur Begleittherapie wird Cystustee® von Dr. Pandalis empfohlen. Dieser Tee wird aus den Cistrosenblättern der in Kreta heimischen *Cystus creticus* hergestellt und ist sehr gut wirksam bei Neurodermitis. Mehrere Tassen täglich trinken.

5.7.11 Kopfläuse

Der Läusebefall hat in letzter Zeit zugenommen und ist v. a. in Kindergärten und Grundschulen zu einem Problem geworden. Kopfläuse werden meistens durch direkten Kopf-zu-Kopf-Kontakt übertragen und haben die höchste Prävalenz bei Kindern zwischen 3 und 11 Jahren. Jahreszeitlich besteht ein gehäuftes Auftreten in den Herbst- und Wintermonaten. In Kindergärten und Schulen treten gelegentlich Endemien auf.

Erste Anzeichen sind häufiges Kratzen und Kratzspuren im Kopfbereich, die sich bei längerem Bestehen zu dem typischen Läuseekzem entwickeln. Bei bakterieller Superinfektion zeigen sich eine Lymphadenitis und gelegentlich auch Fieber und Krankheitsgefühl. Bei genauerer Inspektion können Läuse oder Nissen im Haarbereich meist hinter den Ohren nachgewiesen werden. An den Haaren findet man die Nissen, die sich nicht abstreifen lassen, und an der Haut zeigen sich zunächst petechiale Blutungen, später rote, urtikarielle Papeln, die stark jucken.

Im Vordergrund der Behandlung sollte das „Auskämmen" mit einem Läusekamm stehen. Bei der anschließenden Behandlung mit Ölmischungen muss beachtet werden, dass die erwachsenen Läuse recht leicht abgetötet werden können. Die Nissen hingegen werden meist nicht angegriffen. Somit sind mehrere Behandlungen an den nächsten Tagen notwendig.

Folgende Öle wirken gleich antiparasitär, und die Läuse sowie Nissen lösen sich leicht vom Haar: **Anissamen, Citronella, Lemongrass, Eucalyptus citriodora, Rosengeranie, Kiefer, Wacholder, Teebaum, Lavendel, Lavandin, Cistrose.**

REZEPTUREN

Erstbehandlung

- 10 Tr. Lavendel
- 10 Tr. Teebaum
- 10 Tr. Rosengeranie
- 100 ml Neutralshampoo

Die ätherischen Öle in das Neutralshampoo geben. Nach dem Auswaschen die Haare mit einem Läusekamm gründlich kämmen, um die Nissen von der Kopfhaut zu lösen. Das Lösen und Entfernen der Nissen ist wichtig für den Erfolg der Therapie, da hieraus wieder die Läuse entstehen. Die Haare sollten täglich mit diesem Shampoo bis zur Symptomfreiheit gewaschen und die Nissen entfernt werden. Prophylaktisch kann auch täglich 1 Tr. Teebaumöl auf die Haare gegeben werden.

Shampoo mit Teebaumöl zur unterstützenden Läusebehandlung

- 10 Tr. Lavendel fein
- 10 Tr. Teebaum
- 10 Tr. Rosengeranien
- 1 Tr. Cistrosenöl
- 1 Tr. Benzoe

In 100 ml neutrale Shampoogrundlage geben. Shampoo mindestens 15 Minuten einwirken lassen und 9 Tage lang anwenden.

5.7.12 Skabies (Krätze)

Die Krätze (Skabies) ist eine infektiöse, durch die Krätzmilbe (Sarcoptes scabiei) hervorgerufene Hauterkrankung, die in der obersten Hautschicht der Hornhaut lebt. Sie wird durch engen Körperkontakt übertragen. Bevorzugte Körperstellen sind an den Handgelenken, den Fingerzwischenräumen, in der Nabelregion, im Brust- und Achselbereich und in der Genitalregion. Bei Säuglingen und Kleinkindern hingegen findet man typische Hauterscheinungen auch am behaarten Kopf, im Gesicht sowie palmoplantar.

Kennzeichnend ist ein starker, v. a. nachts auftretender **Juckreiz.** Die Primäreffloreszenzen (ist die unmittelbar aus dem krankhaften Prozess entstehende Hautveränderung) bestehen aus kommaartigen, oft unregelmäßig gewundenen, wenige mm bis 1 cm langen Milbengängen. Im Weiteren kommt es zur stark juckenden Ekzembildung.

Die Krätze (Skabies) wird äußerlich behandelt. Von großer Bedeutung ist die Mitbehandlung des Umfelds der erkrankten Personen, da es sonst häufig zu erneuten Infektionen kommt. Die Behandlung muss mehrmals wiederholt werden. Mit den ätherischen Ölen werden einerseits die Milben eliminiert, andererseits der Pruritus beseitigt, und die durch häufiges Kratzen geschädigte Haut regeneriert.

Folgende **ätherischen Öle** sind aufgrund ihrer insektiziden und desinfizierenden Wirkung zur Behandlung geeignet: **Bergamotte, Cajeput, Citronella, Eukalyptus globulus, Fenchel, Rosengeranie, Kamille blau, Lavandin, Lavendel, Myrte, Patchouli, Pfefferminze, Poleiminze, Ravintsara, Rosmarin, Teebaum, Ysop, Zeder.**

Generell können aus dieser Nennung verschiedene Öle oder ein Einzelöl nach Wahl und Vorlieben ausgesucht werden. Es sollten max. 20 Tr. insgesamt in 50 ml fettes Öl gemischt werden. Mindestens 3-mal täglich die betroffenen Stellen damit versorgen.

REZEPTUREN

- 3 Tr. Cajeput
- 5 Tr.Teebaum
- 5 Tr. Patchouli oder 5 Tr. Zeder
- 3 Tr. Lavendel
- 2 Tr. Rosengeranie
- 2 Tr. Myrte

In 50 ml Sesamöl geben. Mindestens 3-mal täglich die betroffenen Stellen damit einreiben.

5.8 Orthopädische und rheumatologische Erkrankungen

In der Orthopädie und Rheumatologie werden angeborene Störungen, degenerative Veränderungen und Verletzungen des Bewegungsapparats behandelt. Therapieziele sind Schmerzlinderung und Entzündungshemmung sowie die Herstellung und Erhaltung der Mobilität. Neben der physikalischen Therapie und Verabreichung von Analgetika bzw. Antirheumatika wirken Massagen, Wickel und Auflagen sowie Einreibungen mit ätherischen Ölen und Mischungen heilungsfördernd und schmerzlindernd. Sie reduzieren mitunter die Einnahme der oft nebenwirkungsreichen NSAR (nichtsteroidalen Antirheumatika) oder Glukokortikoide, die von vielen Patienten auf Dauer nicht vertragen werden.

5.8.1 Ätherische Öle bei Schmerzen im Bewegungsapparat

Erkrankungen im Bewegungsapparat treten in jedem Lebensalter auf und sind in den meisten Fällen mit **Schmerzen** verbunden. Ursache sind insbesondere Überlastungen und einseitige Fehlbelastung, degenerative sowie entzündliche Prozesse (Arthrose/Arthritis), Alterung und akute Verletzungen.

Erkrankungen, die mit Schmerzen und Mobilitätseinschränkung einhergehen, wirken sich immer auch auf das benachbarte Gelenk aus, da diese den Bewegungsmangel kompensieren und somit ebenfalls überlastet werden. Schmerzen ziehen Muskelverhärtung des Umgebungsareals nach sich, was sich wiederum nachteilig auf Sehnenansätze, Kapseln und Bänder auswirkt. Bei der Schmerztherapie und -verarbeitung muss immer auch der psychische Aspekt einbezogen werden (Schmerztherapie ➤ 6.8).

Ätherische Öle entspannen die verhärteten Muskeln, wirken Entzündungen entgegen und harmonisieren die Psyche.

Antiinflammatorisch wirkende Öle

Bevorzugt einzusetzen sind **Öle,** die reich an **Eucalyptol** (1,8-Cineol) sind, da diese durchblutungsfördernd und stark antiinflammatorisch wirken.

- **Cajeput** und **Niaouli, Eukalyptus globulus und radiata, Lorbeer, Myrte, Rosmarin cineol, Ravintsara, Kardamom:** 1,8-cineolhaltige Öle
- **Cajeput, Eukalyptus globulus** und **radiata:** haben außerdem eine kühlende Wirkung auf die Haut und wirken analgetisch
- **Pfefferminze:** wirkt stark kühlend
- **Kiefernnadeln, Wacholderbeere, Rosmarin:** haben durchblutungsfördernde Eigenschaften
- **Majoran:** wirkt beruhigend
- **Thymian Ct. Thymol:** desinfizierend, bakterizid
- **Weihrauch:** beruhigend, analgetisch
- **Wintergrün:** stark antiinflammatorisch und analgetisch wirksam

Anwendung: Diese Öle können einzeln im fetten Öl oder als Mischung darin auf das entsprechende Gelenk oder die Muskulatur aufgetragen und je nach Indikation oder Duftvorlieben ausgetauscht werden.

Die Schmerzmischungen können als Okklusivverbände angewendet werden.

Analgetisch wirkende Öle

Die folgenden Öle wirken im Muskel- und Gelenkbereich schmerzlindernd – ganz gleich, welche Schmerzursache vorliegt.

- **Gewürznelke, Zimt:** wirken anästhetisch; **cave:** stark hautreizend!
- **Wintergrün:** wirkt antiinflammatorisch
- **Eukalyptus globulus** und **radiata, Cajeput:** haben tonisierende und stauungslösende Eigenschaften
- **Bay:** wirkt durchblutungsfördernd, lokalanästhetisch
- **Kampfer:** stark durchblutungsfördernd, entzündungshemmend
- **Latschenkiefer, Rosmarin, Thymian Ct. Thymol:** hat tonisierende, durchblutungsfördernde Eigenschaften
- **Benzoe:** wirkt entspannend
- **Weihrauch:** zeigt antiinflammatorische, reizlindernde Eigenschaften
- **Tonka:** ist analgetisch und beruhigend

Anwendung: Diese Öle können einzeln im fetten Öl oder als Mischung darin auf das entsprechende Gelenk oder die Muskulatur aufgetragen und je nach Indikation oder Duftvorlieben ausgetauscht werden. Die Schmerzmischungen können als Okklusivverbände angewendet werden.

5.8.2 Schmerzen im Gelenk- und Bandapparat

Schmerzen in Gelenken- und Bändern können den gesamten Bewegungsapparat und die in der Umgebung lokalisierten Muskeln betreffen. Bei der Wirbelsäule gehen sie einher mit degenerativen, entzündlichen oder traumatischen Veränderungen, wie z. B. Bandscheibenprolaps, Spinalkanalstenose oder auch Wirbelkörpersinterungen.

- Schmerzen im **Gelenk- und Bandapparat** sind meist chronisch. Hier wird intensiver und länger therapiert und der psychische Aspekt stärker miteinbezogen. Gelenkschmerzen können bedingt sein durch degenerative Veränderungen (Arthrose) oder entzündliche Veränderungen (Arthritis). Bei Gelenkentzündung kommt es zu Überwärmung und Schwellung (aufgrund intraartikulärer Flüssigkeit). Die Schmerzen können sowohl bei Belastung als auch im Ruhezustand auftreten.
- Schmerzen der **Extremitäten** und der **Wirbelsäule** werden am besten durch Einreibungen und Massagen sowie durch Wickel, heiße Rolle und warme Auflagen behandelt. Bäder sind ebenfalls sehr hilfreich. Wirkungsvoll ist auch der Einsatz einer Rotlichtlampe bei Einreibungen und Massagen, da die Öle so schneller ins Gewebe dringen (perkutane Anwendung ➤ 3.4).

Bei Beschwerden im Gelenk-, Muskel- und Bandapparat kommen folgende ätherischen Öle zur Anwendung:

- **Cajeput, Eukalyptus globulus und radiata:** wirken kühlend auf der Haut und analgetisch
- **Pfefferminze:** ist stark kühlend
- **Wintergrün:** wirkt stark antiinflammatorisch
- **Wacholderbeere, Rosmarin:** durchblutungsfördernd
- **Angelika, Immortelle:** haben schmerzlindernde Eigenschaften
- **Lavendel, Majoran:** beruhigend

Anwendung: Diese Öle können einzeln im fetten Öl oder als Mischung darin auf das entsprechende Gelenk oder die Muskulatur aufgetragen und je nach Indikation oder Duftvorlieben ausgetauscht werden. Die Schmerzmischungen können als Okklusivverbände angewendet werden.

REZEPTUREN

Distorsionen mit ausgeprägten Hämatomen

- 10 Tr. Immortelle
- 10 Tr. Cajeput
- 10 Tr. Lavendel
- 5 Tr. Rosmarin Ct. Cineol
- 5 Tr. Wintergrün
- 50 ml Johanniskrautöl

Die ätherischen Öle in das Johanniskrautöl geben und auf das betroffene Gelenk auftragen und mit elastischer Binde bandagieren.

Schmerzhafte Distorsion

- 5 Tr. Rosmarin Ct. Cinelol
- 5 Tr. Eucalyptus globulus
- 5 Tr. Latschenkiefer

5

- 5 Tr. Weißtanne
- 3 Tr. Lavendel
- 5 Tr. Wacholderbeere
- 50 ml Arnikaöl oder Johanniskrautöl

Die ätherischen Öle in das Arnika- oder Johanniskrautöl geben und mehrmals täglich einmassieren.

Entspannende Mischung bei LWS-Syndrom/Lumboischialgie

- 15 Tr. Majoran
- 5 Tr. Zimtrinde
- 15 Tr. Lavendel
- 50 ml Johanniskrautöl

Die ätherischen Öle in das Johanniskrautöl geben, auf die LWS und die zugehörigen Muskeln auftragen.

Muskelstärkende Mischung bei LWS-Syndrom/Lumboischialgie

- 15 Tr. Angelika
- 10 Tr. Wintergrün
- 10 Tr. Bergamotte
- 3 Tr. Muskatellersalbei
- 1 Tr. Jasmin oder Tonka
- 50 ml Johanniskrautöl

Die ätherischen Öle in das Johanniskrautöl geben und mehrmals täglich die betroffenen Gliedmaßen damit einmassieren. Vor Kälteeinfluss schützen.

HWS-Syndrom, Schulter-Arm-Syndrom

- 15 Tr. Majoran
- 5 Tr. Zimtrinde
- 5 Tr. Rosengeranie
- 5 Tr. Koriander
- 5 Tr. Weihrauch
- 50 ml Johanniskrautöl

Die ätherischen Öle in das Johanniskrautöl geben mehrmals täglich damit die schmerzende Stelle einreiben. Alternativ: 1 EL der Ölmischung auf ein Tuch geben, mit einer Wärmflasche erwärmen und als Wickel auflegen. Diese Mischung ist für Traumen im Bereich der HWS und von Schulter-/Armbereich geeignet.

Sehnenschmerzen

- 5 Tr. Eucalyptus citriodora
- 5 Tr. Bay
- 10 Tr. Ingwer
- 5 Tr. Lorbeer
- 10 Tr. Lavendel fein
- 10 Tr. Cajeput
- 5 Tr. Rosmarin Ct. Cineol
- 50 ml Johanniskrautöl

Die ätherischen Öle in das Johanniskrautöl geben, mehrmals täglich damit die schmerzenden Stellen einmassieren. Die Behandlung soll langfristig durchgeführt werden, da die Regeneration von Sehnen als bradytrophes Gewebe nur langsam von statten geht.
Regelmäßige und häufige (4- bis 5-mal täglich) Einreibungen sind nötig.

Cajeput-Schmerzmischung

Rezept aus dem Krankenhaus Neuperlach:

- 20 Tr. Cajeput
- 5 Tr. Rosmarin Ct. Cineol
- 5 Tr. Lavendel
- 20 ml Johanniskrautöl
- 30 ml Mandelöl

Die ätherischen Öle in das Johanniskraut- und das Mandelöl geben. Mehrmals täglich auf schmerzende Muskeln oder Gelenke auftragen.

Wintergrünschmerzmischung

- 10 Tr. Wintergrün
- 5 Tr. Cajeput
- 5 Tr. Lavendel fein
- 5 Tr. Immortelle
- 2 Tr. Tonka
- 5 ml Calophyllum inophyllum
- 45 ml Johanniskrautöl

Ätherische Öle in die Mischung aus dem Calophyllum- und Johanniskrautöl geben. Mehrmals täglich auf schmerzende Muskeln oder Gelenke auftragen.

5.8.3 Muskelschmerzen

Muskelschmerz (Myalgie) ist ein Symptom verschiedener Ätiologien bei internistischen, neurologischen, orthopädisch-sportmedizinischen und genetischen Erkrankungen. Am häufigsten treten Muskelschmerzen im HWS-, BWS-, Schulter-, und LWS-Bereich auf. Etwa 80 % der Erwachsenen in Deutschland klagen über **Rückenschmerzen,** zwischen 7 % und 18 % sind „häufig" bis „ständig" betroffen. Myalgien können diffus oder lokal auftreten und gehen häufig einher mit einer Muskelverspannung.

Über den **beruhigenden** und **hyperämisierenden** Effekt der ätherischen Öle wird eine Muskelrelaxation erzeugt, die wiederum analgetisch wirkt und den Teufelskreis von Muskelverhärtung und Schmerzpersistenz durchbricht. Hier sind ausgiebige und wiederholte Einreibungen und Massagen sowie Bäder hilfreich.

Akute Schmerzen

Bei akuten Schmerzen sollten auch immer beruhigende Öle in die Mischung gegeben werden.

- **Eucalyptus globulus:** wirkt kühlend auf der Haut
- **Cajeput:** wirkt schmerzlindernd, entzündungshemmend bei rheumatischen, neuralgischen und muskulären Schmerzen; Cajeput enthält 1,8-Cineol- entzündungshemmend, schmerzlindernd, wärmend
- **Kampfer:** erwärmend infolge Durchblutungsförderung bei gleichzeitig kühlem Hautgefühl, auch spasmolytisch
- **Nelkenknospe:** lokalanästhesierend, entzündungshemmend
- **Pfefferminze:** stark kühlend aber auch hyperämisierend (Schmerzen ➤ 5.9)
- **Wintergrün:** hat antiinflammatorische Eigenschaften
- **Rosmarin Ct. Cineol:** wirkt durchblutungsfördernd – enthält Kampfer – löst Verspannungen, Verkrampfungen, entzündungshemmend
- **Wacholderbeere:** durchblutungsfördernd und tonisierend
- **Kiefernadeln:** haben hyperämisierende, durchblutungsfördernde Eigenschaften
- **Immortelle:** löst Hämatome auf, regt den Lymphfluss an, angezeigt bei Schmerzen, die durch Traumata bedingt sind

Anwendung: Diese Öle können einzeln im fetten Öl oder als Mischung darin auf die schmerzenden Stellen aufgetragen werden. Sie sind je nach Indikation oder Duftvorlieben auszuwählen und können auch anstelle der in den Rezepturen (➤ Kasten) angegebenen Öle verwendet werden.

Chronische Schmerzen

Zur Anwendung kommen folgende ätherischen Öle:

- **Tonka, Benzoe:** wirkt sehr entspannend, ist auch bei akuten Schmerzen geeignet
- **Ingwer:** erwärmend, sehr hautfreundlich
- **Lavendel, Majoran:** wirken beruhigend, angstlindernd und spasmolytisch
- **Lorbeer:** hat antiinflammatorische, lymphflussanregende Eigenschaften
- **Pfeffer schwarz:** Counter-irritant-Effekt (durch eine lokale Reizung auf der Haut (z. B. Hitzegefühl) wird vom eigentlichen Schmerzgeschehen abgelenkt)

Anwendung: Diese Öle können einzeln im fetten Öl oder als Mischung darin auf die schmerzenden Stellen aufgetragen werden. Sie sind je nach Indikation oder Duftvorlieben auszuwählen und können auch anstelle der in den Rezepturen (➤ Kasten) angegebenen Öle verwendet werden.

REZEPTUREN

Myalgien – entspannende Mischung

- 10 Tr. Grapefruit
- 5 Tr. Palmarosa
- 5 Tr. Tonka
- 5 Tr. Lavendel
- 5 Tr. Majoran
- 30 ml Mandelöl
- 20 ml Johanniskrautöl

Die ätherischen Öle in das Mandel- und Johanniskrautöl geben, mehrmals täglich auf die betroffenen Stellen auftragen.

Myalgien – durchblutungsfördernde Mischung

- 10 Tr. Kiefer
- 5 Tr. Wacholderbeere
- 5 Tr. Rosmarin Ct. Cineol
- 5 Tr. Eukalyptus radiata
- 30 ml Johanniskrautöl

Die ätherischen Öle in das Johanniskrautöl geben, mehrmals täglich die betroffenen Stellen damit einreiben.

Muskel- und Gelenköl

- 10 Tr. Cajeput
- 10 Tr. Majoran
- 10 Tr. Wacholderbeere
- 5 Tr. Lorbeer
- 10 Tr. Weißtanne
- 50 ml Calendula- oder Johanniskrautöl

Die ätherischen Öle in das Calendula- oder Johanniskrautöl geben und mehrmals täglich gut einmassieren.

Gelenk- und Rücken-Fit

Dieses durchwärmende Öl hilft auch bei Verspannungen, kalten Füßen, Hexenschuss.

- 25 Tr. Angelika
- 10 Tr. Bergamotte
- 3 Tr. Muskatellersalbei
- 1 Tr. Jasmin

In 50 ml Johanniskrautöl geben und mehrmals täglich in der schmerzenden Gegend auftragen und einmassieren. Statt Jasmin kann auch Benzoe oder Tonka genommen werden

5

Akute Lumbalgie

- 10 Tr. Eucalyptus globulus
- 10 Tr. Rosmarin Ct. Cineol
- 5 Tr. Majoran
- 5 Tr. Wacholderbeere
- 2 Tr. Zimtrinde
- 5 Tr. Wintergrün

In 50 ml Johanniskrautöl geben und mehrmals täglich in der schmerzenden Gegend auftragen und einmassieren.

Akute Schmerzen

- 10 Tr. Wintergrün
- 5 Tr. Cajeput
- 5 Tr. Lavendel fein
- 5 Tr. Rosmarin Ct. Cineol
- 5 Tr. Immortelle
- 5 Tr. Benzoe oder Tonka
- 50 ml Johanniskrautöl

Die ätherischen Öle in das Johanniskrautöl geben und mehrmals täglich in der schmerzenden Gegend auftragen und einmassieren.

Muskelkater

- 5 Tr. Pfefferminze
- 5 Tr. Wacholderbeere
- 5 Tr. Lorbeer
- 5 Tr. Lavendel
- 30 ml Johanniskrautöl
- 20 ml Mandelöl

Die ätherischen Öle in das Johanniskraut- und das Mandelöl geben, großflächig einreiben.

Muskelentspannung

- 5 Tr. Fichte
- 5 Tr. Latschenkiefer
- 3 Tr. Lavendel fein
- 8 Tr. Weißtanne
- 30 ml Mandelöl

Die ätherischen Öle in das Mandelöl geben und mehrmals täglich einmassieren.

Tonka-Schmerzöl – eine sehr beruhigende Mischung

- 2 Tr. Tonka
- 2 Tr. Lavendel
- 2 Tr. Benzoe
- 2 Tr. Orange

In 30 ml Mandelöl geben. Die schmerzenden Stellen mehrmals täglich damit einreiben. Dieses Öl kann auch sehr großflächig verwendet werden und wirkt gut bei chronisch diffusen Schmerzen.

Hämatome

- 20 Tr. Immortelle
- 5 Tr. Cistrose
- 5 Tr. Lorbeer
- 5 Tr. Lavendel
- 30 ml Mandelöl

Die ätherischen Öle in das Mandelöl geben und mehrmals täglich auf das Hämatom auftragen. Wenn das Hämatom sehr schmerzhaft ist, zusätzlich 10 Tr. Cajeput in die Mischung geben.
Immortelle als Einzelöl kann auch (nach Allergietest in der Armbeuge) unverdünnt aufgetragen werden. Bei rechtzeitiger Anwendung kurz nach dem Vorfall kann so das Hämatom vermieden werden.

Großflächige Hämatome

- 10 Tr. Lavendel fein
- 10 Tr. Cajeput
- 2 Tr. Immortelle
- 1 Tr. Cistrose
- 45 ml Johanniskrautöl und 5 ml Calophyllum inophyllum

Die ätherischen Öle in das Basisöl geben und oft einmassieren.

Punktuelle Hämatome

- 1 ml Immortelle
- 1 ml Cistrose
- 1 ml Lavendel fein
- 7 ml Johanniskrautöl

Die ätherischen Öle mit dem Johanniskrautöl mischen, dann in einen Roll on geben und auf die entsprechende Stelle auftragen.

5.8.4 Morbus Sudeck, Algodystrophie, Reflexdystrophie (CRPS)

Nach der neuen Einteilung der International Association for the Study of Pain werden posttraumatisch auftretende regionale Schmerzen als „Komplexes regionales Schmerzsyndrom“ (Complex Regional Pain Syndrome, CRPS) bezeichnet. Das CRPS Typ1 entspricht dem herkömmlichen M. Sudeck bzw. einer Algodystrophie bzw. Reflexdystrophie, das CRPS Typ 2 der bisherigen Kausalgie (Kausis = brennen, Algos = Schmerz, bei der Kausalgie handelt es sich um einen brennenden, anfallsartig auftretenden Schmerz hervorgerufen durch Nervenschädigung). Mittlerweile ist bekannt, dass das CRPS Typ 1 nicht unbedingt durch eine Verletzung bedingt ist, sondern auch ohne nennenswerte Ursache auftreten kann. Kennzeichnend für CRPS 1 ist die Gewebeschädigung, für Typ 2 die Nervenschädigung.

Typische Symptome eines CRPS sind die ständigen, vorwiegend als brennend charakterisierten Schmerzen, die Schmerzüberempfindlichkeit der Haut gegenüber mechanischen Reizen bis hin zum Berührungsschmerz, ferner die lokalen Durchblutungsstörungen sowie die gestörte Schweißsekretion. Das Gewebe kann ödematös verändert sein.

Zusätzlich zur medikamentösen Therapie, zu den Nervenblockaden und physikalischen Anwendungen haben sich in der Klinik Neuperlach folgende **aromatherapeutischen Anwendungen** bewährt:

- Patienten mit ersten Anzeichen einer Reflexdystrophie werden mit **Kompressen** behandelt, die immer wieder in kaltem Wasser, in dem mehrere Tropfen **Lavendel** gelöst sind, befeuchtet wurden.
- Die feuchtkühlen Lavendelumschläge werden **laufend erneuert;** die Prozedur wird über mehrere Stunden wiederholt.

Erzielt werden eine Abschwellung und Schmerzreduktion, die Hautverfärbung normalisiert sich. Als Nebeneffekt werden die Patienten psychisch ruhiger und haben weniger Angst. Durch die Entspannung kommt es zu einer vermehrten Durchblutung und dadurch zur Unterstützung der Geweberegeneration.

5.8.5 Entzündliche Gelenkerkrankungen

Bei einer **Arthritis,** einer entzündlichen Gelenkerkrankung, stehen Schmerzen, Schwellung, Überhitzung und eingeschränkte Beweglichkeit im Vordergrund. Je nach Ursache werden folgende Arthritiden unterschieden:

- Eitrige, bakterielle Arthritis (Pyarthros, Gelenkempyem): Keime im Gelenk nachweisbar
- Arthritis bei rheumatischen Erkrankungen (chronische Polyarthritis cP)
- Postinfektiöse Arthritis (z. B. bei der Spät-Borreliose, bei der Coxitis fugax)
- Arthritis bei Stoffwechselerkrankungen (z. B. Gicht)
- Aktivierte Arthrose, bei der es infolge mechanischer Überlastung ebenfalls zu einer Gelenkentzündung kommt

Angezeigt sind zusätzlich zur medikamentösen Therapie kühlende Umschläge mit antiinflammatorischen und analgetisch wirkenden Ölen sowie die Ruhigstellung der betroffenen Gelenke.

Antirheumatisch wirkende ätherische Öle

Bei Arthritiden können folgende antirheumatisch wirkenden Öle eingesetzt werden:

- **Eukalyptus, Cajeput, Niaouli, Myrte, Lorbeer, Rosmarin Ct. Cineol, Speiklavendel:** diese Öle mit einem hohen 1,8-Cineolgehalt wirken stark antiinflammatorisch
- **Bay:** haben lokalanästhesierende, entzündungshemmende Eigenschaften
- **Wacholder, Latschenkiefer, Rosmarin, Angelika:** die typischen „Rheumaöle" entleeren die Substanz P aus den Nozizeptoren. **Cave:** aufgrund ihrer hyperämisierenden Wirkung dürfen sie nicht während eines akuten Schubs bei rheumatischer Arthritis angewendet werden.
- **Wintergrün:** wirkt analgetisch, antiinflammatorisch
- **Weihrauch** hat analgetische, antiinflammatorische, antiphlogistische Eigenschaften
- **Angelikawurzel, Lavendel, Latschenkiefer, Wacholderbeere:** speziell bei Gicht einsetzbar
- **Thymian Ct. Linalool, Wacholderbeere:** wirken tonisierend, Wacholderbeere regt zudem den Lymphfluss an

Anwendung: Diese Öle können einzeln im fetten Öl oder als Mischung darin auf die schmerzenden Stellen aufgetragen werden. Sie sind je nach Indikation oder Duftvorlieben auszuwählen und können auch anstelle der in den Rezepturen (➤ Kasten) angegebenen Öle verwendet werden.

Entspannend und schmerzlindernd wirkende Öle

Die folgenden Öle wirkend angstlösend, entspannend und dadurch auch schmerzlindernd.

- **Rosengeranie, Palmarosa, Rosenholz:** stark hautpflegend, antiinflammatorisch, zudem beruhigend und anxiolytisch

- **Lavendel:** wirkt beruhigend, analgetisch
- **Majoran:** hat entzündungshemmende, entspannende Eigenschaften
- **Rose:** kühlend, psychisch ausgleichend wirksam

Anwendung: Diese Öle können einzeln im fetten Öl oder als Mischung darin auf die schmerzenden Stellen aufgetragen werden. Sie sind je nach Indikation oder Duftvorlieben auszuwählen und können auch anstelle der in den Rezepturen (➤ Kasten) angegebenen Öle verwendet werden.

REZEPTUREN

Akute rheumatische Gelenkbeschwerden

- 8 Tr. Eucalyptus globulus
- 8 Tr. Cajeput
- 6 Tr. Rosmarin Ct. Cineol
- 2 Tr. Wintergrün
- 2 Tr. Zimtrinde
- 2 Tr. Benzoe
- 30 ml Johanniskrautöl

Die ätherischen Öle in das Johanniskrautöl geben und mehrmals täglich auf die schmerzenden Gelenke auftragen. Wenn der Patient Kälte bevorzugt, in die Mischung statt Zimtrinde 4 Tr. Pfefferminze geben.

Gelenk- und Rücken-Fit stark

Das ABC-Öl oder Calo-Schmerzöl kommt zur Anwendung bei stärkeren Schmerzen, Arthrose/Arthritis.

- 25 Tr. Angelika
- 15 Tr. Bergamotte
- 1 Tr. Immortelle
- 1 Tr. Wacholderbeere

In 20 ml Calophyllum innophyllum und 30 ml Johanniskrautöl geben und mehrmals täglich die betreffenden Stellen einreiben.

Akuter Gichtanfall

- 20 Tr. Cajeput
- 10 Tr. Angelikawurzel
- 10 Tr. Lavendel
- 5 Tr. Wacholderbeere
- 5 Tr. Wintergrün
- 30 ml Johanniskrautöl

Die ätherischen Öle in das Johanniskrautöl geben und auf das schmerzende Gelenk mehrmals täglich auftragen.

5.9 Schmerzen

„Schmerz ist das, was der Betroffene über die Schmerzen mitteilt, sie sind vorhanden, wenn der Patient mit Schmerzen sagt, dass er Schmerzen hat"

McCaffrey.

5.9.1 Pathogenese und Einteilung

Schmerzen können im Rahmen sehr unterschiedlicher Erkrankungen auftreten. Die gültige Definition der *International Association for the Study of Pain* (IASP) charakterisiert den Schmerz als subjektives Sinnes- oder Gefühlserlebnis: „Schmerz ist ein unangenehmes Sinnes- oder Gefühlserlebnis, das mit einer aktuellen oder potenziellen Gewebeschädigung einhergeht oder mit Begriffen einer solchen Schädigung beschrieben wird." Wichtig in der täglichen Praxis ist: Schmerz ist das, was der Patient als solches empfindet.

Pathogenese

Schmerzen sind ein **Alarmsignal** des Körpers. Diese Warn- und Schutzfunktion trifft auf alle akuten Schmerzen zu. Bei chronischen Schmerzen hat der Schmerz seine Warnfunktion verloren. Schmerzen werden über spezielle Sensoren im Gewebe, sog. Nozizeptoren, wahrgenommen und von hier aus über Nervenbahnen zum Rückenmark und weiter in das Gehirn zur zentralen Verarbeitung geleitet.

Zahlreiche Mediatoren des peripheren Nervensystems, wie z. B. Bradykinin, Prostaglandin E1, E2, Serotonin, Histamin und Glutamat sowie Neurotransmitter des ZNS, wie Glutamat/Glycin, Substanz P, Adenosin, γ-Aminobuttersäure GABA, Endorphine oder Enkephaline sind an der **Reizverarbeitung** als **erregende** oder **hemmende Substanzen** beteiligt. Im limbischen System erfolgt die emotionale Verarbeitung der Schmerzwahrnehmung. Das Großhirn ist für die bewusste Erkennung und Lokalisation des Schmerzes verantwortlich. Chronische Schmerzen sind Ausdruck eines gestörten Schmerzerkennungs- und Schmerzleitungssystems.

Einteilung

Die Einteilung des Schmerzes kann nach verschiedenen Kriterien erfolgen, wie z. B. Entstehungsort, Ätiologie, Schmerzqualität und Schmerzdauer. Für die Aromatherapie ist die Unterscheidung ausreichend in chronische und akute Schmerzen für die Auswahl der einzusetzenden ätherischen Öle.

- **Akute Schmerzen** sind eine physiologische Schutzreaktion auf schädliche Einflüsse, z. B. bei Verletzung, postoperativen Zuständen oder Zahnschmerzen. Als akutes Ereignis dauern die Schmerzen Stunden bis Tage an und sind meist lokal begrenzt. Die Lebensqualität ist vorübergehend eingeschränkt.
- Bei **chronischen Schmerzen** besteht die Schmerzsymptomatik über 3–6 Monate, meist auch länger und hält über die normale Heilungszeit hinaus an. Durch länger anhaltenden Schmerz (über mehrere Wochen) kommt es durch eine Reihe von physiologischen und biochemischen Veränderungen in peripheren Nerven, im Rückenmark und auch in verschiedenen Gehirnarealen zu einem veränderten Antwortverhalten des Nervensystems auf Schmerzreize, dem Schmerzgedächtnis. Als Schmerz wird hierbei schon ein minimaler, z. B. taktiler Reiz empfunden. Die Schmerzen übernehmen keine sinnvolle physiologische Funktion, im Krankheitsverlauf lässt sich keine Besserung beobachten.

GUT ZU WISSEN

Chronische Schmerzen können sich zu einer eigenständigen Schmerzkrankheit entwickeln. Durch rechtzeitige therapeutische Intervention wird versucht, diese Entwicklung zu verhindern.

5.9.2 Ätherische Öle in der Schmerztherapie

Durch **Einreibung** haben ätherische Öle eine Wirkung auf die Nozizeptoren der Haut und wirken schmerzlindernd, indem sie **Schmerzmediatoren ausschalten** oder **abschwächen.** Zudem macht man sich über die Geruchswahrnehmung die beruhigende bzw. euphorisierende Wirkung auf das limbische System zunutze. Auf diese Weise nimmt man Einfluss auf die Emotionen und die Schmerzwahrnehmung und -bewertung und somit auch auf die Lebensqualität.

Zu den ätherischen Ölen bei akuten Schmerzen (➤ 5.9.3) und bei chronischen Schmerzen (➤ 5.9.4).

- Bei **akuten Schmerzen** können z. B. Nelke, Zimt, Teebaum, Pfefferminze, Weihrauch, Cajeput, Rosengeranie, Wintergrün oder Lavendel angewendet werden. Sie haben aufgrund der Monoterpene, Monoterpenole, Monoterpenoxide und aromatischen Estern (Methylsalicylat) **lokalanästhetische Eigenschaften** und wirken entzündungshemmend: So enthalten z. B. den Arachidonsäurezyklus hemmende Öle u. a. das Monoterpen Paracymen.
- Bei **chronischen Schmerzen** wirken Öle mit beruhigenden und spasmolytischen Eigenschaften sowohl zentral über das limbische System als auch an peripheren Nozizeptoren.
  - **Serotonin** wirkt beruhigend und angstlösend, indem es die Weiterleitung des Schmerzreizes zum ZNS dämpft. Folgende Öle haben serotonerge Eigenschaften: Lavendel, Majoran, Neroli, Bergamotte, Vanille, römische Kamille.
  - Oft werden chronische Schmerzen von psychischer Labilität begleitet. **Noradrenalin** stabilisiert die Psyche. Öle wie Thymian Ct. Thymol, Wacholder, Rosmarin Ct. Cineol und Ingwer fördern die Ausschüttung von Noradrenalin.
  - Grapefruit, Muskatellersalbei, Rose und Jasmin regen den Thalamus zur Ausschüttung von **Enkephalinen** an, wodurch Stimmungsaufhellung und eine gewisse Euphorie hervorgerufen werden. **Endorphine,** unsere Glückshormone, sind u. a. für die körpereigene Schmerzstillung verantwortlich. Ätherische Öle wie Grapefruit, Jasmin, Muskatellersalbei, Patchouli, Rose, Benzoe, Tonka oder Ylang-Ylang bewirken die Ausschüttung von Endorphinen, die auch durch körperliche Aktivitäten wie Laufen, Singen, Tanzen forciert werden kann. Da diese Aktivitäten bei Schmerzen meist nicht mehr ausgeübt werden (Schmerzspirale), vermögen ätherische Öle durch Freisetzung von Noradrenalin, Enkephalinen, und Serotonin den Circulus vitiosus zu durchbrechen.

Die **Hyperämisierung** eines schmerzenden Areals kann bei akuten und auch bei chronischen Schmerzen eingesetzt werden. Die analgetische Wirkung vollzieht sich sowohl durch den Counter-irritant-Effekt (s. u.) als auch durch den Abtransport analgetisch wirkender Mediatoren. In der Traditionellen Chinesischen Medizin bedeutet Schmerz immer eine Stagnation von Qi und Xue (Blut und Körperflüssigkeit im weitesten Sinne). Hyperämisierung heißt Bewegung von Qi und Xue. Empirische Beobachtungen im Klinikalltag haben gezeigt, dass Ölmischungen, die für chronischen Schmerz vorgesehen waren, ebenso gut beim akuten Schmerz geholfen haben. Umgekehrt brachte der Einsatz von Ölmischungen für akuten Schmerz kaum Nutzen bei der Anwendung von chronischen somatoformen Schmerzen. Dies bedeutet, dass ätherische Öle mit Wirkung auf die Psyche bei chronischen Schmerzen eine deutliche Linderung bringen.

5.9.3 Akute Schmerzen

Eingesetzt werden vorrangig Öle mit lokalanästhetischer Wirkung sowie Öle mit hyperämisierenden, antiinflammatorischen Eigenschaften und bakterizid, antiviral und fungizid wirkende Öle.

Lokalanästhetisch wirkende ätherische Öle

Insbesondere ätherische Öle mit einem hohen Bestandteil an Eugenol, Linalool, Linalylacetat und Menthol blockieren bzw. reduzieren die Aktivierung von Nozizeptoren. Sind bei allen Arten von Schmerzen im muskuloskelettalen Bereich einzusetzen.

- **Nelke, Zimt, Tulsi, Piment:** Der Hauptwirkstoff Eugenol ist stark anästhesierend und wirkt auf afferente Nervenendigungen, besonders auf den Trigeminusnerv, ähnlich wie Capsaicin. Eugenol ist jedoch u. U. stark hautreizend und sollte deswegen nur lokal begrenzt und verdünnt angewendet werden. Wird angewendet bei neuropathischen Schmerzen.
- **Pfefferminze:** Menthol (einer der Hauptwirkstoffe) besitzt eine stark kühlende Wirkung auf der Haut und auf den Schleimhäuten durch spezifische Reaktion mit Kältefasern, die auf Temperaturen zwischen 8 und 28 °C reagieren. Die Kältewirkung hat einen ähnlichen Effekt wie die Behandlung mit Eis oder kaltem Wasser. Dieses Kälteempfinden beruht auf einer selektiven Erregung der Kälterezeptoren. Nach lokaler Anwendung von Menthol kommt es gleichzeitig mit der Kälteempfindung zu einem Anstieg der Hauttemperatur um bis zu zwei Grad Celsius, was sich auf eine reaktive Steigerung der Durchblutung zurückführen lässt. Diese Hyperämisierung hat einen **Abtransport** von **schmerzauslösenden Mediatoren** zur Folge. In der Sprache der Traditionellen Chinesischen Medizin kommt es hier zu einer Bewegung von Qi und Xue.
- **Rosenholz, Thymian Ct. Linalool, Koriander, Lavendel:** Wichtigste Inhaltsstoffe sind Monoterpenole wie Linalool und Geraniol, mit Schwerpunkt auf antirheumatische und beruhigende Wirkung.
- **Wintergrün** *(Gaultheria fragrantissima)* zeichnet sich durch seinen hohen Gehalt an Methylsalicylat aus. Diese Ester haben analgetische, hyperämisierende und antikoagulierende Eigenschaften. Die analgetische Wirkung wird durch Hemmung der Cyclooxygenase und Interaktion mit dem Kallikrein-System hervorgerufen. Hierdurch wird eine analgetische und antiinflammatorische Wirkung induziert.

Hyperämisierend wirkende ätherische Öle

Die Hyperämisierung eines schmerzenden Hautareals bewirkt eine **Entleerung der** Transmittersubstanz P aus den Nozizeptoren. Dadurch wird die Schmerzübertragung vermindert. Durch diesen Counter-irritant-Effekt erfolgt die **Schmerzreduzierung** durch **Reizüberdeckung.** Monoterpene wirken durch ihre hautreizenden Eigenschaften im Sinne des Counter-irritant-Effekts.

GUT ZU WISSEN

Einen hohen Prozentsatz an Monoterpenen enthalten alle Citrusöle, Nadelhölzer, Angelika und Weihrauch. Hyperämisierend wirkende Öle werden auch als Antirheumatika und Antiphlogistika eingesetzt.

Die wichtigsten Öle mit diesen Wirkeigenschaften sind:

- **Rosmarinöl Ct. Cineol:** fördert die Blutzirkulation
- **Thymianöl Ct. Thymol:** hat zudem stark bakterizide Eigenschaften
- **Pfefferminze:** durch die Erregung der Kälterezeptoren wird eine Schmerzlinderung erzielt mit anschließender verstärkter Durchblutung
- **Kiefernnadeln:** wirken zudem antiseptisch und mukolytisch
- **Zitrone:** hat antiseptische, entstauende, durchblutungsfördernde Eigenschaften **Wacholderbeeren:** wirkt lymphflussanregend, stärkend bei chronischer Müdigkeit
- **Angelika:** ist tonisierend wirksam

Anwendung: Diese Öle können einzeln im fetten Öl oder als Mischung darin auf die schmerzenden Stellen aufgetragen werden. Sie sind je nach Indikation oder Duftvorlieben auszuwählen und können auch anstelle der in den Rezepturen (➤ Kasten) angegebenen Öle verwendet werden.

Antiinflammatorisch wirkende ätherische Öle

1,8-Cineolhaltige Öle

Alle Öle mit einem hohen Gehalt an Eucalyptol (1,8-Cineol) zeichnen sich aus durch ihre **antivirale** und **entzündungshemmende** Wirkung insbesondere im Bereich der Haut und Schleimhäute.

- **Cajeput:** wirkt schmerzlindernd durch den Inhaltsstoff Paracymen
- **Eucalyptus globulus** und **radiata:** kommen nicht nur im Bronchialbereich, sondern auch im Urogenitalbereich, bei Arthritis, Muskelschmerzen und Neuralgien zur Anwendung
- **Lorbeer:** zusätzlich lymphflussanregende Wirkung v. a. im Bronchial- und Urogenitalbereich
- **Myrte:** stark wirksam auch im Bronchialbereich
- **Niaouli:** hat zudem epithelisierende Eigenschaften

Anwendung: Diese Öle können einzeln im fetten Öl oder als Mischung darin auf die schmerzenden Stellen aufgetragen werden. Sie sind je nach Indikation oder Duftvorlieben auszuwählen und können auch anstelle der in den Rezepturen (➤ Kasten) angegebenen Öle verwendet werden.

Sesquiterpenhaltige Öle

Öle mit hohem Sesquiterpen- bzw. Sesquiterpenolgehalt sind bevorzugt bei **Entzündungen** im **Haut- und Schleimhautbereich** einzusetzen: Durch die Stabilisierung der Zellmembranen wird weniger Arachidonsäure freigesetzt, wodurch die Schmerzen gelindert und die Entzündung reduziert werden.

- **Immortelle:** in tiefen Gewebeschichten wirksam, löst Hämatome auf
- **Kamille blau, Schafgarbe:** epithelisierend, antibakteriell und antiinflammatorisch
- **Sandelholz:** stark wirksam bei Juckreiz (antihistaminisch)

Anwendung: Diese Öle können einzeln im fetten Öl oder als Mischung darin auf die schmerzenden Stellen aufgetragen werden. Sie sind je nach Indikation oder Duftvorlieben auszuwählen und können auch anstelle der in den Rezepturen (➤ Kasten) angegebenen Öle verwendet werden.

Monoterpenol- und monoterpenhaltige Öle

Öle, die reich sind an Monoterpenolen, wirken **epithelisierend** und **beruhigend** auf die Haut und Schleimhaut:

- **Rosengeranie, Palmarosa:** sind zugleich stark wirksam bei Candida albicans
- **Koriander:** spasmolytische Wirkung im Verdauungstrakt
- **Lavendel:** wirken antihistaminisch, beruhigend auf die Psyche
- **Rosenholz:** stabilisiert die Hautstruktur
- **Thymian Ct. Linalool:** stärkt zudem das Immunsystem

Anwendung: Diese Öle können einzeln im fetten Öl oder als Mischung darin auf die schmerzenden Stellen aufgetragen werden. Sie sind je nach Indikation oder Duftvorlieben auszuwählen und können auch anstelle der in den Rezepturen (➤ Kasten) angegebenen Öle verwendet werden.

Öle mit Monoterpengehalt, die reich sind an α- und β-Pinen und Limonen, haben ubiquitär eine ausgeprägt antiinflammatorische Wirkung: Limonen aller Zitrusöle, Angelika, Nadelhölzer, Weihrauch.

Hemmung des Arachidonsäure-Metabolismus

Ätherische Öle enthalten verschiedene chemische Moleküle wie z. B. Monoterpenole, Monoterpene (Paracymen, Limonen, Pinen), 1,8-Cineol, ebenso Phenole, die den Arachidonsäurezyklus hemmen können.

Antiinflammatorische Öle hemmen den Arachidonsäure-Metabolismus und werden bevorzugt bei **rheumatischen Schmerzen** eingesetzt.

- **Cajeput:** wirkt antiinflammatorisch sowie analgetisch bedingt durch das Monoterpen Paracymen und ist das Hauptschmerzmittel schlechthin.
- **Eucalyptus globulus** und **Eucalyptus radiata:** wirken entzündungshemmend wegen dem 1,8-Cineol
- **Gewürznelke, Zimt:** u. U. stark hautreizend, wirken aber auch stark analgetisch
- **Kamille blau:** bei Entzündungen, stark haut- und schleimhautprotektiv durch Bisabolol und Chamazulen
- **Latschenkiefer, Rosmarin Ct. Cineol, Rosmarin Ct. Campher**
- **Thymian Ct. Thymol:** bedingt durch das Monoterpen Paracymen und das Phenol Thymol
- **Weihrauch:** bedingt durch das Monoterpen Paracymen

Anwendung: Diese Öle können einzeln im fetten Öl oder als Mischung darin auf die schmerzenden Stellen aufgetragen werden. Sie sind je nach Indikation oder Duftvorlieben auszuwählen und können auch anstelle der in den Rezepturen (➤ Kasten) angegebenen Öle verwendet werden.

Bakterizid, antiviral und fungizid wirkende Öle

Durch Bakterien, Viren und Pilzen verursachte Zellmembranläsion entstehen Entzündungsmediatoren und es kommt zur Zerstörung von Gewebe. Hier können folgende antiseptisch wirkende ätherische Öle eingesetzt werden: **Bergbohnenkraut, Oregano, Thymian Ct. Thymol, Zimtrinde.** Sie haben einen Phenolkoeffizienten von bis zu 25, ohne dabei toxisch zu sein (infizierte Wunden, Aphten). Sind aber aufgrund des Inhaltsstoffes Carvacrol und Thymol sehr hautreizend.

Deshalb sollten die sanften, monoterpenolhaltigen Öle bevorzugt werden wie: **Rosenholz, Lavendel, Rosengeranie** und **Teebaum.**

REZEPTUREN

Cajeput-Schmerzmischung

Rezept aus dem Krankenhaus Neuperlach:
- 20 Tr. Cajeput
- 5 Tr. Rosmarin Ct. Cineol
- 5 Tr. Lavendel
- 20 ml Johanniskrautöl
- 30 ml Mandelöl

Die ätherischen Öle in die Mischung von Johanniskraut- und Mandelöl geben und mehrmals täglich auf schmerzende Muskeln oder Gelenke auftragen.

Rheumamischung

- 8 Tr. Eucalyptus globulus
- 8 Tr. Cajeput
- 6 Tr. Speiklavendel
- 6 Tr. Rosmarin Ct. Cineol
- 2 Tr. Wintergrün
- 1 Tr. Zimtrinde
- 30 ml Johanniskrautöl

Die ätherischen Öle in das Johanniskrautöl geben und mehrmals täglich auf die schmerzenden Gelenke auftragen. Wenn der Patient Kälte bevorzugt, in die Mischung noch 4 Tr. Pfefferminze geben.

Hämatome

- 20 Tr. Immortelle
- 5 Tr. Cistrose
- 5 Tr. Lavendel
- 30 ml Mandelöl

Die ätherischen Öle in das Mandelöl geben und mehrmals täglich auf das Hämatom auftragen. Wenn das Hämatom sehr schmerzhaft ist, noch 10 Tr. Cajeput in die Mischung geben.

Immortelle wirkt auch ohne jede Mischung, u. U. unverdünnt auf die Läsion auftragen. Geschieht dies unmittelbar nach der Verletzung, kann das Hämatom vermieden werden, genauso kann Immortellenhydrolat eingesetzt werden

Akuter Gichtanfall

- 20 Tr. Cajeput
- 10 Tr. Angelikawurzel
- 10 Tr. Lavendel
- 5 Tr. Wacholder
- 5 Tr. Wintergrün
- 30 ml Johanniskrautöl

Die ätherischen Öle in das Johanniskrautöl geben und mehrmals täglich auf das schmerzende Gelenk auftragen.

5.9.4 Chronische Schmerzen

Bei chronischen Schmerzpatienten kommen zur Verbesserung der eingeschränkten Lebensqualität hauptsächlich Öle mit beruhigender, spasmolytischer und antidepressiver Wirkung zur Anwendung. Persönliche Erfahrungen, die psychische Verfassung und der kulturelle Hintergrund des Einzelnen beeinflussen die Schmerzempfindung und Verarbeitung. Bei vielen chronischen Schmerzpatienten lässt sich eine Komorbidität mit Angsterkrankungen und Depressionen beobachten.

Zusätzlich zu den ätherischen Ölen, welche die psychische Situation positiv beeinflussen, kommen antiinflammatorisch und hyperämisierend wirkende Öle (akute Schmerzen ➤ 5.9.3) zum Einsatz.

Zur Anwendung kommen folgende ätherischen Öle:

- Öle mit einem hohen Gehalt an Sesquiterpenen und Sesquiterpenolen stabilisieren das Zellmembranpotenzial und wirken **beruhigend:** Kamille blau, Manuka, Myrrhe, Patchouli, Vetiver, Ylang-Ylang, Narde, Sandelholz, Zedernholz
- Öle mit Cumarinen, die stark **beruhigend, anxiolytisch** und **entspannend** wirken: Tonka
- **Stimmungsaufhellende, antidepressiv** wirkende Öle: Jasmin, Rose, Lavendel, Grapefruit, Bergamotte, Vanille, Benzoe, Muskatellersalbei
- **Spasmolytisch wirkende Öle:** Lavendel, Majoran, Pfefferminze, Muskatellersalbei, Kardamom, römische Kamille
- **Beruhigende** und **spasmolytische** Eigenschaften haben folgende Öle: Lavendel, Lavandin, Muskatellersalbei, Petitgrain enthalten Linalylacetat, das diese spezifische Wirkung hervorruft; zudem sind die Öle sehr hautfreundlich und wirken epithelisierend.

Anwendung: Diese Öle können einzeln im fetten Öl oder als Mischung darin auf die schmerzenden Stellen aufgetragen werden. Sie sind je nach Indikation oder Duftvorlieben auszuwählen und können auch anstelle der in den Rezepturen (➤ Kasten) angegebenen Öle verwendet werden.

REZEPTUREN

Tonka-Schmerzöl

Rezept aus dem Krankenhaus Neuperlach-München
- 6 Tr. Zedernholz
- 2 Tr. Tonka
- 2 Tr. Orange
- 2 Tr. Lavendel
- 50 ml Mandelöl

Die ätherischen Öle in das Mandelöl geben und für eine sanfte Massage in sanft kreisenden Bewegungen auf das schmerzende Gebiet auftragen.

Kopfschmerzen

Besonders beim Spannungskopfschmerz hat sich das Auftragen von Pfefferminzöl (10 % in Ethylalkohol oder unverdünnt) auf die Schläfen, auf die Mulden im Okziputbereich (auf die Akupunkturpunkte Gb 20 oder Gb 10) und die Stirnbeinhöcker (Gb 14) bewährt.

Es kann auch die folgende Mischung verwendet werden.

Spannungskopfschmerz

- 25 Tr. Pfefferminze
- 25 Tr. Spearmint
- 5 Tr. Muskatellersalbei
- 20 ml Jojobaöl

Am besten in ein Roll-on geben und auf die Schläfen oder auf die oben genannten Akupunkturpunkte geben.
- 2 Tr. Orange
- 2 Tr. Lavendel
- 50 ml Mandelöl

Die ätherischen Öle in das Mandelöl geben und für eine sanfte Massage in sanft kreisenden Bewegungen auf das schmerzende Gebiet auftragen.

STUDIE

Kopfschmerzen vom Spannungstyp sind die am häufigsten auftretenden Kopfschmerzen. Die lokale topische Behandlung mit Pfefferminzöl *(Oleum menthae piperitae)* hat sich in kontrollierten Studien gegenüber Placebo als signifikant wirksam erwiesen. Pfefferminzöl greift über zahlreiche Wirkmechanismen in die Pathophysiologie des Kopfschmerzes vom Spannungstyp ein. Die Wirksamkeit ist vergleichbar mit der von Acetylsalicylsäure oder Paracetamol. 10-prozentiges Pfefferminzöl in ethanolischer Lösung ist für die Behandlung des Spannungskopfschmerzes zur äußerlichen Anwendung bei Erwachsenen und Kindern ab dem sechsten Lebensjahr zugelassen (Göbel et al. 2016).

5.9.5 Fibromyalgiesyndrom

Beim Fibromyalgiesyndrom leiden Betroffene unter Schmerzen an vielen Regionen im Körper, meist in der Nähe von Muskeln und Gelenken. Oft ist auch die Wirbelsäule betroffen und es liegt häufig eine psychische Komponente, wie z. B. eine depressive Stimmungslage, vor. Die Diagnose wird erst nach Ausschluss somatischer Ursachen wie z. B. Erkrankung aus dem rheumatischen Formenkreis gestellt. Die Therapie besteht aus einer Kombination verschiedener Verfahren: Neben der Schmerzbehandlung kommen auch Maßnahmen der Physiotherapie, Bewegungs- und Entspannungsübungen, Psychotherapie und Selbsthilfegruppen zur Anwendung. Ätherische Öle behandeln die körperliche und seelische Seite gleichzeitig.

REZEPTUREN

Fibromyalgiesyndrom

- 4 Tr. Benzoe
- 3 Tr. Rose
- 6 Tr. Sandelholz
- 1 Tr. Neroli
- 50 ml Mandelöl

Die ätherischen Öle in das Mandelöl geben und als Körperöl mehrmals täglich anwenden. Diese Rezeptur kann auch mit dem Tonka-Schmerzöl (➤ 5.9.4) kombiniert werden.

5.10 Hauterkrankungen

5.10.1 Ätherische Öle für Hautpflege und Hautbehandlung

Die Haut bildet die Grenzfläche des Menschen zu seiner Umwelt. Ihre Gesamtfläche liegt je nach Größe und Gewicht der jeweiligen Person zwischen 1,5 und 2 Quadratmetern. Sie dient der Abgrenzung von Innen und Außen, dem Schutz vor Umwelteinflüssen und der Wahrung eines inneren Gleichgewichts. Die Haut hat wichtige Funktionen im Bereich des Stoffwechsels, der Wärmeregulation und auch der Immunantwort. Sie reguliert die Körpertemperatur durch Schwitzen und kann Wasser und Fett speichern. Zusätzlich wird in der Haut das besonders für die Knochen wichtige Vitamin D gebildet. Sie trägt zur Abwehr von Bakterien, Viren, Pilzen, Umweltschadstoffen und zahlreichen anderen Noxen bei. Darüber hinaus stellt die Haut das flächenmäßig größte Organ sensibler Wahrnehmung dar, nämlich das der Oberflächensensibilität.

Die Haut wird in **drei Schichten** unterteilt:

- Die **Oberhaut** (Epidermis), die sehr dünn ist, stellenweise nur 0,1 mm. Hier bilden sich die abgestorbenen Zellen, die erste Barriere für Schadstoffe.
- Die **Lederhaut** (Dermis oder Corium) ist das Bindegewebe unter der Oberhaut. Sie besteht aus verschiedenen Bindegewebsfasern, die Stabilität und Elastizität garantieren. Ferner sind hier Blut- und Lymphgefäße, Hautanhangsgebilde wie Talg-Schweißdrüsen sowie Nervenfasern für Tast- und Vibrationswahrnehmung lokalisiert.
- Das **Unterhautfettgewebe** (Subcutis) besteht aus Binde- und Fettgewebe und dient als Energiespeicher und Kälteschutz.

EXKURS: HAUT, GEHIRN UND NERVENSYSTEM

Aus dem äußeren Keimblatt, dem Ektoderm, gehen „entwicklungsgeschichtlich" sowohl die Epidermis mit ihren Anhangsdrüsen als auch das Gehirn und das gesamte Nervensystem hervor. Aus diesem Grund gibt es eine enge Verbindung zwischen der Haut und dem Nervensystem. Die Haut wird im Volksmund oft als „Spiegel der Seele" bezeichnet. Auch Redewendungen, wie „das geht einem unter die Haut", „das juckt mich nicht" oder „das ist zum aus der Haut fahren", weisen auf die enge Verbindung von Haut und Psyche hin. Die Haut, das größte Organ des Menschen, kann Gefühle darstellen. Dazu bedient sie sich einer eigenen Sprache. So löst beispielsweise Furcht eine Gänsehaut aus, Scham lässt erröten, Angst treibt uns den Schweiß auf die Stirn. Diese Reaktionen der Haut auf heftige Gemütsbewegungen beruhen auf dem entwicklungsgeschichtlich gemeinsamen Ursprung von Haut und zentralem Nervensystem. Zudem zeigt sich die enge Verbindung zwischen Epidermis und Nervensystem deutlich, nämlich darin, dass das Nervensystem mit seinen freien Nervenendigungen bis in die mittlere Schicht der Epidermis und damit bis auf einen Millimeterbruchteil unter die Hautoberfläche reicht, sodass der über die Haut streichende Finger gleichsam auf den sensiblen Nerven liegt und wahrgenommen wird.

Die Sprache des Organs Haut wird häufig nicht verstanden. Dabei wäre genau dies dringend nötig. Denn Hautkrankheiten sind sehr verbreitet und nehmen immer mehr zu. In den vergangenen Jahrzehnten sind einige

Hautkrankheiten wie Psoriasis und Neurodermitis (atopische Dermatitis) bereits zu Volkskrankheiten geworden. Besonders bei Kindern treten Hautkrankheiten und Allergien immer häufiger auf. Hautkrankheiten wie Neurodermitis, Psoriasis, Akne, Herpes, Kontaktekzem und Nesselsucht werden als „psychosomatische Dermatosen" bezeichnet, weil sie somatisch gegeben, aber psychisch beeinflussbar sind. Sie sind meist genetisch veranlagt. Doch darüber, ob und wann die Krankheit ausbricht, wie sie sich manifestiert und wie lange sie andauert, entscheiden viele andere Faktoren mit, unter anderem Chemikalien, mechanische Hautreizungen und die Psyche. (Deutsches Ärzteblatt PP 1, November 2002).

Ätherische Öle wirken insbesondere im Zusammenhang mit einer **Massage** stärkend und entspannend auf Körper, Psyche und Immunsystem. Sie sind **Immunmodulatoren,** haben antioxidative und antimikrobielle Eigenschaften und sind deswegen bei vielen dermatologischen Erkrankungen zur topischen Behandlung indiziert.

Die Öle dringen, unterstützt von fetten Pflanzenölen, mit denen sie gemischt werden, entlang der Haarschäfte, der Schweiß- und Talgdrüsen und durch die Poren, v. a. aber über die lipiden Bestandteile der Oberhaut in das Unterhautfettgewebe ein. Dort werden sie vom Blutkreislauf und der Lymphe aufgenommen. Die Ausscheidung der Öle erfolgt über die Nieren, den Darm, die Lungen oder die Haut. Besonders im System der Grundregulation (auch als *Pischinger Raum* bezeichnet), das den Bereich der Kapillaren, Bindegewebszellen, vegetativen Nervenzellen und der Lymphwege beinhaltet, wirken die Öle auf die einzelnen Zellen regulativ.

Pflegende Öle

Sesquiterpenhaltige Öle (➤ 2.9) haben durch ihre **antiinflammatorischen** und **antihistaminischen** Eigenschaften ihren Schwerpunkt in der Beruhigung der Haut. Sie stabilisieren die Mastzellen und wirken deshalb auch antiallergisch. Ihr Resorptionsweg geht über Haar- und Drüsenzellen in der Haut.

Sesquiterpenhaltige Öle

Folgende Öle sind reich an Sesquiterpenen und Sesquiterpenolen. Sie schützen, pflegen und regenerieren die Haut, zudem wirken sie beruhigend auf die Psyche. Psyche und Haut haben eine Wechselwirkung (➤ Exkurs).

Zur Anwendung kommen folgende ätherischen Öle:

- **Elemi, Immortelle:** bei Ulzera, Abszessen, Furunkeln
- **Kamille blau, Schafgarbe:** bei Dermatosen, Ekzemen, Ulzera
- **Manuka:** insbesondere angezeigt bei bakteriellen Infektionen
- **Myrrhe:** bei Entzündungen und Geschwüren im Mundbereich, Narben
- **Narde, Patchouli, Vetiver, Amyris, Benzoe:** bei Dermatosen, Allergien, Varizen, Hämorrhoiden, Ekzemen, Akne und Narben sowie zur Haarpflege
- **Sandelholz, Ylang-Ylang, Zedernholz:** bei trockener, entzündeter Haut, Dermatosen und Pruritus sowie zur Haarpflege

Anwendung: Diese Öle können einzeln im fetten Öl oder als Mischung darin auf die betroffenen Stellen aufgetragen werden. Sie sind je nach Indikation oder Duftvorlieben auszuwählen und können auch anstelle der in den Rezepturen (➤ Kasten) angegebenen Öle verwendet werden. Zudem können die Mischungen in 1 EL Sahne verrührt als Badezusatz dienen. Weitere Anwendungen finden sich entsprechend den unten angegeben Rezepturen.

Monoterpenolhaltige Öle

Aufgrund ihres hohen Gehalts an Monoterpenolen wirken folgende Öle sowohl besonders pflegend als auch bakterizid und fungizid:

- **Rosengeranie:** bei juveniler Akne, Impetigo, Pruritus, wirkt sowohl hormonell ausgleichend als auch bakterizid
- **Neroli:** wirkt bakterizid, ist aber auch zur seelischen Wundheilung geeignet
- **Koriander, Basilikum:** zur Stimmungsaufhellung bei geistiger und nervöser Erschöpfung
- **Lavendel:** für alle Arten von Akne, ja Ekzemen, Furunkeln, Dermatosen
- **Rosenholz, Rose, Linaloeholz:** v. a. bei Dermatitis, Ulzera, Furunkeln
- **Thymian Ct. Linalool und Geraniol, Palmarosa:** insbesondere angezeigt bei *Candida*-Mykosen, Intertrigo

Anwendung: Diese Öle können einzeln im fetten Öl oder als Mischung darin auf die betroffenen Stellen aufgetragen werden. Sie sind je nach Indikation oder Duftvorlieben auszuwählen und können auch anstelle der in den Rezepturen (➤ Kasten) angegebenen Öle verwendet werden. Zudem können die Mischungen in 1 EL Sahne verrührt als Badezusatz dienen.

Antiinflammatorisch wirkende Öle

Bei leichten oberflächlichen Entzündungen wirken die folgenden Öle aufgrund ihrer synergistisch wirkenden Inhaltsstoffe antiinflammatorisch, beruhigend und hautregenerierend.

- **Lavandin, Lavendel:** das Allroundmittel bei Dermatitiden, Allergien, Wunden, Akne, Ekzemen, Furunkeln
- **Narde, Sandelholz, Galbanum:** wirken beruhigend bei Allergien und Dermatitiden
- **Schafgarbe, Kamille blau:** v. a. bei Ulzera, Ekzemen, Wunden und Hämorrhoiden, pflegen besonders die Schleimhäute
- **Lemongrass, Palmarosa:** sind angezeigt bei Akne, Ekzemen, sie fördern zugleich den Lymphfluss
- **Myrrhe:** geeignet für Ulzera im Mundbereich
- **Eukalyptus:** bei Impetigo
- **Orange:** bei infizierter Akne
- **Teebaum, Pfefferminze, Bergamotte:** bei infizierten Wunden, Akne, Mundulcera, Ekzemen, Pruritus
- **Cistrose, Benzoe, Immortelle:** bei Wunden, Dermatitis, wirken auch in tiefer liegenden Hautschichten
- **Galbanum, Niaouli:** bei Furunkel und Abszessen

Anwendung: Diese Öle können einzeln im fetten Öl oder als Mischung darin auf die betroffenen Stellen aufgetragen werden. Sie sind je nach Indikation oder Duftvorlieben auszuwählen und können auch anstelle der in den Rezepturen (➤ Kasten) angegebenen Öle verwendet werden. Zudem dienen die Mischungen in 1 EL Sahne verrührt als Badezusatz.

Epithelisierend wirkende Öle

Epithelisierend wirkende Öle regenerieren das Hautgewebe, d. h. sie fördern die Granulation und Gewebeneubildung von unten her bei verletzten Arealen. Zudem verhindern sie wuchernde Narbenbildung. Zur Anwendung kommen folgende ätherischen Öle:

- **Benzoe:** bei Verbrennungen, Erfrierungen
- **Kamille blau:** bei Haut- und Schleimhautläsionen
- **Lavendel, Lavandin, Speiklavendel:** bei Wunden, Verbrennungen, Verbrühungen
- **Niaouli:** bei Sonnenbrand, Strahlenschäden
- **Patchouli, Sandelholz, Karottensamen:** bei trockener, rissiger Haut, zur Narbenbildung
- **Pfefferminze, Ackerminze:** bei Wunden, auch zur Schmerzlinderung
- **Weihrauch, Cistrose, Galbanum, Myrrhe, Styrax:** bei Wunden, Ulzera, Altershaut

Anwendung: Diese Öle einzeln im fetten Öl oder als Mischung darin auf die betroffenen Stellen auftragen. Sie sind je nach Indikation oder Duftvorlieben auszuwählen und können auch anstelle der in den Rezepturen (➤ Kasten) angegebenen Öle verwendet werden. Zudem dienen die Mischungen in 1 EL Sahne verrührt als Badezusatz.

Bakterizid, antiviral und fungizid wirkende Öle

Bei stark infizierten Wunden sind folgende Öle bevorzugt einzusetzen.

- **Teebaum:** nachweislich bakterizid bei verschiedenen Keimen wie Staphylokokken, Corynebakterien, *Escherichia coli, Candida albicans* sowie bei Infektionen durch MRSA
- **Cajeput, Niaouli, Rosengeranie:** bei Staphylokokkeninfektion im Zusammenhang mit (juveniler) Akne, Psoriasis
- **Pfefferminze:** zur Kühlung, schmerzlindernd, indem es die Kälte- und Druckrezeptoren stimuliert und dadurch eine Veränderung der Kalziumkanäle bewirkt
- **Manuka, Lemongrass:** bei bakterieller Infektion und Pilzinfektion
- **Ravintsara:** bei Virenbefall
- **Thymian Ct. Linalool, Thymian Ct. Geraniol, Palmarosa:** durch den hohen Gehalt an Monoterpenolen sowohl pflegend als auch bakterizid und fungizid, besonders bei *Candida albicans*
- **Oregano, Thymian türkisch:** bei Impetigo, Infektionen durch MRSA, Akne, Furunkeln

Anwendung: Diese Öle können einzeln im fetten Öl oder als Mischung darin auf die betroffenen Stellen aufgetragen werden. Sie sind je nach Indikation oder Duftvorlieben auszuwählen und können auch anstelle der in den Rezepturen (➤ Kasten) angegebenen Öle verwendet werden. Zudem dienen die Mischungen in 1 EL Sahne verrührt als Badezusatz.

Lymphflussanregend wirkende Öle

Überall im Körper beginnen in den Zellzwischenräumen die Lymphkapillaren zunächst blind. Der größte Teil der Gewebsflüssigkeit fließt mit den Stoffwechselabbauprodukten der Körperzellen (etwa 18 Liter) wieder in die Blutkapillaren ein und zurück zum Herzen. Die restlichen zwei Liter Gewebsflüssigkeit dringen tiefer in die Gewebsspalten und versorgen auch entferntere Bereiche. Diese Flüssigkeit wird Lymphe genannt und ist eigentlich filtriertes Blut. Die Lymphkapillaren nehmen diese Flüssigkeit auf und vereinigen sich zu immer größeren Lymphgefäßen. Sie verlaufen meistens parallel zu den venösen Blutgefäßen u. vereinigen sich in den Lymphknoten, wo die Lymphe von Krankheitserregern, Fremdkörpern und Zelltrümmern gereinigt wird. Die Lymphe fließt sehr langsam, weil beim Lymphsystem nur die größeren Lymphgefäße von einer Muskelschicht umgeben sind und sich somit rhythmisch zusammenziehen können, um den Lymphfluss zu unterstützen. Ist der Lymphabfluss nicht mehr oder nur gering gegeben, entstehen Lymphödem als Ansammlung von Lymphe im Gewebe.

Lymphödeme können (selten) angeboren sein bei defekten Lymphkapillaren oder im Lauf des Lebens entstehen bei Erkrankungen der Lymphknoten, nach Operationen, Verletzungen, Infektionen (z. B. Erysipel). Lymphödeme entwickeln sich in der Peripherie.

Antiinfektiös wirkende Öle, durchblutungsfördernde, stoffwechselanregende, Gefäßwand stabilisierende Öle wirken sich positiv auf das **Lymphödem** aus, wenn man sie zusammen mit Lymphdrainage und Wickelungen anwendet. Lymphdrainagen und sanfte Massagen mit fetten und ätherischen Ölen können das Lymphödem reduzieren. Die Lymphdrainagen sollten von einem darin ausgebildeten Physiotherapeuten vorgenommen werden.

- **Amyris, Sandelholz, Patchouli, Lorbeer, Immortelle, Cistrose:** bei Lymphödem – gleich welcher Genese
- **Cajeput, Zypresse, Manuka, Schafgarbe, Lavendel:** bei Hämorrhoiden, Ödemen
- **Lemongrass, Grapefruit, Zitrone, Orange:** wirken vasodilatativ, bei Zellulite stoffwechselanregend und die Hautoberflache glättend
- **Muskatellersalbei:** bei Hämorrhoiden, Varikosen
- **Zedernholz:** bei Zellulite

Anwendung: Diese Öle können einzeln im fetten Öl oder als Mischung darin als Massageöl bei Lymphödem dienen und je nach Indikation oder Duftvorlieben ausgetauscht werden. Bei Hämorrhoidalleiden werden die Mischungen lokal aufgetragen (➤ Kasten).

Kosmetische Anwendungen

Grundlagen für Naturkosmetik

In der Naturkosmetikwerden nur rein pflanzliche Grundstoffe verwendet. Mandelöl, Traubenkernöl, Macadamianussöl, Nachtkerzenöl, Wildrosenöl, Kameliensamenöl, Jojobaöl und viele andere garantieren eine gute Hautverträglichkeit der Naturkosmetik. Sie lassen sich gut verteilen und ziehen schnell in die oberen Hautschichten ein. Dazu haben sie auch noch therapeutische, hautpflegende und feuchtigkeitsstabilisierende Eigenschaften.

GUT ZU WISSEN

Je mehr ungesättigte Fettsäuren ein Öl hat, umso besser dringt es in die tiefen Hautschichten ein, umso leichter oxidiert es aber auch. Je mehr gesättigte Fettsäuren ein Öl hat, umso schlechter wird es resorbiert. Die Reihenfolge der besten Aufnahme über die Haut ist folgende:
- Wildrose
- Nachtkerzenöl
- Mandelöl
- Jojobaöl

Im Gegensatz dazu stehen die Eigenschaften der **Mineralöle,** die in vielen konventionellen Kosmetikprodukten vorhanden sind. Sie dringen nicht in die Haut ein. Therapeutische Eigenschaften sind von Mineralölen nicht bekannt. Eingearbeitete ätherische Öle werden von der Haut aufgenommen, v. a., wenn die

5

Mineralöle mit Emulgatoren zu einer Lotion verarbeitet werden. **Natürliche Emulgatoren** (z. B. Solubol, Lecithin) sind notwendig zur Herstellung der Cremes und Emulsionen. 100 % naturreine ätherische Öle besitzen bereits gute desinfizierende Wirkung, weswegen der Einsatz von Konservierungsstoffen in Naturkosmetik reduziert werden kann.

5.10.2 Akne

Akne ist eine entzündliche, papulopustulöse Hauterkrankung, die meist im Gesicht, am Rücken und im Bereich der Brust auftritt. Ursache ist eine follikuläre Verhornungsstörung, die sowohl hormonell als auch psychisch bedingt sein kann. Oft liegt eine familiäre Disposition vor. Aber auch Propionibakterien, die ein Bestandteil der Hautflora sind, begünstigen in einer erhöhte Populationsdicht die Bildung von Akne.

Aus naturheilkundlicher Sicht sollte eine ganzheitliche Therapie bestehend aus einer Ernährungsumstellung auf basenreiche Ernährung, Leberentgiftung und Darmsanierung durchgeführt werden. Dies erfordert eine externe und interne Behandlung. **Ätherische Öle** sind ein wichtiger Baustein in der Aknetherapie. Sie werden **lokal aufgetragen,** wirken dadurch direkt auf die Pusteln antiseptisch und antiinflammatorisch, sind leicht zu handhaben und duften gut.

Zur Anwendung kommen folgende ätherischen Öle:

- **Niaouli, Rosengeranie, Teebaum:** geeignet bei juveniler Akne
- **Patchouli, Benzoe, Ylang-Ylang, Zedernholz, Sandelholz:** wirken hautberuhigend
- **Palmarosa, Neroli, Lavendel:** haben hautprotektive Eigenschaften
- **Bergamotte, Orange, Grapefruit, Lemongrass:** wirken bakterizid und vasodilatorisch
- **Kamille blau:** wirkt antiinflammatorisch
- **Petitgrain, Rosmarin, Kampfer, Speiklavendel, Myrte, Niaouli, Lorbeer, Teebaum:** geeignet bei infizierter Akne
- **Thymian Ct. Geraniol:** angezeigt bei Infektionen durch *Staphylococcus aureus*
- **Zitrone:** wirkt antiseptisch, lymphentstauend

Anwendung: 1 Tr. pur auf die betroffenen Stelle mit einem Wattestäbchen auftragen.

STUDIE

Die Wirkung von Teebaumöl gegen Akne wurde in einer Pilotstudie von Mitarbeitern des Royal Perth Hospital 2012 nachgewiesen. Aknepatienten wurden mit einem Gel eines 5-prozentigen Teebaumölzusatzes über 12 Wochen behandelt. Unter dieser Therapie verringerten sich die entzündeten Aknelàsionen und die wahrgenommene Öligkeit des Gesichts.

REZEPTUREN

Waschungen/Reinigung mit Hydrolaten

Einen Wattebausch mit Rosen- oder Pfefferminzwasser befeuchten und damit vorsichtig das Gesicht morgens und abends reinigen.

Sanftes Peeling

Zweimal wöchentlich 1 TL Reismehl in die Handfläche geben, mit ½ TL Wasser zu einem dickflüssigen Brei anrühren und im Gesicht kreisförmig sanft einreiben, anschließend gut abwaschen, danach Reinigung mit Rosenwasser.

Zum Desinfizieren/Adstringieren

Die Pusteln morgens und abends mit Niaouli, Teebaum, Palmarosa, oder Rosengeranie abtupfen.

Pflege

Nach der Reinigung wird die trockene und gereizte Haut mit einer der folgenden Mischungen gepflegt.

Überempfindliche Haut

- 4 Tr. Palmarosa
- 2 Tr. Lorbeer
- 2 Tr. Benzoe

In 50 ml Mandelöl oder Inkanussöl geben und auf die Haut auftragen.

Normale Haut

- 2 Tr. Lavendel
- 2 Tr. Rosengeranie
- 4 Tr. Petitgrain

In 30 ml Nachtkerzenöl und 20 ml Wildrosenöl geben und auf die Haut auftragen. Wildrosenöl und Nachtkerzenöl wirken antiinflammatorisch und hautpflegend. Wildrosenöl oxidiert sehr leicht. Zur Stabilisierung kann es mit 0,05 g Vitamin E (Tocopherol) in 50 g Gesamtmischung gegeben werden.

5.10.3 Viral bedingte Hauterkrankungen

Herpes simplex

Das Herpes-simplex-Virus (HSV) ist ein gegen den Zellkern gerichtetes (karyotropes) DNA-Virus der Herpes-Virus-Gruppe mit oraler (Typ 1) und genitaler Lokalisation (Typ 2). Letzterer ist durch eine höhere Rezidivrate gekennzeichnet. Die Viren sind in den Spinalganglien als **„sleeping virus"** lokalisiert und können erst dann aktiv werden, wenn die Nervenzellen aufgrund äußerlicher Einflüsse wie z. B. Noxen, Sonnenbestrahlung, Stress u. a. in demethyliertem Zustand vorliegen. Sie implementieren daraufhin ihre DNA in die Nervenzelle und vermehren sich auf diese Weise. In der Folge entwickeln sich typische Symptome wie Bläschenbildung, Entzündung und Schmerzen entlang der entsprechenden Versorgungssegmente.

Die Erfahrung hat gezeigt, dass **antiviral** wirkende ätherische Öle die Neigung zu Rezidiven verringern können. Die Öle haben z. T. eine kausale Wirkung, da sie z. B. die Replikationsrate der Viren vermindern (s. u.).

Die im Folgenden genannten Öle haben sich bei der Behandlung von Herpes labialis hervorragend bewährt. Am häufigsten wird Melissenhydrolat verwendet. Es bleibt dem Geschmack des Einzelnen überlassen, welches Öl bevorzugt wird.

- **Melissenhydrolat:** wirkt stärker viruzid als das ätherische Melissenöl durch seine, die Virenreplikation behindernden Arabinogalactane (hochmolekulare Zucker)
- **Pfefferminze:** wirkt anästhesierend und kühlend
- **Ravintsara, Rose:** haben viruzide, immunstimulierende Eigenschaften
- **Sandelholz:** antiviral wirksam, verstärkt Glutathion-*S*-Transferase-Aktivität. Glutathion-*S*-Transferasen (GST) sind eine Multigen-Familie von Enzymen, die viele verschiedene exogene und endogene Stoffe entgiften, seltener auch aktivieren. In der menschlichen Leber stellen sie bis zu 4 % der löslichen Proteine dar und katalysieren die Anlagerung von Glutathion an eine Vielzahl von potenziell genotoxischen Stoffen.
- **Teebaum:** viruzide Eigenschaften; **Cave:** trocknet u. U. die Haut stark aus, sie muss daher zusätzlich gepflegt werden, mit Sheabutter oder Lippenbalsam

Anwendung: Sobald sich die ersten Anzeichen eines Herpes labialis bemerkbar machen, 1 Tr. des Öls auf die betroffene Stelle geben und so oft wie möglich wiederholen. Zur Stabilisierung und Heilung der Haut ist eine gute Lippenpflege nötig, z. B. mit Sheabutter oder Macadamianussöl.

STUDIEN

- Es konnte in einer Studie gezeigt werden, dass Pfefferminzöl Herpes-simplex-Viren (HSV) angreift, bevor diese in die Wirtszelle eindringen. Pfefferminzöl hat also einen direkte viruzide Wirkung gegen HSV, auch gegen aciclovirresistente Viren. HS-Viren wurden zu 99 % beseitigt. Wegen seiner Lipophilie dringt Pfefferminzöl durch die Haut und ist ein gutes topisches Mittel gegen HSV. (Schuhmacher et al. 2003).
- Ebenso wurde von Schnitzler et al. 2001 die antivirale Wirkung von australischem Teebaumöl und Eukalyptusöl gegen HSV 1 und HSV 2 nachgewiesen. HSV1 wurden zu 98,2 % und HSV 2 zu 93 % eliminiert.

5

Herpes genitalis

Herpes genitalis gehört zu den sexuell übertragbaren Erkrankungen. Meist handelt es sich bei dieser Infektion über den HSV-Typ 2. Der HSV-Typ 1 wird durch Oralverkehr übertragen und betrifft ca. 10 % der Infektionen. Nach einer Erstinfektion durch geringste Hautläsionen treten die typischen Frühsymptome nach einer Inkubationszeit von 2–12 Tagen auf. Scheide/Penis sind gerötet, begleitet von einem unangenehmen Kribbeln oder Jucken, das später in ein stechendbrennendes Gefühl übergeht. Vergrößerte Lymphknoten sind in der Leiste tastbar. Nach wenigen Stunden, aber auch erst nach Tagen stellen sich schmerzhafte, gruppenförmig auf rotem Grund angeordnete mit durchsichtiger bis gelblich trüber Flüssigkeit gefüllte Bläschen ein. Diese Flüssigkeit ist hochinfektiös, da sie eine hohe Viruslast enthält. Die Bläschen entleeren sich nach und nach. Differenzialdiagnostisch müssen der syphilitische Primäraffekt und das Ulcus molle ausgeschlossen werden.

Die **antivirale Wirkung** der Öle besteht darin, dass die Replikation der Viren gehemmt wird.

- **Cajeput, Ravintsara, Teebaum:** gleichwertig antiviral wirksame Öle, die mehrmals täglich lokal appliziert werden
- **Niaouli:** wirkt stark antiviral

- **Rosengeranie, Rose:** antiinflammatorische sowie psychisch harmonisierende Eigenschaften

Anwendung: Mischungen oder Salbe gemäß der unten angegebenen Rezepturen herstellen, wobei die Einzelöle entsprechend der Symptomatik verändert werden können. Die Öle mehrmals täglich auf die betroffenen Stellen aufgetragen, um eine Weiterverbreitung der Viren zu verhindern.

REZEPTUREN

Antivirale Rezeptur bei Herpes genitalis

- 6 Tr. Lavendel
- 3 Tr. Teebaum
- 6 Tr. Rosengeranie
- 3 Tr. Niaouli

Ätherische Öle in 30 ml Jojobaöl oder Johanniskrautöl geben. Betroffene Stellen mehrmals täglich damit lokal aufbringen.

Salbe gegen Herpes labialis und genitalis

- 1 Tr. Ravintsara
- 4 g Bienenwachs
- 4 g Sheabutter
- 6 g Jojobaöl
- 6 g Aloe vera Öl
- 2 g Hanföl
- 1 g Melissenhydrolat

Bienenwachs, Sheabutter, Jojobaöl, Aloe-Vera-Öl erwärmen und kalt rühren, danach erst Hanföl, Melissenhydrolat und Ravintsara dazugeben. (Hanföl darf nicht erwärmt werden.)

5

Herpes zoster

Bei Herpes zoster handelt es sich um eine Zweitinfektion mit dem Varicella-Zoster-Virus. Typisch ist der halb- oder beidseitige Befall eines oder mehrerer Hautnervensegmente mit schmerzhaften und gruppiert stehenden Bläschen auf gerötetem Grund. Gefürchtet ist der postzosterische Schmerz, der zu einem jahrelang andauernden chronischen Schmerzsyndrom führen kann. Bei der Zosterneuropathie kommt es zur Zerstörung von Nervenzellen und zur Ansammlung von Astrozyten. Je nach Größe der Läsion können sich v. a. bei älteren Patienten kognitive Störungen einstellen, deren Ausmaß rückschließend über Standardtests für Hirnleistungsstörungen festgestellt werden kann.

Ätherische Öle werden hier vorrangig eingesetzt, um **Schmerzen** zu **lindern** und die **Effloreszenzen** zu **minimieren** bzw. deren Heilungsprozess zu beschleunigen. Eine Therapie sollte möglichst früh eingeleitet werden, um so dem chronischen Schmerzsyndrom entgegenzuwirken.

Folgende Öle haben sich erfahrungsheilkundlich bewährt:

- **Rosengeranie:** wirkt besonders antiinflammatorisch und ist zudem psychisch wirksam, sie gibt außerdem Gelassenheit, was wichtig ist, je nach Ausmaß der Erkrankung
- **Palmarosa:** hat sich aufgrund seiner antiinflammatorischen und analgetischen Eigenschaften bei Zoster erfahrungsheilkundlich besonders bewährt
- **Pfefferminze:** kühlende Wirkung, wurde zudem bei Herpesviren klinisch getestet
- **Teebaum, Ravintsara, Cajeput:** alle drei Öle wirken gleichwertig antiviral
- **Niaouli:** wirkt antiviral

Anwendung: Mischungen oder Salbe gemäß der unten angegebenen Rezepturen herstellen, wobei die Einzelöle entsprechend der Symptomatik verändert werden können. Die Öle mehrmals täglich auf die betroffenen Stellen aufgetragen, um eine Weiterverbreitung der Viren zu verhindern.

REZEPTUREN

Hydrolat oder Johanniskrautöl

Herpeserkrankungen können für den Betroffenen sehr schmerzhaft sein. Bei starker Berührungsempfindlichkeit ist es empfehlenswert, die ätherischen Öle auf die betroffenen Stellen zu sprühen.
In eine 100-ml-Pumpsprayflasche 40 ml Melissenhydrolat (oder Pfefferminzhydrolat) und 60 ml Johanniskrautöl abfüllen. In diese Mischung eine der beiden Grundmischungen geben (vor Gebrauch gut schütteln, da sich Öl und Hydrolat nicht verbinden).

Kühlende und erfrischende Grundmischung

- 5 Tr. Rosengeranie
- 5 Tr. Ravintsara
- 5 Tr. Pfefferminze
- 3 Tr. Bergamotte

In oben angegebene Mischung geben und so oft wie nötig auf die betroffene Stelle aufsprühen.

Hautregenerierende Grundmischung

- 5 Tr. Pfefferminze
- 2 Tr. Melisse
- 3 Tr. Lavendel
- 5 Tr. Rosengeranie
- 3 Tr. Palmarosa

In oben angegebene Mischung geben und so oft wie nötig auf die betroffene Stelle aufsprühen.

Kühlende und erfrischende Mischung bei Zoster/ Windpocken

- 5 Tr. Rosengeranie
- 5 Tr. Ravintsara
- 5 Tr. Niaouli
- 3 Tr. Palmarosa

In 5 ml Ethanol 96 % und 45 ml Melissenhydrolat geben. Mischung so oft wie nötig auf die betroffene Stelle aufsprühen.

Ölmischung für Zoster, auch zur Nachbehandlung

- 5 Tr. Rosengeranie
- 5 Tr. Niaouli
- 5 Tr. Ravintsara
- 5 Tr. Lavendel fein
- 2 Tr. Nelkenknospe (bei starken Schmerzen)

In 20 ml Calophyllum inophyllum und 30 ml Aloe vera oder Johanniskrautröl geben.

Verrucae vulgares (Warzen)

Bei der vulgären Warze handelt es sich um einen primär gutartigen Tumor, der durch humane Papillomviren (HPV) hervorgerufen wird. Sie zeichnet sich durch zunehmende Verhornung und Zerklüftung der Oberfläche aus. In der Umgebung entstehen durch Autoinokulation oft sog. Tochterwarzen. Die herkömmliche Therapie besteht in der Keratolyse oder Vereisung mit flüssigem Stickstoff.

Wird mit viruzid wirkenden Ölen therapiert, erfolgt eine kausale Behandlung. Diese kann zwar einige Monate dauern und erfordert Geduld, aber bei Erfolg verschwinden die Warzen. Es kann auch eine Kombination von herkömmlicher Therapie und Behandlung mit ätherischen Ölen durchgeführt werden.

Die **viruziden** Öle werden mehrmals täglich pur auf die Warze aufgetragen.

GUT ZU WISSEN

Um Erfolg zu haben, muss die Behandlung mehrere Wochen lang durchgeführt werden.

- **Teebaum, Ravintsara, Thymian Ct. Thymol:** wirken stark antiviral
- **Niaouli:** v. a. angezeigt bei Feigwarzen

Anwendung: Eines der Öle pur auf die Warzen auftragen mehrmals täglich.

REZEPTUREN

Warzen

- 1 Tr. Thymian Ct. Thymol
- 1 Tr. Ravintsara
- 1 Tr. Vanille

In 10 ml Jojobaöl geben. 1–2-mal täglich auf die Warze aufbringen.

5.10.4 Ätherische Öle bei bakteriellen Hautinfektionen

Hautinfektionen werden meist durch Staphylokokken oder Streptokokken hervorgerufen. Sie können als **Furunkel** (entzündeter Haarbalg), **Abszess, Erysipel** oder als **Paronychie** (Nagelbettentzündungen) auftreten.

- **Sandelholz:** angezeigt bei Furunkel, anderen Vereiterungen, besonders gegen *Staphylococcus aureus*
- **Rosenholz, Rose, Linaloeholz:** besonders geeignet bei Dermatitis, Furunkel
- **Kamille blau, Schafgarbe:** stark antiphlogistisch wirksam durch Chamazulen und Bisabolol
- **Lavandin:** unspezifische antiinfektiöse und antiinflammatorische Wirkung
- **Lavendel:** wirkt epithelisierend und antibakteriell (besonders gegen *Staphylococcus aureus)* sowie antiphlogistisch
- **Manuka:** angezeigt bei bakterieller Infektion und Pilzinfektion, wirkt hautregenerierend
- **Niaouli, Cajeput:** bei Staphylokokkeninfekton, bei Paronychie
- **Galbanum:** bei Ulzera, Abszessen, Furunkel, wirkt antiinfektiös, epithelisierend
- **Bergamotte:** bei Ekzemen, Pruritus
- **Eukalyptus globulus oder E. radiata:** bei Impetigo
- **Oregano, Thymian türkisch** bei Impetigo, MRSA; nur punktuell anwenden, da es stark hautreizend ist
- **Pfefferminze:** wirkt antiinflammatorisch, epithelisierend
- **Teebaum, Manuka, Lemongrass:** breites Spektrum antibakterieller Wirkungen

Anwendung: Diese Öle können einzeln im fetten Öl oder als Mischung darin auf die betroffenen Stellen aufgetragen und je nach Indikation oder Duftvorlie-

5

ben ausgetauscht werden. Bei sehr kleinen Hautarealen kann Lavendel, Teebaum, Pfefferminz, Manuka oder Sandelholz pur aufgetragen werden.

5.10.5 Furunkel und Abszess

Bei einem **Furunkel** handelt es sich um eine vom Haarfollikel ausgehende tiefe bakterielle, abszedierende Entzündung. Ein **Abszess** ist eine umkapselte Eiteransammlung in einer nicht präformierten Körperhöhle, die durch entzündliche Gewebeeinschmelzung entsteht. Der häufigste Erreger ist *Staphylococcus aureus.*

Furunkel oder Abszesse treten gehäuft bei latentem und manifestem Diabetes mellitus, bei gestörter Immunabwehr und bei Atopikern auf.

Zur Anwendung kommen folgende ätherischen Öle:

- **Cajeput, Teebaum, Manuka, Lemongrass:** sind im breiten Spektrum wirksam gegen Bakterien und Pilze
- **Galbanum:** wirkt antiinfektiös, bakterizid
- **Oreganum:** sehr stark bakterizid wirksam, nur punktuell anwenden, weil es stark hautreizend ist
- **Niaouli:** wirkt wie eine Zugsalbe
- **Sandelholz, Rosenholz, Linaloeholz:** haben zusätzlich zu ihrer hautfreundlichen Wirkung bakterizide Eigenschaften, sind aber nicht so stark entzündungshemmend
- **Galbanum:** besonders wirksam bei Abszessen

Anwendung: Mehrmals täglich 1 Tr. pur auf betroffene Stelle mit Watteträger auftragen.

REZEPTUREN

Stark antibakteriell wirkende Mischung

Diese Mischung hat eine der Zugsalbe ähnliche Wirkung.

- Niaouli
- Manuka
- Teebaum
- Cajeput

Zu gleichen Teilen mischen und mehrmals täglich unverdünnt auf die betroffene Stelle applizieren oder in Heilerde einarbeiten und auf die betroffene Stelle geben.

Kühlend wirkende Grundmischung

Diese kann als Alternative zu kühlenden desinfizierenden Umschlägen eingesetzt werden:

- 20 Tr. Niaouli
- 20 Tr. Galbanum
- 10 Tr. Cajeput
- 2 Tr. Schafgarbe
- 10 ml Johanniskrautöl

Mehrmals täglich damit die betroffene Stelle betupfen.

5.10.6 Erysipel

Die auch als Wundrose bezeichnete bakterielle Entzündung wird durch β-hämolysierende Streptokokken, manchmal auch Staphylokokken der Haut verursacht. Nach einer Bagatellverletzung als Eintrittspforte gelangen die Erreger in die Lymphspalten der Haut. Besonders häufig betroffen sind die **Beine** und das **Gesicht.** Innerhalb kurzer Zeit (Stunden oder wenige Tage) entwickelt sich eine zungenförmige, scharf begrenzte Rötung. Zusätzlich entstehen eine Schwellung mit Spannungsgefühl und Schmerzen sowie regionale Lymphknotenschwellung und Fieber. Das Erysipel tritt relativ häufig auf. Besonders gefährdet sind Menschen mit geschwächter Abwehrlage, z. B. Diabetiker.

Ätherische Öle **unterstützen** die **Antibiotikatherapie** und wirken antiinflammatorisch, bakterizid sowie hautregenerierend. Bevorzugt einzusetzen sind **Manuka, Galbanum, Teebaum, Niaouli, Lavendel, Lorbeer, Lemongrass** aufgrund ihrer ausgeprägten antibakteriellen und gleichzeitig hautregenerierenden Eigenschaften.

REZEPTUREN

Antiinflammatorisch und analgetisch wirkende Grundmischung

- 10 Tr. Lemongrass
- 5 Tr. Manuka
- 5 Tr. Niaouli
- 3 Tr. Lavendel
- 3 Tr. Lorbeer
- 20 ml Johanniskrautöl
- 30 ml Mandelöl

Die ätherischen Öle in das Gemisch aus Johanniskraut-, und Mandelöl geben und die betroffene Stelle mehrmals täglich damit behandeln. Diese Mischung kann auch in Quark direkt aus dem Kühlschrank eingearbeitet (evtl. ohne fette Öle) und auf die betroffenen Stellen aufgetragen werden. Damit wird gleichzeitig ein kühlender Effekt erzielt, weshalb die Anwendung wie Wadenwickel fiebersenkend wirkt.

5.10.7 Panaritium (Paronychie)

Diese eitrige Entzündung in der Umgebung des Nagels wird durch *Staphylococcus aureus* hervorgerufen, der in kleine Verletzungen des Nagelwalls (Paronychium) eindringt. Die schmerzhafte Entzündung beginnt meist an einer Stelle des Paronychiums und umschließt im weiteren Verlauf den gesamten Nagel. Starker pochender Schmerz weist auf eine Ausbreitung in die Tiefe hin.

Das entzündete Nagelbett am Finger oder an der Zehe kann sehr gut mit Umschlägen von Retterspitz® (enthält u. a. ätherische Öle wie Thymol, Bergamotte, Rosmarin) und einem Okklusivverband mit Ilon®-Abszess-Salbe (enthält Lärchen-Terpentin, Eukalyptus, Rosmarin, Thymian, Colophonium) behandelt werden. Die Therapie sollte frühzeitig beginnen und mehrmals täglich durchgeführt werden.

- Bevorzugt eingesetzt werden **Manuka, Niaouli, Origanum.**
  - Sehr gute Erfolge wurden mit Niaouli-Kompressen erzielt: Heilerde gut mit Niaouli tränken, auf den Nagel aufbringen, mit einem Tuch umwickeln. Morgens und abends den Verband wechseln.
  - Vor der Behandlung mit Niaouli wird ein 30 minütiges warmes Kernseifen-Tauchbad zum Aufweichen empfohlen.
- Es kann ebenso mehrmals täglich Lavendel fein pur aufgetragen werden.

5.10.8 Ätherische Öle bei Pilzinfektionen (Mykosen)

Pilzinfektionen (Mykosen) der Haut können durch Dermatophyten (Fadenpilze), Hefepilze (v. a. Candida-Arten) und Schimmelpilze (D-H-S-System) hervorgerufen werden. Am häufigsten treten Fadenpilzerkrankungen auf, bevorzugt in den Zehenzwischenräumen und an den Nägeln. Gehäuft siedeln sich humanpathogene Pilze nach längerer immunsupprimierender Therapie, nach lokaler Kortikoidtherapie, bei Atopikern und bei Menschen höheren Alters an. Typisch für Pilzbefall der Haut sind umschriebene, scharf begrenzte, leicht schuppende und randständig gerötete Herde, die leicht jucken. Sie können sich an allen Körperstellen ausbilden, bevorzugt jedoch an schwitzenden, versteckten Stellen.

Verschiedene ätherische Öle haben fungizide Eigenschaften und können somit auch als kausale Therapie eingesetzt werden. Zudem wirken sie hautregenerierend und antiinflammatorisch. **Teebaum** ist das wichtigste Öl in der Therapie bei allen Arten von Hautmykosen aufgrund seiner ausgeprägt fungiziden Wirkung. Gleichzeitig sollte die Haut mit einem pflegenden Öl oder Sheabutter behandelt werden, da Teebaumöl die Haut stark austrocknet.

Spezielle Pilze: Trichophyton

Trichophyton gehört zur Gattung der Schlauchpilze. Fadenpilzerkrankungen werden genauer als Dermatophytosen (Tinea) Die Erkrankung betrifft meist oberflächliche Hautschichten und dringt nur selten tief bis in die Dermis und Subkutis ein. So können bei der Tinea sowohl verhornte Hautpartien, als auch Nägel und Haare befallen sein.

- **Cajeput, Zitrone, Teebaum, Lemongrass, Manuka, Vetiver** sind speziell bei Trichophytonarten angezeigt
- **Speiklavendel:** Erfahrungsheilkundlich liegen Erfolge vor bei Tinea pedis.

Spezielle Pilze: Mikrosporen

Bei der Mikrosporie handelt es sich um eine sehr ansteckende Hautpilzinfektion mit Fadenpilzen, die zur Gattung Microsporum gehören und als Dermatophyten bezeichnet werden. Die Mikrosporie äußert sich in Form von rundlich wachsenden, geröteten und juckenden Entzündungsherden. Neben der Haut ist v. a. auch der behaarte Kopf befallen, oft kommt es durch die Erkrankung dann zu Haarausfall. Verursacht wird die Mikrosporie in den meisten Fällen durch den Pilz *Microsporum canis.* Der Parasit ist meist auf der Haut von Tieren zu finden, v. a. bei Hunden, Katzen und Meerschweinchen. Die Übertragung auf den Menschen erfolgt durch die bloße Berührung der Tiere.

Kümmel, Petitgrain, Eucalyptus citriodora, Sandelholz sind besonders geeignet bei Mikrosporen.

Spezielle Pilze: Candidosen

- **Rosengeranie:** gute Erfolge bei Candidosen, ist aber auch hilfreich gegen Dermatophyten und Onychomykose
- **Palmarosa:** fungizide Eigenschaften besonders bei Candidosen, ist auch antiinflammatorisch und analgetisch wirksam
- **Patchouli:** gut wirksam bei Candidosen, stark hautregenerierend

Spezielle Pilze: Malasseziaarten

Tinea versicolor ist eine Pilzinfektion der äußersten Schicht der Haut, die verfärbte, schuppige Flecken verursacht. **Malassezia furfur** ist gewöhnlich ein harmloser Pilz, der normalerweise auf der Haut lebt, der aber bei manchen Menschen Tinea versicolor/ Pityriasis versicolor (Kleieflechte) verursacht. Die meisten Betroffenen sind gesund. Manche Menschen können eine genetische Veranlagung für ein übermäßiges Wachstum dieses Pilzes haben.

Zu weiteren Risikofaktoren für Tinea versicolor zählen Hitze und Feuchtigkeit und ein durch Kortikosteroidanwendung, Schwangerschaft, Unterernährung, Diabetes oder durch andere Krankheiten geschwächtes Immunsystem.

- **Zedernholz, Sandelholz, Vetiver, Teebaum, Oreganum:** kommen insbesondere zum Einsatz bei Malasseziaarten.
- **Zitrone, Palmarosa, Patchouli, Lemongrass:** sind v. a. angezeigt bei Epidermophytenarten

Anwendung: Betroffene Stellen mehrmals täglich mit einem der ausgewählten Öle über mehrere Wochen einreiben.

TIPP

Bei Tinea versicolor ist es sinnvoll, die ätherischen Öle in etwas Alkohol zu lösen und danach in ein Hydrolat zu geben, da der Pilz ein verstärktes Wachstum im Zusammenhang mit fetten Ölen zeigt.

5.10.9 Intertrigo

Die Intertrigo, die auch als Wundsein, Hautwolf oder Wolf bezeichnet wird, ist eine hochrote, nässende Hautläsion, die durch Mazeration der Haut gekennzeichnet ist und sich infolge der Einwirkung von Feuchtigkeit, Wärme und bakterieller oder mykotischer Besiedelung entwickelt. Prädestiniert sind diejenigen Stellen, auf denen Haut auf Haut liegt, wie in den Achselhöhlen, den Leisten und am Damm. Durch Schwitzen und Reibung entsteht die Hautläsion.

- **Lavendel:** wirkt antiinflammatorisch, beruhigend und sollte immer in der Mischung enthalten sein
- **Teebaum, Neroli, Manuka:** haben antiseptische und hautregenerierende Eigenschaften
- **Palmarosa, Rosengeranie, Rosmarin Ct. Verbenon:** antimykotisch *(Candida albicans)*

Anwendung: Betroffene Stellen mehrmals täglich mit einem der ausgewählten Öle über mehrere Wochen einreiben.

REZEPTUREN

Diese Mischung mit ihren antiseptischen und antiinflammatorischen Eigenschaften hat sich in der Krankenpflege bewährt.

- 10 Tr. Teebaum
- 10 Tr. Lavendel
- 5 Tr. Palmarosa
- 50 ml Mandelöl

Die ätherischen Öle in das fette Öl geben. Die betroffenen Stellen mehrmals täglich nach der Reinigung und gutem Abtrocknen der Haut bis zur vollständigen Heilung damit einreiben; eine Kompresse auflegen, damit nicht Haut auf Haut liegt.

5.10.10 Soor der Mundschleimhaut (Stomatitis)

Kennzeichnend hierfür sind weiße, abstreifbare Beläge auf geröteter, schmerzhafter und leicht verletzlicher Mundschleimhaut. Solche Veränderungen treten häufig nach Behandlung mit einem Antibiotikum auf.

Antimykotisch wirksam sind **Myrrhe, Teebaum, Zitrone** und **Palmarosa.**

REZEPTUREN

Mundwasser

- 3 Tr. Myrrhe
- 5 Tr. Teebaum
- 2 Tr. Palmarosa
- 30 ml Rosenhydrolat

Die ätherischen Öle in das Rosenhydrolat geben und in einer Braunglasflasche verschütteln. Mehrmals täglich die befallenen Stellen damit betupfen. Statt Rosenhydrolat kann auch Sanddornfruchtfleischöl verwendet werden. Es hat sich auch bewährt, Sanddornfruchtfleischöl pur (ohne ätherische Öle) auf die betroffenen Stellen aufzupinseln.

Mundspüllösung bei Mundsoor

- 15 Tr. Teebaumöl
- 15 Tr. Manuka
- 15 Tr. Palmarosa
- 15 Tr. Lavendel fein

In 100 ml Thymianhydrolat geben. Mehrmals täglich den Mund damit über mehrere Minuten ausspülen.

5.10.11 Tinea pedis, Onychomykose

Der häufigste Erreger dieser langsam die Nagelplatte zerstörenden Pilzinfektion der Finger- und/oder Zehennägel ist *Trichophyton rubrum.* Er macht etwa 84 % der Dermatophytenisolate aus, gefolgt von *Trichophyton interdigitale (mentagrophytes).* Ist letzterer der Haupterreger, erfolgt Rhagadenbildung, Mazeration und randständige Schuppung im 3. und 4. Interdigitalraum. Bei Befall der Fußsohle mit schuppender, verdickter Hyperkeratose, Jucken, Schmerzen und Bläschenbildung ist der Erreger *Trichophyton rubrum.* Infizierte Zehennägel verdicken und deformieren sich.

TIPP

Eine Behandlung mit ätherischen Ölen ist immer sehr langwierig, und oft wird der gewünschte Erfolg nicht erreicht. Das Öl sollte täglich mehrmals pur aufgetragen werden. Geduld und Disziplin sind erforderlich.

- **Cajeput, Eucalyptus citriodora, Lemongrass:** wirken sowohl bei Tinea pedis als auch bei Onychomykosen
- **Manuka, Vetiver:** speziell bei Tinea pedis, da beide Öle hautregenerierend wirken
- **Thymian Ct. Thymol:** das stark wirksame Öl soll nur punktuell aufgetragen werden
- **Teebaum:** das in seiner Wirksamkeit bei Onychomykosen am besten untersuchte Öl

Anwendung: Betroffene Stellen mehrmals täglich mit einem der ausgewählten Öle über mehrere Wochen einreiben. Bei Onychomykose sollte der Nagel mit Sandpapier/Feile angeraut werden.

REZEPTUREN

Ölmischung gegen Nagelpilz

- 10 Tr. Niaouli
- 5 Tr. Thymian Ct. Thymol
- 7 Tr. Teebaum
- 3 Tr. Bergbohnenkraut
- 5 Tr. Rosengeranie

In 20 ml Mandelöl geben, 2-mal täglich auf die Nägel auftragen.

Teebaum-Pflegeöl bei Nagelpilz

- 10 Tr. Teebaum
- 10 Tr. Lavendel fein
- 5 Tr. Palmarosa

In 20 ml Jojoba oder Mandelöl geben. 1–2-mal täglich die betroffenen Stellen oder den Nagel mit Nagelbett einmassieren. Die Mischung ist hilfreich bei Haut- oder Nagelpilz.

Teebaumöl extra stark für Hand- oder Fußbad

Teebaum-, Manuka-, Lavendel fein. Öle zu gleichen Teilen in einem 5 ml-Fläschchen mischen. 2–3 Tr. dieser Mischung auf einen TL Salz in das Hand- bzw. Fußbad geben.

STUDIEN

Teebaumöl: In einer randomisierten Doppelblindstudie wurden Patienten mit Onychomykosen über max. 36 Monate begleitet. Die Verumgruppe bekam eine Mischung aus 2-prozentigem Butenafin mit 5-prozentigem Teebaumöl 2-mal täglich verabreicht.
Nach 16 Wochen waren 80 % der Verumgruppe geheilt im Gegensatz zur Placebogruppe. Dort wurde keinerlei Erfolg verzeichnet. In der weiteren Beobachtungszeit stellte sich in der Verumgruppe kein Rückfall ein, in der Placebogruppe wurde keine Verbesserung erzielt (Syed et al 1999).

5.10.12 Leitsymptom: gereizte, entzündete Haut

Gereizte und entzündete Haut entwickelt sich infolge von Dermatitiden und Ekzemen verschiedenster Ursachen. Typische Symptome sind Rötung, Schwellung und Schmerzen, evtl. auch schuppende, trockene Hautveränderung mit Rhagaden oder Mazerationen der Haut.

Ätherische Öle

Ätherische Öle werden mit einem Trägeröl auf die betroffenen Stellen aufgetragen, um schmerzlindernd, entzündungshemmend und regenerierend auf die Haut einzuwirken und das Hautbild zu beruhigen. Hier haben die Trägeröle eine besondere Bedeutung. Folgende Öle sind reich an Sesquiterpenen und Monoterpenolen; damit haben sie neben der **antiinflammatorischen** und **bakteriziden** Eigenschaft hautpflegende und **epithelisierende** Wirkungen.

Hautregenerierende Eigenschaften

- **Rosengeranie, Palmarosa, Rosenholz, Rose, Thymian Ct. Linalool und Ct. Geraniol, Lavendel, Lavandin:** sanfte hautpflegende Öle, die stark gegen Bakterien und Pilze wirksam sind
- **Kamille blau, Schafgarbe:** bevorzugt bei Schleimhautproblemen einzusetzen
- **Sandelholz, Narde, Patchouli, Benzoe, Vetiver, Immortelle, Zedernholz, Ylang-Ylang, Johanniskraut:** wirken stark hautregenerierend und gegen Pruritus wegen des hohen Sesquiterpengehalts; haben zudem hautberuhigende Eigenschaften
- **Myrrhe:** besonders geeignet bei Fingerkuppenrhagaden
- **Neroli:** Nerventonikum

Anwendung: 10 Tr. verschiedener ätherischer Öle mit 50 ml Trägeröl mischen und auf die betroffene Stellen mehrmals täglich auftragen. Die Ölauswahl erfolgt je nach Symptomatik.

Hohe Keimbesiedelung und starke Entzündung

- **Eucalyptus globulus, Teebaum:** bakteriostatisch und fungizid wirksam
- **Wintergrün:** (Methylsalicylhaltig, keratolytische Wirkung), antiinflammatorisch

Anwendung: 10 Tr. verschiedener ätherischer Öle mit 50 ml Trägeröl mischen und auf die betroffene Stellen mehrmals täglich auftragen. Die Ölauswahl erfolgt je nach Symptomatik.

Fette Öle

Normale Haut

- **Borretsch-Samen, Calophyllum:** haben einen intensiven Eigengeruch, sie wirken gegen Pruritus und sind stark hautregenerierend
- **Wildrosenöl:** gegen Hautentzündungen
- **Olivenöl:** nährend, regenerierend, für jeden Hauttyp geeignet
- **Jojoba:** für jeden Hauttyp geeignet, kühlende Eigenschaften
- **Mandelöl:** für jeden Hauttyp geeignet, wirkt leicht wärmend
- **Kokosfett:** wirkt kühlend
- **Sanddornfruchtfleischöl:** wegen der starken Färbung nicht pur anwenden (auch in 1-prozentiger Mischung noch färbend), wirkt stark bei entzündlichen Dermatitiden
- **Johanniskrautöl (Rotöl):** bei stark entzündeter, schmerzhafter Haut; in einer Mischung mit Mandelöl anwenden
- **Nachtkerzenöl:** wirkt trocknend auf die Haut, antiallergisch

Anwendung: 10 Tr. verschiedener ätherischer Öle mit 50 ml Trägeröl mischen und auf die betroffene Stellen mehrmals täglich auftragen. Die Ölauswahl erfolgt je nach Symptomatik.

Trockene Haut

- **Aloe-Vera-Öl:** spendet Feuchtigkeit, kühlt
- **Arganöl:** bei rauer, schuppiger und trockener Haut
- **Inkanussöl:** enthält Omega 3 und Omega 6 Fettsäuren, bei geröteter, gereizter und reifer Haut
- **Kameliensamenöl:** bei Allergien und extrem empfindlicher Haut

Anwendung: 10 Tr. verschiedener ätherischer Öle mit 50 ml Trägeröl mischen und auf die betroffene Stellen mehrmals täglich auftragen. Die Ölauswahl erfolgt je nach Symptomatik.

5.10.13 Windeldermatitis

Die Windeldermatitis ist eine Sonderform des **toxischen Kontaktekzems.** Sie beginnt bevorzugt in den Leistenbeugen und perianal. Stuhl und Urin reizen die zarte Säuglingshaut stark. Die entzündlich veränderte und teilweise auch schon mazerierte Haut zusammen mit dem Mikroklima der feuchten Kammer sind idealer Nährboden für die Vermehrung pathogener Keime. 75 % der Windeldermatitiden sind mit Hefepilzen, seltener mit Staphylokokken besiedelt. Eine Windeldermatitis kann sich nicht nur auf der Säuglingshaut entwickeln, sondern auch bei inkontinenten Erwachsenen.

Hier werden Öle mit **antimykotischer, antiinflammatorischer** und **hautschützender Wirkung** eingesetzt.

- **Palmarosa, Rosengeranie, Rosenholz:** wirken hautregenerierend, antimykotisch, antibakteriell
- **Sandelholz, Lavendel:** antibakteriell, antipruriginös, hautregenerierend wirksam
- **Manuka, Niaouli, Patchouli:** wirken antibakteriell, antiinflammatorisch, epithelisierend
- **Neroli:** ist antibakteriell, hautpflegend, auch für Kinderhaut gut geeignet

Anwendung: 10 Tr. verschiedener ätherischer Öle mit 50 ml Trägeröl mischen und auf die betroffene Stellen mehrmals täglich auftragen. Die Ölauswahl erfolgt je nach Symptomatik.

REZEPTUREN

Windeldermatitis bei inkontinenten Erwachsenen

- 5 Tr. Lavendel
- 5 Tr. Manuka
- 3 Tr. Rosengeranie
- 2 Tr. Niaouli
- 50 ml Johanniskrautöl oder Olivenöl

Die ätherischen Öle in das Johanniskraut- oder Olivenöl geben und mehrmals täglich auf die betroffenen Stellen auftragen.

Salbe bei Windeldermatitis

- 5 g Bienenwachs
- 20 g Johanniskrautöl
- 20 g Mandeöl
- 5 Tr. Bergamotte
- 3 Tr. Teebaum
- 2 Tr. Benzoe Siam
- 2 Tr. Karottensamen
- 5 Tr. Patchouli
- 2 Tr. Rosengeranie

Bienenwachs mit den fetten Ölen auf dem Wasserbad schmelzen, erst nach dem kalt rühren die ätherischen Öle zugeben, da es sonst keine geschmeidige Konsistenz ergibt.

5.10.14 Neurodermitis

Von der Neurodermitis (auch atopische Dermatitis, endogenes oder atopisches Ekzem genannt) sind in erster Linie Kinder betroffen. Leitsymptome sind **starker Juckreiz** und **trockene Haut.** Es handelt sich hierbei um eine erbliche Dispositionskrankheit, wobei die aus umfangreichen aus Stammbaum- und Zwillingsuntersuchungen gewonnenen Daten mit dem Modell der multifaktoriellen Vererbung mit Schwellenwert vereinbar sind. Sobald ein von Umweltfaktoren abhängiger und individuell variabler Schwellenwert überschritten wird, schlägt die Disposition in Krankheit um. Solche Triggerfaktoren sind:

- Irritationen der Haut (z. B. Waschgewohnheiten, Wasserhärte, Kleidung, Schweiß)
- Psychische Faktoren (Stress)
- Keimbesiedlung der Haut
- Allergische Reaktionen (Tierhaare, Pollenallergie, Nahrungsmittel)
- Sonnenlichtdefizit (Verschlechterung in den Wintermonaten)

Ätherische Öle

- **Cistrose:** das Öl der Wahl bei Neurodermitis, in der Literatur beschrieben als das Öl für das „zerknitterte Seelchen"
- **Benzoe:** wirkt auf die Haut balsamisch und auf die Psyche beruhigend. Benzoe enthält 60–80 % aromatische Ester, die dieses ätherische Öl besonders hautfreundlich und stark hautregenerierend machen. Es kann gut bei trockener, rissiger Haut, bei Narben und Wundliegen verwendet werden. Zudem wirkt es beruhigend und stimmungsaufhellend, was der Haut auch zugutekommen kann.
- **Lavendel:** wirkt hautberuhigend und regenerierend, antiallergisch
- **Rose, Rosengeranie:** haben hautregenerierende, kühlende und stärkende Eigenschaften, heilen auch seelische Wunden
- **Sandelholz, Narde, Manuka :** antihistaminisch wirksam, beruhigend, gut bei trockener, irritierter, juckender Haut, stabilisiert die Haut und die Psyche

5

- **Zeder:** geeignet bei juckender Haut, wirkt antihistaminisch
- **Karottensamen:** umhüllt psychisch, fördert die Zellregenration

Anwendung: In den nachfolgenden Rezepturen (➤ Kasten) sind mehrere angegeben, weil die Bevorzugung des Dufts der Ölmischung individuell verschieden ausfällt. In ihrer Wirksamkeit sind die einzelnen Mischungen gleichwertig. Statt der Mischung kann auch ein einzelnes ätherisches Öl in fettes Öl gegeben werden. Es ist sinnvoll, die Mischungen immer wieder zu wechseln, damit die Haut nicht durch die dauerhafte Nutzung eines Öls gereizt wird. Die Ölmischungen mehrmals täglich auf die betroffenen Stellen auftragen.

Fette Öle

Dermatologisch wurden bei Neurodermitis als fette Öle Nachtkerzen-, Hanf-, Wildrosen- und Sanddornfruchtfleischöl getestet. Es zeigte sich hierbei eine juckreizlindernde, die Haut glättende und antiinflammatorische Wirkung. Kokosfett als Grundlage kühlt auf der Haut. Das ätherische Sandelholzöl verstärkt den antipruriginösen Effekt dieser Öle.

Bei Sanddornfruchtfleischöl muss auf die mögliche Verfärbung von Kleidung hingewiesen werden. Um dies zu vermeiden, kann auch täglich ½ TL Sanddornfruchtfleischöl eingenommen werden.

REZEPTUREN

Kühlende Grundmischung

- 5 Tr. Sandelholz
- 1 Tr. Cistrose
- 1 Tr. Benzoe
- 1 Tr. Narde
- 5 Tr. Sanddornfruchtfleischöl
- 40 ml Kokosöl
- 20 ml Nachtkerzenöl

Die ätherischen Öle in das Gemisch aus Kokos, Nachtkerzen- und Sanddornfruchtfleischöl geben. Mehrmals täglich damit die betroffenen Stellen behandeln, bis sich die Haut regeneriert hat. Die kühlende Wirkung entsteht durch das Kokosöl.

Herb riechende Grundmischung

- 5 Tr. Sandelholz
- 1 Tr. Narde
- 2 Tr. Cistrose
- 50 ml Nachtkerzenöl
- 3 Tr. Sanddornfruchtfleischöl

Die ätherischen Öle in das Gemisch aus Nachtkerzen- und Sanddornfruchtfleischöl geben. Mehrmals täglich damit die betroffenen Stellen behandeln, bis sich die Haut regeneriert hat.

Balsamisch riechende Grundmischung

- 5 Tr. Sandelholz
- 2 Tr. Rosenholz
- 3 Tr. Benzoe
- 50 ml Nachtkerzenöl
- 3 Tr. Sanddornfruchtfleischöl

Die ätherischen Öle in das Gemisch aus Nachtkerzen- und Sanddornfruchtfleischöl geben. Mehrmals täglich damit die betroffenen Stellen behandeln, bis sich die Haut regeneriert hat.

Frischblumig riechende Grundmischung

- 5 Tr. Neroli
- 3 Tr. Lavendel
- 1 Tr. Rose
- 1 Tr. Zedernholz
- 50 ml Nachtkerzenöl
- 3 Tr. Sanddornfruchtfleischöl

Die ätherischen Öle in das Gemisch aus Nachtkerzen- und Sanddornfruchtfleischöl geben. Mehrmals täglich damit die betroffenen Stellen behandeln, bis sich die Haut regeneriert hat.

Krautig riechende Grundmischung

- 2 Tr. Lavendel fein
- 4 Tr. Litsea
- 2 Tr. Neroli
- 1 Tr. Galbanum
- 1 Tr. Karottensamen
- 1 Tr. Cistrose
- 1 Tr. Manuka
- 1 Tr. Rose
- 20 g Nachtkerzenöl
- 80 g Mandelöl

Die ätherischen Öle in das Gemisch aus Nachtkerzen- und Mandelöl geben. Mehrmals täglich damit die betroffenen Stellen behandeln, bis sich die Haut regeneriert hat.

Neurodermitiscreme

- 50 g Sheabutter
- 20 g Kokosfett
- 20 g Nachtkerzenöl
- 5 g Wildrosenöl
- 5 g Enziantinktur
- 5 Tr. Lavendel
- 2 Tr. Cistrose

- 2 Tr. Karottensamen
- 5 Tr. Bergamotteminze

Sheabutter zuerst kalt anrühren, dann Kokosfett und die fetten Öle dazu rühren, Enziantinktur und ätherische Öle zugeben. Die Haut reagiert auf Bitterstoffe mit einer verstärkten Lipidbildung.

Sanddornfruchtfleischöl

Gute Erfolge werden erzielt, wenn der Patient die betroffenen Stellen nur mit reinem Sanddornfruchtfleischöl einreibt. Der Patient muss darauf hingewiesen werden, dass das Sanddornfruchtfleischöl sehr stark färbt. Da es trocknend wirkt, sollte die Haut, nachdem das Sanddornfruchtfleischöl aufgenommen wurde, mit Sheabutter, Kokos- oder Macadamianussöl gepflegt werden.

Rosenwasser

Der Pruritus kann wesentlich gemildert werden durch Aufsprühen von Rosenwasser. Hier wirkt der Inhaltsstoff Phenylethanol, den man früher als Lokalanästhetikum einsetzte. Insbesondere bei Kindern ist diese Anwendung hilfreich.

TIPP

Bei der oben angegebenen Neurodermitiscreme (➤ Kasten) bitte auf Folgendes achten:

- Nicht dauerhaft die gleichen fetten Öle und ätherischen Öle verwenden, immer wieder wechseln. Nachtkerzenöl, Inkanussöl, Kameliensamenöl, Maracujasamenöl, Borretschöl und Arganöl können ausgetauscht werden.
- Auch bei den ätherischen Ölen wechseln: Sandelholz, Neroli, Zeder, Ylang-Ylang, Bergamotte, Rosengeranie, Koriander, Palmarosa sind juckreizstillende Öle.

5.10.15 Fingerkuppenekzem (Pulpitis sicca)

Dieses Ekzem ist ein Ausdruck der atopischen Dermatitis. Hierbei kommt es zu sehr schmerzhafter, trockener, schuppiger, teils rissiger Haut der Fingerkuppen. Hilfreich ist ein **Okklusivverband** aus einer Mischung aus fettem Öl (➤ Rezepturen) mit Rosengeranie, Myrrhe, Lavendel und Niaouli, die über Nacht einwirken kann.

Zur Anwendung kommen folgende ätherischen Öle:

- **Myrrhe, Weihrauch, Benzoe:** wirken wundheilend, hautregenerierend und antiinflammatorisch
- **Lavendel, Niaouli:** haben epithelisierende Eigenschaften
- **Rosengeranie, Palmarosa:** fungizid und antibakteriell wirksam
- **Narde, Sandelholz:** wirken antihistaminisch, epithelisierend sowie zellmembranstabilisierend

Anwendung: Diese Öle können einzeln im fetten Öl oder als Mischung in Form eines Verbands einsetzen werden. Sie sind je nach Indikation oder Duftvorlieben auszuwählen und können auch anstelle der in den Rezepturen (➤ Kasten) angegebenen Öle verwendet werden.

REZEPTUREN

- 10 Tr. Myrrhe
- 5 Tr. Lavendel
- 5 Tr. Niaouli
- 3 Tr. Rosengeranie
- 30 ml Avocadoöl
- 40 ml Calendulaöl
- 20 ml Wildrosenöl
- 5 Tr. Sanddornfruchtfleischöl

Die ätherischen Öle in das Gemisch aus Avocado-, Calendula-, Wildrosen und Sanddornfruchtfleischöl geben. Eine Kompresse damit tränken und als Okklusivverband über Nacht anwenden. Tagsüber mehrmals damit die Fingerkuppen einreiben.

5.10.16 Dermatitis solaris (Sonnenbrand)

Verursacht wird ein Sonnenbrand durch Ultraviolett-Anteile (UV-B) in der Sonnenstrahlung, wenn die Haut längere Zeit dieser Strahlung ungeschützt ausgesetzt ist. Je nach Pigmentierungstyp kann ein Sonnenbrand durch eine hohe Bestrahlungsdosis schon nach 10 Minuten entstehen. Hierbei kommt es zu einer **Entzündungsreaktion** wie bei einer **Verbrennung.** Dadurch werden vermehrt Botenstoffe wie Histamin, Interleukin oder Prostaglandin freigesetzt. Diese wiederum bewirken durch Gefäßerweiterung eine vermehrte Durchblutung, die sich als Rötung und Schwellung zeigt. Ebenfalls werden durch diese Entzündungsmediatoren auch Juckreiz und Brennen hervorgerufen. Bei einem schweren Sonnenbrand kann die Oberhaut im betroffenen Gebiet völlig zerstört werden.

UV-A-Strahlen dringen tiefer in die Haut ein als UV-B-Strahlen und verstärken die Wirkung von UV-B-Strahlen. UV-A-Strahlen bewirken die sonneninduzierte Hautalterung. Sind die Beschädigungen der Hautzellen zu stark und können sie nicht mehr repariert werden, sterben die betroffenen Hautzellen ab und die erste Hautschicht löst sich.

Man unterscheidet **drei Schweregrade.** Ein Sonnenbrand tritt bei den meisten Patienten bei Schädigungen im Grad I oder Grad II auf. Wer sich oft und wiederholt dem Risiko des Sonnenbrands aussetzt, läuft Gefahr, seine Haut vorzeitig altern zu lassen, dauerhaft zu schädigen und ist besonders stark hautkrebsgefährdet, da die DNS durch die UV-Strahleneinwirkung geschädigt wird.

TIPP

Schnelle Hilfe aus der Phytotherapie: Feuchten Teebeutel von schwarzem Tee direkt auf die verbrannte Stelle legen.

In der Erfahrungsmedizin hat sich in der Therapie mit ätherischen Ölen die Anwendung von **Pfefferminzöl** (kühlend, antiinflammatorisch) in Kombination mit **Lavendelöl** (beruhigend, epithelisierend) sehr bewährt. Diese Mischung kann auch bei anderen Verbrennungsarten angewendet werden. Das Öl sollte mehrmals hintereinander unverdünnt auf die betroffenen Stellen aufgetropft oder noch besser gesprüht werden, bis der Schmerz abgeklungen ist (Mischung in Flasche mit Pumpzerstäuber geben). Man kann die Mischung der ätherischen auch in Rosenhydrolat oder Lavendelhydrolat geben und sprühen. Die ätherischen Öle haben folgende Wirkungen:

- **Pfefferminze:** epithelisierend, kühlend und dadurch schmerzlindernd
- **Lavendel:** schmerzlindernd, hautregenerierend
- **Niaouli:** epithelisierend, antiinflammatorisch
- **Teebaum:** schmerzlindernd, kühlend, epithelisierend, nicht unverdünnt auf die Haut geben

Anwendung: Diese Öle können einzeln im fetten Öl oder als Mischung als Körperöle eingesetzt werden. Sie sind je nach Indikation oder Duftvorlieben auszuwählen und können auch anstelle der in den Rezepturen angegebenen Öle verwendet werden.

REZEPTUREN

Kühlend und regenerierend wirkende Grundmischung

- 5 Tr. Lavendel
- 5 Tr. Niaouli
- 50 ml Aloe-vera-Gel oder Kokosöl

Die ätherischen Öle in das Aloe-vera-Gel oder Kokosöl geben und vorsichtig auf die verletzte Haut auftragen.

5.10.17 Strahlendermatitis

Die Behandlung mit radioaktiven Strahlen bei Tumorerkrankungen kann von außen oder von innen erfolgen. Die äußere Bestrahlung wird meist einige Wochen lang täglich einmal – selten mehrmals pro Tag – von Montag bis Freitag durchgeführt.

Infolge einer Radiotherapie bei malignen Tumoren kann nach Einwirkung ionisierender Strahlung auf die Haut eine Strahlendermatitis mit folgenden Symptomen auftreten: Erythem, Haarausfall, verstärkter Abschuppung und evtl. exsudative Dermatitis. Später können sich Dyspigmentierungen, Hautatrophien, Teleangiektasien und Fibrosierungen entwickeln.

Bewährte Öle zur Linderung des Verbrennungsschmerzes und zur Hautregeneration sind **Niaouli** und **Lavendel.** In der Praxis haben sich folgende antiinflammatorischen, antihistaminischen und gut hautregenerierend wirkenden Mischungen bewährt.

REZEPTUREN

Hautregeneration

- 5 Tr. Niaouli
- 5 Tr. Lavendel

In 50 ml Wildrosenöl (oder Aprikosenkernöl) geben. Täglich nach abgeschlossener Strahlentherapie auf die betroffene Hautstelle vorsichtig auftragen, nicht einmassieren, da die Haut sehr empfindlich und anfällig für Verletzungen ist. Statt Wildrosenöl kann auch Johanniskrautöl (stark hautregenerierend) oder Aprikosenkernöl in gleichem Mischungsverhältnis verwendet werden.

Bestrahlungsöl

- 10 Tr. Lavendel fein
- 10 Tr. Niaouli
- 2 Tr. Rose

In 100 ml Jojobaöl/Johanniskrautöl/Aloe-vera Öl 1 ml Sanddornfruchtfleischöl geben. Bei empfindlichen Personen Jojobaöl oder Aloe-vera-Öl statt Johanniskrautöl verwenden. Die Mischungen nur im bestrahlungsfreien Intervall anwenden.

5.10.18 Psoriasis vulgaris

Psoriasis ist eine erbliche Dispositionskrankheit. Trotz genetischer Veranlagung kommt es nicht zu einem Ausbruch der Erkrankung, sondern bestimmte Gegebenheiten können deren Manifestation triggern.. Bevorzugte Auslöser sind exogene Faktoren wie z. B. Stress, Ernährung oder klimatische Einflüsse, aber auch mechanische, thermische oder chemische Irritation. Bei der Verhornungsstörung (Hyperkeratose) mit gesteigerter Proliferation der Epidermis kommt es zu starker Schuppenbildung, die durch eine Immunreaktion auf gesunde, körpereigene Zellen hervorgerufen wird. Die Erkrankung verläuft in Schüben oder chronisch, evtl. mit wechselnder Lokalisation und Ausdehnung: Besonders prädestiniert sind die Streckseiten der Extremitäten und der behaarte Kopf. Die Psoriasis inversa äußert sich hingegen bevorzugt in den perianalen Hautfalten, im Leistenbereich, im Bauchnabel und in den Beugeseiten der Extremitäten. Bei der Psoriasis können auch die Gelenke (Psoriasis-Arthritis) oder die Nägel von Händen und Füßen betroffen sein.

Die Psoriasis kann gut mit ätherischen Ölen in Sheabutter unter Okklusivverband therapeutisch unterstützt werden. Bei dieser Erkrankung hängt die Verbesserung des Hautbilds von der ständigen und konsequenten Pflege ab und das Vermeiden der Auslöser.

Ätherische Öle helfen ein normales Hautbild herzustellen und wirken gegen den Juckreiz. Wichtig ist, dass der Betroffene die Ölmischung gerne riecht. Ausgewählt werden hautfreundlich wirkende Öle sowie Öle, die auf das Hautbild stabilisierend und fungizid wirken.
Zur Anwendung kommen folgende ätherischen Öle:

- **Benzoe:** wirkt wundheilend, balsamisch, vermittelt Geborgenheit
- **Bergamotte:** das enthaltene Furocoumarin wirkt gegen die starke Schuppenbildung, zudem ist Bergamotte hilfreich bei Stress und depressiver Verstimmung
- **Kamille blau, Schafgarbe, Immortelle:** haben antiinflammatorische, entstauende und entspannende Eigenschaften, wirken auch auf die Stimmung beruhigend
- **Lavendel:** epithelisierend, beruhigend
- **Patchouli, Narde, Sandelholz:** kräftigend, beruhigend, antihistaminisch
- **Thymian Ct. Linalool:** epithelisierend, stärkend, keimwidrig
- **Wintergrün:** stark antiinflammatorisch wirksam (durch den hohen Gehalt an Methylsalicylat)

Anwendung: Diese Öle können einzeln im fetten Öl oder als Mischung als Körperöle eingesetzt werden. Sie sind je nach Indikation oder Duftvorlieben auszuwählen und können auch anstelle der in den Rezepturen (➤ Kasten) angegebenen Öle verwendet werden.

REZEPTUREN

Beide Rezepturen wirken stark beruhigend, epithelisierend und juckreizstillend. Die erste Rezeptur enthält Patchouli, das nicht immer gern gerochen wird. Auch hier gilt: Der Betroffene muss die Ölmischung mögen. In der Praxis hat sich jedoch gezeigt, dass Patchouli pur auf betroffene Hautareale sehr wirksam ist und das Hautbild positiv beeinflusst.

Balsamische Mischung

- 3 Tr. Patchouli
- 6 Tr. Petitgrain mandarine
- 3 Tr. Sandelholz
- 2 Tr. Benzoe
- 5 Tr. Sanddornfruchtfleischöl
- 40 ml Sheabutter
- 20 ml Borretschsamen- oder Schwarzkümmelöl
- 40 ml Nachtkerzenöl

Die ätherischen Öle in das Gemisch aus Sheabutter, Borretschsamen- oder Schwarzkümmelöl und Nachtkerzenöl geben. Hautstellen 2-mal täglich oder öfter die Hautstellen damit einreiben. Diese Mischung kann auch zur allgemeinen Hautpflege eingesetzt werden.

Herbe Mischung

- 3 Tr. Benzoe
- 2 Tr. Ylang-Ylang
- 1 Tr. Zedernholz
- 1 Tr. Vetiver
- 30 ml Nachtkerzenöl
- 20 ml Schwarzkümmelöl

Die ätherischen Öle in das Gemisch aus Schwarzkümmel- und Nachtkerzenöl geben. Mischung mehrmals täglich auf die betroffenen Stellen auftragen.

Psoriasissalbe

- Grundlage:
  - 10 g Bienewachs
  - 10 g Sheabutter
  - 10 g Jojobaöl
  - 15 g Hanföl
  - 5 g Andirobaöl
  - 5 g Mahonia Urtinktur
- Ätherische Öle:
  - 2 Tr. Cistrose
  - 1 Tr. Neroli
  - 1 Tr. Karottensamen
  - 2 Tr. Manuka
  - 4 Tr. Petitgrain
  - 4 Tr. Mandarine

Bienenwachs, Jojobaöl, Hanföl, Andirobaöl, schmelzen. Sheabutter leicht erwärmen bis max. 40 Grad schmelzen und dazugeben. Nach dem Kaltrühren ätherische Öle und Urtinktur dazugeben. Wahlweise können auch folgende ätherischen Öle zur Anwendung kommen: Rose, Rosengeranie, Narde, Zeder, Bergamotte, Lavendel, Patchouli.

5.10.19 Pruritus

Juckreiz ist ein äußerst qualvolles Symptom mit vielfältigen Ursachen, die unbedingt abgeklärt werden müssen. Viele Dermatosen, wie z. B. Ekzeme, Prurigo, Urtikaria, Lichen ruber planus, verschiedene Mykosen und Epizoonosen sowie trockene Haut, meist auch Altershaut, werden von Juckreiz begleitet. Aber auch internistische Erkrankungen wie Niereninsuffizienz, Leberfunktionsstörungen, Diabetes mellitus, Wurmerkrankungen und Malignome des lymphatischen/hämatologischen Systems können mit Juckreiz einhergehen. Ebenso kann Pruritus als Nebenwirkung von Medikamenten auftreten oder psychogen bedingt sein.

Bei Pruritus haben sich pflegende Öle mit **antihistaminerger** und **psychisch beruhigender** Wirkung bewährt. Wegen der juckreizstillenden Wirkung werden insbesondere Öle mit einem hohen Gehalt an Sesquiterpenen und Monoterpenolen eingesetzt, aber auch Öle wie Pfefferminze mit seiner kühlenden und Teebaum mit seinen fungiziden und antibakteriellen Eigenschaften. Sesquiterpene reduzieren die Histaminfreisetzung, Monoterpenole wirken beruhigend und regenerierend auf die Haut.

- **Rosengeranie:** wirkt fungizid, epithelisierend
- **Immortelle:** wirkt antiinflammatorisch, entstauend, epithelisierend
- **Lavendel, Lavandin, Ylang-Ylang komplett, Sandelholz:** beruhigen die Haut und Psyche
- **Pfefferminze:** wirkt kühlend
- **Patchouli, Zedernholz, Benzoe, Vetiver:** wirken antihistaminisch, hautberuhigend und sind gut bei Altershaut
- **Teebaum:** fungizid, antibakteriell wirksam

Anwendung: Diese Öle können einzeln im fetten Öl oder als Mischung als Körperöle eingesetzt werden. Sie sind je nach Indikation oder Duftvorlieben auszuwählen und können auch anstelle der in den Rezepturen (➤ Kasten) angegebenen Öle verwendet werden.

REZEPTUREN

Basismischungen

Eine einfache Mischung, die gut wirkt:

- 10 Tr. Lavendel (Lavandula vera) in 50 ml Mandelöl geben. Alternativ, bei Abneigung gegen Lavendelgeruch:
- 5 Tr. Sandelholz, 3 Tr. Benzoe, 1 Tr. Vetiver in 50 ml fettes Öl geben

Die betroffenen Stellen damit einreiben.

Rezept für die trockene, juckende Altershaut

- 8 Tr. Petitgrain
- 3 Tr. Lavendel
- 3 Tr. Sandelholz
- 2 Tr. Rosengeranie
- 1 Tr. Immortelle
- 50 ml Mandelöl
- 20 ml Calendulaöl
- 20 ml Wildrosenöl
- 10 ml Schwarzkümmelöl

Die ätherischen Öle in das Gemisch aus Mandel-, Calendula-, Wildrosen- und Schwarzkümmelöl geben und die Haut morgens und abends damit einreiben.

5.10.20 Bartflechte

Die Bartflechte ist eine chronische, von den Haarbälgen ausgehende Entzündung im Bartbereich. Ursache hierfür ist eine entweder bakterielle (meist durch Staphylokokken) oder durch Faden-/Sprosspilze hervorgerufene Infektion.

- Bei der **bakteriell bedingten Bartflechte** *(Folliculitis barbae)* ist die Haut entzündlich gerötet und weist zahlreiche Eiterpusteln und eitrige Krusten auf. In schwereren Fällen entstehen tiefe, knotige Entzündungsherde.
- Die **Bartpilzflechte** *(Trichophytia barbae)* ist durch rundliche, scharf begrenzte, gerötete und schuppende Herde gekennzeichnet.

Mit den ätherischen Ölen kann das betroffene Hautareal direkt behandelt werden. Besonders geeignet sind Öle, die bakterizid und fungizid wirken und gleichzeitig über epithelisierende und antiinflammatorische Eigenschaften verfügen.

Zur Anwendung kommen ätherische Öle mit folgenden Wirkungen:

- **Rosengeranie, Palmarosa:** fungizid, epithelisierend
- **Kamille blau, Schafgarbe:** antiinflammatorisch

- **Lavendel:** epithelisierend und hautberuhigend
- **Manuka, Niaouli, Teebaum:** antibakteriell, besonders gegen *Staphylococcus aureus*
- **Sandelholz, Patchouli, Vetiver:** hautberuhigend, juckreizstillend
- **Zypresse:** desodorierend bei fetter Haut

Anwendung: Diese Öle können einzeln im fetten Öl oder als Mischung als Körperöle eingesetzt werden. Sie sind je nach Indikation oder Duftvorlieben auszuwählen und können auch anstelle der in den Rezepturen (➤ Kasten) angegebenen Öle verwendet werden.

REZEPTUREN

Reinigung

Mit Rosenwasser, Hamameliswasser oder Pfefferminzwasser morgens und abends mit einem Wattepad, der mit dem Hydrolat getränkt ist, die betroffenen Stellen vorsichtig reinigen.

Fungizid, bakterizid und antiinflammatorisch wirkende Grundmischung

- 5 Tr. Petitgrain bigarade oder Rosengeranie
- 3 Tr. Palmarosa
- 1 Tr. Teebaum
- 1 Tr. Vetiver
- 1 Tr. Zypresse
- 30 ml Aloe vera Öl
- 20 ml Nachtkerzenöl

Die ätherischen Öle in das Gemisch aus Aloe-vera-Öl und Nachtkerzenöl geben. Täglich morgens und abends nach der Gesichtsreinigung mit dem Hydrolat sanft einreiben.

5.10.21 Wundversorgung und Wundheilung

Die Förderung der Wundheilung ist eine Domäne der Aromatherapie. Es war Jean Valnet, der während des Zweiten Weltkriegs und im Indochinakrieg Verwundete mit ätherischen Ölen behandelte und überdurchschnittliche Heilungserfolge erzielte: Die Wundversorgung mit ätherischen Ölen verhinderte Wundinfektionen, heilte Wunden schneller, senkte Fieber und linderte Schmerzen. Der stimmungsaufhellende Effekt ätherischer Öle gab den Verwundeten neuen Lebenswillen und regte somit auch die Selbstheilungskräfte an.

Ätherische Öle, die für die Wundheilung eingesetzt werden, haben folgende Eigenschaften:

- Sie wirken **antiinfektiös,** reduzieren die Keimbesiedelung und wirken der Gefahr einer Wundinfektion und Entzündung entgegen. Blutungen lassen sich leichter stillen, Hämatome rascher resorbieren.
- Die **Anregung** der **Durchblutung** der Wundränder und die Förderung der **Epithelisierung** lassen eine Wunde schneller heilen und verhindern die Bildung eines Narbenkeloids.
- Zudem wirken sich ätherische Öle positiv auf den Geruch von Wunden aus.

Vom professionellen Wundmanagement wird die unten angeführte Wundtherapie mit ätherischen Ölen sehr kritisch gesehen. Die in diesem Buch genannten Wundheilungsmaßnahmen sollten nur als Vorschläge gelten. Diese Therapiemaßnahmen haben sich bei chronischen und problematischen Wunden bewährt und diese erfolgreich zum Abheilen gebracht.

STUDIEN

John Kerr behandelte in einem australischen Altenheim über drei Jahre kleine und mittelgroße Wunden an über 100 Patienten und dokumentierte dies. Es wurden verschiedene Mischungen hergestellt mit u.a. Lavendel, Kamille, Patchouli, Teebaum in Aloe-vera-Gel. Die Mischungen wurden variiert und im Verlauf die Konzentrationen teilweise erhöht. Es wurden signifikante Ergebnisse erzielt in Bezug auf Wundheilungszeit, Infektion, Geruch, Schmerzen und nicht zuletzt auf die positive psychische Grundstimmung der Patienten. Die meisten Wunden heilten unter dieser Behandlung schneller als erwartet (Kerr 2002).

Ätherische Öle zur Wundbehandlung

Die Liste der Öle für die Wundbehandlung ist erstaunlich lang, da viele Öle mehr oder weniger starke antiinflammatorische, antibakterielle, fungizide und z. T. sogar viruzide Eigenschaften haben. Die im Folgenden aufgeführten Öle sind besonders wirksam und ihre Anwendung durch **Studien** belegt.

Antimikrobiell, epithelisierend wirkende Öle

- **Rosengeranie, Palmarosa:** wirken antimykotisch, epithelisierend
- **Kamille blau, Schafgarbe:** haben antiinflammatorische, epithelisierende, beruhigende Eigenschaften

5

- **Lavendel:** wirkt wundheilend, beruhigend, epithelisierend
- **Teebaum, Manuka, Niaouli, Cajeput:** sind stark antibakteriell, viruzid und fungizid wirksam

Blutende Wunden, Hämatome

- **Immortelle:** wirkt regenerierend, Hämatome abschwellend, blutstillend
- **Cistrose:** angezeigt bei blutenden Wunden
- **Myrrhe, Weihrauch:** geeignet bei Schnittwunden und Pulpitis sicca

Kühlend, schmerzlindernd wirkende Öle

- **Pfefferminze:** kühlend, epithelisierend, analgetisch
- **Sandelholz:** fördert die Wundheilung

5

Weitere ätherische Öle zur Wundbehandlung

- **Öle zur Wundreinigung:** Lemongrass, Palmarosa, Rosengeranie, Teebaum, Niaouli, Manuka, v. a. Lavendel
- **Stark desinfizierende Öle** (sind hautreizend): Thymian türkisch, Thymian Ct. Thymol und Carvacrol, Zimtrinde, Bergbohnenkraut; bei infizierten Wunden sind Unterschiede je nach Leitkeim zu beachten; im Idealfall werden Öle nach einem aktuellen Aromatogramm zusammengestellt und unter den verträglichsten die mit guter Keimhemmung gewählt
- **Streptokokken:** Lemongrass, Manuka, Teebaum, Bergbohnenkraut, Manuka, Melisse und Thymian türkisch
- **E.-coli-Stämmen:** Teebaum, Manuka, Thymian türkisch Zimtrinde (cave hautreizend)
- **Förderung der Epithelisierung und Verhinderung der Narbenbildung:** Rosengeranie, Karottensamen, Lavendel fein, Lavandin, deutsche Kamille, Schafgarbe, Pfefferminze, Sandelholz
- **Resorptionsfördernd** bei **großflächigen Hämatomen/antiphlogistisch** bei **Traumata:** Cistrose, Immortelle, Neroli, Weihrauch
- **Entstauend** wirken Zypresse und Zitrone bei Wunden, die durch Ödem entstehen oder mit Ödemen einhergehen. Hier sollten auch leichte Kompressionsverbände angelegt werden.
- **Durchblutungsfördernde** Eigenschaften haben Rosmarin Ct. Cineol, Wacholder, Eucalyptus globulus, Zirbelkiefer. Insbesondere bei Ulcus cruris verbessert ein Fußbad mit diesen Ölen die Wundheilung. Durchblutungsfördernde Öle sind bei chronischen und schlecht heilenden, minderdurchbluteten Wunden einzusetzen.

CAVE

Durchblutungsfördernde Maßnahmen dürfen nicht bei pAVK durchgeführt werden, da die Versorgung dem steigenden „Bedarf" im behandelten Gebiet nicht folgen kann, sodass für den Patienten starke Schmerzen entstehen können.

Positiv auf die Wundheilung wirken sich auch **durchblutungsfördernde Maßnahmen** aus, v. a., wenn wegen der Grunderkrankungen, wie z. B. diabetischer Mikroangiopathie, die Wundränder schlecht durchblutet sind.

- Zu den klassischen Behandlungsmöglichkeiten von Wundrändern mit schlechter Trophik gehört die **neuraltherapeutische flächige Infiltration** mit 1- bis 2-prozentigem Procain.
- Besser verträgliche Maßnahmen zur Anregung der Durchblutung mit nachfolgender Anflutung von Sauerstoffträgern sowie immunologisch arbeitenden Zellen bestehen in der Kombination von **Aromatherapie** mit **Hydrotherapie.** Dabei muss der traumatisierte Körperteil nicht selbst gebadet werden, um eine Veränderung in der Kapillarweite zu erreichen: Bei Ulcus cruris bieten sich auch ansteigende Armbäder an, da aus der Rehabilitationsforschung bekannt ist, dass während und nach warmen Armbädern die Durchblutung und Temperatur in den Beinen bis hin zur Großzehe reflektorisch ebenfalls ansteigt (Gutenbrunner und Hildebrandt 1998). Generell werden je nach Größe des Teilbades 1–3 Tr. der Gesamtmenge an ätherischen Ölen verwendet.

Fette Öle und Mazerate

Auch die Wahl von geeigneten Trägerölen beeinflusst die Wundheilung. Hier sind v. a. die Öle von

Nachtkerze, Weizenkeim, Wildrose bzw. **Wildrosenkern, Borretsch, Calophyllum inophyllum (Tamanu)** geeignet. Diese Öle sind sehr reich an mehrfach ungesättigten Fettsäuren. Topisch angewendet hemmen sie die Bildung von Prostaglandinen und Leukotrienen und wirken antiinflammatorisch. Sie sind zudem hilfreich bei zellulären Reparaturmechanismen. Auch die gleichzeitige orale Gabe von fetten Ölen wirkt synergistisch. Mazerate wie **Johanniskrautöl** und **Calendulaöl** sind für die Wundpflege besonders gut geeignet, da sie die Reepithelisierung zusätzlich fördern. Die Zugabe von 1-prozentigem fettem Sanddornfruchtfleischöl – mit seinen antioxidativen und wundheilungsfördernden Eigenschaften – zum Trägeröl hat sich bewährt; nachteilig ist lediglich die starke Färbekraft.

Calendula-Mazerat, Johanniskraut-Mazerat: Diese Mazerate können als Fettgaze benutzt werden; sie wirken antiinflammatorisch und antiseptisch. Mazerate sind Pflanzenauszüge, wobei die Pflanzenteile in ein Öl eingelegt wurden. Hierbei kommt es auf die Wirkung der Pflanzeninhaltsstoffe und weniger auf die Wirkung des Auszugsöls an (➤ Kapitel 7). Herstellung einer Fettgaze: 2–5 ml des Öls und 1 Tr. ätherisches Öl je nach Wundgröße auf eine sterile Kompresse geben und die Wunde damit bedecken. Die Kompresse täglich wechseln.

TIPP

Patienten sollten vor Anwendung des Sanddornfruchtfleischöls darauf aufmerksam gemacht werden, dass bei Kontakt mit Bettwäsche oder Kleidung intensiv gelbe Flecken entstehen können, die sich nur schlecht auswaschen lassen.

Hydrolate

Wunden können mit antiseptischen Hydrolaten gereinigt werden. Vor allem bei Dekubitus sind Rosenwasser und Lavendelwasser indiziert. Im Rosenwasser verbessert Farnesol den Geruch, Phenylethanol wirkt anästhetisch. Die Applikation von Hydrolaten erfolgt mit getränkten Kompressen und erhalten die Wundfeuchtigkeit aufrecht. Hydrolate haben einen pH-Wert von 3–4,5 und liegen somit im sauren Bereich. Die darin enthaltenen organischen Säuren wirken antiinflammatorisch und antioxidativ. Die bakterizide Wirkung ist auf die Phenole und Monoterpenole sowie auf den niedrigen pH-Wert der Hydrolate zurückzuführen.

Hydrolate haben folgende **Wirkungen:**

- Wundberuhigend, kühlend; sie erhalten die Wundfeuchte
- Antiinflammatorisch, antimikrobiell, analgetisch
- Blutstillend, epithelisierend
- Verstärkt Regenerierung der Zellwände
- Desodorierend

Neben den bekannten Hydrosolen Rosenwasser und Lavendelwasser werden folgende Wässer therapeutisch eingesetzt:

- Cistrose
- Immortelle
- Teebaum
- Pfefferminze
- Rosmarin
- Salbei
- Thymian
- Hamamelis

Maßnahmen der Wundversorgung

Es sollte zu Beginn jeder Wundbehandlung ein Wundabstrich und/oder ein Aromatogramm vorgenommen werden, um eine Keimbesiedelung insbesondere auch multiresistente Keime zu identifizieren. Chronische Wunden sind immer keimbesiedelt.

TIPP

Nach der Desinfektion können Wundöle mit den entsprechenden ätherischen Ölen (➤ Rezepturen) appliziert werden. Die gewünschten Wundölmischungen sollten von der Apotheke hergestellt und für den jeweiligen Patienten für mehrere Tage im Voraus angesetzt werden. Sie werden in lichtdichten, fest verschließbaren Flaschen gelagert. Jeder Patient bekommt aus hygienischen Gründen seine eigene Flasche. Bemerkenswert ist, dass eine Kontaminationen der Öle selbst niedrig verdünnten Mischungen extrem selten beobachtet wurden.

Um die Sicherheit von Mischungen im Stationsgebrauch zu testen, wurden unter Studienbedingungen 2- bis 3-prozentige Verdünnungen von ätherischen Ölen in fetten Trägerölen mit Problemkeimen wie *MRSA*, *Pseudomonas aeruginosa* und *Candida albicans* als häufiger opportunistischer Keim inokuliert. In den meisten Mischungen wurden die Keime innerhalb weniger Stunden abgetötet; lediglich bei Ylang-Ylang überlebten die Candida-Pilze, vermehrten sich im Beobachtungszeitraum aber nicht.

GUT ZU WISSEN

Bei der Applikation von Wundölen sollte Folgendes beachtet werden: 3- bis 10-prozentige Mischungen ätherischer Öle (➤ Rezepturen) direkt und satt auf die Wunde auftragen, evtl. auch unverdünnt und mit sterilen Kompressen/Verband abdecken.

REZEPTUREN

Erste Hilfe bei kleinen Wunden

Lavendel unverdünnt auftropfen, alle halbe Stunde wiederholen. Auch Pfefferminze kann unverdünnt direkt aufgetragen werden. Schmerzen sind dadurch nicht zu erwarten. Vorsicht ist allerdings in der Nähe der Augen und Schleimhäute geboten Die Mischung sollte aus 2 Teilen Lavendel und 1 Teil Pfefferminz oder Teebaumöl bestehen.

5

Wundheilöl zur längerfristigen Wundbehandlung

- 10 Tr. Teebaum
- 15 Tr. Lavendel
- 5 Tr. Manuka
- 50 ml Johanniskrautöl (Rotöl)

Ätherische Öle und Trägeröl mischen. Wiederholt vorsichtig auf die Wunde auftragen. Diese Mischung eignet sich auch für schlecht heilende, nässende Wunden.

Antibakterielle und wundheilungsfördernde Rezeptur

Um eine gute Abheilung von Wunden ohne Narbenbildung zu erreichen, eignen sich Rosengeranie, Lavendel/Lavandin, blaue Kamille, Immortelle und Neroli. Folgende Mischung hat sich bewährt.

- 8 Tr. Rosengeranie
- 4 Tr. Immortelle
- 4 Tr. Neroli
- 5 Tr. Lavendel
- 30 ml Wildrosenkernöl
- 20 ml Weizenkeimöl

Ätherische Öle in Trägeröle geben; 2-mal täglich auf die abheilende Wunde auftragen.

Unterstützende Nachbehandlung

- 1 Tr. Neroli
- 3 Tr. Lavendel fein
- 2 Tr. Karottensamen
- 1 Tr. Rosengeranie
- 1 Tr. Honigextrakt
- 1 Tr. Rose
- 2 g Wildrosenöl
- 3 g Weizenkeimöl
- 15 g Johanniskrautöl

Ätherische Öle in Trägeröle geben; 2-mal täglich auf die abheilende Wunde auftragen.

Durchblutungsförderndes Ölbad

- 20 Tr. Rosmarin Ct. Cineol
- 10 Tr. Wachholderbeere
- 5 Tr. Zypresse
- 10 Tr. Zitrone

Ätherische Öle mit 5 EL Meersalz mischen. Davon 1 TL für ein 10-minütiges Fußbad verwenden.

5.10.22 Nichtinfizierte und infizierte Wunden

- **Nicht-infizierte Wunden:** Bei Schnittwunden oder Operationswunden wird die Wundheilung stark beschleunigt und eine deutlich geringere Narbenbildung erzielt, wenn auf die Wunde sofort mehrmals täglich unverdünntes Lavendelöl getropft wird.
- **Infizierte Wunden:** Eine Wunde kann z. B. durch Schmutz, eingebrachtes Fremdmaterial, aber auch durch Speichel z. B. von Tierbissen oder Hospitalkeimen infiziert sein. Nekrosen und Hohlräume bei komplizierten Quetsch- und Risswunden mit ausgedehnten Gewebetaschen sind eine Brutstätte für Erreger und erschweren den Heilungsverlauf. Klinisch zeigt sich eine Wundinfektion durch Sekretion, Rötung (rubor), Schwellung (tumor) Überwärmung (calor), Schmerzen (dolor) und Bewegungseinschränkung (functio laesa). Eine sofortige Eröffnung und chirurgische Reinigung mit nachfolgender offener Wundheilung ist unerlässlich. Ätherische Öle mit antiseptischer Wirkung werden beim täglichen Verbandswechsel in die sanierte und gespülte Wunde direkt eingebracht.
- **MRSA infizierte Wunden:** MRSA als Abkürzung für den Methicillin-resistenten *Staphylococcus aureus,* ist ein bakterieller Erreger, der eine Mutation im Penicillin-Bindungsprotein II (PBP IIa) aufweist und somit gegen alle Beta-Lactam-Antibiotika, also Methicillin, Oxacillin, Flucloxacillin und andere sog. Staphylokokken-Antibiotika, resistent ist. Diese Erreger besiedeln meist den Na-

senvorhof, den Rachen, die Achseln und Leisten, ohne dass ihr Wirt dabei erkrankt. Erst wenn sie über Schleimhäute oder Wunden in den Körper eindringen, können sie bei geschwächter Abwehrlage lebensgefährliche Verläufe hervorrufen. Ein großes Problem stellen diese Erreger im Krankenhaus und besonders auf der Intensivstation dar. Selbstverständlich ersetzen ätherische Öle nicht eine Therapie lege artis. In der Praxis hat sich allerdings sehr oft gezeigt, dass mit MRSA infizierte, chronische Wunden einen sehr guten Heilungsverlauf nahmen, nachdem sie mit ätherischen Ölen behandelt wurden. Selbstverständlich werden die sorgfältigen Hygienemaßnahmen und Vorkehrungen beibehalten, da die Behandlung der MRSA-Patienten sehr umfassend ist und alle Behandler sich strikt an den Behandlungsplan halten müssen.

Nicht-infizierte Wunden

Zur Anwendung kommen ätherische Öle mit den folgenden Wirkungen:

- **Lavendel/Lavandin, Niaouli:** epithelisierend, auch die Psyche beruhigend
- **Pfefferminze:** kühlend, schmerzlindernd, stark epithelisierend
- **Schafgarbe, Kamille blau, Immortelle:** antiinflammatorisch

Anwendung: Gesamtmischung aus den genannten ätherischen Ölen mit ca. 30 Tr. herstellen. Von dieser Mischung 1–3 Tr. je nach Wundgröße direkt auf die Wunde applizieren. Es kann auch ein Einzelöl, z. B. Lavendel (1–3 Tr.) aufgeträufelt werden.

REZEPTUREN

Nicht-infizierte Wunden

Lavendel oder Lavandin mit Pfefferminze im Verhältnis 1:1 mischen. Auf die Wunde je nach Größe 1–2 Tr. auftragen, tropfen, sprühen, zunächst unverdünnt, mit steriler in Trägeröl getränkter Kompresse abdecken, damit die Wunde nicht austrocknet und der Verband nicht anklebt.
Täglich mehrmals wiederholen, nach 3–4 Tagen nur noch einmal täglich anwenden.
Jedes der o. g. Öle kann auch einzeln direkt auf die Wunde aufgetragen werde. Vor allem Immortelle ist dafür bestens geeignet. Cave: Schafgarbe und Kamille blau färben sehr stark.

Infizierte Wunden

Zur Anwendung kommen ätherische Öle mit den folgenden Wirkungen:

- **Teebaum, Lemongrass, Manuka, Niaouli:** stark antiseptisch wirksam und hautfreundlich
- **Thymian Ct. Thymol, Oreganum:** im breiten Spektrum stark keimwidrig. **Cave:** u. U. hautreizend für die Umgebung der Wunde
- **Schafgarbe, Kamille blau:** antiinflammatorisch, epithelisierend
- **Lavendel:** beruhigend, hautregenerierend, leicht bakterizid

Anwendung: Gesamtmischung aus den genannten ätherischen Ölen mit ca. 30 Tr. herstellen. Von dieser Mischung 1–3 Tr. je nach Wundgröße direkt auf die Wunde applizieren und steril abdecken. Es kann auch ein Einzelöl, z. B. Lavendel (1–3 Tr.) aufgeträufelt werden.

REZEPTUR BEI INFIZIERTE WUNDEN

- 10 Tr. Lavendel
- 5 Tr. Teebaum
- 5 Tr. Niaouli
- 5 Tr. Rosengeranie
- 5 Tr. Kamille blau oder Schafgarbe

Je nach Größe der Wunde 2–3 Tr. der Mischung auf die betroffene Stelle träufeln, danach mit sterilem Verband bedecken, damit die Wunde nicht austrocknet und der Verband nicht anklebt.
Täglich mehrmals wiederholen, nach 3–4 Tagen nur noch einmal täglich anwenden.

Wundbehandlung und Hautpflege bei MRSA

Neben den üblichen Hygienemaßnahmen wird aus den ausgetesteten Ölen für den Patienten eine individuelle Mischung hergestellt. Kann kein Aromatogramm erstellt werden, sollte die Wunde mit Teebaum, Manuka, Thymian Ct. Linalool oder Lavendel behandelt werden.

- Hierzu 1 Tr. des ätherischen Öls pur in die Wunde träufeln, mit Okklusivverband oder, mit Johanniskrautmazerat getränkten Kompressen verbinden.

  Für das **tägliche Waschen** werden 3 Tr. Rosenholzöl oder 1 Tr. Zimtöl im Waschwasser gelöst.

5

- Alternativ: 1–2 Tr. eines Einzelöls, z. B. Zimt oder Manuka, auf 5 l Wasser geben. Als Emulgator können 2 TL Salz oder 1 TL Sahne genommen werden.

REZEPTUREN

Wundöl bei MRSA-Infektionen: Mischung für Multiresistenzen

- 10 Tr. Manuka
- 10 Tr. Lemongrass
- 20 Tr. Teebaum
- 20 Tr. Lavendel oder Lavandin

Je nach Größe der Wunde 2–3 Tr. der Mischung auf die betroffene Stelle träufeln. Danach mit steriler Fettgaze abdecken, damit die Wunde nicht austrocknet und der Verband nicht anklebt. 2-mal täglich wiederholen, nach 3–4 Tagen nur noch 1-mal täglich anwenden.

REZEPTUREN

Hautpflegeöl bei MRSA

- 5 Tr. Rosengeranie
- 5 Tr. Palmarosa
- 5 Tr. Origanum compactum
- 5 Tr. Rosenholz
- 50 ml Mandelöl
- 50 ml Johanniskrautöl

Ätherische Öle in Trägeröle geben. Mehrmals täglich entweder als Ganzkörperöl oder die Wundumgebung anwenden.

Inhalation und Nasenöl bei MRSA

Bei MRSA-Infekten der Atemwege kommen folgende Rezepturen zur Anwendung.

Stark bakterizid wirkendes Nasenöl

- 2 Tr. Niaouli
- 1 Tr. Oreganum compactum

In 5 ml Johanniskrautöl geben. Die Nasenöffnungen und Region um die Nasenöffnung mehrmals täglich damit einreiben (Handschuhe!).

Bakterizid wirkendes Nasenöl mit Pflegekomponente

- 1 Tr. Angelika
- 1 Tr. Oreganum compactum
- 2 Tr. Sandelholz

In 10 ml Basisiöl geben. Die Nasenöffnungen und Region um die Nasenöffnung mehrmals täglich damit einreiben (Handschuhe!).

Nasensalbe

- 2 Tr. Cajeput oder Eucalyptus globulus
- 1 Tr. Lavendel fein
- 1 Tr. Manuka
- 2 Tr. Thymian Ct. Thymol
- 15 g Johanniskrautöl
- 15 g Wollfett

Johanniskrautöl und Wollfett verrühren, ätherische Öle dazu rühren, dann mit Wattestäbchen 3-mal am Tag in die Nase bringen. Johanniskrautöl hat durch den Gehalt an Hyperforin eine Wirkung auf Staphylokokken.

Für Inhalation oder bei Atembeschwerden

- 6 Tr. Niaouli
- 4 Tr. Teebaum
- 4 Tr. Thymian Ct. Thymol
- 6 Tr. Sandelholz
- 50 ml Basisöl

Ätherische Öle in Trägeröl geben. Mischung auf die Brust auftragen oder 3 Tr. der Mischung ohne fettes Öl, aber auf 1 TL Salz in den Inhalator geben. Mischung kann auch unter die Nasenöffnungen aufgetragen werden.

5.10.23 Narben

Im gesunden Gewebe richten sich Kollagenfasern nach bestimmten Hauptzugrichtungen aus. In neu geschaffenem Gewebe ist dies nicht der Fall. Deswegen sehen Narbengewebe und gesundes Gewebe unterschiedlich aus. Die Narbe überragt zunächst die gesunde Haut und hat eine rötliche Farbe. Je mehr sich aber das Bindegewebe strafft, desto mehr geht auch die Durchblutung der Narbe zurück. Das Narbengewebe sinkt leicht ein und wird blass. Im Gewebe der Narbe sind keine Haare, Talg- oder Schweißdrüsen eingelagert. Auch die für die Hautfarbe verantwortlichen Melanozyten fehlen.

Werden **wundheilungsfördernde** Öle (➤ 5.10.21) wie Lavendel/Lavandin nach der Verletzung sofort auf diese gegeben, bleibt eine Narbenbildung weitgehend aus. Ferner können ätherische Öle mit fetten Ölen wulstige Narben glätten und sie der Hautoberfläche besser angleichen.

CAVE

Eine Narbenbehandlung darf nur auf der geschlossenen Haut durchgeführt werden. Bei frischen Narben waren sichtbare Erfolge möglich. Alte Narben konnten mit den Ölen insofern verbessert werden, als sie durch eine langfristige Anwendung (kann bis zu einem Jahr dauern) weicher und flacher wurden. Beide Mischungen können auch als Okklusivverband über Nacht angewendet werden.

Ätherische Öle

Zur Anwendung kommen ätherische Öle mit den folgenden Wirkungen:

- **Bergamotte, Mandarine, Neroli:** glätten das Hautbild
- **Lavendel, Salbei, Ysop, Poleiminze:** wirken epithelisierend, Lavendel außerdem antiinflammatorisch, leicht analgetisch
- **Rosengeranie, Rosenholz, Immortelle:** wirken hautregenerierend und machen die Haut weich
- **Myrrhe:** sind desinfizierend, hautberuhigend
- **Patchouli, Zedernholz:** wirken antipruriginös, hautberuhigend und antiinflammatorisch
- **Pfefferminze, Poleiminze:** kühlend und epithelisierend
- **Rosmarin Ct. Verbenon und Ct. Cineol:** fördern die Durchblutung
- **Wacholderbeere, Weihrauch, Myrrhe:** sorgen für eine rasche Epithelisierung und somit eine geringe Narbenbildung

Anwendung: Aus den unten angegebenen Rezepturen entsprechend eine Mischung im Mischungsverhältnis 20 ml fettes Öl und maximal 7 Tr. ätherisches Öl zubereiten. Okklusivverband herstellen und über Nacht auf die Narbe geben oder mehrmals Narben täglich damit einreiben. Der Okklusivverband ist luftdicht abgeschlossen und weicht die Hornschicht auf. Dadurch können die Wirkstoffe besser diffundieren. Es kann ein wasserdichtes Pflaster auf die mit ätherischem Öl behandelte Narbe geben werden.

Fette Öle und Mazerate

Geeignete fette Öle und Mazerate sind Wildrosenöl, Hanföl, Nachtkerzenöl, Sheabutter, Weizenkeimöl, Arnikaöl, Calendulaölmazerat und Johanniskrautmazeratöl.

REZEPTUREN

Massageöl

- 5 Tr. Lavendel
- 1 Tr. Rosengeranie
- 1 Tr. Immortelle
- 20 ml Johanniskrautöl

Die ätherischen Öle in das Johanniskrautöl geben und die Narben damit mehrmals täglich intensiv massieren.

Die Massagen müssen über mehrere Wochen durchgeführt werden, damit die Narben weich und geschmeidig werden. Alte Narben werden weicher und flacher.

Lavendelmischung

Lavendel oder Lavandin mehrmals täglich in die betroffene Stelle einmassieren, zunächst pur, dann verdünnt mit Wildrosen-, Nachtkerzen-, Arnika-, Johanniskraut- oder Ringelblumenöl. Zu Beginn in einer Verdünnung von 50 % anwenden, später übergehen auf eine 10-prozentige, auf Dauer auf eine 1- bis 2-prozentige Mischung. Mehrmals täglich über mehrere Wochen anwenden.

Pflegeöl für Narben

- 3 g Weizenkeimöl
- 2 g Wildrosenöl
- 1 Tr. Neroli
- 2 Tr. Lavendel fein
- 1 Tr. Karottensamen
- 2 Tr. Rosengeranie
- 1 Tr. Honigextrakt
- 1 Tr. Rose
- 15 g Johanniskrautöl

Die ätherischen Öle in das Johanniskrautöl geben und die Narben damit mehrmals täglich intensiv massieren.

Pflegecreme für Narben

- 26 g Johanniskrautöl
- 4 g Bienenwachs
- 4 g Kakaobutter
- 10 Tr. Propolistinktur
- 3 Tr. Neroli
- 3 Tr. Lavendel fein
- 2 Tr. Karottensamen
- 2 Tr. Rosengeranie
- 2 Tr. Hongiöl
- 2 Tr. Rose

Bienenwachs mit Johanniskrautöl schmelzen, Kakaobutter auf weniger als 40 Grad schmelzen, dann dazugeben und kaltrühren. Ätherische Öle und Propolistinktur erst am Schluss nach dem Kaltühren untermischen, das sonst keine homogene Konsistenz entsteht.

5.10.24 Ulcus cruris

Beim Ulcus cruris handelt es sich um einen schmierig belegten Substanzdefekt der Haut, dessen Umgebung entzündlich verändert ist. Mehr als 80 % dieser Ulzerationen sind durch eine venöse Rückflussstörung bedingt und am medialen Unterschenkel lokalisiert. Bei ursächlich arterieller Durchblutungsstörung befindet sich das Ulcus cruris am lateralen Unterschenkel.

Sehr häufig entwickelt sich aufgrund der Chronizität und langen Anwendungszeit von verschiedenen Externa eine epikutane Sensibilisierung, welche die Therapie weiter erschwert. In diesem Fall sind ätherische Öle kontraindiziert und als fette Öle sind v.a. Jojobaöl, Olivenöl und Johanniskrautöl geeignet.

Nach dem Reinigen der Wunde und dem Entfernen der Beläge ist die Anwendung ätherischer Öle angezeigt, die die Epithelisierung fördern.

Zur Behandlung der intakten Haut und der Wundränder sind folgende Öle geeignet:

- **Lavendel fein, Niaouli, Teebaumöl:** wirken antiseptisch und helfen dadurch, schmierige Beläge zu entfernen, haben zudem epithelisierende und antihistaminische Eigenschaften.
- **Kamille blau, Schafgarbe:** antiinflammatorisch, hautberuhigend
- **Rosengeranie, Rosenholz:** fungizid *(Candida albicans),* bakterizid
- **Zeder, Narde, Immortelle:** hautstabilisierend und beruhigend

Anwendung: Diese Öle können einzeln im fetten Öl oder als Mischung darin auf die Narbe aufgetragen werden. Sie sind je nach Indikation oder Duftvorlieben auszuwählen und werden auch anstelle der in den Rezepturen (➤ Kasten) angegebenen Öle verwendet.

- **Entstauend** wirken Zypresse und Zitrone bei Wunden, die durch Ödeme entstehen oder mit Ödemen einhergehen. Hier sollten auch leichte Kompressionsverbände angelegt werden. Meistens wird die Heilung bei Ulcus cruris durch ein Ödem verhindert.
- **Durchblutungsfördernde** Eigenschaften haben Rosmarin Ct. Cineol, Wacholder, Eucalyptus globulus, Zirbelkiefer. Insbesondere bei Ulcus cruris verbessert ein Fußbad mit diesen Ölen die Wundheilung.

REZEPTUREN

Bewährte Wundmischung

- 2 Tr. Lavendel
- 2 Tr. Rosengeranie
- 2 Tr. Niaouli
- 2 Tr. Zeder
- 50 ml Jojobaöl oder Johanniskrautöl

Die ätherischen Öle in das Jojoba- oder Johanniskrautöl geben und die intakte Haut sowie die Wundränder und das Ulcus selbst damit abtupfen. Sterile Kompresse damit tränken und auflegen. Täglich Ulzerationen waschen unter konsequenter Wahrung der Hygiene und genannten Vorgang wiederholen. Nachdem die Beläge entfernt sind, Ulcus zur schnelleren Epithelisierung nur noch mit Lavendelöl beträufeln und mit feuchter, steriler Kompresse abdecken.

5.10.25 Stomapflege

Stomatherapeuten arbeiten oft mit ätherischen Ölen. Da die Haftfähigkeit der Beutelklebefläche unter Kontakt mit ätherischen Ölen leidet, kann die Wunde alternativ mit Hydrolaten behandelt werden.

Zur Anwendung kommen ätherische Öle mit folgenden Wirkungen:

- **Lavendel:** epithelisierend und beruhigend
- **Kamille blau, Schafgarbe:** antiinflammatorisch
- **Teebaum, Manuka, Lemongrass:** antibakteriell, antiviral, fungizid
- **Palmrosa, Rosengeranie:** bakterizid
- **Zedernholz, Sandelholz:** wundheilend und stabilisierend

Anwendung: Diese Öle einzeln im fetten Öl oder als Mischung in das Rosenhydrolat geben (zur Rezeptur ➤ Kasten). Sie sind je nach Indikation oder Duftvorlieben auszuwählen und können auch anstelle der in den Rezepturen (➤ Kasten) angegebenen Öle verwendet werden.

REZEPTUREN

- 10 Tr. Lavendel
- 5 Tr. Zedernholz
- 3 Tr. Palmarosa
- 2 Tr. Pfefferminze
- 100 ml Rosenhydrolat

Die ätherischen Öle in das Rosenhydrolat geben. Vor Gebrauch immer gut schütteln, da die Öle nicht wasserlöslich sind. Die Mischung kann auch in eine 100-ml-Sprühflasche gegeben und das Stoma damit eingesprüht werden. Ist bei jedem Stomawechsel anzuwenden. Die Mischung sollte in die Haut eingezogen sein, bevor der Beutel aufgeklebt wird.

5.10.26 Verbrennungen/ Verbrühungen

Bei der Verbrennung kommt es durch starke Hitzeeinwirkung von außen zur Haut- und Gewebeschädigung. Wirkt starke, feuchte Hitze wie heißes Wasser oder Wasserdampf auf die Haut ein, entwickelt sich eine Verbrühung.

Von oberflächlicher Rötung über Blasenbildung und Nekrose bis zur Verkohlung wird das Ausmaß der Gewebeschädigung in **vier Grade** eingeteilt. Interessanterweise haben eine schwere Verbrennung und ihre erfolgreiche Behandlung mit Lavendelöl zur Wiederentdeckung der Aromatherapie geführt.

In der Aromatherapie werden nur Verbrennungen von Grad I und II behandelt. Zur Anwendung kommen ätherische Öle mit den folgenden Wirkungen:

- **Lavendel, Teebaum:** wirken stark epithelisierend, schmerzlindernd, beruhigend auch bei Sonnenbrand
- **Niaouli:** gut bei Sonnenbrand und zur Hautpflege nach Radiatio
- **Pfefferminze, Immortelle:** analgetisch, epithelisierend und kühlend wirksam

Anwendung: Eine Ölmischung aus 4 Teilen Lavendel und einem Teil Pfefferminze sowie einem Teil der oben angegeben ätherischen Öle – je nach Beschwerden – herstellen.

REZEPTUREN

Akute Beschwerden

Die Brandwunde mit unverdünntem Lavendel- oder Lavandinöl besprühen. Am ersten Tag diese Therapie halbstündlich wiederholen. Am zweiten Tag werden die Wunden mit der Folgemischung behandelt.

Folgebehandlung

Eine Mischung aus 4 Teilen Lavendelöl (Lavandula vera) und 1 Teil Pfefferminzöl wird tropfenweise auf die verletzte Haut aufgetragen. Hierbei sollte ca. 1 Tr. der Mischung auf eine Fläche getropft werden, die so groß ist wie eine 1-Euro-Münze. Anschließend wird das Hautareal mit einer in Johanniskrautöl oder Sanddornfruchtfleischöl getränkten Kompresse bedeckt.

5.10.27 Erfrierungen

Bei der Erfrierung kommt es durch Kälteeinwirkung zur Gewebeschädigung. Betroffen hiervon sind häufig die **Akren** und kälteungeschützte Stellen wie z. B. das **Gesicht.** Der Kälteschaden der Haut wird nicht allein durch die tiefe Umgebungstemperatur bestimmt, sondern auch von der den Körper umgebenden Warmlufthülle. Aufkommender Wind zerstört die Warmlufthülle, und es kommt auch bei nicht besonders tiefen Temperaturen zu Erfrierungen.

Der Ablauf der Erfrierungswunden gleicht dem von Verbrennungswunden und wird in 4 Schweregrade unterteilt. In der Aromatherapie werden Verbrennungen von Grad I und Grad II behandelt.

In Nordeuropa wird bei Erfrierungen oft Rosengeranienöl in Salben, Ölmischungen und v. a. unverdünnt eingesetzt. Betroffene Bereiche mit Rosengeranienöl besprühen und abdecken. Die Behandlung halbstündlich wiederholen, bis ein Kribbeln auftritt. Später Rezeptur für nicht infizierte Wunden anwenden.

Bei Erfrierungen hat sich auch die homöopathische Urtinktur der Eberraute (Abrotanum) bewährt.

REZEPTUREN

Leichte Kälteschäden und Prävention

- 2 Tr. Lavendel fein
- 4 Tr. Rosenholz
- 2 Tr. Rosengeranie
- 6 Tr. Grapefruit
- 5 g Abrotanum Urtinktur (Eberraute)
- 8 g Bienenwachs
- 37 g Jojobaöl

Bienenwachs mit Jojobaöl schmelzen, kalt rühren, anschließend die Tinktur und die ätherischen Öle einarbeiten. Diese Creme mehrmals täglich auf die betroffenen Stellen auftragen.

5.10.28 Parasitäre Hauterkrankungen

Viele ätherische Öle wirken mehr oder weniger stark **insektizid** und eignen sich zur Behandlung von Insekten- und Zeckenstichen. Einige davon sind sogar sehr stark insektenabweisend.

Zur Anwendung kommen ätherische Öle mit den folgenden Wirkungen:

- **Citronella, Eucalyptus citriodora, Lemongrass:** wirken als typisch antiparasitäre Öle stark insektenabweisend
- **Rosengeranie, Melisse:** haben ebenfalls eine insektenabwehrend Wirkung
- **Lavendel:** beruhigend, schmerzlindernd, insektenabweisend
- **Neem:** fettes Öl, das nicht angenehm riecht und stark insektenabweisend wirkt. Wird wegen des unangenehmen Geruchs eher bei Pferden und Pflanzen eingesetzt

Bei einer **allergischen Komponente** sind folgende ätherischen Öle angezeigt:

- **Teebaum, Lavendel, Thymian Ct. Thymol:** wirken antipruriginös, antihistaminerg
- **Patchouli:** insektenabweisend, antihistaminerge Wirkung

Anwendung: Diese Öle können einzeln im fetten Öl oder als Mischung darin zur Anwendung kommen. Sie sind je nach Indikation oder Duftvorlieben auszuwählen und können auch anstelle der in den Rezepturen (> Kasten) angegebenen Öle verwendet werden. Es kann auch ein Kaltluftdiffuser zur Mückenvertreibung eingesetzt werden in einem Mischungsverhältnis 400 ml Aqua dest. und max 5. Tr. ätherischem Öl.

Zu Kopfläusen und Skabies > 5.7.11.

5

REZEPTUREN

Mückenschreck: Raumspray

Diese Mischung kann zur Abwehr lästiger Mücken versprüht oder verdampft werden:

- 10 Tr. Lemongrass
- 8 Tr. Lavendel
- 3 Tr. Rosengeranie
- 20 ml Alkohol

Die ätherischen Öle in den Alkohol geben, mit 80 ml Rosenblütenhydrolat auffüllen und in eine 100-ml-Sprühflasche füllen. So oft wie nötig wiederholen.

Mückenschreck: Körperöl

Diese Mischung hilft, damit die lästigen Insekten uns „nicht riechen" können.

- 6 Tr. Lemongrass
- 4 Tr. Lavendel
- 2 Tr. Zedernholz
- 1 Tr. Rose
- 50 ml Mandelöl

Die ätherischen Öle in das Mandelöl geben und die der Luft ausgesetzten Körperteile damit einreiben.

Mückenschreck: Körperspray

- 4 Tr. Lemongrass
- 1 Tr. Zeder
- 1 Tr. Zypresse
- 1 Tr. Rosengeranie
- 1 Tr. Eucalptus globulus
- 1 Tr. Nelkenknospe
- 5 ml Jojobaöl
- 25 ml 90-prozentigen Alkohol

Die ätherischen Öle in Alkohol lösen und mit Jojobaöl versetzen, vor Gebrauch schütteln. Durch das Jojobaöl wird die Haut nicht gereizt und das Spray kann direkt auf die Haut gesprüht werden. Die Kleidung kann allerdings durch das Jojaoböl Fettflecken bekommen. 1 Tr. Ledon grönlandia würde die Mischung hinsichtlich der insektiziden Wirkung sehr bereichern. Allerdings ist dieses Öl im Handel schwer zu erwerben.

Juckreiz

Wenn ein Stich heftig juckt und anschwillt, sofort 1 Tr. Teebaumöl oder 1 Tr. Lavendel auftragen. Anwendung je nach Juckreiz öfter wiederholen.

Bienen- oder Wespenstich

Heilerde mit Teebaum tränken, auf der Einstichstelle für mindestens 30 Minuten belassen, ggf. wiederholen. Anstelle von Heilerde kann auch ein Papiertaschentuch mit dem Öl getränkt und auf die Stichstelle gedrückt werden.

Zeckenstich

Die Zecke sofort mit einer Pinzette vorsichtig entfernen. Darauf achten, dass sie komplett entfernt wurde. Auf die Stichstelle ätherisches Öl geben: Stark wirksam sind Lavendel und Teebaum, sehr stark wirksam gegen eingedrungene Keime ist Thymian Ct. Thymol pur. Da es hautreizend wirken kann, die betroffene Stelle danach mit einem fetten Öl pflegen.

5.10.29 Hyperhidrosis

Übermäßiges Schwitzen kann viele Ursachen haben und sollte abgeklärt werden. Hormonelle Erkrankungen wie Diabetes mellitus, Hyperthyreose (Schilddrüsenüberfunktion), Nebenwirkungen von Medikamenten, Infekte und Tumoren können zu einer gesteigerten Schweißproduktion führen.

Meistens wird übermäßiges Schwitzen an bestimmten, umschriebenen Stellen wie Händen, Füßen und Achselhöhlen angegeben. Ursächlich dafür wird eine gesteigerte Funktion des Sympathikus angenommen. Möglicherweise spielt hier ein „verstellter Soll-Wert" der Schweißproduktion im Gehirn eine Rolle. Zusätzlich wird eine genetische Vererbung diskutiert. Eine psychische Komponente sollte bei keinem dieser Fälle ausgeschlossen werden. Sicher ist, dass die Patienten bei länger bestehender Hyperhydrosis oft psychisch massiv darunter leiden und sich zurückziehen.

Ätherische Öle mit **schweiß- und geruchsreduzierender** Komponente in Bädern oder in Waschungen täglich über einen längeren Zeitraum angewendet, wirken beschwerdelindernd.

Durch die adstringierende Wirkung werden die Schweißdrüsen verengt und die Schweißproduktion reguliert. Adstringierende Öle verhindern dadurch auch eine Ansiedelung von Bakterien.

Zur Anwendung kommen ätherische Öle mit den folgenden Wirkungen:

- **Zypresse:** wirkt adstringierend und hautstabilisierend
- **Rose, Rosengeranie:** wirken leicht schweißmindernd sowie bakteriostatisch
- **Zitrone, Bergamotte, Grapefruit:** leicht adstringierend, reinigend und bakteriostatisch wirksam
- **Salbei, Muskatellersalbei:** hormonell ausgleichend und bakteriostatisch

Anwendung: Diese Öle können einzeln im fetten Öl oder als Mischung darin zur Anwendung kommen. Sie sind je nach Indikation oder Duftvorlieben auszuwählen und können auch anstelle der in den Rezepturen (> Kasten) angegebenen Öle verwendet werden.

REZEPTUREN

Badeöl

- 1 Tr. Bergamotte
- 1 Tr. Rosengeranie
- 1 Tr. Zypresse
- 1 Tr. Muskatellersalbei
- ½ Tasse Salz oder 2 Tr. Emulgator

Die ätherischen Öle mit dem Salz oder Emulgator mischen und ins Badewannenwasser geben. 15 Minuten in nicht zu heißem Wasser baden.

Starker Fußschweiß

- 6 Tr. Tonka
- 2 Tr. Sandelholz
- 16 Tr. Grapefruit
- 2 Tr. Salbei

In 100 ml Mandelöl geben. Morgens und abends die Füße nach dem Fußbad damit einreiben.

5.10.30 Erkrankungen der Haare

Haarerkrankungen, die gut mit ätherischen Ölen behandelt werden können, sind **Haarausfall** mit noch intakten Haarwurzeln und **Kopfhautschuppen.** Für beide Symptomkomplexe gibt es Öle, welche die Durchblutung und Ernährung der Kopfhaut fördern. Nicht zu unterschätzen ist eine Massage der Kopfhaut, die zudem psychisch sehr entspannend und wohltuend ist.

Haarausfall

Haarausfall kann Ausdruck einer akuten oder chronischen Schädigung der Haarwurzel sein. Oft wird keine organische Ursache gefunden. Häufig entsteht er infolge von erhöhtem Stress oder psychischer Belastung. Vielfach ist Haarausfall bedingt durch Medikamentennebenwirkungen (sehr häufig bei Chemotherapie), hormonelle Störungen (wie Schilddrüsenerkrankung, Diabetes mellitus), ein geschwächtes Immunsystem, Schwankung des Sexualhormonhaushalts (z. B. Schwangerschaft) oder durch einen Mangel an Spurenelementen (v. a. Eisenmangel). Die somatischen Ursachen müssen entsprechend behandelt werden. Ätherische Öle können aber auch hierbei als zusätzliche Therapie den Haarwuchs fördern.

Bei intakten Haarwurzeln kann durch konsequente Behandlung mit ätherischen Ölen der Gesundheitszustand der Kopfhaut deutlich verbessert werden. Durch regelmäßige Massage wird die Kopfhaut von möglichen Erregern befreit, die Durchblutung gesteigert und somit die Versorgung der Haarwurzeln mit Nährstoffen gewährleistet, wodurch das Haarwachstum angeregt wird.

Ätherische Öle

Zur Anwendung kommen ätherische Öle mit den folgenden Wirkungen:

- **Zedernholz, Sandelholz, Ylang-Ylang, Patchouli:** haben beruhigende und stressabbauende Eigenschaften, zudem pflegen sie die Kopfhaut
- **Rosmarin, Teebaum, Eukalyptus, Wacholderbeere:** ihre durchblutungsfördernde Wirkung beeinflusst die Ernährung der Haarwurzeln positiv

5

- **Muskatellersalbei:** wirken antiinflammatorisch, hormonell ausgleichend
- **Rose, Rosengeranie:** ausgleichend, hautfreundlich, wundheilend
- **Lavendel, Lavandin:** haben beruhigende, epithelisierende Eigenschaften
- **Melisse:** antiviral, desinfizierend, hautfreundlich
- **Thymian Ct. Thymol, Ct. Linalool:** desinfizierend, durchblutungsfördernd
- **Kamille blau, Schafgarbe:** wirken antiinflammatorisch und wundheilend

Anwendung: Da Stress und seelische Belastungen häufig Auslöser für Haarausfall sind, sollten zusätzlich psychisch harmonisierende Öle in Form von Bädern, in Haarshampoo, Massagen, Raumbeduftung und Riechen am Fläschchen eingesetzt werden. Diese Öle können einzeln im fetten Öl oder als Mischung zur Anwendung kommen. Sie sind je nach Indikation oder Duftvorlieben auszuwählen und können auch anstelle der in den Rezepturen (➤ Kasten) angegebenen Öle verwendet werden.

Fette Öle

Aufgrund der hautpflegenden Eigenschaften und guten Handhabung sind insbesondere das Jojoba-, Nachtkerzen und Traubenkernöl zu empfehlen. Da Haarausfall viele Ursachen haben kann und deswegen auch verschieden Symptome der Kopfhaut entstehen, sollte das dafür entsprechend Öl gewählt werden.

- **Borretsch-Samen, Calophyllum:** wirken juckreizstillend, haben jedoch einen intensiven Eigengeruch
- **Jojoba:** für jeden Hauttyp geeignet
- **Kokosfett:** wirkt kühlend, fettet die Haare nicht so stark
- **Nachtkerze:** wirkt trocknend auf die Haut
- **Sanddorn:** antiinflammatorisch, juckreizstillend, wegen der starken Färbung nicht pur anwenden
- **Wildrosenöl:** gegen Hautentzündungen
- **Traubenkernöl:** zieht sehr schnell ein

Anwendung: Diese Öle können einzeln im fetten Öl oder als Mischung zur Anwendung kommen. Sie sind je nach Indikation oder Duftvorlieben auszuwählen und können auch anstelle der in den Rezepturen (➤ Kasten) angegebenen Öle verwendet werden.

REZEPTUREN

Bewährte Mischung bei Haarausfall

- 1 Tr. Bay
- 4 Tr. Rosengeranie
- 1 Tr. Ylang-Ylang komplett
- 3 Tr. Sandelholz
- 2 Tr. Rosmarin Ct. Cineol
- 1 Tr. Manuka
- 3 Tr. Sanddornöl
- 100 ml Jojobaöl

Ätherische Öle in Trägeröl geben. Die Kopfmassage mindestens zweimal täglich mit und ohne Öl ausführen. Wenn diese Mischung dünn auf die Kopfhaut aufgetragen und gut einmassiert wird, erscheinen die Haare nicht fettig.

Schuppenbildung

Die bei vielen Personen mittleren Alters auftretenden gewöhnlichen **Kopfschuppen** (Pityriasis simplex capitis) sind nicht als Hautkrankheit aufzufassen. Sie entstehen durch eine Überproduktion von Hornzellen, die durch mikroskopisch sichtbare Entzündungsherde der Kopfhaut ausgelöst wird. Häufig liegt der Schuppenbildung eine vermehrte Keimbesiedelung mit Pilzen oder Bakterien zugrunde, die durch vermehrten Talgfluss (Seborrhoe) gefördert wird. Durch die Entzündung reifen die Hornzellen nur unvollständig aus, sodass sie verfrüht in großen Zellverbänden – als Schuppen – abschilfern. Durch den Verlust an Hautzellen wird die äußerste Hautschicht dünner. Starke Schuppenbildung führt deswegen zu einer erhöhten Empfindlichkeit der Kopfhaut, die mit quälendem Juckreiz und Rötung einhergeht.

Die Behandlung mit **ätherischen Ölen** beruht darauf, die Kopfhaut von Mikroorganismen zu befreien und Entzündungsherde zu beseitigen, um ein gesundes Haarbodenmilieu herzustellen. Bei Neuauftreten muss die Therapie wiederholt werden; die besten Erfolge stellen sich bei einer Erhaltungs- oder Dauertherapie ein.

Da der Schuppenbildung meist eine Keimbesiedlung zugrundliegt, sind antimikrobiell wirkende Öle bevorzugt einzusetzen. Zudem kommen Öle zur Anwendung, welche die Kopfhaut pflegen und die Durchblutung anregen.

Zur Anwendung kommen ätherische Öle mit den folgenden Wirkungen:

- **Rosengeranie:** wirkt antimykotisch

- **Rosmarin Ct. Campher oder Rosmarin Ct. Cineol, Myrrhe:** wirken tonisierend, durchblutungsfördernd, antipruriginös
- **Zedernholz, Vetiver, Sandelholz, Patchouli:** beruhigend und stressabbauend, pflegen zudem die Kopfhaut
- **Zimtblätter:** antiseptisch, u. U. hautreizend

Anwendung: Diese Öle können einzeln im fetten Öl oder als Mischung zur Anwendung kommen. Sie sind je nach Indikation oder Duftvorlieben auszuwählen und werden auch anstelle der in den Rezepturen (➤ Kasten) angegebenen Öle verwendet.

TIPP

3 Tr. der ätherischen Öle Ihrer Wahl auf einem Emulgator (Salz, Sahne) ins Wasser tropfen und damit die Kopfhaut spülen. Haare nur zwei- bis dreimal pro Woche mit milden Shampoos waschen, nicht heiß fönen und keine engen Kopfbedeckungen tragen!
Oder: die ätherischen Öle in ein neutrales Shampoo geben, damit die Haare waschen

REZEPTUREN

Schuppenbildung – Massageöl

- 10 Tr. Zeder
- 10 Tr. Rosmarin Ct. Campher
- 5 Tr. Vetiver
- 5 Tr. Teebaum
- 5 Tr. Rosengeranie
- 5 Tr. Patchouli
- 3 Tr. Zimtblätter
- 100 ml AloeveraGel oder Kokosöl

Die ätherische Ölmischung mit dem Aloe-vera-Gel oder Kokosöl mischen und 2-mal täglich in die Kopfhaut einmassieren.

5.11 Psychosomatische Störungen und psychische Erkrankungen

Lange Zeit wurde von der konventionellen Medizin das Zusammenwirken von Körper, Geist und Seele geleugnet. Krankheiten, die kein organisches Korrelat aufwiesen, existierten nicht, der Patient bildete sich alles nur ein. Diese Haltung war jedoch für viele Ärzte und Patienten unbefriedigend, denn die Beschwerden wurden real empfunden und beeinträchtigten die Lebensqualität. Seit Mitte der 1980er-Jahre werden im Rahmen der **Psychoneuroimmunologie** (PNI), einem interdisziplinären Forschungsgebiet, die Wechselwirkungen zwischen dem Nerven-, Hormon- und Immunsystem erforscht: Eine grundlegende Erkenntnis der PNI ist, dass Botenstoffe des Nervensystems auf das Immunsystem wirken und umgekehrt. Hauptagierende dieses Regelkreises sind die Hypophyse, die Nebennieren und die verschiedenen Zellpopulationen des Immunsystems. So können z. B. Neuropeptide an Immunzellen andocken und die Geschwindigkeit sowie Bewegungsrichtung von Makrophagen steuern. Ebenso können sich psychische Prozesse auf körperliche Funktionen auswirken (Psychosomatik). Im Zentrum steht der Einfluss der Psyche auf das Immunsystem und das Vegetativum. Nachweislich sinkt bei Stress die Konzentration von Immunglobulinen im Blut, während die Konzentration der immunsuppressiven Glukokortikoide zunimmt. Kortikosteroide hemmen die Zytokinproduktion, mindern die Reaktivität von T- und B-Lymphozyten und die Aktivität der natürlichen Killerzellen, die wichtige Elemente der Immunabwehr sind. Adrenalin wiederum stimuliert das autonome Nervensystem, was Symptome wie Schlaflosigkeit, Herzrasen und Palpitationen, Beklemmungsgefühl und Angst hervorruft.

Dass im Anschluss an körperliche oder psychische Belastungen ein erhöhtes Erkrankungsrisiko besteht, lässt sich laborchemisch nachweisen: Zunächst steigt unter Belastung die Zahl der Granulozyten, der natürlichen Killerzellen sowie der B- und T-Lymphozyten an, um in der Entspannungsphase dann steil unter das Ausgangsniveau abzufallen. Krankheitserregern wird damit ein „Fenster zum Körper" (open window) geöffnet. Es gibt jedoch Möglichkeiten, es klein zu halten und damit die Risiken zu minimieren. Dies kann z. B. durch ausreichende Bewegung geschehen, die Spaß und Freude bereitet, oder auch durch die Inhalation von bestimmten ätherischen Ölen. Diese Inhalation führt zu erhöhter Stressresistenz und Gelassenheit, was wiederum die Open-window-Phase abkürzt. In der Traditionellen Chinesischen Medizin wird dieser Vorgang „Lebenspflege" genannt: Damit ist gemeint, dass man sich nicht zu lange im Negativen aufhalten soll, um das Qi nicht zu schwächen.

5

5.11.1 Ätherische Öle bei psychischen Störungen

Ätherische Öle haben neben ihrer somatischen Wirkung (z. B. antiseptische, hyperämisierende oder mukolytische Eigenschaften) auch die Psyche betreffende beruhigende, stimmungsaufhellende oder anxiolytische Eigenschaften. Beim Inhalieren leiten die flüchtigen Moleküle der ätherischen Öle, die an Rezeptoren in der Nase andocken, elektrochemische Impulse über den Bulbus und den Tractus olfactorius in das **limbische System** weiter, den **„Keller unserer Emotionen"**. Dadurch können gespeicherte Erinnerungen wieder aktiviert und Emotionen ausgelöst werden, die über den Hypothalamus an andere Areale im Gehirn weitergeleitet werden. Der Körper reagiert je nach Botschaft mit der Ausschüttung beruhigend, euphorisierend, anxiolytisch oder stimulierend wirkender Neurotransmitter (➤ 5.3.1). Das Einatmen ätherischer Öle ist in der Wirkung vergleichbar mit einer inhalativen Medikamentenapplikation. Die Nasenschleimhaut ist sehr gut durchblutet. Die Wirkstoffe können zum einen rasch resorbiert werden und in den Blutkreislauf übertreten, zum anderen gelangen sie über das olfaktorische System schnell in das zentrale Nervensystem.

5

Ausgleichend und beruhigend wirkende Öle

- **Benzoe, Tonka, Vanille:** wirken entspannend, schützend, erheiternd, beruhigend, wärmend, sinnlich ausgleichend. Sie geben Geborgenheit und Gelassenheit bei Nervosität, Stress, Angst, Unsicherheit und Verlassenheitsgefühlen.
- **Kardamom:** beruhigend, stärkend, wärmend, aphrodisierend, gibt Gelassenheit und klares Denken
- **Lavendel:** wirkt beruhigend, blutdrucksenkend, entspannend und nervenstärkend
- **Weihrauch:** wirkt entspannend und kräftigend bei nervöser Anspannung und Erschöpfung
- **Zedernholz:** gibt Ruhe, Kraft und Stärke, erdet und gibt Stabilität

Anwendung: Mischung herstellen (maximales Mischungsverhältnis: 15 Tr. auf 50 ml fettes Öl). Es kann auch ein Einzelöl auf ein Tuch zum Riechen verabreicht oder in einen Kaltwasserdiffuser (auf 400 ml Aqua. dest. 5–8 Tr. ätherisches Öl) gegeben werden. Die Ölmischung kann als Körperöl oder als Entspannungsbad genutzt werden, wobei 10 Tr. davon auf 1 EL Sahne zur besseren Emulgierung kommen.

Stimmungsaufhellend und antidepressiv wirkende Öle

- **Bergamotte, Neroli, Orange, Grapefruit, Mandarine Melisse:** wirken durch ihre Inhaltsstoffe besonders antidepressiv und aufmunternd, beruhigend, nervenstärkend, entspannend und stimmungsaufhellend, erheiternd, erfrischend, kühlend, konzentrationssteigernd sowie psychisch ausgleichend.
- **Rose, Rosenholz, Jasmin:** haben stimmungsaufhellende, entspannende Eigenschaften und wirken harmonisierend bei seelischer Verhärtung.
- **Rosmarin** wirkt anregend, aktivierend, erwärmend, konzentrationsfördernd, krampflösend bei geistiger und körperlicher Erschöpfung; ist hilfreich bei Lustlosigkeit, Müdigkeit und Konzentrationsstörungen.
- **Zypresse:** gibt Struktur, Stabilität und Klarheit bei Konzentrationsstörungen und „Wegfließen". Zypressenöl hilft, äußere und innere Veränderungen zu bewältigen und zu akzeptieren.
- **Zitrone:** wirkt stimmungsaufhellend, konzentrationsfördernd und nervenberuhigend, erfrischt, aktiviert bei Unlust, Müdigkeit und Antriebsschwäche, schärft das Bewusstsein und klärt den Intellekt.

Anwendung: Mischung herstellen (maximales Mischungsverhältnis: 15 Tr. auf 50 ml fettes Öl). Es kann auch ein Einzelöl auf ein Tuch zum Riechen verabreicht oder in einen Kaltwasserdiffuser (auf 400 ml Aqua. dest. 5–8 Tr. ätherisches Öl) gegeben werden. Die Ölmischung kann als Körperöl oder als Entspannungsbad benutzt werden, wobei 10 Tr. davon auf 1 EL Sahne zur besseren Emulgierung kommen.

Angstlösend wirkende Öle

- **Angelika:** war im Mittelalter das Angstkraut schlechthin, wirkt kräftigend, stärkt die eigene Stabilität, fördert das Durchhaltevermögen

- **Rosengeranie, Muskatellersalbei, Ylang-Ylang:** wirken hormonell ausgleichend, entspannend, sinnlich anregend, euphorisierend und stimmungsaufhellend. Sie helfen bei chronischer Angst und klimakterischen Beschwerden, bei Gefühlskälte, Angespanntheit, Ärger, bei Impotenz und Frigidität bedingt durch Blockaden im Zusammenhang mit Angst und Sorge
- **Kamille römisch:** entspannt und beruhigt bei Schlaflosigkeit, Ängsten und Schock
- **Narde, Sandelholz** sind beruhigend und ausgleichend, entspannend und entkrampfend bei seelischen Wunden und hartnäckigen Ängsten

Anwendung: Mischung herstellen (maximales Mischungsverhältnis: 15 Tr. auf 50 ml fettes Öl). Es kann auch ein Einzelöl auf ein Tuch zum Riechen verabreicht oder in einen Kaltwasserdiffuser (auf 400 ml Aqua. dest. 5–8 Tr. ätherisches Öl) gegeben werden. Die Ölmischung kann als Körperöl oder Entspannungsbad benutzt werden, wobei 10 Tr. davon auf 1 EL Sahne zur besseren Emulgierung kommen.

Freisetzung von Neurotransmittern

- **Serotonin:** Bergamotte, Lavendel, Majoran, Neroli, Vanille, römische Kamille
- **Enkephaline:** Grapefruit, Rose, Rosenholz, Geranie, Palmarosa
- **Endorphine:** Grapefruit, Jasmin, Muskatellersalbei, Patchouli, Ylang-Ylang, Tonka, Tolu, Benzoe
- **Noradrenalin:** Wacholder, Rosmarin, Thymian, Angelika

Anwendung: Mischung herstellen (maximales Mischungsverhältnis: 15 Tr. auf 50 ml fettes Öl) oder als Einzelöl auf ein Tuch geben zum Riechen.

5.11.2 Schlafstörungen (Insomnie)

30 % der Bevölkerung leiden an Einschlaf- und/oder Durchschlafstörungen. Unter Einschlafstörungen versteht man eine Einschlafzeit von mehr als 30 Minuten. Bei Durchschlafstörungen leidet der Patient unter häufigem nächtlichen und vorzeitigen Erwachen, die Schlafzeit liegt dabei mindestens dreimal pro Woche unter 6 Stunden.

- **Primäre Schlafstörungen** werden meist durch psychosoziale Belastungen verursacht und neigen zur Chronifizierung, auch nach Beseitigung der Ursache.
- **Sekundäre Schlafstörungen** hingegen treten meist als Begleitsymptom psychiatrischer Erkrankungen auf, wie z. B. bei Depression, Schizophrenie, Demenz, Sucht- oder Angsterkrankungen. Aber auch somatische Grunderkrankungen, wie (z. B. Herzinsuffizienz, Schilddrüsenüberfunktion, hoher Blutdruck) können sekundäre Schlafstörungen verursachen. Schlafstörungen können auch infolge von Schichtdienst, Jetlag oder Arzneimittelmissbrauch (Sedativa) auftreten.

Mit **beruhigenden, harmonisierenden** und **anxiolytisch** wirkenden Ölen kann bei Schlafstörungen hervorragend therapiert werden.

STUDIEN

Ein sehr gut beruhigend wirkendes Öl ist *Lavandula angustifolia,* dessen schlaffördernde Wirkung in verschiedenen Studien nachgewiesen wurde. Seit 2010 gibt es ein rein pflanzliches Arzneimittel mit Namen Lasea® (Zubereitungsname Silexan), das reines Lavendelöl in Kapseln einsetzt. Es hat starke Wirkungen bei Ängsten, Neurasthenie (bis zur totalen Erschöpfung), posttraumatischen Störungen, Stress und sogar bei Panikattacken. Außerdem hilft es bei Schlaflosigkeit. In einer randomisierten Doppelblindstudie konnte an 221 Patienten gezeigt werden, dass Lavendel einen deutlichen Benefit im Hinblick auf die Schlafqualität hat. Ebenso beeinflusste es positiv die mentale Gesundheit und reduzierte das Angstgefühl. Hervorzuheben ist auch, dass keine Nebenwirkungen nächsten Morgen wie z. B. als Hangover in Form von Müdigkeit und Abgeschlagenheit oder Erschöpfungsgefühle auftraten (Kasper et al. 2010; Woelk und Schläfke 2010).

Neben Lavendelöl können folgende Öle angezeigt sein:

- **Bergamotte:** bei Schlaflosigkeit durch Unruhe, Stress
- **Cistrose:** hat eine seelisch ausgleichende Wirkung
- **Jasmin:** Der Inhaltsstoff Carveol dockt am GABA-Rezeptor an, genauso wie die schlafinduzierende Substanz GABA. Carveol wirkt allerdings 100-mal stärker. Nach dem gleichen Prinzip wirkt Valium®. Für diese Entdeckung bekam Hanns Hatt 2006 den Erfinderpreis der Ruhr-Universität Bochum (Hatt und Dee 2010).

- **Kardamom:** beruhigendes Öl, speziell nach zu üppiger Mahlzeit
- **Lavendel:** das Mittel bei Ein- und Durchschlafstörungen, wenn quälende Gedanken nicht schlafen lassen. Lavendel hat einen beruhigenden Einfluss auf das ZNS
- **Karottensamen:** haben eine umhüllende, ausgleichende Wirkung
- **Majoran:** altes bewährtes Schlafmittel
- **Mandarine rot:** bei unruhigen Kindern
- **Melisse, Neroli:** sind nützlich bei Schlaflosigkeit durch Unruhe und Nervosität; wichtige Öle für empfindsame Menschen
- **Orange:** bei Schlafstörungen durch Ängste, insbesondere in einer ungewohnten Umgebung
- **Rose:** bei Schlaflosigkeit, wenn man die Sorgen des Alltags nicht loslassen kann
- **Rosengeranie:** bei hormonell bedingten Schlafstörungen
- **Rosenholz:** wirkt stimmungsaufhellend, entspannt die Nerven und wirkt stabilisierend. Es ist angezeigt bei Herzklopfen, Unruhe, Schlaflosigkeit aus Angst, Anspannung und nervöser Erschöpfung. Besonders geeignet für Kinder mit Schulangst
- **Sandelholz:** klärt den Geist, macht ihn still und erfrischt den Körper
- **Schwarzkümmel:** fettes Öl, hat einen stark sedativen Effekt

Anwendung: Mischung herstellen mit maximalem Mischungsverhältnis: 15 Tr. auf 50 ml fettes Öl. Es kann auch ein Einzelöl auf ein Tuch zum Riechen gegeben werden oder in ein Kaltwasserdiffuser (auf 400 ml Aqua. dest. 5–8 Tr. ätherisches Öl). Die Ölmischung kann als Körperöl oder als Entspannungsbad benutzt werden, wobei 10 Tr. davon auf 1 EL Sahne zur besseren Emulgierung gegeben werden.

REZEPTUREN

Schnelle Hilfe bei Schlafstörungen

1 Tr. Lavendel in die Hände verreiben und die Hände zum Einschlafen in die Nähe des Gesichts legen oder 1 Tr. Lavendel auf die Nasenöffnung auftragen.

Würzige Schlafmischung

- 5 Tr. Orange
- 3 Tr. Kamille römisch
- 3 Tr. Lavendel
- 2 Tr. Vetiver
- 50 ml Mandelöl

Die ätherischen Öle in das Mandelöl geben und beim Zubettgehen Brust und Hände damit einreiben.

Blumige Schlafmischung

- 8 Tr. Orange
- 3 Tr. Lavendel
- 5 Tr. Majoran
- 2 Tr. Rosengeranie
- 50 ml Mandelöl

Die ätherischen Öle in das Mandelöl geben und Fußsohlen, Hände oder Brust damit einreiben, ruhig atmen.

Antischnarchöl

- 5 ml Pfefferminz
- 3 ml Orange
- 2 ml Zitrone

5 Tr. der Mischung auf ein Baumwolltaschentuch geben, dieses Tuch neben das Kopfkissen des Schnarchers legen. Falls nötig, im Laufe der Nacht noch einmal beträufeln. Folgende Wirkungen werden erreicht: Die Nasenatmung wird angeregt, deshalb wird mit geschlossenem Mund geatmet, und das Flattern des Gaumensegels unterbleibt. Der Schläfer wendet sich häufig dem angenehmen Duft zu, legt sich dadurch auf die Seite und vermeidet die für das Schnarchen so ungute Rückenlage. Schließlich nimmt auch die Atemtiefe zu, sodass einer gefährlichen Apnoe vorgebeugt wird.

5.11.3 Angstzustände und Störungen nach Stressbelastung

Über 30 % der Bevölkerung leiden an **Angst- und Panikerkrankungen.** Sie sind die häufigsten psychiatrischen Störungen. Nichtdiagnostizierte oder unzureichend behandelte Angsterkrankungen haben eine hohe Chronifizierungsrate. Vermutet werden – je nach psychiatrischer oder psychotherapeutischer Schule – verschiedene verursachende oder auslösende Faktoren, die erst in ihren Interaktionen den tatsächlichen Ausbruch der Störung bewirken. Während die **krankhafte Angst** charakterisiert ist durch ihre Unangemessenheit gegenüber der tatsächlichen Bedrohung und durch ihre Intensität, ihre Dauer und die Beeinträchtigungen, die der Betroffene durch sie erfährt, und zur Ausbildung verschiedener Angststörungen führt, ist Angst als physiologische Erlebens- und Verhaltensweise eine notwendige Reaktion des Menschen vor Gefahren. Das Gefühl der

5

Angst als grundlegendes und natürliches Gefühl – genauso wie Zorn, Wut, Freude oder Traurigkeit – ist lebensnotwendig. Es bereitet unseren Körper auf schnelles Handeln bei gefährlichen Situationen vor. Nach Erkenntnissen der PNI (Psycho-Neuro-Immunologie ➤ 5.11) macht Angst krank, wenn die bedrohliche Situation zu stark und unangemessen ist oder zu lange andauert.

GUT ZU WISSEN

Angst besteht immer aus drei Komponenten:

- Somatischer Anteil: z. B. Herzrasen, Muskelverspannungen, Schwitzen, Atembeschwerden, Erstickungsanfälle, Augenflimmern, erhöhter Blutdruck
- Vegetativer Anteil: z. B. Schlafstörungen, innere Unruhe, Schweißausbruch
- Verhaltensanteil: z. B. Flucht oder der Situation von vornherein aus dem Weg zu gehen, Verdrängungs- und Vermeidungsverhalten

Allerdings ist Angst ein schwieriges Thema in der Medizin, da sie vielfältige Symptome aufweist. Selten kommt ein Patient in die Praxis mit den Worten: „Herr/Frau Doktor, ich habe Angst!". Oft können Betroffene selbst nicht einschätzen, was mit ihnen los ist und fühlen sich ernsthaft krank. Es wird über eine Vielfalt von Symptomen berichtet, z. B. Herzrasen, Kopfschmerzen, Verdauungsstörungen wie Durchfall, Übelkeit, Schlafstörungen, Schwindel, Rückenschmerzen, Infektanfälligkeit, kalte Hände, kalte Füße. Ätherische Öle werden in der Therapie von Angststörungen als Adjuvanzien eingesetzt. Hier ist professionelle Hilfe angesagt.

Nicht nur die Angst mutiert immer mehr zu einer „Volkskrankheit", sondern auch **Stress.** Jeden Tag erleben wir eine Vielzahl mehr oder weniger starker Belastungen, auch Stress genannt. Schwere Belastungssituationen führen zu spürbaren Stressreaktionen, während geringe Belastungen zu automatisch ablaufenden, schwachen Reaktionen führen, die wir oft nicht bewusst wahrnehmen. Stress bezeichnet sowohl durch spezifische exogene Reize (Stressoren) hervorgerufene psychische und physiologische Reaktionen, die zur Bewältigung besonderer Anforderungen befähigen, als auch die dadurch entstehende körperliche und geistige Belastung. Während **exogene Stressoren** wie z. B. Lärm, Arbeitsbelastung, Termine, Jetlag, Hitze, Kälte, Strahlung oder Gifte von außen auf den Körper einwirken, können ebenso Hunger, Durst, Schmerz, unangenehme Gefühl oder seelische Konflikte als **endogene Stressoren** einwirken. Die WHO hat Stress zu einer der größten Gesundheitsgefahren des 21. Jahrhunderts erklärt. Experten zufolge lassen sich etwa zwei Drittel aller Erkrankungen direkt oder indirekt auf Stress zurückführen. Abhängig vom Zustand unseres Körpers und Immunsystems werden die Belastungssituationen unterschiedlich erlebt. Bei einem ausgeglichenen Menschen verlaufen die mit der Belastung einhergehenden Stressreaktionen milder und kürzer.

TIPP

Bei Angst und Stress wirken entspannende Massagen mit ätherischen Ölmischungen noch tiefgreifender als das alleinige Inhalieren. Die Aromatherapie ist eine schnelle, effektive und ökonomische Möglichkeit, Stress zu verhindern und deren Reaktionen zu reduzieren, nicht nur für Patienten, sondern auch für deren Umgebung. Es besteht eine Wechselwirkung zwischen Angst und Stress, die durch die Öle unterbrochen werden soll.

Angstzustände

Ätherische Öle können bei länger bestehenden Angststörungen als Adjuvanzien zur Anwendung kommen je nach Schweregrad und Ursache der Angst. Gut einsetzbar sind ätherische Öle z. B. bei Prüfungsangst oder vor gravierenden Ereignissen.

- **Angelika:** hilft bei Tachykardie, Unruhe, Angst
- **Lavendel, Melisse:** wenn man das Gefühl hat, von einer Situation oder anderen Menschen unterdrückt zu werden und daran zu ersticken
- **Rose, Palmarosa, Petitgrain mandarine:** wirken stützend und entspannend bei großer Angst, Nervosität, Tachykardie und Unruhe
- **Vetiver, Narde, Sandelholz:** bei Angst- und Panikattacken, Tachykardien
- **Rosengeranie, Muskatellersalbei, Ylang-Ylang:** wirken hormonell ausgleichend, entspannend, sinnlich anregend, euphorisierend und stimmungsaufhellend. Sie helfen bei chronischer Angst und klimakterischen Beschwerden, bei Gefühlskälte, Angespanntheit, Ärger, bei Impotenz und Frigidität bedingt durch Blockaden im Zusammenhang mit Angst und Sorge.
- **Kamille römisch:** entspannt und beruhigt bei Schlaflosigkeit, Ängsten und Schock

Anwendung: Diese Öle können einzeln im fetten Öl oder als Mischung darin zur Anwendung als Körperöl, Badeöl oder im Raumluftdiffuser kommen. Sie sind je nach Indikation oder Duftvorlieben auszuwählen und können auch anstelle der in den Rezepturen (➤ Kasten) angegebenen Öle verwendet werden. Die Mischungen sollten 0,5-prozentig (d. h. auf 50 ml Trägeröl 6 Tr. ätherisches Öl) hergestellt werden.

Stress, Erschöpfung

- **Kamille römisch:** angezeigt bei chronischer Anspannung und Schlaflosigkeit, nervös bedingten Kopfschmerzen. Sie unterstützt den Abbau von nervös bedingtem Stress jeder Art
- **Rosengeranie:** bei Erschöpfung, für Workaholics
- **Jasmin:** beruhigt das Herz, reduziert nervöse Spannung
- **Majoran:** hilft bei Zuständen von nervöser Anspannung bis zur totalen Erschöpfung
- **Muskatellersalbei:** stellt das Gleichgewicht zwischen Anregung und Entspannung her, stärkt die Nerven
- **Neroli:** beruhigt das Herz, reduziert nervöse Spannung
- **Orange:** wirkt beruhigend, entspannend, z. B. im Warteraum des Zahnarztes (Lehrner et al. 2000)
- **Vanille, Tonka:** angezeigt bei Stress
- **Weihrauch:** bei Stress, der zu Reizbarkeit, Unruhe und Schlaflosigkeit geführt hat
- **Ylang-Ylang:** geeignet bei Stress, Tachykardie, beruhigt einen rastlosen Geist, beruhigt das Herz, reduziert nervöse Spannung

Anwendung: Diese Öle können einzeln im fetten Öl oder als Mischung darin zur Anwendung als Körperöl, Badeöl oder im Raumluftdiffuser kommen. Sie sind je nach Indikation oder Duftvorlieben auszuwählen und können auch anstelle der in den Rezepturen (➤ Kasten) angegebenen Öle verwendet werden. Die Mischungen sollten 1-prozentig (d. h. auf 50 ml Trägeröl 12 Tr. ätherisches Öl) hergestellt werden.

STUDIEN

Bei 56 Patienten wurde während einem zahnchirurgischen Eingriff beobachtet, ob der Duft von Orangenöl die Angst davor reduzieren könnte. Die Beobachtung wurde anhand von Vitalparametern wie Blutdruck, Atemfrequenz, Herzfrequenz objektiviert. Vor dem Eingriff hatten alle die gleichen Messergebnisse, danach unterschied sich die Verumgruppe deutlich von der Kontrollgruppe. Der Duft von Orangenöl reduziert also die Angst vor Zahnarzteingriffen (Hasheminia et al. 2014).

REZEPTUREN

Angstzustände

Die nachfolgenden Bestandteile jeweils mischen und daraus ein 1–2 % Körperöl herstellen oder direkt an 10 Tr. einer Mischung schnüffeln.

- **Erhöhte Anspannung:** römische Kamille, Bergamotte, Orange: zu gleichen Teilen
- **Nervosität und gegen Stress:** 3 Teile Lavendel, 2 Teile Neroli, 1 Teil Bergamotte
- **Seelischer Schock:** 3 Teile Lavendel, 2 Teile Weihrauch, 1 Teil Narde
- **Anspannung und Erschöpfung:** 3 Teile Muskatellersalbei, 2 Teile Zypresse, 1 Teil Lavendel
- **Plötzliche Furcht:** 2 Teile Rosengeranie, 2 Teile Vetiver, 1 Teil Rosendestillat: besonders geeignet für die Nacht, gibt Kraft, schenkt Zutrauen
- **Hoffnungslosigkeit, Verzweiflung:** 3 Teile Lavendel, 2 Teile Rosendestillat: gleicht aus, erdet, streichelt die Seele
- **Agoraphobie, Herzbeklemmung:** 2 Teile Wacholderbeeren, 2 Teile Zypresse, 1 Teil Melisse: weitet die Brust, lässt Atem schöpfen, beruhigt
- **Angst allgemein:** 20 Tr. Zeder, 1 Tr. Jasmin, 40 Tr. Lavendel, 5 Tr. Neroli, 20 Tr. Rosendestillat, 5 Tr. Ylang-Ylang, 20 Tr. Basilikum, 20 Tr. Mandarine rot, 10 Tr. Weihrauch, 10 Tr. Vetiver. Dies ist schon ein richtiges Parfüm mit sehr starken angstabbauenden Qualitäten; es wirkt lockernd, entspannend, gegen Stress. Dosierung und Handhabung wie oben genannt.
- **Ungerichtete Ängste und Beklommenheit:** Mandarine, Petitgrain, Eisenkraut: zu gleichen Teilen, weitet das Herz, befreit den Atem
- **Angst infolge Ausweglosigkeit und Stress:** römische Kamille, Muskatellersalbei, Petitgrain, Mandarine rot, Narde: zu gleichen Teilen, beruhigt, gleicht aus, öffnet.
- **Herzklopfen:** Neroliöl ist das Prüfungsöl der ersten Wahl. Schnüffeln an reinem Neroliöl beruhigt, setzt die Herzfrequenz herab und ist hilfreich bei nervösen Herzbeschwerden.
- **Prüfungsangst:** Lavendel und Rosmarin zu gleichen Teilen mischen, Sandelholz und Weihrauch, zu gleichen Teilen gemischt: entspannen die Nerven; besonders kurz vor einer Prüfung und auch in der Zeit davor mehrmals täglich daran riechen.

REZEPTUREN

Störungen nach Stressbelastung

Bei Stresszuständen sind unterschiedliche Ölmischungen gefragt. Da der Stressgeplagte nachts nicht schlafen kann, braucht er ein Schlaföl. Um die Aufgaben des Tages erfüllen zu können, wird hingegen ein stärkendes Öl benötigt.

Stärkendes Öl

- 8 Tr. Angelika
- 3 Tr. Muskatellersalbei
- 5 Tr. Rosmarin
- 2 Tr. Kardamom
- 50 ml Mandelöl

Die ätherischen Öle in das Mandelöl geben und Hände und Brust damit einreiben oder 3 Tr. der Mischung pur auf ein Taschentuch träufeln, gelegentlich daran riechen oder 5 Tr. der Mischung pur in die Duftlampe geben.

Schlaföl

- 5 Tr. Orange
- 3 Tr. Kamille römisch
- 3 Tr. Lavendel
- 2 Tr. Vetiver
- 50 ml Mandelöl

Die ätherischen Öle in das Mandelöl geben und Brust und Hände damit einreiben.

Öl bei Tinnitus als Reaktion auf Stress

- 10 Tr. Lavendel fein
- 10 Tr. Rosmarin Ct. Cineol
- 2 Tr. Karottensamenöl
- In 10 ml Johanniskrautöl

1–2 Tr. über Nacht in den äußeren Gehörgang einreiben, oder auf einen Wattebausch geben und in das Ohr legen.

5.11.4 Depressive Störungen

Über 15 % der Bevölkerung erlebt mindestens einmal im Leben eine Depression. Insbesondere 20- bis 30-Jährige sowie über 50-Jährige sind davon betroffen. Häufige psychodynamische Aspekte, die zur **Entwicklung** einer **depressiven Störung** führen, sind dauernde Entwertung des Menschen durch seine Umwelt, früher Objektverlust (Verlust einer engen Bezugsperson in früher Kindheit) sowie ständige Überforderungen im Leben. Diese Erfahrungen werden in synaptischen Verknüpfungsmustern in der Hirnrinde und dem limbischen System kodiert und gespeichert. Um den pathophysiologischen Mechanismus der Depressionsentstehung besser zu verstehen, sei etwas zur Regulation der Genaktivität erwähnt. Diese unterliegt sehr stark situativen Einflüssen und wird größtenteils nicht vererbt. In jüngster Zeit wurde von Neurobiologen entdeckt, dass individuelle Erfahrungen im Organismus Reaktionsmuster ausbilden können, die einen Einfluss auf die **Regulation** der **Genaktivität** in zukünftigen Situationen haben. Ein sehr faszinierender Aspekt der Hirnforschung ist die Umwandlung von Erlebniseindrücken in biologische Signale. Dadurch übt das Gehirn nicht nur Einfluss auf zahlreiche Körperfunktionen aus, sondern es verändert auch seine eigene Mikrostruktur. Leon Eisenberg von der Harvard Medical School/Universität in Cambridge, Massachusetts (USA) nennt diesen Vorgang „eine soziale Konstruktion des menschlichen Gehirns". Früher sprach man von reaktiver (Reaktion auf ein schwerwiegendes Ereignis von außen) und endogener Depression. Dieser Pfad wurde verlassen, da man heute weiß, dass bei jedem erstmaligen Auftreten einer Depression ein schwerwiegendes Ereignis voranging und diese Depression weitere depressive Episoden aufgrund geringfügiger Belastungsfaktoren nach sich ziehen kann. In diesem Zusammenhang spielt auch die Umwandlung von Erlebniseindrücken in biologische Signale eine Rolle. Die Neurowissenschaftler Johannes Reul und Florian Holsboer beschrieben 2002, dass es im Rahmen einer Depression durch Aktivierung des Stressgens über eine vermehrte Cortisol-Releasing-Hormon-Ausschüttung zu einem erhöhten Cortisolspiegel kommt, und somit die **Depression** Elemente einer Stressreaktion enthält.

Ätherische Öle wirken beruhigend, **anxiolytisch** und **stimmungsaufhellend** im limbischen System, dem Speicher unserer Gefühle. Als Additiva zur Psychotherapie und zu Antidepressiva können sie sehr hilfreich unterstützen, positive Gefühle erzeugen und durch Reduktion der Stresshormone die Selbstheilungskräfte des Körpers aktivieren. 2017 wurden im Tisserand-Institut mehrere Studien über ätherische Öle, wie z. B. Lavendel, Rose, Rosengeranie, Bergamotte und Rosmarie, im Hinblick auf den therapeutischen Effekt bei Depressionen verglichen und deren Symptomrückgang nachgewiesen (www.tisserandinstitute.org/learn-more/the-powers-of-aromatherapy-depression).

Leichte depressive Verstimmung

- **Angelikawurzel:** bei depressiven Verstimmungen, hellt auf, gibt Stabilität
- **Basilikum:** anregender, klärender, lichter Duft
- **Rosengeranie:** wirkt tröstend bei depressiven Verstimmungen
- **Jasmin:** entspannt das Herz, beruhigt die Nerven, baut Spannungen ab und hellt den Geist auf. Wirkt bei nervöser Angst, Unruhe und Depression. Als Aphrodisiakum wirkt es bei Impotenz und Frigidität, besonders wenn depressive Gedanken im Spiel sind.
- **Rosmarin** (alle Chemotypen): wirkt belebend und bringt Vitalität; ein uraltes Heilmittel bei Apathie und Schwermut
- **Lavendel, Melisse:** geben Geborgenheit bei depressiven Verstimmungen, Schlaflosigkeit, Schock und inneren Spannungszuständen
- **Zitrone:** bringt Frische, Klarheit, beseitigt Verwirrung und lindert Besorgnis
- **Rose:** stärkt das Selbstbewusstsein

Anwendung: Diese Öle können einzeln im fetten Öl oder als Mischung darin zur Anwendung als Körper- und Massageöle, Badeöl oder im Raumluftdiffuser kommen. Sie sind je nach Indikation oder Duftvorlieben auszuwählen und können auch anstelle der in den Rezepturen (> Kasten) angegebenen Öle verwendet werden. Die Mischungen sollten 1-prozentig (d.h. auf 50 ml Trägeröl 12 Tr. ätherisches Öl) hergestellt werden.

Depressive Episode

- **Johanniskraut:** bei Depression mit nervöser Unruhe; sowohl das Rotöl als auch das ätherische Öl wirken als MAO-Hemmer, infolgedessen werden mehr Serotonin und Noradrenalin im Gehirn zur Verfügung gestellt, welche bei Depressionen vermindert sind.
- **Bergamotte:** bei saisonaler Depression in den Wintermonaten, nervöser Depression und Angst. Das Öl wirkt sehr entspannend, krampflösend, aber gleichzeitig auch sanft anregend.
- **Muskatellersalbei:** wirkt euphorisierend und aphrodisierend (bei Depression ist die Libido verringert)
- **Neroli:** bei depressiven Verstimmungen durch Schock. Neroli hat zusammen mit Rose und Lavendel eine beruhigende Wirkung auf Herz und Geist und ist ideal für Menschen, die schreckhaft und aufgeregt sind. Wegen seiner allgemeinen regulierenden Wirkung auf das Nervensystem trägt es dazu bei, geistig-seelische Anspannung, nervöse Depression, chronische und akute Angst zu lindern.
- **Sandelholz:** wirkt auf das Nervensystem kühlend, beruhigend und kräftigend. Es eignet sich für hitzige, erregte Seelenzustände, die zu Kopfschmerzen, Schlaflosigkeit und zu nervöser Erschöpfung führen.
- **Schafgarbe:** für Menschen mit seelischen Verletzungen, die sich als Opfer fühlen
- **Weihrauch:** hellt die Stimmung auf und ist ein wichtiges antidepressives Öl
- **Ylang-Ylang:** wirkt als Herzenströster, wenn ein persönlicher Verlust die Depression ausgelöst hat

Anwendung: Diese Öle können einzeln im fetten Öl oder als Mischung darin zur Anwendung als Massageöl, Badeöl oder zur Raumbeduftung kommen. Sie sind je nach Indikation oder Duftvorlieben auszuwählen und können auch anstelle der in den Rezepturen (> Kasten) angegebenen Öle verwendet werden. Es werden auch Einzelöle je nach Vorlieben zum Riechen empfohlen.

REZEPTUREN

Aufmunternd wirkendes Körperöl

- 5 Tr. Bergamotte
- 3 Tr. Angelika
- 2 Tr. Rose
- 1 Tr. Johanniskraut
- 30 ml Mandelöl
- 20 ml Johanniskrautöl

Die ätherischen Öle in das Mandel- und Johanniskrautöl geben und den Bauch damit einreiben.

Beruhigendes Körperöl

- 5 Tr. Neroli
- 3 Tr. Benzoe
- 2 Tr. Rose
- 2 Tr. Lavendel
- 50 ml Mandelöl

Die ätherischen Öle in das Mandelöl geben und den Körper damit einölen.

5.11.5 Konzentrationsstörungen

Die **Konzentration** als Fähigkeit, die Aufmerksamkeit dauerhaft zu fokussieren, kann vorübergehend gemindert (Konzentrationsstörung) oder als Konzentrationsschwäche dauerhaft beeinträchtigt sein. Bei **Gedächtnisstörungen** ist die Fähigkeit beeinträchtigt, länger als 10 Minuten zurückliegende Eindrücke zu behalten bzw. abzurufen. Gedächtnisstörungen als Störungen der Erinnerungsfähigkeit und Konzentrationsstörungen können auch in Kombination auftreten. Hierbei muss zwischen organisch bedingten Erkrankungen wie z. B. Hirnleistungsstörungen im Rahmen demenzieller Erkrankungen, Anämie, Depression, Aufmerksamkeitsdefizitsyndrom (ADS) und hormonellen Erkrankungen sowie Störungen aufgrund von Erschöpfung und Überlastung differenziert werden.

Haben sich Gedächtnis- bzw. Konzentrationsstörungen infolge von Erschöpfung und Überlastung entwickelt, sind ätherische Öle sehr hilfreich. Auch bei ADS wurden sie mit positivem Erfolg eingesetzt. Gerade in Lernzeiten vor Prüfungen verbessert das Riechen an den Ölen das Lerndurchhaltevermögen und die Konzentration, wobei die Auswahl nach individueller Vorliebe geschieht. Jedes Schulkind und jede Studentin sollten ihr Riechfläschchen immer bei sich tragen.

Zur Anwendung kommen ätherische Öle mit folgenden Wirkungen:

- **Angelika:** bringt zum Ziel, wirkt gegen Gedankenredundanz und kreisende Gedanken
- **Basilikum:** regt an und entspannt
- **Lemongrass:** muntert auf, löst Lethargie auf
- **Petitgrain mandarine:** gibt ruhevolle Wachheit
- **Pfeffer schwarz:** bringt zum Ziel, lässt aber auch Platz für die Phantasie
- **Pfefferminze:** gibt einen kühlen und klaren Kopf
- **Rosmarin Ct. Cineol:** stärkt das Gedächtnis, als „Prüfungs- und Erinnerungsöl"
- **Ysop:** klärt das Gedächtnis, lässt besser durchatmen
- **Citrusöle:** geben Leichtigkeit, wirken antidepressiv und klären den Geist

Anwendung: Diese Öle können einzeln im fetten Öl oder als Mischung darin zur Anwendung als Massageöl, Badeöl oder zur Raumbeduftung kommen. Sie sind je nach Indikation oder Duftvorlieben auszuwählen und können auch anstelle der in den Rezepturen (➤ Kasten) angegebenen Öle verwendet werden. Es werden 1- bis 2-prozentige Mischungen hergestellt.

REZEPTUREN

Schnelle Hilfe bei Erwachsenen

Die Rezepturen sind je nach Vorliebe einzusetzen.

- 1 Tr. Rosmarin Ct. Cineol auf ein Stück Würfelzucker geben, den Zucker lange im Mund lassen. Dadurch wird das Öl von der Mundschleimhaut aufgenommen.
- 2 Tr. Ysop auf ein Taschentuch geben, daran riechen. Nicht einnehmen.

Prüfungen

Während des Lernens ein bestimmtes Öl, je nach persönlicher Vorliebe, verwenden, z. B. am Fläschchen riechen oder Unterarm oder Sternum damit einreiben. Das gleiche Öl während der Prüfung verwenden, indem am Fläschchen oder der Hautpartie gerochen wird. Das Erlernte kann so leichter abgerufen werden.

5

5.11.6 Psycho-Aromatherapie

Der Begriff Psycho-Aromatherapie wurde von Robert Tisserand in den in 1980er-Jahren geprägt. Unter diesem Begriff versteht man die Anwendung ätherischer Öle unter dem Aspekt ihrer emotionalen und psychischen Wirkungen. Düfte gehen über die Nase auf die Riechschleimhaut und von dort direkt in das Gehirn. Einer der Informationswege ist mit dem limbischen System verschaltet, dem „Keller der Emotionen". Düfte rufen bei uns Assoziationen und Erinnerungen hervor, z. B. an die Kindheit oder an prägende Ereignisse. Der Sitz des Gedächtnisses liegt im Hippocampus, also in unmittelbarer Nachbarschaft zum limbischen System. Hier entstehen durch Düfte hervorgerufene Bilder oder Erinnerungen. In der Psychotherapie kann man sich diese Tatsache zu Nutze machen, um psychische Blockaden zu lösen oder um längst Vergessenes und Verdrängtes bewusst werden zu lassen. Jedes ätherische Öl hat spezifische und ihm eigene Charaktereigenschaften. Dem Probanden werden nun höchstens drei seinen Bedürfnissen oder zu lösenden Aufgaben entsprechende Öle herausgesucht und präsentiert. Ist ein Duft sehr angenehm und beliebt, bestärkt es in dem Probanden etwas, was ihm bekannt ist und von dem er profitiert. Wird ein Duft abgelehnt, kann dies auf ein Negativthema hinweisen und sollte behutsam angeschaut und bearbeitet werden. Die Liste mit ätherischen Ölen und ihren seelischen Wirkungen nach Jellinek ist für diese Auswahl sehr hilfreich.

- **Erfrischend:** Bitterorange, Eukalyptus, Fichtennadel, Kampfer, Kiefernnadel, Latschenkiefer, Limette, Myrrhe, Myrte, Petitgrain, Pfefferminze, Rosmarin, Tannennadel, Wacholderbeere, Zitrone, Zypresse
- **Frisch und stimulierend:** Citronella, Ingwer, Krauseminze, Lemongrass, Majoran, Myrrhe, Salbei, Thymian, Verbena, Zimtblätter
- **Stimulierend:** Angelikawurzel, Anis, Basilikum, Kardamom, Cassia, Estragon, Fenchel, Kamille, Koriander, Lorbeerblätter, Nelke, Patchouli, Pfeffer, Piment
- **Exaltierend (stimulierend und erogen):** Tonka, Weihrauch
- **Erogen:** Moschuskörner, Zypresse
- **Schwül (erogen und narkotisch):** Geranium, Jasmin, Neroli, Styrax, Tolubalsam
- **Beruhigend:** Benzoe, Cassis, Rosengeranie, Immortelle, Jasmin, Muskatellersalbei, Neroli, Palmarosa, Rose, Rosenabsolue, Ylang-Ylang
- **Beruhigend (narkotisch und antierogen):** Bergamotte, Cistrose, Citronella, Lavendel, Linaloeholz, Mandarine rot, Petitgrain, Rosenholz, Sandelholz
- **Anxiolytisch (serotonerg), begleitend auch bei Zwangsstörungen:** Kamille, Lavendel, Neroli, Majoran, Patchouli, Ylang-Ylang, Jasmin, Muskatellersalbei, Grapefruit, Rose
- **Antriebssteigernd (noradrenerg):** Wacholder, Lemongrass, Rosmarin, Kardamom

Anwendung: Diese Öle können einzeln im fetten Öl oder als Mischung darin zur Anwendung kommen. Sie sind je nach Indikation oder Duftvorlieben auszuwählen und können auch anstelle der in den Rezepturen (➤ Kasten) angegebenen Öle verwendet werden.

REZEPTUREN

Da die Auswahl der Öle sehr individuell ist, kann es keine allgemeingültigen Rezepturen geben. An dem Fläschchen des ausgesuchten Öls wird gerochen; es ist auch möglich, 2–3 Tr. ins Badewasser zu geben oder in 10 ml neutrales Basisöl zu tropfen und damit beispielsweise Unterarme, Sternum oder Bauch einzumassieren. Sehr gut eignet sich auch ein „Roll on", in den auf 10 ml z. B. Jojobaöl 2 Tr. des Öls der Wahl gegeben werden. Das Öl wird auf die Handgelenke verteilt. Es kann immer wieder daran gerochen werden.

5.12 Aromatherapie bei geriatrischen und schwerkranken Patienten

„Alt werden, heißt sehend werden."

Marie Ebner-Eschenbach

Altern ist ein natürlicher biologischer Prozess, der bereits ab dem 25. Lebensjahr einzusetzen beginnt. Es kommt zu Oxidationsvorgängen, freie Radikale werden nicht schnell genug abgebaut, Gewebe und Zellen erneuern sich immer langsamer; die Folge ist allmählicher Verschleiß.

Die ersten Zeichen der alterungsbedingten Veränderung machen sich im Verhalten bemerkbar, in der Reaktion auf die Umwelt und Mitmenschen. Nachlässigkeiten schleichen sich ein. Der älter werdende Mensch wird lärmempfindlicher. Manche Dinge kann und will er nicht mehr machen. Er ermüdet schneller, kann sich nicht mehr anpassen und verliert allmählich die Fähigkeit, sich zu begeistern. Während in mittleren Jahren Krankheiten und Negativerlebnisse relativ gut verarbeitet werden, können sie später einen Altersschub auslösen und den Lebensrhythmus verlangsamen.

Durch Alterung der Organe, des Gehirns und des Bewegungsapparats kommt es zum **allgemeinen Leistungsabfall,** zur Verlangsamung des Denkens und Handelns und zur Unsicherheit im täglichen Leben. Damit verbunden sind Hirnleistungsstörungen, die wiederum zum sozialen Rückzug und zur Isolation führen.

Untersuchungen haben gezeigt, dass fehlende Umweltreize und Isolation die **Entwicklung** einer **Demenz** unterstützen. In diesen Fällen bewirken durchblutungsfördernde und wohlriechende ätherische Öle eine Stimmungsaufhellung. Körperliche Berührung in Form von Massagen bedeuten zudem die Hinwendung und seelisches Wohlempfinden für den älteren Menschen. Im Sinne der Psychoneuroimmunologie wird durch Massage ein psychisches Gleichgewicht hergestellt und gleichzeitig das Immunsystem stabilisiert. Hautpflege ist hier zugleich Seelenpflege.

Viele Menschen im Alter leiden an **depressiver Verstimmung,** deren Ursache vielfältig ist. Oft wird das Leben aufgrund von Schmerzen, Gebrechen und Einsamkeit als sinnlos empfunden. Hier sind stimmungsaufhellende, antidepressive Öle gefragt.

5.12.1 Ätherische Öle

Alte Menschen lieben und bevorzugen vertraute Düfte, wie z. B. Kölnisch Wasser, die sie an ihre Jugendzeit erinnern. Deswegen sollte auf exotische Gerüche, wie z. B. Ylang-Ylang, verzichtet werden.

TIPP

Aus den unten genannten ätherischen Ölen können je nach angegebener Indikation eigene Mischungen hergestellt werden: Das maximale Mischungsverhältnis beträgt 15 Tr. verschiedener Öle nach Wahl auf 50 ml fettes Öl. Es kann auch jeweils ein Einzelöl auf ein Tuch zum Riechen oder in einen Kaltwasserdiffuser gegeben werden, wobei auf 400 ml Aqua. dest. 5–8 Tr. ätherisches Öl kommen.

Hyperämisierende, wohlriechende Öle

Durch die infolge der Öle verstärkte Durchblutung wird das Gehirn mit mehr Sauerstoff versorgt, zudem werden die Muskeln und der Bewegungsapparat entspannt und Schmerzen gelindert.

Diese Öle können entsprechend der unten angegebenen Rezepturen gemischt und angewendet werden.

Bei Demenzpatienten ist es auch möglich, einige wenige Tropfen der Mischung oder ein Einzelöl auf ein Taschentuch zu träufeln. Gute Erfahrungen wurden auf geriatrischen Stationen gemacht, wenn der Patient sich sein Lieblingsöl – das kann auch ein hier nicht erwähntes Öl sein – aussuchen durfte.

- **Bergamotte, Neroli, Zitrone:** erinnern an Kölnisch Wasser, wirken erfrischend und klärend
- **Lemongrass, Patchouli, Zitrone, Petitgrain, Zypresse:** können eingesetzt werden für einen besseren Geruch
- **Melisse:** ein sehr vertrauter Duft für alte Menschen, in hoher Konzentration wirkt Melisse anregend, in niedriger beruhigend
- **Pfeffer schwarz, Thymian Ct. Thymol:** wirken aktivierend
- **Rosmarin Ct. Cineol:** wirkt stark durchblutungsfördernd, gleichzeitig kühlend auf der Oberfläche, direkte Wirkung aufs ZNS
- **Weißtanne:** fördert die Atmung

Anwendung > Tipp.

Öle gegen Leistungsabfall und Demenz

- **Lavendel:** zur Beruhigung
- **Rosmarin Ct. Cineol, Pfefferminze:** wirken aktivierend, klärend, fördern die Hirndurchblutung. Haben im Vergleich zu anderen durchblutungsfördernden Ölen (s. u.) einen geringeren Ketonanteil und können deshalb normal dosiert werden
- **Thymian Ct. Thymol:** macht Mut, stärkt Selbstvertrauen, sind insbesondere angezeigt, wenn Rückzugstendenzen bestehen. Cave: geringe Dosierung wegen Hautreizungsgefahr
- **Ysop, Salbei, Speiklavendel:** fördern die Sauerstoffaufnahme im Gewebe; diese Öle haben einen hohen Ketonanteil und sollten in geringer Dosierung verwendet werden
- **Zitrone:** aktiviert, muntert auf

Anwendung > Tipp.

Stimmungsaufhellende Öle

- **Benzoe, Tonka, Tolu, Vanille:** warmer, einschmeichelnder, vanilleähnlicher Duft, vermittelt Geborgenheit
- **Bergamotte:** wirkt auch als Serotonin-Reuptake-Inhibitor und somit antidepressiv
- **Melisse:** wirkt beruhigend, schlaffördernd, aktivierend in höherer Dosierung
- **Lavendel:** wirkt beruhigend, schlaffördernd
- **Lavendel, Neroli, Majoran, Kamille** (römisch): regen den Raphus nucleus zur Serotoninentwicklung an und wirken somit stimmungsaufhellend

Anwendung > Tipp.

Antidepressiv und angstlösend

- **Mandarine rot:** aufgrund des Inhaltsstoffs Methylanthranilat wirkt Mandarine stark antidepressiv
- **Orange süß:** wirkt entspannend, angstlösend, wohlfühlend

Anwendung > Tipp.

5

REZEPTUREN

Massageöl

- 5 Tr. Bergamotte
- 5 Tr. Zirbelkiefer
- 2 Tr. Rosmarin Ct. Cineol
- 2 Tr. Pfeffer
- 50 ml Mandelöl

Die ätherischen Öle in das Mandelöl geben. Mischung entlang der Hals- und Brustwirbelsäule unter Daumendruck hinauf zum Okziput (Hinterkopf) verstreichen. Die Hyperämisierung und der tonisierende Geruch bewirken Wachheit und Wohlempfinden.

Stimmungsaufhellende Rezepturen

Die folgenden Rezepturen können alternativ eingesetzt werden.

Körperöl

- 5 Tr. Bergamotte
- 2 Tr. Melisse
- 3 Tr. Benzoe
- 2 Tr. Lavendel
- 50 ml Mandelöl

Die ätherischen Öle in das Mandelöl geben. Diese Mischung wird als Körperöl angewendet. Da depressive Patienten oft Verdauungsstörungen haben, kann diese Mischung auch als Kolonmassage auf den Bauch mehrmals täglich einmassiert werden.

Trockeninhalation oder Badeöl

Rose und Lavendel bzw. Lavendel und Mandarine rot zu gleichen Teilen mischen, einige Tr. auf ein Taschentuch geben und daran schnüffeln. Alternativ als Badeöl: 1 Tr. als Teilbad wie Fuß- und Hand-Bädern, oder max. 3 Tr. als Vollbad und Körperöl (1-prozentig) anzuwenden.

Duftlampe oder Körperöl

- 5 Tr. Blutorange
- 2 Tr. Grapefruit
- 1 Tr. Limette
- 2 Tr. Sandelholz
- 1 Tr. Benzoe
- 50 ml Mandelöl

Die ätherischen Öle mischen und damit Raumbeduftung herstellen bzw. ein Körperöl (1-prozentig) mit Mandelöl oder Jojoba bereiten. Durch die körperliche Berührung in Form einer Körpermassage oder auch nur das Einreiben der Hände oder des Gesichtes vermitteln dem älteren Patienten ein Gefühl von Geborgenheit, Angenommensein und sollten unbedingt bei Dementen und Verwirrten durchgeführt werden. Es stellen sich Entspannung und eine positive Stimmungslage ein.

5

5.12.2 Veränderung des Schlaf-wach-Rhythmus

Alte Menschen haben oft einen veränderten Schlaf-wach-Rhythmus. Häufig dämmern sie tagsüber immer wieder ein, gehen zu früh zu Bett und können dann nachts nicht einschlafen. Auch Depressionen, Ängste, Sorgen, Verwirrtheit und Schmerzen beeinflussen den Schlaf. Schlaflosigkeit beeinträchtigt die Lebensqualität des alten Menschen sehr. Eine Reihe von Ölen kann ihnen jedoch zu einem guten Nachtschlaf verhelfen.

TIPP

Hier gilt, dass eine Mischung hergestellt werden kann mit dem maximalen Mischungsverhältnis: 15 Tr. auf 50 ml fettes Öl. Es kann auch ein Einzelöl auf ein Tuch zum Riechen gegeben oder in einen Kaltwasserdiffuser (auf 400 ml Aqua. dest. 5–8 Tr. ätherisches Öl) eingebracht werden. Die Mischungen können als Körpermassage oder Handmassage zur Anwendung komme sowie als Badezusatz – zur besseren Emulgierung die ätherischen Öle zuvor in 1 EL Sahne einrühren.

Zur Ruhe kommen

Zur Anwendung kommen ätherische Öle mit folgenden Wirkungen:

- **Zedernholz:** beruhigt, harmonisiert Körper, Geist und Seele
- **Vanille, Tonka:** beruhigen, vermitteln Geborgenheit
- **Benzoe:** wirkt beruhigend und gibt Geborgenheit bei dem inneren Gefühl der Trostlosigkeit
- **Lavendel:** beruhigt, bricht kreisende Gedanken, hilft beim Ein- und Durchschlafen
- **Majoran:** hilft, Körper und Seele zu entspannen und die Situation zu akzeptieren
- **Orange, Neroli:** harmonisieren, schenken Geborgenheit, gegen Ängste
- **Rose:** lässt den Stress des Tages abklingen, hilft Verletzungen der Seele heilen, schafft klare Gedanken

Anwendung ➤ Tipp.

Angst und Unruhe

Zur Anwendung kommen ätherische Öle mit folgenden Wirkungen:

- **Kamille römisch, Mandarine rot:** wirken anxiolytisch
- **Rosenholz, Rosengeranie:** beruhigen bei Ängsten
- **Melisse:** bei Schlafstörungen und Unruhezuständen
- **Sandelholz:** beruhigt bei Anspannung und starker Nervosität

Anwendung ➤ Tipp.

Depressive Verstimmung

Zur Anwendung kommen ätherische Öle mit folgenden Wirkungen:

- **Bergamotte:** stimmungsaufhellend und antidepressiv, klärt, wirkt nervenberuhigend
- **Weihrauch, Ylang-Ylang:** wirken antidepressiv
- **Basilikum:** wirkt beruhigend und antidepressiv

Anwendung ➤ Tipp.

REZEPTUREN

Fußbad

In Altenheimen hat sich für die Patienten abends ein warmes Fußbad bewährt: 2 Tr. Lavendel in 1 TL Kaffeesahne oder Salz als Emulgator auflösen und in das Fußbad geben.

Handmassage

Eine einfache Methode ist es auch, den Patienten 1 Tr. Lavendel auf die Hand zu geben, das Öl einzumassieren und die Hand dann zum Gesicht zu legen. Wenn der Patient Lavendel nicht mag, kann jedes andere o. g. Einzelöl stattdessen verwendet werden.

Massageöle

Bei den nachfolgenden zwei Rezeptvorschlägen entscheidet der Patient, welches Öl für ihn angenehmer riecht.

Kostbare blumige Mischung zur Schlafförderung

- 2 Tr. Zeder
- 1 Tr. Rose
- 2 Tr. Sandelholz
- 3 Tr. Benzoe
- 2 Tr. Melisse
- 50 ml Mandelöl

Die ätherischen Öle in das Mandelöl geben und Hand, Arme, Rücken oder Schultern damit einreiben.

Antidepressive Schlafmischung

- 4 Tr. Orange
- 2 Tr. Majoran
- 2 Tr. Lavendel
- 2 Tr. Rosenholz
- 50 ml Mandelöl

Die ätherischen Öle in das Mandelöl geben und Hand, Arme, Rücken oder Schultern damit einreiben.

Gute-Nacht-Mischung

- Zu gleichen Teilen Lavendel und rote Mandarine mischen und direkt am Öl schnüffeln oder alternativ 1 Tr. auf ein Taschentuch geben und daran schnüffeln.
- Aus 5 Tr. Lavendel und 1 Tr. Mandarine rot ein Badeöl herstellen.
- Aus Lavendel und Mandarine rot ein 1-prozentiges Körperöl mit Mandelöl zubereiten und den Körper damit einreiben.

5.12.3 Hautalterung

Bedingt durch die natürliche Hautalterung und die veränderte hormonelle Situation, aber auch durch Medikamentennebenwirkungen, schlechte Ernährung und mangelnde Pflege verändert sich das Hautbild älterer Patienten. Die Haut ist schuppig, **trocken** und dadurch **stark juckend** sowie schlecht durchblutet. Außerdem ist die Wundheilung beeinträchtigt. Zudem verändert sich häufig der Hautgeruch des alten Menschen negativ.

Wohlriechende Öle mindern diese unangenehme Eigenschaft und tragen somit auch zur Akzeptanz im sozialen Leben bei. Insbesondere bei älteren Menschen mit ihrer meist sehr trockenen Haut ist es äußerst wichtig, ein gutes fettes Öl als Grundlage zu nehmen, wie z. B. Wildrosenkernöl, Johanniskrautöl, Mandelöl, Jojobaöl sowie Sheabutter.

Alle hier aufgeführten ätherischen und fetten Öle haben sich in der Geriatrie bei den spezifischen Hautproblemen wie trockene Haut mit Juckreiz, Läsionen und Entzündungen gut bewährt.

Hautpflege

Zur Anwendung kommen ätherische Öle mit folgenden Wirkungen:

- **Rosenholz:** hautregenerierend, ist ein Haut- und Seelenstreichler
- **Weihrauch:** gut für die alte Haut, gegen Falten

- **Patchouli** (starker Anti-Aging-Effekt): wirkt gegen Falten durch Epithelregeneration, hautglättend
- **Rosmarin:** wirkt stark durchblutend, psychisch stabilisierend

Anwendung: Diese Öle können einzeln im fetten Öl oder als Mischung darin zur Anwendung kommen und auf die Haut aufgetragen werden. Sie sind je nach Indikation oder Duftvorlieben auszuwählen und können auch anstelle der in den Rezepturen (➤ Kasten) angegebenen Öle verwendet werden.

Juckreiz

Zur Anwendung kommen ätherische Öle mit folgenden Wirkungen:

- **Lavendel:** wirkt hautregenerierend, juckreizstillend, sehr gut epithelisierend, stark antipruriginös
- **Sandelholz:** gegen alle Arten von Hautirritation und Pruritus
- **Zedernöl:** hat antihistaminische, beruhigende Eigenschaften

Anwendung: Diese Öle können einzeln im fetten Öl oder als Mischung darin zur Anwendung kommen und auf die Haut aufgetragen werden. Sie sind je nach Indikation oder Duftvorlieben auszuwählen und können auch anstelle der in den Rezepturen (➤ Kasten) angegebenen Öle verwendet werden.

Entzündungen, Wunden

Zur Anwendung kommen ätherische Öle mit folgenden Wirkungen:

- **Immortelle:** das wichtigste Öl bei Hämatomen, gegen Pruritus, hat zudem psychisch stabilisierende Eigenschaften
- **Kamille blau und Schafgarbe:** gegen Entzündungen der Haut und Schleimhaut, wirkt als Seelenstreichler
- **Niaouli:** bei oberflächlichen Hautwunden, Verbrennungen, regeneriert die Haut
- **Rosengeranie, Palmarosa:** angenehmes Hautöl, wirkt stark bei Hautpilzen und Hautbakterien

Anwendung: Diese Öle können einzeln im fetten Öl oder als Mischung darin zur Anwendung kommen und auf die Haut aufgetragen werden. Sie sind je nach Indikation oder Duftvorlieben auszuwählen und können auch anstelle der in den Rezepturen (➤ Kasten) angegebenen Öle verwendet werden.

Fette Öle

Die fetten Öle (➤ 8.2) dienen als Trägeröle für die ätherischen Öle und unterstützen diese mit ihren speziellen Wirkungen. Es kommt hierdurch zu einem Wirksynergismus.

- **Calophyllumöl:** wirkt gefäßabdichtend, bei Venenwandschwäche wie z. B. Varizen. Cave: unangenehmer Geruch und allergene Wirkung bei hoher Konzentration
- **Wildrosenkernöl:** kühlender Effekt bei entzündeter, empfindlicher Haut
- **Mandelöl, Jojobaöl:** für alle Hauttypen geeignet
- **Nachtkerzenöl:** speziell anzuwenden bei Ekzemen und Dermatiden
- **Calendulaöl, Johanniskrautöl:** bei empfindlicher Haut und zur Wundheilung bei oberflächlichen Läsionen
- **Sanddornfruchtfleischöl:** bei Haut- und Schleimhautläsionen, bei bakteriell oder mykotisch besiedelter Hautläsionen. Auch für Mundschleimhautläsionen. Cave: färbt sehr stark orange
- **Sheabutter:** für alle Hauttypen, bildet einen länger anhaltenden Schutzfilm

Anwendung: Diese Öle können einzeln im fetten Öl oder als Mischung darin zur Anwendung kommen und auf die Haut aufgetragen werden. Sie sind je nach Indikation oder Duftvorlieben auszuwählen und können auch anstelle der in den Rezepturen (➤ Kasten) angegebenen Öle verwendet werden.

REZEPTUREN

Hautpflege

- 5 Tr. Petitgrain
- 2 Tr. Weihrauch
- 2 Tr. Lavendel
- 2 Tr. Rosenholz
- 50 ml Mandelöl mit 2 Tr. Sanddornfruchtfleischöl

Die ätherischen Öle in das Mandel- und Sanddornfruchtfleischöl geben. Täglich morgens und abends nach dem Reinigen auftragen.

Pruritus ohne erkennbare Ursache

- 5 Tr. Lavendel
- 5 Tr. Zedernholz
- 3 Tr. Bergamotte
- 50 ml Mandelöl

Die ätherischen Öle in das Mandel- und Sanddornfruchtfleischöl geben. So oft wie nötig und gewünscht auftragen.

Chronische Ekzeme

- 2 Tr. Rosengeranie
- 2 Tr. Lavendel
- 2 Tr. Kamille blau
- 1 Tr. Immortelle
- 2 Tr. Sanddornfruchtfleischöl
- 50 ml Mandelöl oder Sheabutter

Die ätherischen Öle in das Mandelöl oder die Sheabutter geben. Täglich mehrmals auftragen.

TIPP

- **Durchblutungsförderung:** Insbesondere bei älteren Menschen hat sich auch eine Waschung mit ätherischen Ölen in Essig bewährt: Die Haut wird besser durchblutet und der Kreislauf angeregt, ohne dass sich der Blutdruck erhöht.
- **Anti-Aging-Tipp:** Jeden Morgen und Abend 1 Tr. Patchouli oder Weihrauch unter die übliche Tages- bzw. Nachtcreme mischen. Verzögert die Faltenbildung, lässt jünger und strahlender aussehen

Fußbad

Die Füße tragen den Menschen durchs Leben und werden häufig in enges Schuhwerk gepresst oder wegen Schmerzen im unteren Bewegungsapparat falsch belastet. Dadurch kann es zu Fußdeformationen kommen. Alte Menschen haben häufig Hautprobleme, starke Hornhautbildung, Rhagaden, Warzen und Pilze. Durch Bewegungseinschränkung und Sehminderung ist meistens eine Fußpflege nicht mehr möglich.

Fußbäder sind generell sehr gut. So kann man in ein basenhaltiges Fußbad 3 Tr. seines persönlichen Lieblingsöls hinzufügen und hat eine ausleitende Wirkung. In der Theorie heißt es, dass sich saure Endstoffe in der Unterhaut speichern. Durch ein warmes Fußbad werden die Poren geöffnet und die Endstoffe an die Hautoberfläche gespült und herausbefördert. Das basische Fußbad wirkt nach dem Prinzip der Osmose: Der niedrige pH-Wert (sauer) wird durch den basische pH-Wert ausgeglichen.

Ein Basenfußbad kann hergestellt werden, indem man 1 EL Basenpulver aus der Apotheke dazu gibt oder einfacher 25 g des alten Hausmittels Kaiser-natron® auf 5 l heißes Wasser. Die Ausleitung geschieht über den basischen pH-Wert des Wassers, die Öle unterstützen je nach Eigenschaft des ätherischen Öls (z. B. hautpflegend, schlafferdernd, stimmungsaufhellend) und fungieren somit als Wohlfühlfaktor. In China wurde im „Dorf der Hundertjährigen" festgestellt, dass diese jeden Abend ein Fußbad über 20 Minuten durchführten. Die Wirkung ist frappierend: Ausleitung, Stärkung des Immunsystems, beruhigend und schlafferdernd.

REZEPTUREN

Fußbad

Auf 1 EL Salz 2 Tr. Lavendel und 1 Tr. Lemongrass geben und in das Wasser der Waschschüssel rühren. Nach dem Fußbad müssen die Füße gut abtrocknen, auch im Zehenzwischenraum. Das Fußbad hat eine beruhigende Wirkung bei Ein- und Durchschlafstörungen.

Fußpflege

- 5 Tr. Lavendel
- 5 Tr. Zedernholz
- 2 Tr. Lemongrass
- 2 Tr. Rosengeranie
- 50 ml Avocadoöl oder Johanniskrautöl

Die ätherischen Öle in das Avocado- oder Johanniskrautöl geben, nach dem Waschen der Füße auftragen. Die fetten Öle machen die Haut weich.

Pergamenthaut

- 2 Tr. Immortelle
- 3 Tr. Zedernholz
- 5 Tr. Lavendel
- 30 ml Mandelöl
- 20 ml Johanniskrautöl

Die ätherischen Öle in das Mandel- und Johanniskrautöl geben, die Haut damit sanft pflegen.

Dekubitusprophylaxe

- 5 Tr. Lavendel
- 2 Tr. Niaouli
- 2 Tr. Rosengeranie
- 2 Tr. Rosmarin Ct. Cineol
- 50 ml Johanniskrautöl

Die ätherischen Öle in das Johanniskrautöl geben, die gefährdeten Stellen damit einmassieren.

Dekubituspflege

- Das Aufsprühen von Lavendelwasser, Rosenwasser oder einer Mischung aus beiden nimmt die Schmerzen und neutralisiert den Geruch, danach folgende Mischung auftragen:
- 4 Tr. Lavendel und 2 Tr. Pfefferminzöl mischen und unverdünnt auf die Wunde tropfen. Mit sterilen Mullkompressen abdecken, falls sich der Dekubitus im Steißbereich befindet. Nach jedem Stuhlgang und generell morgens und abends wechseln.

- Bei vorhandenem Fibrinbelag sollte Lavendelöl durch Teebaumöl ersetzt werden.

Ulcus cruris

- 2 Tr. Lavendel
- 2 Tr. Rosengeranie oder Rosenholz
- 2 Tr. Niaouli
- 2 Tr. Zedernholz

In 50 ml Jojobaöl oder Johanniskrautöl geben; die intakte Haut damit einreiben und stabilisieren.

5.12.4 Veränderung der Herzleistung

Herz-Kreislauf und Gefäßerkrankungen ➤ 6.3.

Altersbedingten kann es zur Verminderung der Pumpleistung des Herzens mit nachfolgender schneller Erschöpfung bei körperlicher Belastung kommen. Ätherische Öle werden diese verminderte Leistungsfähigkeit des Herzens zwar nicht aufheben, Rosmarin und Kampfer haben jedoch, wie die Praxis gezeigt hat, **herzmuskelstärkende** und **kreislauftonisierende** Eigenschaften.

Bei **funktionellen Herzproblemen,** die mit Rhythmusstörungen einhergehen, sind besonders Melisse, Neroli und Rose hilfreich. Sind Ängste Auslöser der Tachykardien, haben sich beruhigende und anxiolytisch wirkende Öle bewährt, die eine Normalisierung der Herzfrequenz herbeiführen können.

Ätherische Öle bei Ängste, Unruhe

- **Rose:** bei Ängsten und funktionellen Herzproblemen
- **Lavendel:** bei Ängsten, Rhythmusstörungen, Unruhe
- **Mandarine rot, Petitgrain mandarine:** das enthaltene Methylanthranilat wirkt stark antidepressiv
- **Narde und Ylang-Ylang:** bei Tachykardien

Anwendung: Diese Öle können einzeln im fetten Öl oder als Mischung darin zur Anwendung kommen und aufgetragen werden. Sie sind je nach Indikation oder Duftvorlieben auszuwählen und können anstelle der in den Rezepturen (➤ Kasten) angegebenen Öle verwendet werden. Die Öle sind auch als Einzelöl zum Riechen auf einem Taschentuch oder im Kaltluftdiffuser anwendbar.

Herzmuskelstärkend wirkende ätherische Öle

- **Neroli:** normalisieren die Herzfrequenz, besonders gut bei Herzklopfen
- **Rosmarin Ct. Campher:** beim typischen Altersherz, bei Herzschwäche
- **Kampfer:** unterstützt das Herz-Kreislauf-System bei kardiovaskulärer Insuffizienz
- **Melisse:** bei funktionellen Herzbeschwerden
- **Rose:** bei Ängsten und funktionellen Herzbeschwerden
- **Narde:** bei Ängsten und Tachykardien

Anwendung: Diese Öle können einzeln im fetten Öl oder als Mischung darin zur Anwendung kommen und aufgetragen werden. Sie sind je nach Indikation oder Duftvorlieben auszuwählen und werden auch anstelle der in den Rezepturen (➤ Kasten) angegebenen Öle verwendet. Die Öle sind ebenso als Einzelöl zum Riechen auf einem Taschentuch oder im Kaltluftdiffuser anwendbar.

Aquaretisch wirkende ätherische Öle

Zypresse, Zitrone, Wacholder, Grapefruit: wirken aquaretisch und helfen somit gegen Beinödeme.

Anwendung: Diese Öle können einzeln im fetten Öl oder als Mischung darin zur Anwendung kommen und aufgetragen werden. Sie sind je nach Indikation oder Duftvorlieben auszuwählen und werden auch anstelle der in den Rezepturen (➤ Kasten) angegebenen Öle verwendet. Die Öle sind ebenso als Einzelöl zum Riechen auf einem Taschentuch oder im Kaltluftdiffuser anwendbar.

REZEPTUREN

Insuffizientes Altersherz

- 2 Tr. Kampfer
- 2 Tr. Rosmarin Ct. Campher
- 5 Tr. Lavendel
- 30 ml Mandelöl

Die ätherischen Öle in das Mandelöl geben und die Brust 3-mal täglich damit einreiben.

Tachykardien

- 5 Tr. Narde
- 5 Tr. Ylang-Ylang
- 3 Tr. Melisse

- 2 Tr. Rose
- 30 ml Mandelöl

Die ätherischen Öle in das Mandelöl geben und Hals und Puls damit mehrmals täglich einreiben.

Funktionelle Herzbeschwerden

- 3 Tr. Melisse
- 2 Tr. Rose
- 3 Tr. Lavendel
- 2 Tr. Rosmarin
- 30 ml Mandelöl

Die ätherischen Öle in das Mandelöl geben und aufs Sternum so oft wie nötig auftragen.

5.12.5 Eingeschränkte Lungenfunktion

Erkrankungen der Atemwege ➤ 5.1.

Altersbedingt nehmen alle wichtigen Lungenfunktionsparameter deutlich ab, z. B. die Vitalkapazität um 44 % durch eingeschränkte Brustkorbbeweglichkeit und durch reduzierte Elastizität des Thorax. Die Einschränkungen können jedoch meist durch die Leistungsreserve der Lungen kompensiert werden. Die durch Bewegungsmangel, Schmerzen und Steifigkeit im Thorax hervorgerufene zu flache Atmung (upperchest breather) kann mit ätherischen Ölen, die zu einer tieferen Inspiration und **Mukolyse/Sekretolyse** anregen sowie bronchospasmolytisch wirken, positiv beeinflusst werden. Besonders bei Bettlägerigen ist die richtige Atemtechnik mit tiefer Inspiration eine wichtige Pneumonieprophylaxe.

Zur Anwendung kommen ätherische Öle mit folgenden Wirkungen:

- **Basilikum:** wirkt öffnend, beruhigend, entkrampfend auf die Bronchien, antiviral sowie antibakteriell
- **Nelke, Zimtrinde:** haben desinfizierende Wirkung, v. a. Zimtrinde, beide haben einen hohen Eugenolgehalt und wirken deswegen stark antibakteriell und antiviral
- **Citrusöle:** antiseptisch, geben das Gefühl von Sauberkeit, Klarheit, wirken klärend

Bei spezifischen Symptomen sind folgende ätherischen Öle angezeigt:

- **Schleimlösend, durchblutungsfördernd:**
  - **Eukalyptus globulus, radiata, citriodora:** wirken sowohl schleimlösend als auch antiinflammatorisch
  - **Rosmarin Ct. Cineol, Myrte, Cajeput, Niaouli, Ravintsara, Teebaum:** wirken schleimlösend, durchblutungsfördernd, antiinflammatorisch
- **Verbesserung der Sauerstoffaufnahme: Fichte, Kiefer, Weißtanne, Latschenkiefer, Douglasie** und alle anderen **Nadelhölzer** fördern den Sauerstoffaustausch in der Lunge
- **Husten:**
  - **Thymian Ct. Linalool:** bei chronischem oder akutem Husten
  - **Weihrauch, Benzoe, Sandelholz:** mildes, beruhigendes Hustenmittel

Anwendung: Diese Öle können einzeln im fetten Öl oder als Mischung darin zur Anwendung kommen. Sie sind je nach Indikation oder Duftvorlieben auszuwählen und werden auch anstelle der in den Rezepturen (➤ Kasten) angegebenen Öle verwendet. Die Öle sind ebenso als Einzelöl zum Riechen auf einem Taschentuch oder im Kaltluftdiffuser anwendbar.

REZEPTUREN

Einreibung für Brust und Rücken

Das folgende Rezept ist für die atemstimulierende Einreibung (ASE) oder als Einreibung von Brust und Rücken gedacht.

- 8 Tr. Zitrone
- 3 Tr. Myrte
- 3 Tr. Thymian Ct. Linalool
- 5 Tr. Fichte oder Tanne
- 50 ml Mandelöl

Die ätherischen Öle in das Mandelöl geben und damit Brust und Rücken in kreisender Bewegung entsprechend der Patientenatmung folgend über ca. 10 Minuten damit einreiben.

5.12.6 Verdauungsbeschwerden

Auch ➤ 5.3.

Zu den typischen Beschwerden im Verdauungstrakt des älteren Menschen gehört die **Obstipation.** Sie kann durch unzureichende Ernährung, zu wenig Flüssigkeitszufuhr, Bewegungsmangel und durch Nebenwirkungen von Medikamenten bedingt sein.

Eine andere Form von Verdauungsbeschwerden sind **Meteorismus** oder **Inappetenz:** Ältere Menschen benötigen rund 30 % weniger Kalorien als jüngere. Gleichzeitig bleibt der Bedarf an Proteinen, Spurenelementen, Mineralien und Vitaminen unverändert. Dies bedeutet, dass der Bedarf an Kohlenhydraten und Fetten im Alter um 35–40 % sinkt. Aufgrund der Inappetenz und Gebrechlichkeit ernähren sich aber die meisten älteren Menschen sehr einseitig, so dass häufig der Bedarf an Nährstoffen nicht gedeckt ist.

Bevorzugt einzusetzen bei Verdauungsbeschwerden sind **motilitätsfördernde** und **karminative Öle.**

Ätherische Öle

TIPP

Für die Anwendung der folgenden Öle gilt: Diese Öle können einzeln im fetten Öl oder als Mischung darin zur Anwendung kommen. Sie sind je nach Indikation oder Duftvorlieben auszuwählen und werden auch anstelle der in den Rezepturen (➤ Kasten) angegebenen Öle verwendet.

Appetitanregend wirkende Öle

- **Orange, Bitterorange, Zitrone:** appetitanregend, gegen Übelkeit, spasmolytisch
- **Wacholderbeere:** karminativ, motilitätsfördernd
- **Ingwer:** gegen Übelkeit und Appetitlosigkeit
- **Pfeffer, schwarz:** gegen infektiöse Darmerkrankung, appetitanregend, verdauungsfördernd

Anwendung ➤ Tipp.

Karminativ wirkende Öle

- **Rosengeranie, Palmarosa:** wirken beruhigend und karminativ
- **Kümmel, Fenchel, Anis, Kardamom, Koriander:** karminativ und spasmolytisch
- **Myrrhe:** karminativ

Anwendung ➤ Tipp.

Spasmolytische Öle

- **Kamille blau:** cholagog, spasmolytisch
- **Melisse:** spasmolytisch, gegen Übelkeit, cholagog
- **Pfefferminze, Spearmint:** spasmolytisch, gegen Übelkeit, cholagog

Anwendung ➤ Tipp.

Antiinflammatorisch, desinfizierend wirkende Öle

- **Nelke:** desinfizierend, antiinflammatorisch
- **Teebaum:** antiinflammatorisch

Anwendung ➤ Tipp.

Fette Öle

Arganöl, Perillaöl, Nachtkerzenöl sind wegen ihres hohen Gehalts an mehrfach ungesättigten Fettsäuren angezeigt. Sie enthalten meist Omega-3-Säuren (evtl. zur Einnahme).

REZEPTUREN

Meteorismus

1–2 Tr. Pfefferminzöl pur oder auf einem Stück Zucker einnehmen, v.a. aber gut einspeicheln (10 Minuten), dann erst schlucken.

Übelkeit und Erbrechen

- 25 Tr. Zitrone
- 5 Tr. Rosengeranie
- 10 Tr. Spearmint
- 10 Tr. Ingwer

Einige Tr. der Mischung auf ein Taschentuch geben und inhalieren. Oder 1–2 Tr. einnehmen, lange einspeicheln.

Dyspepsie

- 5 Tr. Kümmel
- 3 Tr. Bitterorange
- 5 Tr. Fenchel
- 3 Tr. Basilikum
- 2 Tr. Pfefferminze
- 3 Tr. Ingwer

Die ätherischen Öle in 50 ml fettes Öl geben und davon ½ TL/Tag zum Essen einnehmen. Wenn das Probleme bereitet, die Mischung als Öl für eine Bauchmassage oder Kolonmassage verwenden; wirkt auch bei Obstipation.

Öle für Bauchmassage

Mischung gegen Meteorismus

- 2 Tr. Orange
- 2 Tr. Kümmel
- 1 Tr. Koriander
- 1 Tr. Ingwer
- 30 ml Mandelöl

Die ätherischen Öle in das Mandelöl geben und den Bauch damit einreiben.

Mischung gegen Obstipation und Meteorismus
- 3 Tr. Anis
- 2 Tr. Fenchel
- 2 Tr. Lavendel
- 4 Tr. Bitterorange
- 2 Tr. Cardamom
- 30 ml Mandelöl

Die ätherischen Öle in das Mandelöl geben und den Bauch damit einreiben.

Öle für Mundspülungen gegen Aphten und Mundschleimhautläsionen

Mundspülung
- 20 Tr. Teebaum
- 2 Tr. Myrrhe
- 1 Tr. Kardamom
- 1 Tr. Nelke

1 Tr. dieser Mischung auf die Zahnbürste geben.

Starke Mischung gegen Zahnfleischläsionen
- 80 Tr. Teebaum
- 10 Tr. Myrrhe
- 5 Tr. Kardamom
- 5 Tr. Nelke
- 12 g Solubol

Die ätherischen Öle mit Solubol (➤ 3.4.5) mischen und 5–10 Tr. der Gesamtmischung in ½ Glas Wasser für die Mundspülung geben.

Mundpflege bei trockner Schleimhaut
- 4 Tr. Limette oder Zitrone
- 2 Tr. Myrrhe
- 1 Tr. Nelke

In 20 ml süßes Mandelöl geben. Zuerst Mund mit Sanddornfruchtfleischöl ausreiben oder mit Pfefferminztee ausspülen, um Schleimhaut zu befeuchten und schmerzendes Zahnfleisch zu beruhigen. Dann Ölmischung mit einem Watteträger oder einer Kompresse aufnehmen und Mund vorsichtig damit auswischen.

5.12.7 Beschwerden des Bewegungsapparats

Orthopädie und Rheumatologie ➤ 5.8

Im Alter bewegt sich der Mensch nicht mehr so viel. Der Bewegungsdrang ist natürlicherweise herabgesetzt, aber meistens sind Schmerzen, muskulärer Kräfteverlust (Sarkopenie im Alter) sowie Degenerationen, Verkürzung der Sehnen oder rheumatische Erkrankungen des Bewegungsapparats die Ursachen davon. Durch degenerative Umbauten der Gelenkknorpel kommt es zur **schmerzhaften Arthrose** und bei kleinsten Überbeanspruchungen zur **Arthritis.** Ferner reduziert sich die Muskelmasse jährlich um etwa 0,5 % und wird durch Fettgewebe ersetzt. Der damit verbundene **Kraftverlust** ist besonders in den Unterschenkeln und den Fußhebern ausgeprägt. Dies begünstigt Stolpern und Stürze.

Für die Behandlung kommen **schmerzlindernde, durchblutungsfördernde** und **muskelrelaxierende** Öle infrage.

Durchblutungsfördernd wirkende Öle

Gut durchblutete Gelenke und Muskeln sind besser mit Nährstoffen versorgt. Bei schlecht durchbluteten Gelenken kann ein Reibungsschmerz durch die herabgesetzte Viskosität der Gelenkschmiere entstehen. Deswegen sind durchblutungsfördernde Ölmischungen auch gleichzeitig Schmerzölmischungen. Sie sollten jedoch nicht bei aktivierter Arthritis einer Arthrose oder bei akuter Arthritis eingesetzt werden, da diese durch die Entzündung schon stark durchblutet, geschwollen und schmerzhaft sind. Andererseits werden durch verstärkte Durchblutung Entzündungsmediatoren abgesammelt, sodass bei chronischer Entzündung die Durchblutung sanft angeregt werden kann. Der Einsatz erfolgt auch immer gemäß dem Empfinden des Einzelnen.
- **Angelika:** wirkt durchblutungsfördernd
- **Basilikum:** tonisierend
- **Eukalyptus** (alle Varianten): wirkt durchblutungsfördernd
- **Immortelle:** gegen Hämatome, bei Zuständen nach Sturz
- **Ingwer:** erwärmend
- **Lavendel:** wirkt entspannend bei Fehlhaltungen
- **Lemongrass:** Lymphfluss anregend
- **Rosmarin Ct. Cineol, Rosmarin CT. Borneon:** vermehren die Durchblutung, bauen so Entzündungsmediatoren und freie Radikale ab
- **Zimt:** wirkt stark erwärmend, durchblutungsfördernd

Anwendung: Diese Öle können einzeln im fetten Öl oder als Mischung darin zur Anwendung kommen und aufgetragen werden. Sie sind je nach Indikation oder Duftvorlieben auszuwählen und können anstelle der in den Rezepturen (➤ Kasten) angegebenen Öle verwendet werden.

5

Muskelrelaxierend und allgemein entspannend wirkende Öle

- **Muskatellersalbei:** als Muskelrelaxans
- **Benzoe, Majoran:** wirken entspannend, beruhigend
- **Pfeffer schwarz:** entspannend, durchblutungsfördernd

Anwendung: Diese Öle können einzeln im fetten Öl oder als Mischung darin zur Anwendung kommen und aufgetragen werden. Sie sind je nach Indikation oder Duftvorlieben auszuwählen und können anstelle der in den Rezepturen (➤ Kasten) angegebenen Öle verwendet werden.

Schmerzlindernd wirkende Öle

- **Cajeput:** bei schmerzhaften Gelenken
- **Pfefferminze:** bei schmerzhaften Gelenken und heißen Entzündungen, nimmt die Schmerzen
- **Schafgarbe:** ist ein Wundöl, also epithelisierend
- **Thymian Ct. Thymol:** desinfizierend
- **Wacholderbeere:** analgetisch, tonisierend
- **Wintergrün:** wirkt gegen Entzündungen und Schmerzen

Anwendung: Diese Öle können einzeln im fetten Öl oder als Mischung darin zur Anwendung kommen und aufgetragen werden. Sie sind je nach Indikation oder Duftvorlieben auszuwählen und können anstelle der in den Rezepturen (➤ Kasten) angegebenen Öle verwendet werden.

REZEPTUREN

Rheumamischung

- 10 Tr. Cajeput
- 10 Tr. Majoran
- 5 Tr. Rosmarin Ct. Cineol
- 2 Tr. Zimt
- 1 Tr. Wintergrün
- 50 ml Johanniskrautöl

Die ätherischen Öle in das Johanniskrautöl geben und die schmerzhaften Gelenke damit mehrmals täglich einreiben.

Erwärmend wirkendes Öl

- 10 Tr. Ingwer
- 3 Tr. Zimtrinde
- 3 Tr. Lorbeer
- 5 Tr. Patchouli
- 8 Tr. Lavendel
- 50 ml Johanniskrautöl

Ätherische Öle in Johanniskrautöl geben. Regelmäßig die schmerzenden Gelenke damit einmassieren.

Osteoarthritis

- 5 Tr. Wacholderbeere
- 10 Tr. Cajeput
- 5 Tr. Majoran
- 10 Tr. Lemongrass
- 5 Tr. Pfefferminze
- 5 Tr. Pfeffer schwarz
- 10 Tr. Wintergrün
- 100 ml Mandelöl

Ätherische Öle in Mandelöl geben. Mehrmals täglich die schmerzenden Gelenke damit massieren.

Muskelschmerzen

Durchblutungsförderndes Öl

- 8 Tr. Ingwer
- 8 Tr. Palmarosa
- 3 Tr. Pfeffer schwarz
- 8 Tr. Majoran
- 40 ml Mandelöl
- 10 ml Johanniskrautöl

Ätherische Öle in Mischung aus Mandel- und Johanniskrautöl geben. Mehrmals täglich damit einreiben und einmassieren.

Antiinflammatorisch wirkendes Öl

- 5 Tr. Ingwer
- 10 Tr. Wintergrün
- 5 Tr. Nelke
- 5 Tr. Pfeffer schwarz
- 10 Tr. Lavendel
- 40 ml Mandelöl
- 10 ml Johanniskrautöl

Ätherische Öle in Mischung aus Mandel- und Johanniskrautöl geben. Mehrmals täglich einreiben und einmassieren.

5.12.8 Zentralnervöse und psychische Veränderungen

Im Alter nehmen **Gedächtnisleistung, Konzentrationsfähigkeit,** Schreibgeschwindigkeit und zahlreiche **weitere Gehirnleistungen** ab. Während von den kognitiven Funktionen bildungs- und übungsabhängige Leistungen wie Wortverständnis und Sprachflüssigkeit mit dem biologischen Alter kaum abnehmen und sogar durch Aktivität und Training noch zu steigern sind, lässt die Gedächtnisbildung, und davon hauptsächlich das längerfristige Merken, weniger das Kurzzeitgedächtnis nach.

Häufige **neurologische Erkrankungen** im Alter sind Apoplexie, **Morbus Parkinson, Altersdemenz** bis hin zur Demenz vom Alzheimertyp. Diese Erkrankungen gehen sehr oft mit einer depressiven Stimmungslage einher. Eine Freiburger und Dresdner Arbeitsgruppe haben herausgefunden, dass die Riechleistung der betroffenen Personen fünf Jahre vor Ausbruch von M. Parkinson oder Alzheimererkrankung insbesondere hinsichtlich der Aromen von Oregano und Vanille nachlässt. Diese Feststellung könnte ein früher Hinweis auf das Vorliegen genannter Erkrankungen sein und somit das Auftreten bestimmter Symptome in gezielte Diagnostik und frühzeitige Therapie bahnen.

Mit ätherischen Ölen werden diese Erkrankungen adjuvant im Sinne einer **Wohlfühltherapie** behandelt. Das tägliche Riechen verschiedener ätherischer Öle soll der Demenz entgegenwirken. Vor allem beim Beginn einer Demenz fühlt sich der Betroffene häufig verunsichert und depressiv, solange er seine Situation noch realisieren kann. Depression an und für sich selbst geht ebenfalls mit Konzentrationsverlust und Hirnleistungsstörungen einher. Stimmungsaufhellende Öle tragen zu einem besseren Gedächtnis bei.

Zur Anwendung kommen ätherische Öle mit folgenden Wirkungen:

- **Basilikum, Grapefruit, Neroli:** stimmungsaufhellend
- **Benzoe, Vanille, Tonka:** beruhigend bei Demenzerkrankungen, Depressionen
- **Bergamotte:** wirkt als Serotonin-Reuptake-Inhibitor, hilft bei depressiven Verstimmungen
- **Rosengeranie, Patchouli, Sandelholz:** haben anxiolytische Eigenschaften; Patchouli und Sandelholz wirken zudem beruhigend
- **Lavendel:** wirkt beruhigend auf die Psyche und entspannend auf die Muskulatur bei M. Parkinson, Demenz, Neuralgien
- **Majoran:** sedativ, schlaffördernd sowie muskelrelaxierend
- **Rose, Mandarine, rot:** zeigen antidepressive, stimmungsaufhellende Wirkungen
- **Rosmarin Ct. Cineol, Cajeput:** bei Polyneuropathien durchblutungsfördernd, schmerzlindernd, erwärmend, wirkt auf das ZNS

Anwendung: Diese Öle können einzeln im fetten Öl oder als Mischung darin zur Anwendung kommen und aufgetragen werden. Sie sind je nach Indikation oder Duftvorlieben auszuwählen und können anstelle der in den Rezepturen (➤ Kasten) angegebenen Öle verwendet werden. Möglich ist auch der Einsatz eines Einzelöls oder die Raumluftbefeuchtung mit der bekannten Dosis von 5–8 Tr. auf 400 ml.

REZEPTUREN

Unruhig, agitierte Menschen

- 4 Tr. Bergamotte
- 3 Tr. Lavendel
- 2 Tr. Benzoe
- 2 Tr. Sandelholz
- 50 ml Mandelöl

Die ätherischen Öle in das Mandelöl geben, bei Unruhe und Agitiertheit Hände, Brust und Rücken einreiben.

5.12.9 Beeinträchtigung der Ausscheidungsorgane

Inkontinenz und **Hämorrhoiden** sind ein unangenehmes Problem, das oft im Alter auftritt. Aufgrund häufiger Geburten und hormoneller Umstellung sind hiervon besonders Frauen betroffen. Die Inkontinenz ist schambesetzt und führt nicht selten zu sozialer Isolation.

Aromatherapeutisch ist Inkontinenz nicht behandelbar, jedoch können ätherische Öle verhindern, dass die **Haut und Schleimhäute zu stark gereizt** und entzündet werden. Zu empfehlen sind Olivenöl oder Sheabutter, zu denen in niedriger Dosierung (0,5–1 %) Lavendel, Niaouli oder Rosenholz gegeben werden.

REZEPTUREN

Hautschutzöl bei Inkontinenz

- 3 Tr. Rosenholz
- 2 Tr. Lavendel
- 2 Tr. Niaouli
- 50 ml Johanniskrautöl, Olivenöl oder 50 mg Sheabutter

Die ätherischen Öle in das Johanniskrautöl, das Olivenöl oder die Sheabutter geben und die Mischung auf Haut und Schleimhaut auftragen, wenn nötig bei jedem Toilettengang.

5

Hämorrhoiden

Alle beiden Mischungen sind in ihrer Wirkung gleichwertig. Sie wirken entzündungshemmend, juckreizstillend und adstringierend. Sie werden je nach Bedarf mehrmals täglich aufgetragen.

- 3 Tr. Lavendel, 3 Tr. Zypresse, 3 Tr. Niaouli, 2 Tr. Kamille blau oder Schafgarbe in 50 ml Johanniskrautöl oder Aloe-vera-Öl geben und den After damit mehrmals täglich einreiben.
- 5 Tr. Teebaum, 1 Tr. Patchouli, 3 Tr. Muskatellersalbei, 5 Tr. Rosengeranie in 50 ml Johanniskrautöl oder Aloe-vera-Öl geben und wie oben verfahren.

5.12.10 Gynäkologische Beschwerden im Alter

Während des Klimakteriums und nach der Menopause sinkt der Östrogenspiegel deutlich ab. Dies kann zur Atrophie der Scheidenschleimhaut mit entsprechender Trockenheit führen, wodurch Schmerzen beim Geschlechtsverkehr und Scheidenentzündungen hervorgerufen werden können. Dieser Symptomenkomplex wird noch verstärkt, wenn die Scheidenflora durch Pilze und bakterielle Besiedelung gestört ist.

Mit ätherischen (und fetten) Ölen kann die **Scheidenschleimhaut befeuchtet** und die Scheidenflora regeneriert werden.

Ätherische Öle

Antimikrobiell wirkende Öle

- **Rosengeranie, Palmarosa:** stärken die Haut, wirken gegen *Candida albicans* und Bakterien
- **Teebaum:** wirkt gegen *Candida* und *E. coli*
- **Rosengeranie und Muskatellersalbei:** regulieren den Hormonspiegel, entspannen

Haut- und Schleimhautschutz

Sesquiterpenhaltige Öle wirken haut- und schleimhautprotektiv, indem sie die Histaminausschüttung reduzieren durch Stabilisierung der Mastzellmembran. Dadurch werden Juckreiz, Schwellung, Hautirritationen und Entzündung reduziert. Durch ihre sedierende Wirkung auch auf die Psyche und das Immunsystem beruhigen sie die Haut generell, stabilisieren und stärken sie somit.

- **Kamille blau, Schafgarbe:** wirken entzündungshemmend, stärken die Haut
- **Lavendel, Sandelholz, Zedernholz:** stabilisieren die Haut, wirken wundheilend und gegen Pruritus
- **Manuka:** stabilisiert die Haut, wirkt stark keimreduzierend
- **Ylang-Ylang:** stärkt Schleimhaut und Haut, wirkt gegen Pruritus und aphrodisierend

Anwendung: Diese Öle können einzeln im fetten Öl oder als Mischung darin zur Anwendung kommen und aufgetragen werden. Sie sind je nach Indikation oder Duftvorlieben auszuwählen und können auch anstelle der in den Rezepturen (➤ Kasten) angegebenen Öle verwendet werden.

Fette Öle

Zur Hautpflege können als fette Öle **Mandelöl, Wildrosenöl, Traubenkernöl, Granantapfelsamenöl** eingesetzt werden.

Bei Entzündung kommt zusätzlich **Sanddornfruchtfleischöl, Johanniskrautöl (Rotöl) zur** Anwendung.

Anwendung: Diese Öle können einzeln im fetten Öl oder als Mischung darin zur Anwendung kommen und aufgetragen werden. Sie sind je nach Indikation oder Duftvorlieben auszuwählen und können anstelle der in den Rezepturen (➤ Kasten) angegebenen Öle verwendet werden.

REZEPTUREN

Schleimhautregeneration

- 4 Tr. Ylang-Ylang
- 3 Tr. Palmarosa
- 2 Tr. Sandelholz
- 1 Tr. Manuka
- 3 Tr. Rosengeranie
- 50 ml Johanniskrautöl

Die ätherischen Öle in das Johanniskrautöl geben und auf die Schleimhaut auftragen, bei Bedarf nach jedem Toilettengang erneuern.

Candida-Infektionen

- 10 Tr. Teebaum
- 5 Tr. Lavendel
- 5 Tr. Palmarosa

- 4 Tr. Rosengeranie
- 1 Tr. Sandelholz

In 50 ml Mandelöl geben und den Vaginalbereich damit 3-mal täglich einreiben und zur Nacht ein Ovulum einführen (Rezeptur ➤ siehe oben)

5.13 Aromatherapie in der Onkologie

Obwohl sich die Behandlungsmöglichkeiten in der letzten Zeit verbessert haben, sterben in Deutschland jährlich 239.591 Menschen an malignen Neoplasien, die somit die zweithäufigste Todesursache darstellen. Geschlechtsspezifisch betrachtet erkranken Männer häufiger an einem Bronchialkarzinom, Frauen häufiger an Mammakarzinom (Bundesamt für Statistik letzter Stand 2019).

Über die antikanzerogene Wirkweise einzelner Inhaltsstoffe von ätherischen Ölen liegen viele Studien vor, die meist in vitro durchgeführt wurden. Somit ist von einigen Ölen bekannt, in welchen Mechanismus sie eingreifen, um Krebszellen zu zerstören. Es gibt aber noch zu wenig präklinische Studien, um letztendlich ätherische Öle in klinische Studien einzubinden. Ätherische Öle haben ein vielversprechendes Potenzial, die Dosis von Chemotherapien einerseits zu reduzieren und andererseits deren Wirkung zu verstärken.

Eine Gruppe von Pharmakologen und Zellbiologen in Portugal haben 2018 eine interessante und aufschlussreiche Zusammenfassung verschiedener antikanzerogener Eigenschaften von ätherischen Ölen erstellt (Blowman K. et al.).

5.13.1 Ätherische Öle als Adjuvans

In der Therapie können **ätherische Öle als Adjuvans** eingesetzt werden. Gelindert werden insbesondere die Nebenwirkungen der Zytostatika- und Bestrahlungstherapie wie Übelkeit, Strahlendermatitis, Lymphödem, Depression, Unruhe, Stomatitis sowie Schmerzen. Wichtige Therapieziele in der Onkologie sind Schmerzfreiheit oder wenigstens Schmerzreduktion und eine Verbesserung der Lebensqualität. Der Patient soll zudem keine Angst vor Schmerzen haben. Ebenso wichtig ist es, keine falschen Hoffnungen mit neuen Behandlungsformen zu wecken.

In der Tat bietet die Aromatherapie ein großes Spektrum an Einsatzmöglichkeiten in der Onkologie. Es gibt hierzu einige interessante Beispiele aus der internationalen Praxis. Ganz allgemein hat es sich bewährt, die bei Krebspatienten häufig auftretenden Depressionen mit Neroli und anderen Zitrusölen zu lindern. Besonders **antidepressiv** wirkt hier der Inhaltsstoff Methylanthranylat. Lavendel – er bewirkt im limbischen System die Ausschüttung des Neurotransmitters Serotonin – eignet sich zur Beruhigung und zur Überwindung von Schlafstörungen. Bei **Übelkeit** und **Brechreiz** können die Öle von Pfefferminze, Ingwer, Kardamom, Patchouli und Spearmint gute Dienste leisten. Eine große schottische Studie zeigt die Möglichkeit, mit Mischungen aus Thymian, Rosmarin, Lavendel und Zedernholz den **Haarwuchs** nach Chemotherapie wieder erfolgreich anzuregen (Hay et al. 1998).

GUT ZU WISSEN

Ätherische Öle, wie z. B. Rosengeranie, Muskatellersalbei, wirken über die Hypophysen-Hypothalamus-Achse sowie als Phytohormone ausgleichend auf das Hormonsystem. Manche ätherischen Öle (z. B. Muskatellersalbei, Anis, Fenchel) enthalten u. U. hormonähnliche bzw. hormonell ausgleichende Substanzen. Solche Öle sollen bei Hormonrezeptor-positiven (ER+) Tumoren nicht angewendet werden.

Folgende ätherischen Öle können adjuvant eingesetzt werden:

- **Topische Narben- und Strahlenbehandlung:** Immortelle, Kamille blau, Lavendel, Rose mit Cajeput und Niaouli
- **Stimulierung bei Müdigkeit (Fatigue):** Basilikum, Pfefferminze, Rosmarin, Thymian Ct. Thymol, Zitrone
- **Entspannung und Stressminderung:** Rosengeranie, Grapefruit, Jasmin, Kamille römisch, Lavendel, Majoran, Neroli, Rose, Sandelholz, Weihrauch
- **Desinfektion und Immunstimulierung:** Cajeput, Eukalyptus *(E. citriodora, E. dives, E. radiata, E. globulus)*, Niaouli, Ravintsara, Rosmarin, Speiklavendel, Teebaum

- **Obstipation** (z. B. durch opioide Analgetika bedingt): Ingwer, Pfeffer schwarz, Pfefferminze, Zitrone
- **Angstlinderung und Atmungserleichterung:** Jasmin, Lavendel, Narde, Neroli, Ravintsara, Rose, Weihrauch, Weißtanne, Zypresse
- **Schmerzlinderung:** Rosengeranie, Kamille römisch, Lavendel, Majoran, Narde, Orange, Pfefferminze, Rose Absolue, Tonka, Vetiver, Wintergrün, Ylang-Ylang, Zedernholz

Anwendung: Mischung mit dem maximalen Mischungsverhältnis 15 Tr. auf 50 ml fettem Öl als Massageöl oder Badeöl herstellen. Mit dem Öl Hand-, Rücken oder Fußmassage durchführen – Tumorgebiet nicht massieren. Anwendung auch als Badeöl, als Einzelöl zum Riechen oder in einem Kaltwasserdiffuser möglich.

5.13.2 Nebenwirkungen der Chemotherapie

Zu den häufigsten und unangenehmsten Nebenwirkungen einer Chemotherapie gehören **Erbrechen** und **Übelkeit.** Damit verbunden sind oft Geruchsempfindlichkeit, Veränderung der Geschmackswahrnehmung oder Inappetenz. Der Patient ist dadurch nicht nur in seiner Lebensqualität stark beeinträchtigt, sondern ebenfalls in seiner meist schon schlechten Ernährungslage. Häufig entsteht dann der Wunsch, die Chemotherapie zu beenden.

Die Wirkung von Antiemetika wird sinnvoll durch ätherische Öle verstärkt. Zudem kann die Erwartungshaltung, dass wieder Übelkeit eintreten muss, durch ätherische Öle verhindert werden. Ätherische Öle wirken direkt auf den Gastrointestinaltrakt und auf das ZNS.

Zur Anwendung kommen folgende ätherischen Öle:

- **Kardamom, Ingwer, Fenchel, Nelke:** angezeigt bei Appetitmangel, Übelkeit und Erbrechen
- **Litsea, Orange, Mandarine rot:** stärken den Magen, wirken spasmolytisch
- **Pfefferminze, Spearmint:** erfrischend, kühlend, klärend, sehr gut gegen Übelkeit durch den erfrischenden Geruch und durch spasmolytische Eigenschaften
- **Zitrone, Limette:** wirken auf die Leber stärkend, klärend

Anwendung: Mischung mit dem maximalen Mischungsverhältnis 15 Tr. auf 50 ml fettem Öl als Massageöl oder Badeöl herstellen. Mit dem Öl Hand-, Rücken oder Fußmassage durchführen – Tumorgebiet nicht massieren. Anwendung auch als Badeöl, als Einzelöl zum Riechen oder in einem Kaltwasserdiffuser möglich.

REZEPTUREN

Schnelle Hilfe bei Übelkeit

1 Tr. Pfefferminzöl auf ein Stück Zucker einnehmen und lange auf der Zunge einspeicheln. Bei Bedarf wiederholen, jedoch nicht öfters als 4-mal täglich.

Wohltuend bei Übelkeit

Bewährt haben sich ebenfalls Fußmassagen mit Zitronen- oder Litseaöl. Zudem können 2–3 Tr. der genannten Öle auf ein Taschentuch zum Riechen gegeben werden.

- 5 Tr. Zitrone
- 5 Tr. Ingwer
- 2 Tr. Pfefferminze
- 30 ml fettes Öl

Die ätherischen Öle in das fette Öl geben und Hände und Fußsohlen damit einreiben.

5.13.3 Lymphödem

Das Lymphödem ist ein chronisches, zur Progression neigendes Krankheitsbild, welches auf eine mechanische Insuffizienz des Lymphgefäßsystems zurückzuführen ist. Im Rahmen von Tumorerkrankungen ist ein vor der Behandlung auftretendes Lymphödem häufig Ausdruck einer lymphatischen Tumorausbreitung oder Abflussbehinderung durch einen Tumor. Das Lymphödem ist jedoch auch eine häufig anzutreffende Nebenwirkung nach multimodaler Tumorbehandlung, insbesondere nach chirurgischen Eingriffen in Verbindung mit einer strahlentherapeutischen Behandlung. Sehr häufig kommt es beispielsweise nach Brustamputation zum Lymphstau.

Im Gegensatz zu den **primären (idiopathischen) Lymphödemen,** die aus angeborenen Defekten im lymphatischen Gewebe resultieren, entstehen die **sekundären (erworbenen) Lymphödeme** nach einem Verschluss oder einer Unterbrechung (durch operative Entfernung von Lymphknoten) eines Lymphabflussgebiets im Bereich der Lymphknoten. Hierdurch verringert sich die Transportkapazität der betroffenen Lymphgefäße, und die anfallenden lymphpflichtigen Substanzen können nicht mehr im erforderlichen Umfang aufgenommen werden. Zusätzlich kommt es zu einer Zunahme des Lymphdrucks in den betroffenen Gefäßen, der wiederum einen Austritt eiweißreicher Flüssigkeit aus den Lymphbahnen in den umliegenden interstitiellen Raum nach sich zieht. Dieser Flüssigkeitsaustritt führt zu einer sichtbaren Schwellung der betroffenen Region, dem Lymphödem. Von diesem können die Kopf-Hals-Region, die Extremitäten, der Rumpf und die Leibeshöhlen betroffen sein. Chronische Lymphödeme gehen darüber hinaus mit den typischen fibrosklerotischen Umbauprozessen im Unterhautgewebe einher, häufig begleitet von Lymphbahnverschlüssen infolge rezidivierender Entzündungsvorgänge.

Ätherische Öle **regen das Immunsystem,** insbesondere die Phagozyten **an.** Als Folge davon wird die Lymphknotenaktivität verdreifacht, wodurch die Lymphflüssigkeit schneller abgesammelt und das Lymphödem reduziert wird.

Zur Anwendung kommen ätherische Öle mit folgenden Wirkungen:

- **Cistrose:** regt den Lymphfluss an, das typische Mittel bei Lymphödem und schweren Beinen
- **Lemongrass:** wirkt vasodilatorisch, regt die Lymphtätigkeit an
- **Lorbeer:** traditionelles ätherisches Öl bei Ödemen, wirkt stauungslösend
- **Sandelholz, Zedernholz:** wirken leicht entstauend, stabilisierend, fördern die Lymphdrainage
- **Pfefferminze:** wirkt kühlend und erfrischend bei Ödemen in den Beinen, bei Lymphabflussstörung durch Metastasen
- **Zitrone, Zypresse:** wirken adstringierend, tonisierend, entstauend
- **Grapefruit und Bergamotte:** regen die Lymphtätigkeit an und unterstützen deren Ausscheidung
- **Wacholder:** wirkt tonisierend und anregend auf die Lymphe und bei allen Arten von Ödemen, regt generell die Nierentätigkeit an
- **Fenchel:** leicht entstauende Wirkung auf die Lymphbahnen
- **Rosengeranie:** wirkt sanft tonisierend auf die Lymphgefäße ein
- **Immortelle:** hat entstauende und antiinflammatorische Eigenschaften

Anwendung: Mischung mit dem maximalen Mischungsverhältnis 15 Tr. auf 50 ml fettes Öl als Massageöl oder Badeöl herstellen. Mit dem Öl durch einen erfahrenen Physiotherapeuten regelmäßig Lymphdrainage durchführen lassen. Tumorgebiet nicht massieren. Anwendung auch als Badeöl, als Einzelöl zum Riechen oder in einem Kaltwasserdiffuser möglich. Die Öle können gemäß den Rezepturen ausgetauscht werden. Beim Baden sollte darauf geachtet werden, dass die Badewassertemperatur max.38° besteht. Wärme erhöht die Durchblutung und somit die Lympheinlagerung.

Es sollte bei der Therapie mit dem behandelnden, in Lymphdrainage erfahrenen, Physiotherapeuten Rücksprache wegen der Ölanwendung gehalten werden.

REZEPTUREN

Lymphödem

- 5 Tr. Lemongrass
- 3 Tr. Lorbeer
- 3 Tr. Wacholder
- 2 Tr. Cistrose
- 50 ml Mandelöl

Die ätherischen Öle in das Mandelöl geben und damit mehrmals täglich die Beine mit sanften Bewegungen herzwärts ausstreichen.

Lymphödem nach Mastektomie

- 5 Tr. Grapefruit
- 2 Tr. Lorbeer
- 2 Tr. Sandelholz
- 1 Tr. Cistrose
- 1 Tr. Immortelle
- 50 ml Mandelöl

Die ätherischen Öle in das Mandelöl geben und mehrmals täglich vorsichtig an den Armen entlang in Richtung Herz ausstreichen.

5.13.4 Nebenwirkungen der Strahlentherapie

Bei der Strahlentherapie werden Tumoren gezielt mit radioaktiver Bestrahlung torpediert, sodass deren malignen Zellen geschädigt und der Tumor verkleinert oder eliminiert wird. Die Radiatio wird entweder präoperativ (neoadjuvant), postoperativ (adjuvant) oder palliativ eingesetzt. Präoperativ, um den Tumor vor der Operation zu verkleinern, postoperativ, um noch evtl. vorhandene Zellen zu zerstören und palliativ bei inoperablen Tumoren, um durch deren Verkleinerung Schmerzen zu verhindern oder gestörte Funktionen wiederherzustellen. Strahlensensible Tumorarten werden statt Operation in Kombination mit Chemo- und Strahlentherapie behandelt.

Die Therapie mit radioaktiven Strahlen bei Tumorerkrankungen kann von außen oder von innen (Brachytherapie) erfolgen.

- Die äußere Bestrahlung wird meist einige Wochen lang jeden Tag einmal, selten öfters pro Tag durchgeführt. Da die radioaktiven Strahlen auch gesundes, im Bestrahlungsbereich liegendes Gewebe beeinflussen, treten in den allermeisten Fällen durch die Zerstörung von Zellen Hautveränderungen und Haarausfall als Nebenwirkungen auf.
- Bei der Brachytherapie wird die Strahlenquelle mittels Katheter direkt an Ort des Tumors platziert, sodass die Strahlenwirkung nur ein sehr begrenztes Gebiet um die Strahlenquelle betrifft. Sie kann gezielter eingesetzt werden und die Behandlungszeit ist kürzer. Eingesetzt wird sie bei kleineren oder lokal fortgeschrittenen Tumoren ohne Metastasen.

In der Aromatherapie werden hautregenerierende, hautschützende, kühlende, antiinflammatorische Öle eingesetzt, die zusätzlich die Psyche beruhigen. Zur Anwendung kommen folgende ätherischen Öle:

- **Immortelle:** wirkt wundheilend, entstauend, entzündungshemmend
- **Kamille blau, Schafgarbe:** haben stark entzündungshemmende und wundheilende Eigenschaften
- **Lavendel:** beruhigend, analgetisch, epithelisierend
- **Niaouli:** epithelisierend, hautregenerierend
- **Rose (Destillat):** kühlend, epithelisierend
- **Thymian Ct. Linalool:** desinfizierend, epithelisierend
- **Weihrauch:** epithelisierend, analgetisch
- **Pfefferminze:** kühlend, schmerzlindernd, entzündungshemmend, epithelisierend

Anwendung: Diese Öle können einzeln im fetten Öl oder als Mischung darin zur Anwendung kommen und aufgetragen werden (maximales Mischungsverhältnis 15 Tr. auf 50 ml fettes Öl). Nach abgeschlossener Strahlentherapie mehrmals täglich die betroffenen Hautpartien sanft einölen. Die Öle je nach Indikation oder Duftvorlieben auswählen oder anstelle der in den Rezepturen (➤ Kasten) angegebenen Öle verwenden.

REZEPTUREN

Hautregeneration

- 5 Tr. Niaouli
- 4 Tr. Lavendel
- 1 Tr. Kamille blau
- 50 ml Aprikosenkernöl oder Sanddornfruchtfleischöl (färbt!)

Die ätherischen Öle in das Aprikosenkernöl geben. Nach abgeschlossener Strahlentherapie mehrmals täglich die betroffenen Hautpartien sanft einölen.

Bestrahlung bei Mammakarzinom

- 2 Tr. Rose
- 2 Tr. Sandelholz
- 1 Tr. Weihrauch

In 50 ml Mandelöl geben, mehrmals täglich auf die betroffenen Hautstellen auftragen.

Mischung für sehr empfindliche bestrahlte Haut

Niaouli 0,5–1 % (max. 10 Tr. in 50 ml fettem Öl) in Wildrosenöl, Sanddornfruchtfleischöl oder Aloe-vera-Gel (oder Öl) lösen und täglich nach abgeschlossener Strahlentherapie auf die betroffene Hautstelle vorsichtig auftragen, nicht einmassieren, da die Haut sehr empfindlich und anfällig für Verletzungen ist. Niaouli kann mit jedem anderen o. g. Öl ausgetauscht werden, falls es nicht toleriert wird.

5.13.5 Tumorschmerzen

Fast die Hälfte aller Tumorpatienten leidet unter Schmerzen. Diese entstehen, wenn **Tumoren** in Nerven und benachbarte Organe oder Gewebe **infiltrieren,** wenn **Knochenmetastasen** zu Frakturen führen und als Nebenwirkung bei Chemo- oder Strahlentherapie auftreten.

Schmerzfreiheit zu erlangen, ist außerordentlich wichtig für den Tumorpatienten, da Schmerzen das Allgemeinbefinden stark beeinträchtigen. Therapeutisch werden Analgetika nach dem WHO-Schema eingesetzt. Co-Analgetika werden je nach Bedarf auf jeder Stufe des WHO-Schemas verabreicht.

Ätherische Öle, als Monotherapie eingesetzt, erzielen keine Schmerzfreiheit. Sie können lediglich durch ihre Wirkung auf das limbische System Stimmungsaufhellung und teilweise auch Schmerzlinderung hervorrufen. Dadurch besteht die Möglichkeit, dass z. B. Analgetika schneller und in geringerer Dosis wirken.

Alle genannten Öle wirken beruhigend, **anxiolytisch** sowie **spasmolytisch** und somit auch **analgetisch.**

- **Rosengeranie:** spasmolytisch, analgetisch, kühlend
- **Bergamotte:** beruhigend, anxiolytisch, analgetisch
- **Lavendel:** beruhigend, spasmolytisch
- **Narde:** beruhigend, anxiolytisch
- **Orange:** anxiolytisch, spasmolytisch
- **Rose:** kühlend, beruhigend, antiinflammatorisch
- **Tonka:** eher beruhigend und einhüllend
- **Vetiver:** antiinflammatorisch, stärkend, kräftigend
- **Pfefferminze :** spasmolytisch, stark analgetisch, kühlend
- **Ylang-Ylang:** stark analgetisch
- **Zedernholz:** beruhigend, spasmolytisch

Anwendung: Diese Öle können einzeln im fetten Öl oder als Mischung darin zur Anwendung kommen und aufgetragen werden. Sie sind je nach Indikation oder Duftvorlieben auszuwählen und werden auch anstelle der in den Rezepturen (➤ Kasten) angegebenen Öle verwendet.

REZEPTUREN

Tonka-Schmerzöl

- 4 Tr. Zeder
- 3 Tr. Orange
- 3 Tr. Tonka
- 1 Tr. Benzoe oder Rose, Lavendel
- 30 ml Mandelöl

Die ätherischen Öle in das Mandelöl geben und die schmerzenden Stellen damit sanft behandeln.

Beruhigend wirkendes Schmerzöl

- 5 Tr. Orange
- 2 Tr. Ylang-Ylang
- 1 Tr. Narde
- 1 Tr. Rose
- 30 ml Mandelöl

Die ätherischen Öle in das Mandelöl geben. Schmerzende Stellen mit der Mischung einmassieren, dabei den Geruch des Öls tief einatmen und wirken lassen.

5.13.6 Ulzerierende, entzündliche Hautveränderungen

Tumoren, wie z. B. Mammakarzinome oder Plattenepithelkarzinome der Haut im fortgeschrittenen Stadium, können **exulzerierende** und nicht **heilende Läsionen** hervorrufen. Solch ein Zustand ist sowohl für den Patienten als auch für die Angehörigen schwer zu ertragen: Die Läsionen sind oft sehr schmerzhaft, sezernieren trübes bis blutiges Sekret, sind meist superinfiziert und stören hauptsächlich durch ihren äußerst **fötiden Geruch.**

Eine andere Läsion der Schleimhaut ist die **Stomatitis,** die v. a. bei Granulozytopenie während der Chemotherapie auftritt. (Maßnahmen zur Geruchsverbesserung ➤ 5.14.3).

Ätherische Öle wirken wundheilungsfördernd durch **Anregung** der **Epithelisierung.** Zudem beseitigt die **antiseptische** Wirkung der Öle die Superinfektion und somit auch die störende Sezernierung. Durch **analgetische** Eigenschaften wird eine Schmerzlinderung erzielt, und der Duft der Öle beseitigt den üblen Geruch der Wunden.

Ätherische Öle

Zur Anwendung kommen folgende wundheilungsfördernd wirkenden ätherischen Öle:

- **Immortelle:** hat wundheilungsfördernde Eigenschaften
- **Lavendel:** wirkt antiseptisch, epithelisierend, beruhigend
- **Kamille, Schafgarbe:** antiinflammatorische Wirkung
- **Lemongrass:** fördert den Lymphfluss, eliminiert den unangenehmen Geruch
- **Pfefferminze:** erfrischend, analgetisch, antiinflammatorisch, epithelisierend
- **Zedernholz:** anxiolytisch, beruhigend, eliminiert den unangenehmen Geruch

Anwendung: Diese Öle können einzeln im fetten Öl oder als Mischung darin zur Anwendung kommen und aufgetragen werden. Sie sind je nach Indikation oder Duftvorlieben auszuwählen und können anstelle der in den Rezepturen (➤ Kasten) angegebenen Öle verwendet werden.

Hydrolate

Folgende Hydrolate (➤ 7.2) werden zur Wundreinigung und deren Ränder und auch als Wundspülungen eingesetzt. Sie wirken antiseptisch und kühlend: Als **Hydrolate** eignen sich Rosenwasser, Lavendelwasser, Teebaumwasser, Orangenblütenwasser, Strohblumenwasser. Bewährt hat sich die Reinigung der Ulzeration mit Rosenwasser. Hierdurch wird neben der antiinflammatorischen und antiseptischen Wirkung der schlechte Geruch beseitigt. Danach kann die unten angegebene Mischung (➤ Kasten) auf die Wunde aufgetragen werden.

REZEPTUREN

Spray zur Geruchsverbesserung bei ulzerierenden Tumoren

- 1 Tr. Neroli
- 3 Tr. Orange
- 1 Tr. Zitrone
- 1 Tr. Thymian Ct. Linalool
- 0,5 Tr. Manuka
- 2,5 Tr. Grapefruit
- 0,5 Tr. Sandelholz
- 0,5 Tr. Oud

Ätherische Öle in 5 ml 90-prozentigen Ethanol geben, und mit 45 ml Orangenblütenhydrolat auffüllen. Mit diesem Spray den Wundverband äußerlich einsprühen.

Ulzerierende, entzündliche Hautveränderungen

- 5 Tr. Lavendel
- 2 Tr. Lemongrass
- 2 Tr. Schafgarbe
- 2 Tr. Pfefferminze
- 2 Tr. Immortelle

3 Tr. davon pur auf die Wunde träufeln, mit Oleotüll oder mit in Johanniskrautöl getränkten Kompressen verbinden. Zur Geruchsbeseitigung mehrmals täglich diese Mischung auf den Verband außen aufträufeln.

Stomatitis

- Spülung mit Mundwasser, z. B. mit 1 TL Pfefferminzhydrolat, in ½ Glas Wasser geben. Ebenso können Teebaumwasser oder Rosenwasser verwendet werden. Mindestens 3-mal täglich durchführen, v. a. nach dem Essen.
- Bepinselung: Gute Erfahrungen liegen vor für die Bepinselung der Läsion mit Sanddornfruchtfleischöl. Der Heilungsprozess wird gefördert. Das Sanddornfruchtfleischöl wird gut toleriert, da es angenehm schmeckt. Mehrmals täglich pur auftragen.

5.14 Aromatherapie im Hospiz und in der Palliativmedizin

Von der Weltgesundheitsorganisation wurde 2002 Palliativmedizin definiert als „… Ansatz zur Verbesserung der Lebensqualität von Patienten und ihren Familien, die mit den Problemen konfrontiert sind, welche mit einer lebensbedrohlichen Erkrankung einhergehen, und zwar durch Vorbeugen und Lindern von Leiden, durch frühzeitiges Erkennen, Einschätzen und Behandeln von Schmerzen sowie anderen belastenden Beschwerden körperlicher, psychosozialer und spiritueller Art“.

5.14.1 Begleitung Sterbender

Die Nähe des Todes ruft bei Angehörigen und auch Behandelnden oft Angst, Unsicherheit und Hilflosigkeit hervor. Ätherische Öle bieten angewendet in Form von Waschungen und Einreibungen den Angehörigen und Behandelnden die Möglichkeit, dem Patienten eine Oase der Ruhe und des Friedens zu geben sowie Nähe und Geborgenheit zu vermitteln.

Alle Düfte, die der Sterbende liebt und auf die er gut reagiert, sollten bevorzugt verwendet werden. Außerdem haben sich folgende Öle bewährt:

- **Benzoe, Tolu, Tonka, Vanille:** geben Geborgenheit, Schutz, Weichheit.
- **Neroli, Mandarine rot, Orange, Bitterorange, Grapefruit, Bergamotte:** aufgrund der anregenden und stimmungsaufhellend wirkenden Monoterpene können diese Öle als „Lichtöle“ bezeichnet werden; sie haben eine frische Komponente.
- **Iris:** wirkt seelisch ausgleichend durch Angstbefreiung, unterstützt das Loslassen von dieser Welt. Das kostbare Öl wird als 1-prozentiges Öl angeboten oder als reines Öl.
- **Oud:** hilft, in sich selbst zu ruhen. Das sehr kostbare Öl wird meist in Verdünnungen zu 1 % angeboten, auch dann wirkt es noch sehr stark.
- **Rose und Jasmin** (niedrig dosieren): stärken, geben Wohlgefühl (bewirken, dass der Thalamus körpereigene Opiate ausschüttet).
- **Rose, Rosenholz, Rosengeranie, Melisse:** helfen loszulassen, Herzöle, geben Liebe.

- **Zedernholz, Sandelholz, Majoran:** beruhigen und geben Stärke.
- **Lavendel, Weihrauch:** wirken gegen Panik und Angst, bewirken ein Gefühl von Beschütztsein.

Anwendung: In der Palliativmedizin werden zur Begleitung gewöhnlich keine Standardrezepte verwendet, sondern die Duftvorlieben der Sterbenden berücksichtigt, und eine den Bedürfnissen entsprechende Mischungen hergestellt. Folgende Mischungen sind allgemein beruhigend und angstlösend; sie sind sehr wohltuend in der letzten Lebensphase.

REZEPTUREN

Gegen Angst, zum Aufrichten

- 8 Tr. Grapefruit
- 8 Tr. Muskatellersalbei
- 3 Tr. Rose
- 1 Tr. Jasmin

Mischung herstellen, 1 Tr. der Mischung auf ein Taschentuch geben und daran riechen lassen. Alternativ ätherische Öle in 50 ml Mandelöl geben, um mit diesem Körperöl eine Handmassage durchzuführen. Oder 2–3 Tr. der Mischung als Badeöl verwenden.

Rücken- oder Fußmassage

- 5 Tr. Orange
- 2 Tr. Zedernholz
- 1 Tr. Rose
- 1 Tr. Benzoe
- 30 ml Mandelöl

Die ätherischen Öle in das Mandelöl geben und Rücken oder Füße damit massieren.

Handmassage

- 5 Tr. Rosenholz
- 2 Tr. Benzoe
- 1 Tr. Oud 1 %
- 30 ml Mandelöl

Die ätherischen Öle in das Mandelöl geben und die Hände damit mehrmals täglich massieren.

Zum Loslassen

Lavendel und Rose zu gleichen Teilen mischen. 1 Tr. der Mischung auf ein Taschentuch geben und daran riechen lassen. Auch Neroli beruhigt bei psychischen Schockzuständen und Anspannung, die Sterbevorgänge hervorrufen können. Eine Mischung von Neroli und Rose zu gleichen Teilen entspannen die Seele und geben den Mut zum Loslassen.

5.14.2 Unterstützung der Hinterbliebenen

Der Schmerz des Verlustes einer wichtigen, geliebten Person kann vielfältige gesundheitliche Probleme auslösen, etwa **depressive Verstimmung, reduzierte Leistungsfähigkeit, Erschöpfung,** gastrointestinale Störungen, Schlafstörungen **und rastlose Hyperaktivität.**

Um den vorrangig von Trauer bestimmten Zustand zu beeinflussen, sind insbesondere ätherische Öle geeignet, die auf die Psyche harmonisierend, stimmungsaufhellend und beruhigend wirken.

- **Benzoe:** wirkt harmonisierend, angstlösend, umhüllend, balsamisch
- **Grapefruit, Mandarine rot, Orange, Muskatellersalbei:** haben stimmungsaufhellende, angstlösende Eigenschaften
- **Jasmin, Rose:** machen willensstark und helfen, wieder am Leben teilzunehmen
- **Lavendel, Zedernholz:** haben beruhigende, schlaffördernde Wirkung
- **Pfefferminze:** ist erfrischend
- **Weihrauch, Zimtrinde, Myrrhe:** anxiolytisch; Weihrauch und Myrrhe wirken zudem beruhigend, Zimtrinde hingegen aufmunternd

Anwendung: Diese Öle können einzeln oder als Mischung auf ein Taschentuch zum Einatmen gegeben werden. Möglich ist auch die Anwendung im fetten Öl oder als Mischung darin zum Einreiben der Schläfen. Die Öle sind je nach Indikation oder Duftvorlieben auszuwählen und können anstelle der in den Rezepturen (➤ Kasten) angegebenen Öle verwendet werden.

REZEPTUREN

Sanfte Mischung zum Loslassen

- 5 Tr. Rose
- 2 Tr. Tonka
- 5 Tr. Benzoe
- 5 Tr. Zedernholz (Tipp: die Himalayazeder hat die gleiche Wirkung und einen feineren Duft)

Die ätherischen Öle mischen, einige Tropfen auf ein Taschentuch geben und tief einatmen. Oder die Mischung in 30 ml Jojobaöl geben und damit die Schläfen einreiben; 1 Tr. auf das Sternum geben (angstlösender Punkt).

5

Herbe Mischung zum Loslassen

- 5 Tr. Basilikum
- 5 Tr. Rose
- 3 Tr. Myrrhe
- 3 Tr. Muskatellersalbei

Die ätherischen Öle mischen, einige Tropfen auf ein Taschentuch geben und tief einatmen. Oder die Mischung in 30 ml Jojobaöl geben und damit die Schläfen einreiben; 1 Tr. auf das Sternum geben.

Entspannende Loslassmischung

- 2 Tr. Myrrhe
- 2 Tr. Weihrauch
- 8 Tr. Mandarine rot
- 5 Tr. Sandelholz

Die ätherischen Öle mischen, einige Tropfen auf ein Taschentuch geben und tief einatmen. Oder die Mischung in 30 ml Jojobaöl geben und damit die Schläfen einreiben; 1 Tr. auf das Sternum geben.

5

5.14.3 Maßnahmen zur Geruchsverbesserung

Sowohl kranke und alte Menschen als auch Behandelnde und Angehörigen leiden meist sehr unter den nicht zu vermeidenden krankheitsbedingten Gerüchen aufgrund schwer durchführbarer Körperpflege und Inkontinenz. Hier kann die Aromatherapie Entscheidendes leisten. Nach dem Lüften kann ein Öl oder eine Mischung versprüht werden. Hier gilt der Grundsatz: Die Nase des Patienten entscheidet!

GUT ZU WISSEN

Der Einsatz von Duftlampen ist nicht unbedingt angezeigt. Sinnvoll ist es, in eine Pumpsprühflasche 20 Tr. ätherisches Öl zu geben, mit insgesamt 50 ml Hydrolat oder Wasser aufzufüllen oder nur das Hydrolat zu versprühen. Auch Diffuser sind zu empfehlen 5–8 Tr. ätherisches Öl auf 400 ml Wasser Eine einfache und doch wirksame Methode ist es, 1–2 Tr. auf eine Kompresse zu geben. Es sollte jedoch beachtet werden, dass die Pflegeperson nicht ihr eigenes Lieblingsöl dafür benutzt. Zu leicht kann dieses dann z. B. mit Krankheit/Tod bei eigenem Gebrauch assoziiert werden.

Ätherische Öle

Zur Anwendung kommen folgende ätherischen Öle:

- **Mandarine rot und grün:** wirken erheiternd, klärend
- **Patchouli, Vetiver, Zedernholz:** beruhigend, stark geruchsbindend
- **Weißtanne, Zitrone:** erfrischend, atmosphärisch reinigend
- **Citronella, Lemongrass:** geruchsbindend, erfrischend
- **Eucalyptus citriodora:** reinigend, desinfizierend, stark desodorierend
- **Bergamotte, Lavendel:** klärend, reinigend
- **Zimtrinde:** bakterizid, reinigend
- **Teebaum, Cajeput:** erfrischend, bakterizid, fungizid, viruzid

Anwendung: als Öl und Hydrolat in Pumpsprühflasche, Diffuser, Kompresse (➤ Gut zu wissen). Die Öle sind je nach Duftvorliebe und Indikation anzuwenden.

Hydrolate

Hydrolate (➤ 7.2) wie Rosenwasser, Lavendelwasser, Orangenblütenwasser oder Pfefferminzwasser verbessern die Raumluft und den Körpergeruch und können deshalb eine schnelle Hilfe sein bei sehr unangenehmen krankheitsbedingten oder durch Inkontinenz verursachten Gerüchen. Die Geruchsverbesserung wirkt sich zudem positiv auf die Psyche aus.

Anwendung: als Öl und Hydrolat in Pumpsprühflasche, Diffuser, Kompresse (➤ Gut zu wissen). Die Öle sind je nach Duftvorliebe und Indikation anzuwenden.

REZEPTUREN

Raumluftverbesserung

Eucalyptus citriodora kann unverdünnt versprüht werden, ebenso wie Lavendel und die anderen relevanten Öle (oben). Die stark riechenden Öle Vetiver, Zimtrinde und Patchouli sollten zurückhaltend eingesetzt werden.

5.15 Aromatherapie im Krankenhaus

Die Behandlung mit ätherischen Ölen ist in vielen **Krankenhäusern, Altenheimen** und **Pflegestationen** sowie in **Hospizen** üblich. In der Aromapflege gut ausgebildete Pflegekräfte dürfen Pflegemaßnahmen mit ätherischen Ölen selbstständig ausführen, wenn es von der Leitung des Hauses erlaubt ist. Medizinische Therapien dürfen nur nach Rücksprache mit den Ärzten durchgeführt werden. Von Vorteil ist ein Arbeitskreis für Mitglieder, die eine Ausbildung in Aromatherapie absolviert haben, dieses Wissen auch weitergeben dürfen und verantwortlich für die Durchführung sind. Werden ätherische Öle zu Rezepturarzneimitteln verarbeitet, muss die Apotheke die Öle als Grundlagen oder Hilfsmittel nach den Regeln der geltenden Arzneibücher prüfen.

5.15.1 Pflegerische Maßnahmen

Im Folgenden werden die möglichen Anwendungen der Aromapflege, gegliedert nach den Pflegediagnosen in den Kategorien der „Aktivitäten des täglichen Lebens (ATL)", aufgeführt. Auflistung der am häufigsten benutzten Öle für einige Bereiche des Krankenhauses:

- **Chirurgie** (➤ 5.8):
  - Prä- und postoperativ (Stress, Wundheilung): Lavendel, römische Kamille, Neroli, Sandelholz, Vetiver, Rose
  - Postoperative Unruhe, Angstzustände: Lavendel, römische Kamille, Ylang-Ylang, Neroli, Mandarine rot, Melisse, Pfefferminze, Rose
- **Narbenpflege** (➤ 5.10.23): Lavendel, Rose, Pfefferminze, Cajeput
- **Infektabwehr:** Lavendel fein, Manuka, Bergamotte, Teebaum, Rosmarin, Sandelholz, Thymian Ct. Linalool, Ravintsara
- **Desinfektion:**
  - Hautdesinfektion: Lavendel, Teebaum, Cajeput, Niaouli, Zimtrinde
  - Raumluft: Lavendel, Zitrone, Eucalyptus globulus, Thymian Ct. Thymol, alle Nadelhölzer
- **Dermatologie** (➤ 5.10)
  - **Generell:** Lavendel, Teebaum, Rosen, Rosengeranie
  - **Wunden, Dekubitus:** Kamille blau Lavendel, Teebaum, Manuka, Immortelle, Niaouli
- **Gastroenterologie** (➤ 5.3): alle Kräuter und Gewürze
- **Psychosomatik und psychogene Komponente** (Stress, allgemein): Lavendel, römische Kamille, Neroli, Majoran, Rose
- **Migräne und Kopfschmerz:** Basilikum, Pfefferminze, Lavendel, Majoran, Rosmarin, Zitrone
- **Schlafstörungen:** Lavendel, Ylang-Ylang, römische Kamille, Melisse, Majoran, Rose
- **Geburtshilfe** (➤ 5.6):
  - Pränatal: Lavendel, römische Kamille, Petitgrain, Neroli, Zitrone, Mandarine rot, Zypresse, Rosengeranie, Rose, Sandelholz,
  - Während der Geburt: Lavendel, Muskatellersalbei, Rose, Jasmin
  - Postnatal: Lavendel, römische Kamille, Petitgrain, Neroli, Zitrone, Immortelle, Rosengeranie, Rose,
- **Palliative Pflege** (➤ 5.14):
  - Psychisch wirksame Öle (Angst, Wohlfühlen, Schlafen): Basilikum, Narde, Mandarine, Bergamotte, Grapefruit, Kamille römisch, Lavendel fein, Neroli, Rose, Zedernholz, Zypresse, Zirbelkiefer
  - Durchblutungsfördernd, Kreislauf stabilisierend: Neroli, Rosmarin Ct. Cineol, Zedernholz
  - Respiration: Eucalyptus glob., Cajeput, Lavendel, Myrte Anden, Niaouli, Thymian Ct. Linalool, Zitrone
  - Verdauung: Kardamom, Koriander, Dill, Ingwer, Mandarine rot, Pfefferminze
  - Schmerzen: Basilikum, Lavendel, Tonka, Pfefferminze, Lorbeer, Weihrauch, Wintergrün, Cajeput, Rosengeranie
  - Geruchverbesserung: Eucalyptus citriodora, Rosengeranie, Lavendel, Zeder, Zitrone, Zirbelkiefer, Lemongrass

Förderung des Wohlbefindens

Die Befindlichkeits- und Wohlfühlbehandlung spielt in der täglichen Pflege eine große Rolle. Patienten schlafen oft sehr schlecht nicht nur aufgrund der krankheitsbedingten Beeinträchtigung, sondern auch wegen der ungewohnten Umgebung (z. B. un-

5

gewohntes Bett, ungewohnte Geräusche und Gerüche) und insbesondere aufgrund von Schmerzen, Ängsten und Sorgen.

Zu Ein- und Durchschlafstörungen ➤ 5.11.2.

Körpertemperaturausgleichend, fiebersenkende Maßnahmen

Obwohl Fieber zunächst als physiologische Anpassungsleistung gesehen werden muss, bringt es auch Belastungen für den Kreislauf mit sich. Die Pulsfrequenz steigt, dem Herzen wird eine höhere Pumpleistung abverlangt; durch Schwitzen und Verdunstung bei der Abatmung verliert der Körper pro Grad Celsius Temperaturerhöhung 500 ml Wasser pro Tag, die ersetzt werden müssen. Disponierte Kinder können bei Fieber mit Fieberkrämpfen reagieren.

Wadenwickel

Wadenwickel werden häufig angewendet. Jeder kennt sie, doch in der Praxis wird immer wieder beobachtet, dass aus Unkenntnis gegen die Grundlagen der Hydrotherapie verstoßen wird.

GUT ZU WISSEN

Die Temperatur des Wassers soll 1 °C unter der derzeitigen Körpertemperatur des Patienten liegen und keinesfalls kälter sein, da sich sonst die Kapillargefäße kontrahieren und keine Abkühlung stattfindet. Zudem kann kaltes Wasser beim Patienten Kreislaufprobleme verursachen. Ein zweites Problem ist die Liegedauer: Kurz liegende Wickel entziehen dem Organismus Wärme, da das Wickeltuch durch den Körper erwärmt wird. Bleibt der Wickel jedoch länger, kommt es zur Überwärmung und später zum Wärmestau. Für einen Erwachsenen gelten daher folgende Regeln (bei Kindern werden die Wickeltücher entsprechend kleiner gewählt):

- **Kühlende Wadenwickel** sind angezeigt bei fieberhaften Infekten, akuter Thrombophlebitis, Lymphangitiden, posttraumatischen Ödemen.
- **Wärmende Wickel** mit langer Liegezeit über 30 Minuten werden eingesetzt bei Ein- und Durchschlafstörungen und unruhigen Beinen.

Das Wickeltuch mäßig auswringen. Am besten eignet sich ein Tuch aus Baumwolle oder Leinen in einer Größe von 80 × 80 cm, das Zwischentuch soll ebenfalls aus Baumwolle oder Leinen sein und eine Größe von 85 × 85 cm haben. Das äußere Wolltuch ist etwas größer. Beide Beine können zeitgleich gewickelt werden.

Wird der Wickel wärmeentziehend angelegt, sollte er alle 10–15 Minuten gewechselt werden, d. h. Innentuch neu in kühlem Wasser spülen, auswringen und anlegen. Wechsel 3-bis 5-mal, danach Ruhepause, die Serie kann bis zu 3-mal täglich wiederholt werden.

- **Beruhigende Rezeptur für Wadenwickel bei Fieber:** In eine Schüssel gefüllt mit Wasser kommen ca. 5 Tr. Lavendel. Das Wasser beträgt ein Grad weniger als die momentane Körpertemperatur des Patienten. Handtuch darin eintauchen, auswringen und um die Waden legen für 20 Minuten, mehrmals wiederholen. Die Füße müssen bei dieser Anwendung warm sein.
- **Stärker kühlende Rezeptur für Wadenwickel bei Fieber:** Vorgehen wie oben. Zum Lavendel noch 2 Tr. Zitrone und 2 Tr. Ravintsara dazu geben.

CAVE

Bäder mit Ölen, welche die Thermorezeptoren reizen (z. B. Minze und Nadelhölzer), täuschen eine niedrigere Wassertemperatur vor. Es besteht die Gefahr, dass die Patienten im warmen Bad das Gefühl haben zu frieren und heißes Wasser zulaufen lassen, bis es zu Verbrühungen kommt oder eine Kreislaufbelastung vorliegt!

5.15.2 Unterstützung bei Störungen des Bewegungsapparats

Orthopädische und rheumatologische Erkrankungen ➤ 5.8.

5.15.3 Unterstützung bei Körperpflege und Hygiene

Waschungen

Beim Waschen nach den Vorgaben der **basalen Stimulation** wirken:

- **Belebend:** Rosmarin, Limette, Bergamotte, Petitgrain, Douglasie, Weißtanne; Lemongrass
- **Beruhigend:** Lavendel, Linaloeholz, Rosenholz, Rosengeranie, Palmarosa, Zeder

Waschungen können mit ätherischen Ölen durchgeführt werden, die im Waschwasser emulgiert oder gut verteilt werden müssen. Belebende Waschungen haben eine Wassertemperatur knapp unterhalb der Körpertemperatur (ca. 36 °C), beruhigende Waschungen liegen etwas oberhalb davon (38 °C). In 5 l Waschwasser 5 Tr. der oben aufgeführten Öle geben, die zuvor in 1 EL Sahne oder Salz emulgiert wurden.

Aktivierende Waschung

Hier wird der Patient so weit wie möglich zur Mithilfe angeleitet, um die Eigenständigkeit zu fördern. Indikation für belebende Ganzkörperwaschung ist bei antriebsarmen Patienten z. B. Depression.

TIPP

Morgenmuffeln kann mit ätherischen Ölen auf die Sprünge geholfen werden. Die Öle werden als Beimischung in eine neutrale Duschgelgrundlage eingearbeitet. Infrage kommen Rosmarin Ct. Cineol, Lemongrass, Zirbelkiefer, Zitrone, Grapefruit.

- Auf 100 ml neutrale Waschlotion 10–15 Tr. ätherisches Öl (s. o.) geben. Davon 1 EL auf 5 l Waschwasser hinzufügen, alternativ sind anregenden Waschungen, Wechselduschen oder Güsse auf der noch nassen Haut als Einreibungen in Richtung Herz möglich.
- Als Minimallösung bietet sich die trockene Inhalation von 1–2 Tr. Öl auf einem Taschentuch an. Dies ist auch zur Aufmunterung für unterwegs geeignet, wenn Kaffee zum Anregen vermieden werden soll.

Beruhigende Waschungen

Der Patient bleibt passiv und wird zum Entspannen angeleitet. Indikationen sind Einschlafstörungen, Unruhe, Hyperaktivität, Schmerzen, angespannter Muskeltonus, Einschlafstörungen.

Waschungen bei starkem Körpergeruch

TIPP

Bei bettlägerigen Patienten mit starkem Körpergeruch hat sich der Zusatz von 1 l Salbeitee (Salvia officinalis) oder 3 EL Obstessig in 5 l Waschwasser bewährt. Dadurch wird die Schweißbildung gemindert. Dies ist auch in Kombination mit 1 Tr. eines erfrischenden Öls wie Bergamotte, Eucalyptus citriodora, Zitrone oder Litsea geeignet. Die Kombination von Essig und ätherischen Ölen als Essigwaschung regt zusätzlich sehr gut die Durchblutung an.

Mundpflege

Erkrankungen im Mundbereich ➤ 5.3.3.

5.15.4 Unterstützung bei Beschwerden des Atemsystems

5

Kranke und geschwächte Menschen neigen zur flacheren Atmung. Dadurch kommt es zu Schleimansammlungen und schlimmstenfalls zur Pneumonie. Ferner ist die Oxygenierung des Blutes geringer, verbunden mit Konzentrationsstörungen, psychischen Veränderungen und auch Herzrhythmusstörungen.

Als **atemstimulierende Einreibungen** nach Art der Basalen Stimulation haben sich bewährt:

- Öle der Koniferen (v. a. Douglasie, Fichte, Weißtanne), Zitrusfrüchte, Rosenholz
- Bei Ängsten Lavendel, Melisse, Grapefruit, Neroli, Tonka, Benzoe, Vetiver

Bei schlechter Luftqualität, selbst wenn unangenehme Gerüche unterhalb der Wahrnehmungs- oder Unterscheidungsschwelle sind, wird die Atmung flacher, die Schultern werden hochgezogen und der Muskeltonus steigt. Ätherische Öle können helfen, den Luftraum zu verbessern, und wirken über das autonome Nervensystem direkt auf die Frequenz, Tiefe und Regelmäßigkeit der Atmung.

Regelung der Atemfrequenz

- Vor allem bei **Tachypnoe** (erhöhte Atemfrequenz > 20 Atemzüge/min.), wirken ätherische Öle beruhigend und verlangsamend, wenn psychische Ursachen die Auslöser sind.
  - Geeignete Öle: Narde, Benzoe, Patchouli, Vetiver, Weihrauch, Rose, Jasmin, Ylang-Ylang, Neroli.

- Anwendung: Für atemstimulierende Einreibung als Körper oder Massageöl eine Mischung herstellen (auf 30 ml fettem Öl 5–8 Tr. ätherisches Öl) oder als Raumbeduftung in einen Kaltluftdiffuser.
- Bei einer **Schonatmung** oder **verlangsamten Atmung** (< 10 Atemzüge/min.) eignen sich folgende Öle: *Nadelhölzer* wie Tanne, Zirbelkiefer, Föhre, Fichte, Douglasie, Weißtanne und erfrischende, anregende *Agrumenöle* wie Zitrone. Anwendung: Für atemstimulierende Einreibung als Körper oder Massageöl eine Mischung herstellen (auf 30 ml fettem Öl 5–8 Tr. ätherisches Öl) oder als Raumbeduftung in einen Kaltluftdiffuser.

5

Inhalationen

Unterschieden werden die feuchte Inhalation, bei der kleinste Wassertröpfchen die ätherischen Öle ins Bronchialsystem tragen, und die trockene Inhalation der reinen Öle.

- **Feuchte Inhalationen** werden mit Verneblern durchgeführt. Auch bei Bädern kommt es zu einem geringen Teil zur feuchten Inhalation aufsteigender Öle.
- Die einfachste Variante einer **trockenen Inhalation** sind 1–2 Tr. des ätherischen Öls auf ein Taschentuch geben, das mit ca. 5 cm Abstand vor Mund und Nase gehalten wird. Milde trockene Inhalationen werden als Nebeneffekt bei Einreibungen erzielt.

CAVE

Ein hyperreagibles Bronchialsystem, wie es beim nichtallergischen Asthma vorliegt, kann auf die feinen Wassertröpfchen, die mit dem ätherischen Öl beladen sind, reagieren, und es kann zu einem Asthmaanfall kommen (Nebelasthma)! Asthmatiker sollten daher nur trockene Inhalationen durchführen.

Pneumonieprophylaxe

Aufgrund von Bettlägerigkeit wird die Lunge im Liegen durch die flache Atmung und Schleimansammlung weniger belüftet. Diese Gegebenheit in Kombination mit einem reduzierten Immunsystem bietet einen guten Nährboden für die Erreger einer Pneumonie. Es kann auch durch Verschlucken von Nahrung oder Flüssigkeit eine Entzündung in der Lunge ausgelöst werden.

Neben physiotherapeutischen Maßnahmen wie Totraumvergrößerung, Mobilisation und Lagerung sind aromatherapeutische Anwendungen dreimal täglich zur Inhalation und zur **atemstimulierenden Einreibung** sinnvoll: **Myrte Anden, Manuka** und **Basilikum** sind wegen ihres breiten antiinfektiösen Wirkungsspektrums im Rahmen der Prophylaxe sehr geeignet und mischen sich gut mit Lavendel und Zitrone.

5.15.5 Verdauungsbeschwerden

Erkrankungen des Verdauungstrakts ➤ 5.16.5.

Für die Patienten spielen Essen und Trinken eine große Rolle. Das Essen ist oft die einzige angenehme Abwechslung am Tag. Krankheit, Schmerzen und auch die Nebenwirkungen der Therapien führen nicht selten zu Appetitlosigkeit, Verdauungsstörungen, Übelkeit und Erbrechen. Die Umstellung der Ernährung und der Essenszeiten, die veränderte Umgebung, seelischer Kummer und Sorgen können Auslöser für Ernährungsprobleme sein.

Aromaküche und Inappetenz

Mit ätherischen Ölen kann sehr aromatisch gewürzt werden, was sich positiv auf den Appetit auswirkt (Aromaküche ➤ 3.3)

Auf 50 ml fettes Trägeröl (z. B. Olivenöl extra vergine oder Sonnenblumenöl) werden 4–8 Tr. Gesamtmenge der ätherischen Öle gerechnet. Diese Mischung wird vorsichtig tropfenweise Salatölen, Mayonnaisen oder warmen Speisen am Schluss der Zubereitung zugefügt (Kettenring 1994).

REZEPTUREN

Gewürzsalz

1–2 Tr. ätherisches Öl in 15 g (1 EL) Meersalz verreiben und zum Nachwürzen von Saucen und Dips verwenden.

Sirupe

Für Süßspeisen können die Öle auch in Ahornsirup oder Akazienhonig eingearbeitet werden. Auf 50 ml Honig werden 3–5 Tr. ätherisches Öl gerechnet. Neben Agrumen wie Zitrone, Bergamotte, Orange und Limette sind Vanille und Ingwer passende Aromen.

O-Sole-mio-Würzöl

2 Tr. Zitronenthymian (Thymian Ct. Linalool), 1 Tr. Rosmarin, 5 Tr. Clementine in 50 ml Olivenöl eignen sich für die italienische Küche wie Pasta, Salate und Suppen.

Pizzaöl

1–2 Tr. Majoranöl, 1–2 Tr. Oregano, 2 Tr. Zitronenessenz in 50 ml Olivenöl, davon werden einige Tr. in die Tomatensauce eingearbeitet oder direkt auf dem Teig hauchdünn verstrichen, bevor der Belag aufgelegt wird.

Für asiatische Gerichte

Hierfür eignen sich Korianderöl, Bay, grüner Pfeffer und Lemongrass in 50 ml Sonnenblumenöl.

Obstipation und Meteorismus

Otitis media ➤ 5.1.5.

Anus praeter und Stomaträger

Stomapflege ➤ 5.10.25.

Auch für die Pflege irritierter Wundränder eines Stomas und zur **Infektionsprophylaxe** sind Aromaöle gut geeignet und bei den Patienten wegen des frisch-krautigen Geruchs beliebt. Allerdings ist darauf zu achten, dass kein Öl auf die Areale kommt, an die der Beutel aufgeklebt wird. Fette Öle können die Haftfähigkeit beeinträchtigen und dadurch Leckagen bewirken. Angezeigt sind folgende ätherischen Öle: **Lavendel, Zedernholz, Lemongrass, Manuka, Teebaum und Palmarosa.**

5.15.6 Haut- und Wundbehandlung

Die Hautbehandlung spielt eine große Rolle in der Aromatherapie. Jedoch wurde die Wundbehandlung (➤ 5.10.21) in die Obhut der Wundmanager gegeben. Diese entscheiden, ob die Wunde nach den üblichen Methoden oder mit ätherischen Ölen behandelt wird. Der Einsatz von ätherischen Ölen kommt meist bei resistenten Keimen zum Tragen.

- Intertrigo ➤ 5.10.9
- Windeldermatitis ➤ 5.10.9
- Verbrennungen/Verbrühungen ➤ 5.10.26

5.15.7 Unterstützung bei Mobilisierung und Prophylaxe

Therapieziele bei Bewegungsstörungen sind: Förderung der Selbstständigkeit des Patienten, Verhinderung von Folgeschäden wie Kontrakturen, Dekubiti bei zeitweise eingeschränkter Beweglichkeit.

Aktivierende Pflege

- Zur **Frühmobilisierung** eignen sich folgende Öle: **Rosmarin, Lemongrass, Bergamotte, Zitrone, Zirbelkiefer, Wacholder.**
- Eine **Raumbeduftung** mit **Zirbelkiefer, Rosmarin Ct. Cineol, Zitrone, Bergamotte, Douglasie.**

Thromboseprophylaxe

Venen ausstreichen in Verbindung mit einer Einreibung – am besten nach dem Waschen oder Duschen in die noch leicht feuchte Haut, da diese ein besseres Einziehen gewährleistet. Idealerweise vor dem Anziehen der Kompressionsstrümpfe oder dem Wickeln die Beine noch einige Minuten hoch lagern.

Zur Anwendung kommen folgende ätherischen Öle:

- Zypresse, Wacholderbeere, Zitrone, Niaouli, Patchouli
- Entstauung bei **Lymphödem:** lymphabflussfördernde Öle wie Rosengeranie, Cistrose, Lorbeer, Lemongrass, Sandelholz, Grapefruit

Kontrakturprophylaxe

Einreibungen sollten vor dem passiven oder assistierten Durchbewegen von Gelenken durchgeführt werden. Diese Behandlung kann sehr unangenehm sein und kann durch entspannende, angenehme und schmerzlindernde Düfte gemildert werden.

Geeignete Öle: Tonka, Palmarosa, Vanille, Rose, Sandelholze, Benzoe, Zeder, Zirbelkiefer, Muskatellersalbei

Dekubitusprophylaxe und -pflege

Die beste Prophylaxe ist die Mobilisation. Ist diese nicht möglich, dann steht an zweiter Stelle das regelmäßige Umlagern des Patienten. Bevorzugt einzusetzen sind: **Rosmarin Ct. Cineol, Wacholderbeere, Cistrose, Immortelle Lavendel, Rosengeranie, Rosenholz, Zeder, Bergamotte.**

KAPITEL

6 Monographien ätherischer Öle

6.1 Einleitung

Um die Wirkung der ätherischen Öle besser auf einen Blick zu erkennen, haben die Autoren das Modell des „Flaschengeists" entwickelt. Diese Abbildung soll die Wirkung der Inhaltsstoffe der ätherischen Öle verdeutlichen. Obwohl ätherische Öle lipophil sind, d. h. fettlöslich, gibt es doch gewisse Inhaltsstoffe, die ein polares Verhalten haben und sich

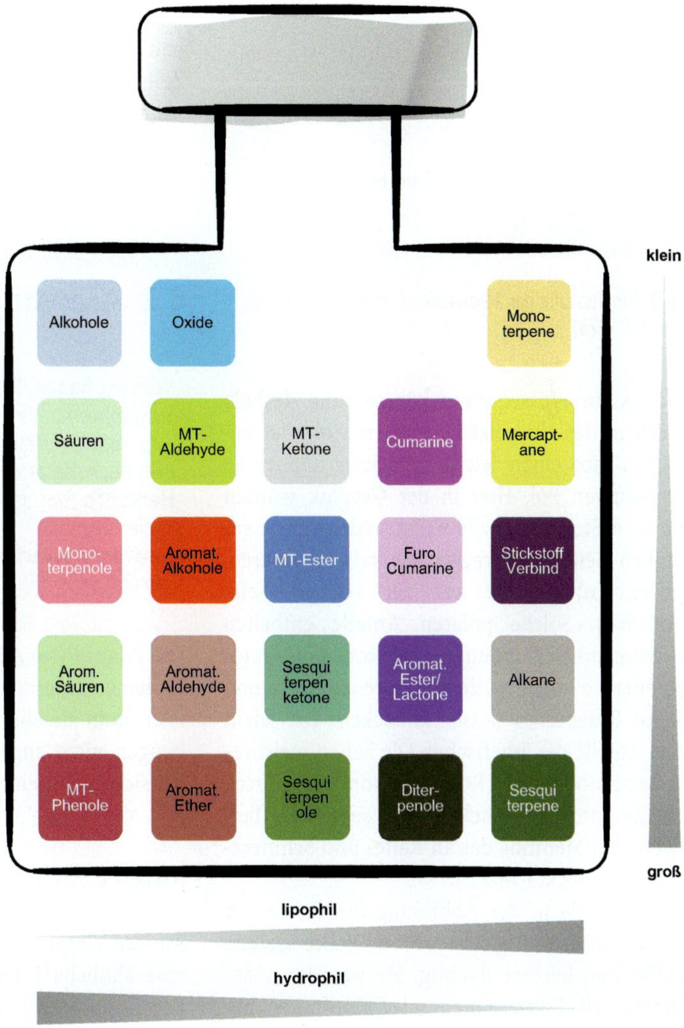

Abb. 6.1 Inhaltsstoffe der ätherischen Öle nach Wirkstoffen [P1023]

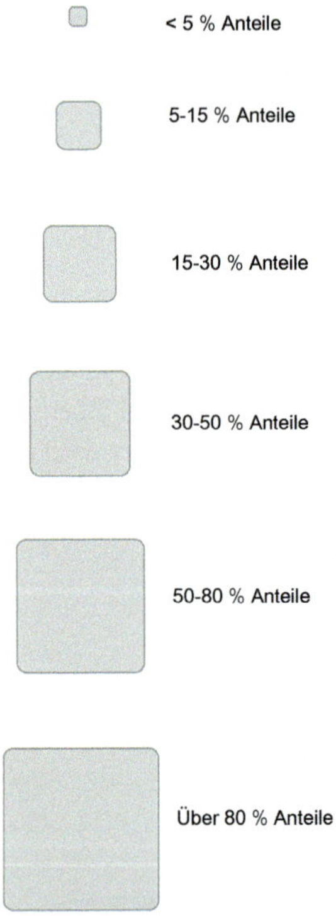

Abb. 6.2 Inhaltsstoffe der ätherischen Öle nach prozentualem Anteil [P1023]

auch etwas in Wasser lösen können und deshalb zum Teil in das Hydrolat übergehen. Polarität bedeutet: Es gibt einen leicht negativen und einen leicht positiven Pol. Hier in der Graphik wurden die polaren Stoffe, also die leicht hydrophilen, auf der linken Seite eingetragen, die rein unpolaren, lipophilen Inhaltsstoffe auf der rechten Seite (➤ Abb. 6.1). Solche polaren Anteile enthalten meist Sauerstoffverbindungen, die mit den Protonenanteilen an Ionenkanälen reagieren können, und somit an Rezeptoren besser andocken. Die leicht polaren Anteile der ätherischen Öle haben meist reaktive Sauerstoffanteile (ROS) und können dadurch gut an Rezeptoren andocken. Wir sehen das beispielweise bei Menthol, das an Kälte- und Schmerzrezeptoren andockt (➤ 2.5).

Zudem wurde in der Abbildung die Größe der Moleküle berücksichtigt (➤ Abb. 6.2): Die kleinen Moleküle sind leichter flüchtig. Sie werden in der Parfümerie als Spitzennoten oder Kopfnoten bezeichnet, sie finden sich oben in der Flasche. Die größeren Moleküle (mit mehr Kohlenstoffatomen), auch Basisnoten genannt, finden sich unten am Boden der Flasche.

Auch bei der Wirkung der ätherischen Öle im Körper spielt die Polarität eine große Rolle. Die lipophilen Anteile eines ätherischen Öls weichen die äußerste Hautschicht auf und erleichtern dadurch das Eindringen der leicht hydrophilen Komponenten in die tieferen Hautschichten. Dort werden sie in die Blut- und Lymphbahnen aufgenommen und weiter transportiert. Die unterschiedlichen Bestandteile eines Öls unterstützen sich gegenseitig.

Mit dem Blick auf den „Flaschengeist“ kann man sehr gut auf einen Blick erkennen, ob das Öl, das man verwenden möchte, die gewünschten Eigenschaften hat. Die Angaben zu den Anteilen der Inhaltsstoffe sind immer nur Momentaufnahmen zum Zeitpunkt der Analyse. Die Inhaltsstoffe können je nach Witterung, Lage, Erntezeitpunkt schwanken und sich auch nach dem Abfüllen in die Flasche verändern.

6.2 Ajowan

Stammpflanze: *Trachyspermum ammi*, Apiaceae
Synonym: Koptischer Kümmel, Indischer Kümmel, *(Carum copticum/Trachyspermum copticum)*, Königskümmel, Bischofsgras
Herkunft: Iran, Indien, Ägypten, östliches Mittelmeergebiet
Gewinnungsverfahren: Wasserdampfdestillation der Samen

Die Pflanze (➤ Abb. 6.3) stammt ursprünglich aus Indien und wurde um 1500 nach Europa eingeführt. Hier kann sie aber wegen der klimatischen Bedingungen nicht angebaut werden. Das ätherische Öl hat sich bei vielen resistenten Keimen bewährt.

Inhaltsstoffe

Ajowan riecht sehr würzig nach Thymian und hat eine ähnliche Wirkung wie Thymian Ct. Thymol: Der Hauptanteil der Monoterpene in Kombination

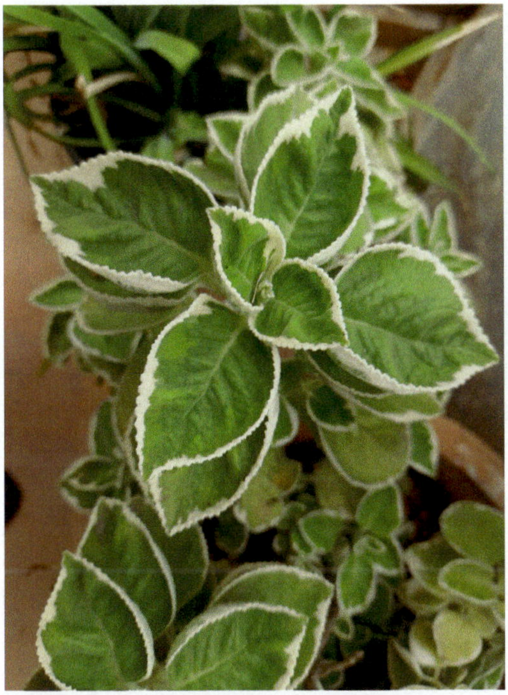

Abb. 6.3 Ajowan *(Trachyspermum ammi)* [O254]

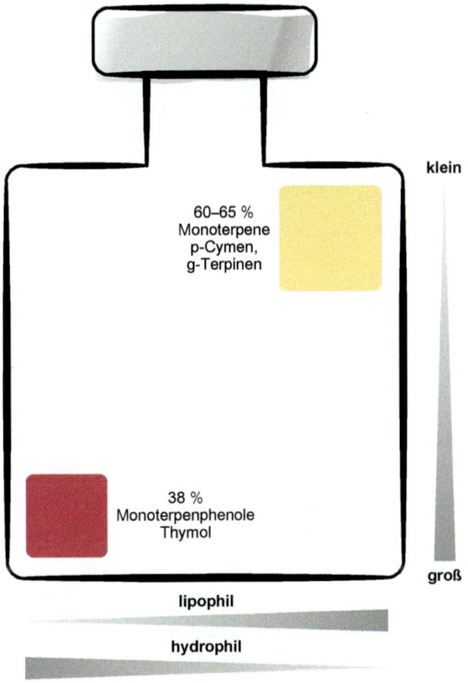

Abb. 6.4 Inhaltsstoffe des Ajowanöls [L231/P1023]

mit dem Thymol wirkt auf ein breites Spektrum von Keimen im Bronchial- und Urogenitalsystem.

- **Monoterpene:** ca. 60–65 % v. a. p-Cymen 32 %, γ-Terpinen bis 30 %
- **Monoterpenphenole:** ca. 38 % v. a. Thymol

Durch den hohen Anteil an kleinen lipophilen Monoterpenen (➤ Abb. 6.4) werden die hydrophilen Phenole gut in den Körper eingeschleust. Diese haben eine starke Wirkung im breiten Spektrum bei sehr vielen Keimen. Sowohl die Monoterpene als auch die Monoterpenphenole können hautreizend sein.

Wirkungen und Indikationen

Ajowanöl hat sich bewährt bei Infektionen, die durch resistente, aber auch wandlungsfähige Keime hervorgerufen werden und die sich v. a. im Respirations- und Urogenitaltrakt sowie im Darmbereich ansiedeln (➤ Tab. 6.1).

In der äußeren Anwendung nicht zu hoch dosieren, da es auf Haut- und Schleimhäuten reizend wirken kann. Bei Kindern soll Ajowanöl wegen des Monoterpenphenolgehalts vorsichtig eingesetzt werden. Es sind keine unerwünschten Nebenwirkungen bekannt.

Tab. 6.1 Wirkungen und Indikationen von Ajowanöl

Wirkungen	Indikationen	Applikationen
Antibakteriell, antiviral, antimykotisch	Infektionen mit folgenden Keimen: *Candida,* Enterokokken, *Eschericha coli, Klebsiella, Proteus, Pseudomoas, Serratia marcescens, Streptococcus, Staphylococcus* Husten, Blasenentzündung, Rhinitis, Bronchitis, Kolitis, Dermatitis	Einreiben, Auflage, Suppositorien, innere Einnahme
Verdauungsfördernd	Dyspepsie	Auflage, Einreiben, Wickel

6.3 Alant

Stammpflanze: *Inula graveolens,* Asteraceae
Synonym: Weihrauchwurz, Donnerwurz, Helenenkraut
Herkunft: Europa, Korsika
Gewinnungsverfahren: Wasserdampfdestillation der Wurzel

Besonderheit: Es gibt zwei Arten des Alant (➤ Abb. 6.5): *Inula graveolens,* der duftende Alant und *Inula helenium,* der echte Alant. Dieser hat einen hohen Gehalt an Helenin, das stark allergen wirken kann. Der Name „Inula" wird abgeleitet vom griechischen „hinaein", was reinigen bedeutet, „helenium" kommt von helios = Sonne. Das Öl aus der Wurzel ist sehr kostbar und rar, inzwischen wird vermehrt das Öl aus dem Kraut gewonnen.

Hier noch einige Informationen aus der Geschichte: Keltische Einwanderer brachten Alant von Asien nach Europa. Seit der Antike ist Alant bekannt. Dioskurides und Plinius empfahlen ihn gegen Husten und Magenkrämpfe, für Hippokrates war er ein Arzneitrank für die Gebärmutter. Nach Plinius soll man die Pflanze vor dem ersten Donner ernten, dann hat sie besondere Heilkraft. Im Mittelalter galt der Alantwein „Podio sancti Pauline" als Allheilmittel gegen die Leiden des Kopfes, der Brust, des Magens und der Pest.

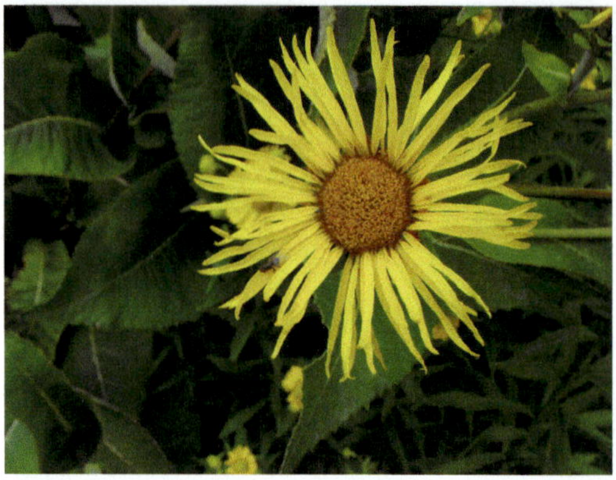

Abb. 6.5 Alant *(Inula graveolens)* [P1023]

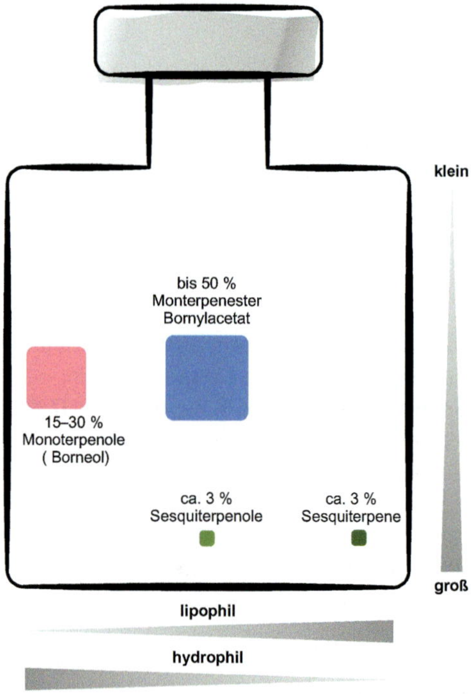

Abb. 6.6 Inhaltsstoffe des Alantöls [L231/P1023]

Inhaltsstoffe

Bornylacetat, der Hauptinhaltsstoff, wirkt ausgleichend und entspannend auf die Atemwege und den Herzrhythmus. Zusammen mit Borneol und den anderen Wirkstoffen ist Alant ein gutes Mittel gegen spastischen Husten und chronische Erkältungskrankheiten.

- **Monoterpenester:** bis 50 %, v. a. Bornylacetat
- **Monoterpenole:** 15–30 %, v. a. Borneol
- **Sesquiterpene:** ca. 3 %, v. a. Caryophyllen
- **Sesquiterpenole:** ca. 3 %

Bornylacetat steht in der Mitte und ist weder hydrophil noch lipophil (➤ Abb. 6.6), Borneol hat alkoholische Gruppen, ist dadurch leicht hydrophil, kann mit vielen Rezeptoren reagieren und wirkt dadurch antiinflammatorisch.

TIPP
Alternativöle: Cajeput, Niaouli, Fichtennadel sibirisch.

Wirkungen und Indikationen

Alantöl (➤ Tab. 6.2) gilt als der stärkste Schleimlöser, besonders bei festsitzendem Schleim, trotz seiner Sanftheit in Bezug auf die Schleimhäute.

Tab. 6.2 Wirkungen und Indikationen von Alantöl

Wirkungen	Indikationen	Applikationen
Mukolytisch++++ sekretolytisch, antitussiv	Chronische Bronchitis, spastischer Husten++++	Inhalation, Einreiben, Auflage
Antiinflammatorisch	Rhino-Pharyngo-Tonsillitis++++	Gurgeln, Inhalation, Auflage
Cholagog	Virale Enterokolitis, Dyskinesie der Gallenblase	Einreiben, Wickel
Kardiotonisch	Arrhythmien++, Hypertension	Inhalation, Auflage
Antiseptisch	Zystitis, Vaginitis	Einreiben

Es sind keine unerwünschten Nebenwirkungen bekannt.

6.4 Amyris

Stammpflanze: *Amyris balsamifera,* Rutaceae
Synonym: Westindisches Sandelholz
Herkunft: Westindische Inseln, Haiti, Jamaika, Süd- und Zentralamerika
Gewinnungsverfahren: Wasserdampfdestillation des zerkleinerten Holzes

Besonderheit: Amyris (> Abb. 6.7) wird aufgrund des Dufts und der ähnlichen Inhaltstoffe oft mit dem echten Sandelholzöl *(Santalum album)* verwechselt.

Amyris ist botanisch nicht mit Sandelholz verwandt, es gehört zu den Rautengewächsen (Rutaceae), also zur selben Pflanzenfamilie wie die Zitrusdüfte und ist also mit den Zitrusbäumen verwandt.

Amyrisöl hat einen sanften, holzig-warmen Duft.

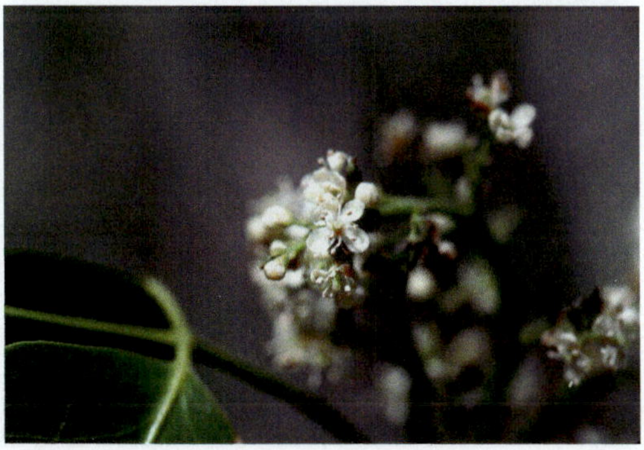

Abb. 6.7 Amyris *(Amyris balsamifera)* [J810]

Inhaltsstoffe

- **Sesquiterpenole:** 70–80 %, v. a. Eudesmole ca. 55 %, Elemol ca.10 %, Valerianol ca. 10 %
- **Sesquiterpene:** ca. 7 %
- Cumarine in Spuren

Dieses Öl enthält einen großen Anteil an Sesquiterpenolen (> Abb. 6.8), das sind große Moleküle mit leicht hydrophilen Anteilen, welche die Zellmembran und damit Haut und Schleimhaut gut schützen. Amyrisöl ist nicht besonders flüchtig und dringt nur langsam durch die Haut ein.

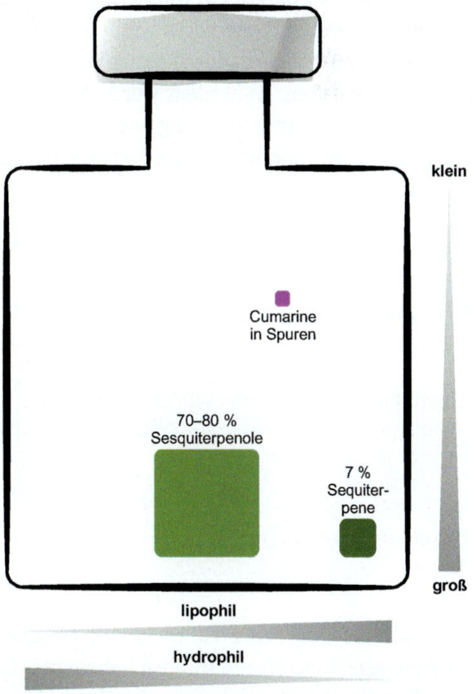

Abb. 6.8 Inhaltsstoffe des Amyrisöls [L231/P1023]

Tab. 6.3 Wirkungen und Indikationen von Amyrisöl

Wirkungen	Indikationen	Applikationen
Somatische Wirkungen		
Venenwandabdichtend, lymphabflussfördernd++	Varizen, Hämorrhoiden	Bäder, Einreiben
Positiv inotrop+	Herzschwäche	Einreiben, trockene Inhalation, Raumspray, Bäder
Hautpflegend	Altershaut, Pergamenthaut	Einreiben, Massage
Psychische Wirkungen		
Sedativ	Unruhe, Stress, Schlafstörungen	Trockene Inhalation, Raumspray, Bäder, Massage

TIPP

Kombinationen: mit Benzoe, Bergamotte, Citronella, Eichenmoos, Jasmin, Orange, Rose, Vanille, Vetiver, Zeder
Alternativöle: Linaloeholz, Sandelholz

6

Wirkungen und Indikationen

Amyrisöl (➤ Tab. 6.3) ist ein wunderbar pflegendes Hautöl. Die Sesquiterpene wirken zellmembranstabilisierend und haben dadurch venenwandabdichtende Eigenschaften. Außerdem wurde beim Amyrisöl eine herzstärkende Wirkung beobachtet.

Es sind keine unerwünschten Nebenwirkungen bekannt.

6.5 Angelika

Stammpflanze: *Angelica archangelica L.,* Apiaceae
Synonym: Engelwurz, *Angelica officinalis,* Brustwurz, Zahnwurzel, Angstwurz
Herkunft: Frankreich, Ungarn, Balkanstaaten, Skandinavien, Indien, Deutschland
Gewinnungsverfahren: Wasserdampfdestillation der Wurzeln

Die 2 m hohe Engelwurz ist in Island, Grönland, Nordnorwegen und Nordschweden beheimatet und wird dort als Allheilmittel gegen Erkältungskrankheiten und zur Stärkung des Immunsystems angewendet. Hierzulande fand die Pflanze eine erste Heimat in mittelalterlichen Klostergärten. Sie wurde dort angebaut und war allgegenwärtig. Mönche kultivierten Angelika und stellten aus ihren Wurzeln heilkräftige Elixiere her. Der bekannte Benediktinerlikör Chartreuse erhält seinen charakteristischen Geschmack von der Angelikawurzel. Im frühen Mittelalter schützte man sich mit Angelika vor Infektionskrankheiten. Es wird berichtet, dass Angelika im „Vier-Diebe-Essig" enthalten war, den Diebe in Frankreich benutzten, um die Häuser von Pestkranken auszurauben, ohne sich zu infizieren. Dieser Essig wurde hergestellt aus Weinraute, Wermut, Rosmarin, Wacholderbeere, Lavendel, Kalmus, Knoblauch, Zimt, Muskat, Gewürznelke, Pfefferminze, Engelwurz und Kampfer.

Engelwurz (➤ Abb. 6.9) wird in der Phytotherapie bei Erkältungen und aufgrund ihrer stark antiseptischen Wirkung bei Zystitis eingesetzt. Als Amarum aromaticum (aromatische Bitterstoffe) hat sie unterstützende Wirkung auf den Gastrointestinaltrakt (Appetitanregung, Flatulenz, Magen-Darm-Verstimmung). In der chinesischen Phytotherapie kommt die Engelwurz zur Stärkung des Geistes und zur Behandlung von Dysmenorrhö zur Anwendung.

Angelikaöl riecht scharf, frisch, leicht erdig, krautig, der Geruch ist zurückzuführen auf Pentadecanolid, ein in Spuren vorhandenes Lacton (➤ 2.13).

Das seltene ätherische Öl aus den Samen der Angelikapflanze, das Angelikasamenöl, ist dem Spektrum der Inhaltsstoffe und den Wirkungen des Wurzelöls ähnlich. Es hat deutlich weniger Furocumarine und wird selten therapeutisch eingesetzt.

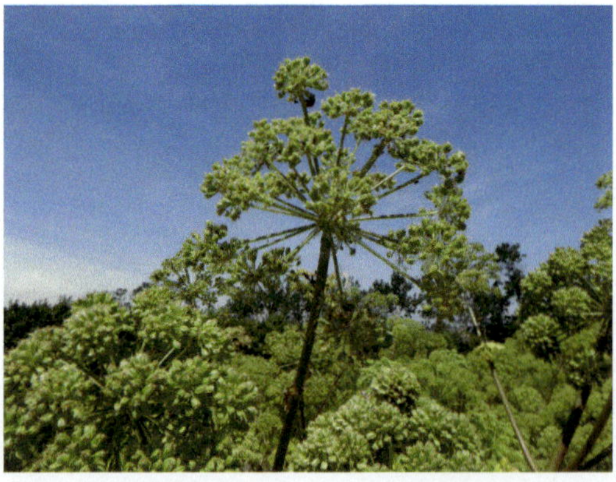

Abb. 6.9 Angelika *(Angelica archangelica)* [P1023]

Inhaltsstoffe

Monoterpene sind mit 65–85 % die Hauptinhaltsstoffe dieses Öls: Sie können in hoher Dosierung oder bei sensibler Haut hautreizend wirken. Sie haben tonisierende und anregende Eigenschaften, setzen die Botenstoffe Noradrenalin und Dopamin frei, fördern die Lebensfreude und auch die Durchblutung.

- **Monoterpene:** bis 90 %: v.a α- und β-Pinen, δ-3-Caren, α+β-Phellandren, Limonen
- **Monoterpenole:** < 1 %
- **Monoterpenester:** < 1 %
- **Sesquiterpene:** 1–2 %
- **Furocumarine:** in Spuren, diese können fotosensibilisierend wirken

Monoterpene sind kleine lipophile Moleküle (➤ Abb. 6.10). Sie machen das Öl leicht flüchtig, und wirken zudem in warmem Wasser hautreizend, da das Öl dadurch gut durch die Zellemembran penetrieren kann.

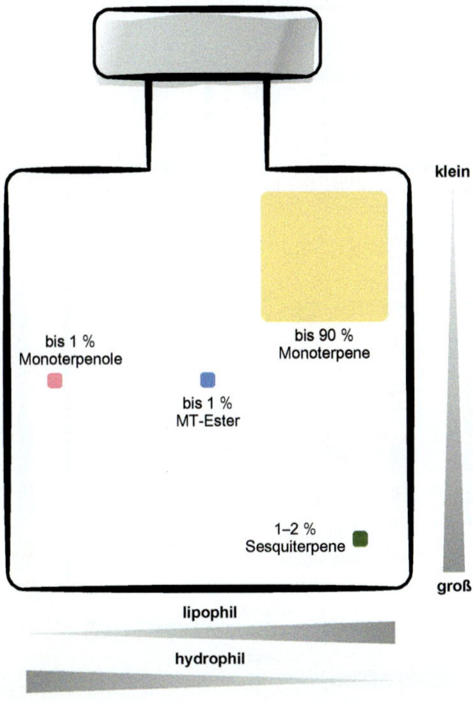

Abb. 6.10 Inhaltsstoffe des Angelikaöls [L231/P1023]

TIPP

Kombinationen: mit Benzoe, Eichenmoos, Lorbeer, Patchouli, Vetiver, Vanille, Wacholderbeere, Zeder
Alternativöle: Kiefernadelöl, Weißtannenöl, Zirbelkiefernöl

Wirkungen und Indikationen

Durch ihre ausgeprägte antiinflammatorische Wirkung wird Angelika zu einem wertvollen Therapeutikum.

Angelikaöl (➤ Tab. 6.4) wirkt in der Aromatherapie v.a. durchblutungsfördernd und somit erwärmend und spasmolytisch. Ebenso hat es stark entzündungshemmende und tonisierende Eigenschaften.

Tab. 6.4 Wirkungen und Indikationen von Angelikaöl

Wirkungen	Indikationen	Applikation
Somatische Wirkungen		
Antiinflammatorisch+++	Thrombophlebitis, Gicht, Arthrose	Massageöl zur Förderung des lymphathischen Rückflusses
	Zahnschmerzen	Aufs Zahnfleisch auftragen
Abwehrsteigernd++	Rezidivierende grippale Infekte, Abwehrschwäche bei Tumorerkrankungen	Inhalationen, Bäder, Einreiben
Durchblutungsfördernd Spasmolytisch, analgetisch	Morbus Raynaud, kalte Extremitäten, Vasospasmen Hexenschuss, Periodenschmerzen	In Bädern und Massageölen, innere Anwendung Einreiben, Teilbäder Auflagen
Karminativ, cholagog++	Meteorismus, Dyspepsie, Galleabflussstörungen++	In vielen Magenbittern enthalten, 3 Tr. Öl auf Zunge, einspeicheln
Mukolytisch++	Bronchitis, Sinusitis	Inhalationen, Bäder
Psychische Wirkungen		
Anxiolytisch+++	Angsterkrankungen++	Bäder, trockene Inhalation, Raumspray, Massage
Sedierend+++	Einschlaf- und Durchschlafstörungen+++	Bäder, trockene Inhalation, Raumspray, Massage

Unerwünschte Wirkungen

Angelika enthält in geringen Mengen fototoxische Furocoumarine, die chemische Bindungen im Hautgewebe durch Einstrahlungen von UVA- und UVB-Strahlen verändern. Dadurch kann es zur Freisetzung toxischer und reizender Stoffe aus ursprünglich wenig oder nicht toxischer Stoffen kommen, die eine Hautrötung und ekzematöse Hautveränderungen hervorrufen. Trotz des hohen Monoterpengehalts ist Angelikaöl ein gut verträgliches Öl.

6.6 Anis

Stammpflanze: *Pimpinella anisum,* Apiaceae
Synonym: Süßer Kümmel (nicht zu verwechseln mit Sternanis)
Herkunft: Italien, Frankreich, Ungarn, Türkei, Asien, Südamerika
Gewinnungsverfahren: Wasserdampfdestillation der zerkleinerten Samen

Anis (➤ Abb. 6.11) gehört zu den bekanntesten Gewürzen des Altertums und war im Mittelmeerraum ebenso bekannt wie im indischen Raum. Bereits in den Veden wird Anis erwähnt. Der Anbau der im Orient beheimateten Pflanze begann im ersten Jahrtausend v. Chr.

Anissamen findet Anwendung als Gewürz, als Heilmittel (Phytotherapie) sowie als Duftstoff in der Parfümerie. In Frankreich werden der aus Anis zubereitete und verdauungsfördernd wirkende Pernod, Pastis und Anisette gereicht, in der Türkei ist es der bekannte Raki, in Griechenland der Ouzo. Anis ist in Benediktiner, Boonekamp und Goldwasser enthalten. Hier zeigt sich die Hauptwirkung des Anis: Anis bringt alles in Fluss, seien es die Gallensäfte, Verdauungssäfte oder die Muttermilch.

Anisöl wird häufig aus Sternanis gewonnen, sollte aber nicht mit diesem verwechselt werden. Sternanis (*Illicium verum*) ist die Frucht eines immergrünen Baumes aus den Tropen. Das ätherische Öl hat, wie Anissamenöl, ca. 90 % trans-Anethol.

Anisöl riecht süß, warm, nach Kindheit, wie Fenchel.

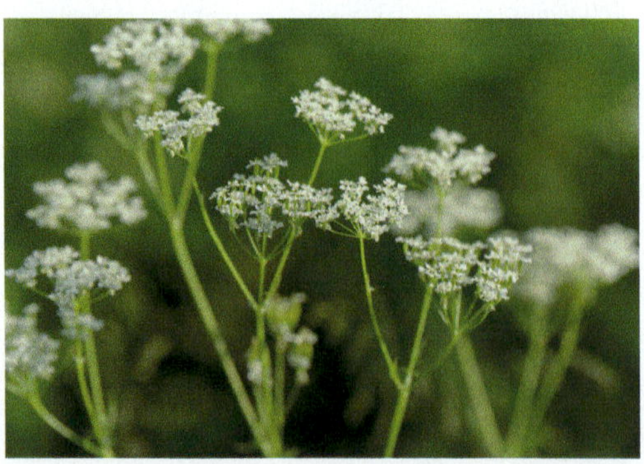

Abb. 6.11 Anis *(Pimpinelle anisum)* [J808]

Inhaltsstoffe

- **Aromatische Ether: Methylether** 80–95 %, v. a. trans-Anethol, Estragol, diese Hauptinhaltstoffe wirken insbesondere krampflösend und entblähend; zudem fördern sie die Magen-Darm-Motilität und regen den Gallenfluss an, was wiederum leberentlastend wirkt. Bekannt sind auch die östrogenartigen Eigenschaften.
- **Monoterpenketon:** ca. 1–5 % Carvon

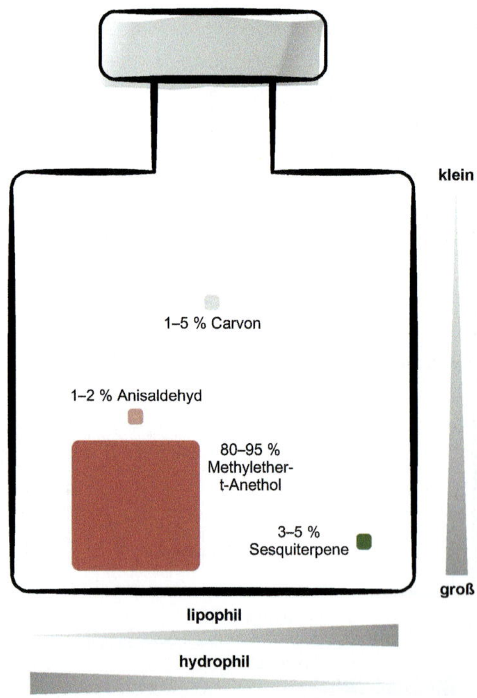

Abb. 6.12 Inhaltsstoffe des Anisöls [L231/P1023]

- **Aromatische Aldehyde:** 1–2 % Anisaldehyd
- **Sesquiterpene:** 3–5 %, v. a. α-+ϒ-Himachalen, Zingiberen, Bisabolen

Bei dem aromatischen Ether trans-Anethol handelt es sich um ein großes Molekül mit reaktiven Sauerstoffverbindungen, das an Östrogenrezeptoren andocken kann (➢ Abb. 6.12).

TIPP

Kombinationen: mit Basilikum, Benzoe, Champaca, Fenchel, Lavendel, Nelkenköpfchen, Rosmarin, Zeder, Zitrone
Alternativöle: Fenchelsamenöl, Dillöl, Majoranöl, Estragon
Unterstützend auf die **Verdauung** wirken Basilikum, Pfefferminze und Majoran.

- Bei Meteorismus mit Fenchel, Pfefferminze und Kümmel kombinieren.
- Bei krampfartigen Beschwerden mit Basilikum, Majoran und Pfefferminze anwenden.

Als **Emmenagogum:** Anis, deutsche Kamille und Muskatellersalbei.

Wirkungen und Indikationen

Anisöl (➢ Tab. 6.5) zeichnet sich durch seine östrogenartigen und zugleich spasmolytischen Eigenschaften aus. Das ätherische Öl wird teilweise durch die Lungen ausgeschieden und fördert dadurch die Aktivität des Flimmerepithels (Sekretomotorikum). Wahrscheinlich kommt es durch die direkte Einwirkung auf die Bronchialschleimhaut zu einer vermehrten Sekretion und zur Verflüssigung des Sekrets.

Anis wirkt als mildes spasmolytisches, karminatives, angstlösendes Bronchialöl, das v. a. in Kindermischungen eine gute Wirkung hat. Wir alle kennen die Anisbonbons bei Husten und Verdauungsbeschwerden.

Durch die Spasmolyse und Anxiolyse zeigte sich nach eigener Beobachtung eine positive Wirkung auf das Herz, indem sich pektanginöse Beschwerden und Herzrhythmusstörungen besserten.

In der Erfahrungsheilkunde wird Anisöl zur Förderung des Milchflusses eingesetzt.

Unerwünschte Wirkungen und Kontraindikationen

Die östrogenartige Wirkung, die vom Anethol ausgeht, lässt Anisöl für Patientinnen mit hormonrezeptorpositiven Tumoren (z. B. Mammakarzinom) kontraindiziert sein. Schwangere und Kleinkinder sollten mit geringen Dosierungen behandelt werden. Bis zur Konzentration von 4 % in Trägerölen ließen

Tab. 6.5 Wirkungen und Indikationen von Anisöl

Wirkungen	Indikationen	Applikationen
Somatische Wirkungen		
Östrogenartig^{+++}, emmenagog	Zyklusstörungen, Dysmenorrhö$^{+++}$, prämenstruelles Syndrom (PMS) Klimakterische Beschwerden	Einreiben von Unterbauch und Lendenwirbelsäule, Bäder
Spasmolytisch^{++}, karminativ^{+++}, motilitätsfördernd im Gastrointestinaltrakt	Spasmen im Verdauungstrakt, Dyspepsie, Blähungen, Erbrechen	Als Bonbon, Massageöl oder Bäder
Cholagog^{+++}	Galleabflussstörungen	Massageöl, Auflagen
Kardiale Wirkung^{+++}	Pektanginöse Spasmen lösend, antiarrhythmisch^{+++}	Trockene Inhalation, Raumspray, Bäder
Bronchospasmolytisch^{++} sekretolytisch, sekretomotorisch	Asthma bronchiale, Erkältung bei indern, Husten	Wickel, trockene Inhalation, Raumspray, Einreiben
Analgetisch	Migräne, Muskelschmerzen, Arthritis, Lumbago	Einreiben, Bäder
Zur Vorbereitung der Geburt	–	Bäder, trockene Inhalation, Raumspray
Psychische Wirkungen		
Psychisch anxiolytisch und aktivierend^{+++}	Erschöpfungszustände	Trockene Inhalation, Raumspray, Bäder, Inhalation

sich bislang bei topischer Anwendung auf gesunder Haut keine Irritationen oder Sensibilisierungserscheinungen nachweisen. Allerdings liegen mehrere Einzelfallberichte über eine Dermatitisreaktion auf isoliertes Anethol vor. Die Tests wurden nicht mit aus der Natur isoliertem Anethol durchgeführt, sondern mit einem synthetischen Stoff. Die Übertragbarkeit der Ergebnisse auf die therapeutische Anwendung von natürlichem Anisöl ist also fraglich.

Das natürliche Anisöl hat einen hohen Anteil an trans-Anethol: Das europäische Arzneibuch (PhEUR 9) schreibt einen Gehalt von 87–94 % vor, cis-Anethol darf höchstens bis zu einen Gehalt von 0,4 % vorhanden sein, denn cis-Anethol ist leberschädigend.

Überdosierungen können narkotisch wirken. Bei der zufälligen Einnahme von 1–5 ml unverdünntem Anisöl wurden Krampfanfälle, Erbrechen und ein pulmonales Ödem beobachtet. Von der oralen Anwendung des Öls wird daher im Allgemeinen abgeraten; die geringen Mengen ätherischen Öls in der Teedroge lassen Anistee in üblicher Dosierung unbedenklich erscheinen.

6

CAVE

- Hormonabhängige Tumoren (z. B. Mammakarzinom, Prostataadenom) sind eine absolute Kontraindikation für die innere Anwendung von Anisöl.
- Schwangere und Säuglinge sollten nur mit geringen Dosierungen behandelt werden.
- Überdosierungen können narkotisierend wirken und Wahrnehmungsstörungen hervorrufen.

6.7 Basilikum und seine Chemotypen

6.7.1 Basilikum, europäisches

Stammpflanze: *Ocimum basilicum,* Lamiaceae
Synonym: Königskraut, Königsbisam, Nelkenbasilie, europäisches Basilikum
Herkunft: ursprünglich aus Indien, jetzt aber im ganzen Mittelmeerraum verbreitet
Gewinnungsverfahren: Wasserdampfdestillation des blühenden Krautes

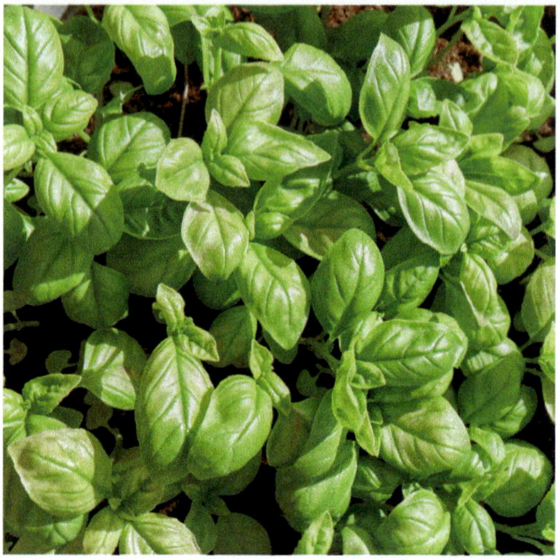

Abb. 6.13 Europäisches Basilikum [J810]

Basilikum (➤ Abb. 6.13) ist ein einjähriges, buschig verzweigtes Kraut aus der Familie der Lippenblütler. Bekannt sind über 150 verschiedene Arten. Ursprünglich kam Basilikum aus Indien und verbreitete sich dann im Mittelmeerraum. Nördlich der Alpen wächst Basilikum nur im Garten.

Der Name Basilikum leitet sich ab aus dem Griechischen „basilikos“ = königlich. Im Altertum galt die Pflanze als Antidot gegen das Gift der Basilisken, den mythischen Fabelwesen mit dem tödlichen Blick. Basilikum wird gegen Blähungen und Magenverstimmungen empfohlen. Basilikum gilt auch als Antidepressivum: Man hat festgestellt, dass Menschen, die an einer depressiven Verstimmung leiden, gerne zu Pesto greifen.

Basilikumöl riecht krautig, frisch, grün.

Inhaltsstoffe

- **Monoterpenole:** bis 65 %, v. a. Linalool, α-Fenchol, sie wirken harmonisierend und können helfen, dass sich der Körper an veränderte Bedingungen anpasst
- **Aromatische Ether:** 3–47 % v. a. Methylchavicol (Estragol), bis 19 % v. a. Eugenol
- **Monoterpenoxide:** 2–9 % v. a. 1,8-Cineol, das campherartig riecht, auf die Lungen und Nasennebenhöhlen wirkt und bei Erkrankungen der Atemwege hilfreich ist

- **Aromatischer Ester:** < 7 % insbesondere Menthylcinnamat
- **Sesquiterpene:** 2–3 % β-Caryophyllen, Germacren, sie machen die hautfreundlichen Eigenschaften aus und wirken außerdem entzündungshemmend und leicht schmerzlindernd

Beim europäischen Basilikum überwiegen die Monoterpenole, mittelgroße Moleküle mit alkoholischen Gruppen, die leicht hydrophilen Charakter haben und aromatische Ether, große Moleküle mit reaktiven Sauerstoffverbindungen.

Beide Stoffgruppen (➤ Abb. 6.14) können auch im Hydrolat vorhanden sein. Die aromatischen Ether-Verbindungen können an vielen Rezeptoren andocken, und wirken in diesem Fall entkrampfend und schmerzstillend.

TIPP

Kombinationen: mit Bergamotte, Eichenmoos, Jasmin, Kamille blau, Lavendel, Orange, Patchouli, Rosmarin, Sandelholz, Zeder

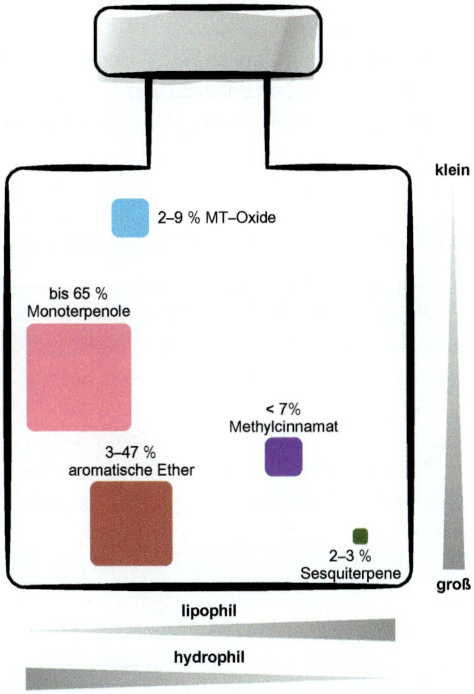

Abb. 6.14 Inhaltsstoffe des Basilikumöls [L231/P1023]

Alternativöle: Anis, Fenchel, Estragon

Synergien:

- Als Cholagogum in Kombination mit Pfefferminze, Rose und Schafgarbe
- Als Antidepressivum mit Bergamotte, Rosengeranie und Rose kombinieren
- Als Spasmolytikum mit Estragon, Pfefferminze, Muskatellersalbei und Rosmarin Ct. verbenon anwenden

Wirkungen und Indikationen

Basilikumöl (➤ Tab. 6.6) gilt als Nerven- und Magentonikum. Es hat eine ausgeprägt sedierende Wirkung auf den Gastrointestinaltrakt, insbesondere bei Spasmen, die durch Angst oder depressive Verstimmung ausgelöst wurden. Es hat sich bewährt bei Angstzuständen, die sich in Bauchschmerzen äußern. Basilikumöl hat die Fähigkeit, Biofilme aufzulösen und so die Wirkung von Antibiotika bei resistenten Keimen zu verbessern.

Tab. 6.6 Wirkungen und Indikationen von Basilikumöl (europäisches Basilikum)

Wirkungen	Indikationen	Applikationen
Somatische Wirkungen		
Spasmolytisch++++	Spasmen im Gastrointestinaltrakt	Einreiben, Bäder, Inhalation
Karminativ++	Meteorismus	
Cholagog++	Galleabflussstörung	Wickel, Auflage, Einreiben
Antibakteriell!++	Prostatitis++, Zystitis durch Kolibakterien	Auflagen, Bäder, Einreiben
Antimykotisch, antiparasitär	Trichomonadeninfektion	
Mukolytisch	Husten, Bronchitis	Einreiben, Inhalation
Östrogenartig	Dysmenorrhö, PMS	Auflagen, Einreiben, Sitzbäder
Psychische Wirkung		
Sedierend, antidepressiv	Stressbedingte Unruhe, Angst, Wut, Nervosität++	Trockene Inhalation, Raumspray, Bäder, Massagen, Inhalation

Unerwünschte Wirkungen und Kontraindikationen

In physiologischer Dosierung sind keine Nebenwirkungen und Kontraindikationen bekannt.

6.7.2 Basilikum, Ct. Methylchavicol

Stammpflanze: *Ocimum basilicum,* Lamiaceae
Synonym: Exotisches Basilikum
Herkunft: Indien, Thailand
Gewinnungsverfahren: Wasserdampfdestillation des blühenden Krautes

Basilikum Methylchavicol stammt aus Asien und Nordafrika. Es ist dort ein wichtiges Küchenkraut und wird als Mittel gegen Depressionen eingesetzt. Der Duft des exotischen Basilikumöls ist krautig, frisch.

TIPP

Alternativöle: Anis, Fenchel, Tulsi, Estragon
Synergien:
- Bei spastischer Kolitis besonders mit Anis, Kümmel, Pfefferminze, Rosmarin Ct. Verbenon
- Bei depressiven Verstimmungen und Ängsten in Verbindung mit Bergamotte, Geranie, Rose, Sandelholz

Inhaltsstoffe

- **Aromatische Ether:** bis 90 %, v. a. Methylchavicol
- **Außerdem:** Sesquiterpene, Monoterpenoxide, Monterpenketone, Monoterpenester

Beim Basilikum Methylchavicol überwiegen die aromatischen Ether, große Moleküle (➤ Abb. 6.15) mit reaktiven Sauerstoffverbindungen, die an spezielle Rezeptoren andocken können und dadurch Reaktionen in Gang setzen. Durch den hohen Gehalt an Methylchavicol wirkt dieses Öl stark spasmolytisch und schmerzstillend.

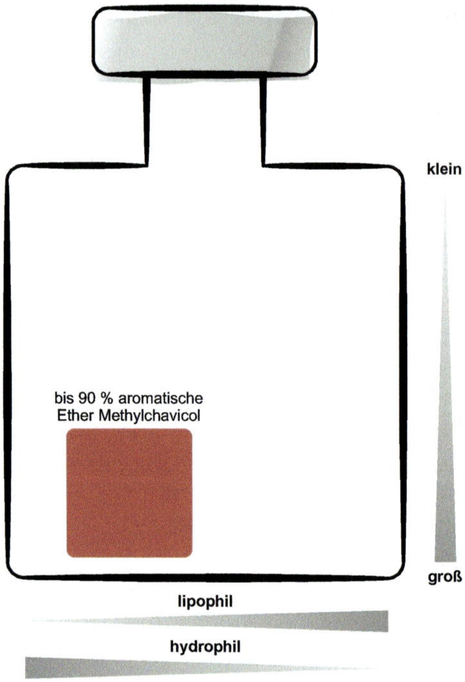

Abb. 6.15 Inhaltsstoffe des exotischen Basilikumöls [L231/P1023]

Wirkungen und Indikationen

Die Hauptwirkung des exotischen Basilikumöls (➤ Tab. 6.7) besteht in der starken Neuroregulation, insbesondere im Bereich der Wirbelsäule und des Sympathikus; zudem entwickelt es seine antiinfektiösen Eigenschaften bevorzugt im Gastrointestinalbereich.

Tab. 6.7 Wirkungen und Indikationen von exotischem Basilikumöl

Wirkungen	Indikationen	Applikationen
Somatische Wirkungen		
Neuroregulativ^{++++}	Neuritiden^{++}	Einreiben, Bäder
Spasmolytisch^{+++}	Spastische Kolitiden^{+++}	Massagen, Bäder
Antiinfektiös^{++}	Infektiöse Enterokolitis^{+++}	Einreiben, Wickel
Psychische Wirkung		
Stärkend	Asthenie nach Infektionskrankheiten^{+++}	Trockene Inhalation, Raumspray, Bäder, Massagen
Antidepressiv, anxiolytisch	Depressive Verstimmungen, Angst^{++}	Trockene Inhalation, Raumspray, Bäder, Massagen

Unerwünschte Wirkungen und Kontraindikationen

Methylchavicol (Estragol) als synthetischer Einzelstoff wird als karzinogen angesehen. Die Studien wurden an Nagetieren durchgeführt, diese können jedoch einige Phenylpropane nicht verstoffwechseln. Die Übertragbarkeit dieser Ergebnisse auf das natürliche Öl und seine therapeutische Anwendung ist nicht nachgewiesen.

6.7.3 Heiliges Basilikum, Tulsi

Stammpflanze: *Ocimum sanctum,* Lamiaceae
Synonym: Tulasi, Kao Prao Tulsi, heiliges Basilikum
Herkunft: Indien, Thailand, Seychellen und Philippinen
Gewinnungsverfahren: Wasserdampfdestillation des Krautes

Ocimum sanctum (➤ Abb. 6.16), eine der heiligsten Pflanzen des indischen Subkontinents, kommt insbesondere in Indien und Thailand vor und wird dort vielfach bei spirituellen Zeremonien eingesetzt.

Der Name Tulsi bedeutet „die Unvergleichliche". Tulsi wird als Inkarnation der Göttin Lakshmi verehrt und symbolisiert Gesundheit, Fruchtbarkeit und aphrodisische Kräfte. Im Ayurveda heißt es, dass es Herz und Geist öffnen, Glaube, Mitleid und Liebe stärken und den Schutz des Göttlichen verleihen soll. Tulsi hat nicht nur in religiöser Hinsicht Bedeutung, sondern auch wegen ihrer auswurffördernden und antiseptisch wirkenden Blätter. Zudem sind diese auch ein bewährter Insektenschutz.
Tulsi riecht krautig, exotisch.

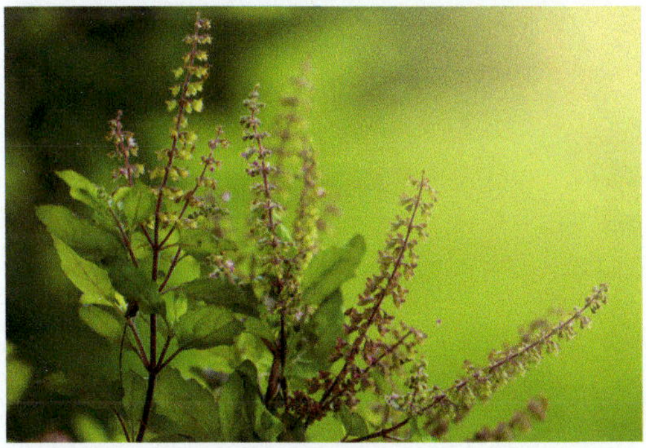

Abb. 6.16 Heiliges Basilikum *(Ocimum sanctum)* [J812]

Inhaltsstoffe

- **Aromatische Ether:** ca. 30 %, v. a. Eugenol
- **Sesquiterpene:** ca. 40 % β-Caryophyllen

Tulsi besteht aus einem hohen Anteil an großen lipophilen Molekülen, den Sesquiterpenen und einem fast ebenso großen Anteil an aromatischen Ethern (➤ Abb. 6.17). Die Sesquiterpene haben eine hautstabilisierende Wirkung, die aromatischen Ether mit ihren reaktiven Sauerstoffverbindungen können an Rezeptoren andocken und Reaktionen in Gang setzen. In diesem Fall wirken sie schmerzstillend und antibakteriell.

Der Unterschied zum Basilikum Ct. Methylchavicol liegt im wesentlich höheren Anteil an Sesquiterpenen, was mit einer besseren Hautverträglichkeit einhergeht.

Bei den Inhaltsstoffen gibt es aufgrund der Bodenbeschaffenheit, der Höhe, des Klimas große Schwankungen. Diese Schwankungen können beim jeweiligen Hersteller erfragt werden. Im Prinzip verändern sie nicht den Wirkungsschwerpunkt (➤ Tab. 6.8).

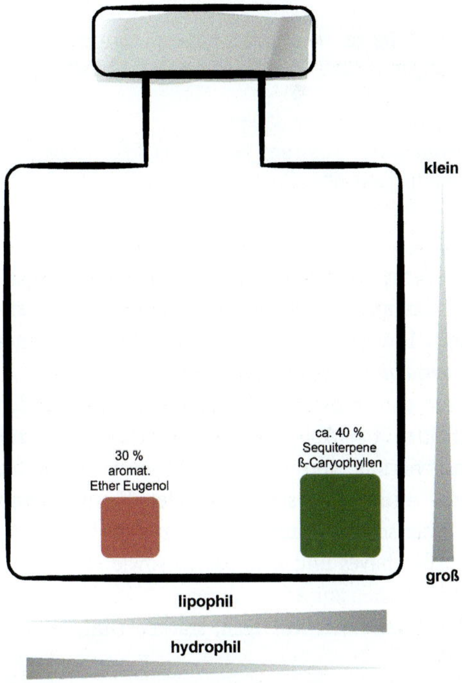

Abb. 6.17 Inhaltsstoffe des Tulsiöls [L231/P1023]

6

Tab. 6.8 Wirkungen und Indikationen von Tulsiöl (heiliges Basilikum)

Wirkungen	Indikationen	Applikationen
Somatische Wirkungen		
Antiseptisch++, bakterizid (*Staphylococcus aureus* und *argentius*, β-hämolysierende Streptokokken A, Pneumokokken)	Bakterielle und virale Infekte der Atemwege	Einreiben, Massage, Bäder
Verdauungsfördernd	Dyspeptische Beschwerden	• Innere Anwendung • Massagen, Einreiben, Bäder
Mukolytisch	Erkältungskrankheiten	Einreiben, Inhalation
Psychische Wirkung		
Aphrodisierend	Sexuelle Unlust	Trockene Inhalation, Massagen, Bäder
Antidepressiv	Erschöpfung, depressive Verstimmung, Stress	• Trockene Inhalation, Massagen, Bad • Innere Anwendung

TIPP

Kombinationen: mit Lavendel, Jasmin, Rose, Rosmarin, Sandelholz, Vetiver, Ylang-Ylang, Zeder, Zitrone
Alternativöle: Thymian Ct. Thymol, Nelkenköpfchen

6.8 Bay

Stammpflanze: *Pimenta racemosa*, Myrtaceae
Synonym: Piment, Bay St. Thomas, Westindischer Lorbeer
Herkunft: Westindien, Karibik
Gewinnungsverfahren: Wasserdampfdestillation der Blätter und Zweige

Besonderheit: Bay nicht mit dem Pimentöl verwechseln, das aus den unreifen getrockneten beerenartigen Früchten und Blättern des Pimentbaumes *(Pimenta dioica)* gewonnen wird.

Von den Einwohnern Mittelamerikas wurden Bayblätter (➤ Abb. 6.18) als Antiseptikum, zur Konservierung von Fisch und Fleisch sowie für Mund- und Haarwässer verwendet. Heute kommt das ätherische Öl hauptsächlich zur Parfümierung von Aftershaves und Zahnpasten sowie in Parfümkompositionen zur Anwendung.

Bayöl hat einen würzigen, starken Duft, ähnlich wie Nelke.

Inhaltsstoffe

Eugenol ist stark bakterizid und antifungal, mit den Monoterpenen wirken die aromatischen Ether auch schmerzstillend.

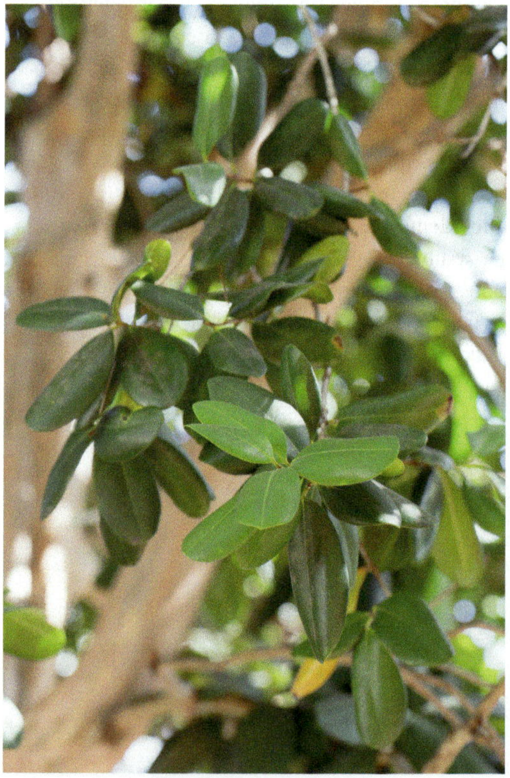

Abb. 6.18 Bay *(Pimenta racemosa)* [J810]

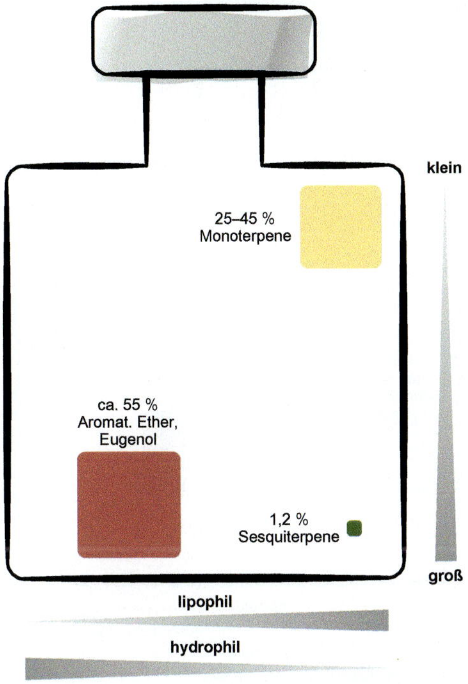

Abb. 6.19 Inhaltsstoffe des Bayöls [L231/P1023]

- **Aromatische Ether:** ca 55 %, v. a. Eugenol 45 %, Chavicol ca. 10 %
- **Monoterpene:** 25–45 %, v. a. β-Myrcen, Limonen
- Außerdem: Sesquiterpene 1–2 %

Die kleinen lipophilen Anteile der Monoterpene (➤ Abb. 6.19) erleichtern das Eindringen der aromatischen Ether, die mit ihren Sauerstoffanteilen gut an Rezeptoren andocken können und in diesem Fall antibakteriell und schmerzstillend wirken.

TIPP

Kombinationen: mit Benzoe, Ho-Blätter, Lavendel, Myrrhe, Orange, Patchouli, Rosengeranie, Rosmarin, Ylang-Ylang, Zimt
Alternativöle: Zimtblätter, Zimtrinde, Thymian türkisch, Nelkenköpfchen

Wirkungen und Indikationen

➤ Tab. 6.9

Tab. 6.9 Wirkungen und Indikationen von Bayöl

Wirkungen	Indikationen	Applikationen
Somatische Wirkung		
Bakterizid++	Zystitis, Urethritis, Tonsillitis	Auflagen, Einpinseln
Analgetisch++	Zahn-, Gelenk-, Muskelschmerzen++	Massage, Auftragen
Haarwuchsfördernd	Seborrhö oleosa, Haarausfall	Massage der Kopfhaut, Packungen, Shampoo
Psychische Wirkung		
Anregend	Erschöpfungszustände	Trockene Inhalation, Raumspray, Bäder, Massage

Unerwünschte Wirkungen

Bayöl vorsichtig dosieren: Durch den hohen Eugenolgehalt könnte es die Haut und Schleimhaut reizen.

6.9 Benzoe siam

Stammpflanze: *Styrax tonkinensis,* Styraceae
Herkunft: Thailand, Indonesien, Laos, Vietnam, Kambodscha
Gewinnungsverfahren: Extraktion aus dem Harz, alkoholische Lösung
Besonderheit: Nicht verwechseln mit Styraxöl aus den Liquidambar-Arten, das seit dem Altertum als Räuchermittel und zum Einbalsamieren genutzt wurde.

Das Harz, aus dem das Benzoeöl gewonnen wird, stammt von einem 20 m hohen Baum (➤ Abb. 6.20). Das Wort Benzoe, abgeleitet vom arabischen Wort lubanjawi, bedeutet „Räucherwerk aus Java". Benzoe wird v. a. im Fernen Osten als Räucher- und Heilmittel verwendet. Chinesische Ärzte setzten es bei kalten, feuchten Atemwegs- und Harnwegserkrankungen ein. Auch Dioskurides beschrieb die positive Wirkung auf Atmung und Haut. Im Mittelalter war Benzoe unter den Namen Benjamingummi als Hauptbestandteil eines Wundbalsams bekannt und wurde ebenfalls bei Atemwegserkrankungen zur In-

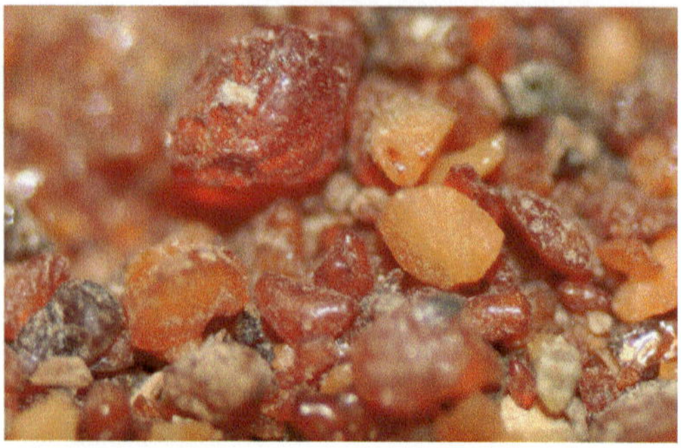

Abb. 6.20 Benzoe siam *(Styrax tonkinensis)* [P1023]

halation eingesetzt. Als Lungenheilmittel verbrannte man in Frankreich das Harz, um chronischen Husten und Bronchitis zu lindern. Heute wird das ätherische Öl zur Behandlung von Atemwegserkrankungen verwendet.

Der Duft von Benzoe erinnert an die Kindheit; er wirkt einhüllend und schenkt Geborgenheit. Er ist wohltuend für die Seele und somit auch für Haut und Schleimhaut. Benzoe ist das Kinderöl, das auch dem Kind im Erwachsenen gut tut. Es ist das beste Öl, wenn sich der Patient allein gelassen fühlt, wenn er innere Kälte verspürt und sich aufgrund der Kälte Blasenentzündungen und Erkältungskrankheiten entwickeln. Benzoe ist wie eine kuschelige Decke, die sich um den Menschen legt.

Inhaltsstoffe

Hauptinhaltsstoff des Benzoe Siams sind die aromatischen Ester – Benzylbenzoat hat sich als sehr stark entspannende Substanz erwiesen. Zudem wirkt es in Synergie mit den anderen Inhaltsstoffen hautfreundlich und angstlösend.

- **Aromatische Ester:** 40–50 %, v. a. Benzylbenzoat
- **Aromatische Säuren:** 10–45 % v. a. Benzoesäure
- **Aromatische Aldehyde:** 2–3 %Vanillin
- **Sesquiterpene:** < 1 %

Die aromatischen Ester (> Abb. 6.21) und aromatischen Säuren sind große Moleküle, die wenig flüchtig sind, sodass der Duft von Benzoe unbedingt zu den Basisnoten gerechnet wird. Die Säuren haben einen leicht hydrophilen Charakter, sind somit auch reaktive Verbindungen, die mit vielen Rezeptoren reagieren können.

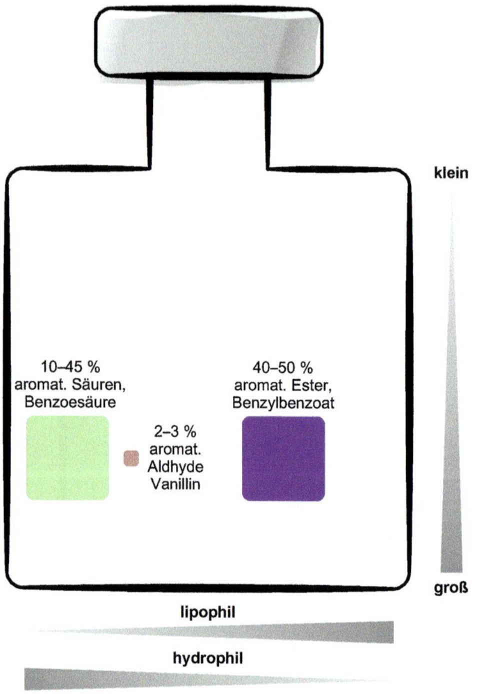

Abb. 6.21 Inhaltsstoffe des Benzoeöls [L231/P1023]

TIPP

- Kombinationen: mit Bergamotte, Grapefruit, Jasmin, Lavendel, Lorbeer, Orange, Rose, Wacholder, Weihrauch, Zeder, Zitrone, Zypresse
- Alternativöle: Tonka, Vanille

Wirkungen und Indikationen

Zusätzlich zu seiner hautfreundlichen und epithelisierenden Eigenschaften wirkt Benzoe siam (> Tab. 6.10) seelisch und körperlich entspannend. Es ist aufgrund seiner antiseptischen, schleimlösenden und entzündungshemmenden Wirkung ein gutes Erkältungsöl.

Unerwünschte Wirkungen

In physiologischer Dosierung keine Nebenwirkungen feststellbar.

Tab. 6.10 Wirkungen und Indikationen von Benzoe

Wirkungen	Indikationen	Applikationen
Somatische Wirkung		
Antiseptisch	Harnwegsinfektionen	Bäder, Auflagen
Mukolytisch+	Husten, Bronchitis, Heiserkeit	Massage, Inhalationen, Einreiben
Epithelisierend++	• Ulzera+++, rissige Haut • Dermatitis, Akne, Ekzeme, Psoriasis • Narben, Verbrennungen, Erfrierungen	Einreiben, Auflagen
Fungizid	Nagelpilz	Nagel einpinseln
Psychische Wirkung		
Sedativ	Stress, nervöse Spannungen	Trockene Inhalation, Raumspray, Massage, Bäder
Anxiolytisch	Ängste	Trockene Inhalation, Raumspray, Massage, Bäder, Einreiben

6.10 Bergamotte

Stammpflanze: *Citrus aurantium subsp. bergamia,* Rutaceae
Synonyme: *Citrus x bergamia* Risso und Poiteau, *Citrus x limon*
Herkunft: Indien, jetzt meist Kalabrien
Gewinnungsverfahren: Auspressung, Anritzen der Schalen

Der etwa 5 m hohe Bergamottebaum ist eine Unterart des Orangenbaumes. Ursprünglich in Westindien beheimatet, wird er heute in fast allen subtropischen Gebieten angebaut. Der Name Bergamotte kommt angeblich aus dem türkischen Beg-âr mû dî, was so viel heißt wie „Fürst der Birnen". Im Gegensatz zu anderen Zitrusfrüchten wird die Bergamotte hauptsächlich wegen ihres Schalenöls geerntet; aber auch Saft wird daraus gewonnen. In Italien werden die Schalen kandiert und eingelegt und als Beilagen zu Mahlzeiten serviert.

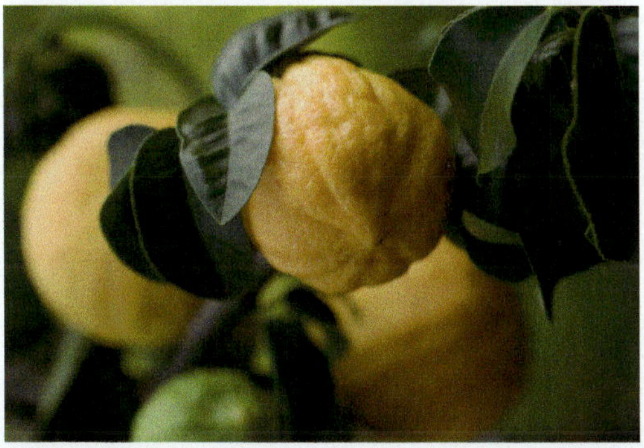

Abb. 6.22 Bergamotte *(Citrus aurantium subsp. Bergamia)* [J810]

Der Duft der Bergamotte (➤ Abb. 6.22) bildet in der Parfümerie die Grundlage des Eau de Colognes. Johann Maria Farina umschreibt den Duft seines Wässerchens wie folgt: „Mein Duft ist wie ein italienischer Frühlingsmorgen nach dem Regen, Orangen, Pampelmusen, Citronen, Bergamotte, Cedrat, Limette und die Blüten und Kräuter meiner Heimat." Bekannt ist der Duft der Bergamotte in schwarzem Tee, der durch ihr Aroma zum Earl Grey geadelt wird.

Bergamottöl hat einen frischen, grün-fruchtigen, leicht blumigen Duft.

Inhaltsstoffe

Die Inhaltsstoffe der Bergamotte ähneln denen des Lavendels, wobei sich der prozentuale Anteil der Inhaltsstoffe unterscheidet. Wem der Geruch des Lavendels unangenehm ist, kann als beruhigend wirkendes Öl Bergamotte einsetzen. Die Furocumarine können fototoxisch sein, kommen aber nur in geringem Anteil vor.

- **Monterpenester:** 25–40 %, v. a. Linalylacetat
- **Monoterpene:** 30–60 %, v. a. d-Limonen, β-Pinen, γ-Terpinen
- **Monoterpenole:** 5–15 %, v. a. Linalool
- **Furocumarine** bis 0,5 %, v. a. Bergapten

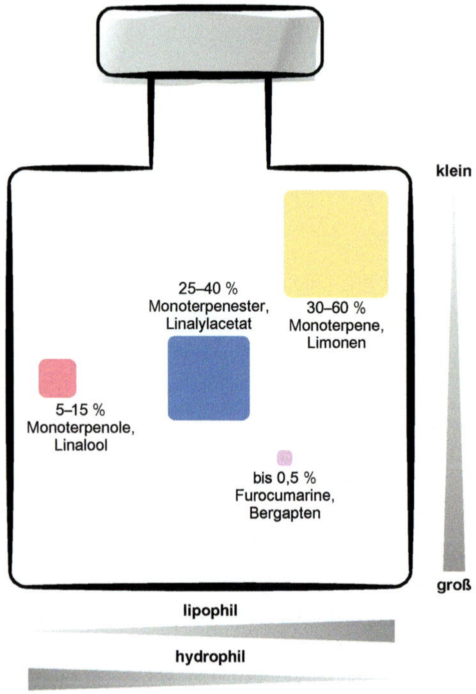

Abb. 6.23 Inhaltsstoffe des Bergamottöls [L231/P1023]

Bergamottöl ist ein sehr vielseitiges Öl: Es enthält viele kleine lipohile Moleküle, die Monoterpene (➤ Abb. 6.23), v. a. Limonen, die gut durch die Zellmembranen durchdringen können. Die Monoterpenole, die ebenfalls zahlreich vertreten sind, haben mit ihren alkoholischen Anteilen einen leicht hydrophilen Charakter und können antibakteriell wirken. Die Monoterpenester haben eine entspannende Wirkung.

TIPP

Kombinationen: mit Benzoe, Jasmin, Kamille römisch, Kardamom, Koriander, Lavendel, Karottensamen, Neroli, Orange, Rose, Rosengeranie, Sandelholz, Tonka, Wacholder, Ylang-Ylang, Zedernholz

- Bei Depressionen mit Basilikum, Rosengeranie, Lavendel, Bergamottminze
- Bei Spasmen im Gastrointestinaltrakt mit Kamille (blau), Pfefferminze
- Bei Akne mit Rosengeranie und Sandelholz

Alternativöle: Grapefruit, Lavendel, Bergamottminze

Wirkungen und Indikationen

Bergamottöl (➤ Tab. 6.11) hat eine ausgeprägt antidepressive Wirkung. Es ist ein Serotonin-Wiederaufnahmehemmer, der gleichzeitig einen Einfluss auf den Verdauungstrakt hat.

Bei Bergamotte steht nicht die Hautpflege im Vordergrund, sondern die antibakterielle und entzündungshemmende Wirkung.

Bergamottöl eignet sich gut zum Abrunden von Mischungen bei schwerkranken Menschen.

Tab. 6.11 Wirkungen und Indikationen von Bergamotteöl

Wirkungen	Indikationen	Applikationen
Somatische Wirkung		
Spasmolytisch^{++}	Spasmen im Verdauungstrakt^{+}, Meteorismus	Massagen, Bäder
Antiinflammatorisch^{++}	Acne vulgaris, Furunkulose, Cave: Pigmentflecken unter Sonneneinstrahlung	Auftragen, Auflagen, Einreiben
Antibakteriell^{++}	• Raumluft (Streptokokken, Pneumokokken) • Infekte der Atemwege • Harnwegsinfekte	• Trockene Inhalation, Raumspray, Oberflächenwaschungen • Einreiben, Auflagen
Epithelisierend und regenerierend	Ekzeme, reife und faltige Haut	Waschungen, Einreiben, Auflagen
Psychische Wirkung		
Antidepressiv^{+++}, anxiolytisch^{++}	Depressive Verstimmung, Ängste	Bäder, Massagen, Inhalation
Sedativ^{++}	• Schlaflosigkeit^{+++}, Nervosität • Bei stressbedingten Beschwerden, Unruhe	Trockene Inhalation, Raumspray, Bäder, Massagen

Unerwünschte Wirkungen und Kontraindikationen

Aufgrund der Furocuomarine wirkt Bergamottöl fototoxisch und sollte nicht vor einem Sonnenbad und im Gesicht und nur unter größter Sorgfalt angewendet werden. Es stehen allerdings sog. FCF (furocumarinfreie) Öle zur Verfügung. Viele Bergamottöle sind von Natur aus furocumarinarm.

6.11 Bitterorange

➢ Orange (6.69)

6.12 Cajeput

Stammpflanze: *Melaleuca cajuputi, Melaleuca leucadendra var. cajuputi L*, Myrtaceae
Herkunft: Molukken, Malaysia, Indonesien, Vietnam, Kambodscha
Gewinnungsverfahren: Wasserdampfdestillation der Blätter und Zweige

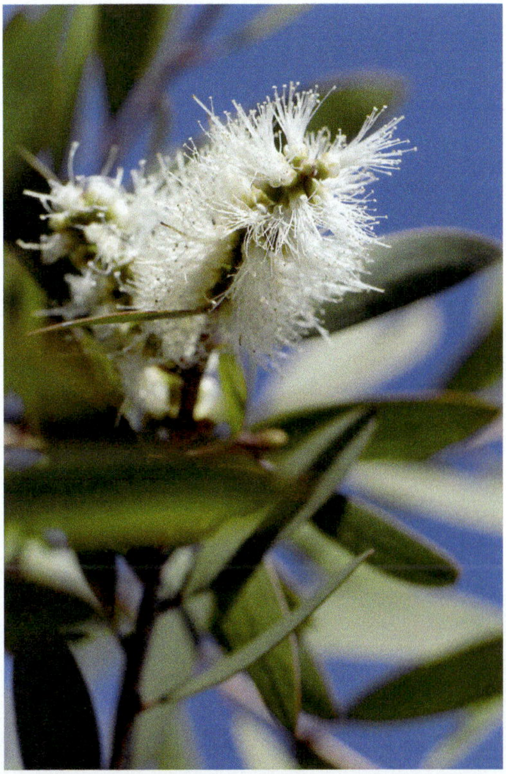

Abb. 6.24 Cajeput *(Melaleuca cajuputi)* [V119]

Besonderheit: Dieses Öl wird gerne in der Kinderheilkunde verwendet, da es sehr mild und gut verträglich ist und keine Campheranteile hat.

Der Name Cajeput ist eine Eindeutschung des Wortes Kayuputi, das seinen Ursprung in Sulawesi (Indonesien) hat und „weißes Holz" bedeutet. Der immergrüne 30 m hohe Cajeputbaum wächst im Osten Indonesiens, in Nordaustralien und auf den Philippinen. Im Frühsommer trägt er weiße Blüten. Die Blätter und Blüten verströmen einen leicht eukalyptusartigen Duft. Cajeput (➢ Abb. 6.24) ist eng verwandt mit den anderen Angehörigen der Melaleuca Gruppe z. B. Teebaum und Niaouli. In asiatischen Ländern ist Cajeput seit Jahrhunderten als Allheilmittel bekannt, insbesondere als natürliches Antibiotikum. Im 17. Jh. brachten die Holländer das Öl nach Europa, und es wird seitdem bei vielen Infektionskrankheiten und Zahnschmerzen angewendet. Das Öl duftet frisch, eukalyptusartig.

Inhaltsstoffe

Der größte Anteil besteht aus Monoterpenoxiden, insbesondere aus dem 1,8-Cineol, das schmerzstillend, entzündungshemmend und schleimlösend wirkt. Die Monoterpenole wirken antibakteriell, die Sesquiterpene stabilisieren die Zellmembran. P-Cymen ist für die analgetische Wirkung verantwortlich.

- **Monoterpenoxide:** 50–70 %, v. a. 1,8-Cineol
- **Monoterpene:** 5–10 %, v. a. Limonen, α- und β-Pinen, p-Cymen
- **Monoterpenole:** 6–10 %, v. a. α-Terpineol
- **Sesquiterpene:** ca. 5 %, v. a. β-Caryophyllen

1,8-Cineol (➢ Abb. 6.25) hat ein Sauerstoffatom und kann dadurch mit vielen Rezeptoren reagieren, weshalb es die oben angegebenen schmerzlindernden und entzündungshemmenden Wirkungen hat. Die Monoterpenole mit alkoholischen Gruppen sind leicht hydrophil und wirken antibakteriell. Die meisten Substanzen sind klein, sodass das Öl eine ausgeprägte Kopfnote hat.

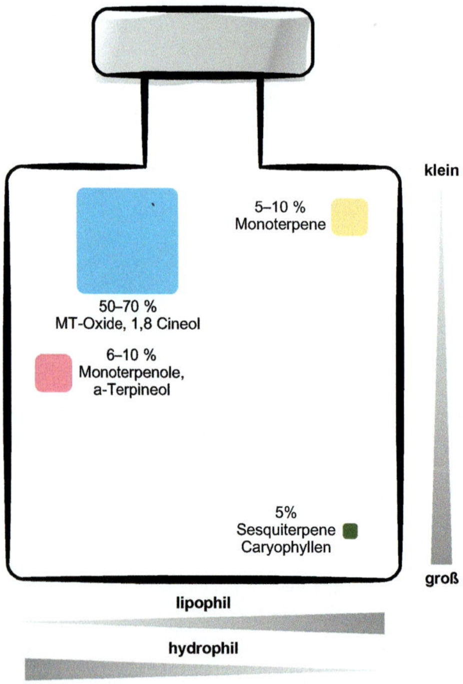

Abb. 6.25 Inhaltsstoffe des Cajeputöls [L231/P1023]

TIPP

Kombinationen: mit Eukalyptus, Ho-Blätter, Ingwer, Kardamom, Lavendel, Nelke, Ravintsara, Wacholder, Zeder
Synergien: Als Mukolytikum in Verbindung mit Kiefernnadel, Sandelholz, Thymian Ct. linalool und Zypresse
- Als Schmerzöl mit Lavendel, Pfefferminze und mit Rosmarin Ct. Cineol
- Als antivirales Mittel mit Lavendel und Ravintsara

Alternativöle: Niaouli, Ravintsara, Eukalyptus radiata

Wirkungen und Indikationen

Aufgrund des hohen Gehalts an 1,8-Cineols ist Cajeputöl (> Tab. 6.12) ein starkes Mittel gegen allen Arten von Erkältungskrankheiten. Es sollte auch in keinem Schmerzöl fehlen.

Unerwünschte Wirkungen und Kontraindikationen

In physiologischer Dosierung sind keine Nebenwirkungen und Kontraindikationen bekannt.

6.13 Champaca

Stammpflanze: *Michelia champaca,* Magnoliaceae
Herstellung: Lösungsmittelextraktion aus den frischen Blüten
Allgemeines: eine kostbare, sehr beliebte Parfümsubstanz

Tab. 6.12 Wirkungen und Indikationen von Cajeputöl

Wirkungen	Indikationen	Applikationen
Somatische Wirkung		
Mukolytisch^{+++}	Erkältungskrankheiten, Katarrh^{+++}	Einreiben, Inhalation, Bäder, Nasenöl
Antibakteriell^{++}	Staphylokokken auf Haut und Schleimhäuten, Enterokokken	Waschung, Einreiben
Antiviral^{++}	Herpeserkrankungen, Grippe^{+++}	Einreiben, Bäder, innere Anwendung
Analgetisch^{+++}	Arthritiden, Ohr- und Zahnschmerzen^{+++} Kopfschmerzen, Neuralgien	Einreiben, trockene Inhalation, Raumspray, innere Anwendung
Bindegewebsstärkend^{++}	Varizen, Hämorrhoiden^{++}	Einreiben, Bäder, innere Anwendung
Antiinflammatorisch	Atemwegs- und Blasenentzündung	Einreiben, Auflagen
Psychische Wirkung		
Anxiolytisch	Ängste	Trockene Inhalation, Raumspray, Bäder
Konzentrationsfördernd	Konzentrationsmangel	Inhalation, Bad, Einreiben

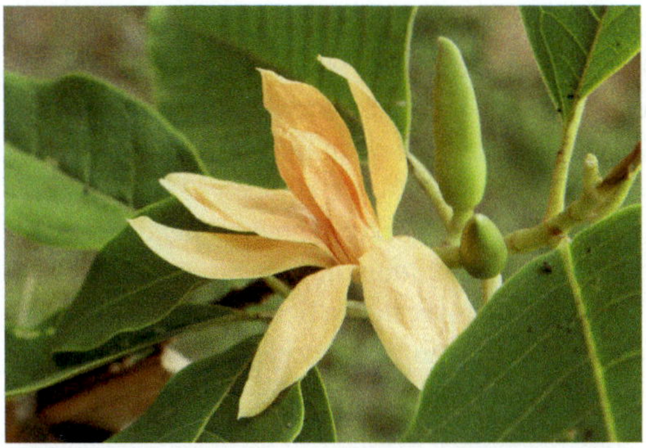

Abb. 6.26 Champaca *(Michelia champaca)* [J808]

Im südlichen Himalayagebiet und im tropischen Asien wächst der 30 Meter hohe Champacabaum (➤ Abb. 6.26). Die wunderbar sinnlich duftenden Blüten haben in hinduistischen und buddhistischen Ritualen eine große Bedeutung. Im 7. Jh. brachten Mönche Champacapflanzen nach China. Hier wurden sie wie Jasmin zum Aromatisieren von Tees verwendet. In einem chinesischen Gedicht heißt es, dass der narkotisch-süßliche Duft des weißen Lotus nur noch vergleichbar ist mit dem Wohlgeruch des Champaca.

In der ayurvedischen Medizin galten die Champacablüten als Lebermittel. Champacaöl stimuliert zusammen mit Anisöl die Milchbildung.

Es kann als stimmungsaufhellendes, aphrodisierendes, sinnlich wärmendes Öl in entsprechende Mischungen gegeben werden.

Champacaöl riecht süß, blumig, lieblich.

Inhaltsstoffe

- **Aromatische Ester:** 40–45 %, v. a. Cinnamylbenzoat, Phenylethylbenzoat, Benzylbenzoat, Methylanthranilat, sie wirken entspannend und sind verantwortlich für den blumigen Duft
- **Aromatische Ether:** ca. 10 %, v. a. Eugenol
- **Monoterpenoxide:** ca. 10 %, v. a. Linalooloxid
- **Sesquiterpenketone:** ca. 6 %, v. a. α- und β-Jonon

Damit der feine Duft zur Geltung kommt, sollte das Öl stark verdünnt werden.

Dieses Öl besteht aus überwiegend großen Molekülen (➤ Abb. 6.27) und hat somit eher eine Basisnote. Die entspannend wirkenden aromatischen Ester können sich wieder in ihre aromatischen Säuren

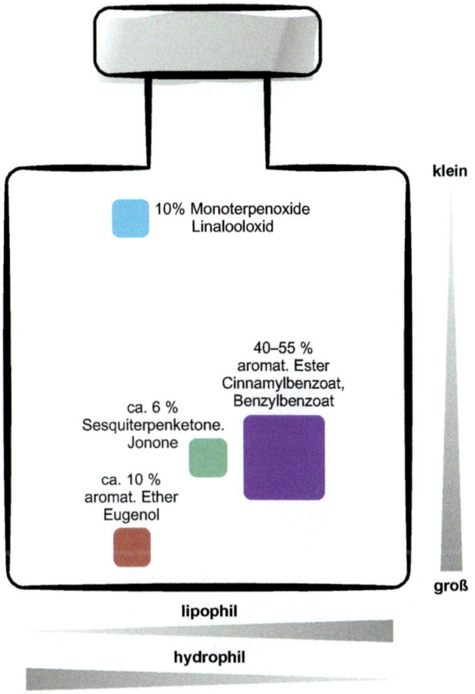

Abb. 6.27 Inhaltsstoffe des Champacaöls [L231/P1023]

und Alkohole aufspalten. Sowohl die aromatischen Ether als auch die Sesquiterpenketone haben Sauerstoffverbindungen, die mit vielen Rezeptoren reagieren können.

Wirkungen und Indikationen

Champacaöl wirkt stimmungshebend, ausgleichend, euphorisierend, milchbildend. Die Erfahrung hat gezeigt, dass dieses Öl, gering dosiert, das Stillen verbessert. Vermutlich ist diese Wirkung bedingt durch die entspannenden Ester, die den Milchspendereflex erleichtern, wissenschaftlich ist das jedoch bislang noch nicht geklärt.

Dieses Öl wird hauptsächlich in der Parfumherstellung oder zur Weiterverarbeitung von Räucherstäbchen und sonstigen Duftstoffen verwendet und weniger zu therapeutischen Zwecken.

6.14 Cistrose

Stammpflanze: *Cistus ladaniferus,* Cistaceae
Synonym: Felsenröschen, Labdanum
Herkunft: Mittelmeerraum
Gewinnungsverfahren: Wasserdampfdestillation der blühenden Zweige und Blätter

Die Cistrose (➤ Abb. 6.28) ist ein kleiner Strauch, der in der Macchia, einer immergrünen Gebüschformation im Mittelmeerraum, beheimatet ist. Der von Linné gegebene Beiname ladaniferus bedeutet „harzträchtig", denn das Harz, das die Cistrosen ausscheiden, wurde von den Syrern und Phöniziern „Ladan" (auch Labdan = klebriges Kraut) genannt. Ladanum wurde bereits in der Antike als aromatische Substanz geschätzt. Als sehr wertvolles Fixativ in der Parfümerie dient es heute dazu, die Haftfestigkeit des Parfums auf der Haut zu vergrößern.

Das Harz wurde im Mittelalter auch zum Aufkleben von Verbänden genutzt. Daraus entwickelte sich die moderne Idee des Wundpflasters.

In hoher Konzentration ist der Duft gewöhnungsbedürftig. In großer Verdünnung entfaltet das Öl seinen warmen, sonnendurchflutenden, erdigen, trocken-krautigen Duft.

Inhaltsstoffe und Wirkungen

Das Öl der Cistrose enthält viele Monoterpene und würde deshalb eher zu den leicht flüchtigen, lipophilen Ölen gerechnet werden, die auch gut durch die Haut penetrieren können. Doch die weiteren Inhaltsstoffe (➤ Abb. 6.29) geben dem Öl u. a. eine Basisnote und durch die Sesquiterpenverbindungen sehr hautfreundliche Eigenschaften. Es kann durch die Monoterpenole auch an Rezeptoren andocken.

- **Monoterpene:** 58 %, v. a. α-Pinen 42 %, Camphen, p-Cymen, wirken schmerzstillend, erwärmend und entzündungshemmend, zudem beeinflussen sie das vegetative Nervensystem, v. a. die glatte Muskulatur der verschiedenen Organsysteme (Nieren, Magen, Darm). Sie wirken außerdem immunstimulierend.
- **Monoterpenole:** 5 %
- **Monoterpenester:** ca. 5 % v. a. Bornylacetat
- **Monoterpenketone:** 2–4,5 %
- **Monoterpenaldehyde:** ca. 1 %, wirken schmerz- und entzündungshemmend
- **Sesquiterpenol:** ca. 4 % v. a. Viridiflorol
- **Sesquiterpene:** ca. 2 %

TIPP

Kombinationen: mit Benzoe, Bergamotte, Eichenmoos, Lavendel, Lorbeer, Manuka, Patchouli, Sandelholz, Rosenholz, Vetiver, Wacholderbeeren, Weihrauch

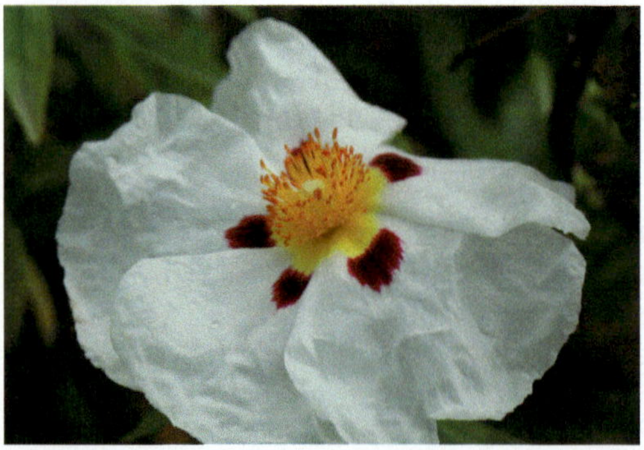

Abb. 6.28 Cistrose *(Cistus ladaniferus)* [P1023]

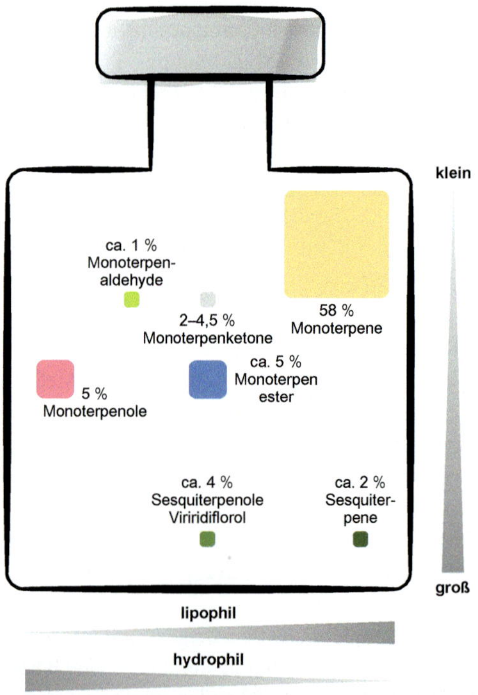

Abb. 6.29 Inhaltsstoffe des Cistrosenöls [L231/P1023]

Alternativöle:
- Als blutstillendes Öl: Rosengeranie, Lavendel, Immortelle, Pfefferminze
- Als hautregenerierendes Öl: Immortelle, Karottensamen, Sandelholz, Patchouli

Synergien:
- Notfallmischung bei allen kleinen Verletzungen mit Immortelle und Lavendel jeweils 1 ml in eine kleine Flasche mit 8 ml Johanniskrautöl geben.
- Als antivirales Mittel mit Cajeput, Pfefferminze und Ravintsara anwenden.
- Blutstillend in Verbindung mit Immortelle, Rosmarin Ct. Verbenon sowie mit Zypresse.
- Bei Dermatitiden mit Bergamotte, Rosengeranie, Patchouli, Sandelholz, Karottensamen, Niaouli.

Der Duft und die Inhaltsstoffe von Cistrose sind einzigartig. Falls das Öl nicht zu bekommen ist, kann man in der blutstillenden Wirkung auf Lavendel, Rosengeranie oder Pfefferminze zurückgreifen, in der hautstabilisierenden Wirkung auf Sandelholz, Karottensamen oder Niaouli.

Wirkungen und Indikationen

Der Duft der Cistrose hat eine tiefe Wirkung auf den emotionalen Bereich und gilt als heilend für psychosomatische Erkrankungen. Es ist ein balsamisches Öl (➤ Tab. 6.13) für innere und äußere Verletzungen.

Das Öl wirkt sehr gut blutstillend und beruhigt bei Juckreiz und Neurodermitis. Wegen der antibakteriellen und antiviralen, immunstimulierenden Wirkung wird Cistrose bei Infektionskrankheiten eingesetzt.

Unerwünschte Wirkungen und Kontraindikationen

In physiologischer Dosierung treten keine Nebenwirkungen auf.

6.15 Citronella

Stammpflanze: *Cymbopogon nardus*, Poaceae
Synonym: Melissa indicum, Zitronellagras
Herkunft: Mittelamerika, Indonesien, Nepal, Taiwan und Sri Lanka
Gewinnungsverfahren: Wasserdampfdestillation der getrockneten Gräser

Besonderheit: Das Citronellagras (➤ Abb. 6.30) gehört zur selben Pflanzenfamilie (Süßgräser) wie das bekanntere Lemongrass- oder Palmarosaöl. Das Öl aus Java *(Cymbopogon winterianus)* wird auch zur Herstellung von natürlichem Geraniol und Citronellol verwendet, dieses Öl wird auch im Europäischen Arzneibuch (PhEur9) aufgeführt. Mit Citronellaölen werden Rosengeranienöl und Rosenöle häufig gestreckt. Der Javatyp kommt auch als *Melissa indicum* im Handel vor (als sog. „Melissenöl"). Im Europäischen Arzneibuch wird das Öl aus Java *(Cymbopogon winterianus)* beschrieben.

Citronellagras stammt ursprünglich aus Java in Indonesien, ist heutzutage aber in vielen Teilen Asiens und Indien zu finden. Das mehrjährige zitronige Gras kann bis zu zwei Metern hoch werden. Citronella riecht stark nach Zitrone bzw. Melisse, daher auch das

Tab. 6.13 Wirkungen und Indikationen von Cistrosenöl

Wirkungen	Indikationen	Applikationen
Antibakteriell, antiviral+++	Varizellen, Röteln, Scharlach, Keuchhusten++	Einreiben, Bäder, trockene Inhalation
Gefäßwandstabilisierend, blutstillend+++	Hämorrhagien+++, Nasenbluten	Einreiben, Auflagen, Nasentamponade
Immunsystemstabilisierend+++	Autoimmunerkrankungen, Sklerodermie+++, rheumatoide Arthritis+++	Bäder, Massagen
Hautregenerierend	Alte, reife Haut, Pergamenthaut, Wunden, Neurodermitis	Einreiben, Bäder, Massagen
Neurovegetativ, parasympathikoton	Dystonien++	Trockene Inhalation, Raumspray, Massage, Bäder

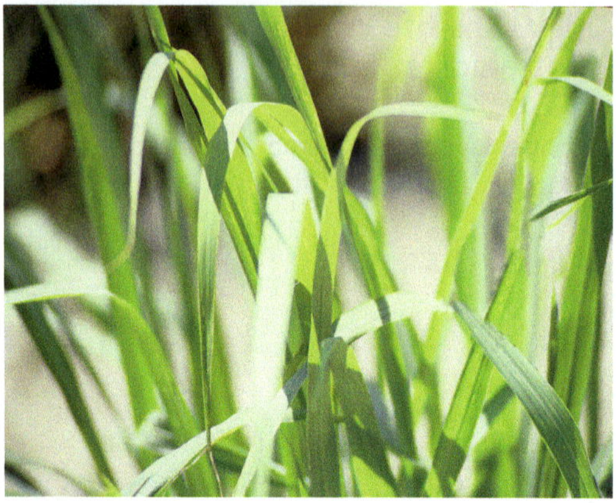

Abb. 6.30 Citronella *(Cymbopogon nardus)* [V119]

Synonym *Melissa indicum.* In Asien werden das ätherische Öl sowie die Blätter des Citronellagrases bei Fieber, Darmparasiten, Verdauungs- und Menstruationsproblemen eingesetzt. Der Geruch des Öls vertreibt Fliegen und Mücken und unangenehme Gerüche, deshalb wird es oft in Duftkerzen verarbeitet.

Citronellaöl hat einen frischen, herben, zitronig-balsamischen Duft.

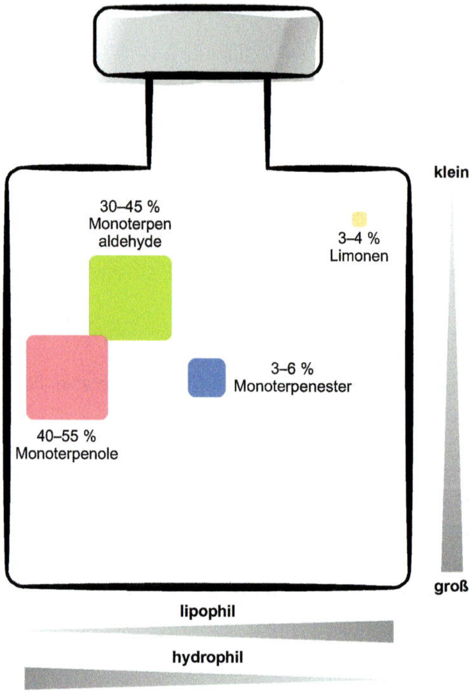

Abb. 6.31 Inhaltsstoffe des Citronellaöls, Typ Ceylon [L231/P1023]

Inhaltsstoffe

Die drei Citronella-Arten – Typ Java, Typ Ceylon und Typ Nepal – unterscheiden sich durch die Anteile der Aldehyde und Monoterpenole (➤ Tab. 6.14, ➤ Abb. 6.31, ➤ Abb. 6.32, ➤ Abb. 6.33). Ihre Gemeinsamkeit liegt darin, dass sie aus wenig kleinen lipophilen Molekülen, den Monoterpenen bestehen, die das Eindringen durch die Haut erleichtern. Die Monoterpenole haben mit den alkoholischen Gruppen einen leicht hydrophilen Charakter, können dadurch auch im Hydrolat erscheinen und erleichtern das Andocken an Rezeptoren sowie das Auflösen von Biofilmen. Die Aldehyde können als Moleküle mit Sauerstoffverbindungen, die Zellemembranen angreifen. Die große Reaktivität der Moleküle ergibt in diesem Fall eine antibakterielle und hautreizende Wirkung, die durch die Monoterpenester und Monoterpenole etwas gemildert wird, alle Öle sollten jedoch niedrig dosiert werden.

Tab. 6.14 Inhaltsstoffe Citronellaöl (nach Steflitsch, Wolz, Buchbauer 2018)

Inhaltsstoffe	Typ Ceylon	Typ Java	Typ Nepal
Monoterpenaldehyde	Citronellal ca. 5–8 %	Citronellal ca. 30–45 %	Citronellal 40 %
	Neral 9–14 %	Neral < 2 %	Neral < 1 %
	Geranial 14–21 %	Geranial < 2 %	Geranial < 1 %
Monoterpenole	Citronellol 8–13 %	Citronellol 10–18 %	Citronellol 16 %
	Geraniol 32–49 %	Geraniol 20–25 %	Geraniol ca. 20 %
Monoterpene	Limonen 3–4 %	Limonen 1–5 %	Limonen 4 %
Monoterpen-ester	Citronellylacetat 1–2 %	Citronellylacetat 2–4 %	Citronellylacetat 2,5 %
	Geranylacetat 2–4,5 %	Geranylacetat 1–8 %	Geranylacetat 1,5 %

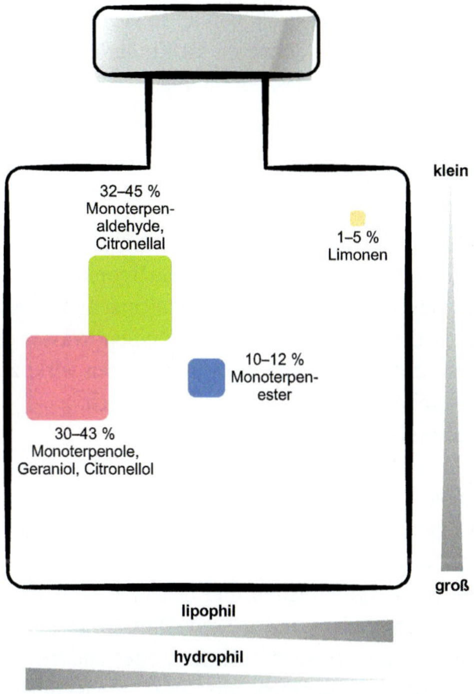

Abb. 6.32 Inhaltsstoffe des Citronellaöls, Typ Java [L231/ P1023]

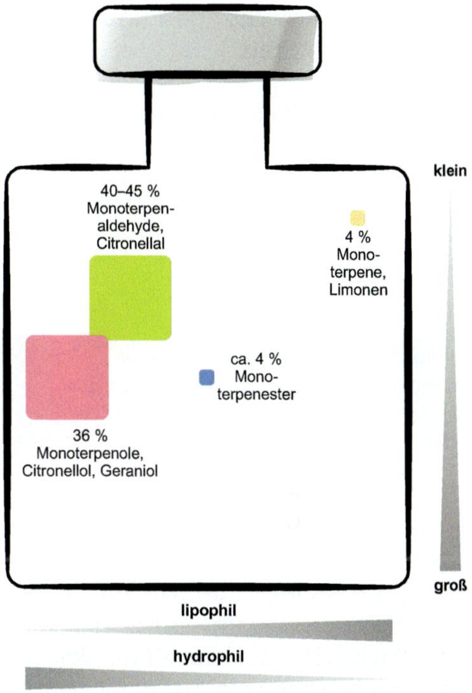

Abb. 6.33 Inhaltsstoffe des Citronellaöls, Typ Nepal [L231/ P1023]

Der Wirkstoff Citronellal hat in vitro eine hemmende Wirkung auf Krebserkrankungen der Leber gezeigt (Maßberg und Hatt).

TIPP

Kombinationen: mit Grapefruit, Orange, Patchouli, Palmarosa, Sandelholz, Vetiver, Zedernholz, Zirbelkiefer, Zitrone
Alternativöle: Lemongrassöl, Litsea, Eucalyptus citriodora

Wirkungen und Indikationen

Bei uns wird Citronellaöl (➤ Tab. 6.15) häufig als Mücken vertreibendes Öl verwendet, seine Stärke liegt jedoch in seiner spasmolytischen und antibakteriellen Wirkung.

Tab. 6.15 Wirkungen und Indikationen von Citronellaöl

Wirkungen	Indikationen	Applikationen
Somatische Wirkung		
Antibakteriell++, antiinfektiös, antiviral	Infektiöse Enteritis, Erkältung, rheumatoide Arthritis++	Einreiben, Massage, Bäder
Spasmolytisch+++	Spastische Kolitis++	Einreiben, Wickel, Bäder
Fiebersenkend	Entzündung, Erkältungen	Trockene Inhalation, Raumspray, Einreiben
Psychische Wirkung		
Sedierend	Neurovegetative Dystonie	Trockene Inhalation, Raumspray, Bäder, Massage
Stimmungsaufhellend	Depression	Einreiben, trockene Inhalation, Raumspray

Unerwünschte Wirkungen und Kontraindikationen

In physiologischer Dosierung treten keine Nebenwirkungen auf.

6.16 Clementine

Stammpflanze: *Citrus deliciosa,* Rutaceae
Synonym: *Citrus clementina, Citrus x aurantium*
Herkunft: Mittelmeerländer
Gewinnungsverfahren: Auspressung der Fruchtschalen

Die Clementine (➤ Abb. 6.34) ist die kernlose Schwester der Mandarine. Sie hat ihren Namen von dem Mönch Frère Clément, der von 1828–1904 lebte und die Frucht als erster wissenschaftlich beschrieben hat. Wie bei allen Zitrusölen wird das ätherische Öl aus der Schale gewonnen. Das Öl hat besonders bei Kindern eine wohltuende sowie aufbauende Wirkung und gilt deswegen als Kinderöl. Der Duft ist frisch, intensiv süß, fast blumig.

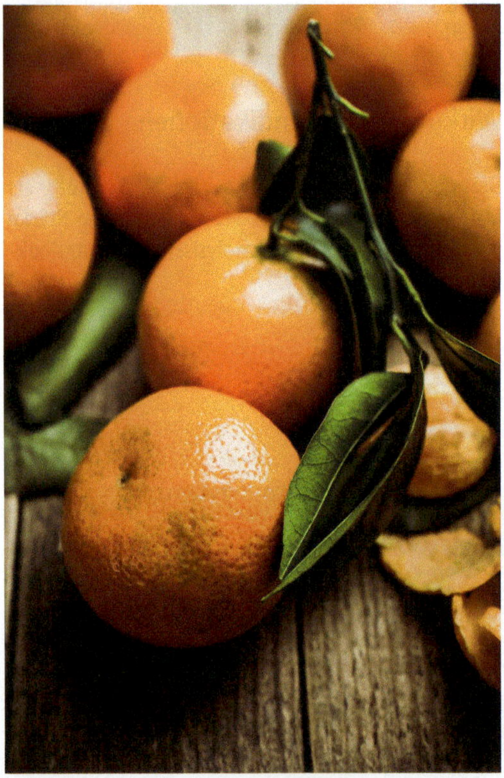

Abb. 6.34 Clementine *(Citrus deliciosa)* [J810]

Inhaltsstoffe

Dieses Öl hat einen sehr hohen Anteil an Monoterpenen, an Limonen, ein kleines rein lipophiles Molekül, das frisch riecht, gute Laune macht und gut durch die Haut eindringen, im heißen Wasser jedoch hautreizend, wirken kann. Limonen wirkt zudem keimwidrig und antiinflammatorisch.

- **Monoterpene:** 95 %, v. a. Limonen
- Außerdem in Spuren Sesquiterpene, Monoterpenole, Aldehyde, Ester

Insbesondere bei den Zitrusölen lässt sich beobachten, dass sie den Hauptbestandteil Limonen (➤ Abb. 6.35) enthalten und trotzdem sehr unterschiedlich riechen und wirken. Dies hängt oft mit den geringen Anteilen an Estern oder anderen Inhaltsstoffen zusammen, die zwar mengenmäßig kaum vorhanden sind, aber trotzdem den Geruch und auch die Wirkung des gesamten Öls bestimmen.

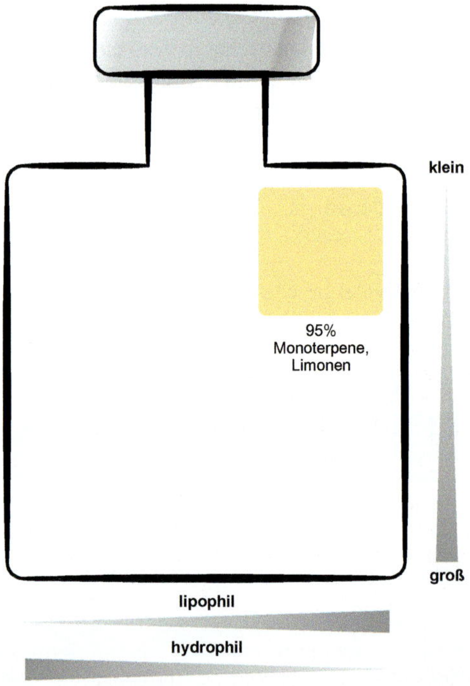

Abb. 6.35 Inhaltsstoffe des Clementinenöls [L231/P1023]

Tab. 6.16 Wirkungen und Indikationen von Clementinenöl

Wirkungen	Indikationen	Applikationen
Somatische Wirkungen		
Spasmolytisch, cholagog	Dyspepsien, Meteorismus	Auflagen, Einreiben
Antiinfektiöse Wirkung	Erkältungskrankheiten	Inhalation, Einreiben
Psychische Wirkungen		
Sedativ	Schlafstörungen, Stress, Gereiztheit	Trockene Inhalation, Raumspray, Massage
Anxiolytisch	Ängste	Trockene Inhalation, Raumspray, Einreiben

TIPP

Kombinationen: mit Benzoe, Mimose, Palmarosa, Rose, Sandelholz, Tonka, Vanille, Zeder und Zimt
Alternativöle: Mandarine, Orange, Grapefruitöl

Wirkungen und Indikationen

Clementinenöl (➤ Tab. 6.16) stärkt die Abwehrkräfte bei grippalen Infekten. Der angenehme Duft hat einen positiven entspannend Einfluss auf das enterische Nervensystem und somit entblähend.

Unerwünschte Wirkungen und Kontraindikationen

Clementinenöl wirkt leicht fotosensibilisierend.

6.17 Dill

Stammpflanze: *Anethum graveolens, Peucedanum graveolens,* Apiaceae
Synonym: Blähkraut, Gurkenkraut, Kapernkraut
Herkunft: Mittelmeerraum, Frankreich, Ungarn, Großbritannien, Spanien
Gewinnungsverfahren: Wasserdampfdestillation von Kraut und/oder Samen

Seit frühester Zeit wird Dill (➤ Abb. 6.36) als Arzneikraut und Gewürz eingesetzt. Im Papyrus Ebers wird es erwähnt, Karl der Große hat den Anbau von Dill im „Capitulare de villis“ verordnet. Dillsamen war ein beliebtes Brotgewürz. Wie alle Kräuter und Gewürze nutzte man Dill als Hausmittel u. a. zur Linderung von Verdauungsstörungen, Blähungen und Koliken, besonders bei Kindern. Dillfrüchte fördern den Speichelfluss und haben ähnlich wie auch Kümmel spasmolytische Eigenschaften. Das Öl wird auch als Duftstoff in Kosmetika, Parfüms und Seifen eingesetzt. Außerdem werden Getränken und Nahrungsmitteln mit Dill gewürzt.

Der Duft ist süß-würzig, warm.

Inhaltsstoffe

Die Inhaltstoffe unterschieden sich, je nachdem ob das Dillöl aus dem ganzen Kraut mit den Samen oder nur die Samen destilliert wurden. Das reine Samenöl besteht aus bis zu 50 % Monoterpenketonen und ist deshalb als Öl nur für Therapeuten gedacht, denn Monoterpenketone können in hohen Dosierungen neurotoxisch wirken.

Durch den hohen Anteil an Monoterpenen (➤ Abb. 6.37, ➤ Tab. 6.17), kleinen lipophilen Molekülen, kann das Öl leicht durch Haut und Zellmembran penetrieren und den Weg bereiten für die Monoterpenketone, die wiederum über reaktive Sauerstoffverbindungen verfügen und gut an Rezeptoren andocken können.

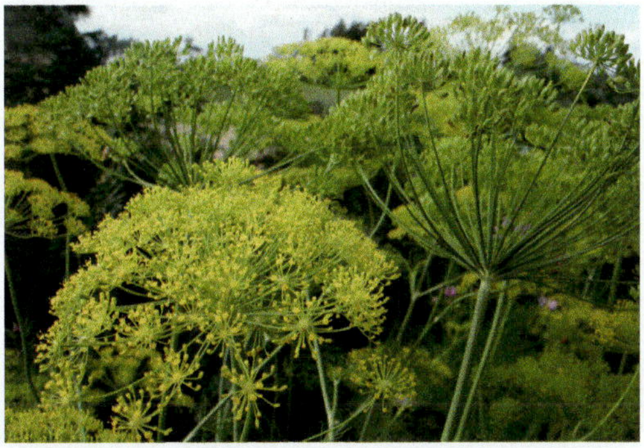

Abb. 6.36 Dill *(Anethum graveolens)* [P1023]

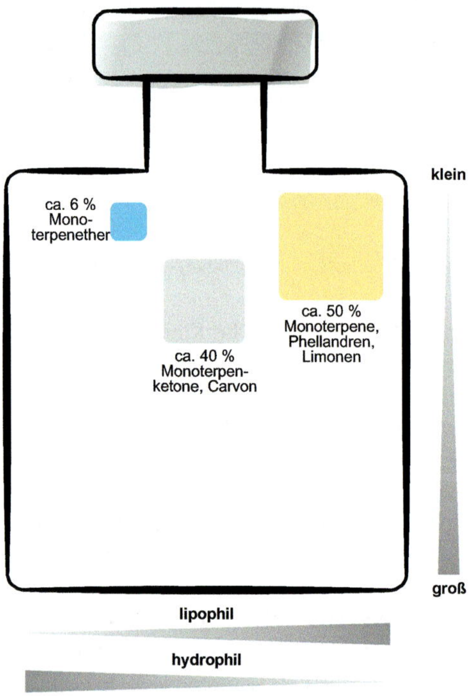

Abb. 6.37 Inhaltsstoffe des Dillöls [L231/P1023]

Tab. 6.17 Inhaltsstoffe des Dillöls

Inhaltsstoffe	Dillsamen	Dillkraut
Monoterpene	36–65 % Limonen 3 % α-Phellandren	25 % Limonen 3 % α-Phellandren
Monoterpenketone	40 % d-Carvon 5 % Isodihydrocarvon	0,5–3 % Carvon
Monoterpenether	5–7 % Dillether (Anethofuran)	Anethofuran ca. 6 %

Die Inhaltsstoffe können sehr stark variieren, je nach Erntezeitpunkt.

TIPP

Kombinationen: Anis, Basilikum, Mandarine, Orange, Pfeffer, Thymian Ct. Linalool, und Zitrone.
Alternativöle: Fenchel, Anis, Kümmel und Kreuzkümmel

Wirkungen und Indikationen

Dillöl (➤ Tab. 6.18) hat vorrangig eine verdauungsfördernde Wirkung. Es wird bevorzugt eingesetzt bei Bauchschmerzen und Blähungen. Als sanftes, schleimlösendes Mittel kommt es gerne bei Kindern zur Anwendung.

Tab. 6.18 Wirkungen und Indikationen von Dillöl

Wirkungen	Indikationen	Applikationen
Mukolytisch+++	Akute Bronchitis+++	Einreiben, Wickel
Cholagog, choleretisch+++ Dyspepsie	Verzögerter Galleabfluss, Gallengries+++	Einreiben, Auflagen, innere Anwendung
Antikoagulierend	Erhöhtes Thromboserisiko	Einreiben (vorsichtig)

Unerwünschte Wirkungen und Kontraindikationen

Das Öl nur aus den Samen ist wegen seines hohen Ketonwerts nicht für Babys und Schwangere geeignet; wird jedoch die ganze Pflanze destilliert wird, ist Dill ein sehr sanftes Öl.

6.18 Douglasie

Stammpflanze: *Pseudotsuga menziesii,* Pinaceae
Herkunft: Frankreich, Balkanländer, Amerika
Gewinnungsverfahren: Wasserdampfdestillation des Holzes, der Zweige und Nadeln

Ursprünglich stammt die Douglasie (➤ Abb. 6.38) aus Nordamerika. Inzwischen wird dieses immergrüne Nadelgehölz, das 60 m hoch und mehrere hundert Jahre alt wird, auch in Europa forstlich angebaut, denn die Douglasie bietet ein sehr formstabiles Holz, das bevorzugt in den Außenbereichen eingesetzt wird.

Das ätherische Öl riecht frisch, holzig, leicht zitronenähnlich.

Aufgrund seines würzigen Geruchs wird Douglasienöl insbesondere in Duftlampen und zur Verbesserung der Raumluft oder bei Erkältungen und Schnupfen genutzt. Es ist außerdem als Zusatz in Massageölen beliebt.

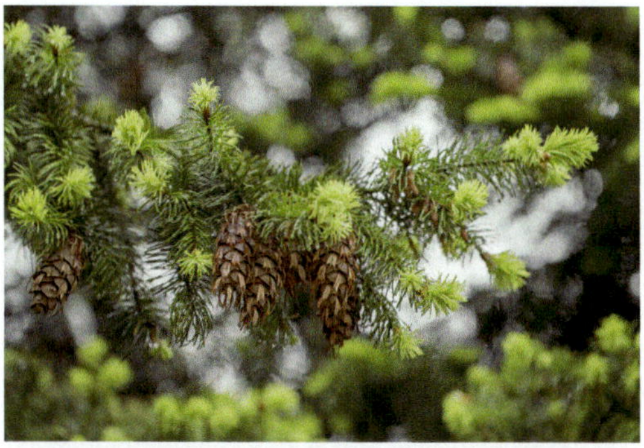

Abb. 6.38 Douglasie *(Pseudotsuga menziesii)* [J812]

Inhaltsstoffe

Douglasienöl enthält einen hohen Anteil an raumluftreinigenden Monoterpenen (> Abb. 6.39), z. B. α-Pinen, β-Pinen, Limonen.

- **Monoterpene:** ca. 80 %, v. a. α-, β-Pinen, Terpinolen, Sabinen, Limonen
- **Monoterpenole:** ca. 5 %, v. a. Terpinen-4-ol
- **Monoterpenester:** ca. 3 %

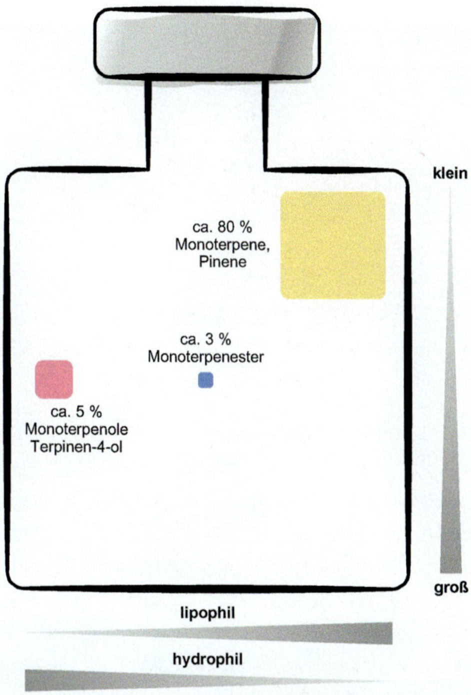

Abb. 6.39 Inhaltsstoffe der Douglasie [L231/P1023]

Der hohe Anteil an Monoterpenen (Pinen > 2.8.1) macht das Öl leicht flüchtig, es dringt schnell in die Haut ein und wirkt leicht hautreizend. Es ist daher eher als Raumluft desinfizierendes Öl und Inhalationsöl geeignet.

TIPP

Kombinationen: mit Fichtennadel Lavendel, Lorbeer, Mandarine rot, Myrte, Niaouli, Wacholder, Zedernholz, Zirbelkiefer

Alternativöle: Fichtennadel, Zirbelkiefer, Pinie

Wirkungen und Indikationen

Das Öl der Douglasie (> Tab. 6.19) kommt aufgrund seiner mukolytischen Wirkung zur Anwendung bei grippalen Infekten mit Befall der Atemwege. Durch seinen angenehmen Duft und seine keimtötenden Wirkung wird es auch für die Raumluftreinigung eingesetzt, es sorgt für ein angenehmes Wohnklima.

Neuere Untersuchungen haben gezeigt, dass das Einatmen von Holzdüften, wie Douglasie, Fichtennadel, Zirbelkiefer und Tanne bedingt durch die Monoterpene, die Anzahl der natürlichen Killerzellen im Blut erhöht, das trifft besonders zu beim sog. Waldbaden.

Unerwünschte Wirkungen und Kontraindikationen

In physiologischer Dosierung sind keine Nebenwirkungen und Kontraindikationen bekannt.

Tab. 6.19 Wirkungen und Indikationen von Douglasienöl

Wirkungen	Indikationen	Applikationen
Somatische Wirkung		
Antiseptisch+++	Desinfizierend, Raumluft verbessernd	Trockene Inhalation, Raumspray, Spray
Mukolytisch++	Infektionen im Respirationstrakt++, Asthma	Trockene Inhalation, Raumspray, Einreiben
Psychische Wirkung		
Anxiolytisch	Angst, Stress	Trockene Inhalation, Raumspray, Massage

6.19 Eichenmoos

Stammpflanze: *Evernia prunastri*, Usneaceae/Parmeliaceae
Herstellung: Lösungsmittelextraktion aus der Flechte
Allgemeines: in der Parfümerie beliebt, in Fougère- und Chyprenoten

Eichenmoos (➤ Abb. 6.40) ist eine Flechte, die sich nicht nur an Eichen bildet. Es stammt aus Wildsammlung. Eichenmoos riecht erdig-moosig, waldig-rauchig, leicht süßlich. In der Parfümerie wird es als Basisnote verwendet. In der Therapie wird es selten eingesetzt, es wirkt ausgleichend und entspannend.

Eichenmoos wird heute kaum noch verwendet, da es angeblich allergisierend wirkt. Diese Vermutung ist darauf zurückzuführen, dass es vorrangig in synthetisch hergestellten Duftstoffmixen zur Testung verwendet wird.

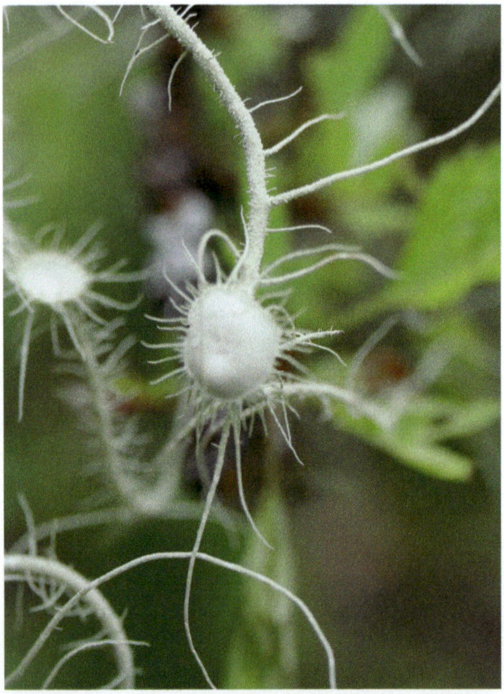

Abb. 6.40 Eichenmoos *(Evernia prunastri)* [P1023]

6.20 Eisenkraut

Stammpflanze: *Lippia citriodora*, Verbenaceae
Synonym: Zitronenverbene, Zitronenstrauch, *Aloysia citriodora, Aloysia triphylla*, Luisenkraut, *Lippia citriodora, Verbena triphylla*
Herkunft: Frankreich, Peru, Nordafrika, Südosteuropa
Gewinnungsverfahren: Wasserdampfdestillation der Blätter und Blüten

Im Sprachgebrauch gibt es in Deutschland zwei verschiedene Pflanzen, die als Eisenkraut (➤ Abb. 6.41) bezeichnet werden. Die eine, *Verbena officinalis*, ist eine alte Heilpflanze, die kaum ätherische Öle enthält, sie schmeckt sehr bitter und riecht eher streng. Sie wird phytotherapeutisch bei Sinusitis angewandt. Eisenkraut wird sie genannt, weil die Stängel so hart wie „Eisen" sind und man sie daher nicht abreißen kann. Eisenkraut *(Verbena officinalis)* wächst wild in allen gemäßigten Zonen der Erde.

Die **echte Verbene** (*Lippia triphylla, Aloisia triphylla, Verbena odorata)* ist reich an ätherischen Ölen und kommt als „Eisenkrautöl" oder „Zitronenverbenenöl" auf den Markt. Sie wird in Frankreich

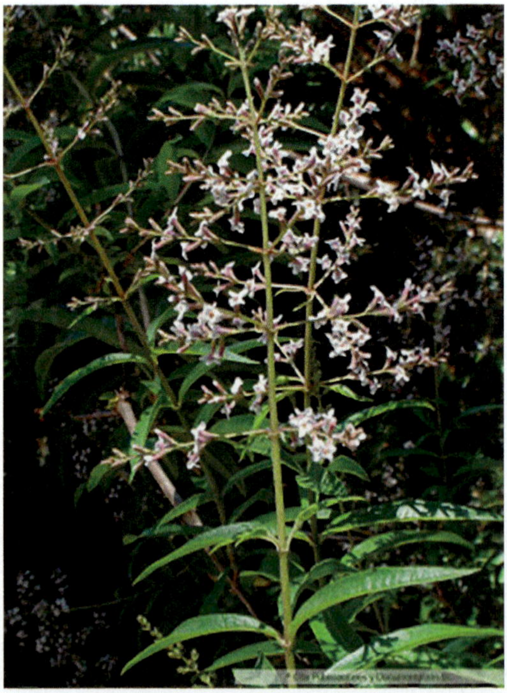

Abb. 6.41 Eisenkraut *(Lippia citriodora)* [P1023]

und Peru angebaut. Weltweit werden bis zu 200 verschieden Spezies von Eisenkraut (Aloysia- oder Lippia-Arten) angebaut. In einer In-Vitro-Studie in Marokko wurde festgestellt, dass Eisenkrautöl auch gegen verschiedene nosokomiale Keime wirksam ist (Jalal 2020). Dieses Öl hat sicher noch ein großes Potenzial an Anwendungen. Es wird bei uns weniger verwendet, da es zu den hochpreisigen Ölen zählt.

Verwendet wird es hauptsächlich zur Geschmackskorrektur für Obstsalate und Teezubereitungen (in Frankreich beliebt als Verveine), in der Volksmedizin als Diuretikum, als Expektorans bei chronischer Bronchitis, als Antirheumatikum und als Adstringens bei schlecht heilenden Wunden.

Inhaltsstoffe

Beide Eisenkrautvarietäten, aus Frankreich und aus Peru, unterscheiden sich nur gering in ihren verschiedenen Inhaltsstoffen (➤ Tab. 6.20, ➤ Abb. 6.42, ➤ Abb. 6.43), beide haben einen großen Anteil an Monoterpenen, den kleinen lipophilen Bestandteilen, die das Eindringen durch die Haut erleichtern. Die großen lipophile Anteile, die Sesquiterpene, stabilisieren die Haut wiederum. Die Monoterpenaldehyde und das Oxid verfügen über Sauerstoffverbindungen und können so mit vielen Rezeptoren reagieren.

Die Monoterpene und Aldehyde machen das Öl leicht hautreizend, diese Wirkung wird jedoch durch die Monoterpenole und Sesquiterpene aufgehoben. Dieses Öl eignet sich sehr gut zur Raumluftdesinfektion.

Tab. 6.20 Inhaltsstoffe des Eisenkrautöls (nach Steflitsch, Wolz, Buchbauer 2018)

	Eisenkraut Anden	Eisenkraut Frankreich
Monoterpene	Sabinen 22–34 %	Sabinen 2,2–3,5 %
	Limonen 30–43 %	Limonen 15–35 %
	tr-β-Ocimen 2,5–3 %	Ocimen 0,2–3 %
Aldehyde	Citronellal 6,5–13 %	Citronellal < 1 %
	Neral 0,2–0,7 %	Neral 2,7–14 %
	Geranial 0,5–1 %	Geranial 4,3–21 %
Oxide	1,8-Cineol 3–5,7 %	1,8-Cineol 5–14 %
Monoterpenole	Linalool 1,5–7,5 %	Linalool < 1 %
	β-Citronellol 1,5–3,5 %	β-Citronellol < 1 %
Sesquiterpene	β-Caryophyllen 0,5–1,1 %	β-Carypohyllen 1,4–7,1 %
	ar-Curcumen Spuren	ar-Curcumen 0,6–9,0 %
	β-Curcumen Spuren	β-Curcumen 1,4–7,1 %
Sesquiterpenole	Spathulenol 0,1–0,5 %	Spathulenol 0,9–3,0 %

TIPP

Kombinationen: mit Rosengeranie, Lavendel, Rose, Weihrauch, Zedernholz, Zimt und Zypresse
Alternativöle: Citronellaöl, Lemongrassöl, Melissenöl

Wirkungen und Indikationen

Eisenkrautöl (➤ Tab. 6.21) wird hauptsächlich als erfrischender Raumduft verwendet. Bei allen Ölen mit einem hohen Aldehydanteil gilt, dass sie beruhi-

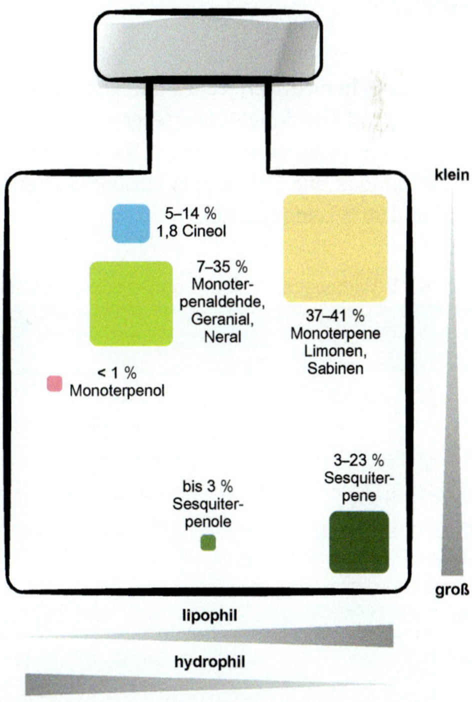

Abb. 6.42 Inhaltsstoffe des Eisenkrautöls aus Frankreich [L231/P1023]

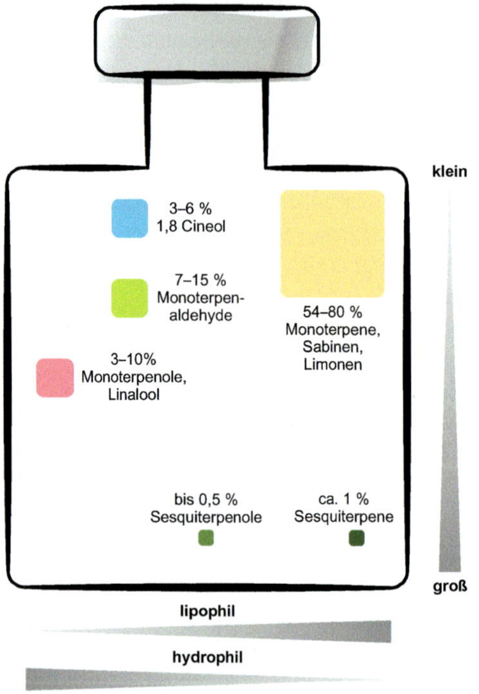

Abb. 6.43 Inhaltsstoffe des Eisenkrautöls aus den Anden [L231/P1023]

gend wirken in niedriger, jedoch anregend in hoher Dosierung. Da Eisenkrautöl sehr teuer ist, wird es oft mit Lemongrassöl verschnitten. Das „Eisenkraut Grasse" enthält nur 10 % Lippia citriodora (Verbeneöl) und 90 % Lemongrassöl.

Sonstige Wirkungen und Indikationen

Erfahrene Hebammen führen Einreibungen der LWS-Region und des Unterbauchs mit Eisenkrautöl zur Geburtseinleitung durch.

Unerwünschte Wirkungen

In physiologischer Dosierung treten keine Nebenwirkungen auf.

6.21 Elemi

Stammpflanze: *Canarium luzonicum,* Burseraceae
Synonym: *Canarium commune, Manila Elemi*
Herkunft: Afrika, Ostasien, Westindien
Gewinnungsverfahren: Wasserdampfdestillation des Harzes

Das Harz von Elemi (➤ Abb. 6.44) wird heute als Zusatz von Räuchermitteln und als Weichmacher für Lacke verwendet. In den Ursprungsländern wird es zur Hautpflege, bei Beschwerden der Atemwege und als allgemeines Stimulans eingesetzt. Elemi haben die alten Ägypter zur Einbalsamierung verwendet.

Tab. 6.21 Wirkungen und Indikationen von Eisenkrautöl

Wirkungen	Indikationen	Applikationen
Somatische Wirkung		
Antiinflammatorisch^{+++}	Enterokolitis^{++}, Morbus Crohn^{++}, rheumatoide Arthritis	Einreiben, Auflagen, innere Anwendung
Antipyretisch	Malaria	Trockene Inhalation, Raumspray, Einreiben
Eupeptisch^{++}	Verdauungsstörungen	Einreiben
Stimulierend auf das hormonelle System (Pankreas, Nebennieren, Schilddrüse, Testis, Ovarien)	Diabetes mellitus	Trockene Inhalation, Raumspray Bäder, Massagen
Psychische Wirkung		
Sedativ^{+++}	Stress, Ängste, Schlaflosigkeit	Trockene Inhalation, Raumspray, Einreiben in niedriger Dosierung, Bäder
Stimuliert das ZNS	Depression, konzentrationsfördernd, nervöse Erschöpfung	Trockene Inhalation, Raumspray

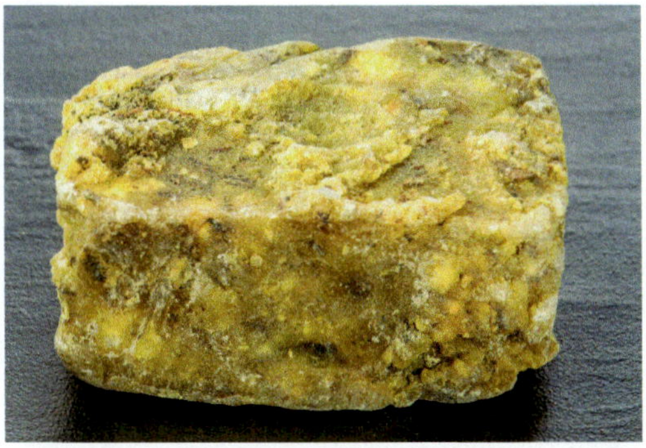

Abb. 6.44 Elemi *(Canarium luzonicum)* [J810]

Der Duft von Elemi ist würzig mit waldig-grünem Unterton. Dieses Öl wird in der Therapie weniger eingesetzt, weil es nicht so bekannt ist.

Inhaltsstoffe

- **Monoterpene:** ca. 70–80 % v. a. *d*-Limonen
- **Sesquiterpenole:** ca. 15–17 % v. a. Elemol
- **Aromatische Ether:** ca. 3–12 % v. a. Elemicin
- Außerdem: Sesquiterpene, Monoterpenole

Durch den hohen Anteil an kleinen lipophilen Molekülen, den Monoterpenen (➤ Abb. 6.45), ist dieses Öl leicht flüchtig. Diese Monoterpene wirken schleimlösend und antiseptisch. Die hautfreundlichen Sesquiterpenole stabilisieren und pflegen die Haut.

TIPP

Kombinationen: mit Bergamotte, Ingwer, Kardamom, Orange, Rose, Sandelholz, Vetiver, Ylang-Ylang, Zeder, Zimt, Zitrone
Alternativöle: Eichenmoos, Douglasie, Benzoe

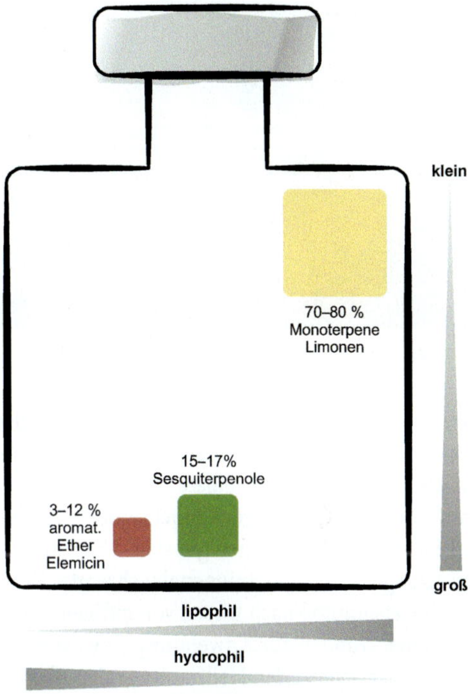

Abb. 6.45 Inhaltsstoffe des Elemiöls [L231/P1023]

Tab. 6.22 Wirkungen und Indikationen von Elemiöl

Somatische Wirkungen	Indikationen	Applikationen
Wundheilend^{++}	Ulzerationen, Wunden^{++}	Auf die Wunde auftragen
Antiseptisch^{+}	Abszesse	Auf die betroffene Stelle auftragen
Mukolytisch	Bronchitis^{+} Erkältungskrankheiten	Auflagen, Einreiben Inhalation
Gastrointestinal	Dyspepsie, Diarrhö$^{+}$	Einreiben

Wirkungen und Indikationen

Wie alle Harze wirkt Elemi (➤ Tab. 6.22) wundheilend und antibakteriell.

Unerwünschte Wirkungen

In physiologischer Dosierung treten keine Nebenwirkungen auf.

6.22 Estragon

Stammpflanze: *Artemisia dragunculus,* Asteraceae
Synonym: Dragon, Schlangenkraut, Drachenkraut, Beifuß
Herkunft: Asien, GUS, jetzt Mitteleuropa, Nordamerika, Anbaugebiete hauptsächlich Frankreich und GUS
Gewinnungsverfahren: Wasserdampfdestillation des blühenden Krautes

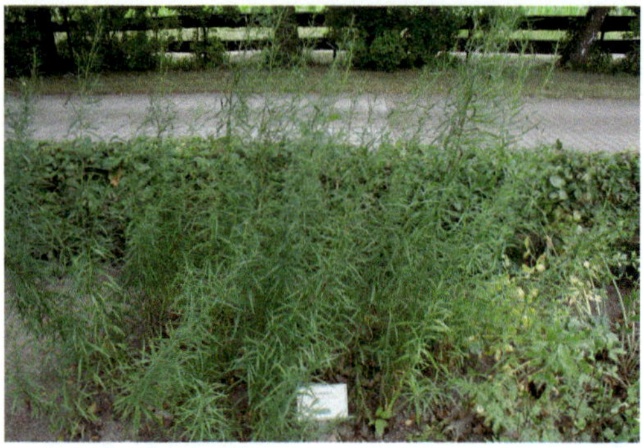

Abb. 6.46 Estragon *(Artemisia dragunculus)* [P1023]

Estragon (➤ Abb. 6.46) kam im 13. Jh. mit den Kreuzrittern nach Europa. Heute wird es hauptsächlich als Gewürzkraut für Salate, Saucen und zum Einmachen von Gurken verwendet. Eine Spezialität sind Estragonessig und Estragonsenf. Ursprünglich kam Estragon auch als dämonenabwehrendes Kraut und als Gegenmittel nach Bissen von giftigen Tieren und wilden Hunden zur Anwendung. Die ayurvedische Medizin schätzt den Heiltrank aus den Blättern zur Appetitanregung, bei unregelmäßiger Verdauung oder Menstruation, die Wurzel hilft bei Zahnschmerzen.

Das Öl duftet süß, anisähnlich, würzig.

Inhaltsstoffe

Methylchavicol (Estragol) ist im russischen Estragon nur in geringen Mengen (bis zu 17 %) enthalten, im Gegensatz zum französischen Estragon, der 58–80 % Metylchavicol enthält. Dieses hat eine sekretolytische, spasmolytische und eine hormonelle Wirkung.

- **Aromatische Ether:** ca. 60–80 %, v. a. Estragol (Methylchavicol)
- **Monoterpene:** ca. 10–15 %, v. a. Ocimen, riecht nicht zitrusähnlich
- Außerdem: Cumarine, Eugenol, Oxide

Der hohe Anteil an Estragol, einem aromatischen Ether (➤ Abb. 6.47) mit Sauerstoffverbindungen, bedingt eine gute Reaktionsfähigkeit mit Rezeptoren und macht das Öl zu einem starken Spasmolytikum bei PMS und im Verdauungsbereich.

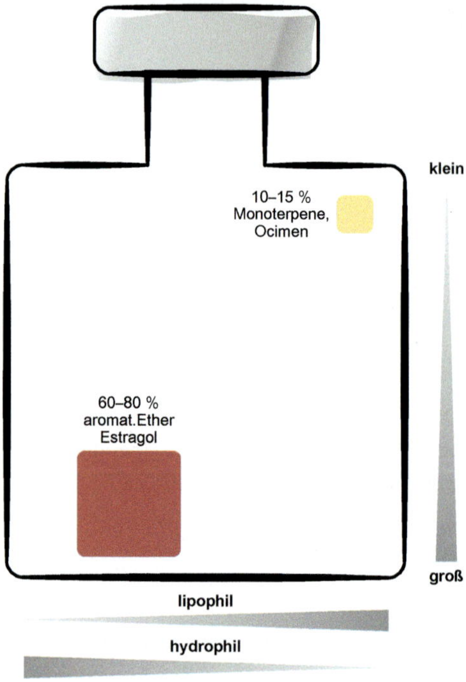

Abb. 6.47 Inhaltsstoffe des Estragonöls [L231/P1023]

TIPP

Kombinationen: mit Ho-Blättern, Kardamom, Lavendel, Vetiver, Wacholder, Zimt
Alternativöle: Exotischer Basilikum, Anis, Bitterfenchel
Synergien:
- Bei Gürtelrose zusammen mit Ravintsara, Eukalyptus citriodora, Palmarosa
- Als antivirales Mittel zusammen mit Ravintsara, Niaouli, Dill und Karottensamenöl

Wirkungen und Indikationen

Estragonöl (➤ Tab. 6.23) ist ausgesprochen hilfreich bei allen Magen-Darm-Problemen, unabhängig davon, ob sie somatisch oder psychisch bedingt sind. Im Verdauungsbereich wirkt es antiviral, entzündungshemmend und v. a. krampflösend sowie karminativ.

Es wird auch häufig wegen seiner hormonellen Wirkung bei Menstruationsbeschwerden und PMS eingesetzt.

6

Tab. 6.23 Wirkungen und Indikationen von Estragonöl

Wirkungen	Indikationen	Applikationen
Somatische Wirkung		
Spasmolytikum+++, karminativ	Dysmenorrhö, spastische Kolitis, Meteorismus++++	Einreiben, innere Anwendung
Virustatisch+++	Viruserkrankungen im Gastrointestinalraum	Einreiben, Auflagen
Antiinflammatorisch	Entzündliche Kolitis+++	Einreiben, Auflagen
Emmenagog, östrogenähnliche Wirkung	PMS, Amenorrhö	Einreiben, Auflagen
Psychische Wirkung		
Sedierend	Bei Hyperventilation (Angst, Panik)+++	Am Fläschchen riechen, Massagen, trockene Inhalation, Raumspray

Unerwünschte Wirkungen

Wegen des hohen Methylchavicolgehalts sollte Estragon nicht bei Kindern angewendet werden.

6.23 Eukalyptus und die verschiedenen Arten

Es gibt über 600 verschiedene Arten des Eukalyptus. Der „Blaugummibaum" – seine Blätter erscheinen im Licht leicht blau – ist in Australien und Indonesien heimisch. Der schnellwüchsige, immergrüne Baum kann bis zu 120 Meter hoch werden. Damit gehört er zu den höchsten Bäumen der Welt. Die Jugendblätter des *Eucalyptus globulus* sind nierenförmig, wohingegen die alten Blätter sichelförmig und hängend sind, um der Sonne weniger Angriffsfläche zu geben (Bäume ohne Schatten). Wegen ihrer Schnellwüchsigkeit wurden viele Eukalyptusarten in den Mittelmeerländern, in Südafrika, Südamerika angebaut. Häufig führt der Anbau zu Problemen, weil Eukalyptus viel Wasser verbraucht und dadurch den Boden bis in die Tiefe austrocknet, zusätzlich verdrängt er durch seine ätherischen Öle andere Pflanzenarten und einheimische Insekten.

Durch die ätherischen Öle fördert der Eukalyptus die Waldbrandgefahr. Er profitiert auch von den Waldbränden, da seine Wurzeln und Samen das Feuer überleben und, bevor andere Pflanzen sich erholt haben, wieder austreiben. Durch die Hitze des Feuers können auch die Samenschalen wieder aufplatzen.

Ätherisches Öl wird aus den Blättern von mehr als 50 Eukalyptusarten gewonnen. Der Artenname Eukalyptus setzt sich zusammen aus dem griechischen „eu" = schön, gut und kalyptos = versteckt. Damit ist gemeint, dass der fest geschlossene Blütenkelch die Staubgefäße „versteckt". Alle standardisierten Eukalyptusöle, die 1,8-Cineol enthalten, sind rektifiziert.

6

6.23.1 Eucalyptus globulus

Stammpflanze: *Eucalyptus globulus,* Myrtaceae
Synonym: Fieberbaum, Blaugummibaum, Gummibaum
Herkunft: Australien, jetzt in allen südlichen Ländern vertreten
Gewinnungsverfahren: Wasserdampfdestillation der zerkleinerten Blätter

Neben dem Teebaum haben die Ureinwohner Australiens Eukalyptusblätter und -öl als eines ihrer wichtigsten Allheilmittel benutzt. Die Schamanen der Aborigines kauten die Blätter zu einem dünnen Brei, den sie dann auf Wunden oder in den Mund des Kranken gaben.

Eukalyptusöl und das reine Cineol werden in der Pharmazie zur Herstellung von Salben, Inhalaten, Hustensirup, Zahnpasten und als Geschmacksstoff für andere Präparate eingesetzt. Ferner findet Eukalyptus (➤ Abb. 6.48) Verwendung in der Tier- und Zahnheilkunde sowie als Duftstoff in Seifen, Reinigungsmitteln und Toilettenartikeln.

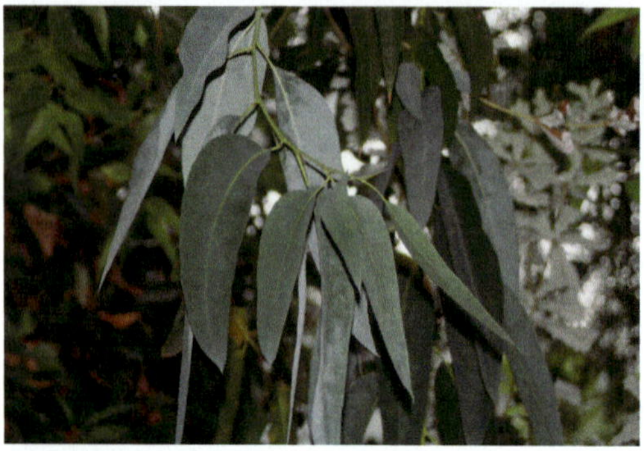

Abb. 6.48 Eucalyptus globulus [P1023]

Der Name globulus bedeutet „Kügelchen", da die Früchte wie halbrunde Kugeln aussehen. Eukalyptusöl duftet kräftig, kampferartig mit einem holzigen Unterton.

Inhaltsstoffe

Das Öl des *Eucalyptus globulus* besteht vorrangig aus dem Monoterpenoxid 1,8-Cineol (➤ Abb. 6.49), ein

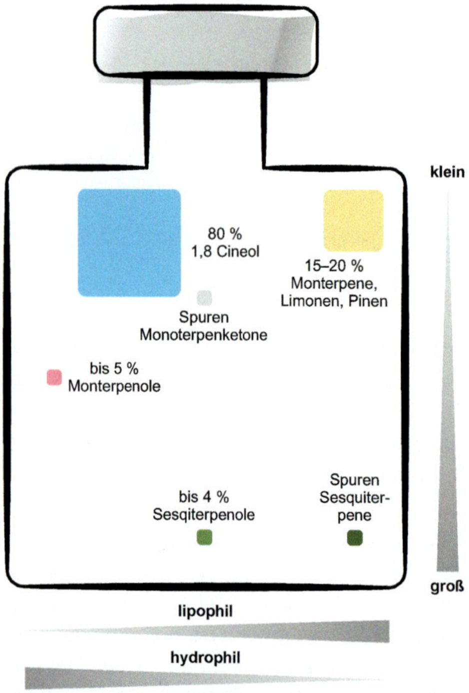

Abb. 6.49 Inhaltsstoffe des Eucalyptus globulus [L231/P1023]

kleines Molekül mit Sauerstoffverbindungen und relativ guter Polarität, das an vielen Rezeptoren im Körper andocken kann. In diesem Fall wirkt es entzündungshemmend, schmerzstillend und schleimlösend.

- **Oxide:** bis 80 %, v. a. 1,8-Cineol (Eucalyptol)
- **Monoterpene:** ca. 15–20 %, v. a. Limonen, α-Pinen
- **Monoterpenole:** bis 5 %, v. a. α-Terpineol
- **Sesquiterpenole:** bis 4 %, v. a. Globulol
- Außerdem: Sesquiterpene, Monoterpenketone ca. 1 % Pinocarvon
- **Ester**

TIPP

Kombinationen: mit Eichenmoos, Fichtennadel, Lavendel, Lorbeer, Majoran, Ravintsara, Rosmarin, Teebaum, Thymian, Zedernholz, Zitrone
Alternativöle: Eucalyptus radiata, Cajeput, Niaouli, Ravintsara
Synergismus:
- Bei grippalen Infekten zusammen mit Ravintsara, Lorbeer und Niaouli
- Bei Bronchitis zusammen mit Myrtenöl und Zypressenöl

Wirkungen und Indikationen

Eukalyptusöl (➤ Tab. 6.24) ist bekannt als sekretolytisches und sekretomotorisches Mittel im Bronchialbereich. Auch bei COPD, Asthma und Heuschnupfen zeigt 1,8-Cineol gute Wirkungen. Wie Juergens et al. in einer Studie zeigten, wirkt 1,8-Cineol ähnlich positiv wie Kortison bei den genannten Atemwegserkrankungen: So konnte bei langfristiger Einnahme von 1,8-Cineol die Kortisondosis reduziert werden. Außerdem ist die Gesamtbefindlichkeit des Patienten unter 1,8-Cineol deutlich besser.

Gleichzeitig ist Eukalyptusöl auch ein potentes Mittel bei entzündlichen Erkrankungen im Gastrointestinalbereich und der Gelenke. Das Medikament Soledum® besteht nur aus dem Inhaltstoff 1,8-Cineol. Nachgewiesen wurde auch eine vermehrte Durchblutung des Gehirns durch die Inhalation von 1,8-Cineol (Prof. Buchbauer, Wien 1994).

Unerwünschte Wirkungen

In physiologischer Dosierung treten keine Nebenwirkungen auf. In seltenen Fällen können bei inne-

Tab. 6.24 Wirkungen und Indikationen von Eukalyptusöl *(Eucalyptus globulus)*

Wirkungen	Indikationen	Applikationen
Somatische Wirkung		
Antibakteriell+++	• Staphylokokken, MRSA, Streptokokken, Kolibakterien • Dermatologisch: Impetigo	Auftragen oder Auflage, trockene Inhalation, Raumspray
Fungizid++	*Candida*-Dermatosen: Soor, Intertrigo+++	Auftragen oder als Auflage, trockene Inhalation, Raumspray
Antiinflammatorisch+++, antirheumatisch	• HNO-Bereich: Sinusitiden++, Otitiden+, obere Atemwege: Laryngitis++, Bronchitis+++, Asthma bronchiale • Entzündungen im Gastrointestinalbereich+ • Arthritiden	Trockene Inhalation, Raumspray, Auflage, Einreiben, Bäder, Suppositorien, Einnahme
Mukolytisch+++	Bronchopneumonie+++	• Trockene Inhalation, Raumspray, Einreiben, Suppositorien, Einnahme • Feuchte Auflagen
Harntreibend	Harnwegsinfekte, Harnverhalten	
Psychische Wirkung		
Aufmunternd	Kopfschmerzen, Neuralgie	Trockene Inhalation, Raumspray, Bäder, Massagen

rer Anwendung des Eukalyptusöls Übelkeit, Erbrechen, Sodbrennen und Diarrhö auftreten.

6.23.2 Eucalyptus radiata

Stammpflanze: *Eucalyptus radiata,* Myrtaceae
Synonym: Sterneukalyptus
Herkunft: Australien, Südafrika
Gewinnungsverfahren: Wasserdampfdestillation der Blätter und Zweige

Besonderheit: Eukalyptusöl ist sehr gut verträglich, auch für Kleinkinder.

Eucalyptus radiata kommt – wie die meisten Eukalyptus-Arten – aus Australien. Sein wichtigstes Herkunftsgebiet ist New South Wales. Er wird bis zu ca. 30 m hoch. Es hat einen frischen, intensiven Duft, ist jedoch wesentlich milder als „die große Schwester" Eukalyptus globulus.

Inhaltsstoffe

Da es keine Monoterpenketone enthält, ist das Öl von *Eucalyptus radiata* milder und verträglicher als das *Eucalyptus-globulus*-Öl.

- **Monoterpenoxide:** ca. 70–80 %, v. a. 1,8-Cineol
- **Monoterpene:** ca. 10–18 %, v. a. Limonen
- **Monoterpenole:** ca. 5–20 %, v. a. α-Terpineol
- Außerdem: Sesquiterpene, Aldehyde

Zusätzlich zum Monoterpenoxid (1,8-Cineol), das gut an Rezeptoren andocken kann, gibt es einen kleinen Anteil an lipohilen Molekülen, an Monoterpenen, welche die Aufnahme über die Haut verbessern und Monoterpenole (➤ Abb. 6.50): Diese Moleküle mit leicht hydrophilem Charakter haben eine antibakterielle Wirkung.

TIPP

Kombinationen: mit Benzoe, Grapefruit, Lorbeer, Myrrhe, Myrte, Weihrauch, Zeder, Zitrone
Alternativöle: Eucalyptus globulus, Cajeput, Ravintsara, Niaouli

Wirkungen und Indikationen

Eucalyptus radiata (➤ Tab. 6.25) hat nahezu dasselbe Wirkungsspektrum wie *Eucalyptus globulus.* Es hat eine stark ausgeprägte antibakterielle, antivirale Komponente sowie eine sehr starke antitussive und mukolytische Wirkung im Atemwegsbereich. Bei geistigem Erschöpfungszustand wirkt es tonisierend. Es ist ein sehr sanftes Öl und kann gut bei Kindern eingesetzt werden.

6

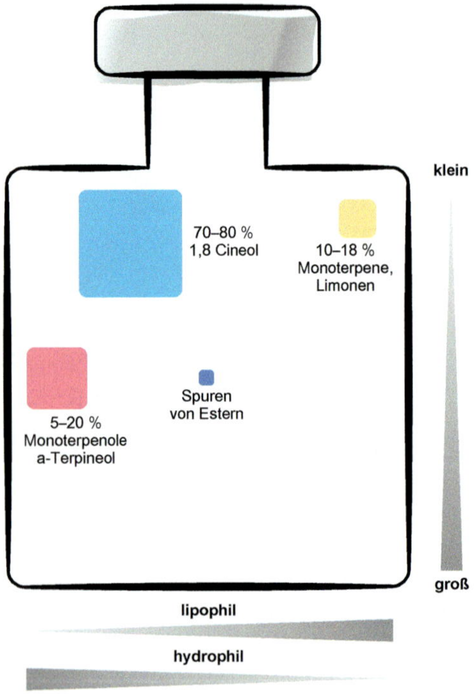

Abb. 6.50 Inhaltsstoffe des Sterneukalyptus [L231/P1023]

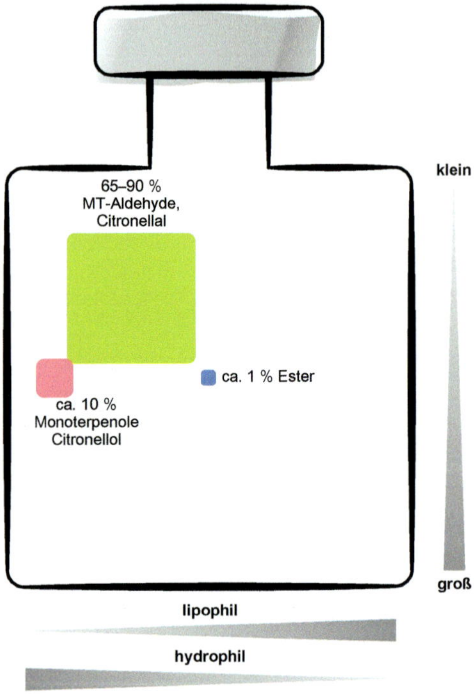

Abb. 6.51 Inhaltsstoffe des Zitroneneukalyptus [L231/P1023]

Unerwünschte Wirkungen

In physiologischer Dosierung treten keine Nebenwirkungen auf.

6.23.3 Eucalyptus citriodora

Stammpflanze: *Eucalyptus citriodora*, Myrtaceae
Synonym: Zitroneneukalyptus, Zitronengummi
Herkunft: Brasilien, Australien, Indien
Gewinnungsverfahren: Wasserdampfdestillation der Blätter und Zweigspitzen

Der Zitronen-Eukalyptusbaum stammt aus dem gemäßigten und tropischen Nordosten Australiens. Die Blätter verströmen beim Reiben einen intensiven frischen Zitronenduft. Zitroneneukalyptusöl ist wirksam gegen Mücken und Zecken und wird als Insektenrepellent empfohlen. In der Pflege wird das Öl gut gegen Malodor (schlechten Geruch) von Geschwüren, Dekubitus und Wunden eingesetzt (Spray).

Der Duft von *Eucalyptus citriodora* unterscheidet sich stark vom Duft des bekannten *Eucalyptus globulus*. Durch seinen hohen Aldehydanteil riecht er nicht typisch medizinisch, sondern ähnlich wie Melisse oder Eisenkraut.

Inhaltsstoffe

Beim Eucalyptus-citriodora-Öl ist der Hauptbestandteil nicht das Oxid (Eucalyptol), sondern das Aldehyd Citronellal, wodurch das Öl zitronig riecht.

- **Monoterpenaldehyde:** ca. 65–90 % v. a. Citronellal
- **Monoterpenole: ca.** 10 %, v. a. Citronellol,
- **Monoterpenester: ca. 1 %**
- Außerdem: **Monoterpene, Sesquiterpene**

Aldehyde haben Sauerstoffverbindungen und wirken dadurch antiviral, aktivierend und hautreizend. Monoterpenole (➤ Abb. 6.51), d. h., Moleküle mit leicht hydrophilem Charakter, verbessern die Wirkung gegen Bakterien und Viren.

TIPP

Kombinationen: mit Benzoe, Eichenmoos, Patchouli, Sandelholz, Vetiver, Zeder
Synergismus: schmerzlindernd bei Arthritis in Kombination mit den ätherischen Ölen von Orange, Petitgrain und Wintergrün
Alternativöle: Lemongrassöl, Ravintsara, Litsea

Wirkungen und Indikationen

Eucalyptus citriodora (➤ Tab. 6.25), auch Kindereukalyptus genannt, hat neben seiner Wirkung als Erkältungsöl eine starke Wirkung in der Schmerzlinderung. Aufgrund des hohen Aldehydgehalts wirkt es generell antiviral und gegen Streptokokken. Deswegen kann bei beginnenden Halsschmerzen die sofortige Einnahme über die Mundschleimhaut von 1 Tr. *Eucalyptus-citriodora*-Öl sehr effektiv die Beschwerden mindern (lange einspeicheln).

Das im *Eucalyptus citriodora* enthaltene Citronellal (p-Menthan-3,8-diol) ist ein potentes Mittel gegen Insekten, auch gegen die Malariamücken (Moore et al.).

Unerwünschte Wirkungen

In physiologischer Dosierung treten keine Nebenwirkungen auf.

6.24 Fenchel

Stammpflanze: *Foeniculum vulgare*, Apiaceae
Synonym: Brotsamen, Brotanis, Gartenfenchel, langer Kümmel
Herkunft: Frankreich, Italien, Griechenland
Gewinnungsverfahren: Wasserdampfdestillation der zerkleinerten Samen

Besonderheit: Es gibt drei Hauptsorten von Fenchel, die v. a. im Aussehen und in der Verwendung Unterschiede aufweisen. Hierzu gehören wilder Fenchel (Bitterfenchel), Gewürzfenchel (Süßfenchel) und der Knollenfenchel (Gemüsefenchel). Der Gemüsefenchel wird wegen seiner schmackhaften Knollen, der Bitterfenchel und der Süßfenchel vorrangig wegen seiner aromatischen Samen angebaut. In der Aromatherapie wird der Süße Fenchel bevorzugt. Im Europäischen Arzneibuch (PHEuR9) ist das Bitterfenchelöl mit 12–25 % Fenchon offizinell, d. h. als Arzneimittel, anerkannt.

Fenchel (➤ Abb. 6.52) ist ein historisches Heilmittel und Gewürz. In den indischen Veden, aber auch in den alten Kräuterbüchern Ägyptens und Kretas wird er erwähnt. Er wurde bereits 3000 v. Chr. in Babylon verwendet. Auch Karl der Große beschrieb ihn in seinem „Capitulare de villis". Im Altertum kam er als Augenkräftigungsmittel, als Verdauungsmittel, zur Heilung von Niere, Blase, Milz und Leber sowie volksmedizinisch zur Milchbildung bei stillenden Frauen und gegen Hunde- und Schlangenbisse zur Anwendung. Seine therapeutische Bedeutung ist auch in der Traditionellen Chinesischen Medizin bekannt. Hier gilt der Fenchelsamen durch

Tab. 6.25 Wirkungen und Indikationen von Eukalyptusöl *(Eucalyptus citriodora)*

Wirkungen	Indikationen	Applikationen
Somatische Wirkung		
Antiphlogistisch, antirheumatisch+++	Arthritiden, rheumatische Polyarthritis+++	Einreiben, Auflagen, Bäder
Analgetisch+++ Antibakteriell	• Schmerzen im Bewegungsapparat • *Staphylococcus aureus*, Blasenentzündungen	• Massage, Bäder • Auflagen, Einreiben
Antihypertensiv+	Hypertonie	Einreiben, Auflagen
Insektizid	Mücken	Spray, als Körperöl
Psychische Wirkung		
Sedativ (in niedriger Dosierung)	Stress, Schlaflosigkeit	Trockene Inhalation, Raumspray, Massagen, Bäder

6

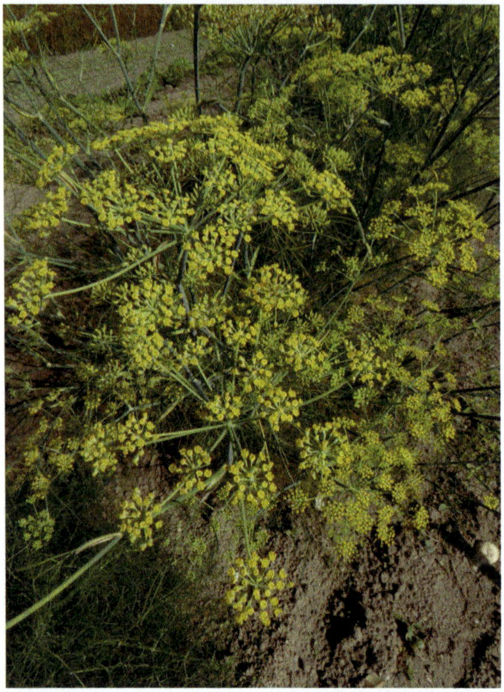

Abb. 6.52 Fenchel *(Foeniculum vulgare)* [P1023]

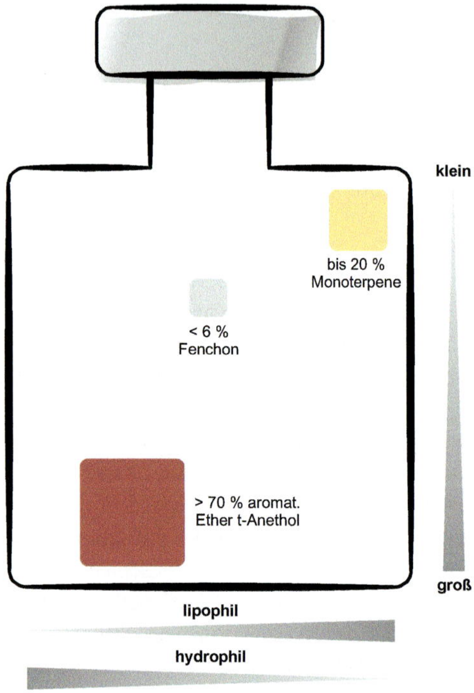

Abb. 6.53 Inhaltsstoffe des süßen Fenchelöls [L231/P1023]

seine wärmenden Eigenschaften als schmerzstillend und spasmolytisch und wird, wie auch in der westlichen Phytotherapie, bei Verdauungsstörungen wie Meteorismus und Übelkeit eingesetzt.

Fenchelöl hat einen sehr süß-krautigen, anisartigen, Duft.

Tab. 6.26 Inhaltsstoffe des süßen Fenchels und Bitterfenchels (nach Steflitsch, Wolz, Buchbauer 2018)

Substanzgruppen	Fenchel süß	Bitterfenchel
Aromatische Ether	Trans Anethol > 75 %	Trans Anethol: 55–75 %
	Estragol < 5 %	Estragol < 6 %
Monoterpene	α-Pinen 1–4 %	α-Pinen bis 10 %
	Limonen 2–8 %	Limonen 1–5 %
	β-Pinen <1 %	β-Pinen k. A.
	Myrcen <1,5 %	Myrcen k. A.
	γ-Terpinen < 1,5 %	γ-Terpinen k. A.
	α-Phellandren< 5 %	α-Phellandren k. A.
	p-Cymen < 2 %	p-Cymen < 1 %
Monoterpenketone	Fenchon < 8 %	• Fenchon 12–25 % • Campher <1 %

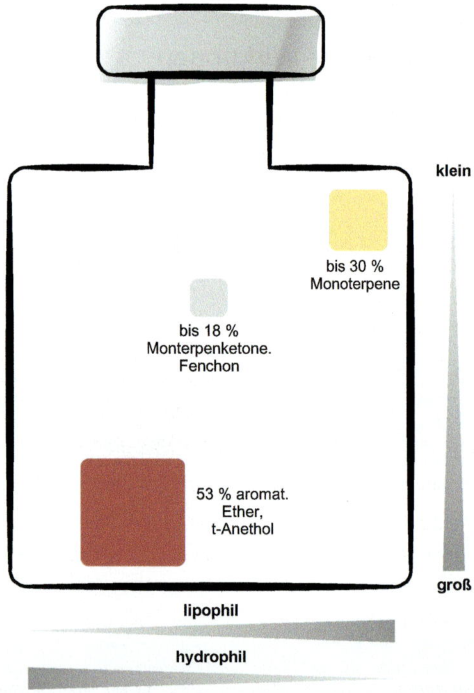

Abb. 6.54 Inhaltsstoffe des Bitterfenchelöls [L231/P1023]

Inhaltsstoffe

Charakteristisch für Fenchelöl ist der hohe Anteil an aromatischem Ethern (> Tab. 6.26, > Abb. 6.53). Diese Moleküle mit reaktiven Sauerstoffverbindungen können an Rezeptoren andocken und haben in diesem Fall eine spasmolytische und verdauungsberuhigende Wirkung. Fenchelöl hat zudem einen großen Anteil an kleinen, leicht flüchtigen Inhaltsstoffen, den Monoterpenen, die schnell durch Haut und Schleimhaut eindringen und dem Körper zur Verfügung stehen. Der Fenchonanteil, ein Monoterpenketon, mit Sauerstoffverbindungen, kann abortiv wirken und sollte deshalb in der Schwangerschaft gemieden werden.

In der deutschen Aromatherapie wird v. a. süßes Fenchelöl eingesetzt. Bitterfenchel kommt (> Tab. 6.26, > Abb. 6.54) in Frankreich zur Anwendung.

TIPP

Kombinationen: Anis, Dill, Kümmel, Rosengeranie, Sandelholz, Zeder
Alternativöle: Anis, Kümmel, Dill
Synergistische Wirkung:
- Als entblähendes Mittel mit Anis und Kümmel
- Bei Erkältungskrankheiten von Kindern mit Anis und Benzoe
- Zur Regulation der Menstruation mit Kamille (römisch) und Muskatellersalbei
- Zum gezielten Abnehmen mit Estragon, Grapefruit und schwarzem Pfeffer (japanische Studie)

Wirkungen und Indikationen

Seine Hauptwirksamkeit hat das Fenchelöl (> Tab. 6.27) bei Verdauungsbeschwerden mit Krämpfen. Hier wirkt es schmerzlindernd, spasmolytisch und beruhigend. Die Magenmotilität und Sekretion werden durch Fenchel erhöht. Fenchelöl wirkt östrogenähnlich durch den hohen Gehalt von Anethol und sollte deswegen während der Schwangerschaft nicht angewendet werden oder nur nach fachlicher Rücksprache.

Unerwünschte Wirkungen

Synthetische oder überlagerte Öle enthalten oft cis-Anethol, dieses wird als toxisch angesehen.

Nicht geeignet ist das Öl für Menschen mit östrogenabhängigen Krebserkrankungen. Bei hohem Fenchonanteil (> 12 %) ist Fenchelöl für schwangere Frauen nicht geeignet.

In physiologischen Dosierungen sind keine Nebenwirkungen bekannt.

Tab. 6.27 Wirkungen und Indikationen von Fenchelöl

Wirkungen	Indikationen	Applikationen
Somatische Wirkung		
Östrogenähnlich+++	Menstruationsregulierend bei Dysmenorrhö, Amenorrhö, Oligomenorrhö+++, Menopausenproblemen, geburtserleichternd	Einreiben, Auflagen, Bäder
Emmenagog, laktagog++	Milchflussfördernd bei stillenden Frauen	Einreiben der Brust
Spasmolytisch, karminativ++	Dyspepsie, Meteorismus, Aerophagie	Massagen, Bäder
Cholagog	Galleabflussstörungen, z. B. Gallengries	Im Leberbereich auftragen, Auflagen
Bronchospasmolytisch++	Dyspnoe bei Asthma bronchiale++	Trockene Inhalationen, Raumspray, Einreiben, Bäder
Mukolytisch/sekretolytisch++	Bronchitis	Trockene Inhalation, Raumspray, Einreiben
Psychische Wirkung		
Psychoaktivierend+++	Stress, Müdigkeit	Einreiben, trockene Inhalation, Raumspray, Bäder

6.25 Fichtennadel, sibirisch

Stammpflanze: *Abies sibirica, Picea obovata;* Pinaceae
Synonym: Sibirische Tanne
Herkunft: Russland, Österreich
Gewinnungsverfahren: Wasserdampfdestillation der Zweige mit Nadeln

Der Name „Fichtenenadelöl" ist eigentlich irreführend, denn das Öl wird aus der sibirischen Tanne gewonnen. Die Sibirische Tanne (➤ Abb. 6.55) ist ein hochwachsender immergrüner Baum, der in der eurasischen Taiga beheimatet ist. Die Taiga ist das größte Biom (Großlebensraum für Pflanzen und Tiere) der Welt. Im Winter können die Temperaturen auf bis zu −50 °C sinken.

Schon in alten Zeiten wurden die frischen Enden von Fichtenzweigen in Alkohol eingelegt und dienten nach Zubereitung zum Einreiben als Mittel gegen Hexenschuss, rheumatische Beschwerden, Erkältungskrankheiten und Verletzungen. Das Harz der Fichte wurde als Pflaster bei Verletzungen, als „Kaugummi" zur Reinigung der Zähne und als Räucherwerk verwendet. Heute wird das Öl vielfach eingesetzt, z. B. bei Beschwerden der Atemwege, Fieber, Rheumaschmerzen.

Fichtennadelöl verströmt einen frischen, würzigen Waldduft. Wie die meisten Walddüfte hat es auch einen positiven Effekt auf die Anzahl und Aktivität der natürlichen Killerzellen und verbessert so unser Immunsystem.

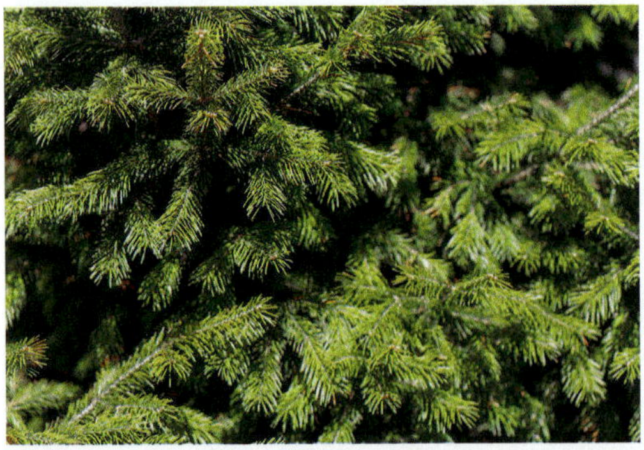

Abb. 6.55 Fichte, sibirisch *(Abies sibirica)* [J808]

Inhaltsstoffe

- **Monoterpene:** ca. 60 %, v. a, Camphen, α und β-Pinen, δ-3-Caren, Limonen
- **Monoterpenester:** ca. 25–42 % v. a. Bornylacetat
- Außerdem: Oxide, Sesquiterpene

Die kleinen Moleküle der Monoterpene (➤ Abb. 6.56) können schnell über die Haut aufgenommen werden und erleichtern damit das Eindringen der Monoterpenester. Diese wirken in diesem Fall hustenreizlindernd, die Ester beruhigen mit ihren Sauerstoffverbindungen spastischen und chronischen Husten.

Sibirisches Fichtennadelöl unterscheidet sich deutlich von dem aus Fichtenzweigen des Alpengebiets hergestellten Öl durch einen hohen Anteil an Camphen und einen sehr niedrigen Gehalt an Myrcen sowie durch einen höheren Anteil an Bornylacetat. Dadurch hat es eine stärker entkrampfende Wirkung auf die Atemwege. Seinen typisch harzigen Geruch erhält das Öl in beiden Fällen durch das Bornylacetat.

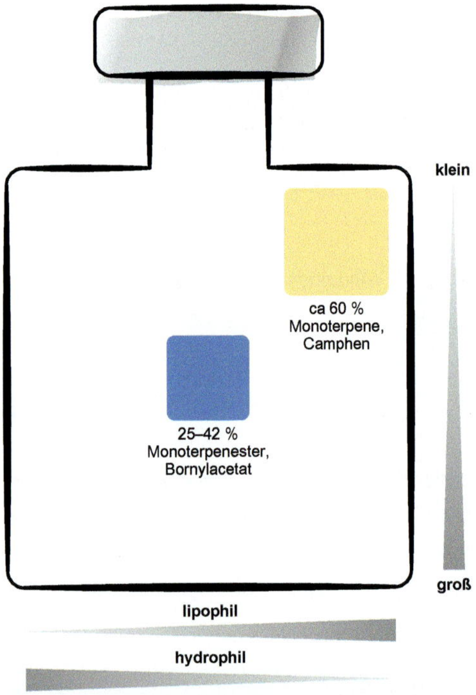

Abb. 6.56 Inhaltsstoffe des Fichtenöls [L231/P1023]

Tab. 6.28 Wirkungen und Indikationen von Fichte, sibirisch

Wirkungen	Indikationen	Applikationen
Somatische Wirkung		
Spasmolytisch++	Spastische Kolitis, Harnwegsinfektionen, asthmatoide Bronchitis++	Trockene Inhalation, Raumspray, auftragen, Auflage
Antiinflammatorisch+	Bronchitis	Einreiben, Wickel
Psychische Wirkung		
Sedierend und ausgleichend	Atembeschwerden durch Stress	Trockene Inhalation, Raumspray, Einreiben, Bäder

TIPP

Kombinationen: Benzoe, Bergamotte, Douglasie, Lemongrass, Myrte, Vetiver, Wacholder, Zeder, Zirbelkiefer
Alternativöle: Douglasie, Zirbelkiefer, Weißtanne
Synergien:
- Bei spastischen Hustenanfällen in Kombination mit Myrtus communis, Ravintsara, Rosmarin Ct. Cineol, Ysop decumbens
- Bei chronischen Harnwegsentzündungen in Kombination mit Eucalyptus citriodora, Kamille (blau), Melisse, Rosmarin Ct. Cineol, Sandelholz sowie Teebaum

Wirkungen und Indikationen

Fast alle Ölmischungen für Erkältungskrankheiten, enthalten Fichtennadelöl (> Tab. 6.28). Durch ihren hohen Estergehalt wirkt es bei hustenden, unruhigen Kindern sowie bei stressbedingten Erkältungsbeschwerden entspannend.

Unerwünschte Wirkungen

In physiologischer Dosierung treten keine Nebenwirkungen auf.

6.26 Frangipani

Stammpflanze: *Plumeria acutifolia,* Apocynaceae
Herstellung: Lösungsmittelextraktion der Blüten

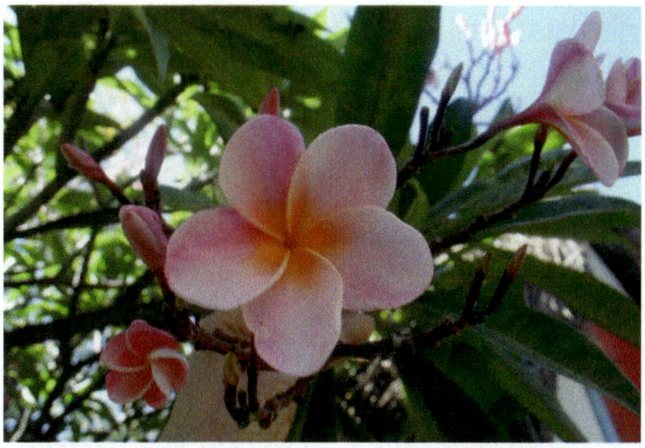

Abb. 6.57 Frangipani *(Plumeria acutifolia)* [P1023]

Frangipani (> Abb. 6.57) ist eine in Indien sehr beliebte Parfümsubstanz, über Sandelholzöl destilliert als Frangipani-Attar. Der Tempel- und Opferduft ist exotisch, süß-blumig.

Es ist bislang keine therapeutische Anwendung bekannt, Frangipani wirkt ausgleichend, inspirierend, stimmungshebend, sinnlich.

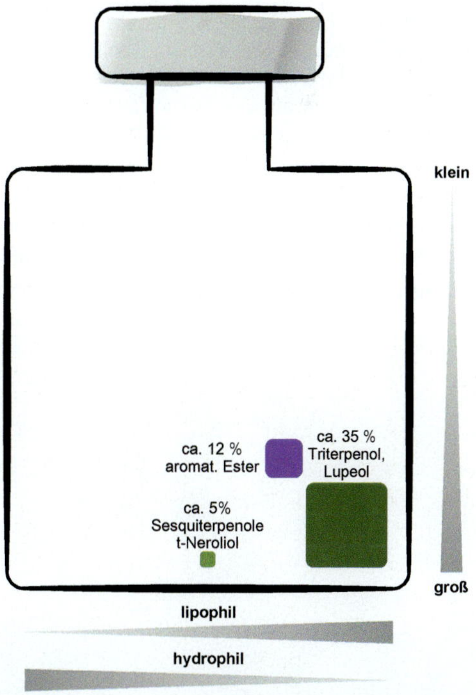

Abb. 6.58 Inhaltsstoffe des Frangipaniöls [L231/P1023]

Inhaltsstoffe

- **Triterpenalkohole:** ca. 35 %, v. a. Lupeol, Amyrin-Isomer
- **Aromatische Ester und -alkohole:** ca. 12 %, v. a. Benzylsalicylat, Geranylbenzoat, Benzylalkohol
- **Sesquiterpenole:** ca. 5 %, v. a. trans-Nerolidol

Dieses Öl hat einen hohen Anteil an großen Molekülen (➤ Abb. 6.58), dadurch gehört es zu den Basisnoten, die lange anhalten. Durch die Phenylester ist das Frangipaniöl sehr entspannend und hautpflegend. Die Triterpene finden sich nur in Absolues (➤ 2.6.1), nicht in destillierten Ölen. Wie alle Absolues sollte auch dieses Öl stark verdünnt werden.

Wirkungen

Dieses Öl ist ein reines Parfumöl.

6.27 Galbanum

Stammpflanze: *Ferula gummosa,* Apiaceae
Synonym: Gummi galbanum, Ferula galbaniflua
Herkunft: Iran, Syrien
Gewinnungsverfahren: Wasserdampfdestillation des Harzes

Galbanumharz war schon im frühen Altertum bekannt. Es gehört zu den ältesten Heilmitteln, Duft- und Räucherstoffen der Menschheit. Es wird auch in der Bibel und bei Theophrast von Eresos (372–287 v. Chr.) erwähnt. Bei Dioskurides heißt es, dass das Verbrennen des Harzes giftige Bestien verjage und, auf die Haut aufgetragen, vor deren Biss schütze.

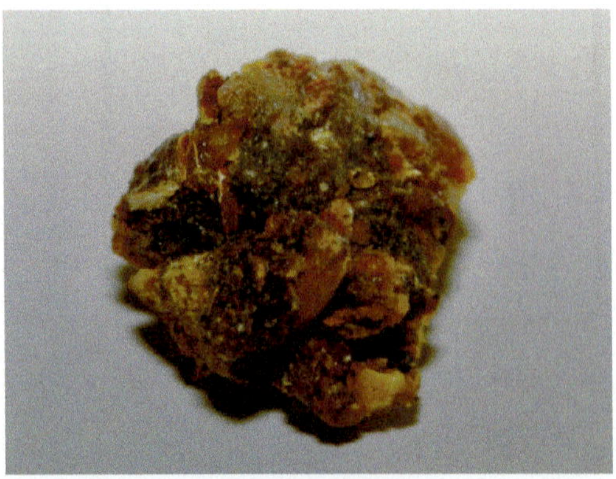

Abb. 6.59 Galbanum *(Ferula gummosa)* [P1023]

Heute kommt Galbanum (➤ Abb. 6.59) in der Homöopathie zur Anwendung. Es wird auch als Galbanumpflaster bei rheumatischen Erkrankungen eingesetzt. Aromatherapeuten setzen das Öl auch bei Abszessen ein. Als Mutterharz bezeichnet, wurde es früher in Persien bei vielen weibliche Beschwerden verwendet.

Der Duft ist krautig-holzig mit weichem, balsamischem Unterton.

Inhaltsstoffe

- **Monoterpene:** 75–80, v. a. α- und β-Pinen
- **Sesquiterpene:** < 6 %, v. a. Cadinen, Germacren D
- Außerdem: Monoterpenole, Sesquiterpenole, Ester

Galbanum hat einen großen Anteil an Monoterpenen und einen kleinen Anteil an Sesquiterpenen (➤ Abb. 6.60), d. h., es hat nur lipophile Bestandtei-

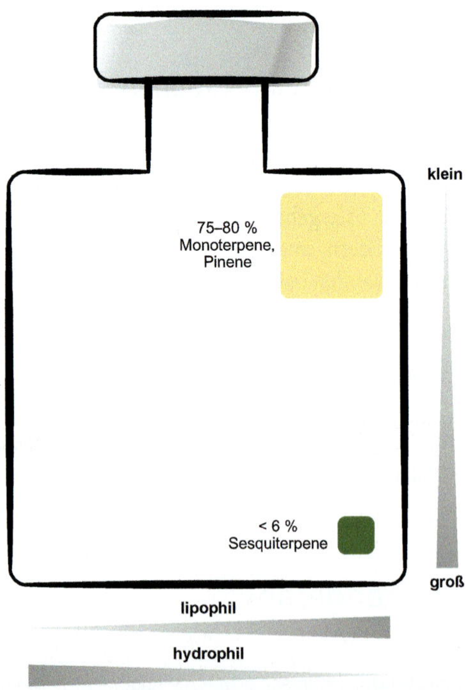

Abb. 6.60 Inhaltsstoffe des Galbanumöls [L231/P1023]

le, keine hydrophilen Anteile. Diese Substanzen werden also kaum im Hydrolat erscheinen. Galbanum hat eine starke Wirkung auf die Haut und wenig auf Rezeptoren.

TIPP

Kombinationen: mit Angelika, Benzoe, Bergamotte, Ingwer, Lavendel, Myrrhe, Orange, Rosenholz, Sandelholz, Vetiver, Weihrauch, Ylang-Ylang
Alternativöle: Niaouli, Immortelle, Narde, Lavendel
Synergien: Zusammen mit Rosmarin verbenon, Schafgarbe, Ingwer und Orange eignet es sich gut für einen Leberwickel

Wirkungen und Indikationen

Galbanumöl (> Tab. 6.29) ist stark wirksam bei bakteriellen Hautschäden und insbesondere bei Furunkeln und Abszessen hilfreich.

Unerwünschte Wirkungen

In physiologischer Dosierung treten keine Nebenwirkungen auf.

Tab. 6.29 Wirkungen und Indikationen von Galbanumöl

Somatische Wirkungen	Indikationen	Applikationen
Antiinfektiös++	Ulzera, Abszess+++, Furunkel	Auf die betroffene Stelle auftragen
Emmenagog	Fluor vaginalis+++, Dysmenorrhö++	Im Lendenwirbelsäulenbereich und Unterbauch einmassieren
Analgetisch	Rheumatische Arthritis, Gelenkschmerzen	Einreiben, Auflagen
Mukolytisch	Bronchitis, Asthma, chronischer Husten	Einreiben, trockene Inhalationen
Spasmolytisch	Meteorismus	Einreiben auf den Bauch, Auflagen

6.28 Grapefruit

Stammpflanze: *Citrus paradisi,* Rutaceae
Synonym: Pampelmuse
Herkunft: USA, Israel, Italien, Portugal und Brasilien
Gewinnungsverfahren: Kaltpressung der Schalen

Die Grapefruit (> Abb. 6.61) entstand, so wird angenommen, um 1750 aus einer spontanen Kreuzung zwischen der Pampelmuse und der Orange auf Barbados. Sie gelangte Jahrzehnte später nach Florida, wo sie kommerziell angebaut wurde. Aus der Schale der Grapefruit wird dieses frische, zitronig duftende Öl gepresst, das in der Parfümerie, Kosmetik und Lebensmittel-Aromatisierung eingesetzt wird. Grapefruitöl ist ein bekanntes, aufmunterndes, euphorisch stimmendes Öl. Für diese starke psychische Wirkung ist Metarcapan verantwortlich, eine schwefelhaltige Verbindung und einer der stärksten in der Natur vorkommenden Riechstoffe, die im Grapefruitöl in sehr geringen Spuren enthalten ist. Auch Nootkaton findet sich nur in geringen Mengen im Grapefruitöl und ist für den typischen frischen Geruch verantwortlich. Dieser Stoff wird von der Getränkeindustrie gerne verarbeitet. Nootkaton kommt im Saft der Grapefruit mehr vor, als in der Schale. Der Duft ist frisch, süß-zitrusartig.

TIPP

Kombinationen: mit Benzoe, Jasmin, Kardamom, Lavendel, Orange, Palmarosa, Rose, Vanille, Vetiver und Zeder
Alternativöle: Mandarine rot, Neroli, Orange, Bergamotte, Zitrone

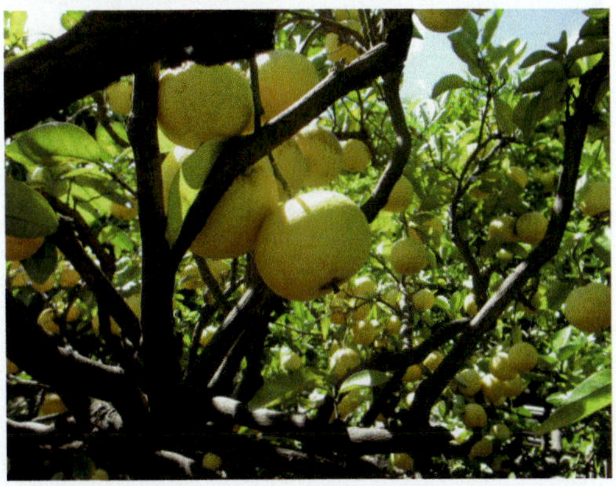

Abb. 6.61 Grapefruit *(Citrus paradisi)* [P1023]

6

Inhaltsstoffe

Grapefruit hat einen sehr großen Anteilen an Monoterpenen, es sind wenig Sesquiterpene enthalten und es gibt keine hydrophilen Anteile (➤ Abb. 6.62).

- **Monoterpene:** ca. 90–98 %, v. a. (+)Limonen, Myrcen
- Außerdem: Monoterpenole, Aldehyde, Ester, Mercaptane (in Spuren), Sesquiterpene (in Spuren Nootkaton), Sesquiterpenketone

Es wirkt hauptsächlich auf die Haut und über die Nase.

Wirkungen und Indikationen

Grapefruitöl (➤ Tab. 6.30) wirkt entstauend bei Ödemen und Cellulite, indem es Milz und Lymphe anregt und Fette aufspaltet. Zudem wirkt es gut bei fetter, zu Akne neigender Haut.

Grapefruitöl besticht durch seinen „paradiesischen“ Duft; die Hauptwirkung liegt auf der psychischen Ebene. Es wirkt gegen Anspannung und Gereiztheit und wird daher gerne bei Menschen eingesetzt, die aus Frust und Enttäuschung essen. Grapefruitöl regt den Thalamus an, Enkephaline (körpereigene Opiate) abzusondern, die wiederum Wohlbefinden garantieren. Enkephaline reduzieren auch das Schmerzempfinden. Ferner bewirkt Grapefruitöl die Ausschüttung von Glückshormonen wie Noradrenalin, Dopamin und Endorphin.

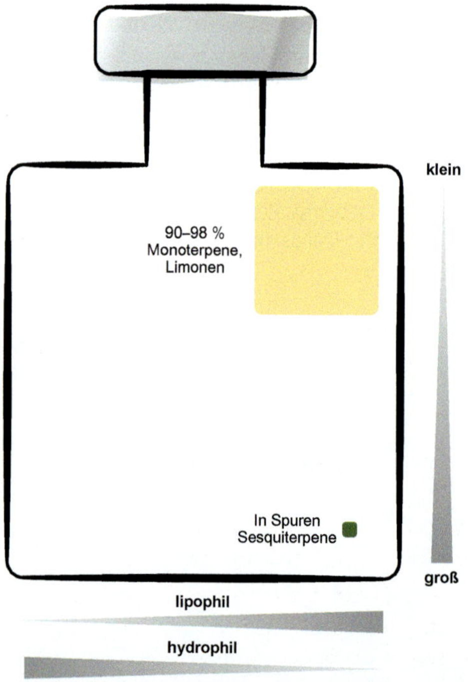

Abb. 6.62 Inhaltsstoffe des Grapefruitöls [L231/P1023]

Tab. 6.30 Wirkungen und Indikationen von Grapefruitöl

Wirkungen	Indikationen	Applikationen
Somatische Wirkung		
Lokal desinfizierend++	Acne vulgaris+	Auf Aknepusteln auftragen
Lipolytisch, durchblutungsfördernd+++ Lymphflussanregend	Zellulite, Adipositas+ Ödeme	Lokale Einreiben, Bäder, Massagen
Psychische Wirkung		
Anxiolytisch	Ängste, Stress,	Trockene Inhalation, Raumspray, Massagen
Stimmungsaufhellend	Depressive Verstimmung	Trockene Inhalation, Raumspray, Baucheinreibung, Bäder

Unerwünschte Wirkungen

Wie alle Zitrusschalenöle enthält Grapefruit geringe Mengen an Furocumarine – deshalb nach dem Einölen nicht in die Sonne gehen.

6.29 Ho-Blätter

Stammpflanze: *Cinnamomum camphora*, Lauraceae
Herkunft: Japan, China, Taiwan
Gewinnungsverfahren: Wasserdampfdestillation der Blätter des Kampferbaumes

Schon in sehr frühen Zeiten wurde der Kampferbaum (➤ Abb. 6.63) zu medizinischen Zwecken genutzt. Er liefert verschiedene Öle: das weiße Kampferöl (ca. 20 % des rohen Öls) mit einem großen An-

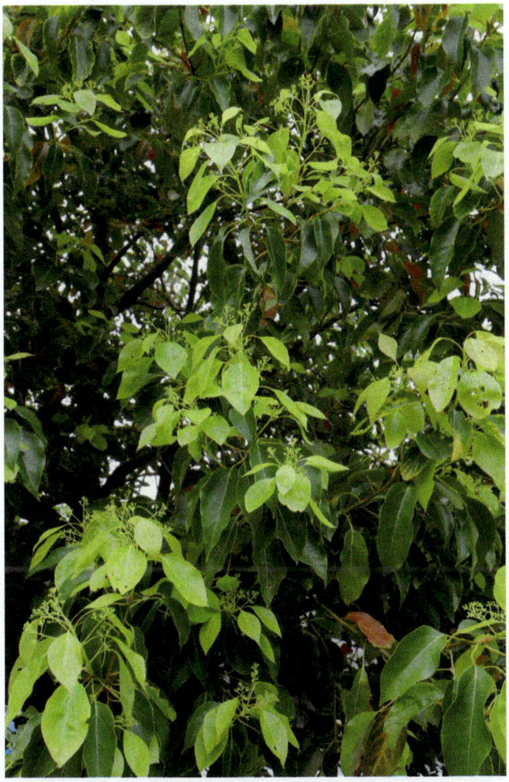

Abb. 6.63 Ho-Blätter *(Cinnamomum camphora)* [J810]

teil an Cineol und das braune Kampferöl, das viel Safrol enthält. Diese Öle werden aus dem Holz des Baums gewonnen. Aus den Blättern des Madagassischen Kampferbaums stammt außerdem das Öl Ravintsara.

Das Ho-Öl duftet rosig-blumig, lavendelartig. Auch das Holz strömt diesen feinen Duft aus; in China und Japan werden daraus wertvolle Möbel und Kästchen hergestellt.

Inhaltsstoffe

Durch den hohen Anteil an Linalool ist Ho-Öl besonders hautfreundlich. Linalool und Terpineol-4 sind die antiinfektiöse Komponente.

- **Monoterpenole:** 96–99 %, v. a. Linalool, Terpineol-4
- **Sesquiterpene:** 1–2 %
- **Monoterpene:** 1 %
- Außerdem: Monoterpen-Ketone, Oxide

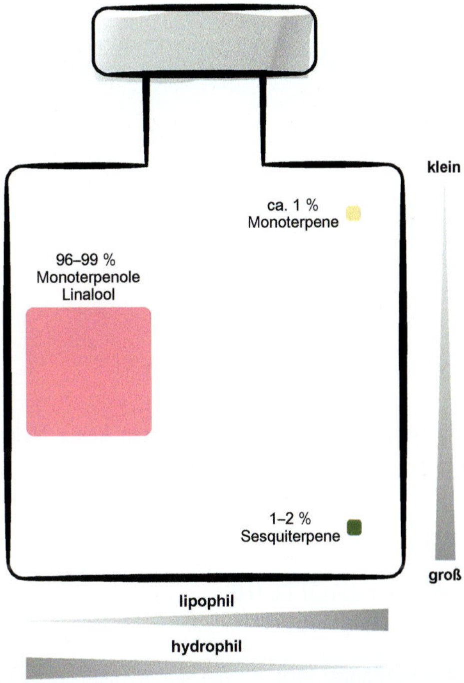

Abb. 6.64 Inhaltsstoffe der Ho-Blätter [L231/P1023]

Ho-Blätter haben einen sehr großen Anteil an polaren Inhaltsstoffen (➤ Abb. 6.64), hauptsächlich Linalool, das sich auch im entsprechenden Hydrolat zeigt. Ein kleiner Anteil an Monterpenen ebnet den Weg in tiefere Hautschichten, sodass das Öl sehr hautfreundlich ist und mit vielen Rezeptoren reagieren kann.

TIPP

Kombinationen: Benzoe, Bergamotte, Kardamom, Lavendel, Orange, Patchouli, Sandelholz, Vetiver, Wacholder, Zeder

Alternativöle: Koriandersamen, Linaloeholz, Palmarosa, Rosenholz, Rosengeranie

Wirkungen und Indikationen

Im Gegensatz zum Kampferöl wirkt das Öl der Ho-Blätter (➤ Tab. 6.31) nicht anregend, sondern durch den hohen Linaloolgehalt stark beruhigend auf die Psyche und auf die Haut. Es wirkt stark gegen Bakterien und Pilze. Gleichzeitig ist es ein sanftes Öl und gut einsetzbar bei sensibler Haut und Schleimhaut. Dieses Öl ersetzt zunehmend das Rosenholzöl.

Tab. 6.31 Wirkungen und Indikationen vom Öl der Ho-Blätter

Wirkungen	Indikationen	Applikationen
Somatische Wirkung		
Stark antiinfektiös, bakterizid, viruzid, fungizid+++	Infektionen im Verdauungs- und Genitalbereich, an Haut und Schleimhaut+++	Massage, Einreiben, Auflage, Bäder
Mukolytisch	Infektionen des Respirationsbereichs	Trockene Inhalation, Raumspray, Einreiben
Psychische Wirkung		
Tonisierend und stimulierend	Asthenien	Massage, Bäder

Unerwünschte Wirkungen

In physiologischer Dosierung treten keine Nebenwirkungen auf.

6.30 Immortelle

Stammpflanze: *Helichrysum italicum, Helichrysum angustifolium;* Asteraceae
Synonym: Strohblume, Katzenpfötchen, Currykraut
Herkunft: Mittelmeerraum
Gewinnungsverfahren: Wasserdampfdestillation der blühenden Pflanze

Besonderheit: Es gibt unterschiedliche Chemotypen und Arten der Immortelle, insbesondere der Gehalt an Nerylacetat und an Sesquiterpen-Ketonen bzw. Dionen kann unterschiedlich sein.

Der Name Immortelle bedeutet unsterblich, da die Blüten nicht verwelken, der botanische Namen Helichrysum kommt aus dem griechischen „Helios" = Sonne und „chrysos" = gold. Traditionell wurde die Immortelle (➤ Abb. 6.65) in Europa als Aufguss oder Tee bei Beschwerden der Atemwege (Asthma bronchiale, chronische Bronchitis, Keuchhusten) eingesetzt, aber auch bei Kopfschmerzen, Migräne, Leber- und Hautleiden (z. B. Schuppenflechte) sowie Verbrühungen und Allergien. Mit dem Absolue der Immortelle werden bestimmte Tabaksorten aromatisiert.

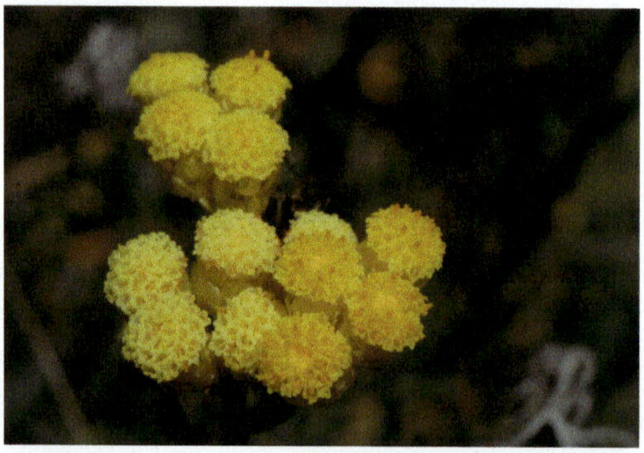

Abb. 6.65 Immortelle *(Helichrysum italicum)* [P1023]

Das Öl hat einen krautigen, würzig-warmen Duft.

Inhaltsstoffe

Es gibt sehr viele Unterarten der Immortelle, die unterschiedliche Inhaltsstoffe (➤ Tab. 6.32) haben. Neben dem Erntezeitpunkt bestimmen z. B. Klima, Bodenbeschaffenheit (vgl. korsisches oder bosnisches Immortellenöl) den Gehalt der einzelnen Inhaltsstoffe. Immortellenöl aus Korsika ist reich an Estern. Diese sind für die stark spasmolytische Wirkung verantwortlich. Es enthält auch sehr viel mehr Diketone, die eine hämatomauflösende Wirkung haben.

Die Immortelle hat viele kleine und große Moleküle mit rein lipophilem Charakter und wenig hydrophilen Anteilen (➤ Abb. 6.66, ➤ Abb. 6.67). Zudem hat es nur einen geringen Anteil an Substanzen mit reaktiven Sauerstoffverbindungen, die Diketone, die auch in das Hydrolat übergehen und an Rezeptoren andocken können. Im Hydrolat können auch Monoterpenole erscheinen, die aus der Spaltung der Ester im Wasser entstehen.

Die Immortelle wirkt entzündungshemmend, krampflösend und beruhigend durch ihre Sesquiterpen-Kohlenwasserstoffen, die durch Ester und Diketone verstärkt werden.

Tab. 6.32 Inhaltstoffe des korsischen und bosnischen Immortellenöls (nach Steflitsch, Wolz, Buchbauer, 2018)

Inhaltsstoffe	Korsika	Bosnien
Monoterpenester		
Nerylacetat	30–50 %	5,4–18 %
Nerylpropionat	4,5–6,3 %	NN-1 %
Nerylbutyrat	0,2–0,4 %	NN
Sesquiterpene		
Helifolen	7–15 %	9,5–19 %
Curcumen	2–3,2 %	2–4 %
β-Cayophyllen	NN – 0,2 %	5,0–7 %
Italicen	2–5,5 %	NN
Sesquterpenole		
Rosifoliol	2,5–5 %	Sp.
β-Eudesmol	0,4–1 %	Sp.
Monoterpene		
Limonen	3,5–6,5 %	1–3 %
α-Pinen	1,2–3 %	30–39 %
Diketone	8–20 %	0,8–8 %

TIPP

Kombinationen: mit Benzoe, Eichenmoos, Grapefruit, Jasmin, Kamille (blau und römisch), Lavendel, Orange, Rose, Vetiver Weihrauch

Alternativöle: Cistrose, als Hämatomöl: Manuka, Lavendel

Synergien: Bei Leberinsuffizienz zusammen mit Rosmarin verbenon und Zitronenöl

Wirkungen und Indikationen

In der französischen Aromatherapie wird die Immortelle „Superarnika" genannt. Blutergüsse können oft verhindert werden, wenn das Öl frühzeitig angewendet wird, dafür sind v. a. die Italidione verantwortlich. Als Hämatomöl hat sich das Öl der Immortelle (➤ Tab. 6.33) bestens mit Cistrosen-, Cajeput- und Lavendelöl bewährt.

Bei allen Arten von Wunden ist Immortellenöl wirksam – auch bei seelischen Wunden. Die Erfahrung hat gezeigt, dass es die dadurch entstandene gereizte und mürrische Stimmung beruhigen kann.

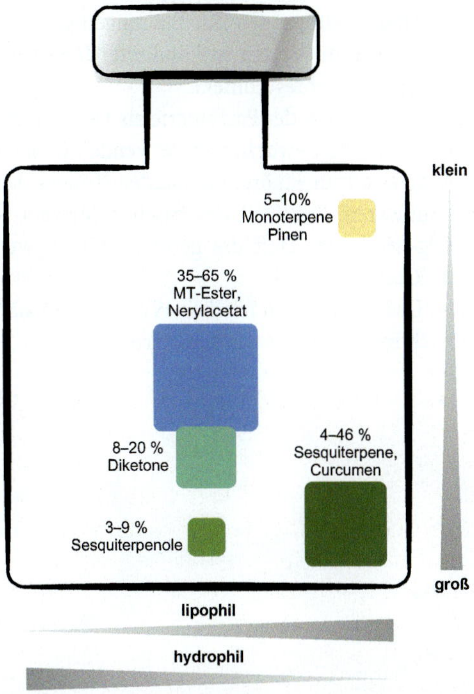

Abb. 6.66 Inhaltsstoffe des korsischen Imortellenöls [L231/P1023]

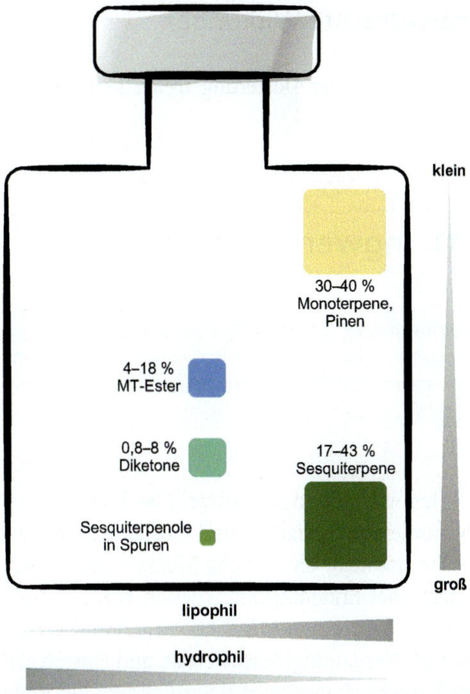

Abb. 6.67 Inhaltsstoffe des bosnischen Imortellenöls [L231/P1023]

6

Tab. 6.33 Wirkungen und Indikationen von Immortellenöl

Wirkungen	Indikationen	Applikationen
Somatische Wirkung		
Antiphlogistisch, antiinflammatorisch	Hervorragend in der Traumatologie: Hämatome+++++, Arthritiden, Dermatitis, Parotitis, Thrombophlebitis+++	Direkt auf die verletzte Stelle auftragen, Auflagen, Bäder
Analgetisch	Zerrungen, Prellungen, Verstauchungen, Gelenk- und Muskelschmerzen, Kopfschmerzen, Migräne, Neuralgien	Einreiben, Bäder, Auflagen
Antikoagulierend++++	Thrombose	Einreiben
Antitussiv, mukolytisch+++	Bronchitis, Sinusitis, Rhinitis++	Massagen, Auflagen, Bäder
Antibakteriell	Superinfizierte Ekzeme, Furunkel, Akne, Abszesse, Wunden	Auflagen, Bäder
Virustatisch	Virale Enterokolitis, Herpes, Warzen	Auflagen, Bäder
Psychische Wirkung		
Beruhigend, entspannend	Angstzustände, Stress, depressive Verstimmung	Einreiben, Bäder, trockene Inhalation, Raumspray
Nervenstärkend	Schwächezustände, nervöse Erschöpfung, seelische Traumata	Trockene Inhalation, Raumspray, Bäder

Immortellenöl wirkt zudem spasmolytisch und mukolytisch auf das Bronchialsystem und wird deswegen gerne bei Husten und auch Pertussis eingesetzt.

6

Unerwünschte Wirkungen

In physiologischer Dosierung treten keine Nebenwirkungen auf.

6.31 Ingwer

Stammpflanze: *Zingiber officinale,* Zingiberaceae
Herkunft: Indien, Jamaika, Fidschi-Inseln, Taiwan, China
Gewinnungsverfahren: Wasserdampfdestillation des frischen oder getrockneten Rhizoms

In Asien wird die Ingwerwurzel (> Abb. 6.68) seit Jahrhunderten kulinarisch und medizinisch genutzt. Die Traditionelle Chinesische Medizin setzt frische Wurzeln bei Erkältungskrankheiten ein, die durch Kälte bzw. Kälte und Wind hervorgerufen werden, sowie bei Verdauungsbeschwerden und Husten gleicher Ursache. Ingwerwurzel wird zudem bei Rheuma, Zahnschmerzen, Malaria, Durchfall, Übelkeit und Fischvergiftung angewendet.

Ingwer gehörte zu den ersten Produkten, die über die Gewürzstraße von Asien nach Europa gebracht wurden. Dioskurides empfahl ihn zur Anregung der Verdauung. Auch heute noch wird Ingwer bei Übelkeit und Reisekrankheit eingenommen. In alten englischen Kräuterbüchern wird Ingwer als Heilmittel bei Verdauungsstörungen mit Blähungen genannt. Im Osten wie im Westen ist kandierter Ingwer inzwischen ein beliebtes Konfekt.

Ingweröl wird in der Parfümerie als Fixateur und für orientalische Gewürznoten verwendet. Es dient als Aromastoff für Liköre, Limonaden (Ginger Ale) und Süßwaren. Der Duft des frischen Ingwers ist spritzig-frisch, der Duft des getrockneten Ingwers warm-krautig.

Das Destillat aus den frischen Wurzel riecht stärker nach Ingwer als das aus den getrockneten.

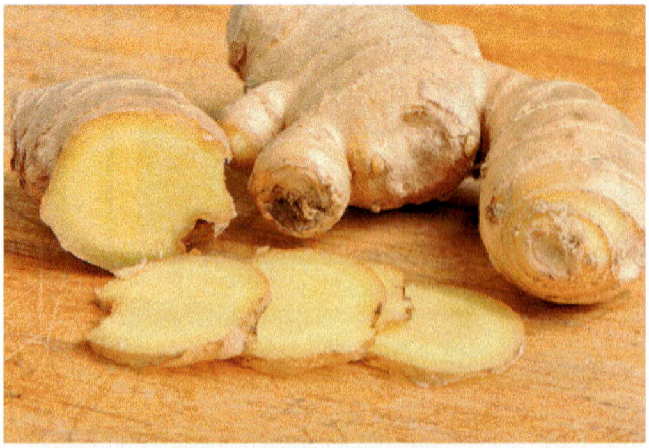

Abb. 6.68 Ingwer *(Zingiber officinale)* [J812]

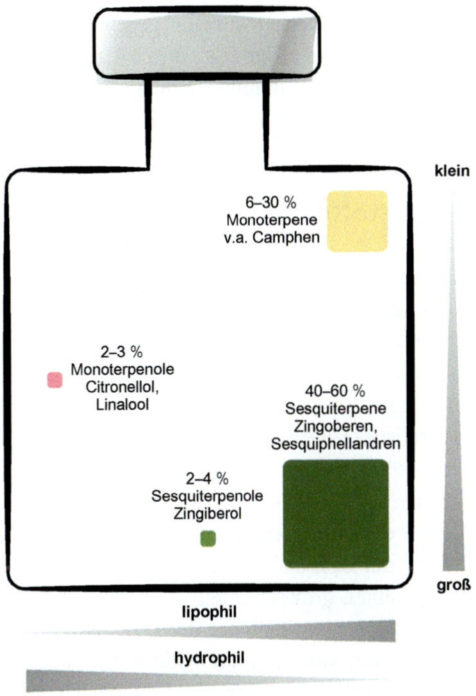

Abb. 6.69 Inhaltsstoffe des Ingweröls [L231/P1023]

Inhaltsstoffe

Das ätherische Öl der Ingwerwurzel hat einen hohen Anteil der hautfreundlichen Sesquiterpenen und keine Scharfstoffe wie das Rhizom.

- **Sesquiterpene:** ca. 40–60 %, v. a. Zingiberen, Sesquiphellandren
- **Monoterpene:** ca. 6–30 %, v. a. Camphen, β-Phellandren, Limonen
- **Sesquiterpenole:** ca. 2–4 %, v. a. Zingiberol
- **Monoterpenole:** 2–3 % v. a. Citronellol, Linalool, Borneol
- Außerdem: Aldehyde, Ester, Oxide

Ingwer-Öl enthält viele große lipophile Moleküle (➤ Abb. 6.69) und wenig hydrophile Anteile.

TIPP

Kombinationen: mit Benzoe, Kardamom, Linaloeholz, Lorbeer, Nelke, Patchouli, Rose, Rosenholz, Sandelholz, Tonka, Vetiver, Weihrauch, Zimt
Alternativöle: Kardamom

Wirkungen und Indikationen

Das ätherische Öl enthält keine Scharfstoffe. Als sehr hautfreundliches Öl (➤ Tab. 6.34) wird es gerne bei „seelischem Bauchweh" eingesetzt. Es wirkt schmerzstillend bei Arthritis und beruhigend bei Verdauungsproblemen.

Das destillierte Öl ist sehr gut hautverträglich. Beim CO_2 extrahierten Öl können hingegen Hautreizungen auftreten, weil hautreizende Scharfstoffe im Öl verbleiben können.

Unerwünschte Wirkungen

In physiologischer Dosierung treten keine Nebenwirkungen auf.

Ingweröl ist Bestandteil zahlreicher aphrodisierender Mischungen. Da das Öl keine Scharfstoffe enthält, ist es als hautfreundlich zu bezeichnen.

Tab. 6.34 Wirkungen und Indikationen von Ingweröl

Wirkungen	Indikationen	Applikationen
Somatische Wirkung		
Antiemetisch, Darmperistaltik anregend, cholagog	Obstipation, Onkologie, Reisekrankheit Appetitlosigkeit, Meteorismus, Dyspepsie^{+++}	Bäder, sanfte Bauchmassagen
Analgetisch^{++}	Arthritis^{++}, Muskelschmerzen, Prellungen, Distorsionen, Dysmenorrhö, Zahnschmerzen	Lokal auftragen
Mukolytisch^{+}	Chronische Bronchitis^{+++}	Einreiben, Inhalation, Bäder
Psychische Wirkung		
Beruhigend^{+++}, tonisierend	Neurovegetative Dystonie	Bäder, sanfte Massagen
Aphrodisisch^{++}	Impotenz	Einreiben der LWS, Bäder, Massagen

6

6.32 Iris

Stammpflanze: *Iris germanica L.,* Iris x pallida Lam. Iridaceae
Synonyme: Blaue Lilie
Herstellung: meist Wasserdampfdestillation aus den Wurzeln, die vorher drei Jahre gelagert wurden (Duftbildung durch Fermentation)
Allgemeines: wird in Parfüms der Spitzenklasse eingesetzt, edler Luxusduft
Duft: veilchenähnlich mit weichem, blumig-fruchtigem Unterton, strahlend, pudrig

Besonderheit: Dieses sehr seltene Öl findet kaum therapeutische Anwendung. Irisöl ist eines der teuersten Öle. Die Herstellung ist sehr aufwändig, die Rhizome müssen mindestens drei Jahre lang gelagert werden, durch die Destillation wird dann Irisbutter gewonnen, diese muss abgekühlt werden und durch Zugabe von hochprozentigem Alkohol werden die ätherischen Öle herausgelöst. Der Alkohol wird anschließend abgedampft. Irisöl wird häufig mit 5 % Magnolienblütenöl versetzt, weil dieses günstiger ist und den Eigengeruch der Iris nicht verändert.

Iris (➤ Abb. 6.70) ist die Blume der griechischen Göttin des Regenbogens, denn ihre Farben erinnern an die Farben der Schwertlilie. Den zahnenden Kindern werden „Veilchenwurzeln" gegeben, diese sind eigentlich Wurzeln der Iris. Durch das Kauen der Wurzel bildet sich ein milder Schleim, der das Zahnfleisch beruhigt.

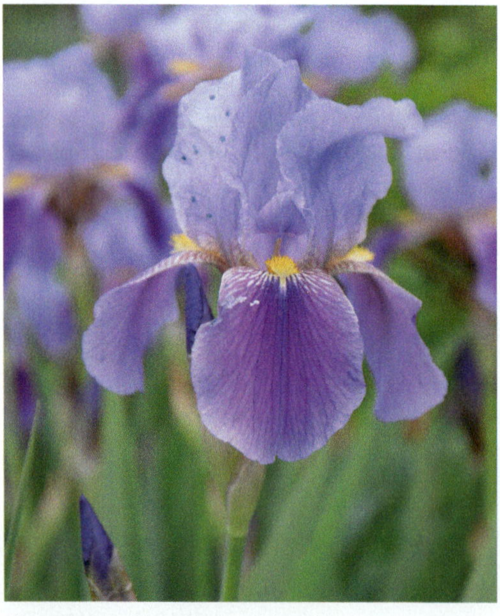

Abb. 6.70 Iris *(Iris germanica L.)* [J812]

Inhaltsstoffe

Irisöl hat die meisten Sesquiterpenketone aller Öle. Diese haben eine große Affinität zu den GABA-Rezeptoren und wirken somit sedierend, ohne jedoch unerwünschte Wirkungen hervorzurufen. Dadurch sorgen sie für innere Ruhe, Gelassenheit und stellen das seelische Gleichgewicht her.

- **Sesquiterpenketone:** 15–75 % v. a. Jonone, α-ϒ-Iron
- **Ester der Myristicinsäure:** ca 8 %
- **Ester der Laurinsäure:** ca 50 %

Iris hat einen großen Anteil an großen Molekülen (➤ Abb. 6.71), weshalb der der Duft sehr lange im Raum bleibt, auf der Haut wirkt es stabilisierend. Obwohl das Öl kaum hydrophile Anteile hat, verfügt es über die Sauerstoffverbindungen der Sesquiter-

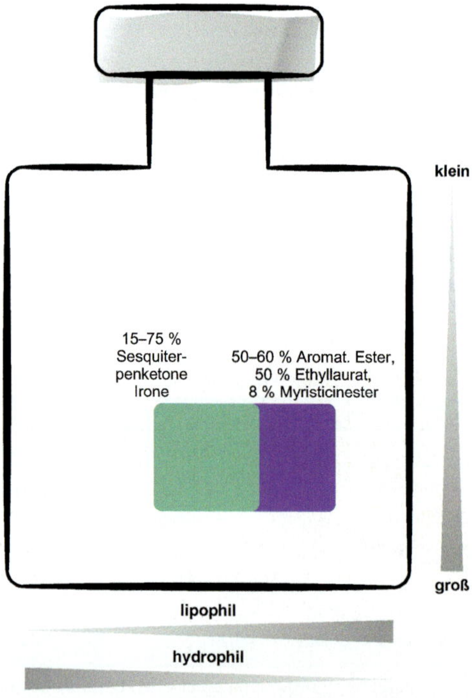

Abb. 6.71 Inhaltsstoffe des Irisöls [L231/P1023]

penketone. Deshalb hat es eine gute Wechselwirkung mit Rezeptoren.

Wirkungen und Indikationen

Irisöl wird in der Sterbebegleitung angeboten, als Wegbegleiter über den Regenbogen in die andere Welt. Neuere Forschungen haben ergeben, dass es in Prostatakrebszellen und in den Melanomzellen der Haut verschiedene Rezeptoren gibt, die auf β-Jonon reagieren und das Krebswachstum einstellen können.

In der Therapie wird hauptsächlich 1-prozentiges Irisöl verwendet.

6.33 Jasmin

Stammpflanze: *Jasminum grandiflorum,* Oleaceae
Herkunft: Indien, Ägypten, Marokko, Italien
Gewinnungsverfahren: Solventextraktion mit Hexan und Ethylalkohol der Blüten

Jasmin (➤ Abb. 6.72) ist wegen seines Dufts in der Haute Parfümerie sehr begehrt, das orange-braune, süß duftende Öl gehört zu den kostbarsten Ölen. Aus 1.000 kg Blüten (etwa 8 Mio. Einzelblüten,) entstehen 2,3 kg Concrète (Jasminbutter) und durch weitere Extraktion mit Ethylalkohol 1,0 kg Absolue.

Jasminöl duftet intensiv warm, betörend blumig. Die Blütenöle und Absolues sind alle vom Duft her einmalig.

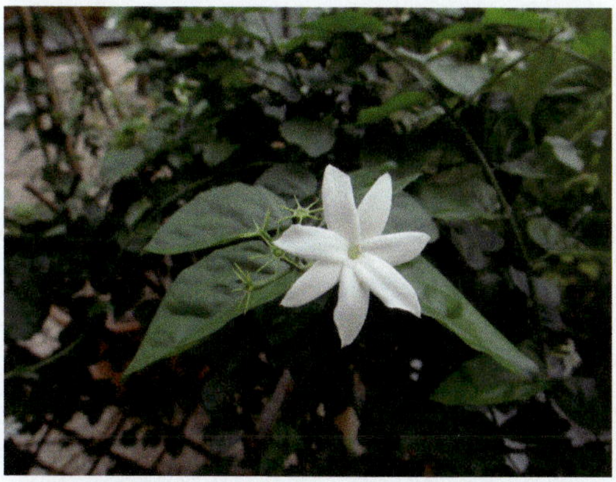

Abb. 6.72 Jasmin *(Jasminum grandiflorum)* [P1023]

Ähnlich wie Rosenöl wird auch Jasminöl von Hebammen zur Geburtsvorbereitung und Entbindung eingesetzt. Jasminöl kann bei psychischen oder psychosomatischen Problemen eingesetzt werden, da es die Ausschüttung der Enzephaline, das sind stimmungshebende Neurotransmitter, anregt und dadurch ebenso euphorisch wie entspannend wirkt. Jasminöl ist ein klassisches Aphrodisiakum.

Inhaltsstoffe

Die aromatischen Ester bewirken den narkotisch-blumigen Geruch.

- **Aromatische Ester:** ca. 40–60 %, v. a. Benzylacetat, Benzylbenzoat, Methylanthranilat
- **Diterpenole:** ca. 15–45 %, v. a. Phytol, Isophythol
- **Sesquiterpenole:** ca. 2–8 %, v. a. Farnesol
- **Monoterpenole:** ca. 5–15 %, v. a. Linalool, Geraniol
- **Aromatische Alkohole:** 2–15 % Benzylalkohol
- Außerdem: Sesquiterpene, Ketone, Ether

Jasmin hat sehr viele große Moleküle (➤ Abb. 6.73) mit Sauerstoffverbindungen, weshalb es sich um

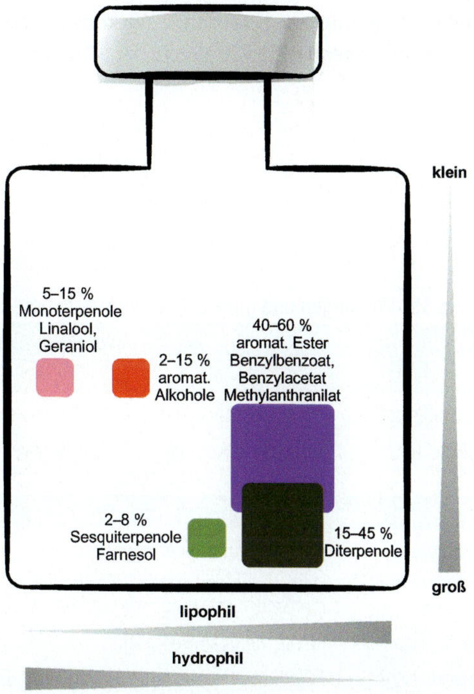

Abb. 6.73 Inhaltsstoffe des Jasminöls [L231/P1023]

6

eine Basisnote mit lang anhaltendem Duft handelt. Durch die alkoholischen Moleküle hat es einen leicht hydrophilen Charakter und kann gut mit Rezeptoren reagieren.

TIPP

Kombinationen: mit Benzoe, Eichenmoos, Ingwer, Nelke, Neroli, Orange, Patchouli, Rose, Sandelholz, Vetiver, Zeder, Zimt
Alternativöle: Rose, Champaca, Tuberose oder Frangipani

Wirkungen und Indikationen

Die Stärke des Jasminöls (➤ Tab. 6.35) liegt in seiner erotisierenden, spasmolytischen und tonisierenden Wirkung. Auf der psychischen Ebene macht sich dieses Wirkungsspektrum als anregende und aktivierende Wirkung bemerkbar.

Unerwünschte Wirkungen

Bei Jasminöl ist auf rückstandskontrollierte, besser rückstandsfreie Ware zu achten. Niedrig dosieren, da in hoher Dosierung eine betäubende Wirkung eintreten kann; meist genügt ein Tropfen in der Mischung.

6.34 Johanniskraut

Stammpflanze: *Hypericum perforatum,* Clusiaceae/Hypericaceae
Synonym: Tüpfelkraut, Hartheu, Waldhopfen
Herkunft: in ganz Europa verbreitet
Gewinnungsverfahren: Wasserdampfdestillation der Blüten

Johanniskraut (➤ Abb. 6.74) kommt in vielen Arten fast überall in Europa vor, in unseren Breiten finden wir neun verschiedene Arten. Die Merkmale des zur Behandlung verwendete Johanniskraut sind: die durchlöchert aussehenden Blätter (deshalb der Artname perforatum), der zweikantige Stängel und die Rotfärbung der Finger beim Zerreiben der Blüten.

Während Johanniskraut anfänglich insbesondere zur Wundbehandlung eingesetzt wurde, wurde im Mittelalter die Wirkung auf das Gefühlsleben entdeckt, als Mittel gegen „melancholische Gedanken". Die Menschen im Mittelalter glaubten, Johanniskraut wirke, indem es böse Dämonen aus dem Menschen treibe. Damals wurde die Johanniskraut-Pflanze als „die Sonne der Seele" bezeichnet – ein deutlicher Hinweis auf die stimmungsaufhellenden Eigenschaften. Lonicerus bezeichnete Johanniskraut als „Hopfen des Waldes", da es eine stark beruhigende und angstlösende Wirkung hat. Es wird auch heute noch gegen Depressionen eingesetzt. Das ätherische Öl ist relativ selten und vergleichsweise teuer.

Der Duft des Öls ist heuartig, würzig, schwer warm.

Tab. 6.35 Wirkungen und Indikationen von Jasminöl

Wirkungen	Indikationen	Applikationen
Somatische Wirkung		
Spasmolytisch++	Dysmenorrhö	Einreiben der LWS, Bäder
Analgetisch++	Geburtsvorbereitung, Lumbalgie, Dysmenorrhö, Muskelkrämpfe, Lumbalgien, Distorsionen	Bäder, Einreiben der LWS
Psychische Wirkung		
Antidepressiv, euphorisierend++, stärkend	Depression (auch in der Menopause), Apathie, Gleichgültigkeit, Niedergeschlagenheit, mangelndes Selbstvertrauen, stressbedingte Beschwerden	Bäder, Inhalation, Einreiben, Massage
Anxiolytisch++	Stress, nervöse Depression	Inhalation, sanfte Massage, Bäder
Aphrodisisch++	Frigidität, Impotenz	Bäder, sanfte Massage
Sedierend++	Nervosität, Unruhe	Inhalation1 Tropfen auf Puls oder Schläfen geben

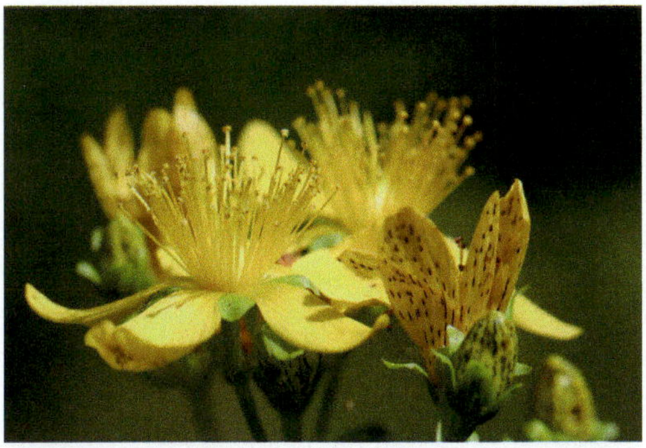

Abb. 6.74 Johanniskraut *(Hypericum perforatum)* [P1023]

Inhaltsstoffe

- **Monoterpene:** ca. 25–45 %, v. a. α-und β-Pinen
- **Sesquiterpene:** bis 40 %, v. a. Germacren
- **Aliphatische Kohlenwasserstoffe (Alkane):** ca. 30–50 %, v. a.2-methyl-octan, Nonan
- Außerdem: Monoterpenole, Sesquiterpenole, Oxide

Johanniskraut besteht ausschließlich aus rein lipohilen Anteilen (➤ Abb. 6.75), dadurch wirkt es stabilisierend auf die Haut. Es reagiert kaum mit Rezeptoren.

TIPP

Kombinationen: mit Benzoe, Bergamotte, Kamille (blau), Mandarine, Orange, Rose, Weißtanne, Ylang-Ylang, Zeder, Zitrone
Alternativöle: Manuka, Sandelholz, Narde, Zeder

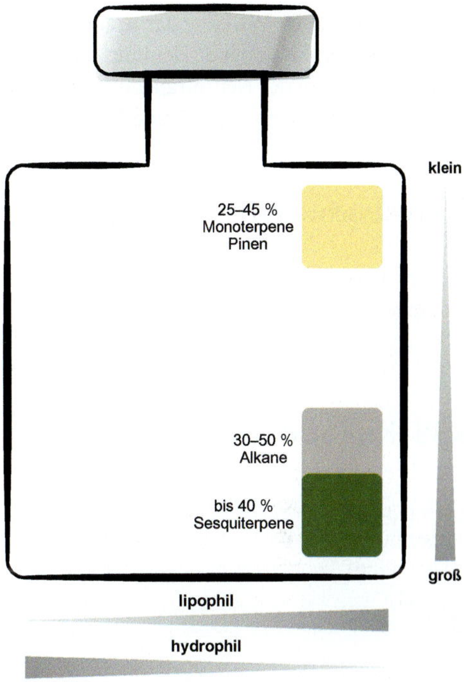

Abb. 6.75 Inhaltsstoffe des Johanniskrautöls [L231/P1023]

Wirkungen und Indikationen

Die Wirkung des Johanniskrautöls (➤ Tab. 6.36) wird verstärkt, wenn es mit Lavendel, Mandarine und Rose gemischt wird. Hier wirkt es erwärmend, antidepressiv, insbesondere wenn die Depression mit Verdauungsstörungen und quasi-rheumatischen Beschwerden einhergeht.

Tab. 6.36 Wirkungen und Indikationen von Johanniskrautöl

Wirkungen	Indikationen	Applikationen
Somatische Wirkung		
Antiinflammatorisch auf Schleimhäute	Stomatitis, Ulcus ventriculi et duodeni^{++}	Einreiben, Auflagen
Antibakteriell (Hyperforin)$^{+++}$	Enterokolitis, Zystitis, Pyelonephritis^{+++}	Einreiben, Auflagen, Bäder
Antiphlogistisch (Flavonoide)$^{+++}$	Prellungen, Schwellungen	Bäder, sanfte Massagen
Analgetisch^{++}	Ischialgie, Neuralgie	Einreiben, sanfte Massagen
Antiviral (Hypericin, Pseudohypericin)	Therapeutische Nutzbarkeit unterschiedlich bewertet	Einreiben
Psychische Wirkung		
Antidepressiv, psychomotorisch aktivierend^{+++}	Depressionen, nervöse Erschöpfung	Inhalation, sanfte Massagen, Bäder

Die antidepressive Wirkung der Kräuterdroge Johanniskraut beruht auf einer Hemmung des synaptischen Re-Uptake der Neurotransmitter Serotonin, Noradrenalin, Dopamin, GABA und *L*-Glutamat.

Unerwünschte Wirkungen

In physiologischer Dosierung treten keine Nebenwirkungen auf.

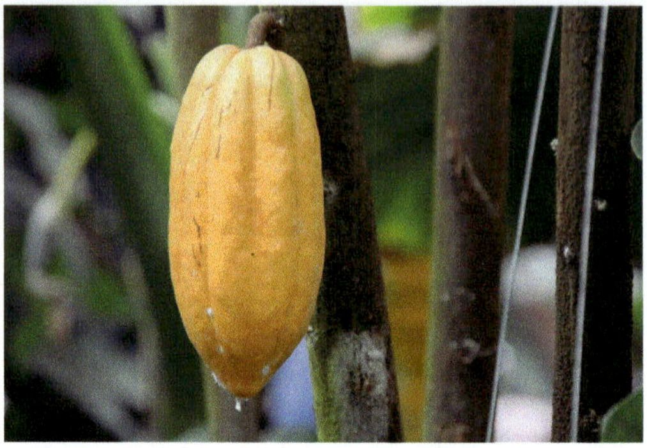

Abb. 6.76 Kakao *(Theobroma cacao)* [P1023]

6.35 Kakaoextrakt

Stammpflanze: *Theobroma cacao,* Sterculiaceae
Herstellung: Alkoholextraktion aus den Bohnen
Allgemeines: für vanillige, blumige Naturparfüms, Aromaküche
Duft: warmer, vanilliger Kakaoduft

Wirkungen und Indikationen: Es wird selten therapeutisch angewendet, Kakaoöl (➤ Abb. 6.75) wirkt ausgleichend, appetitanregend. Zusammen mit Vanille ist Kakaoöl ein feines, Geborgenheit vermittelndes Kinderöl.

6.36 Kamille und seine Arten

6.36.1 Kamille, blau

Stammpflanze: *Matricaria recutita, Matricaria chamomilla,* Asteraceae
Synonym: Deutsche Kamille, Echte Kamille, Apfelblümlein, Kummerblume
Herkunft: ganz Europa
Gewinnungsverfahren: Wasserdampfdestillation
Verwendeter Pflanzenteil: Blüte

Die ursprüngliche Heimat der Kamille (➤ Abb. 6.77) ist Vorderasien, Süd- und Osteuropa. Heute wächst sie in ganz Europa, auch in Nord- und Südamerika und in Australien. Der korrekte wissenschaftliche Name der Echten Kamille ist in der Literatur umstritten. Die beiden Namen *Matricaria chamomilla* und *Matricaria recutita* wurden bereits 1753 von Carl von Linné veröffentlicht. Meist wird *Matricaria chamomilla* als korrekter Name angesehen.

Die Kamille wird seit Jahrtausenden als Heilpflanze eingesetzt: Bei den Ägyptern wurde sie als Blume des Sonnengottes verehrt, die Germanen zählten sie zu den neun heiligen Pflanzen. Die entzündungshemmende und fiebersenkende Wirkung des Allheilmittels Kamille war der Klostermedizin des 11. Jh. bekannt und bis weit ins 20. Jh. zierte die Kamille jeden Bauerngarten.

Durch Wasserdampfdestillation der Blütenköpfchen erhält man das tiefblaue Öl. Dabei entstehen aus dem farblosen bzw. weißen Proazulen Matricin und Matricarin Chamazulen, die für die blaue Farbe des Kamillenöls verantwortlich sind.

Manchmal wird Kamillenöl mit Schafgarbenöl gestreckt, da dieses mehr Chamazulen enthalten kann. Schafgarbenöl enthält aber keine Spiroether – ringförmige Ether-Verbindungen, die auch entzündungshemmend und spasmolytisch wirken.

Das Öl duftet stark süßlich, warm, krautig.

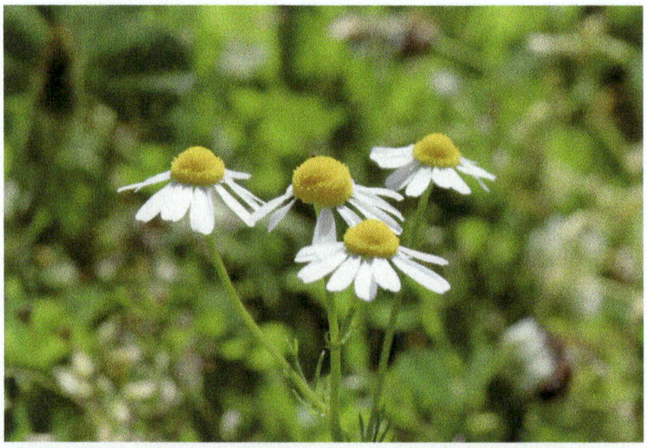

Abb. 6.77 Kamille *(Matricaria recutita)* [P1023]

Inhaltsstoffe

Wichtige Bestandteile sind die Sesquiterpene Chamazulen und Bisabolol. Diese sind verantwortlich für die hautpflegende Wirkung. Sie haben zudem antiphlogistische Eigenschaften infolge einer Hemmung der 5-Lipoxygenase und der Cyclooxygenase und dem damit einhergehenden Eingriff in die Eicosanoidbiosynthese (Hemmung der Bildung von Leukotrienen und Prostaglandinen). Die antioxidative Wirkung ist insbesondere auf die Sequiterpene Farnesen und Chamazulen zurückzuführen, die auch mit (–)-α-Bisabolol ulkusprotektiv wirken. Die spasmolytische Wirkung wird hauptsächlich durch Flavonoide, Bisaboloide, Spiroether und in geringem Maße durch Cumarine hervorgerufen.

- **Sesquiterpene:** ca. 45–70 %, v. a. Farnesen, Chamazulen, Bisabolen
- **Sesquiterpenoxide:** ca. 16–45 %, v. a. Bisabololoxide
- **Sesquiterpenole:** ca. 5–30 %, v. a. Spathulenol, α-Bisabolol, Farnesol
- **Monoterpenketone:** Artemisiaketon: 0,1–0,4 %, Kommt nur in der blauen Kamille vor
- Außerdem: Monoterpene, Ether

Kamille blau besteht aus vielen großen lipophilen Molekülen (> Abb. 6.78) und hat somit eine Basisnote mit lang anhaltendem Duft und guter stabilisierender Wirkung auf die Haut. Die Sauerstoffanteile der Sesquiterpenverbindungen sorgen für den leicht hydrophilen Charakter und für eine gute Wechselwirkung mit Rezeptoren: Dies führt in diesem Fall zu einer ausgeprägten entzündungshemmenden Wirkung.

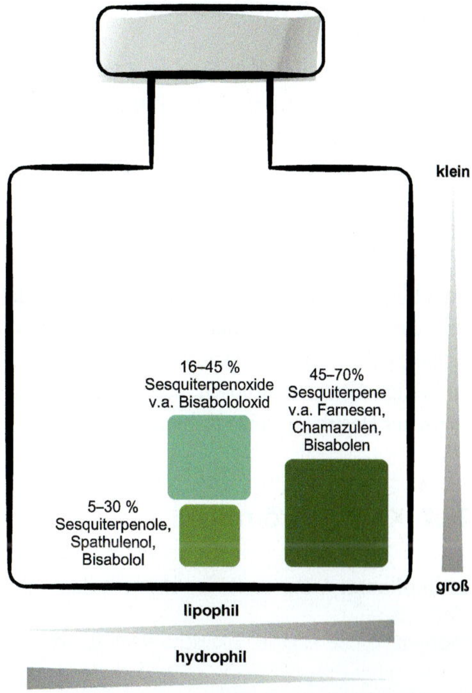

Abb. 6.78 Inhaltsstoffe des Kamillenöls [L231/P1023]

TIPP

Kombinationen: mit Benzoe, Bergamotte, Eichenmoos, Jasmin, Lavendel, Majoran, Patchouli, Rose, Vetiver, Ylang-Ylang, Zitrone

Alternativöle: Schafgarbe, Narde

Synergien:

- Bei Dermatosen in Verbindung mit Immortelle und Lavendel
- Bei Harnwegsentzündungen mit Muskatellersalbei, Teebaum, Salbei

Tab. 6.37 Wirkungen und Indikationen von Kamillenöl (Kamille blau)

Wirkungen	Indikationen	Applikationen
Somatische Wirkung		
Antiphlogistisch, epithelisierend++	• Dermatosen, Ekzeme, Ulkus der Haut++ • Bindehaut-, Blasen-, Gelenk-, Muskelentzündungen • Schnittwunden, Wunden, Verbrühungen	• Lokale Applikation • Auflagen, Waschungen
Säurehemmend++	Ulcus gastroduodenum, Gastritis++	Innere Anwendung
Spasmolytisch++ Analgetisch	Dyspepsie, Meteorismus+ Zahnschmerzen	Massage, Bäder
Psychische Wirkung		
Sedierend++	Nervöse Anspannung, Schlaflosigkeit, Stress	Trockene Inhalation, Bäder, Massagen

Wirkungen und Indikationen

Das ätherische Öl der Kamille (➤ Tab. 6.37) hilft gegen körperliche und seelische Wunden. Es heilt und pflegt Haut und Schleimhaut.

Unerwünschte Wirkungen

Vorsicht bei Allergie gegen Korbblütler (Asteraceae). Durch unvorsichtige Destillationsweise entsteht oft Bisabololoxid in hoher Konzentration. Dieser Stoff kann heftige Allergien auslösen. Sonst treten in physiologischer Dosierung keine Nebenwirkungen auf.

6.36.2 Kamille, römisch

Stammpflanze: *Anthemis nobilis,* Chamaemelum nobile Asteraceae
Synonym: Große Kamille, Englische Kamille, Welsche Kamille
Herkunft: Frankreich, England
Gewinnungsverfahren: Wasserdampfdestillation der Blütenköpfe

Die Römische Kamille (➤ Abb. 6.79) hat im Vergleich zur Kamille blau größere und buschigerer Blüten und mehr Zungenblüten.

Ihre ursprüngliche Heimat ist der Mittelmeerraum. Heute wird sie hauptsächlich in England kultiviert. Die Pflanze zählte zu einer der neun heiligen Pflanzen der Sachsen. Die britische Kräutertherapie setzte sie z. B. bei Verdauungsstörungen (Dyspepsie), Übelkeit und Brechreiz, Anorexie, Dysmenorrhö, Blähungen und mentalem Stress ein.

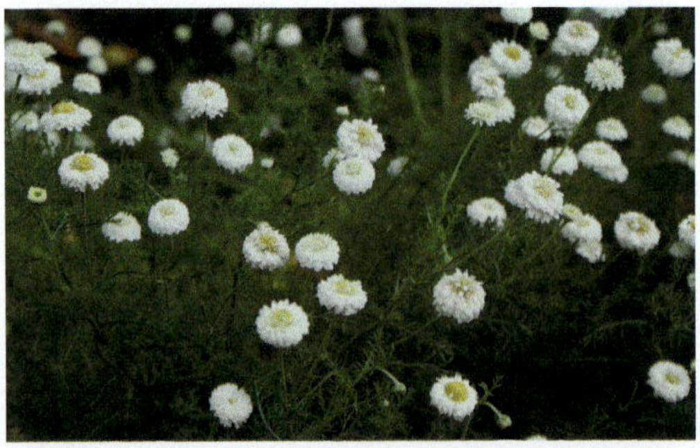

Abb. 6.79 Römische Kamille *(Anthemis nobilis)* [P1023]

Der starke Duft ist blumig süß, krautig.

Das ätherische Öl der römischen Kamille ist farblos bis gelb, da es nur sehr wenig Bisabolol und Chamazulen enthält.

Inhaltsstoffe

Das Öl der römischen Kamille ist das ätherische Öl mit dem höchsten Estergehalt, dadurch ist es ein typisches „Psycho-Öl" und wirkt sehr entspannend. Amylbutyrate erweitern die durch Histamin verengten Bronchien bei allergischem Asthma.

- **Monoterpenester:** ca. 75–80 % v. a. Isobutylangelat, Isoamylangelat und verschiedene Amylbutyrate
- **Monoterpenole:** ca. 2–8 %, v. a. Pinocarveol
- **Ketone:** ca. 3–10 %, v. a. Pinocarvon
- **Monoterpene:** ca. 1–10 %, v. a. α-Pinen
- **Sesquiterpene:** ca. 1–10 %, v. a. β-Caryophyllen
- **Oxide:** bis 5 %, v. a. 1,8-Cineol
- **Aldehyde:** bis 10 %, v. a. Myrtenal

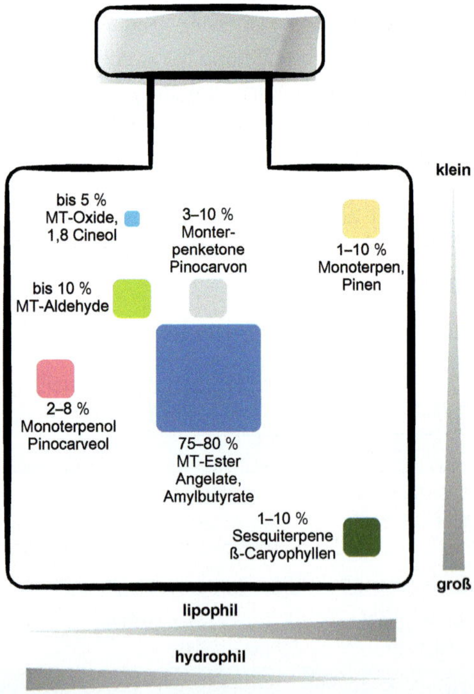

Abb. 6.80 Inhaltsstoffe der römischen Kamille [L231/P1023]

Einige der Monoterpenester sind Ester von Alkoholen mit 5 C-Atomen und Buttersäure und dadurch eigentlich Hemiterpenester (➤ 2.8.6).

Die römische Kamille besteht aus sehr vielen Anteilen, die weder hydrophil noch lipophil und deshalb in der Mitte angeordnet sind (➤ Abb. 6.80). Diese Ester haben eine vorwiegend entspannende Wirkung. Zudem gibt es wenige lipophile Monoterpene, die das Eindringen in tiefere Hautschichten erleichtern, und einige hydrophile Molekülen, die die Wechselwirkung mit Rezeptoren erleichtern.

TIPP

Kombinationen: mit Benzoe, Bergamotte, Cistrose, Eichenmoos, Immortelle, Lavendel, Melisse, Neroli, Rose, Rosengeranie, Vetiver, Zeder
Alternativöle: als „Notfallöl" Neroli

Wirkungen und Indikationen

➤ Tab. 6.38

Römische Kamille wirkt auch emmenagog und kann deshalb bei Menstruationsbeschwerden (zu starke, schmerzhafte, verlängerte, ausbleibende aus nervösen Ursachen) und PMS zur Anwendung kommen.

Unerwünschte Wirkungen

Das Öl kann allergene Sesquiterpenlactone (Spuren Nobilin) enthalten, wenn bestimmte Beikräuter mitdestillierte wurden, die bei der Verarbeitung β-Lactone entstehen lassen können.

Bei Personen mit Korbblütlerallergie sollte das Öl nicht eingesetzt werden. Zur Sicherheit sollte auf jeden Fall ein Allergietest auf der Innenseite des Arms durchgeführt werden.

6.37 Kampfer

Stammpflanze: *Cinnamomum camphora,* Lauraceae
Herkunft: China, Taiwan, Japan
Gewinnungsverfahren: Wasserdampfdestillation des zerkleinerten Holz

Besonderheit: Der Kampfer (➤ Abb. 6.81) scheidet sich bei der Destillation in kristalliner Form ab. Diese kristalline Substanz wird in Fraktionen destilliert. Beim allgemein erhältlichen ätherischen Öl handelt es sich um den sog. „Weißen Kampfer", die erste und leichteste Fraktion. Brauner und der noch

Tab. 6.38 Wirkungen und Indikationen von Kamillenöl (römische Kamille)

Wirkungen	Indikationen	Applikationen
Somatische Wirkung		
Antiallergisch^{++++}	Asthma^{++++}, allergischer Husten	Einreiben, Auflage, Innere Einnahme
Antiinflammatorisch^{++}, antiphlogistisch^{++}	Ekzem, Dermatitis, Verbrennungen, Urtikaria, entzündete Mamille während der Stillphase, Furunkel, Ulkus der Haut, Panaritien, Couperose, Akne	Auftragen als Massageöl (niedrig dosieren), Bäder
	Gingivitis	Mundspülung, pur auftragen, oder in Ölziehkur verarbeiten
	Dickdarm-, Hoden-, Nieren-, Blasenentzündung	Bäder, Auflagen, Einreiben als Massageöl
	Arthritis	
Antiparasitär^{+++}	Lamblien, Ankylostomiasis	Auftragen, Sprühen
Psychische Wirkung		
Sedierend^{+++} stärkend, antidepressiv	• Reizbarkeit, Nervosität • Emotionale Traumen bzw. Schockzustände^{+++} • Insomnie • Unruhige, zahnende Kinder, stressbedingte Beschwerden	Trockene Inhalation, Raumspray, Massagen, Bäder
Anxiolytisch^{+++}	In England als Anxiolytikum vor chirurgischen Eingriffen^{+++}	Trockene Inhalation, Raumspray, Einreiben, Bäder

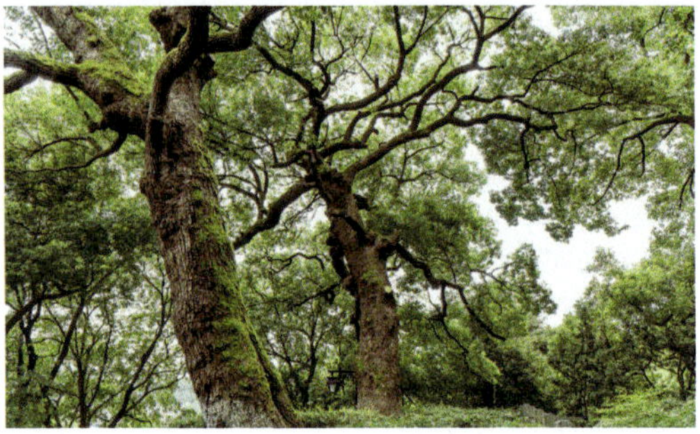

Abb. 6.81 Kampfer *(Cinnamomum camphora)* [V119]

schwerere „Gelbe Kampfer" enthalten 10–20 % des Phenylpropanderivats Safrol.

Im Altertum wurde Kampfer für kultische Räucherungen, zum Einbalsamieren von Leichen und als Heilmittel angewendet. In kristalliner Form wurde brauner und gelber Kampfer damals zur Vorbeugung gegen ansteckende Krankheiten in Säckchen um den Hals getragen. Die Medizinschule von Salerno hat den Kampfer in die Materia medica eingeführt, sodass er im Mittelalter einen besonderen Platz in der Medizin einnahm und auch heute noch in den Pharmakopoen anzutreffen ist.

In der Traditionellen Chinesischen Medizin hat Kampfer große Bedeutung und wird verwendet, um Energiebahnen und Sinne zu öffnen, Feuchtigkeit auszuleiten, Schmerzen und Schwellungen zu beseitigen sowie Parasiten zu vertreiben. Bereits Anfang des 6. Jh. schrieb der arabische Dichter Amrulkais über den Riechstoff der Chinesen. Und im Koran steht geschrieben, dass die Gerechten im Paradies eine Kampferquelle antreffen werden, an der sie sich laben können.

Kampferöl riecht klar, frisch, medizinisch, eukalyptusartig.

Inhaltsstoffe

Im Organismus wird Kampfer (d. h. der Inhaltsstoff Borneon) über die Nieren als gepaarte Camphoglucuronsäure im Harn ausgeschieden. Die rasche Bildung dieser Verbindung erklärt die Flüchtigkeit der Kampferwirkung. Ein kleiner Teil wird mit der Atemluft ausgeatmet. Borneon wirkt wie alle Monoterpenketone tonisierend.

- **Monoterpenketone:** ca. 40–50 % v. a. (+)-Borneon
- **Monoterpenoxide:** ca. 20–35 % v. a. 1,8-Cineol
- **Monoterpene:** ca. 30–55 %, v. a. (+)-Limonen, p-Cymen
- **Phenylether:** ca. 1–18 %, v. a. Safrol

Es gibt auch Kampferöle mit einem sehr geringen Kampferanteil < 1 %.

Kampfer hat viele kleine Moleküle (➤ Abb. 6.82), zählt also zu den Kopfnoten, mit relativ hohem Anteil an Monoterpenen mit lipophiler Wirkung. Die Sauerstoffanteile in den Oxiden und Ketonen bringen aber auch eine gute Wechselwirkung mit Rezeptoren mit sich.

TIPP

Kombinationen: Benzoe, Cassia, Myrte, Narde, Orange, Riesentanne, Rosmarin, Salbei, Zeder und Zypresse
Alternativöle: Rosmarin Ct. Campher, Speiklavendel

Wirkungen und Indikationen

Kampfer wird traditionell als Erkältungsöl (➤ Tab. 6.39) sowie gegen rheumatische Erkrankungen und Gelenkschmerzen eingesetzt.

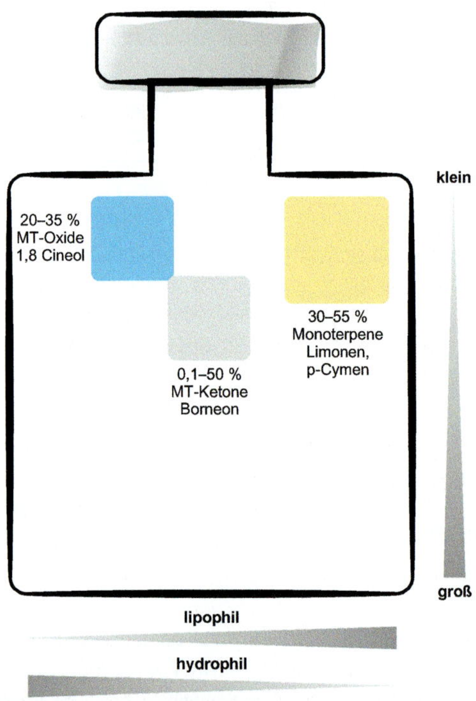

Abb. 6.82 Inhaltsstoffe des Kampferöls [L231/P1023]

Tab. 6.39 Wirkungen und Indikationen von Kampheröl

Wirkungen	Indikationen	Applikationen
Analgetisch, antirheumatisch+++	Chronische Polyarthritis, rheumatische und muskuläre Schmerzen, Kontusionen+++	Einmassieren, auftragen, Auflagen, Bäder
Tonisierend++	Herz-Kreislauf-System, Hypotonie	Am Fläschchen riechen, evtl. 1 Tr. im Mund lange einspeicheln, Bäder, trockene Inhalation
Mukolytisch, antitussiv+	Chronische Bronchitis+	Als Erkältungsbalsam verwenden, trockene Inhalation, Bäder

Bei Personen mit niedrigem Blutdruck und Kollapsneigung wirkt Kampfer tonisierend und blutdrucksteigernd.

Unerwünschte Wirkungen

Je nach Konzentration des Inhaltsstoffes Borneon sollte Kampfer nicht angewendet werden bei Schwangeren, Säuglingen, sowie bei Epileptikern.

Bei gleichzeitiger Konstitutionsbehandlung mit hoch potenzierten homöopathischen Mitteln raten manche Homöopathen von der Verwendung des Kampferöls in jeder Form ab (mögliches Antidot), obwohl Hahnemann selbst mit Kampfer gearbeitet hat.

6.38 Kanuka

Stammpflanze: *Kunzea ericoides, Leptospermum ericoides,* Myrtaceae
Synonym: „White Manuka"
Herkunft: Neuseeland, China, Taiwan, Japan
Gewinnungsverfahren: Wasserdampfdestillation der Blätter und Zweige

Gemeinsam mit Manuka stellt Kanuka (➤ Abb. 6.83) das Allheilmittel der Maori dar. Die Pflanze selbst diente ihnen als Apotheke: Mit Rinde, Blättern oder dem Sud daraus senkten sie Fieber, kurierten Erkältungen, bekämpften Entzündungen. Und die leicht ablösbare Rinde brennt unter Entwicklung eines aromatischen Rauchs, ideal zum Räuchern von Fleisch und Fisch.

Das Kanukaöl ist dünnflüssig und gelblich grün gefärbt. Es ist eines der zwei wichtigsten aus Neuseeland stammenden Öle. Es riecht streng krautig, erdig.

Inhaltsstoffe

Kanuka hat einen sehr großen Anteil an kleinen lipophilen Substanzen, den Monoterpenen (➤ Abb. 6.84), wodurch ein gutes Eindringen durch die Haut gewährleistet ist. Die großen Moleküle Sesquiterpene und Sesquiterpenole gleichen die hautreizende Wirkung der Monoterpene aus. Durch die hydrophilen sauerstoffhaltigen Moleküle ist eine gute Wechselwirkung mit Rezeptoren gegeben, wodurch entzündungshemmende, antiallergische und schmerzlindernde Wirkung in Gang gesetzt werden.

- **Monoterpene:** bis 75 %, v. a. α-Pinen
- **Sesquiterpenole:** ca. 10 % v. a. Viridiflorol

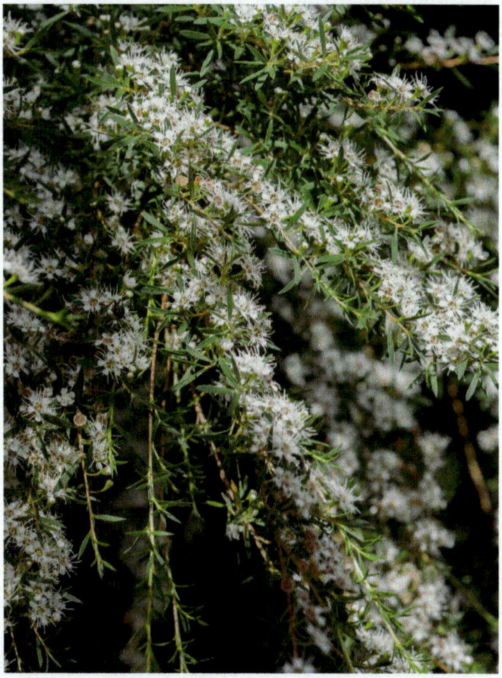

Abb. 6.83 Kanuka *(Kunzea ericoides)* [J817 Carola Drake]

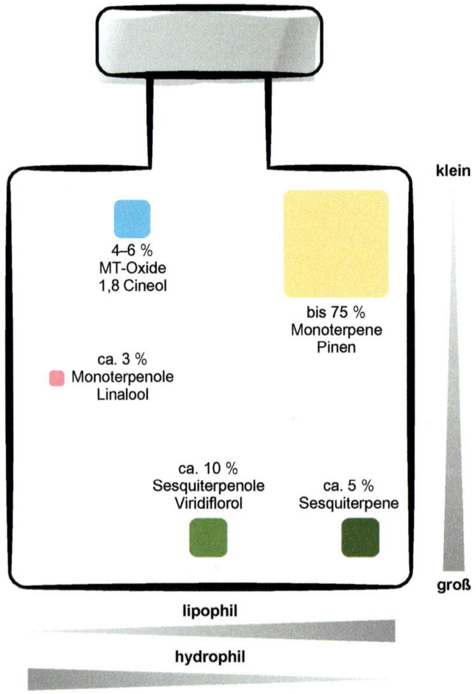

Abb. 6.84 Inhaltsstoffe des Kanukaöls [L231/P1023]

- **Monoterpenoxide:** ca. 4–6 %, v. a. 1,8-Cineol
- **Sesquiterpene:** ca. 5 %, v. a. Calmenen, Viridifloren
- **Monoterpenole:** ca. 3 %, v. a. Linalool

TIPP

Kombinationen: mit Basilikum, Immortelle, Lavendel, Manuka, Palmarosa, Rose, Sandelholz, Vetiver, Zeder
Alternativöle: Manuka, Teebaum

Wirkungen und Indikationen

Zusätzlich zur antibakteriellen Wirkung hat Kanukaöl (➤ Tab. 6.40) eine antirheumatische Wirkung: Es hat entzündungshemmende, antiallergische und schmerzlindernde Eigenschaften, da es die Nebennierenrindentätigkeit aktiviert und die Kortisolausschüttung steigert. Dieses Öl reguliert auch die Schleimabsonderung; es stärkt die Venen und entlastet das Lymphsystem und wirkt gemeinsam mit Niaouli beschwerdelindernd. Es hat zudem hautregenerierende Eigenschaften, stärkt die Hautfunktionen und macht dadurch die Haut widerstandsfähiger. Es schützt sie und hilft außerdem bei entzündeter, juckender und gereizter Haut. Es ist ein Nerventonikum bei seelischer Anspannung und wirkt regulierend auf die übermäßige Bildung von Stresshormonen. Kanukaöl stabilisiert das vegetative Nervensystem.

Durch die nachweisliche Anregung der Noradrenalin- und Dopaminproduktion werden die seelische und körperliche Widerstandskraft gefördert und somit eine optimistische Stimmung und vermehrte Aktivität hervorgerufen.

Tab. 6.40 Wirkungen und Indikationen von Kanukaöl

Wirkungen	Indikationen	Applikationen
Somatische Wirkung		
Antiallergisch	Allergische Erkrankungen der Haut und der Atemwege	Auftragen, Waschungen, Auflagen, trockene Inhalation
Antirheumatisch	Gelenkschmerzen und -schwellungen	Einreiben, Massagen, Teilbäder
Psychische Wirkung		
Psychisch stabilisierend	Ängste, Schwäche, Stress	Bäder, Massagen, trockene Inhalation, Raumspray

Unerwünschte Wirkungen

In physiologischer Dosierung treten keine Nebenwirkungen auf.

6.39 Kardamom

Stammpflanze: *Elettaria cardamomum*, Zingiberaceae
Synonym: Malabar-Kardamom
Herkunft: Indien, Indonesien, Sri Lanka, Guatemala
Gewinnungsverfahren: Wasserdampfdestillation der getrockneten Samen

Kardamom (➤ Abb. 6.85) spielt in den arabischen Ländern als Gewürz eine besondere Rolle. In der ayurvedischen Medizin wurde es bereits im 4. Jh. v. Chr. erwähnt und als Karminativum und Tonikum, aber auch als Aphrodisiakum beschrieben. Es kann

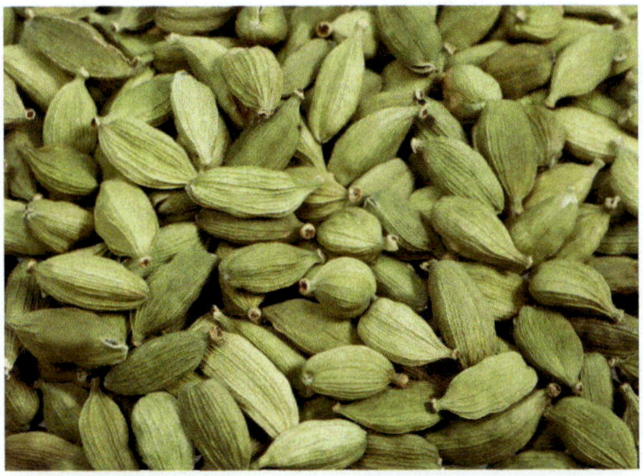

Abb. 6.85 Kardamom *(Elettaria cardamomum)* [J810]

agni, das Verdauungs- und Lebensfeuer entfachen durch Rezepturen zusammen mit Pfeffer, Muskatnuss, Safran und Nelken. In den Westen kam es bereits in der vorhellenistischen Zeit. William Cole beschrieb es im 17. Jh. als „wichtigsten aller Samen" und meinte, dass es „phlegmatische Säfte aus Kopf und Magen ziehe". Das Gurgeln von Kardamomöl wirkt nicht nur reinigend und gibt einen frischen Atem, es soll auch gegen Kariesbakterien helfen.

Das ätherische Öl riecht warm, süß-würzig und exotisch, mit leichter Frische, es gibt therapeutischen Mischungen auch einen Hauch von Tausendundeine Nacht.

Inhaltsstoffe

Durch den fast gleichen Anteil an Estern und Oxiden ist es eines der besten Öle für Prüfungssituationen. Die Ester wirken beruhigend und die Oxide fördern die Konzentration und Zielgerichtetheit.

- **Monoterpenoxide:** 30–50 % v. a. 1,8-Cineol
- **Monoterpenester:** 30–45 %, v. a. Terpenylacetat, das Kardamom seine krampflösenden und tonisierenden Eigenschaften verleiht; es ist auch als „psychischer Balancer" bekannt
- **Monoterpene:** 5–10 % v. a. Limonen, Sabinen
- **Monoterpenole:** 5–10 %, v. a. Linalool

Durch den hohen Anteil an Monoterpenoxiden (➤ Abb. 6.86), dem 1,8-Cineol mit reaktiven Sauerstoffverbindungen kann Kardamomöl gut mit bestimmten Rezeptoren reagieren und wirkt in diesem Fall entzündungshemmend, schmerzstillend und schleimlösend.

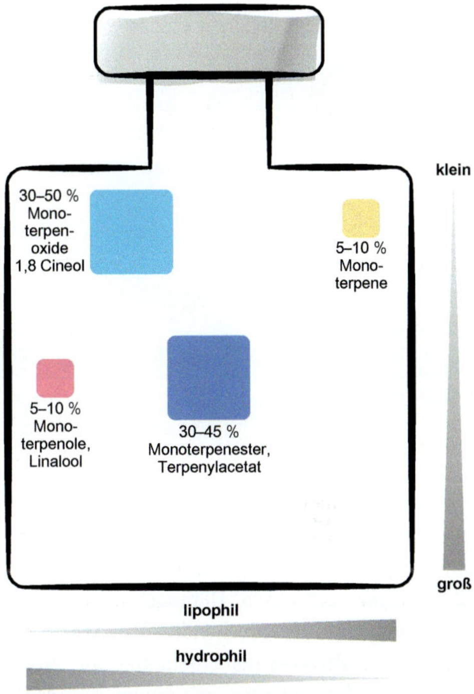

Abb. 6.86 Inhaltsstoffe des Kardamomöls [L231/P1023]

Die kleinen, lipohilen Moleküle, die Monoterpene erleichtern das Eindringen durch die Zellemembran und die Monoterpenole mit ihren alkoholischen Gruppen und leicht hydrophilem Charakter ergänzen, dadurch dass sie Biofilme auflösen, die antibakterielle Wirkung. Die Ester haben weder einen lipohilen noch hydrophilen Charakter, wirken aber entspannend.

TIPP

Kombinationen: mit Benzoe, Eichenmoos, Grapefruit, Ingwer, Lorbeer, Narde, Orange, Patchouli, Rose, Rosenholz, Sandelholz, Tonka, Vetiver, Ylang-Ylang, Zeder

Synergien:

- Bei Aerophagie zusätzlich Kümmel zugeben.
- Bei Erkältungskrankheiten mit Anis, Lorbeer und Thymian Ct. Linalool

Alternativöle: Lorbeeröl

Wirkungen und Indikationen

Die Hauptwirkung von Kardamomöl (➤ Tab. 6.41) liegt im Verdauungsbereich als Karminativum und Spasmolytikum.

6

Tab. 6.41 Wirkungen und Indikationen von Kardamomöl

Wirkungen	Indikationen	Applikationen
Somatische Wirkungen		
Spasmolytisch, karminativ	Spastische Kolitis+++, Meteorismus, Kolik	Bauchmassage, innere Anwendung, Bäder
Sedierend+++ und motilitätsfördernd für den Magen	Reizmagen, Appetitlosigkeit, Blähungen, Sodbrennen	Wickel, Auflage, Massage, innere Anwendung
	Schwangerschaftserbrechen	
Mukolytisch+++	Husten, Bronchitis+++	Einreiben, trockene Inhalation, innere Anwendung, Bäder
Antiinfektiös, antibakteriell, antihelminthisch	Allgemein antiseptisch anwendbar	
Psychische Wirkungen		
Tonisierend und sedierend	Stress, Konzentrationsstörungen, geistige Erschöpfung	Trockene Inhalation, Raumspray, Bäder, Massage, innere Anwendung

Wissenschaftliche Untersuchungen konnten eine antimikrobielle Aktivität u. a. gegenüber dem Karieskeim Streptococcus mutans und dem Hefepilz *Candida albicans* nachweisen. Demnach bietet sich die Anwendung eines entsprechenden Mundspülöls zur Karies- und Parodontitisvorbeugung an. Ebenso können Interdentalbürsten mit einem Mundspülöl (Nelke und Kardamom*) getränkt werden, um besonders die kritischen Bereiche zu pflegen. Das Kauen einiger Kardamomsamen nach dem Essen fördert einen angenehmen Atem (Abdullah 2017).

Unerwünschte Wirkungen und Kontraindikationen

In physiologischer Dosierung sind keine Nebenwirkungen bekannt.

6.40 Karottensamen

Stammpflanze: *Daucus carota,* Apiaceae
Synonym: Wilde Möhre, Mohrrübe
Herkunft: Europa, Asien, Nordamerika
Gewinnungsverfahren: Wasserdampfdestillation der Samen

Die Karotte (➤ Abb. 6.87) ist eines der ältesten angebauten Gemüse, ihre Samen wurden in jungsteinzeitlichen Pfahlbauten gefunden. In der Pflanzenheilkunde werden v. a. die Wurzeln verwendet, in der Aromatherapie werden die Samen destilliert. Diese gelten als harntreibend und regen die Monatsblutung an. Culpeper beschreibt sie als empfängnisverhütend und menstruationsfördernd – bei Männern sollen sie als „Lenzmittel" wirken.

Die Stärke von Karottensamenöl liegt bei ihrer Wirkung auf die Haut. Es ist ein schützendes und regenerierendes Öl bei Pergamenthaut, Entzündungen und irritierter Haut. Als „Öl der Mitte" ist es hilfreich nach Erkrankungen der Leber und für die Frühjahrskur.

Der **Duft** ist warm, trocken, erdig.

Inhaltsstoffe

- **Sesquiterpenole:** ca. 30–60 %, v. a. Carotol (kann die Neubildung von Leberzellen anregen), Daucol
- **Monoterpene:** ca. 25–50 %, v. a. Pinen, Sabinen

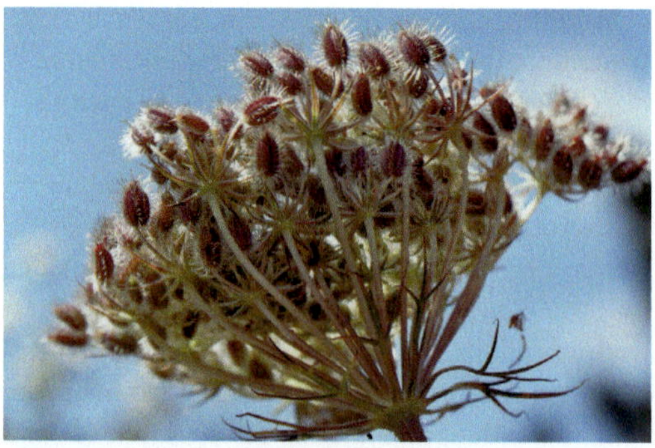

Abb. 6.87 Karottensamen *(Daucus carota)* [P1023]

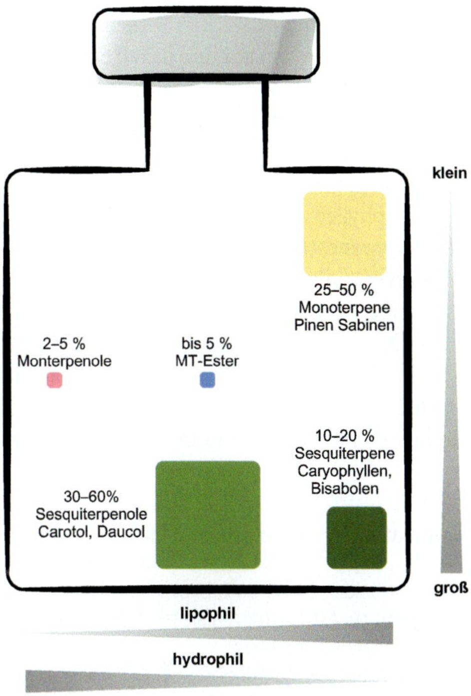

Abb. 6.88 Inhaltsstoffe des Karottensamenöls [L231/P1023]

- **Sesquiterpene:** ca. 10–20 %, v. a. β-Caryophyllen, β-Bisobolen
- **Sesquiterpenole:** ca. 30–60%, v. a. Carotol, Daucol
- **Monoterpenole:** 2–5 %, v. a. Linalool
- **Monoterpenester:** bis 3 %, v. a. Geranylacetat (bei Wildwuchssammlung findet man bis zu 50 % Geranylacetat)

Karottensamen bestehen aus vielen kleinen lipophilen Molekülen, den Monoterpenen (➢ Abb. 6.88) und vielen Sesquiterpenolen, die durch die alkoholische Gruppe einen leicht hydrophilen Charakter haben. Dadurch haben sie eine große Wirkung auf die Haut, können gut in die Haut eindringen und trotzdem die Haut stabilisieren.

TIPP

Alternativöle:
- Als hautregenerierendes Öl: Immortelle, Kamille blau, Johanniskrautöl, Sandelholz
- Als leberzellregenerierendes Öl: Rosmarin Ct. Verbenon

Synergien:
- Bei Ekzemen, Hautausschlägen mit Lorbeer, Johanniskraut, Petit grain und Lavendel
- Zur Regeneration der Leber mit Dill, Basilikum und Rosmarin Ct. Verbenon

Wirkungen

Karottensamenöl (➢ Tab. 6.42) stärkt das Immunsystem der Haut und wirkt regenerierend.

Unerwünschte Wirkungen

In physiologischen Dosierungen keine bekannt.

6.41 Katzenminze

➢ Minzen (6.58)

6.42 Kiefer

Stammpflanze: *Pinus sylvestris,* Pinaceae
Synonym: Waldkiefer, Föhre
Herkunft: Eurasien, Finnland, Österreich, Balkan, Russland
Gewinnungsverfahren: Wasserdampfdestillation der Zweige und Nadeln

Tab. 6.42 Wirkungen und Indikationen von Karottensamenöl

Wirkungen	Indikationen	Applikationen
Regenerierend auf die Leberzellen^{+++}	Leberinsuffizienz^{++}	Leberwickel, Auflagen
Wirksam auf Leber und Nieren	Niereninsuffizienz, Zystitis^{+}	Einreiben, Auflagen
Regeneration der Hautzellen, entzündungshemmend	Ekzeme, Schuppenflechte, Furunkel, Couperose^{+}	Einreiben, Bäder
Neurotonisch	Neurasthenie^{+}	Einreiben
Psychisch ausgleichend	Schlaffördernd, umhüllend	Duftlampe, Einreiben

Seit ca. 10 000 Jahren ist die Kiefer (> Abb. 6.89) in Mitteleuropa heimisch. Seit dem Altertum wird sie in der Volksmedizin eingesetzt. Das Harz der Kiefer kam bereits in alten Zeiten bei Bronchialerkrankungen und rheumatischen Beschwerden zur Anwendung: Dioskurides und Galen empfahlen die mit Sanddorn und Honig gekochten Zapfen gegen hartnäckigen Husten und zur Reinigung der Lunge. Ebenso wirkt es antiseptisch und entzündungshemmend bei Beschwerden im Blasen- und Nierenbereich. Gegen rheumatische Schmerzen und nervöse Erschöpfung setzte man die jungen Triebe dem Badewasser zu. Bei der Destillation der Zweige und Nadeln gewinnt man das Kiefernnadelöl, bei der Destillation von Harz gewinnt man flüssiges Terpentinöl und das festere Kolophonium – beide Substanzen werden bei uns nicht therapeutisch genutzt.

Das Kiefernöl riecht harzig, balsamisch-waldig.

Inhaltsstoffe

Zu den wirksamkeitsbestimmenden Inhaltstoffen gehören v. a. α-Pinen und β-Pinen, sortenspezifisch enthalten die Kiefernnadelöle auch hohe Anteile von Δ3-Caren und Limonen. Pinene wirken sich positiv auf das Atmungssystem aus und haben eine cortisolähnliche Wirkung.

- **Monoterpene:** ca. 80–85 %, v. a. α-Pinen, β-Pinen, Δ3-Caren (Limonen)
- **Sesquiterpene:** ca. 2,5 %, v. a. γ-Cadinen, α-Caryophyllen
- **Monoterpenester:** bis 5 %, v. a. Bornylacetat
- **Monoterpenole:** ca. 2 %, v. a. Borneol

Durch die kleinen lipophilen Monoterpene (> Abb. 6.90), die Pinene, gehört Kiefernnadelöl zu den leicht flüchtigen Ölen, die schnell in die Haut eindringen. Da es hautreizend sein kann, wird es v. a. zur Raumluftverbesserung und als Inhalation eingesetzt.

TIPP

Kombinationen: mit Benzoe, Eichenmoos, Ho-Blätter, Lavendel, Linaloeholz, Majoran, Mandarine, Orange, Myrte, Wacholder, Zedernholz, Zirbelkiefer, Zitrone
Synergien: bei Asthma bronchiale mit Petit grain, Myrte Anden und römischer Kamille
Alternativöle: alle Nadelholzöle, v. a. Latschenkiefer, Zirbelkiefer

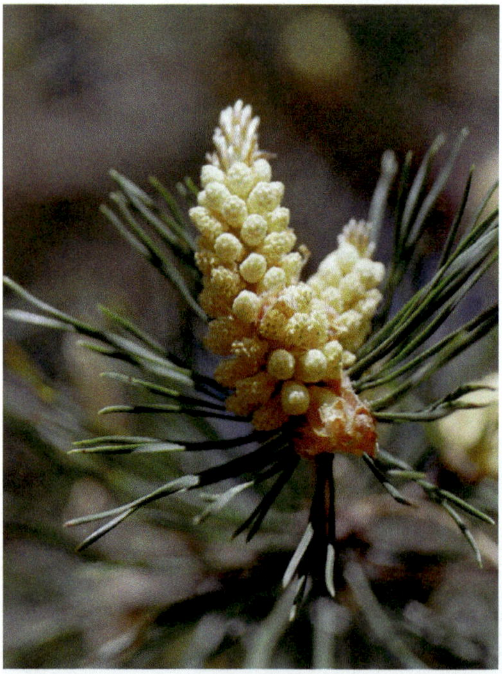

Abb. 6.89 Kiefer *(Pinus sylvestris)* [P1023]

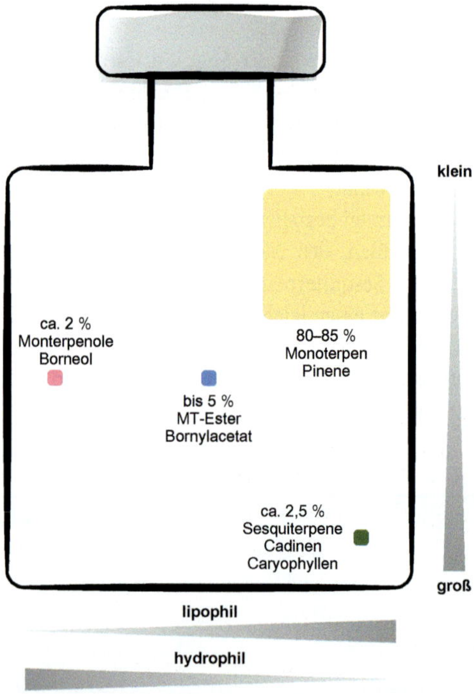

Abb. 6.90 Inhaltsstoffe des Kiefernöls [L231/P1023]

Tab. 6.43 Wirkungen und Indikationen von Kiefernöl

Wirkungen	Indikationen	Applikationen
Somatische Wirkung		
Hormonähnliche Wirkungen+++	Antidiabetogen, kortikoide Wirkung, gonadotrope Wirkung	Einreiben, Massagen, Bäder
Tonisierend+++	Hypotonie **Cave:** Hypertonus	Waschung, trockene Inhalation
Antiinfektiös+++	Tonsillitis, Pharyngitis, Pertussis	Einreiben, trockene Inhalation, Bäder
Mukolytisch+++	Bronchitis+++, Katarrh, Sinusitis+++	Auflagen, Einreiben, Wickel, trockene Inhalation
Antirheumatisch	Arthritis, Gicht	Auflagen, Einreiben
Antibakteriell, antimykotisch, antiseptisch	Ekzeme, Furunkel, Ulzerationen, entzündliche und allergische Prozesse, Blasenentzündung	Trockene Inhalation, Raumspray, Auflagen, Einreiben
Psychische Wirkung		
Anregend	Rekonvaleszenz, stressbedingte Beschwerden, Müdigkeit+++	Trockene Inhalation, Raumspray, Massagen, Bäder

Wirkungen und Indikationen

Kiefernöl (➤ Tab. 6.43) hat eine starke Wirkung als Mukolytikum und als die Durchblutung anregendes Rubefasziens bei rheumatischen Erkrankungen.

Unerwünschte Wirkungen

In hoher Dosierung kann Kiefernöl u. U. Reizwirkungen auf Haut und Schleimhaut hervorrufen und Bronchospasmen verstärken. Nach perkutaner Resorption wird bei chronischen Bronchialerkrankungen die Sekretion eingeschränkt.

6.43 Koriander

Stammpflanze: *Coriandrum sativum,* Apiaceae
Synonym: Wanzenkraut, Schwindelkraut, Stinkdill, Brotsamen, Chinesische Petersilie, Cilantro
Herkunft: Marokko, Bulgarien, Türkei, Indien, China, Thailand
Gewinnungsverfahren: Wasserdampfdestillation der Samen

Koriander (➤ Abb. 6.91) wird seit über 3.000 Jahren angebaut und in den frühen Sanskrittexten, in der Bibel, bei den Griechen und in mittelalterlichen Texten erwähnt. Im Papyrus Ebers wird beschrieben, dass die Ägypter Koriander und frischen Knoblauch in Wein zubereiteten und als Aphrodisiakum tranken. Auch in den Gräbern von Tutenchamun und Ramses II wurden Koriandersamen gefunden.

Im alten China wurden Pflanze und Frucht bei Fieber ohne Schweißbildung sowie zur Förderung der Exanthembildung bei Masern und Pocken eingesetzt. Auch gegen Ruhr, Hämorrhoiden, Masern, Übelkeit und Zahnschmerzen fand sie Verwendung.

Im mittelalterlichen Europa kam Koriander als Hexenkraut für Liebeszauber und Liebestränke zur Anwendung. Heute kennen wir Koriander als Brotsamen, als Zubehör der orientalischen Küche, als Duftstoff für Parfümkompositionen und -wässer und als Aromastoff für Back- und Wurstwaren und Liköre sowie als Zubehör pharmazeutischer Präparate.

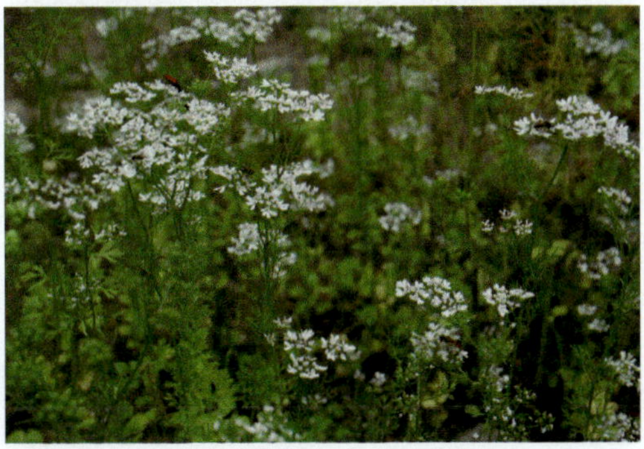

Abb. 6.91 Koriander *(Coriandrum sativum)* [P1023]

Das Öl hat einen süßen, holzig-würzigen, leicht moschusartigen Duft.

Inhaltsstoffe

Das ätherische Öl aus reifen Korianderfrüchten besteht zu 60–75 % aus dem Monoterpenalkohol Linalool und ist ein mildes und in der äußeren Anwendung sehr gut verträgliches ätherisches Öl.

- **Monoterpenole:** ca. 60–80 %, v. a. (+)-Linalool
- **Monoterpene:** ca. 10–30 %, v. a. α-Pinen, γ-Terpinen, p-Cymen
- **Monoterpenester:** ca. 1–4 %, v. a. Geranylacetat, Linalylacetat
- **Ketone:** bis 6 %, v. a. Borneon (Kampfer)

Korianderöl hat einen großen Anteil an Monoterpenolen (> Abb. 6.92), die leicht hydrophil und sehr reaktiv sind und gut an Rezeptoren andocken können. Monoterpenole sind zusammen mit den Estern sehr hautfreundlich. Monoterpene tragen zur stärkenden Wirkung bei.

6

TIPP

Kombinationen: mit Bergamotte, Citronella, Grapefruit, Ingwer, Jasmin, Kiefernnadel, Neroli, Petitgrain, Sandelholz, Zimt und mit anderen Gewürzölen
Alternativöle: Kardamom, Kreuzkümmel
Synergien:
- Bei Verdauungsstörungen durch Stress mit Basilikum und Estragon
- Verdauungsfördernd mit Zitrone, Wacholderbeeren, Lorbeer, Basilikum
- Bei Entzündungen im Urogenitalsystem mit blauer Kamille, Muskatellersalbei und Salbei

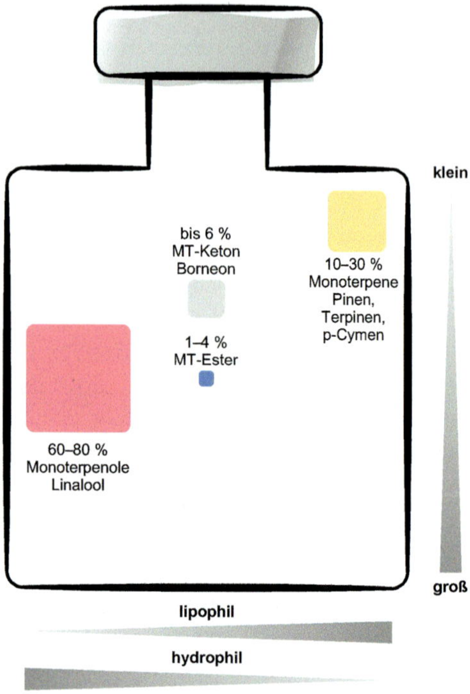

Abb. 6.92 Inhaltsstoffe des Korianderöls [L231/P1023]

Wirkungen und Indikationen

Korianderöl (> Tab. 6.44) wirkt durch seinen süßen, holzig-würzigen Duft kräftigend, belebend und seelisch ausgleichend. Korianderölhaltige Zubereitungen haben sich wegen des angenehmen, entspannenden Geruchs und der antibakteriellen Eigenschaften in der unterstützenden äußerlichen Behandlung von Impetigo, Neurodermitis und Juckreiz bewährt.

Tab. 6.44 Wirkungen und Indikationen von Korianderöl

Wirkungen	Indikationen	Applikationen
Somatische Wirkung		
Bakterizid, viruzid, antiparasitär++	Zystitis aufgrund von Kolibakterien++, Grippe++ *Staph. aureus* (Impetigo)	Auflagen, Einreiben
Stimulierung der Magensaftsekretion	Dyspepsien+++, Enterokolitis+++, Atonie im Verdauungsbereich++, Aerophagie+	Wickel, Auflagen, Massagen, Bäder
Analgetisch+	Arthrose++	Einreiben, Bäder, Auflage
Haut regenerierend, Juckreizstillend	Neurodermitis	
Psychische Wirkung		
Neurotonisch, euphorisierend+++	Asthenie+++, generelle Müdigkeit, Migräne, Angstprobleme, Neuralgie, Schwächezustände+++	Trockene Inhalation, Raumspray, Bäder, Massagen

Unerwünschte Wirkungen

In physiologischer Dosierung treten keine Nebenwirkungen auf. In hohen Dosen kann Korianderöl u. U. betäubend wirken.

6.44 Kreuzkümmel

Stammpflanze: *Cuminum cyminum*, Apiaceae
Synonym: Mutterkümmel, Wanzenkümmel, römischer Kümmel
Herkunft: Mittelmeerländer, Indien
Gewinnungsverfahren: Wasserdampfdestillation
Verwendeter Pflanzenteil: zerkleinerte Samen

Kreuzkümmel (➤ Abb. 6.93), auch bekannt als Cumin, wird schon seit Jahrtausenden eingesetzt. Sowohl im alten Ägypten als auch im antiken Rom war Kreuzkümmel als Gewürz und als Heilpflanze bekannt. In der ayurvedischen Medizin gilt er als Anregungsmittel, das insbesondere bei Verdauungsbeschwerden wie Koliken und Obstipation hilfreich ist. Bereits 716 n. Chr. wurde er als Tribut für das normannische Kloster Corbie erwähnt. Auch in den Marktvorschriften der Städte Brügge (1304) und Danzig (Beginn 15. Jh.) ist über den Kümmelhandel zu lesen.

Als Duftstoff findet er in Kosmetika und Parfüms und zum Würzen Verwendung.

Kreuzkümmelöl ist farblos bis gelblich. Es duftet warm-würzig, weswegen es auch als Aphrodisiakum gilt.

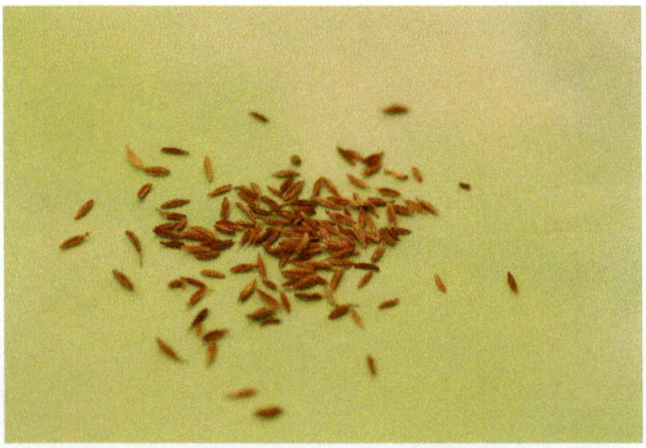

Abb. 6.93 Kreuzkümmel *(Cuminum cyminum)* [P1023]

Inhaltsstoffe

Kreuzkümmelöl hat einen hohen Anteil an Monoterpenen (➤ Abb. 6.94) und Monoterpenaldehyden.

- **Monoterpene:** ca. 30–50 %, v. a. α-Terpinen, β-Pinen
- **Monoterpenaldehyde:** ca. 20–70 %, v. a. Cuminaldehyd, *p*-Mentha-1,4-dien-7-al
- **Monoterpenole:** bis 4 %, v. a. Cuminol
- Außerdem: Sesquiterpene, Sesquiterpenole, Phenole, Ester

Die Monoterpenaldehyde enthalten reaktive Sauerstoffverbindungen und können gut die Zellmembranen angreifen. Die Monoterpene bewirken eine schnelle Aufnahme durch die Haut.

Anmerkung: Es gibt noch einen weiteren Chemotyp des Kreuzkümmelöls mit 42 % p-Cymen. Aufgrund des p-Cymen ist dieser Chemotyp stark schmerzlindernd. In unserem beschriebenen Typ kommt p-Cymen nicht vor.

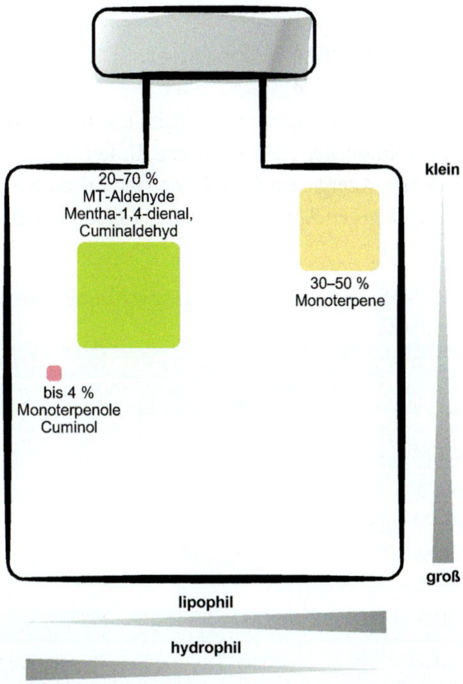

Abb. 6.94 Inhaltsstoffe des Kreuzkümmelöls [L231/P1023]

6

TIPP

Kombinationen: mit Benzoe, Bergamotte, Kardamom, Grapefruit, Jasmin, Patchouli, Mandarine, Rose, Rosenholz, Rosmarin und Sandelholz
Alternativöle: Kardamom, Koriandersamen, Estragon, Wiesenkümmel

Wirkungen und Indikationen

Kreuzkümmelöl (> Tab. 6.45) wirkt verdauungsfördernd gegen Blähungen, Koliken und bei Krämpfen. Das ätherische Öl zeigt eine antifungale Wirkung gegen Pilze der Gattungen *Aspergillus, Penicillium, Candida* und *Trichoderma,* die lebensmittelvergiftend wirken. Zudem besitzt es antimikrobielle Aktivität gegenüber humanpathogenen Keimen wie *Salmonella typhimurium* und *Staphylococcus aureus.* Kreuzkümmelöl wirkt beruhigend, lässt den Geist entspannen führt zu einen erholsamen Schlaf. Im Gegensatz zum Wiesenkümmel enthält Kreuzkümmelöl kein Carvon, weshalb es für Kleinkinder gut geeignet ist, allerdings kann es, je nach Gehalt an Aldehyden hautreizend sein.

Unerwünschte Wirkungen

Kreuzkümmelöl kann fotosensibilisierend wirken; bei empfindlicher Haut kann es u. U. Reizungen verursachen. Allergische Reaktionen sind möglich wenn Allergien gegen Apiaceen bestehen (Kreuzreaktion).

Tab. 6.45 Wirkungen und Indikationen von Kreuzkümmelöl

Wirkungen	Indikationen	Applikationen
Somatische Wirkung		
Spasmolytisch, motilitätsfördernd^{++}	Epigastrische Schmerzen, Dyspepsie^{++}	Bauchmassagen, Bäder
Entblähend, karminativ	Meteorismus, Spastiken	
Analgetisch	PMS	
Psychische Wirkung		
Sedativ^{+++}, in hohen Dosen narkotisierend	Insomnie^{+++}	Bäder, Massage, Einreiben, trockene Inhalation, Raumspray

6.45 Kümmel

Stammpflanze: *Carum carvi,* Apiaceae
Synonym: Wiesenkümmel, Feldkümmel, Brotkümmel, Kumach, Kimmich
Herkunft: in ganz Europa heimisch
Gewinnungsverfahren: Wasserdampfdestillation der zerkleinerten Samen

Kümmel (> Abb. 6.95), echter Kümmel oder Wiesenkümmel genannt, ist ein typisch europäisches Gewürz. Bereits seit der Antike ist die Nutzung zum Würzen und als Heilpflanze bekannt und überliefert. Karl der Große nennt ihn im Capitulare de villis „Careum". Hieronymus Bock (1498–1554) lobt den „Wisskymmel" in seinem „Kreuterbuch" als das nützlichste Kraut aus Arabien, das zum Kochen und Backen sowie als Medizin verwendet wird. Autoren der vergangenen Jahrhunderte nennen viele Anwendungen des Kümmels, die sich im Wesentlichen auf Magen- und Darmbeschwerden, Krämpfe unterschiedlicher Art und Erkrankungen der Atemwege beziehen. Paracelsus berichtet, dass der Kümmel besonders gut wachse, wenn man bei der Aussaat lästere und fluche.

Kümmel findet häufig Anwendung bei Darmkoliken, Sodbrennen, Dysmenorrhö, schlechtem Appetit, Kehlkopfentzündungen und Bronchitis. Er fördert die Milchbildung.

Der Wiesenkümmel hat einen krautig-würzigen Geruch.

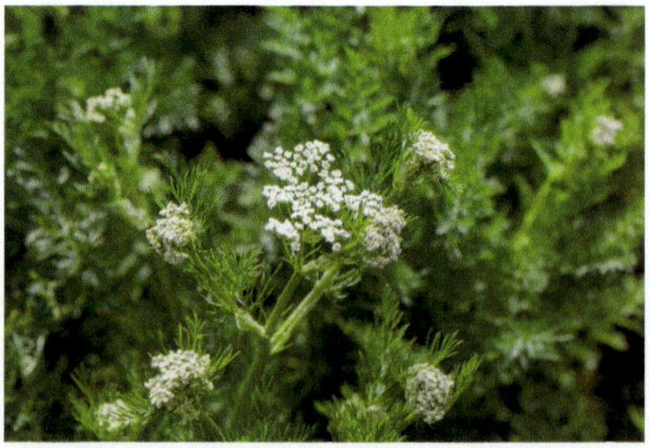

Abb. 6.95 Kümmel *(Carum carvi)* [J810]

6

Inhaltsstoffe

Wiesenkümmelöl hat einen hohen Anteil am kleinmolekularen Monoterpenketon (➤ Abb. 6.96) Carvon, das schnell durch die Haut eindringt, die Monoterpene erleichtern die Aufnahme noch. Ketone haben eine Affinität zum Nervensystem, deshalb sollte das Öl nur in geringen Dosierungen verwendet werden.

- **Monoterpenketone:** ca. 50–60 %, v. a. d-Carvon
- **Monoterpene:** ca. 38–60 %: v. a. Carven, Limonen
- **Monoterpenole:** ca. 6 %, v.a cis-Carveol

TIPP

Kombinationen: mit Cassia, Grapefruit, Jasmin, Sandelholz, Zeder, Zimt. Kümmel sollte nur in geringer Konzentration eingesetzt werden, da es die Duftmischung leicht dominiert
Alternativöle: Kreuzkümmel

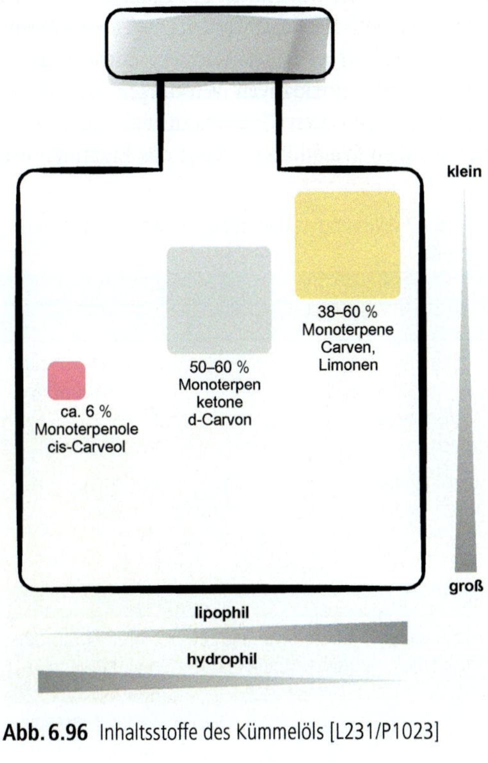

Abb. 6.96 Inhaltsstoffe des Kümmelöls [L231/P1023]

Tab. 6.46 Wirkungen und Indikationen von Kümmelöl

Somatische Wirkungen	Indikationen	Applikationen
Mukolytisch+	Akute Bronchitis+	Einreiben, Massagen
Karminativ+++	Meteorismus, Dyspepsie+, Asthma	Bauchmassagen, Bäder
Cholagog++	Galleabflussstörung++	Auflagen, Wickel im Bereich der Leber, Bäder

Wirkungen und Indikationen

Kümmel (➤ Tab. 6.46) ist durch den hohen Carvongehalt der Prototyp eines Karminativums, indem es spasmolytisch auf die glatte Darmmuskulatur wirkt sowie eine Steigerung der Durchblutung der Darmschleimhaut hervorruft. Durch positive Regulation der Darmflora werden gasbildenden Mikroorganismen und somit auch Meteorismus reduziert.

Kümmelöl wirkt stark gegen *Bacillus cereus* und *Pseudomonas aeruginosa* (de Martino et al.).

Unerwünschte Wirkungen

In normaler Dosierung ist Kümmelöl gut verträglich. Wegen des hohen Carvongehalts eignet es sich jedoch nicht zur Anwendung bei Kleinkindern.

6.46 Latschenkiefer

Stammpflanze: *Pinus mugo, Pinus montana;* Pinaceae
Synonyme: Bergkiefer, Bergföhre
Herkunft: Österreich, Alpen, Sibirien
Gewinnungsverfahren: Wasserdampfdestillation der Zweigspitzen, Nadeln

Latschenkiefern (➤ Abb. 6.97) sind in den Gebirgslandschaften Mittel- und Südeuropas daheim, sie brauchen viel Licht, aber wenig Nährstoffe und auch ihr Wärmebedarf ist gering. In der Nähe der Baumgrenze bilden sie mit ihrem krüppeligen Wuchs undurchdringliche Gebüsche; bis in Höhen von 2.700 Metern hält die Latschenkiefer die Extrembedingun-

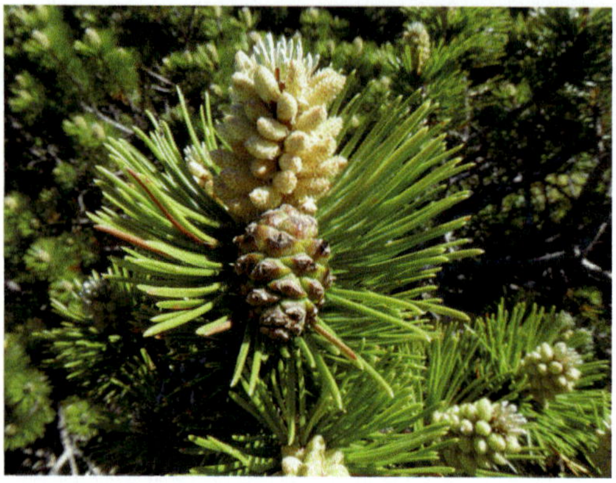

Abb. 6.97 Latschenkiefer *(Pinus mugo)* [P1023]

gen aus. Unterhalb der Montanstufe wächst sie meist dort, wo Lawinen abgegangen sind, aber auch in Hochmooren kommt ihre Genügsamkeit zum Zuge. In den Gebirgsregionen wird das Öl traditionell als Bestandteil des Franzbranntweins und in vielen Sauna- und Badeölen verwendet. In der Parfümerie ist es insbesondere Bestandteil maskuliner Mischungen.

Latschenkiefernöl hat einen krautig-waldigen, würzig-holzigen anhaltenden Duft.

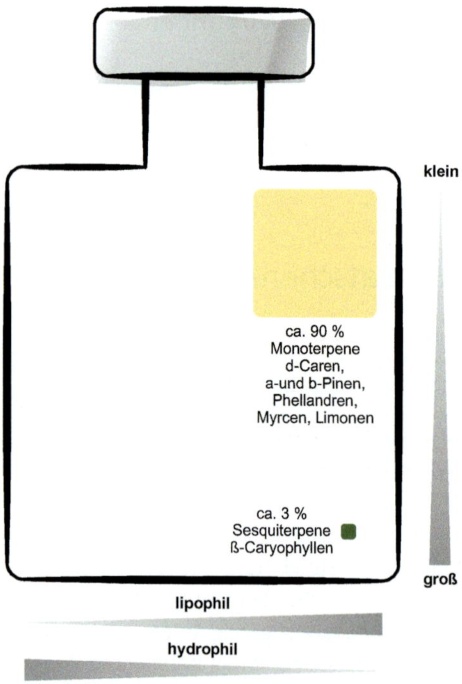

Abb. 6.98 Inhaltsstoffe des Latschenkieferöls [L231/P1023]

Inhaltsstoffe

Latschenkiefernöl besteht hauptsächlich aus kleinen, lipophilen Monoterpenen (➤ Abb. 6.98), diese können andere Ölbestandteile gut einschleusen. Sie sind mitverantwortlich für die positive Wirkung des Waldbadens. Waldbaden reduziert die Stresshormone im Blut und wirkt blutdrucksenkend.

- **Monoterpene:** ca. 90 %, v. a. δ-3-Caren, α-β-Pinen, Phellandren, Myrcen, Limonen
- **Sesquiterpene:** ca. 3 % v. a. β-Caryophyllen

TIPP

Kombinationen: mit Cistrose, Ho-Blätter, Lavandin, Lorbeer, Myrrhe, Rosmarin, Salbei, Ylang-Ylang, Wacholder, Weihrauch, Zeder und Zitrusölen
Alternativöle: Kiefernadel, Tanne, Fichte
Synergien: bei Gelenk- und Muskelschmerzen: Latschenkiefer, Grapefruit, Lorbeer

Wirkungen und Indikationen

In den Gebirgsregionen wird Latschenkiefer traditionell nicht nur als Bestandteil des Franzbranntweins gegen rheumatische Beschwerden (➤ Tab. 6.47) eingesetzt, sondern auch bei Atemwegserkrankungen. Die starken antioxidativen Wirkungen wurden in Studien nachgewiesen (Grassmann et al. 2003, 2005). Wie bei allen Walddüften erhöht das Einatmen des

Tab. 6.47 Wirkungen und Indikationen von Latschenkieferöl

Wirkungen	Indikationen	Applikationen
Somatische Wirkung		
Antiinfektiös, antiseptisch im Atemwegsbereich	Sinusitis, Bronchitis+, Rhinitis	Trockene Inhalation, Raumspray, Einreiben, Wickel, Bäder
Antiinflammatorisch, analgetisch	• Gicht, rheumatische Erkrankungen • Gelenkschmerzen, Muskelkater	Auflagen, Bäder, Einreiben
Psychische Wirkung		
Entspannend, erfrischend	Körperliche und seelische Müdigkeit	Einreiben, trockene Inhalation, Raumspray, Bäder, Massagen

Duftes die Anzahl der natürlichen Killerzellen (NK), die freie Radikale abfangen und dadurch das Immunsystem verbessern (Arvay 2018).

Unerwünschte Wirkungen und Kontraindikationen

In physiologischen Dosierungen sind keine Nebenwirkungen bekannt.

6.47 Lavendel und seine Arten

6.47.1 Lavandin

Stammpflanze: *Lavandula x intermedia,* Lamiaceae
Synonyme: Englischer Lavendel, Provence Lavendel
Herkunft: Frankreich, Spanien
Gewinnungsverfahren: Wasserdampfdestillation der blühenden Rispen und Stängel

Lavandin (➤ Abb. 6.99) ist eine natürliche Kreuzung zwischen dem echten Lavendel *(Lavandula angustifolia)* und dem Speiklavendel *(Lavandula latifolia)*. Die Hybride, die sich nicht durch Samen fortpflanzen kann, wird v. a. in der Provence im großen Stil durch Stecklinge vermehrt. Die Pflanze ist wesentlich größer als der Echte Lavendel und bringt dadurch eine größere Ausbeute an Öl bei der Destillation. Lavandinöl ist in verschiedenen Klonen erhältlich: Lavandula x intermedia Grosso, Lavandula x intermedia Abrial, Lavandula x intermedia Reydovan. Die Inhaltsstoffe dieser Sorten können sehr unterschiedlich sein.

Lavandinöl wird als preiswerter Duftstoff in Seifen und Reinigungsmitteln, in Raumsprays, Haar-Pflegepräparaten und industriellen Parfüms eingesetzt.

Sein Duft hat neben lavendeliger Mitte einen frischen krautigen Unterton und unterscheidet sich deutlich vom echten Lavendel.

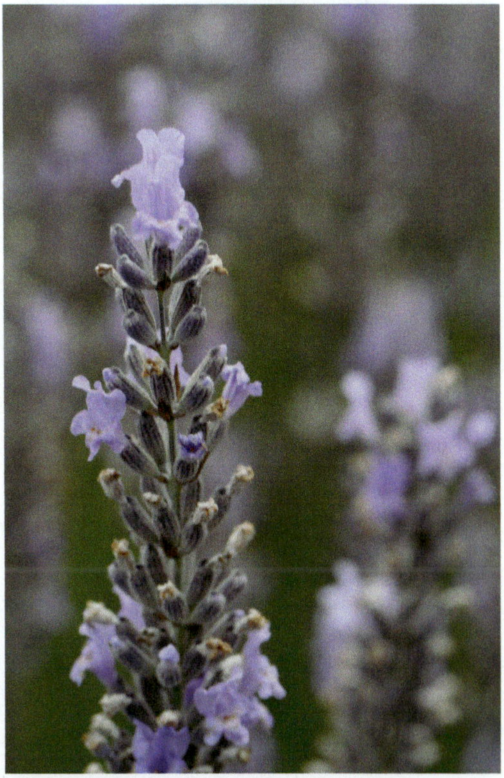

Abb. 6.99 Lavandin *(Lavandula hybrida)* [P1023]

Inhaltsstoffe

Ähnlich dem Lavendel fein enthält Lavandinöl Monoterpenole und Monoterpenester (➤ Abb. 6.100) zu fast gleichen Teilen. Sie sind sehr reaktiv und können gut an Rezeptoren andocken. Zudem finden sich im Lavandinöl auch Oxide, das sind kleine Moleküle, die schnell durch die Haut eindringen und über Rezeptoren mukolytisch wirken.

- **Monoterpenole:** 30–40 %, v. a. Linalool
- **Monoterpenester:** ca. 35–40 %, v. a. Linalylacetat
- **Monoterpenketone:** bis 7 %, v. a. Borneon
- **Monoterpenoxide:** 3–7 % 1,8-Cineol

TIPP

Kombinationen: mit Bergamotte, Citronella, Gewürznelke, Ho-Blätter, Kiefernnadel, Limette, Lorbeer, Patchouli, Zeder, Zimt, und Zypresse
Alternativöle: Lavandula officinalis, Speiklavendel

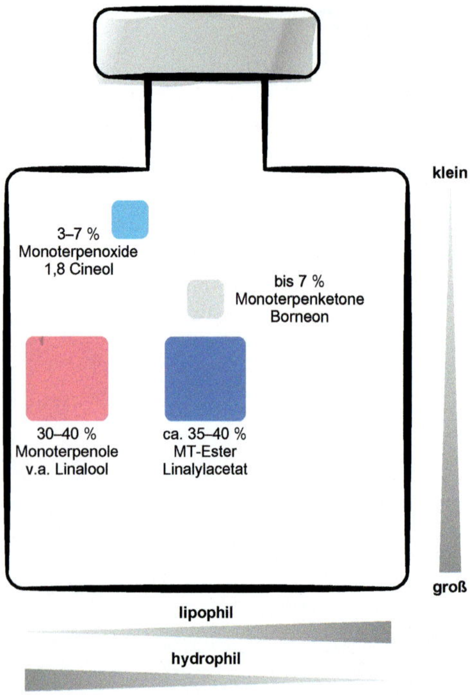

Abb. 6.100 Inhaltsstoffe des Lavandinöls [L231/P1023]

6

Wirkungen und Indikationen

Zu Unrecht gilt Lavandin (➤ Tab. 6.48) als „Putzlavendel". Er kann bei allen somatischen Problemen den echten Lavendel (*Lavandula vera*) ersetzen, ist in seiner Wirkung jedoch nicht beruhigend, sondern eher anregend und aktivierend. Bei einer Studie erhielten Patienten vor der OP Lavandinöl, diese zeigten weit weniger Ängste als die Gruppe, bei der nur Jojoböl zur Anwendung kam (Braden et al.).

Unerwünschte Wirkungen und Kontraindikationen

In physiologischer Dosierung treten keine Nebenwirkungen auf.

6.47.2 Lavendel

Stammpflanze: *Lavandula angustifolia, Lavandula officinalis;* Lamiaceae
Synonyme: Lavendel fein, echter Lavendel, kleiner Speik, Lavander, Nervenkräutel, Schwindelkraut
Herkunft: Frankreich, Bulgarien, Tasmanien, ehemaliges Jugoslawien
Gewinnungsverfahren: Wasserdampfdestillation der Blüten und Rispen

Die Heimat des Lavendels (➤ Abb. 6.101) sind ursprünglich die Küstenregionen des Mittelmeerraums. Benediktinermönche brachten ihn über die Alpen nach Norden.

Schon seit Jahrhunderten wird Lavendel in vielfältiger Weise genutzt. Perser, Griechen und Römer verbrannten Lavendelzweige als Abwehrmittel gegen „schlechte Dünste" in Krankenzimmern und Versammlungsräumen. Die Römer verwendeten Lavendelblüten auch als duftende Badezutaten – daher kommt der Name: von lavare = waschen.

Lavendel ist ein bewährtes Volksheilmittel. Früher wurde es verwendet, um den Magen zu „trösten". Das Öl wirkt sowohl belebend als auch beruhigend. Es ist das Mittel der Wahl bei Verbrühungen und Verbrennungen aller Art. René Gattefossé, einer der Begründer der modernen Aromatherapie, erfuhr

Tab. 6.48 Wirkungen und Indikationen des Lavandinöls

Wirkungen	Indikationen	Applikationen
Somatische Wirkung		
Analgetisch++	Rheumatische Schmerzen	Einreiben
Antiphlogistisch und antiprurigunös	Insektenstiche, Pruritus++ Allergien	Einreiben
Antiinfektiös und wundheilend	Infizierte Dermatosen, Schürfwunden	Auftragen, Auftröpfeln
Kardiotonisch	Tachykardien	Trockene Inhalation, Raumspray, Massage, Bäder
Leicht antikoagulierend	Phlebitis (adjuvant), Paraphlebitis	Auftragen
Psychische Wirkung		
Stark spasmolytisch, muskelentspannend, blutdrucksenkend+++	Nervosität, Ängste+++, depressive Verstimmung	Einreiben, Massage, trockene Inhalation, Raumspray, Bäder

die heilende Wirkung zufällig in einem Labor. Unmittelbar nach Verbrennung seiner Hand tauchte er diese in die erstbeste Schale mit Flüssigkeit: Es handelte sich um reines Lavendelöl. Der Schmerz ließ schnell nach. Überdies verheilte die Wunde in kurzer Zeit ohne Narbenbildung. Buchbauer konnte mit diesem Öl die schnelle Absorption über die lipoiden Anteile der Haut nachweisen. Aber auch schmerzende Wunden und juckende Mückenstiche können damit sehr schnell gelindert werden. Heute ist Lavendel das in der Aromatherapie am häufigsten verwendete Öl. Aufgrund seiner beruhigenden Wirkung wird es als sanftes Schlafmittel und zur Angstbehandlung eingesetzt.

Das pflanzliche Arzneimittel Lasea® besteht aus reinem Lavendelöl in Kapselform. Es wird bevorzugt eingesetzt bei stressbedingten Beschwerden, Neurasthenie (bis zur totalen Erschöpfung), ferner bei Ängsten, posttraumatischen Störungen und sogar bei Panikattacken.

Lavendelöl hat zudem stark desinfizierende Eigenschaften, weshalb es häufig zur Raumluftdesinfektion und in den Kliniken gegen Hospitalismus eingesetzt wird. Auch als Insektenabwehr-, Antimottenmittel und Duftspender für die Wäsche ist er beliebt.

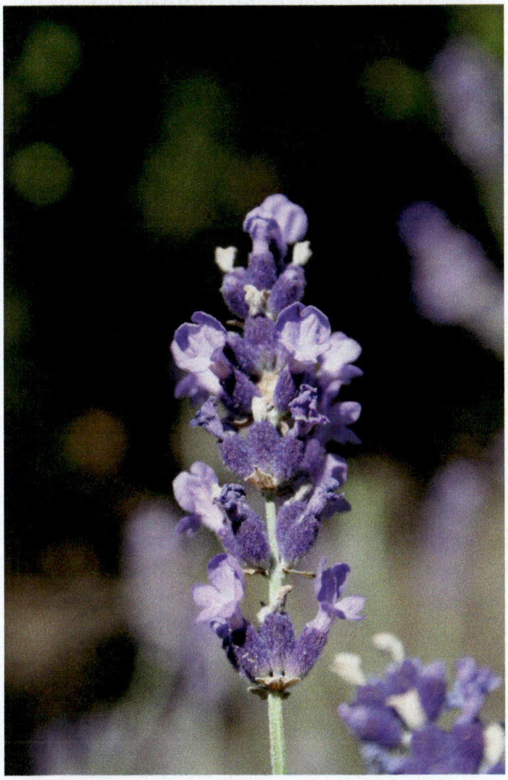

Abb. 6.101 Lavendel *(Lavandula angustifolia)* [P1023]

Lavendelöl mag den Anschein eines Allheilmittels erregen. Da es ein Vielstoffgemisch von 160–180 unterschiedlicher Substanzen ist, werden die unterschiedlichen Wirkmöglichkeiten hervorgerufen und sogar gegensätzliche Wirkungen sind hiermit erklärbar.

Lavendelöl hat einen süßen, blumig-krautigen Blütenduft mit einem balsamisch-holzigen Unterton.

Inhaltsstoffe

Je nach Höhenlage des Lavendel-Anbaugebiets verändert sich der Gehalt an Linalylacetat. Je höher gelegen, desto mehr Linalylacetat ist enthalten, das positiv auf die Psyche einwirkt.

- **Monoterpenester:** bis 50 %, v. a. Linalylacetat
- **Monoterpenole:** 20–40 %, v. a. Linalool, ist mitverantwortlich für die antiseptische, antiinflammatorische und antimikrobielle Wirkung
- **Monoterpenoxide:** 2,5 %, v. a. 1,8-Cineol

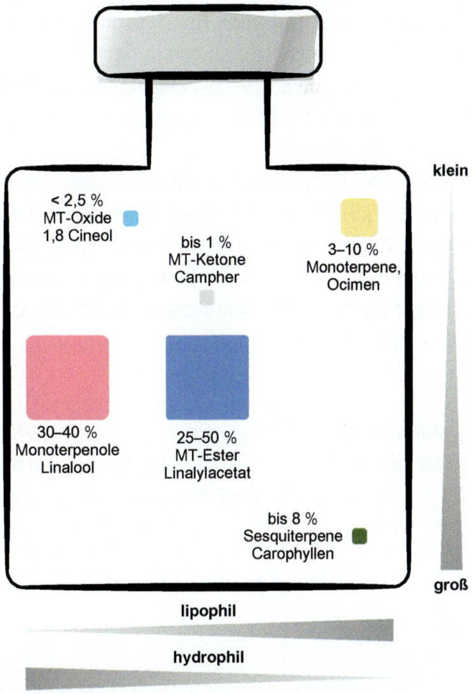

Abb. 6.102 Inhaltsstoffe des Lavendelöls [L231/P1023]

6

Tab. 6.49 Inhaltsstoffe der verschiedenen Lavendelöle (aus Steflitsch, Wolz, Buchbauer 2018)

Inhaltsstoffe	Lavandula vera	Lavandula spica	Lavandula stoechas	Lavandin
Monoterpenole				
Linalool	30–40 %	35–50 %	2–3 %	30–40 %
Ester				
Linalylacetat	25–50 %	bis 2 %	2–3 %	25–40 %
Monoterpene				
Ocimene	3–10 %	5–8 %	10 %	5 %
Pinene	–	4 %	6 %	–
Camphen	–	–	7 %	–
Sesquiterpene				
β-Caryophyllen	bis 8 %	1–2 %	1 %	2 %
Ketone				
Kampher	Ca. 1 %	15–25 %	15–55 %	4–6 %
Fenchon	–	–	15–50 %	–
Oxide				
1,8-Cineol	< 2,5 %	25–43 %	30–35 %	2,5–3,5 %

6

Lavendel hat einen großen Anteil an Monoterpenolen (➤ Tab. 6.49, ➤ Abb. 6.102), die sehr reaktiv und leicht hydrophil sind, sehr gut an Rezeptoren andocken können und auch im Hydrolat vorkommen. Die Monoterpenester stehen in der Mitte, sind sowohl polar, als auch unpolar, erscheinen nicht im Hydrolat, deshalb riecht dies auch ganz anders als das ätherische Öl.

Die kleinen, lipophilen Moleküle der Monoterpene können gut durch die Haut penetrieren und schleusen damit andere Wirkstoffe ein. Die großen lipophilen Substanzen, die Sesquiterpene, die zwar nur in geringem Maße vorkommen, verbessern die Hautfreundlichkeit sehr.

TIPP

Kombinationen: mit Benzoe, Cistrose, Eichenmoos, Fichtennadel, Ho-Blätter, Kiefernnadel, Nelke, Patchouli, Rose, Vetiver, Weißtanne, Zedernholz, Zimtrinde

Alternativöle: Lavendelöl ist durch seine vielseitige Wirkung unersetzbar, es gibt kein Öl, das die vielfältigen Wirkweisen abdecken. Eventuell Lavandin, Bergamottminze

Wirkungen und Indikationen

Lavendelöl (➤ Tab. 6.50) wirkt beruhigend auf Haut und Psyche, sedierend bei Schmerzen und Spasmen sowie bei Juckreiz und hilft bei Wunden aller Art.

Lavendel ist einmalig in seiner Wirkung. Zahlreiche Studien konnten nachweisen, dass Lavendel die Schlafqualität signifikant verbessert, Angst und Stress löst und Schmerzen lindert. Ebenso ist es ein Allrounder in der Dermatologie für Menschen aller Altersgruppen. Es pflegt Haut und Schleimhaut, beruhigt Entzündungen und heilt Wunden und Verbrennungen. Da es beruhigend und spasmolytisch wirkt, hat es eine positiv analgetische Eigenschaft.

Unerwünschte Wirkungen und Kontraindikationen

Lavendelöl darf unverdünnt auf die Haut aufgetragen werden. Allerdings darf es, wie die anderen ätherischen Öle auch, nicht in die Augen gebracht werden. Bei anderen Schleimhäuten ist dieses Öl wesentlich unbedenklicher. Es kommt selten zu allergischen Reaktionen.

Tab. 6.50 Wirkungen und Indikationen von Lavendelöl

Wirkungen	Indikationen	Applikationen
Somatische Wirkung		
Antiinfektiös *(Staph. aureus)*$^{+}$	Furunkel, Abszesse	Auftragen, Einreiben, Spray
Epithelisierend^{++}	Infizierte Dermatosen, Ekzeme, Schürfwunden, Ulzera, Verbrennungen, Sonnenbrand	Pur auf Wunden auftragen
Analgetisch^{++}	Muskel-, Kopf-, Zahn-, Ohrenschmerzen	Auf Schläfen oder Zahn auftragen oder auf Wattebausch in die Ohren geben, Massagen, Bäder
Spasmolytisch^{+}	Meteorismus	Massage, Wickel, Bäder
Antikoagulierend^{+}	Phlebitis, Tachykardien	Einreiben
Antiphlogistisch antiprurigunös^{++} Antiparasitär:	Pruritus^{++}, Akne, Allergien, Insektenstiche,	Einreiben, Bäder
Psychische Wirkung		
Entspannend, beruhigend, sedativ, spasmolytisch^{+++} Antiprurigunös	Ängste^{+++}, Schlaflosigkeit, Einschlafstörungen, Nervosität, Neurasthenie, Posttraumata, Stress, Panikattacken, Tachykardien	Bäder, trockene Inhalation, Raumspray, Massage, Kapseln intern

6.47.3 Schopflavendel

Stammpflanze: *Lavandula stoechas,* Lamiaceae
Synonym: Schmetterlingslavendel, Welscher Lavendel
Herkunft: Spanien, Südfrankreich und Mitteleuropa
Gewinnungsverfahren: Wasserdampfdestillation der leicht angetrockneten Blüten und Kraut

Die Blüte ist Namensgeber für den Schopflavendel (➤ Abb. 6.103). Ihr besonderes Merkmal sind nämlich die hellvioletten Hochblätter, die schopfartig über den traubigen Rispen stehen.

Der Schopflavendel, auch bekannt als arabischer Lavendel oder Lavendel maritime, kommt in ganz Südeuropa vor, vom westlichen Mittelmeerraum bis nach Nordafrika, zu den Kanarischen Inseln und Madeira. Da er sehr frostempfindlich ist, kann er bei uns im Freien nicht überleben. In den alten Medizinbüchern wird der Schopflavendel für die Behandlung in der Volksmedizin beschrieben. Hier wird er bei Atemwegserkrankungen aller Art, besonders bei Ohrenschmerzen empfohlen.

Durch den hohen Ketongehalt riecht das Öl leicht muffig, holzig, kräftig erdig mit einer dunklen, kampferartigen Basisnote.

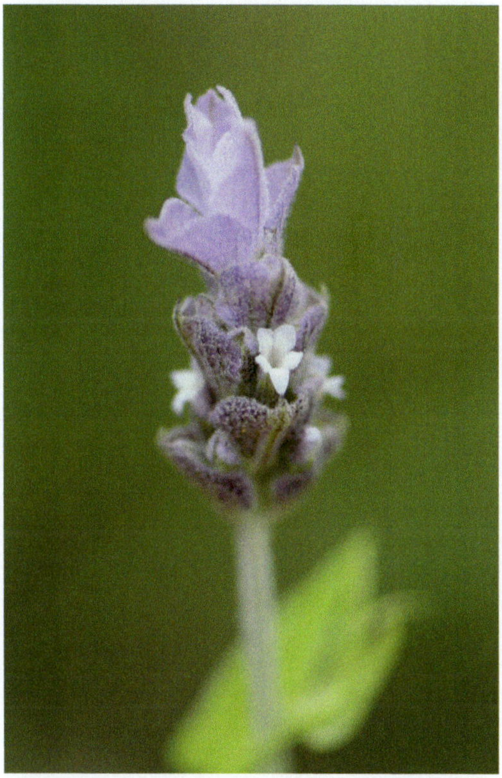

Abb. 6.103 Schopflavendel *(Lavandula stoechas)* [P1023]

Inhaltsstoffe

Das Schopflavendelöl hat einen hohen Anteil an Ketonen (➤ Abb. 6.104), die über Rezeptoren auf das Nervensystem toxisch wirken können, deshalb ist Schopflavendelöl ein Therapeutenöl.

Die Oxide und Monoterpenen, kleinmolekulare Inhaltsstoffe, werden schnell durch Haut und Schleimhaut aufgenommen und erleichtern das Eindringen der anderen Substanzen.

- **Monoterpenketone:** 15–90 %, v. a. Campher, Fenchon
- **Monoterpenoxide:** ca. 30–35 %, v. a. 1,8-Cineol
- **Monoterpene:** ca. 13 % v. a. Pinen, Camphen

TIPP

Kombinationen: mit Bergamotte, Cajeput, Tanne, Vetiver, Zitrone
Alternativöle: Speiklavendel, Salbei

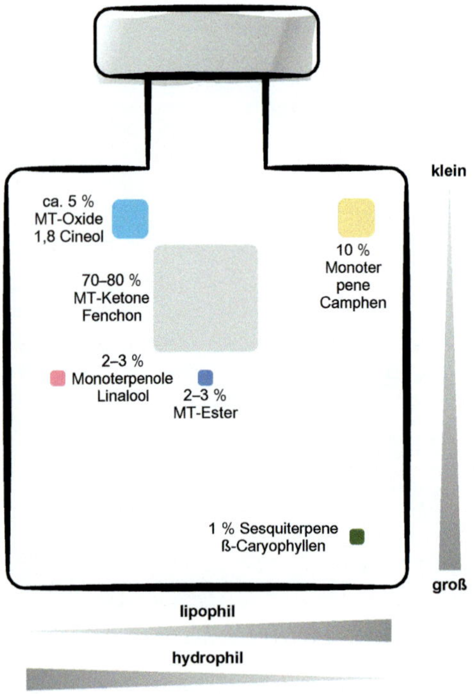

Abb. 6.104 Inhaltsstoffe des Schopflavandelöls [L231/P1023]

Tab. 6.51 Wirkungen und Indikationen von Schopflavendelöl

Wirkungen	Indikationen	Applikationen
Somatische Wirkungen		
Antiinfektiös	*Pseudomonas aeroginosa*+++	Einreiben, trockene Inhalation
Mukolytisch+++	Bronchitis, chronische Sinusitis+	Einreiben, Wickel, trockene Inhalationen
Epithelisierend+	Ekzeme+, Wunden	Auf die Wunden auftragen
Antiinflammatorisch+	Stomatitis, bakterielle Otitis, seröse Otitis++++	Einreiben, Auflagen, Wickel

Wirkungen und Indikationen

Die Hauptwirkung des Schopflavendelöls (➤ Tab. 6.51) liegt im oberen HNO-Bereich bei der Behandlung von Otitis media sowie Sinusitis und in unteren Respirationstrakt bei der Bronchitis.

Unerwünschte Wirkungen und Kontraindikationen

Aufgrund des hohen Ketongehalts sollte das Öl nur von erfahrenen Therapeuten angewendet werden. Bei Kindern und Schwangeren soll es nicht eingesetzt werden wegen der abortiven Wirkung. Die Einnahme bei Diabetikern kann zur Hypoglykämie führen.

6.47.4 Speiklavendel

Stammpflanze: *Lavandula spica, L. latifolia,* Lamiaceae
Synonym: Großer Speik
Herkunft: Spanien, Südfrankreich und Mitteleuropa
Gewinnungsverfahren: Wasserdampfdestillation
Verwendeter Pflanzenteil: leicht angetrocknete Blüten und Kraut

Der Name des Speiklavendels leitet sich vom lateinischen Wort „spica" ab, was so viel wie „Ähre" bedeutet, latifolia kommt von „latus" (groß) und „folia" (die Blätter) und heißt somit große Blätter.

In den alten Kräuterbüchern wird der Speiklavendel (➤ Abb. 6.105) beschrieben als harntreibendes

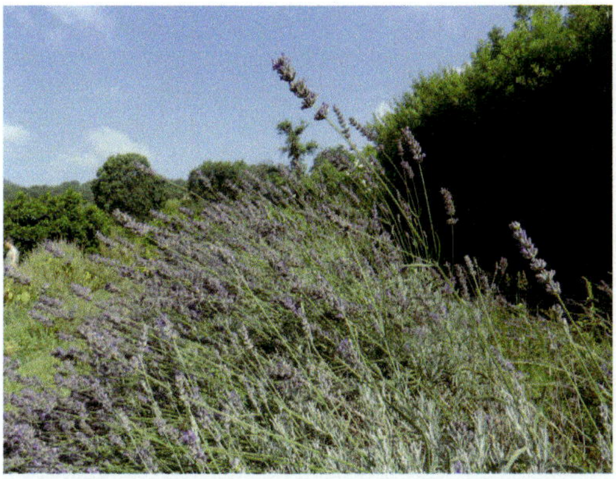

Abb. 6.105 Speiklavendel *(Lavandula spica)* [P1023]

Mittel, als Mittel gegen Ischiasschmerzen, Erkältungskrankheiten und gegen Reptilienbisse. Hunde, die von einer Schlange gebissen worden sind, wurden mit Speiklavendel behandelt. Im Französischen heißt er Lavande aspic (aspic bedeutet Brillenschlange).

In der Parfümerie wird Speiklavendel für Lavendel- und Herrendüfte, Eau de Cologne und Rasierwässer eingesetzt, ebenso in Seifen, Sport- und Massageölen. Der Duft ist frisch krautartig, lavendelartig.

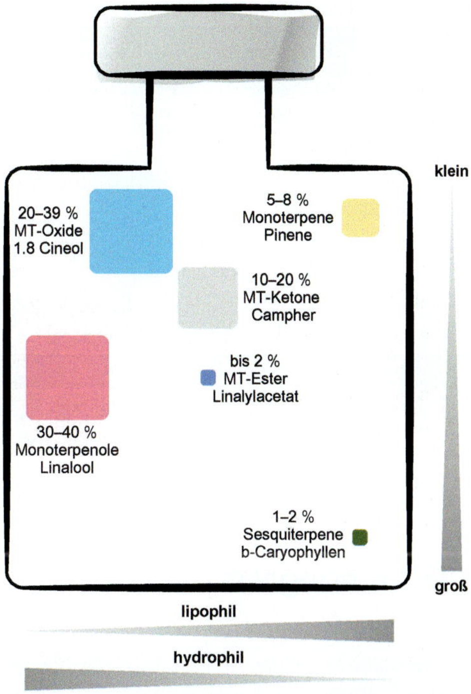

Abb. 6.106 Inhaltsstoffe des Speiklavendelöls [L231/P1023]

Inhaltsstoffe

Im Speiklavendelöl dominiert das beruhigende Linalool, das reaktiv ist und leicht an Rezeptoren andocken kann. Das Monoterpen (➤ Abb. 6.106) Pinen wirkt als Katalysator für die übrigen Bestandteile und ist in diesem Fall verantwortlich für den typischen Waldgeruch.

1,8-Cineol wirkt zusammen mit dem Monterpenketon Borneon über Rezeptoren mukolytisch.

- **Monoterpenole:** 35–45 %, v. a. Linalool
- **Monoterpenoxide:** ca. 30 %, v. a. 1,8-Cineol
- **Monoterpenketone:** ca. 10–15 % v. a. Borneon
- **Monoterpenester:** bis 2 %, v. a. Linalylacetat
- **Monoterpene:** bis 8 % v. a. Pinen

TIPP

Kombinationen: mit Eichenmoos, Eukalyptus, Ho-Blätter, Kiefernnadel, Nelke, Patchouli, Rosenholz, Salbei, Zedernholz und Zitrone
Alternativöle: Lavandin, Lavendel off., Bergamottminze

Wirkungen und Indikationen

Aufgrund seines Keton- und Cineolgehalts eignet sich Speiklavendelöl (➤ Tab. 6.52) besonders gut zur Behandlung von Erkältungskrankheiten. Es hat eine gute auswurffördernde und antivirale Wirkung.

In der Hautpflege ist es ein mildes, effektives Antiseptikum und sollte bei Kindern aufgrund des Ketongehalts geringer dosiert werden.

Speiklavendel hat nicht die beruhigende Wirkung wie *Lavandula vera*.

Unerwünschte Wirkungen und Kontraindikationen

In physiologischer Dosierung sind keine Nebenwirkungen und Kontraindikationen bekannt.

Tab. 6.52 Wirkungen und Indikationen von Speiklavendelöl

Wirkungen	Indikationen	Applikationen
Somatische Wirkungen		
Antimikrobiell, bakterizid, fungizid, viruzid^{++}	Infektiöse und virale Enterokolitis^{++}, Tinea pedis	Bauchmassage, Bäder
Mukolytisch^{+++}	Rhinitis, Pharyngitis, Bronchitis^{++}	Einreiben, Wickel, trockene Inhalationen, Bäder
Epithelisierend^{+}	Dermatosen, Narben, Wunden, Ulzera, Verbrennungen^{++++}	Auf die Verletzung auftragen
Antiinflammatorisch	Pruritus^{++}, rheumatische Beschwerden, Otitis, Neuritis Insektenstiche	Einreiben, Auflagen, Wickel, Bäder
Psychische Wirkungen		
Neurotonisch^{++}	Ängste^{++}, Schlaflosigkeit, geistiger Erschöpfungszustand, Hypotonie	Bäder, trockene Inhalation, Raumspray, Massage

6.48 Lemongrass

Stammpflanze: *Cymbopogon flexuosus, Cymbopogon citratus;* Poaceae
Synonym: Westindisches Zitronengras
Herkunft: Indien, Brasilien, Sri Lanka, Bhutan, Thailand und Teile Südafrikas
Gewinnungsverfahren: Wasserdampfdestillation des Grases
Besonderheit: Es gibt zwei Arten: Ostindisches Lemongrass *(C. flexuosus)* und Westindisches Lemongrass *(C. citratus).*

Lemongrass (➤ Abb. 6.107) kann über eineinhalb Meter in die Höhe wachsen, es stammt ursprünglich aus Bhutan oder Nepal. In Bhutan wächst es wild an den steilen Hängen unter der Chire-Pine und wird in mühevoller Handarbeit geerntet. Die Frische und Unberührtheit des Landes am Rande des Himalaya gibt auch der Duft wieder.

Frisches Lemongrass ist ein wichtiger Bestandteil der indischen und thailändischen Küche. Dort würzt man damit Currys, Suppen, Salate, aber auch Getränke wie Tee und Süßspeisen.

In der ayurvedischen Medizin wird Lemongrass als Mittel bei Magenkrämpfen und gegen Übelkeit sowie bei Darminfektionen verwendet. Als Einreibung hilft es bei Hexenschuss und rheumatischen Beschwerden.

Als Badezusatz wirkt es erfrischend, antiseptisch und desodorierend. Das Öl wird aufgrund seines Duftstoffes Citral vielseitig in der Lebensmittel-, Pharma-, und Parfümindustrie eingesetzt.

Der Duft ist frisch, spritzig, klar und erinnert an Zitronen.

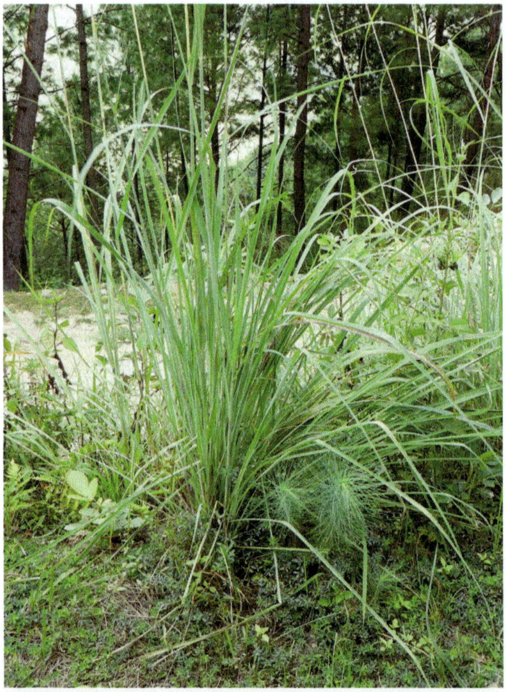

Abb. 6.107 Lemongrass *(Cymbopogon flexuosus)* [P1023]

Inhaltsstoffe

Beim Lemongrass dominieren die leicht hydrophilen Aldehyde (➢ Abb. 6.108), die auch im Hydrolat vorkommen können. Wegen deren psychisch sehr anregenden Wirkung sollte Lemongrass niedrig dosiert werden. Limonen, ein kleinmolekulares Monoterpen, ist der Türöffner in den Körper für die anderen Bestandteile des Öls. Die Sesquiterpenole beruhigen Haut und Zellmembran und bewirken, dass dieses Öl die aggressive Wirkung der Aldehyde auf die Zellmembran mildert.

- **Monoterpenaldehyde:** 60–85 % v. a. Geranial, Citral, Neral
- **Monoterpene:** 5–10 %, v. a. Limonen
- **Sesquiterpenole:** bis 10 %, v. a. Farnesol

TIPP

Kombinationen: mit Bergamotte, Kiefernadel, Koriander, Mandarine, Manuka, Patchouli, Rose, Sandelholz, Teebaum und Zitrone (macht den Duft weicher)
Alternativöle: Citronella, Eukalyptus citriodora, Litsea

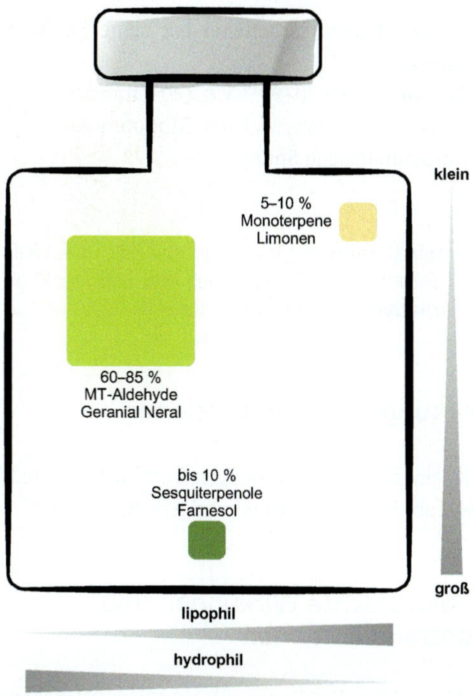

Abb. 6.108 Inhaltsstoffe des Lemongrassöls [L231/P1023]

Wirkungen und Indikationen

Lemongrassöl (➢ Tab. 6.53) kräftigt und stimuliert den gesamten Organismus, weckt die Lebensgeister, hilft bei vielen Infektionskrankheiten, ist stark bakterizid und antiviral wirksam. Es hilft gegen Kopfschmerzen und hält Insekten ab. In Kombination mit Manuka hat es sich bei Kopfschuppen bewährt. In niedriger Dosierung hat es eine beruhigende Wirkung auf das zentrale Nervensystem, in hoher Dosis kann es Haut und Schleimhäute reizen und Kopfschmerzen verursachen.

Lemongrass vertreibt Mücken. Es ist ein stark bakterizid (v. a. Streptokokken), fungizid und antiviral wirkendes Öl. Es kann auch bei multiresistenten Keimen eingesetzt werden: Labore, die Aromatogramme erstellen, nennen es den „Allestöter". Testet man Lemongrass in einer Petrischale im Aromatogramm (➢ 4.1), passt nur Lemograss allein auf die Schale, da der Hemmhof so groß ist, dass er sich mit den anderen Ölen mischen würde (es werden üblicherweise 3–4 Öle aufgetragen, bei Antibiotika 5–6).

Tab. 6.53 Wirkungen und Indikationen von Lemongrassöl

Wirkungen	Indikationen	Applikationen
Somatische Wirkung		
Tonisierend auf Verdauungssystem	Motilitätsschwäche im Verdauungsbereich^{++}	Massage, Einreiben, Bäder
Vasodilatatorisch	Akne, Hämatom, Zellulite^{++}	Massage, Einreiben, Bäder
Antiinflammatorisch^{++}	• Arthritis, Akne • Vaginitis • Streptokokkenangina^{++}	• Einreiben, Auflage • Ovula
Bakterizid^{++++}	Infektionen mit β-hämolysierende Streptokokken^{++++}, *Enterococcus faecalis*$^{++++}$, *Candida albicans*$^{++++}$, *E. coli*$^{+++}$	Auflagen, aufsprühen, auftragen
Psychische Wirkung		
Sedativ^{+++}	Neurovegetative Dystonie^{++}	Trockene Inhalation, Raumspray, Bäder, Massagen

Unerwünschte Wirkungen und Kontraindikationen

In physiologischer Dosierung sind keine Nebenwirkungen und Kontraindikationen bekannt, bei Anwendungen im Schleimhautbereich muss auf eine geringe Dosierung (< 25 mg pro Dosis) geachtet werden.

6.49 Limette

Stammpflanze: *Citrus aurantifolia*, Rutaceae
Synonyme: Limone
Herkunft: Mittelmeerländer, Mittelamerika, Westindien
Gewinnungsverfahren: Kaltpressung der Fruchtschalen oder Wasserdampfdestillation der ganzen Früchte

Die „kleine Limone", die Limette (➤ Abb. 6.109), wird durch ihren leicht bitteren Geschmack gerne für Chutneys und Softdrinks verwendet. In der Parfümerie dient das gepresste Öl als Frischekomponente.

Der Duft der Limette ist leicht, frisch, spritzig.

Inhaltsstoffe

Limettenöl besteht fast nur aus dem Monoterpen (➤ Abb. 6.110) Limonen, einem kleinmolekularen Inhaltsstoff, der sehr leicht flüchtig ist. Er dringt schnell in die Haut ein und kann deshalb auch leicht hautreizend sein. Limettenöl hat seine Stärke als Raumduft.

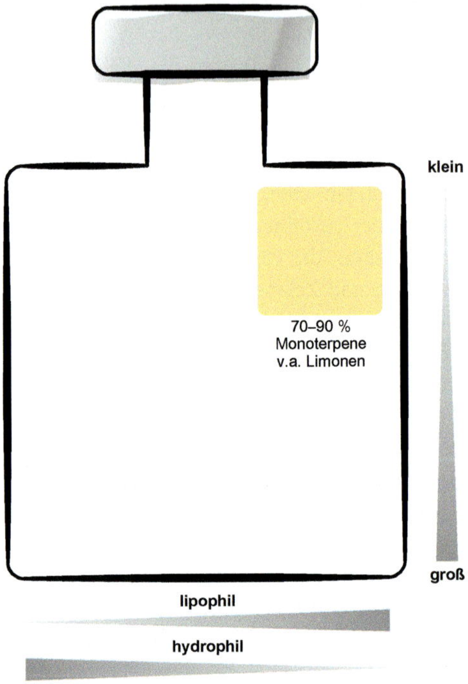

Abb. 6.110 Inhaltsstoffe des Limette [L231/P1023]

- **Monoterpene:** 70–90 % v. a. (+)-Limonen
- Außerdem: Aldehyde, Ester, Monoterpenole
- Furocumarine in Spuren

TIPP
Kombinationen: mit Jasmin und Nadelölen wie Weißtanne sowie mit Patchouli, Vetiver, Rose und Sandelholz
Alternativöle: Zitrone, Mandarine

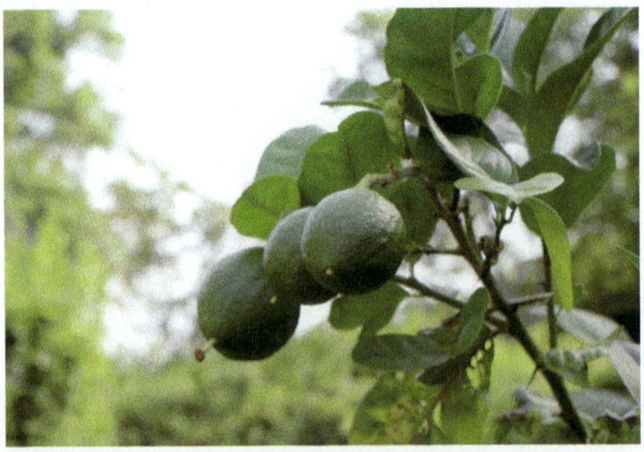

Abb. 6.109 Limette *(Citrus aurantifolia)* [P1023]

Wirkungen und Indikationen

Mit seinem frischen, spritzigen Duft hilft Limettenöl (➤ Tab. 6.54) bei Übelkeit und Appetitlosigkeit.

Unerwünschte Wirkungen und Kontraindikationen

In physiologischer Dosierung sind keine Nebenwirkungen und Kontraindikationen bekannt.

Tab. 6.54 Wirkungen und Indikationen von Limettenöl

Wirkungen	Indikationen	Applikationen
Somatische Wirkung		
Verdauungsfördernd+++	Dyspepsien++	Einreiben, Massage
Antiseptisch, antiviral	Erkältungskrankheiten	Einreiben, trockene Inhalation, Raumspray
Psychische Wirkung		
Stimmungsaufhellend	Depressive Verstimmung, Konzentrationsstörung	Trockene Inhalation, Raumspray

6.50 Linaloeholz

Stammpflanze: *Bursera delpechiana,* Burseraceae
Herkunft: Brasilien, Mexiko
Gewinnungsverfahren: Wasserdampfdestillation des Holzes und/oder der Beeren

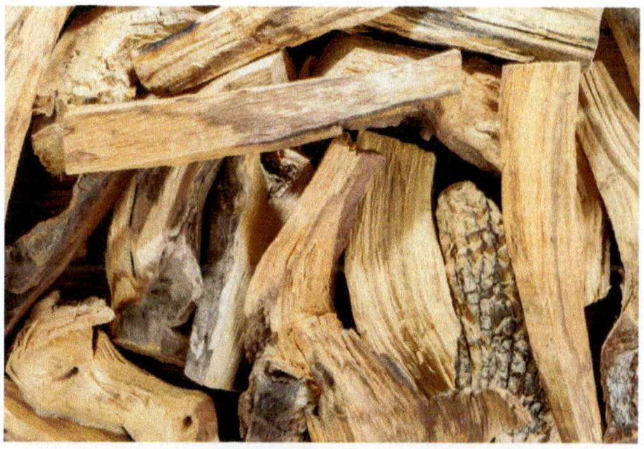

Abb. 6.111 Linaloeholz *(Bursea delpechiana)* [J812]

In Mittel- und Südamerika ist der buschige Baum endemisch. Linaloeholzöl (➤ Abb. 6.111) wird häufig als Ersatz für Rosenholzöl verwendet. Auch dieser tropische Baum wird oft wegen seines feinen Duftes gefällt. Als Alternative zum Schutz dieses Baumes gibt es ein aus dessen Beeren gewonnenes Öl, dieses zeigt einen nicht geringen Anteil an Linalylacetat. Es ist ein wunderbar hautpflegendes und hautregenerierendes Öl. In der Parfümerie dient es der Herstellung von Maiglöckchendüften.
Der Duft ist warm, süß, fein rosig-holzig.

Inhaltsstoffe

Der Hauptbestandteil des Linaloeholzöls sind die Monoterpenole (➤ Abb. 6.112), die sehr reaktiv und leicht hydrophil, und gut an Rezeptoren andocken können. Sie dringen mithilfe der Monoterpene schnell in die Haut ein und haben haut- und schleimhautschützende Eigenschaften.

- **Monoterpenole:** 80–95 % v. a. (+)-Linalool, (Holz), 41 % in den Beeren
- **Monoterpene:** bis 5 %
- **Monoterpenester:** 22 % v. a. Linalylacetat in den Beeren; bei Lagerung von mehr als 12 Monaten bilden sich cis- und trans-Linalooloxid

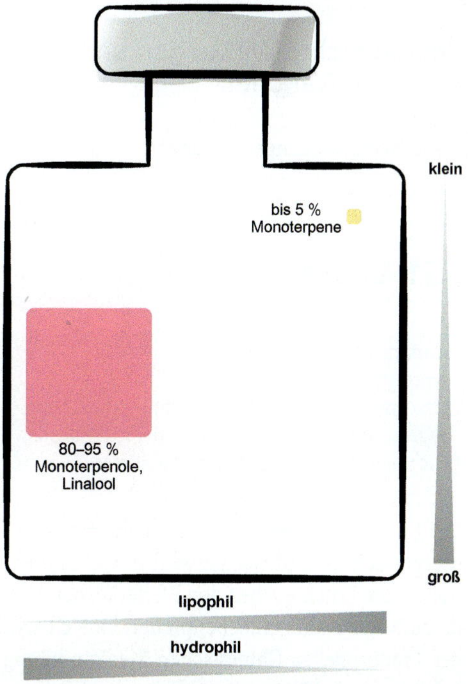

Abb. 6.112 Inhaltsstoffe des Linaloeholzes [L231/P1023]

6

Tab. 6.55 Wirkungen und Indikationen von Linaloeholzöl

Wirkungen	Indikationen	Applikationen
Analgetisch	Spasmen der Hohlorgane+++, muskuläre Verspannung	Einreiben, Massage
Immunmodulierend+	Grippaler Infekt	Trockene Inhalation, Massage, Bäder
Hautpflegend und epithelisierend	Dermatitiden, Dekubitus, empfindliche Haut	Waschungen, Einreiben
Psychische Wirkung: Beruhigend, entspannend	Erschöpfungszustand	Einreiben, trockene Inhalation

TIPP

Kombinationen: mit Bergamotte, Douglasie, Lavendel, Mandarine, Melisse und Sandelholz
Alternativöle: Ho-Blätter, Sandelholz, Rosenholz, Amyris, Lavendel

Wirkungen und Indikationen

Linaloeholzöl (➤ Tab. 6.55) ist ein wunderbares Öl zur Haut- und Seelenpflege. Durch die beruhigende Wirkung der Monoterpenole werden Schmerzen vermindert wahrgenommen.

6

Unerwünschte Wirkungen und Kontraindikationen

Keine Nebenwirkungen bekannt.

6.51 Litsea

Stammpflanze: *Litsea cubeba,* Lauraceae
Synonyme: Kubebenpfeffer, Mai Chang
Herkunft: Ostasien, China, Taiwan
Gewinnungsverfahren: Wasserdampfdestillation der Früchte, manchmal auch Rinde und Blätter

Der Litseabaum (➤ Abb. 6.113) gehört zu den Lorbeergewächsen und wächst wild in China und Taiwan. Seine Früchte sehen den Pfefferkörnen ähnlich, deshalb der Name Kubebenpfeffer. Das Öl wird in der Traditionellen Chinesischen Medizin häufig bei Infektionen, Erkältungskrankheiten und Grippe eingesetzt. Es riecht frisch, fruchtig und zitronig.

Aus diesem Öl wird natürliches Citral (Geranial und Neral) gewonnen, das als Zitrusduft der Parfümerie für Kosmetik, Waschmittel und technische Produkte dient.

Inhaltsstoffe

Die leicht hydrophilen Monoterpenaldehyde überwiegen im Litseaöl (➤ Abb. 6.114). Diese sind, zusammen mit Limonen, verantwortlich für den zitronigen Duft. Sie wirken stark antiviral und antibakteriell (Streptokokken). Die Monoterpene schleusen die übrigen Bestandteile schnell in den Körper ein.

- **Monoterpenaldehyde:** 60–80 % v. a. Neral, Geranial
- **Monoterpene:** 15–25 % v. a. Limonen
- **Monoterpenole:** 5 % v. a. Linalool, Geraniol
- **Monoterpenketone:** 4 % v. a. Methylheptanon

TIPP

Kombinationen: mit Lavendel, Linaloeholz, Rosenholz, Ylang-Ylang, Zeder, Zypresse
Alternativöle: Eucalyptus citridora, Lemongrass, Zitronenmyrte

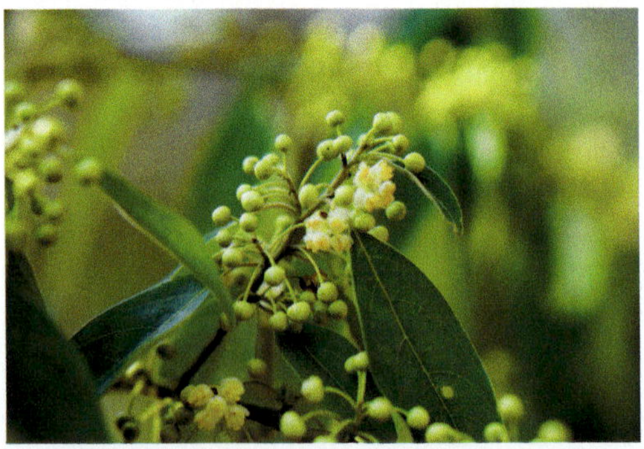

Abb. 6.113 Litsea *(Litsea cubeba)* [J808]

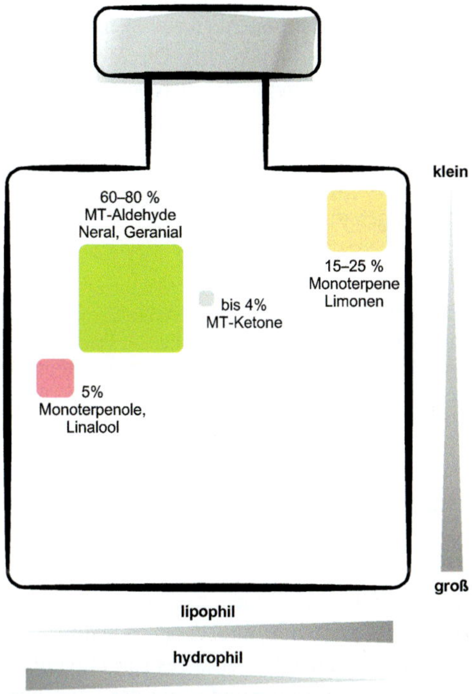

Abb. 6.114 Inhaltsstoffe des Litseaöls [L231/P1023]

Wirkungen und Indikationen

Litseaöl (➤ Tab. 6.56) wirkt allgemein erfrischend und verdauungsfördernd (Digestivum). Li et al. stellten fest, dass Litseaöl Escherichia-coli-Keime abtöten kann. Ebenso wirksam ist es bei entzündlichen Magen-Darm-Erkrankungen.

Tab. 6.56 Wirkungen und Indikationen von Litseaöl

Wirkungen	Indikationen	Applikationen
Somatische Wirkung		
Antiinflammatorisch^{+++}	• Enterokolitiden, Gastritis^{++} • Zystitis durch *E. coli*	Auflagen, Einreiben, Bäder
Antiviral	Erkältungskrankheiten	Inhalation, Einreiben
Psychische Wirkung		
Beruhigend, sedativ^{+++} (in geringer Dosierung)	• Nervosität, Depressionen, Ängste, Schlaflosigkeit • Kopfschmerzen	Trockene Inhalation, Raumspray, Bäder, Massage

Unerwünschte Wirkungen und Kontraindikationen

In geringer Dosierung treten keine Nebenwirkungen auf. Höhere Dosierungen können Hautreizungen hervorrufen.

6.52 Lorbeer

Stammpflanze: *Laurus nobilis, Lauraceae*
Synonym: Edellorbeer
Herkunft: Mittelmeerländer
Gewinnungsverfahren: Wasserdampfdestillation der Blätter
Besonderheit: Neben dem ätherischen Öl gibt es ein fettes Öl, das aus den Blättern und Früchten gepresst wird.

Lorbeer (➤ Abb. 6.115), ein „immergrüner" Baum, der eine Höhe bis zu 20 Metern erreichen kann, und insbesondere im europäischen Mittelmeerraum und in Asien in privaten Gärten und Parkanlagen wächst, ist seit dem Altertum verbreitet: Die Griechen nannten den Lorbeer „mantikos", das Hellsehkraut. Der Tempel in Delphi war aus Lorbeerholz gebaut, und die prophetischen Priesterinnen schliefen auf Lorbeer, kauten Lorbeerblätter und inhalierten den Rauch, um sich in Trance zu versetzen. Die Römer haben durch die Verbrennung von Lorbeerblättern den Göttern ein Opfer gebracht. Der griechische Arzt Galen verordnete den Lorbeer als harntreibendes und leberanregendes Mittel; der Tee wurde traditionell als Heilmittel gegen Rheuma getrunken.

Getrocknete Lorbeerblätter sind aus der Küche kaum wegzudenken. Eintöpfe und Suppen, aber auch Fleisch- und Fischgerichte erhalten durch Lorbeer, der mindestens 15–20 Minuten mitziehen soll, ein besonders Aroma.

In Grippezeiten wirkt Lorbeeröl, vor und nach dem Baden und der Sauna angewendet, beschwerdelindernd – oder man gibt einen Tropfen auf den Mund-Nasenschutz. Das fette Lorbeeröl und auch das ätherische Öl werden gerne als Schmerzöl eingesetzt bei Gelenkschmerzen und Sportverletzungen. In der Parfümerie wird Lorbeeröl als Gewürznote für Herrendüfte und in Kölnisch Wasser verwendet.

Lorbeeröl riecht sehr stark würzig, geheimnisvoll.

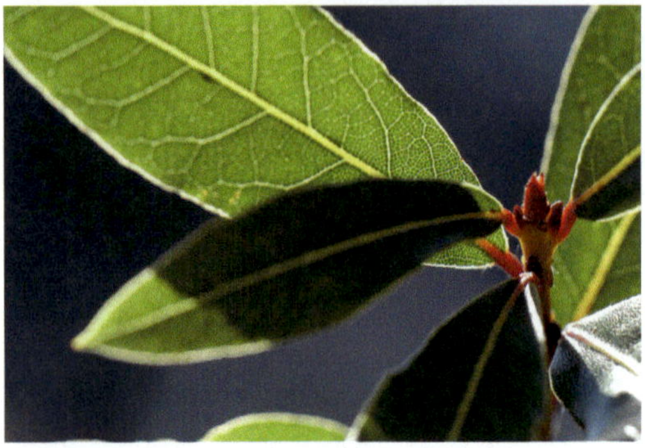

Abb. 6.115 Lorbeer *(Laurus nobilis)* [V119]

Inhaltsstoffe

- **Monoterpenoxide:** 35–50 % v. a. 1,8-Cineol (Eucalyptol)
- **Monoterpene:** bis 20 %, v. a. Sabinen, Pinen
- **Monoterpenole:** bis 15 %, v. a. Linalool
- **Monoterpenester:** bis 15 % v. a. Terpinylacetat
- Aromatische Ether: ca. 6 % Methyleugeol, Eugenol

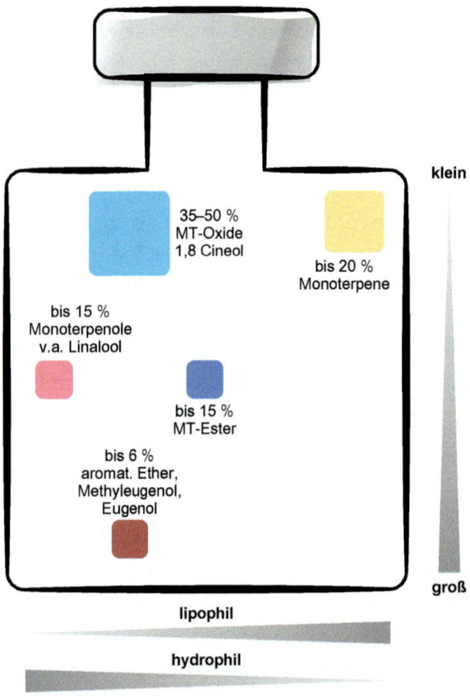

Abb. 6.116 Inhaltsstoffe des Lorbeeröls [L231/P1023]

Lorbeeröl besteht hauptsächlich aus kleinmolekularen Substanzen (➤ Abb. 6.116). Die Monoterpenoxide wirken über Rezeptoren mukolytisch und entzündungshemmend. 1,8-Cineol hilft bei Atemwegserkrankungen jeglicher Art.

Die kleinen, lipophilen Monoterpene erleichtern das Eindringen durch die Haut.

TIPP

Kombinationen: mit Cistrose, Kardamom, Grapefruit, Orange, Zimt, Nelke, Rosmarin, Wacholder, Weihrauch
Alternativöle: Öle, die 1,8-Cineol enthalten; zur Förderung des Lymphflusses Lemongrassöl

Wirkungen und Indikationen

Lorbeeröl (➤ Tab. 6.57) ist äußerst wirksam gegen Keime auf Haut und Schleimhaut und hat zudem entzündungshemmende und dadurch schmerzlindernde Eigenschaften. Ferner hat es eine ausgeprägte mukolytische Wirkung und stärkt das Lungengewebe.

Unerwünschte Wirkungen und Kontraindikationen

In physiologischer Dosierung sind keine Nebenwirkungen und Kontraindikationen bekannt.

6.53 Majoran

Stammpflanze: *Origanum majorana,* Lamiaceae
Synonyme: Wurstkraut, Pflänzchen Wohlgemut
Herkunft: Mittelmeerraum, Ägypten und Nordafrika
Gewinnungsverfahren: Wasserdampfdestillation des blühenden Krautes

Besonderheit: Hier wird das süße (echte) Majoranöl besprochen. Das „spanische Majoranöl" ist das Destillat aus einer in Spanien wild wachsenden Thymianart, dem *Thymus mastichina* oder *Majorana sylvestris.*

Bei den Ägyptern war Majoran (➤ Abb. 6.117) Osiris geweiht und wurde zur Herstellung von Arz-

Tab. 6.57 Wirkungen und Indikationen von Lorbeeröl

Wirkungen	Indikationen	Applikationen
Somatische Wirkung		
Mukolytisch+++	Grippale Infekte, Infektionen im Nasennebenhöhlenbereich	Einreiben, Wickel, Bäder, trockene Inhalation
Bakterizid	Staphylokokken+, Streptokokken+, Enterokokken, Gonokokken+, Pneumokokken, Kolibakterien, Klebsiella+	Auflagen und Einreiben, bei Wundpflege direkt auf die Wunde träufeln
Entzündungshemmend	Aphthen++, Otitis, Akne, Furunkel	Einreiben
Analgetisch+++	Arthritis, Polyarthritis, Muskelschmerzen, Kopfschmerzen, Zahnschmerzen	Einreiben, sanfte Massage, bei Zahnschmerzen auf das schmerzende Gebiet auftragen und evtl. einmassieren
Fungizid	Pilzerkrankungen mit *Candida albicans, C. tropicalis, C. pseudotropicalis*	Auftragen, Auflagen,
Lymphabfluss fördernd	Lymphstau++, Tonsillitis	Massage, Wickel, Einreiben
Psychische Wirkung		
Ausgleichend auf das ZNS	Neurovegetative Dystonie	Trockene Inhalation, Raumspray, Massage, Bäder
Sedativ, stimmungsaufhellend	Angst, Konzentrationsmangel, Depression	Trockene Inhalation, Raumspray, Körperöl, Bäder

neien und Parfüms angebaut. Den Griechen und Römern diente das Kraut als Medizin und Parfüm: Der Aphrodite geweiht war Majoran ein Symbol für Liebe und Schönheit. Dioskurides bereitete aus dem Kraut „maricinum", das er auch als „mezurana" bezeichnete, eine nervenstärkende Salbe. Majoran wurde auch als Mittel gegen Krämpfe, Ödeme und Vergiftungen durch Narkotika eingesetzt.

In der Traditionellen Chinesischen Medizin wird Majoran als kräftigendes und zugleich entspannendes Kraut eingesetzt. Es beseitigt den kalten Schleim und beruhigt den Geist. Hildegard von Bingen beschrieb ihn als das am stärksten wirkende beruhigende Kraut.

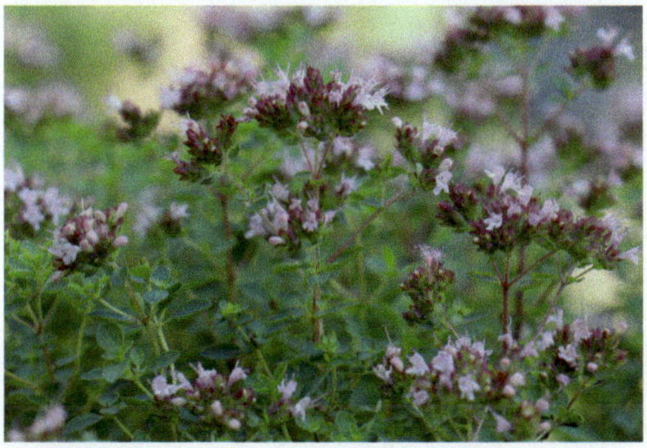

Abb. 6.117 Majoran *(Origanum majorana)* [J810]

Majoran ist als Küchenkraut und Volksheilmittel durch seine lindernde, kräftigende und wärmende Wirkung auf das Verdauungssystem bekannt. Zudem wirkt er mukolytisch bei Erkältungskrankheiten und krampflösend bei Menstruationsbeschwerden. Ferner lindert er Muskel- und Gelenkbeschwerden. Majoranöl hat gefäßerweiternde Eigenschaften und kann den Bluthochdruck positiv beeinflussen.

Als Geschmacksstoff wird es zudem in zahlreichen Nahrungsmitteln verwendet, besonders in Fleisch- und Wurstwaren. Der Duft des Majoranöls ist warm, würzig-krautig.

Inhaltsstoffe

- **Monoterpene:** 40–50 % v. a. Terpinen
- **Monoterpenole:** bis 40 %, v. a. Terpinen-4-ol
- **Monoterpenester:** bis 5 % v. a. Linalylacetat
- **Monoterpenaldehyde:** bis 5 %, v. a. Citral
- < 3 % Sesquiterpene, Caryophyllen

Majoranöl hat etwa ebenso viele Monoterpene, wie Monoterpenole (➤ Abb. 6.118). Die kleinen, lipo-

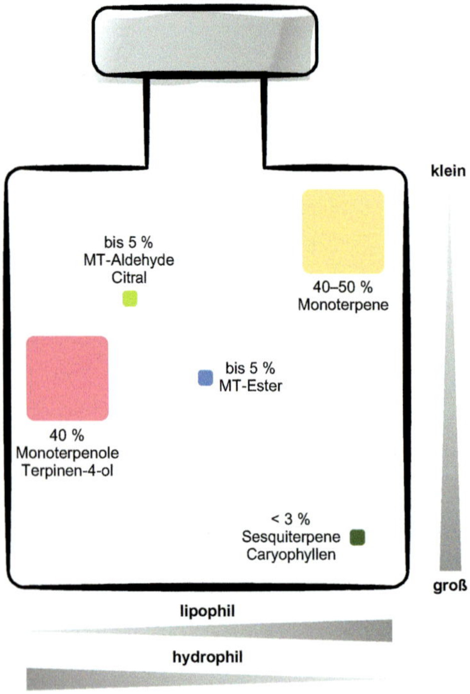

Abb. 6.118 Inhaltsstoffe des Majoranöls [L231/P1023]

philen Monoterpene lassen die übrigen Moleküle schnell in den Körper eindringen. Die leicht hydrophilen Monoterpenole docken an viele Rezeptoren an und können auch im Hydrolat vorkommen.

Majoranöl ist aufgrund des hohen Anteils an Monoterpenolen sowie wegen der Ester und der großen lipophilen Sesquiterpene sehr hautfreundlich.

TIPP

Kombinationen: mit Benzoe, Kamille (blau und römisch), Lavendel, Orange, Patchouli, Rosenholz, Rosmarin, Thymian, Zeder, Zypresse
Alternativöle: Lavendel, Origanum, Teebaum, Bergamotte

Wirkungen und Indikationen

Majoranöl (➤ Tab. 6.58) wirkt aufgrund der Monoterpenole, v. a. wegen Terpinen-4-ol, das auch im Teebaum zu finden ist, desinfizierend und wundheilend. Es wirkt zudem ausgleichend und entspannend. Durch den hohen Anteil der Monoterpenole hat es eine beruhigende und analgetische Wirkung.

Unerwünschte Wirkungen und Kontraindikationen

Bei Majoran treten in physiologischer Dosierung keine Nebenwirkungen auf.

Tab. 6.58 Wirkungen und Indikationen von Majoranöl

Wirkungen	Indikationen	Applikationen
Somatische Wirkung		
Antiseptisch^{++}, antibakteriell	Infektionen allgemein sowie des HNO-Bereichs (z. B. Sinusitiden/Otitiden) und des Verdauungsbereichs (besonders bei grampositiven Kokken, *Staphylococcus aureus,* Pneumokokken, Kolibakterien)	Trockene Inhalation, Einreiben
Parasympathikoton^{+++} (hypotensiv, vasodilatierend, beruhigend, anaphrodisisch)	Neurovegetative Dystonie^{+++}, Unruhezustände und Tachykardien bei Hyperthyreose, positive Beeinflussung bei Bluthochdruck	Einreiben, trockene Inhalation, Bäder
Analgetisch, spasmolytisch	Rheumatische Schmerzen Neuralgien, Arthrose^{+++} Dysmenorrhö	Bäder, Massagen
Psychische Wirkung		
Sedativ	Schlafstörungen, nervöse Spannung, Hyperaktivität	Bäder, Einreiben, trockene Inhalation, Raumspray
Anxiolytisch	Angst, stressbedingte Beschwerden, neurovegetative Dystonie	Bäder, Einreiben, trockene Inhalation, Raumspray

6.54 Mandarine

Stammpflanze: *Citrus reticulata, Citrus nobilis,* Rutaceae
Synonym: Tangerine
Herkunft: Italien und andere Mittelmeerländer, Nord- und Südamerika, China
Gewinnungsverfahren: Kaltpressung der Schalen

Besonderheit: Es gibt zwei Arten des Mandarinenöls: rotes Mandarinenöl aus reifen Früchten und grünes Mandarinenöl aus unreifen Früchten. Die Tangerine *(Citrus reticulata blanco hybrida)* ist etwas kleiner und runder.

Ursprünglich stammt die Mandarine (➤ Abb. 6.119) aus Gebieten im südwestlichen China oder nordöstlichen Indien, von wo aus sie sich in alle Welt verbreitete. Erst 1805 erreichte sie schließlich Europa. Heute wird die Frucht überall in den Tropen und Subtropen angebaut.

Die Fruchtschalen der Mandarinen gelten in der TCM bei Energiestau in Milz und Magen als energieregulierend, als verdauungsfördernd und schleimlösend. Mandarinenöl ähnelt im Duft und im Wirkspektrum dem Orangenöl. Kinder lieben den süßen fruchtigen Duft, weshalb es auch als „Kinderöl" gilt. Eine insbesondere bei Kindern wirksame Beruhigungs- und Einschlafmischung enthält rotes Mandarinen- und Lavendelöl im Verhältnis 1:1.

Der Duft des roten Öls ist süß, warm, jungstark entspannend, sanft. Das grüne Öl duftet etwas spritziger.

Grünes Mandarinenöl findet auch in Parfüms und Eau de Cologne als Frischeduft Verwendung.

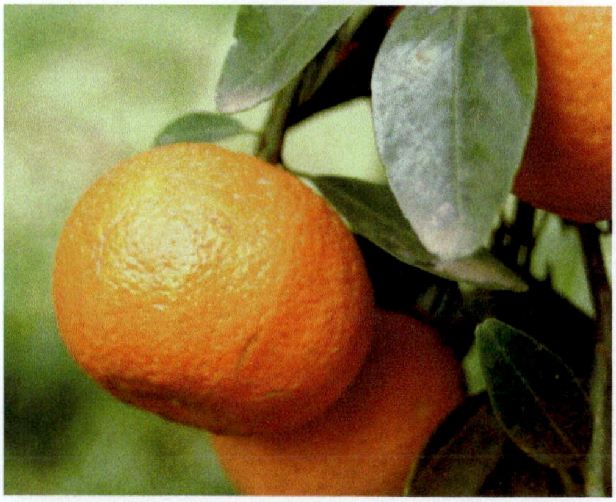

Abb. 6.119 Mandarine *(Citrus reticulata)* [P1023]

Inhaltsstoffe

Mandarinenöl besteht fast nur aus kleinen lipophilen Monoterpenen (➤ Abb. 6.120) und eignet sich deshalb gut als Raumduft. Die Spuren von Methylanthranilat und Sinensal machen den aromatischen, wärmenden Duft aus.

- **Monoterpene:** 90–95 %, v. a. Limonen
- **Aromatische Ester:** bis ca. 0, 5 % Methyl-N-methylanthranilat
- **Sesquiterpenaldehyd:** Sinensal in Spuren

TIPP

Kombinationen: mit Basilikum, Honig, Lavendel, Neroliöl, Patchouli, Tonka, Vanille und mit allen Zitrusölen
Alternativöle: Orange, Grapefruit, Bergamotte

Wirkungen und Indikationen

Mandarinenöl ist ein Kinderduft, der auch Erwachsenen Geborgenheit und Beruhigung schenkt (➤ Tab. 6.59). Wie auch bei anderen Zitrusölen

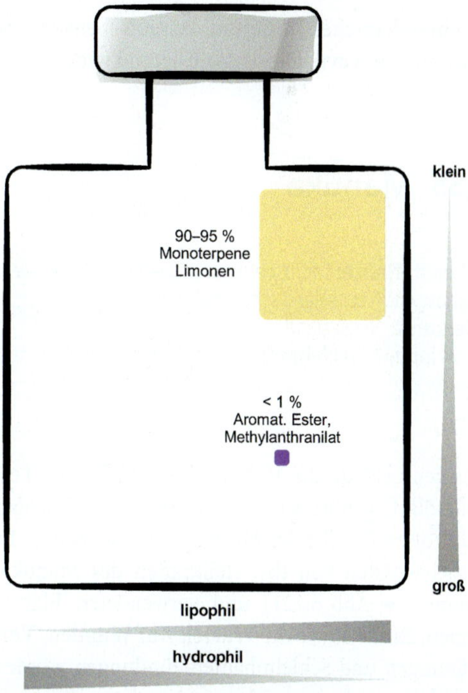

Abb. 6.120 Inhaltsstoffe des Mandarinenöls [L231/P1023]

6

Tab. 6.59 Wirkungen und Indikationen von Mandarinenöl

Wirkungen	Indikationen	Applikationen
Somatische Wirkung		
Antiseptisch+, immunstimulierend	Akne, grippaler Infekt, Zystitis, Schluckauf	Einreiben, Auflagen, Bäder
Spasmolytisch+, analgetisch	Bauchkrämpfe, Muskelkrämpfe, rheumatische Beschwerden	Einreiben, Bäder
Cholagog, verdauungsfördernd	Dyspepsie, Schwangerschaftsübelkeit	Bauchmassagen, Auflagen, Bäder
Hautstoffwechselanregend, durchblutungsfördernd, lymphabflussfördend	Zellulite, Lymphödem, Striae, Narben	Einreiben, Massage, Bäder
Psychische Wirkung		
Beruhigend++++	Stress, Ängste, Schlaflosigkeit	Trockene Inhalation, Raumspray, Massage, Bäder
Stimmungsaufhellend	Depressive Stimmungslage	Massagen, trockene Inhalation, Raumspray, Bäder

spielt der Ester Methyl-N-methylanthranilat, eine Aminosäureverbindung, eine wichtige Rolle, da sie anxiolytisch wirkt.

6

Unerwünschte Wirkungen und Kontraindikationen

In physiologischer Dosierung keine Nebenwirkung bekannt; kann evtl. fotosensibilisierend wirken.

6.55 Manuka

Stammpflanze: *Leptospermum scoparium,* Myrtaceae
Synonym: Neuseeländischer Teebaum
Herkunft: Neuseeland
Gewinnungsverfahren: Wasserdampfdestillation der Blätter und Zweige

Das neuseeländische Manukaöl, ebenfalls eine Teebaumölart, gehört wie sein australischer Nachbar zur großen Familie der Myrtengewächse. Schon die Maori wussten von den Heilkräften des Manuka-Baums (➤ Abb. 6.121) und verwendeten Blätter, Samen, Rinde sowie die Wurzel. Auf Wunden, Verbrühungen und Schleimhautentzündungen wurden die Blätter aufgelegt, oder sie wurden mit einem Teeaufguss behandelt.

Für die westliche Welt lernte Capitain Cook die positiven Wirkungen von Manuka kennen, als er auf seiner ersten Südseereise (1768–1771) Neuseeland entdeckte und ausgiebig kartografierte. Erst 1925 rückte Manuka wieder in den Focus des Interesses. Der australische Chemiker Penfold fand heraus, dass Manuka mehr als zehnmal so stark gegen Bakterien wirkte wie die damals noch verwendete Karbolsäure.

Charakteristisch für Manukaöl ist seine entspannende und hautfreundliche Wirkung, ebenso seine regulierende Wirkung auf das vegetative Nervensystem.

Der Duft des Öls ist streng krautig, holzig, leicht modrig. In der Verdünnung gibt er der Duftmischungen eine sinnliche Note.

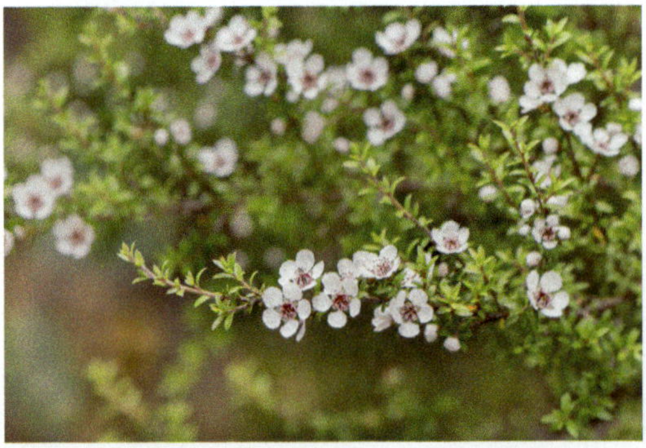

Abb. 6.121 Manuka *(Leptospermum scoparium)* [J808]

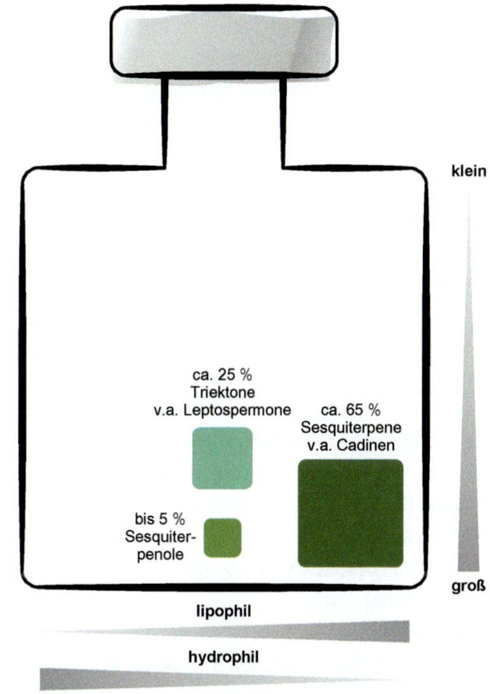

Abb. 6.122 Inhaltsstoffe des Manukaöls [L231/P1023]

Inhaltsstoffe

- **Sesquiterpene:** ca. 65 %, v. a. Cadinen
- **Triketone:** ca. 25 %, v. a. Leptospermone
- **Sesquiterpenole:** ca. 5 %

Manukaöl besteht hauptsächlich aus großen, lipophilen Substanzen, den Sesquiterpenen (➤ Abb. 6.122), die gut die Haut regenerieren. Die Triketone mit ihren 15 C-Atomen und reaktiven Sauerstoffverbindungen wirken hormonähnlich, antibakteriell, antimykotisch und antiallergisch.

TIPP

Kombinationen: mit Bergamotte, Jasmin, Lavendel, Lemongrass, Litsea, Muskatellersalbei, Narde, Rose, Ylang-Ylang, Zedernholz und Zitrone
Synergie: mit Lavendel und Teebaum als Breitbandantibiotikum
Alternativöle: Teebaum, Kanuka, Zedernholz

Wirkungen und Indikationen

Manukaöl (➤ Tab. 6.60) ist ein stärkendes Öl für Haut, Schleimhaut und Psyche. Es hat zudem eine starke Wirkung gegen (multiresistente) Keime (➤ 4.3) und Viren. Sein Geruch wird aber von vielen Menschen als unangenehm empfunden.

Unerwünschte Wirkungen und Kontraindikationen

In physiologischer Dosierung treten keine Nebenwirkungen auf.

Tab. 6.60 Wirkungen und Indikationen von Manukaöl

Wirkungen	Indikationen	Applikationen
Somatische Wirkung		
Antibakteriell^{++}, antiinflammatorisch	Bakterielle Infektionen der Haut, Stomatitis	Auftragen, Gurgeln, Einpinseln, Bäder
Antimykotisch	Candida albicans	Auftragen, Bäder
Hautregenerierend, Cave: unangenehmer Geruch	Akne, Psoriasis, Ekzeme, Ulzerationen, Dekubitus	Auftragen
Antihistaminisch	Allergischer Pruritus, Pollinose, Asthma	Massage, Bäder
Antiphlogistisch	Gelenkschwellungen, rheumatische Beschwerden	Massagen, Bäder
Psychische Wirkung		
Beruhigend auf das ZNS, stark stabilisierend	Nervosität, Übererregbarkeit, Unruhe, Reizüberflutung	Bäder, Massage, trockene Inhalation, Raumspray

6

6.56 Melisse

Stammpflanze: *Melissa officinalis,* Lamiaceae
Synonym: Zitronenmelisse
Herkunft: Nord- und Südeuropa, Mittelasien, USA, Italien, Frankreich
Gewinnungsverfahren: Wasserdampfdestillation des blühenden Krautes
Besonderheit: Die Inhaltsstoffe des Melissenöl schwanken je nach Herkunft und Erntezeitpunkt. Das Öl wird oft verfälscht mit Citronella (Melisse indicum), Lemongrass oder Zitronenöl.

Melisse (➤ Abb. 6.123) wird als „Lebenselixier" bezeichnet. In der Klostermedizin wurde Melisse als Allheilmittel verwendet. Hildegard von Bingen (1098–1179) beschrieb die erwärmende Wirkung der Melisse: *„Die Melisse hat die Kraft von 15 Kräutern … muntert auf und stärkt das Herz."* In Deutschland wird die Pflanze 1485 im „Hortus sanitatis", einem umfangreichen Werk über Kräuter, Tiere und Mineralien, als Frauenmittel genannt. Paracelsus glaubte, dass das Öl sogar auf dem Sterbebett Liegende gesund machen könne. So schrieb er: *„Melisse ist von allen Dingen, welche die Erde hervorbringt, das beste Kräutlein für das Herz … merket euch, dass nicht nur Böses geschaffen ist, sondern auch das Gute, das unser Leben so stark beschützt wie Gold und Melisse."*

In einem französischen Karmeliterkloster wurde im Jahre 1611 erstmals ein Melissengeist gemischt (Karmelitergeist, Spiritus melissae compositus), der bei Magenstörungen, Nausea, zur Einreibung bei Rheuma und zur allgemeinen Belebung angewendet wurde und auch heute noch zur Anwendung kommt.

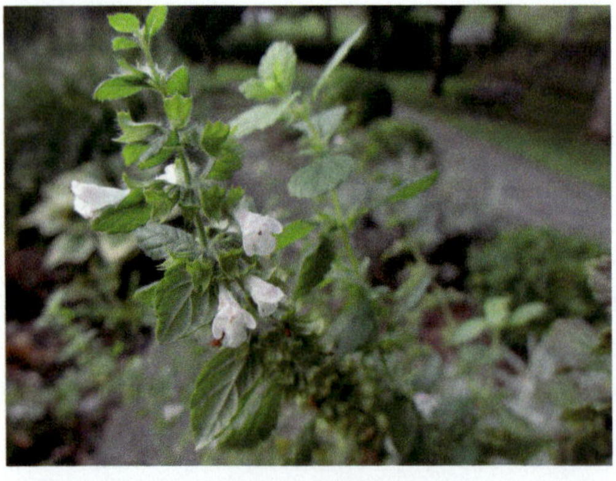

Abb. 6.123 Melisse *(Melissa officinalis)* [P1023]

Das sehr teure Öl wird meistens mit Cymbopogon-Arten verfälscht oder gestreckt.
Der Duft ist leicht, krautig, zitronig, warm.

Ein Heilmittel ist auch das Melissenhydrolat (➤ 7.2.7), das durch die Aldehyde besonders viruzid wirkt und bei allen Grippeerkrankungen und Infektionen mit dem Herpes- und Varizellavirus (Herpes labialis, Herpes genitalis, Herpes zoster, Windpocken) helfen kann.

Inhaltsstoffe

- Im Melissenöl sind Sesquiterpene und Aldehyde zu etwa gleichen Teilen vorhanden.
- **Sesquiterpene:** 40–60 %, v. a. β-Caryophyllen, Germacren
- **Monoterpenaldehyde:** ca. 40–60 %, v. a. Geranial, Citronellal
- **Ester:** ca. 3 % Nerylacetat

Die großen Moleküle der Sesquiterpene (➤ Abb. 6.124) schützen Haut und Schleimhaut, die Aldehyde sind verantwortlich für den zitronigen Duft und für die

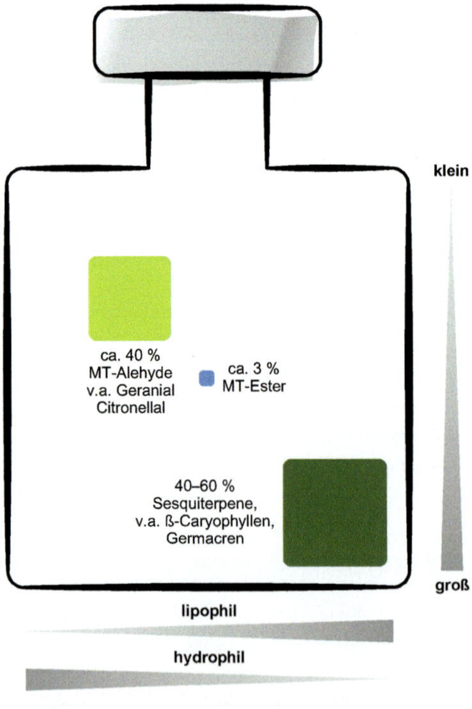

Abb. 6.124 Inhaltsstoffe des Melissenöls [L231/P1023]

antimikrobiellen Eigenschaften. Aldehyde wirken in geringen Dosierungen auch beruhigend und unterstützen dadurch die Wirkung der Sesquiterpene.

TIPP

Kombinationen: mit Grapefruit, Kamille, Kardamom, Lavendel, Majoran, Neroli, Rose, Rosenholz, Zimtrinde, Ylang-Ylang
Synergien: bei Bluthochdruck mit Ylang-Ylang, Petit garin mandarine
Alternativöle: Neroli, römische Kamille, Lavendel

Wirkungen und Indikationen

Heutzutage werden vorrangig die beruhigenden spasmolytischen und karminativen Eigenschaften des Melissenöls (➤ Tab. 6.61) therapeutisch genutzt. Das ätherische Öl ist Bestandteil von Arzneimitteln gegen nervöse Herz-, Magen- und Darmbeschwerden; es ist ebenfalls in milden Schlafmitteln sowie in Extrakten enthalten, die als Einreibung eingesetzt werden: So hilft z. B. in Erkältungszeiten eine tonisierende Einreibung, um die Abwehr des Körpers zu stärken. Melissenextrakt kann bei Patienten mit Demenzerkrankungen Unruhezustände vermindern und die Aufmerksamkeit verbessern (Akhondzadeh et al.).

Aromatherapeuten haben beobachtet, dass sich Tachykardien sehr schnell bessern, durch eine Einreibung mit Melisse und Mandelöl auf den Solarplexus und die Herzgegend. Melisse ist neben Neroli das wichtigste Öl gegen „Herzensängste"; es wirkt ferner beruhigend bei Schmerzen und unterstützt die Verdauung.

Unerwünschte Wirkungen und Kontraindikationen

In physiologischer Dosierung sind keine Nebenwirkungen und Kontraindikationen bekannt.

6.57 Mimose

Stammpflanze: *Mimose pudica, Acacia dealbata,* Mimosaceae
Herstellung: Lösungsmittelextraktion aus den Blüten und Zweigspitzen

Mimosenöl wird für Naturparfüms und Naturkosmetik verwendet. In Südeuropa zeigt die Mimosenblüte (➤ Abb. 6.125) den Frühling an. Sein zartpudriger Duft ist ein wertvoller Helfer bei empfindsamen, ängstlichen Menschen.

Tab. 6.61 Wirkungen und Indikationen von Melissenöl

Wirkungen	Indikationen	Applikationen
Somatische Wirkung		
Antiviral^{+++}	Herpes labialis und genitalis, Herpes zoster	Auftragen, Bäder
Gefäßregulierend^{+++}	Hypertonie	Trockene Inhalation, Raumspray, Massage,
Choleretisch^{++}	Leber- und Galleninsuffizienz, Gallenstau	Wickel, Bäder
Antiemetisch	Schwangerschaftsübelkeit, Meteorismus	Trockene Inhalation, Raumspray, Massage
Analgetisch	Wehenschmerz, Dysmenorrhö Magenkrämpfe, Migräne, rheumatische Beschwerden	Massage, Bäder
Hormonähnlich	Amenorrhö	Auf LWS auftragen, Bäder
Entzündungshemmend, regenerierend	Hautpflege vor Radiatio, Hautulzerationen, Akne	Auf die betroffenen Stellen auftragen, Bäder
Repellent	Insekten, Insektenstiche	Einreiben
Psychische Wirkung		
Sedativ^{++}, stimmungsaufhellend	Angstzustände^{++}, Tachykardie, Herzrhythmusstörungen, Tinnitus, Schlafstörungen^{+++}, Nervosität	Trockene Inhalation, Raumspray, Einreiben, Bäder

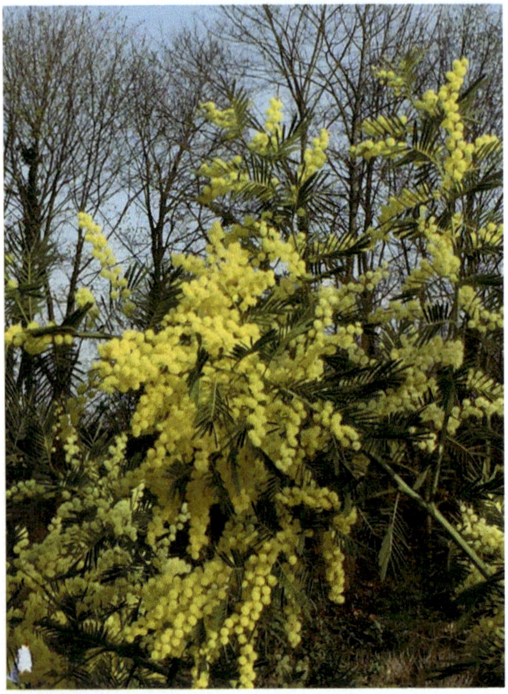

Abb. 6.125 Mimose *(Mimose pudica)* [P1023]

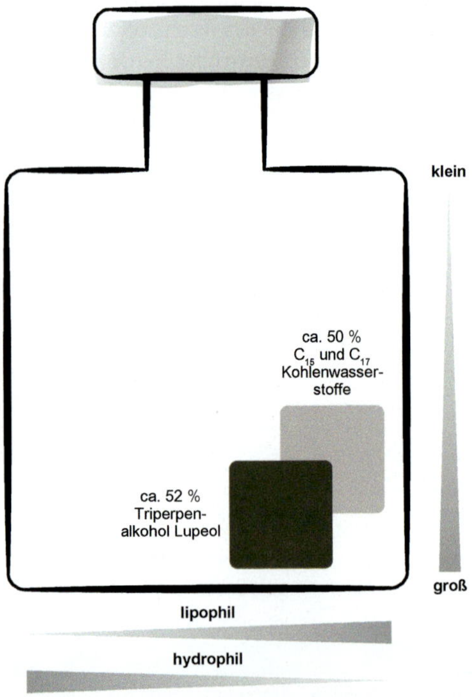

Abb. 6.126 Inhaltsstoffe des Mimosenöls [L231/P1023]

Inhaltsstoffe

Die Mimose besteht hauptsächlich aus großen lipophilen Substanzen (➤ Abb. 6.126), den Kohlenwasserstoffen, die hautstabilisierend wirken. Sie können nur durch Lösungsmittelextraktion aus der Pflanze herausgelöst werden. Dazu kommen noch sehr große Moleküle, die Triterpenole, die auch mit Rezeptoren reagieren können.

- **Kohlenwasserstoffe:** ca. 50 % C-19- und C-17-Kohlenstoffe (Alkane)
- **Triterpenalkohol:** ca. 52 % Lupeol
- **Außerdem:** aromatische Ester, aromatische Aldehyde und aromatische Ketone

Wirkungen und Indikationen

Mimosenöl wird selten therapeutisch eingesetzt. Das wertvolle Öl wird hauptsächlich in der Psycho-Aromatherapie verwendet, es wirkt einhüllend, ausgleichend, stimmungshebend.

6.58 Minzen

Wie bei allen Lippenblütlern ist das ätherische Öl der hauptwirksame Inhaltsstoff der Minzen. Es gibt mindestens 25–30 Minzarten, die v. a. in den gemäßigten Zonen der Nordhalbkugel vorkommen. Die Minzen neigen dazu, natürliche Hybride zu bilden, deshalb ist eine Unterscheidung oft schwierig. Die bekannteste Minzart, die Pfefferminze, ist eine zufällig entstandene Kreuzung der Wasser- und Ährenminze, wobei diese wiederum eine Kreuzung der rundblättrige Minze und Rossminze ist.

Minzen werden schon sehr lange in Gärten angebaut. Im Capitulare de villis im Jahr 812 schrieb Karl der Große bereits vier Minzearten für den Anbau in Gärten in seinem Reich vor: die Poleiminze, Wasserminze, Ährenminze und Rossminze.

Der Name Minze kommt geht zurück auf das lateinische Wort „menta“. Der Sage nach war die Nymphe Minthe die Geliebte von Hades. Dessen eifersüchtige Frau Persephone zerriss sie in tausend Stücke und verwandelte sie in diese stark duftende Pflanze (deshalb die vielen Arten).

6.58.1 Ackerminze

Stammpflanze: *Mentha arvensis*, Lamiaceae
Synonym: Japanische Minze
Herkunft: China, Indien, Vietnam, Brasilien und Argentinien
Gewinnungsverfahren: Wasserdampfdestillation des blühenden Krautes

Besonderheit: Dieses Öl ist ein Bestandteil des Japanischen Heilpflanzenöls.

Therapeutisch wird das Öl der Ackerminze wie Pfefferminzöl verwendet, obwohl es nicht deren vielfältige Wirkung hat. Im östlichen Kulturkreis wird es zur Behandlung von rheumatischen Schmerzen, Neuralgien, Zahnschmerzen, Laryngitis, Magenproblemen und Erkältungen gebraucht. Die chinesische Medizin beschreibt es als stimulierend und setzt es bei Kopfschmerzen, Fieber und Masern im Frühstadium ein, außerdem bei Erkältungen, aufgrund von „Wind-Hitze". Im Japanischen Minzöl ist eine Kulturform der *Mentha arvensis* enthalten (*Mentha arvensis var. piperascens*). Ferner ist Ackerminze Bestandteil von pharmazeutischen Präparaten, von Duftstoffen in Kosmetika und Geschmacksstoff in Süßwaren. Aus dem Öl wird durch Ausfrieren reines Menthol hergestellt.

Inhaltsstoffe

Den größten Anteil dieses Öls haben die Monoterpenole (➤ Abb. 6.127) – Inhaltsstoffe die wunderbar hautfreundlich sind und ausgleichend wirken. Diese kleinen, hydrophilen Moleküle docken sehr gut an viele Rezeptoren an.

- **Monoterpenole:** 70–80 % Menthol Menthol wirkt am Kälte-Menthol-Rezeptor (TRPM8), daher hat das Öl einen (scheinbar) kühlenden Effekt, die Körpertemperatur wird jedoch nicht beeinflusst; die kühlenden Eigenschaften wirken auch schmerzlindernd.
- **Monoterpenketone:** ca. 15–30 % Menthon, Piperiton
- **Monoterpene:** ca. 10 % v. a. D-(+) Limonen
- Außerdem Sesquiterpene, Ester, Phenylether

Das Monoterpenketon Menthon ist das am wenigsten problematische Keton im Hinblick auf deren Neurotoxizität. Es wirkt leicht mukolytisch und epithelisierend.

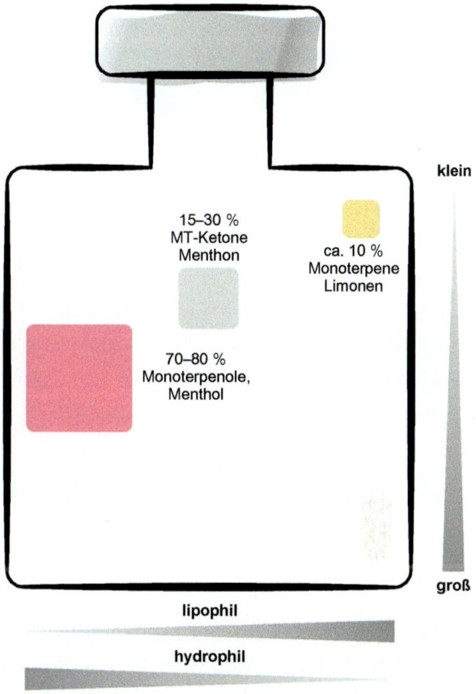

Abb. 6.127 Inhaltsstoffe des Ackerminzenöls [L231/P1023]

Wirkungen und Indikationen

Bedeutend ist das Ackerminzenöl (➤ Tab. 6.62) wegen seiner starken schmerzlindernden Eigenschaften. Es hat eine ähnlich schmerzlindernde Wirkung bei Kopfschmerzen wie Pfefferminzöl (Japanisches Minzöl). Aufgrund seines erfrischenden Geschmacks wird es gerne als Mundwasser gegen schlechten Atem verwendet. Es wirkt stark konzentrationsfördernd, bei Muskelschmerzen durchblutungsfördernd.

Minzöl wird bei allen Arten von Übelkeit eingesetzt. Es fördert den Gallefluss und wirkt sich somit positiv auf die Verdauung aus.

Unerwünschte Wirkungen und Kontraindikationen

Ackerminze wirkt stark kühlend, deshalb nicht für Vollbäder einsetzen. Wegen des hohen Menthol-

Tab. 6.62 Wirkungen und Indikationen von Ackerminzenöl

Wirkungen	Indikationen	Applikationen
Somatische Wirkungen		
Analgetisch und vasokonstriktiv+++	Neuralgien, Migräne, Kopfschmerz	Massagen, Einreiben
	Zahnschmerzen, Ischiasschmerzen	Auf Zahnfleisch auftragen
Antibakteriell (Staphylokokken und Meningokokken)	Grippe, Halsschmerzen, Husten, Kehlkopfentzündung, Pneumonie	Wickel, Massagen, Einreiben, Gurgeln, trockene Inhalation, Raumspray
	Erkältungen, Fieber	Trockene Inhalation,
Antipruriginös	Urtikaria, Ekzeme, Pruritus	Einreiben
Verdauungsfördernd	Dyspepsie, Koliken	Bauchmassage
Cholagog und choleretisch	Leber- und Gallefunktionsstörungen	Bauchmassage
Antiemetisch	Übelkeit, Schwindel	Bauchmassage, trockene Inhalation
Epithelisierend	Akne, Sonnenbrand	Einreiben, Bäder
Psychische Wirkungen		
Harmonisierend	Stress, depressive Verstimmungen, Erschöpfungszustände,	Trockene Inhalation, Raumspray, Massage

und Menthongehalts ist es nur bedingt geeignet für Kinder unter 6 Jahren. Ansonsten sind in physiologischer Dosierung keine Nebenwirkungen bekannt.

6.58.2 Katzenminze

Stammpflanze: *Nepeta cataria,* Lamiaceae
Synonyme: Echtes Katzenkraut, Steinmelisse
Herkunft: Südeuropa, Asien und Afrika aber auch in Mittel- und Nordeuropa
Gewinnungsverfahren: Wasserdampfdestillation des blühenden Krautes

Besonderheit: Diese Gattung umfasst bis zu 250 Arten. Es gibt zwei Hauptgruppen der Katzenminze – die echte und die zitronige (*Nepeta cataria var. citriodora*).

Die Katzenminze kommt in Asien, im Kaukasus, in Europa, Süd- und Nordamerika vor. In Europa finden sich die meisten Arten im Mittelmeergebiet. Schon im Jahre 827 wird von den Heilwirkungen der Minzen berichtet. Sie sollen Linderung bei Erkältung, Grippe, chronischer Bronchitis und Magenverstimmung bewirken. Sie gelten als fiebersenkend und infektpräventiv, krampflösend, entgiftend, harntreibend und leicht euphorisierend, v. a., wenn das Kraut geraucht wird. Früher wurden die Blätter gegen Zahnschmerzen gekaut.

Der Duft der Katzenminze, der durch die Nepetalactone hervorgerufen wird, hat eine anziehende Wirkung auf Katzen – deshalb der Name.

Katzenmminze riecht krautig, warm, minzig.

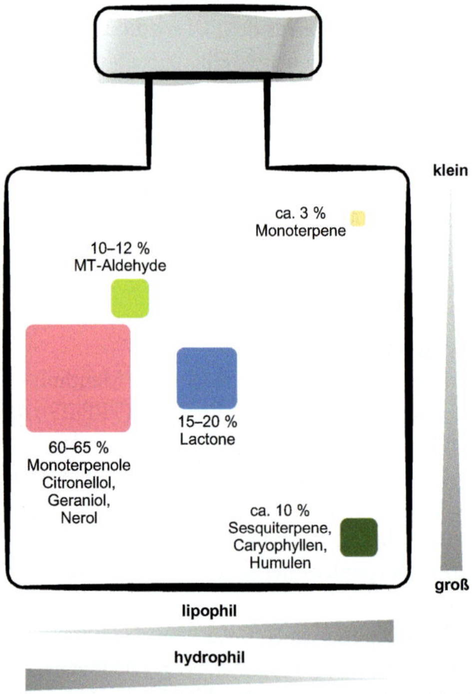

Abb. 6.128 Inhaltsstoffe des Katzenminzenöls [L231/P1023]

Inhaltsstoffe

Den größten Anteil dieses Öls bilden die kleinen, hydrophilen Monoterpenole (➤ Abb. 6.128), die sehr hautfreundlich und ausgleichend wirken.

- **Monoterpenole:** ca. 60–65 % v. a. Citronellol, Geraniol, Nerol
- **Monoterpenaldehyde:** ca. 10–12 %, v. a. Citral, Neral,
- **Lactone:** 15–20 %, v. a. Nepetalacton
- **Sesquiterpene:** ca. 10 %, v. a. β-Caryophyllen, α-Humulen
- **Monoterpene:** ca. 3 % v. a. Myrcen, β-Ocimen

Auf die Monoterpenaldhyde lässt sich die antivirale Wirkung zurückführen. Bei den Laktonen handelt es sich um kleine Moleküle, die sehr selten und dann nur in Spuren in den ätherischen Ölen vorkommen. Sie gelten als starkes Mukolytikum. Der Anteil der großen, lipophilen Sesquiterpene verbessert die Hautfreundlichkeit.

TIPP

Kombinationen: mit Citronella, Eichenmoos, Jasmin, Lavendel

Wirkungen und Indikationen

Katzenminze ist ein probates Mittel gegen Infektionen im Urogenital- und Verdauungstrakt. Auch bei Erkältungskrankheiten und grippalen Infekte hat es sich bewährt. Wie die Pfefferminze wirkt sie auch bei Herpesviren.

Die Iridoide (Nepetalaktone) wirken sehr stark gegen Insekten aller Art.

Unerwünschte Wirkungen und Kontraindikationen

In physiologischer Dosierung sind keine Nebenwirkungen und Kontraindikationen bekannt.

6.58.3 Pfefferminze

Stammpflanze: *Mentha piperita,* Lamiaceae
Synonym: Minze, Englische Minze, Gartenminze, Teeminze
Herkunft: Europa, USA, China
Gewinnungsverfahren: Wasserdampfdestillation des blühenden Krauts

Die Pfefferminze (➤ Abb. 6.129) ist eine wichtige Heilpflanze, die vielseitig verwendet wird. Ihre ausgeprägt zellerneuernde Wirkung verhilft zur wesentlich schnelleren Wundheilung – die Narbenbildung unterbleibt. Als Spasmolytikum wird sie bevorzugt bei Verdauungsbeschwerden eingesetzt. Zudem ist ihre Wirkung als Schmerzmittel, insbesondere bei Spannungskopfschmerzen, wissenschaftlich belegt. Göbel hat in einer Doppelblindstudie nachgewiesen,

Tab. 6.63 Wirkungen und Indikationen von Katzenminzenöl

Wirkungen	Indikationen	Applikationen
Somatische Wirkung		
Antiinflammatorisch^{++}	Infektionen des Urogenitaltrakts	Wärmende Wickel, Bad
Antiviral^{++}	Herpesviren	Lokal auftragen
Spasmolytisch	• Magenkrämpfe, Meteorismus • Dysmenorrhö	Bauchmassagen, Bad
Analgetisch	• Muskelkrämpfe, Muskelkater • Rheumatische Beschwerden	• Feuchtwarme Wickel • Einreiben auf schmerzende Stellen
Antiinfektiös	Fieber, chronische Bronchitis, grippaler Infekt	Trockene Inhalation, Massagen, Bad
Psychische Wirkung		
Stimmungsaufhellend^{+++}	Depressionen	Massage, trockene Inhalation, Bad, Raumspray
Sedativ^{++}	Ängste, Stress, Schlafstörungen, Nervosität, Lampenfieber, Hyperaktivität	Massage, Schnüffeln am Fläschchen, trockene Inhalation, Bad

dass eine 10-prozentige Pfefferminzlösung eine mit 1000 mg Paracetamol vergleichbare, sogar schnellere Wirkung bei Kopfschmerzen zeigte. Wissenschaftlich von Interesse war v. a. die Diskrepanz zwischen dem starken Kältegefühl und der dennoch nachweislichen Durchblutungssteigerung. Die Auflistung der Wirkungen und Indikationen macht deutlich, dass auch Pfefferminzöl fast als „Allheilmittel" einzuordnen ist. Berichte zum Einsatz der Minzearten und ihrer Öle sind in vielen alten Kulturen zu finden, sei es in Ägypten, in China oder bei den nordamerikanischen Indianern.

Die Pfefferminze ist uns allen als Tee bekannt. Sie wird ferner in der Nahrungsmittel- und Kosmetikindustrie zur Aromatisierung von Zahnpasten, Hygienemitteln, Kaugummi und für Pfefferminzpastillen und -bonbons genutzt. Durch Ausfrieren wird Menthol gewonnen.

Der Duft der Pfefferminze ist aktivierend, frisch, kühl, klar. Das Öl gehört neben Teebaum, Lavendel und Rose zu den am intensivsten dokumentierten und untersuchten ätherischen Ölen.

Inhaltsstoffe

- **Monoterpenole:** ca. 50 %, v. a. l-Menthol. Durch große Hitzeeinwirkung kann die Pflanze im Laufe des Sommers das Menthol in Pulegon (ein Keton) umwandeln
- **Monoterpenketone:** 16–36 % v. a. Menthon
- **Monoterpenoxide:** 5–8 % v. a. 1,8-Cineol
- **Monoterpenester:** bis 10 %, v. a. Menthylacetat
- **Monoterpene:** 3–8 %, v. a. Pinen, Limonen

Dieses Öl hat einen großen Anteil an hydrophilen Monoterpenolen (➤ Abb. 6.130), die ebenfalls im Hydrolat vorkommen können. Sie können, mit ihren Sauerstoffverbindungen, genauso wie die Monoterpenketone und die Monotepenoxide gut mit Rezeptoren reagieren. Die lipophilen Monoterpene erleichtern die Aufnahme über die Haut.

TIPP

Kombinationen: mit Lavendel, Majoran, Patchouli, Rosenholz, Rosmarin, Zeder, Zypresse
Alternativöle: Ackerminze

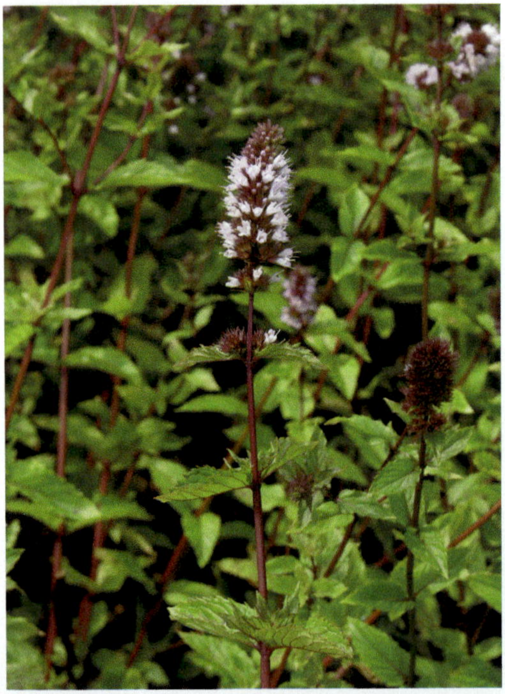

Abb. 6.129 Pfefferminze *(Mentha piperita)* [J807]

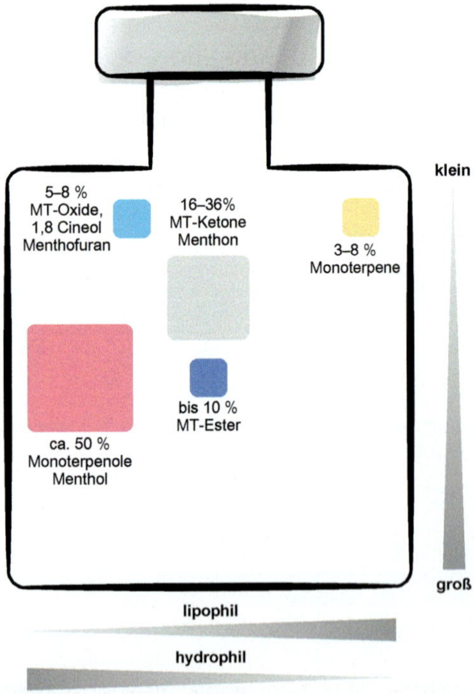

Abb. 6.130 Inhaltsstoffe des Pfefferminzöls [L231/P1023]

Tab. 6.64 Wirkungen und Indikationen von Pfefferminzöl

Wirkungen	Indikationen	Applikationen
Somatische Wirkungen		
Antiinfektiös, bakterizid, viruzid, fungizid, vermizid	Hepatitis, Herpesinfektionen	1 Tr. bei beginnender Infektion direkt auf die Stelle auftragen
	Zystitis, Prostatitis, Nierenkoliken	Auf Nieren- bzw. Blasenbereich auftragen, Bäder
Tonisierend und stimulierend+++ im Verdauungsbereich, kardiotonisch, uterotonisch antiemetisch	Pankreas- und Leberinsuffizienz+++	Innere Anwendung, Bäder
	• Dyspepsien, Übelkeit, Erbrechen, Aerophagie, gastrointestinale Atonien. Colon irritabile • Alle Arten von Übelkeit	• Innere Anwendung, den Bauch einmassieren, Bäder • Inhalation, einen Tropfen im Mund einspeicheln
Analgetisch+++	Spannungskopfschmerz+++	Auf Schläfen auftragen
Mukolytisch	Rhinitis, Sinusitis, Otitis	Auf Thorax auftragen, trockene Inhalation, Bäder
Antiinflammatorisch	Neuritis, entzündliche und spastische Kolitis, Ischiasschmerzen, Laryngitis	Auftragen, sanft einmassieren, Bäder
Epithelisierend	Ulzera, Urtikaria, Ekzeme, Pruritus, Wunden++	Direkt in die Wunde tropfen
Psychische Wirkungen		
Stimulierend, tonisierend Konzentrationsfördernd	• Asthenie, neurovegetative Dystonie • Konzentrationsschwäche, Lernschwierigkeiten	Trockene Inhalation, Raumspray, Bäder, Massage

Wirkungen und Indikationen

Pfefferminzöl (➤ Tab. 6.64) ist ein Vielkönner. Es ist krampflösend, schmerzlindernd und entzündungshemmend sowie schleimlösend. Ferner fördert es sehr gut die Wundheilung und kühlt die Wunden. Es weckt den Geist, fördert die Konzentration und wirkt stark gegen alle Arten von Übelkeit. Innerlich angewendet, regt es die Gallenproduktion und den Appetit an.

Unerwünschte Wirkungen und Kontraindikationen

Es sind keine unerwünschten Wirkungen bekannt. Pfefferminzöl nicht in Vollbädern einsetzen (Kühleffekt). Wegen des hohen Menthol- und Menthongehalts ist es nur bedingt geeignet für Kinder unter 6 Jahren.

CAVE

Vorsicht bei thermoplastischen Kunststoffen wie Polystyrol und Plexiglas! Pfefferminzöl greift diese Stoffe an und löst sie auf (z. B. Computer-Keyboards, Brillengestelle). Auch Schleimhäute reagieren u. U. mit großen Schmerzen. Bei Bädern ist auf eine niedrige Konzentration zu achten. Wie für alle ätherischen Öle gilt auch hier, dass es nicht in die Augen gebracht werden darf.

6.58.4 Poleiminze

Stammpflanze: *Mentha pulegium,* Lamiaceae
Synonyme: Flohminze, Hexenminze, in England – witch mint, pennyroyal
Herkunft: Europa, USA, Chile, China
Gewinnungsverfahren: Wasserdampfdestillation des blühenden Krautes

Bei uns kommt die Poleiminze kaum noch vor. Bezeichnenderweise trägt sie auch den Namen „Hexenminze“, denn sie wurde in alten Naturreligionen zur nachträglichen Geburtenkontrolle verwendet. Hebammen machen sich die wehenfördernde (in dem Fall nicht abortive!) Wirkung zunutze, um Wehen einzuleiten, v. a. als Tee.

Die Poleiminze hat auch eine äußerst positive Wirkung bei verspäteter Menstruation. Zudem ist

6

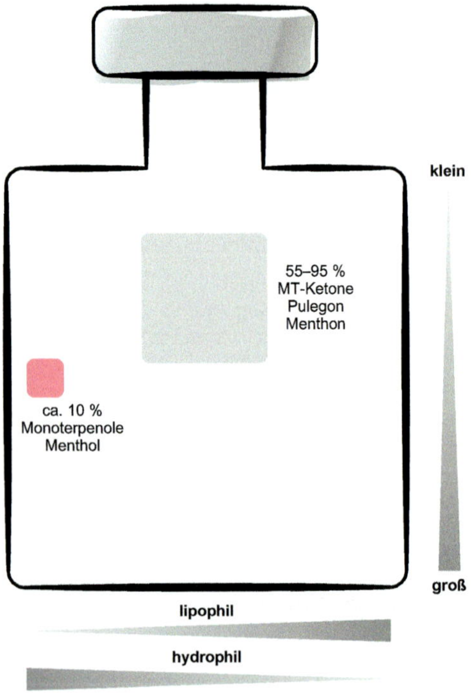

Abb. 6.131 Inhaltsstoffe des Poleiminzenöls [L231/P1023]

sie hilfreich bei allen Verdauungsstörungen. Das Öl regt den Gallefluss an und kann bei Ikterus aufgrund von Cholestase eingesetzt werden.

Der Duft ist scharf, minzig mit würzigem Unterton.

Inhaltsstoffe

- **Monoterpenketone:** je nach Chemotyp: 55–95 %, v. a. (+)-Pulegon, (–)-Menthon, (–)-Isomenthon. Pulegon kann hepatotoxisch und abortiv wirken.
- **Monoterpenole:** ca. 10 % Menthol

Das Öl der Poleiminze enthält viele Monoterpenketone (➤ Abb. 6.131), das sind kleine Moleküle mit reaktiven Sauerstoffverbindungen, sie fördern die Konzentration, sind mukolytisch und verkürzen die Wundheilungsphase.

Monoterpenketone können neurotoxisch wirken. Deshalb ist dieses Öl sehr vorsichtig anzuwenden.

TIPP

Kombinationen: mit Lavendel, Lemongrass, Patchouli, Rose, Rosengeranie, Rosmarin, Muskatellersalbei, Thymian
Alternativöle: Salbei, Schopflavendel

Tab. 6.65 Wirkungen und Indikationen von Poleiminzenöl

Wirkungen	Indikationen	Applikationen
Somatische Wirkung		
Mukolytisch^{+++}	Chronische und asthmatische Bronchitis, Keuchhusten	Einreiben, Auflagen
Emmenagog, spasmolytisch auf Uterusmuskulatur	Dysmenorrhö mit krampfartigen Schmerzen, zur Geburtseinleitung, wehenfördernd, u. U. abortiv	Einreiben, Waschungen
Tonisierend und stimulierend auf Leberzellen und Gallenblase, cholagog	Cholestase, Cholezystitis^{++}, Ikterus	Wickel und Auflagen
Verdauungsfördernd, karminativ	Übelkeit, Erbrechen, Meteorismus	Wickel und Auflagen, Bauchmassagen, 1–3 Tropfen intern
Analgetisch	Migräne, Kopfschmerzen, Zahnschmerzen, Muskelschmerzen, Tendinopathien	Einreiben, Wickel und Auflagen
Antiinflammatorisch	Fieber, Prellungen, Podagra	Wickel und Auflagen
Wundheilungsfördernd	Aphthen der Mundschleimhaut, Verletzungen und Wunden, Narben	Lokal auftragen
Kreislaufwirksam	Hypotonie	Trockene Inhalation, Einreiben, 1–3 Tr. (Einnahme)
Insektizid	Insektenabwehr, Insektenstiche (angeblich auch Schlangenbisse)	Raumspray, Einreibung
Psychische Wirkung		
Sedierend, parasympathikoton	Unruhe, Hysterie	Raumduft, Schnüffeln, trockene Inhalation

Wirkungen und Indikationen

Im Vordergrund steht die mukolytische Wirkung (➤ Tab. 6.65). In geringer Konzentration wirkt Poleiminze cholagog.

Unerwünschte Wirkungen und Kontraindikationen

CAVE

Ein Abtreibungsversuche mit dem Öl führen zu schweren Gesundheitsstörungen (Leberversagen) der Mutter.

6.58.5 Spearmint

Stammpflanze: *Mentha spicata,* Lamiacea
Synonyme: Krause Minze, grüne Minze, Nanaminze
Herkunft: Europa, Nordamerika, Arabien
Gewinnungsverfahren: Wasserdampfdestillation des Krautes

Die Krauseminze (➤ Abb. 6.132) ist eine mehrjährige Pflanze die 30 cm, manchmal auch bis 1,20 Meter hoch wird. Sie wächst in gemäßigten Klimazonen. Fast jeder kennt den Geschmack der grünen Minze, denn ihr Aroma ist in vielen Kaugummis, Mundwässern oder diversen Zahnpastaprodukten enthalten.

Wegen des Fehlens von Menthol hat ein Tee aus Krauseminze einen besonders frischen, milden Geschmack. In Marokko ist ein heißer Tee aus den Blättern dieser aromatischen Pflanze das Nationalgetränk, er wird stark gesüßt getrunken. Dort werden mit der Krauseminze auch zahlreiche Speisen gewürzt und Salate erhalten einen ganz besonderen Geschmack. Das Hydrolat der Nanaminze wird zur Linderung von Schluckauf, Koliken Übelkeit, Magenverstimmungen und Blähungen eingesetzt.

In der Parfümerie wird Spearmintöl v. a. maskulinen Mischungen sowie grünen Lavendel- und Fougère-Mischungen beigemischt, um einen minzigen Duft zu bekommen. Es ist ein Bestandteil von Sport- und Massageölen und wird für Saunaaufgüsse, bei Inhalationen und für die Mundpflege verwendet.

Die Verwandtschaft zur Pfefferminze ist auch am Duft zu erkennen. Er ist frisch, kühl, klar und erinnert an Kaugummi. Der Geschmack ist süßer als der der Pfefferminze und es fehlt die Schärfe des Menthols, von dem die Krause Minze nur wenig enthält.

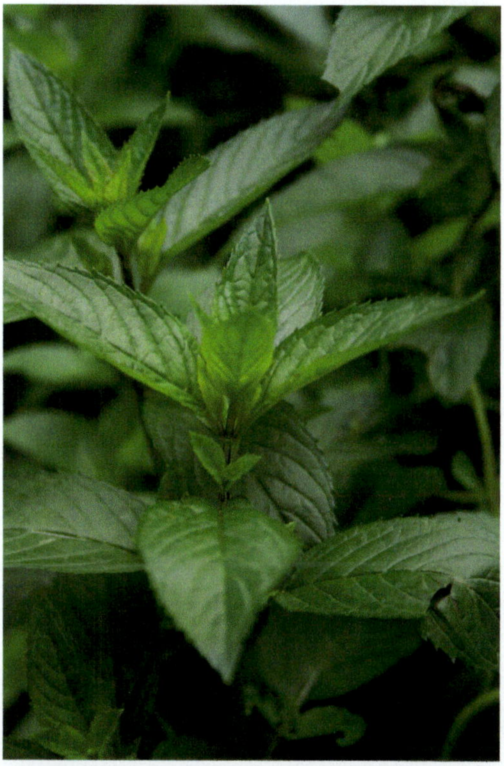

Abb. 6.132 Spearmint *(Mentha spicata)* [P1023]

Inhaltsstoffe

Krause Minze enthält kein oder kaum Menthol. Ihr wichtigster Bestandteil ist Carvon, das gut verträglich ist und die Sekretolyse fördert.

- **Monoterpenketone:** 35–70 %, v. a.-Carvon
- **Monoterpene:** 2–33 %, v. a. Limonen
- **Monoterpenoxide:** bis 4 %, v. a. 1,8-Cineol

Dieses Öl hat einen großen Anteil an Monoterpenketonen (➤ Abb. 6.133), Moleküle mit Sauerstoffverbindungen, die mit vielen Rezeptoren reagieren können. Die kleinen lipophilen Monoterpene erleichtern die Aufnahme über die Haut.

TIPP

Kombinationen: mit Benzoe, Basilikum, Jasmin, Lavendel, Patchouli, Rosmarin, Ylang-Ylang
Alternativöle: Pfefferminze, Ackerminze

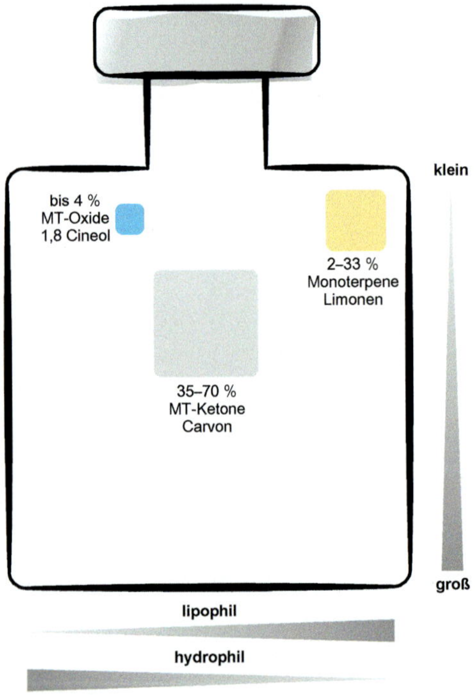

Abb. 6.133 Inhaltsstoffe des Spearmintöls [L231/P1023]

Wirkungen und Indikationen

Spearmintöl (➤ Tab. 6.66) ist kein kühlendes Minzöl, es kann wunderbar bei Erkältungskrankheiten und Galleninsuffizienz angewendet werden. Aufgrund der Ketone wirkt es antiinflammatorisch und mukolytisch.

Unerwünschte Wirkungen und Kontraindikationen

Wegen des manchmal hohen Ketongehalts bei Kindern sehr niedrig dosieren. In physiologischer Dosierung sind keine Nebenwirkungen und Kontraindikationen bekannt.

6.59 Mönchspfeffer

Stammpflanze: *Vitex agnus castus,* Verbenaceae
Synonyme: Mönchspfeffer, Keuschlamm, Keuschbaum, Abrahamstrauch
Herkunftsland: Kreta, Bosnien-Herzegowina, Kroatien
Gewinnungsverfahren: Wasserdampfdestillation der Blätter, Früchte und Samen

Mönchspfeffer (➤ Abb. 6.134) ist in Zentralasien, Sizilien und auf vielen Mittelmeerinseln heimisch und wird sowohl in Ägypten, Russland und v. a. auf dem Balkan zu medizinischen Zwecken angebaut. Im Mittelalter verzehrten Mönche und Nonnen die reifen Beeren, um die Libido zu unterdrücken. Dabei diente der stark pfeffrige Geschmack als Ersatz für den teuren echten Pfeffer, dies führte zu dem Namen *Mönchspfeffer.*

Das Kraut, die Früchte und das Öl sind in der Volksmedizin in Gebrauch. Es werden sowohl die Blätter als auch die Früchte und die Samen extrahiert und destilliert. Das Öl hat einen starken Einfluss auf das hormonelle System beider Geschlech-

Tab. 6.66 Wirkungen und Indikationen von Spearmintöl

Wirkungen	Indikationen	Applikationen
Somatische Wirkung		
Antiinflammatorisch+++	Entzündete Haut mit Pruritus	Einreiben, Bäder
Mukolytisch+++	Akute und chronische Bronchitis+++	Auflagen, Massage, Bäder
	Katarrhe	Inhalationen, Einreiben, Bäder
Cholagog, choleretisch+++	Sludge der Gallenblase	Auflagen, Wickel, Bäder
Epithelisierend	Wunden, Narben++	Auflagen, Massage, Bäder
Verdauungsanregend	Gastritis, Übelkeit	Bauchmassage, Bäder, 1–3 Tr. intern
Psychische Wirkung		
Abregend, ausgleichend, beruhigend	Geistiger und körperlicher Erschöpfungszustand, stressbedingte Beschwerden, Anspannung	Trockene Inhalation, Raumspray, Massage, Bäder

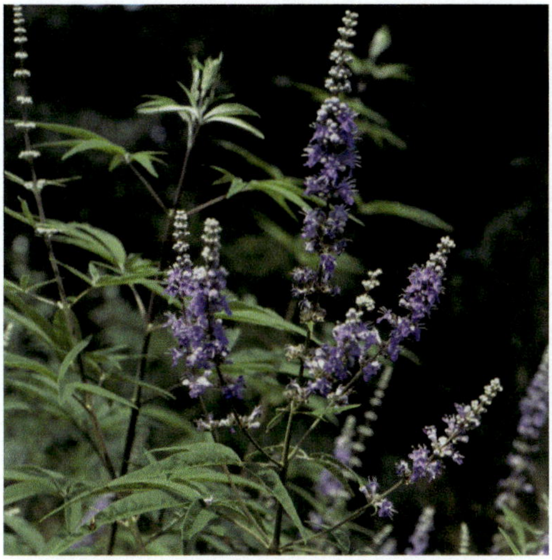

Abb. 6.134 Mönchspfeffer *(Vitex agnus castus)* [O253]

ter. Allerdings ist die Wirkung bei Frauen wesentlich stärker und breiter gefächert, weswegen es ein wichtiges Mittel in der Frauenheilkunde darstellt. Für die progesteronähnlichen Effekte und die hormonelle Balance scheinen die Diterpenoid-Anteile und die Sesquiterpene verantwortlich zu sein, sowie die Alkaloide, Iridoide und Flavonoide.

Sein Duft ist intensiv, krautig, pfeffrig, und holzig.

TIPP

Kombinationen: mit Douglasie, Fichtennadel, Grapefruit, Kampfer, Lavendel, Myrrhe, Myrte, Wacholderbeere, Weißtanne, Ylang-Ylang, Zimtrinde, Zitrone
Alternativöl: Muskatellersalbei, Rosengeranie, Zypresse

Inhaltsstoffe

- **Monoterpene:** bis 22 %, v. a. Limonen, Myrcen
- **Monoterpenole:** ca. 20 %, v. a. α-Terpineol
- **Sesquiterpene:** 5–15 %, v. a. β-Caryophyllen
- **Oxide:** ca. 6 % 1,8-Cineol

Dieses Öl ist sehr ausgewogen: Es hat kleine lipophile Moleküle (➤ Abb. 6.135), die Monoterpene, welche die Aufnahme über die Haut erleichtern sowie große lipophile Moleküle, die Sesquiterpene, welche die Haut stabilisieren. Ferner gibt es hydrophile Moleküle, die Monoterpenole, die mit Rezeptoren reagieren können und antibakteriell und antimykotisch wirken. Das Oxid 1,8-Cineol unterstützt die

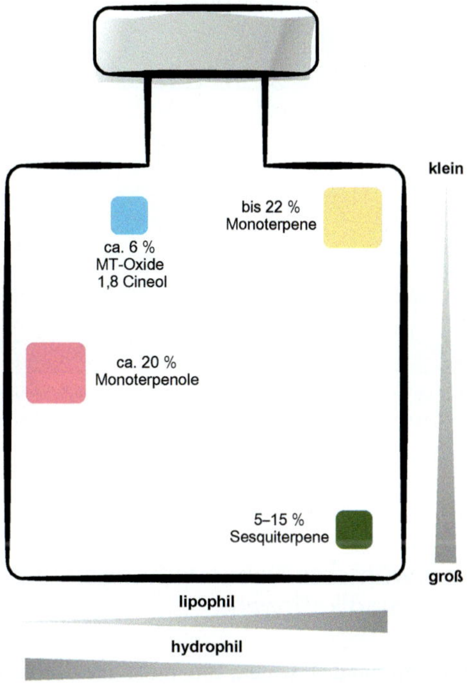

Abb. 6.135 Inhaltsstoffe des Mönchspfefferöls [L231/P1023]

Wirkung der Monoterpenole und wirkt schleimlösend, entzündungshemmend und schmerstillend.

Wirkungen und Indikationen

Das Mönchspfefferöl (➤ Tab. 6.67) gleicht den Prolaktinspiegel aus. Bei erhöhtem Spiegel wird die Ausschüttung gehemmt und bei zu niedrigem wird sie verstärkt. Dadurch normalisiert sich die Freisetzung der Gonadotropine (LH, ICSH und LTH), die den Eisprung bewirken und die Zyklusfunktion normalisieren. Gleichzeitig kommt das Verhältnis zwischen Östrogenen und Progesteron ins Gleichgewicht. Das Öl ist kein Phytoöstrogen und stimuliert somit auch nicht die Östrogenproduktion. Es kommt zur Anwendung bei vielen gynäkologischen Erkrankungen, bevorzugt bei Menstruationsstörungen und PMS, aber auch bei Problemen im Klimakterium.

Die dopaminerge Wirkung (Dopaminagonist) verspricht Hilfe bei Morbus Parkinson sowie beim Restless-Legs-Syndrom (RLS).

Tab. 6.67 Wirkungen und Indikationen von Mönchspfefferöl

Wirkungen	Indikationen	Applikationen
Somatische Wirkungen		
Hormonell regulativ in der Gynäkologie	Alle Arten von Menstruationsstörungen, PMS, Fertilitätsstörungen, Spannungs- und Schwellungsgefühl der Brüste (Mastodynie), menopausale Probleme wie Hitzewallungen und Schlafstörungen, Gelbkörperunterfunktion, hormonell bedingte Akne	Einreiben, Auflagen, Inhalationen, Massage 1–2 %, Bäder
Insektizid	Moskitos	Einreiben, Raumspray
Dopaminerg	Morbus Parkinson, Restless-Legs-Syndrom	Riechen am Fläschchen, Bäder, Massage, Einreiben
Psychische Wirkungen		
Harmonisierend, stärkend, entspannend	Stress, Unausgeglichenheit, Nervosität, Konzentrationsmangel, Verstimmungszustände	Massage, Schnüffeln, Baden, Massage
Stimmungsaufhellend	Depression	Schnüffeln, Massage, Baden

Unerwünschte Nebenwirkungen und Kontraindikationen

Auf Verdünnung achten, nur unter medizinischer Aufsicht anwenden.

6.60 Muskatellersalbei

➤ Salbei (6.88)

6.61 Moschuskörner

Stammpflanze: *Abelmoschus moschatus,* Malvaceae
Synonyme: Ambrettsamenöl, Abelmoschuskörner, Bisamkörner, Ägyptische Alzee
Herkunft: Indien, Indonesien, Afrika, Ägypten, China, Madagaskar und Westindien
Gewinnungsverfahren: Wasserdampfdestillation der Samen

Moschuskörner (➤ Abb. 6.136) ähneln in ihrem Duft sehr dem animalischen Moschus, weshalb sie als pflanzlicher Ersatzstoff für den echten Moschus gelten. Im gesamten asiatischen Raum sind Moschuskörner als Gewürz weit verbreitet. In der Traditionellen Chinesischen Medizin werden Moschuskörner zur Behandlung von Kopfschmerzen eingesetzt. In der östlichen Medizin kommt es als Stimulans und zur Linderung von Magenverstimmungen, Krämpfen und nervösen Verdauungsstörungen zur Anwendung. Ebenso gilt sein Duft und Rauch als wirksames Mittel gegen Insekten. Die Samen werden bei Mundgeruch gekaut. Bei uns ist hauptsächlich seine Verwendung als aphrodisierende Duft- und Räucherpflanze bekannt.

Im westlichen Kulturkreis wird das Öl der Moschuskörner hauptsächlich zur Parfumherstellung und in Körperölen verwendet als Ersatz für den tierischen Moschusduft.

Der Duft des Moschuskörneröls ist verführerisch, süßlich, animalisch; in der Verdünnung hat es eine besonders erotische Komponente.

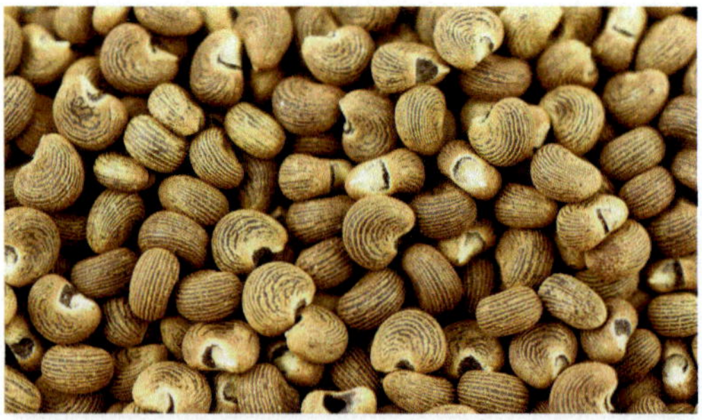

Abb. 6.136 Moschuskörner *(Abelmoschus moschatus)* [J808]

Inhaltsstoffe

- **Sesquiterpen-Ester:** ca. 70 % Farnesylacetat (ca. 54 % PVL)
- **Ester** höherer Alkohole: Decylacetat, Dodecenylacetat, 5-Dodecanylacetat, Laurylacetat, 5-Tetradecanylacetat
- **Sesquiterpenole:** < 3 % Farnesol
- **Säuren:** Ambrettolsäure, Palmitinsäure
- **Lactone:** 6 % Ambrettolid (dies ist besonders für den Duft verantwortlich)

In diesem Öl überwiegen die Ester der Sesquiterpene (➤ Abb. 6.137) und höherer Alkohole – diese größeren Moleküle kommen nur in wenigen ätherischen Ölen vor und geben den Ölen einen lang anhaltenden, schweren Duft. Die Sauerstoffverbindungen der Ester können mit Rezeptoren reagieren und wirken entspannend.

TIPP

Kombinationen: mit Eichenmoos, Jasmin, Mandarine rot, Neroli, Orange, Patchouli, Rose, Sandelholz, Vetiver, Ylang-Ylang, Zeder

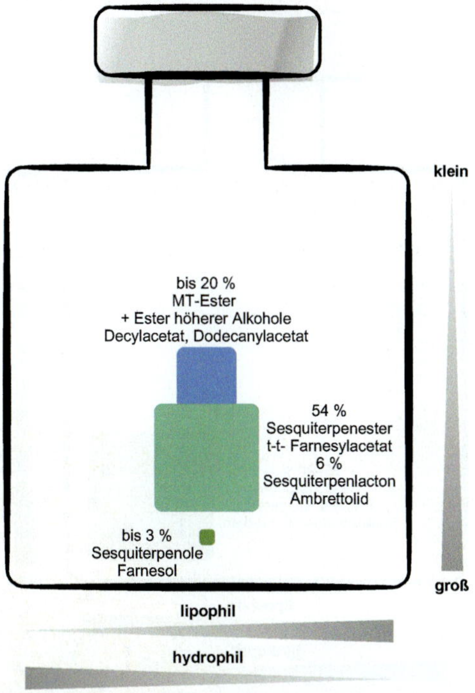

Abb. 6.137 Inhaltsstoffe der Moschuskörner

Tab. 6.68 Wirkungen und Indikationen von Moschuskörneröl

Wirkungen	Indikationen	Applikationen
Somatische Wirkung		
Aphrodisisch	Frigidität, Impotenz	Massage, trockene Inhalation, Raumspray, Bäder
Spasmolytisch, karminativ	Bauchkrämpfe, Meteorismus	Massage, Einreiben, Bäder
Analgetisch	Muskelkrämpfe	Einreiben, Auflagen, Bäder
Psychische Wirkung		
Nervenstärkend, tonisierend	Erschöpfungszustände, Stress, Anspannung, Ängste	Massage, Bäder, trockene Inhalation, Raumspray
Stimmungsaufhellend	Depressive Verstimmung	Trockene Inhalation, Raumspray, Massagen, Bäder

Wirkungen und Indikationen

Moschuskörneröl (➤ Tab. 6.68) wirkt stabilisierend auf Körper und Psyche.

Unerwünschte Wirkungen und Kontraindikationen

In physiologischer Dosierung treten keine Nebenwirkungen auf.

6.62 Myrrhe

Stammpflanze: *Commiphora molmol,* Burseraceae
Synonyme: Gummi Myrrha, Hirabol-Myrrhe, *Balsamodendron myrrha*
Herkunft: Eritrea, Abessinien, Somalia, Jemen, Sudan, Äthiopien
Gewinnungsverfahren: Wasserdampfdestillation der Harztränen

Erst im Jahr 1829 machte Christian Gottfried Ehrenberg den Myrrhebaum (➤ Abb. 6.138) der medizinisch-botanischen Gesellschaft in London bekannt.

Ab diesem Zeitpunkt war er in Europa bekannt, im Vorderen Orient bereits viel früher.

Das Myrrhenharz liefern viele Commiphora-Arten, die sich in ihren Inhaltsstoffen leicht unterscheiden.

In der ayurvedischen Medizin ist guggulu eine der wichtigsten Arzneien, die aus dem Harz der indischen Myrrhe (Commiphora mukul) gewonnen wird. Myrrhe wurde im alten Ägypten zum Einbalsamieren von Toten verwendet. Die Gewinnung sowie der Handel mit Weihrauch und Myrrhe bildeten die Grundlage für den Reichtum der Sabäer und Minäer. Da in Ägypten weder Weihrauch noch Myrrhenbäume wuchsen, wurde das kostbare Harz über die Weihrauchstraße aus dem sagenhaften Land Punt eingeführt.

Auch in der Bibel wird die Myrrhe häufig erwähnt, z.B. im Alten Testament bei Moses. *„Der Herr befahl Moses: Nimm die Duftkräuter edelster Sorte, erstarrte Tropfenmyrrhe, 500 Sekel, wohlriechenden Zimt, 250 Sekel, Würzrohr ebenfalls 250 Sekel, Zimtblüte 500 Sekel und ein Hin Olivenöl. Hieraus stelle ein heiliges Salböl her, eine würzige Mischung, wie sie der Salbenmischer macht"*. Und im Neuen Testament: Bei der Geburt Christi brachten die Könige „Gold, Weihrauch und Myrrhe" mit, und bei seinem Tod heißt es: *„So nahm Nikodemus vor der Bestattung Jesu eine Mischung aus Myrrhe und Aloe, bettete den Leichnam in Binden zusammen mit den wohlriechenden Salben"*. Myrrhenöl war außerdem ein Bestandteil des heiligen Salböls der Bibel.

Myrrhenöl war besonders wirksam bei allen Arten von Hautentzündungen und -erkrankungen und Wunden, bei Insektenbefall und bei Erkältungskrankheiten. Zum Würzen des Weins wurde das Harz schon immer genutzt. Im alten Rom wurden die Weinkeller und die gereinigten Weinfässer mit Myrrhe ausgeräuchert, um den Wein länger haltbar zu machen. Heute noch wird der griechische Retsina so hergestellt.

Myrrhe wurde zu allen Zeiten wegen ihrer antiseptischen, wundheilenden und mukolytischen Eigenschaften in Salben eingearbeitet und als adstringierende Substanzen eingesetzt. In der Kosmetik nutzt man Myrrhe gegen alternde und geschädigte Haut, bei Zahnfleischentzündungen wurde Myrrhentinktur verabreicht.

6

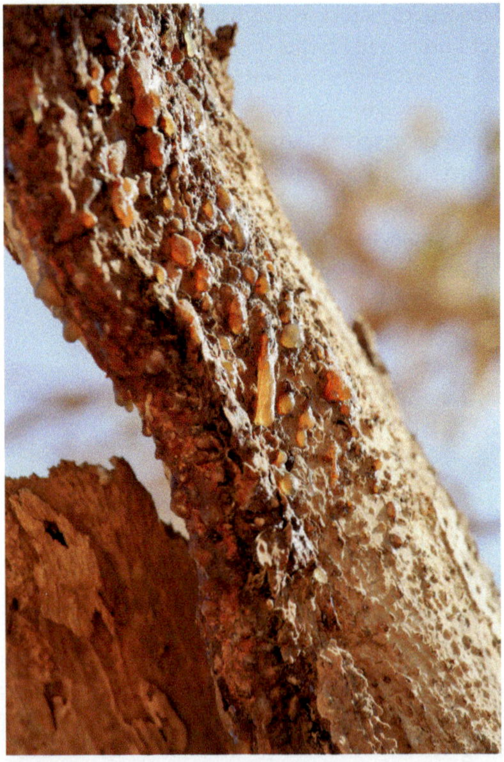

Abb. 6.138 Myrrhe *(Commiphora molmol)* [V119]

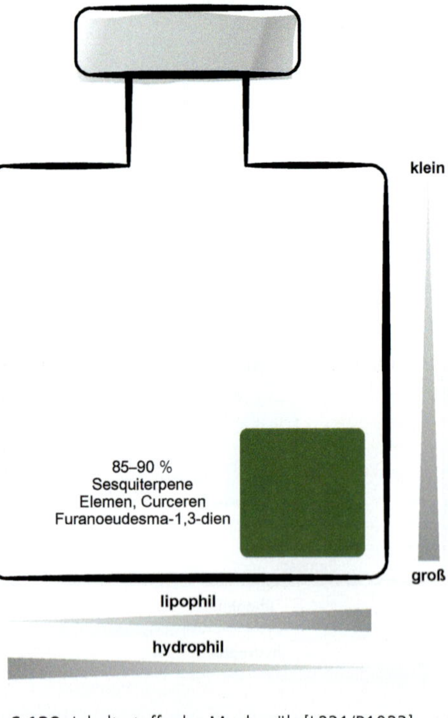

Abb. 6.139 Inhaltsstoffe des Myrrhenöls [L231/P1023]

In der Parfümerie dient Myrrhe als Fixateur und zur synergistischen Verstärkung anderer Balsamgerüche. Myrrhe duftet warm, würzig, balsamisch, leicht bitter.

Inhaltsstoffe

Dieses Öl hat fast nur große, lipophile Moleküle, die Sesquiterpene (➤ Abb. 6.139), dadurch ist es besonders hautfreundlich und hält lange im Duft an.

Sesquiterpenverbindungen: 85–90 %, v. a. Elemen, Curceren, Furanoeudesma-1,3-dien.

TIPP

Kombinationen: mit Benzoe, Grapefruit, Kardamom, Lavendel, Majoran, Mandarine, Oud, Patchouli, Rose, Rosengeranie, Sandelholz, Wacholder, Weihrauch, Zeder, Zimt
Alternativöle: Weihrauch

Wirkungen und Indikationen

Wie alle Harze schützt Myrrhenöl (➤ Tab. 6.69) die Haut und heilt kleine Wunden.

Unerwünschte Wirkungen und Kontraindikationen

In physiologischer Dosierung treten keine Nebenwirkungen auf.

6.63 Myrte und seine Chemotypen

6.63.1 Myrte Ct. Cineol

Stammpflanze: *Myrtus communis,* Myrtaceae
Synonym: Brautmyrte
Herkunft: Nordafrika, Mittelmeerländer
Gewinnungsverfahren: Wasserdampfdestillation der frischen Blätter und Zweigenden
Besonderheit: Diesen Chemotyp der Myrte erkennt man an der leicht grünlichen Farbe.

Es gibt verschiedene Chemotypen der Myrte (➤ Abb. 6.140), je nach Vorkommen werden unterschieden – Myrte Marokko, Myrte Anden und Myrte Türkei. Sie unterscheiden sich durch ihre Inhaltsstoffe, ihre Indikationsgebiete sind aber ähnlich.

Die Myrte war früher auch als Schönheitsmittel bekannt. Das bei der Destillation gewonnene Wasser, das Eau d'Ange oder auch Engelswasser genannt, war bei Frauen früher zum Reinigen der Haut oder auch zur Tonisierung sehr gefragt. Sie verwendeten es besonders bei fettiger und unreiner Haut. Dieses Engelswasser kann mit dem heutigen Myrtenhydrolat gleichgesetzt werden.

Blätter und Beeren der Myrte waren ein Mittel bei Durchfall, Ruhr und katarrhalischen Erkrankungen. Die griechischen Ärzte verordneten im Altertum Myrte bei Lungen- und Harnwegsinfektionen. Sie legten dazu Myrtenblätter in Wein ein und extrahierten auf diese Weise die wirksamen Bestandteile.

Tab. 6.69 Wirkungen und Indikationen von Myrrhenöl

Wirkungen	Indikationen	Applikationen
Somatische Wirkungen		
Antiviral^{+++}, antiinfektiös, antiseptisch	Nach Hepatitiserkrankung	Einnehmen, Auflagen, Bäder
	Zahnfleischentzündung, Aphthen	Auftragen, Einpinseln
Antiinflammatorisch^{+++}	Dysenterien^{+++}, Arthritis, Asthma	Einnehmen, Auflagen
Mukolytisch	Bronchitis^{+}, Katarrh, Pharyngitis, Laryngitis	Einreiben, trockene Inhalation, Raumspray
Epithelisierend	Wunden, Narben, Ulzera (Mund, Haut)	Auftragen, Massage
Psychische Wirkungen		
Stärkend, stabilisierend	Unruhe, Nervosität, Angst	Trockene Inhalation, Raumspray, Einreiben, Massage, Bäder

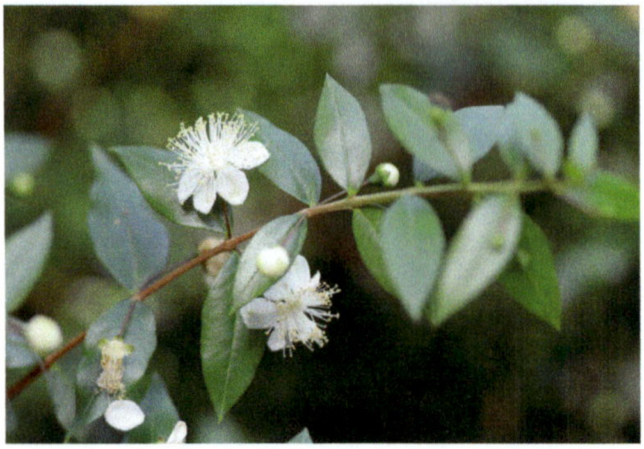

Abb. 6.140 Myrte *(Myrtus communis)* [P1023]

Myrtenöl wirkt bei Inhalation sehr entspannend. Myrtenöl regt den Hautstoffwechsel an und wirkt wie auch Lorbeeröl hautstraffend. In pharmazeutischen Präparaten wird sie gegen Seborrhö eingesetzt. Auch die Hydrolate der Myrte, gemischt mit Cistrosenhydrolat, werden gegen Heuschnupfen zur inneren Anwendung empfohlen. Die Hydrolate der Myrtenöle wirken auch gut bei Akne, Falten im Gesicht und Venenbeschwerden. Als Geschmacksstoff und Würzmittel findet man sie z. B. in Fleischsaucen. Myrte riecht medizinisch, balsamisch-warm, krautig.

6

Inhaltsstoffe

- Die Myrte aus der Türkei – **Myrte, Türkei Myrte Ct. 1,8-Cineol** – besteht vorrangig (➤ Tab. 6.69, ➤ Abb. 6.141) aus kleinmolekularen Substanzen: Die Oxide, Ester und Monoterpenole reagieren über Rezeptoren, die lipophilen Monoterpene erleichtern die Aufnahme über die Haut. Durch den höheren Anteil an 1,8-Cineol hat die Myrte Türkei stärkere schleimlösende Eigenschaften und ist ein klassisches Erkältungsöl.
- Die Myrte aus Marokko – **Myrte Marokko Ct. Myrtenylacetat** – hat insbesondere kleinmolekulare Substanzen (➤ Tab. 6.69, ➤ Abb. 6.142), aufgrund ihres hohen Esteranteils wirkt sie beruhigend und relativ mild.
- Das **Anden-Myrtenöl** (➤ Tab. 6.69, ➤ Abb. 6.143) hat einen hohen Monoterpengehalt und einen kleinen Anteil an Estern, die über spezielle Rezeptoren eine auf die Bronchien entspannende Wirkung haben. Es ist hilfreich bei entzündlichen Prozessen und allergischem Husten.

Tab. 6.70 Inhaltsstoffe der verschiedenen Chemotypen der Myrte (nach Steflitsch, Wolz, Buchbauer, 2018; nn nicht nennenswert)

	Myrte Marokko Ct. Myrtenylacetat	Myrte Türkei Ct. Cineol	Myrte Anden Ct. α-Pinen
Monoterpene			
α-Pinen	15–28 %	24–29 %	52–66 %
β-Pinen	0,2–0,5 %	0,3–0,5 %	6,5–8,5 %
Limonen	9–13 %	11–14 %	1,0–2,7 %
Monoterpenole			
Linalool	2–6,0 %	8–11 %	5–8,8 %
α-Terpineol	2,7–4,4 %	3–3,6 %	0,9–2,0 %
Myrtenol	0,2–1,3 %	1,7–1,9 %	nn
Geraniol	0,2–0,9 %	0,9–4,6 %	nn
Monoterpenoxide			
1,8-Cineol	23–39 %	23–34 %	6,0–13 %
Ester			
Linalylacetat	Sp-0,4 %	2,5–3,8 %	nn
Myrtenylacetat	12–26 %	3,7–5,6 %	nn
α-Terpenylacetat	0,1–0,7 %	1,0–1,6 %	nn
Geranylacetat	1,9–4 %	1,3–2,4 %	nn
Buttersäureester	0,1–0,8 %	1,0–1,1 %	4–8 %

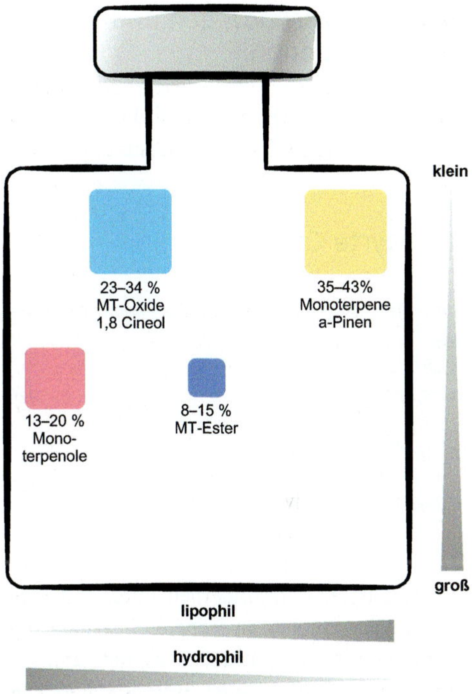

Abb. 6.141 Inhaltsstoffe des türkischen Myrtenöls [L231/P1023]

TIPP

Kombinationen: mit Ingwer, Lavendel, Lorbeer, Rosmarin, Weißtanne, Zeder, Zirbelkiefer
Alternativöle: Eukalyptus radiata, Speiklavendel, Niaouli, Cajeput

Tab. 6.71 Wirkungen und Indikationen von Myrtenöl

Wirkungen	Indikationen	Applikationen
Somatische Wirkungen		
Mukolytisch^{+++}	Bronchitis, Sinusitis, Mukoviszidose	Trockene Inhalation, Einreiben
Entstauend^{++}	Prostatitis	Auflage, Einreiben, Bäder
Antiinfektiös^{+}	Angina (durch Klebsiella, Staphylokokken, Candida)	Einreiben, trockene Inhalation, innere Einnahme Bäder
Hauttonisierend	Faltige Haut, Akne	Einreiben, Bäder, Packungen
Psychische Wirkungen		
Schlaffördernd^{+++}	Einschlafstörungen^{+++}	Trockene Inhalation, Raumspray, Bäder

Wirkungen und Indikationen

Durch ihren hohen Anteil an Cineol hat Myrtenöl (> Tab. 6.71) aus den Mittelmeerländern z. B. aus der Türkei ausgeprägte mukolytische Eigenschaften.

Unerwünschte Wirkungen und Kontraindikationen

In physiologischer Dosierung treten keine Nebenwirkungen auf. Wegen des hohen Gehalts an 1,8-Cineol ist Vorsicht bei Kindern mit spastischen Atemwegserkrankungen geboten.

6.63.2 Myrte Ct. Myrtenylacetat

Stammpflanze: *Myrtus communis*, Myrtaceae
Synonym: Marokkanisches Myrtenöl
Herkunft: Nordafrika
Gewinnungsverfahren: Wasserdampfdestillation der angetrockneten Blätter und Zweigspitzen
Besonderheit: Das Öl hat eine braune bis rotbraune Farbe

Die Myrte des Chemotyps Myrtenylacetat kommt hauptsächlich in Marokko vor. Ihre zusätzlich zu den Oxiden enthaltenen Ester wirken ausgleichend auf das Nervensystem. Die Pflanze sowie das ätherische Öl haben reinigende und stärkende Eigenschaften.

Im Gegensatz zum Cineoltyp duftet dieses Öl wärmer, krautartig und fruchtig.

Inhaltsstoffe

Die Myrte aus Marokko hat auch hauptsächlich kleinmolekulare Substanzen, hier ist der Anteil an Estern höher, dadurch die entspannende Wirkung stärker.

- **Monoterpene:** bis 48 % v. a. Limonen
- **Monoterpenester:** bis 30 %, v. a. Myrtenylacetat
- **Monoterpenoxide:** bis 39 %, v. a. 1,8-Cineol

TIPP

Kombinationen: mit Benzoe, Lavendel Linaloeholz, Patchouli, Rosenholz, Weißtanne, Zeder
Alternativöle: Alle anderen Myrtenöle, Lorbeeröl

6

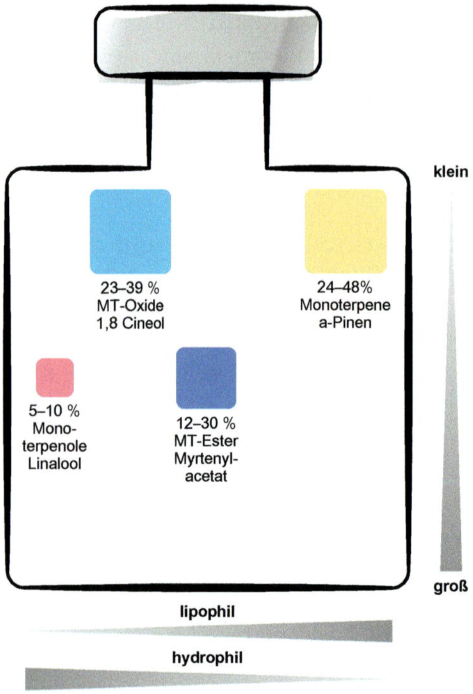

Abb. 6.142 Inhaltsstoffe des marokkanischen Myrtenöls [L231/P1023]

Wirkungen und Indikationen

Aufgrund seiner entspannenden Wirkung auf das Nervensystem wird Myrtenöl (➤ Tab. 6.72) bevorzugt bei nervösem Husten und spastischen Bronchitiden eingesetzt. Die entstauende Wirkung im venösen und lymphatischen System ist die hervorragende Eigenschaft. Myrtenöl ist gut geeignet für Kinder.

Unerwünschte Wirkungen und Kontraindikationen

In physiologischer Dosierung sind keine Nebenwirkungen und Kontraindikationen bekannt.

6.63.3 Myrte Ct. α-Pinen

Stammpflanze: *Myrtus communis, Andenmyrte,* Myrtaceae
Herkunft: Anden, Peru
Gewinnungsverfahren: Wasserdampfdestillation der angetrockneten Blätter und Zweigspitzen
Besonderheit: Diese Myrte wächst auf 4000 m Höhe in Peru und wird auch dort destilliert. Diese Höhe ermöglicht eine Destillation bei geringeren Temperaturen.

Diese Myrte ist eine Besonderheit unter den Myrten – sie wächst auf 4000 m Höhe und deshalb sind ihre Inhaltsstoffe so verschieden zu den üblichen Myrtenölen. Ihr Duft ist auch wesentlich weicher und blumiger als der Duft der türkischen Myrte.

Inhaltsstoffe

Die Myrte Anden (➤ Tab. 6.73) zeichnet sich durch ihren Gehalt an Amylbutyraten (Hemiterpenester) aus, die mit dem Rezeptor OR2AG1 in den Bronchien korrespondiert und damit allergisches Asthma bronchiale reduziert (Hatt).

- **Monoterpene:** 60–75 %, v. a. α-Pinen
- **Monoterpenoxide:** ca. 10 % v. a. 1,8 %
- **Monoterpenole:** ca. 7 %, v. a. Linalool, Myrtenol
- **Hemiterpen-Ester:** 2–4 %

Tab. 6.72 Wirkungen und Indikationen vom marokkanischen Myrthenöl

Wirkungen	Indikationen	Applikationen
Somatische Wirkungen		
Stark entstauend auf venöses und lymphatisches System+++	Hämorrhoiden, Varizen+++	Einreiben, Auflage, Bäder
Spasmolytisch++	• Spastische Enterokolitis, PMS • Spastische Bronchitiden	Einreiben, Bäder
Mukolytisch	Spastische Bronchitiden, Bronchitis, Katarrh	Trockene Inhalation, Einreiben, Auflagen
Psychische Wirkungen		
Beruhigend, entkrampfend	Unausgeglichenheit, Verspannungen, Angst Distress	Massagen, Bäder, trockene Inhalation, Raumspray

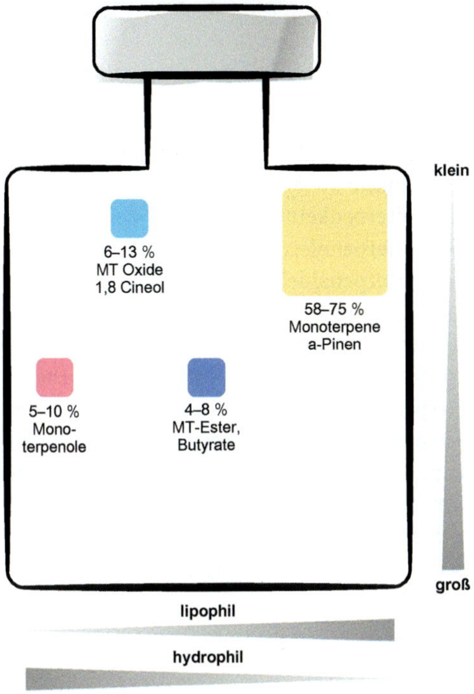

Abb. 6.143 Inhaltsstoffe des Myrtenöls aus den Anden [L231/P1023]

Die kleinen lipophilen Monoterpene, die zahlreich vorhanden sind, erleichtern die Aufnahme über die Haut. Die Monoterpenole und Monoterpenoxide können über Sauerstoffverbindungen mit Rezeptoren reagieren. Der geringe Anteil an Estern hat über Rezeptoren eine entspannende Wirkung.

Unerwünschte Wirkungen und Kontraindikationen

In physiologischer Dosierung sind keine Nebenwirkungen und Kontraindikationen bekannt.

Tab. 6.73 Inhaltsstoffe und Wirkungen vom Myrtenöl aus Anden

Wirkungen	Indikationen	Applikation
Antiinflammatorisch	Arthritis, Muskelverspannung	Bäder, Auflagen, Einreiben
Mukolytisch	Spastische Bronchitiden, Erkältungserkrankungen, Sinusitis	Inhalation, Einreiben, Auflagen
Analgetisch	Arthrose, rheumatische Beschwerden,	Einreiben, Auflagen, Bäder
Antiallergisch	Asthma bronchiale	Inhalation, Einreiben, Auflagen
Stärkend, aufbauend	Erschöpfung, depressive Verstimmung	Inhalation, Einreiben, Bäder

6.64 Narde

Stammpflanze: *Nardostachys jatamansi*, Valerianaceae
Herkunft: Hochgebirgsregionen in Nordindien, China und Japan
Gewinnungsverfahren: Wasserdampfdestillation
Verwendeter Pflanzenteil: getrocknetes und zerkleinertes Rhizom

Das allerkostbarste Salböl im Altertum war das Nardenöl. Es war ein fettiger Auszug der Wurzel eines Baldriangewächses (➤ Abb. 6.144), das in ca. 4000 m Höhe im Himalaya wächst. Auch im Grab des Tut-anch-amun fand man, dicht verschlossen, eine kleine Flasche Nardenöl, das immer noch sehr gut roch. Die Narde wird mehrmals in der Bibel erwähnt, so hat Maria Magdalena, die Tochter eines reichen Parfümeurs, die Füße Jesu mit dem wertvollstem, das es gab, dem Nardenöl, gesalbt.

Im Orient war das Nardenöl schon zu frühen Zeiten Bestandteil kostbarer Parfüms. Dioskurides widmete der Narde in seinem Buch „Über therapeutische Substanzen" ein ganzes Kapitel und beschrieb ihre Wirkung bei Übelkeit, Blähungen, Gebärmutter- und Bindehautentzündungen. Nicholas Culpeper schreibt, dass sie „das Gehirn erquickt" und „der Leidenschaft und Entrückungen des Herzens" abhilft. Auch heute noch ist das Nardenöl kostbar und wird zur Wundheilung verwendet. In der ayurvedischen Medizin kommt es als Diuretikum, Spasmolytikum, Sedativum und Laxans zur Anwendung.

Der Duft der Narde ist schwer, modrig, erdig, alt, erinnert an Baldrian. In niedriger Dosierung riecht er warm, dunkel, geheimnisvoll.

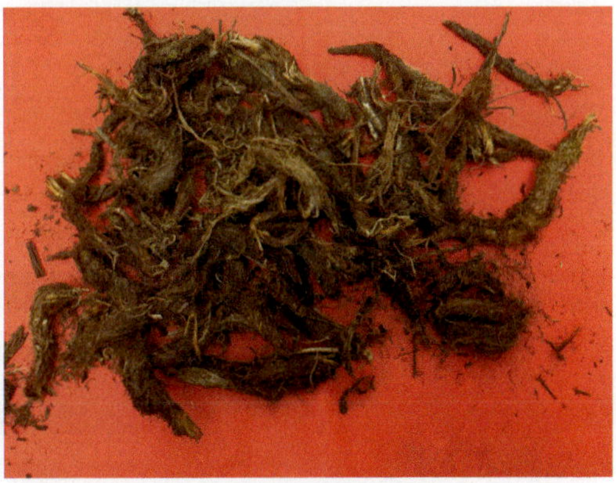

Abb. 6.144 Narde *(Nardostachys jatamansi)* [P1023]

Inhaltsstoffe

Die beruhigende und juckreizstillende Wirkung des Nardenöls ist nahezu ausschließlich auf seine Sesquiterpenverbindungen zurückzuführen.

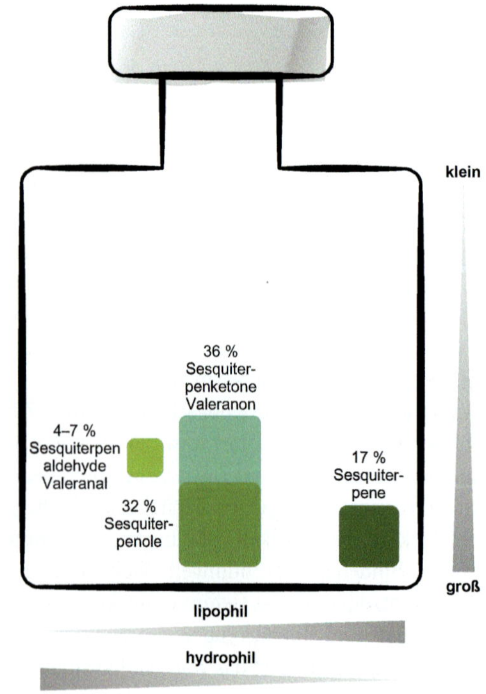

Abb. 6.145 Inhaltsstoffe des Nardenöls [L231/P1023]

- **Sesquiterpene:** 17 % v. a. β-Gurjunen, 29 % Patchoulen
- **Sesquiterpenketone:** 36 % v. a. Valeranon
- **Sesquiterpenole:** 32 %
- **Sesquiterpenaldehyde:** 4,5–7 % Valeranal

Dieses Öl enthält hauptsächlich großmolekulare Verbindungen (➤ Abb. 6.145), wodurch es einen langanhaltenden und schweren Duft hat. Die Sesquiterpenaldehyde, -ketone und -Alkohole (= Sesquiterpenole) verfügen über Sauerstoffverbindungen und können mit vielen Rezeptoren reagieren: Darin begründen sich die vielfältigen Wirkungen. Die Sesquiterpene stabilisieren die Haut, weshalb das Öl auch bei vielen Hautproblemen zur Anwendung kommt.

TIPP

Kombinationen: mit Eichenmoos, Jasmin, Lavendel, Limette, Melisse, Patchouli, Rose, Rosengeranie, Zitrone
Alternativöle: Patchouli, Baldrian, Vetiver, Manuka

Wirkungen und Indikationen

Als Massageöl am Solarplexus und in der Herzgegend wirkt Nardenöl (➤ Tab. 6.74) stark beruhigend. Der hohe Gehalt an Sesquiterpenen ist auch für seine lindernde Wirkung auf die Haut verantwortlich; Nardenöl ist deswegen gut gegen Schuppenflechte einsetzbar.

Tab. 6.74 Inhaltsstoffe und Wirkungen vom Nardenöl

Wirkungen	Indikationen	Applikationen
Somatische Wirkungen		
Kardiotonisch^{+++}	Tachykardie, Herzrhythmusstörungen	Auf das Sternum auftragen, oder einen Tropfen auf den Puls, Bäder
Epithelisierend	Psoriasis, Wunden, Juckreiz	Einreiben, Auflagen, Bäder
Phlebotonisch	Varizen, Hämorrhoiden	Auftragen, Bäder
Verdauungsfördernd, karminativ	Übelkeit, Verstopfung Meteorismus, Darmkoliken	Einreiben, Auflagen, Bäder
	Infekte, v. a. durch Staphylokokken	
Antiinflammatorisch	Allergien, Fieber	
Psychische Wirkungen		
Anxiolytisch	Ängste, depressive Verstimmung	Trockene Inhalation, auf Sternum auftragen, Bäder, Massagen
Entspannend	Anspannung, Stress, Unruhe, vegetative Dystonie	Bäder, Massagen, trockene Inhalation, Raumspray
Stark sedativ	Schlaflosigkeit	

Unerwünschte Wirkungen und Kontraindikationen

In physiologischer Dosierung treten keine Nebenwirkungen auf.

6.65 Nelkenblätter

Stammpflanze: *Syzygium aromaticum*, Myrtaceae
Herstellung: Wasserdampfdestillation der Blätter
Allgemeines: In der TCM wärmend und Yang-Energie stärkend, gegen Windkälte
Duft: würzig, warm, kräftig, trockener Gewürzduft

Das Öl der Nelkenblätter wirkt erwärmend, anregend, konzentrationsfördernd: Es hat eine starke antibakterielle Wirkung und kann optimal bei Atemwegsinfektionen, Akne und auch bei bakterieller Kolitis angewendet werden. Es kann ähnlich eingesetzt werden wie Nelkenknospenöl, ist allerdings weniger verträglich, da es die Haut mehr reizt. Wegen dem höheren Anteil an Eugenol und dem geringeren Anteil an Estern riecht es sehr viel schärfer als das Öl aus den Nelkenköpfchen.

6.66 Nelkenknospe

Stammpflanze: *Syzygium aromaticum*, Myrtaceae
Synonyme: Nagerl, Nelkenköpfchen, Nägeli
Herkunft: Madagaskar, Tansania, Indonesien, karibische Inseln
Gewinnungsverfahren: Wasserdampfdestillation der getrockneten Blütenknospen
Besonderheit: gelbes bis braunes Öl, wird bei Berührung mit Eisen dunkel-purpurbraun (Eisen-Eugenolat)

Die Nelkenköpfchen (➤ Abb. 6.146), auch bekannt als Nelken, sind eines unserer bekanntesten Gewürze. Sie wurden schon sehr früh in der ayurvedischen und insbesondere in der chinesischen Medizin wegen ihrer stärkenden, aber auch stark bakteriziden und schmerzstillenden Wirkungen erwähnt. Zudem machte man sich ihre wärmenden, brechreizhemmenden, stimulierenden, blähungshemmenden sowie Yang tonisierenden Eigenschaften zunutze. Im Gelben Kaiser wird empfohlen, die Akupunkturnadeln mit dem Öl der Nelkenknospe zu desinfizieren. Von der stark desinfizierenden Eigenschaft der Nelkenknospe wusste auch die westliche Medizin und setzte sie lange Zeit zur Reinigung chirurgischer Instrumente ein. Die Pflanze kommt in der chinesischen Medizin auch bei Yang-Mangel im Funktionskreis Niere/Blase, bei Durchfall, Erbrechen, Aufstoßen, Mundgeruch, Bronchitis und Fluor vaginalis zur Anwendung.

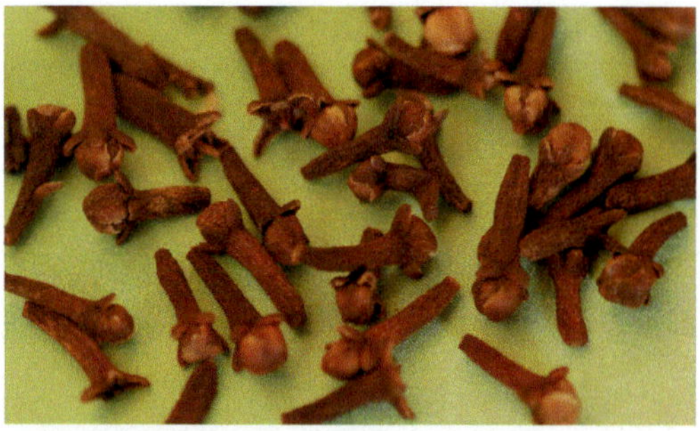

Abb. 6.146 Nelkenknospe *(Szygium flos)* [P1023]

In der westlichen Medizin wird Nelkenöl bevorzugt als Zusatz zur starken Desinfektion und Schmerzlinderung bei Zahnbehandlungen eingesetzt. In der Parfümerie wird Nelkenöl in orientalischen Parfüms und Herrendüften sowie Aftershaves verwendet. Es ist ferner Bestandteil einiger Insektenabwehrmittel. Als Aromastoff würzt es Backwaren, Fleisch und Gewürzmischungen.

Das Öl selbst duftet stark süß-würzig.

Inhaltsstoffe

Dieses Öl enthält nur große Moleküle, die einen langanhaltenden Duft bewirken (➤ Abb. 6.147). Der große Anteil an aromatischen Ethern, mit Sauerstoffverbindungen hat über Rezeptoren eine schmerzstillende Wirkung. Die Sesquiterpene stabilisieren die Haut. Eugenol wirkt schmerzstillend und entzündungshemmend. Das **Nelkenblattöl** (➤ oben) wird hauptsächlich zur Eugenolgewinnung genutzt. Eugenol wird u. U. weiter zur Herstellung von Isoeugenol, Eugenylester und Vanillin genutzt.

Tab. 6.75 Inhaltsstoffe des Nelkenöls

Inhaltsstoffe	Nelkenknospe	Nelkenblätter
Aromatischer Ether: Eugenol	70–80 %	77–98 %
Sesquiterpene: α- und β-Caryophyllen	2,5–11 %	4–8 %
Ester: Eugenylacetat	10–18 %	Sp., bis 1,2 %

TIPP

Kombinationen: mit Kakao, Kardamom, Lavendel, Lorbeer, Mandarine, Narde, Rose, Rosengeranie, Vanille, Ylang-Ylang Zeder, Zimtrinde
Alternativöle: Zimtrindenöl, Bayöl

Wirkungen und Indikationen

Nelkenöl (➤ Tab. 6.76) ist eines der am stärksten antibakteriell und analgetisch wirksamen ätherischen Öle, wegen des hohen Gehalts an Eugenol. Es wird bevorzugt bei Entzündungen im Mund und Rachenraum eingesetzt.

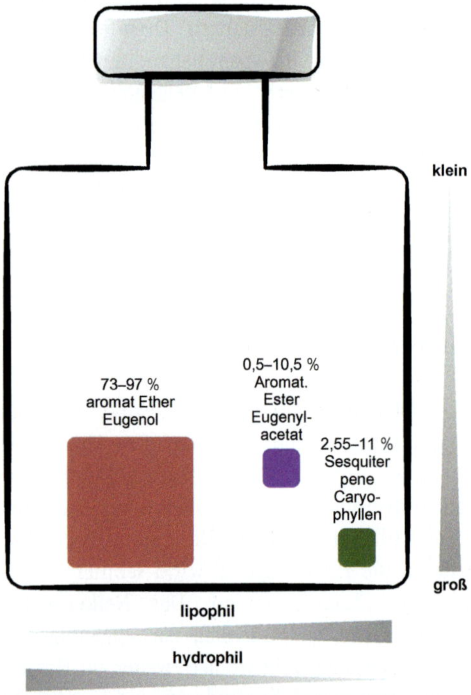

Abb. 6.147 Inhaltsstoffe der Nelkenknospe [L231/P1023]

Unerwünschte Wirkungen und Kontraindikationen

Da das Öl stark haut- und schleimhautreizend wirkt, ist auf eine niedrige Dosierung zu achten. In 0,5 %-prozentiger Dosierung und darunter ist es jedoch gut verträglich. Die innere Anwendung bei Blutgerinnungsstörungen und bei gleichzeitiger Gabe von Heparin und Aspirin ist kontraindiziert, da Eugenol die Aktivität der Thrombozytenaggregation verlangsamt. Vorsicht! Das Öl aus den Blättern ist etwas aggressiver gegen Mikroorganismen und auch zur Haut.

6.67 Neroli

Stammpflanze: *Citrus aurantium, Citrus bigaradia ssp. amara,* Rutaceae
Synonyme: Orangenblüten
Herkunft: Frankreich, Spanien, Nordafrika, Italien, Marokko, Portugal, Vietnam und Komoreninseln
Gewinnungsverfahren: Wasserdampfdestillation der Blüten der Bitterorange. In Portugal wird das Neroliöl aus den Blüten der Süßorange gewonnen, in Vietnam hingegen aus Pampelmusenblüten.

Ein Bitterorangenbaum (➤ Abb. 6.148) trägt erst nach 20 Jahren die zur Destillation verwendbaren Blüten, die sorgfältig einzeln per Hand gepflückt werden, wenn sie sich gerade öffnen. Für 1 l reines Öl benötigt man bis zu 1000 kg der begehrten Blüten.

Es wird überliefert, dass das Öl nach der sizilianischen Prinzessin Nerola benannt wurde, die diesen Duft sehr liebte. Der Duft hat viele Menschen auch wegen seiner starken psychischen Wirkungen begeistert, weswegen es auch als eingefangene Sonne des Südens bezeichnet wird. Nach Susanne Fischer-Rizzi entspricht das Neroli-Öl den „Notfalltropfen" (Rescuetropfen) der Bachblütentherapie.

Die beruhigend-antidepressive Wirkung des Neroliöls ist sehr ausgeprägt. So hat es sich z. B. als Prüfungs- und Angstöl sehr bewährt. Die beruhigende Wirkung hilft bei Schlafstörungen. Neroliöl hat auch einen starken Einfluss auf das Herz, indem es Tachykardien und krampfartige Herzbeschwerden mini-

Tab. 6.76 Inhaltsstoffe und Wirkungen vom Nelkenknospenöl

Wirkungen	Indikationen	Applikationen
Somatische Wirkungen		
Antiinfektiös, antibakteriell mit breitem Spektrum+++	Zahn- und Zahnfleischinfektionen+++	Zahnfleisch einpinseln, Ölziehen
	Infizierte Akne	In niederer Dosierung auftragen
	Bakterielle Kolitis, Amöbenenteritis++	In niederer Dosierung auf den Bauch auftragen, Bäder
Antiviral+++	Sinusitis, Bronchitis, Influenza, Tonsillitis	Inhalieren, Einreiben, Bäder
	Herpes zoster	In niederer Dosierung auftragen
Analgetisch+++	Spastische Enterokolitis++, Neuralgien	Einreiben, Bäder
Antiparasitär++	Hautparasiten++ (Krätze) Milben, Kopfläuse	Auftragen auf befallenes Areal, Bäder
Antiinflammatorisch	Zystitis, Eileiterentzündung, rheumatoide Arthritis	Einreiben, Auflagen
Fungizid++	*Candida albicans*	In Ölmischungen auf das befallene Gebiet auftragen, Bäder
Psychische Wirkungen		
Starkes Stimulans+++	Psychische und physische Asthenie, starke Müdigkeit+++	Trockene Inhalation, Raumspray, Bäder, Einreiben, Massagen

miert und Herzklopfen verschwinden lässt. Auch beim Suchtentzug wird es ergänzend eingesetzt. Erstaunlich ist, dass das sanfte Neroliöl auch eine beachtliche Wirkung auf viele Bakterien hat (Aromatogramme ➤ 4.2).

Neroliöl ist ein entscheidender Bestandteil des originalen Kölnisch Wassers von Maria Farina (Bestandteile z. B. Neroli, Bergamotte, Lavendel, Petitgrain).

Der Duft von Neroli ist leicht, frisch, süß-blumig lieblich mit einer terpenigen Obernote.

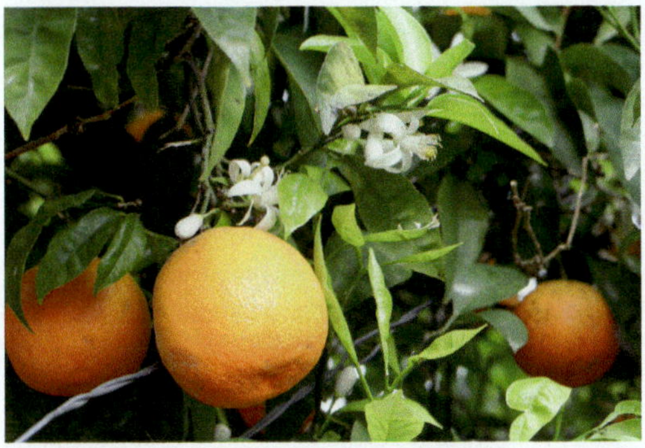

Abb. 6.148 Neroli *(Citrus aurantium)* [P1023]

Inhaltsstoffe

Neroli hat sehr viele hautfreundliche Inhaltsstoffe wie Montorpenole, Ester und Sesquiterpenole (➤ Abb. 6.149). Die Monoterpene können sehr gut von der Haut aufgenommen werden und ermöglichen den anderen Molekülen eine schnelle Aufnahme in den Körper.

- **Monoterpenole:** 30–45 % v. a. Linalool
- **Monoterpene:** 20–30 %, v. a. α- und β-Pinen, Limonen
- **Monoterpenester:** 5–15 %, v. a. Linalylacetat
- **Sesquiterpenole:** 6–10 %, v. a. trans-Nerolidol

Die hydrophilen Monoterpenole, die Monoterpenoxide, die Ester und die Sesquiterpenole können mit ihren Sauerstoffverbindungen mit vielen Rezeptoren reagieren.

TIPP

Kombinationen: mit Grapefruit, Jasmin, Kamille Kardamom, Koriander, Lavendel, Limette, Melisse, Mimose, Rose, Sandelholz, Ylang-Ylang, Zedernholz
Alternativöle: römische Kamille, Melisse, Mandarine rot, Orange

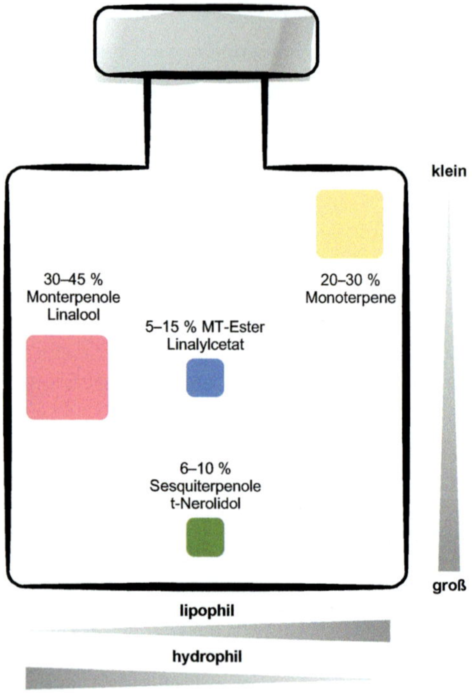

Abb. 6.149 Inhaltsstoffe des Neroliöls [L231/P1023]

Wirkungen und Indikationen

Das Neroliöl (➤ Tab. 6.77) besticht durch seinen frisch-blumigen Duft, der seine potente Wirkung auf Keime der Haut- und Schleimhaut nicht vermuten lässt. Es ist ein sanftes Hautöl, das jedoch stark gegen Bakterien wirkt. Gleichzeitig hat es schmerzlindernde Eigenschaften und eine starke Wirkung bei akuten und chronischen Entzündungen (Kodabakhsh 2015).

Neroli ist ein Notfallöl bei Ängsten und seelischen Schockzuständen.

Unerwünschte Wirkungen und Kontraindikationen

In physiologischer Dosierung treten keine Nebenwirkungen auf.

6.68 Niaouli

Stammpflanze: *Melaleuca quinquenervia viridiflora*, Myrtaceae
Synonyme: Gomenol, Niaouli
Herkunft: Australien, Tasmanien, Neukaledonien, Madagaskar und französische Pazifikinseln
Gewinnungsverfahren: Wasserdampfdestillation der Blätter und Zweige

In Australien und den Inselgruppen vor Australien gibt es große Niaouliwälder (➤ Abb. 6.150). Die Menschen dort wissen um die große Heilkraft der Blätter und verwenden sie für die vielfältigsten Erkrankungen. Das Öl wird oft mit seinem nahen Verwandten, dem Cajeputöl, verwechselt. Es ist ein

Tab. 6.77 Wirkungen und Indikationen von Neroliöl

Wirkungen	Indikationen	Applikationen
Somatische Wirkungen		
Antibakteriell (Kolibakterien)	Bakterielle Enterokolitis+++	Auftragen, Bäder
	Bronchitis, Pleuritis, Lungentuberkulose++	Einreiben, Auflagen, Wickel, Suppositorien
Antiparasitär++	Parasitäre Enterokolitis+++	Auflage, Bäder
	Ancylostoma duodenale (Lamblien)++	Auf die Hautareale auftragen, Bäder
Phlebotonisch+	Varizen, Hämorrhoiden+	Auftragen, Bäder
Spasmolytisch, karminativ	Koliken, PMS Meteorismus, Koliken	Auftragen, Bäder, Suppositorien
Psychische Wirkungen		
Antidepressiv+++, anxiolytisch+++	Nervöse Depression+++	Trockene Inhalation, Raumspray, Massage, Suppositorien
Stärkend, sedativ	Nervöse Spannung, Unruhe, mild schlaffördernd, geistiger Erschöpfungszustand, emotionaler Schock, Schockzustände	Trockene Inhalation, Raumspray, Massage, Bäder

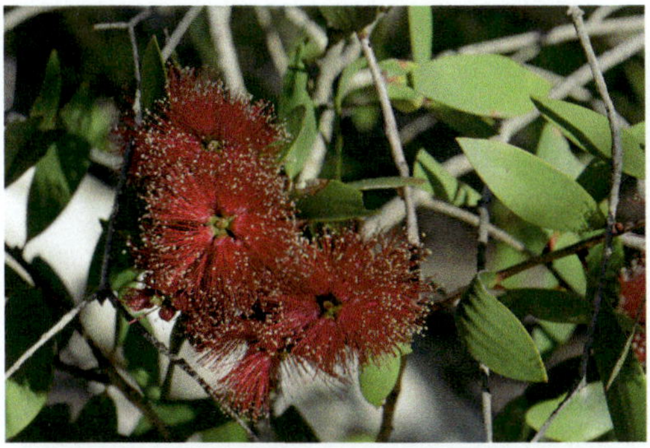

Abb. 6.150 Niaouli *(Melaleuca viridiflora)* [J808]

wunderbar hautpflegendes und hautregenerierendes Öl. Verdünnt ist es sogar für Schleimhäute verträglich (Gurgeln, Vaginalspülungen), in der alltäglichen Praxis auch zur Reinigung verschmutzter Schnitt- und Schürfwunden und Verbrühungen.

Niaouli ist Bestandteil eines russischen Medikaments, das bei Strahlenschäden zur Anwendung kommt. In Verbindung mit Lavendel- und Sanddornöl schützt es vor Verbrennungen und reduziert bereits vorhandene Strahlenschäden.

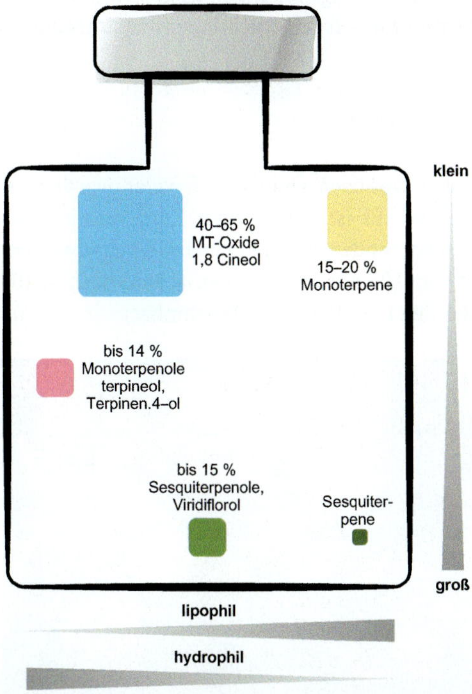

Abb. 6.151 Inhaltsstoffe des Niaouliöls [L231/P1023]

Der Duft ist süß-krautig, leicht an Eukalyptus erinnernd.

Inhaltsstoffe

Im Niaouliöl überwiegen die Monoterpenoxide (> Abb. 6.151), das 1,8-Cineol, das über reaktive Sauerstoffe mit vielen Rezeptoren reagieren kann und so schmerzstillend und schleimlösend wirkt. Die kleinen, lipophilen Monoterpene erleichtern die Aufnahme über die Haut und die großmolekularen Sesquiterpenole stabilisieren die Haut.

- **Monoterpenoxide:** 40–65 %, v. a. 1,8-Cineol
- **Monoterpene:** 15–20 % v. a. Pinen, Terpinen
- **Sesquiterpenole:** bis 15 %, v. a. Viridiflorol
- **Monoterpenole:** bis 14 %, v. a. Terpineol, Terpinen-4-ol
- **Sesquiterpene:** v. a. Viridifloren, Caryophyllen, Humulen

TIPP

Kombinationen: mit Angelika, Cajeput, Douglasie, Eucalyptus citriodora, Patchouli, Rosmarin, Ylang-Ylang, Ysop

Alternativöle: Cajeput, Myrte, Eucalyptus radiata, Myrrhe, Immortelle

Wirkungen und Indikationen

Niaouliöl (> Tab. 6.78) wirkt schützend und regenerierend auf Haut und Schleimhaut, insbesondere im Bronchialbereich. Außerdem hat es eine ähnliche Wirkung wie Zugsalbe und kommt bei Abszessen und Furunkeln zur Anwendung. Es stabilisiert die Gefäße bei Venenerkrankungen und Strahlenschäden und hilft bei Herpeserkrankungen.

Unerwünschte Wirkungen und Kontraindikationen

In physiologischer Dosierung treten keine Nebenwirkungen auf.

Tab. 6.78 Wirkungen und Indikationen von Niauliöl

Wirkungen	Indikationen	Applikationen
Somatische Wirkungen		
Antiinfektiös, antibakteriell	*Staphylococcus aureus*$^{++++}$, Pneumokokken^{+}, α-hämolysierende Streptokokken, Enterokokken^{++}, Mykobakterien (pulmonal, urogenital)	Im Brustbereich einreiben, trockene Inhalation, Auflagen, Wickel
	Panaritium^{+++}, Abszesse^{++}, großflächige Verletzungen	Auftragen
Mukolytisch^{+++}	Chronische Infektionen des Respirationstrakts, Sinusitis^{++}, Bronchitis^{+++}, Rhinopharyngitis	Trockene Inhalation, Einreiben, Bäder
Antiviral^{+++}	Herpes genitalis, Herpes zoster^{+++}, Hepatitis^{+++}, *Condylomata acuminata*$^{+}$	Auftragen, Auflagen
Fungizid	Candida^{+++}, Vaginitis, Soor der Mundschleimhaut	Auf Vorlage auftröpfeln, Vaginalovula
Phlebotonisch^{++}	Varizen^{++}, Hämorrhoiden^{++}	Einreiben, Auflagen, Bäder
Hautprotektiv	Sonnenbrand, Papierhaut, Strahlenschäden^{+++}	Einmassieren
Antiinflammatorisch	Arthritis^{+++}, Urethritis, Prostatitis	Einreiben, Massage
Psychische Wirkungen		
Antidepressiv	Depression aufgrund viraler Infektion (Borna-Virus)	Massage, Bäder, trockene Inhalation, Raumspray

6.69 Orange und Bitterorange

6.69.1 Orange

Stammpflanze: *Citrus sinensis, Citrus aurantium var. ducis,* Rutaceae
Synonyme: Apfelsine, Süßorange
Herkunft: USA, Sizilien, Westindische Inseln, Zypern, Israel, Spanien, Südafrika und Algerien
Gewinnungsverfahren: Expression der Schalen

Die Orange (➤ Abb. 6.152) erreichte erst gegen Anfang des 15. Jh. über Zuchtgebiete in Portugal den europäischen Kontinent. Sie stammt ursprünglich wie auch die Zitrone aus den subtropischen Klimazonen in China – Apfelsine bedeutet „Apfel aus China" – und wurde dort als Kreuzung aus der Mandarine und Pampelmuse entwickelt. In der Phytotherapie werden getrocknete Orangenschalen als „Amara aromatica" gegen Verdauungsbeschwerden und zur Stärkung der Leber verabreicht.

Orangenöl wird in pharmazeutischen Präparaten als Stomachikum (Magenmittel) verwendet, als Duftstoff für Kosmetika und Parfüms, besonders in Kölnisch Wasser, ferner in Seifen und Reinigungsmitteln sowie als Geschmacksstoff in der Nahrungsmittel- und Getränkeindustrie. Orangenöl kann als Raumduft zur Angstreduktion eingesetzt werden.

Es riecht süß, frisch-fruchtig, spritzig, zitronig.

Inhaltsstoffe

Für den typischen Orangenduft verantwortlich ist α-Sinensal. Es ist nur in einer Konzentration von 0,03 % vorhanden, hat aber einen Geruchschwellenwert von 0,05 ppb. (5 g α-Sinensal sind noch in 100 Milliarden Liter Wasser wahrnehmbar).

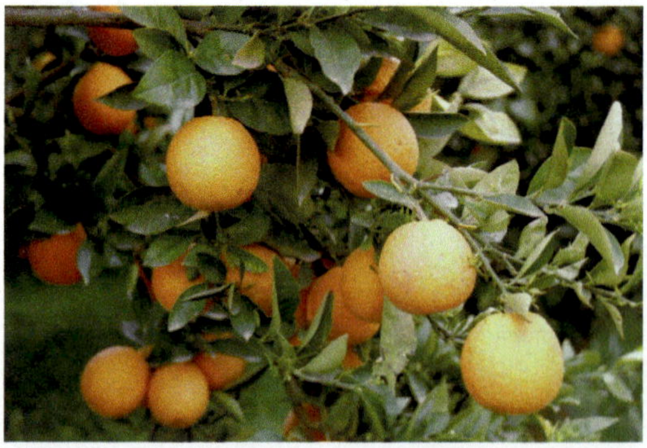

Abb. 6.152 Orange *(Citrus sinensis)* [P1023]

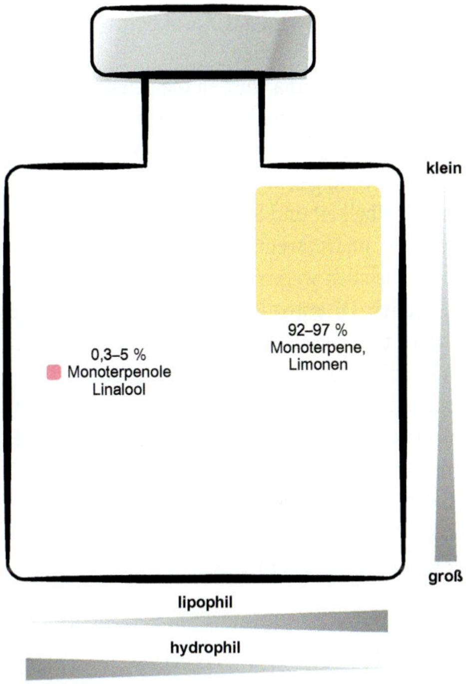

Abb. 6.153 Inhaltsstoffe des Orangenöls [L231/P1023]

- **Monoterpene:** 92–97 % v. a. (+)-Limonen
- **Monoterpenole:** 0,3–5,0 % v. a. (+)-Linalool
- **Sesquiterpenaldehyde:** α-Sinensal
- **Furocumarine**

Orangenöl besteht fast nur aus kleinen, lipophilen Monoterpenen (➤ Abb. 6.153), die in warmem Wasser auf der Haut aggressiv wirken können, aber einen spritzigen Duft haben. Deshalb eignet sich dieses Öl gut als Raumduft oder in kleinen Mengen zum Aromatisieren von Speisen.

TIPP

Kombinationen: mit Benzoe, Jasmin, Lavendel, Linaloeholz, Narde, Neroli, Patchouli, Rose, Tonka, Vanille, Vetiver, Zeder, Zimt. Kann zum Abrunden von Mischungen verwendet werden.
Alternativöle: alle Zitrusöle

Wirkungen und Indikationen

Orangenöl (➤ Tab. 6.79) wirkt insbesondere auf die psychische Ebene; es hat entspannende, aufhellende, antidepressive und angstlösende Eigenschaften, welche die Spasmolyse bewirken.

Unerwünschte Wirkungen und Kontraindikationen

Orangenöl wirkt schwach fotosensibilisierend. In physiologischer Dosierung treten keine Nebenwirkungen auf.

6.69.2 Bitterorange

Stammpflanze: *Citrus aurantium var. amara,* Rutaceae
Synonym: Pomeranze
Herkunft: Mittelmeerländer, Brasilien, Westindische Inseln
Gewinnungsverfahren: Kaltpressung der Fruchtschale

Besonderheit: Das Öl wird in zwei Verfahren gewonnen. Zuerst erhält man das Öl durch das Auspressen der Schalen. Anschließend werden die ausgepress-

Tab. 6.79 Wirkungen und Indikationen von Orangenöl

Wirkungen	Indikationen	Applikationen
Somatische Wirkungen		
Antiemetisch Antiseptisch^{++}	Dyspepsie^{+}	Auf Bauch auftragen, innere Anwendung
	Oberflächenreinigung^{++}	Ins Reinigungswasser geben (Cave: löst Plastik auf)
Spasmolytisch^{+++}, karminativ	Krämpfe im Verdauungstrakt, Appetitmangel, Erbrechen, Übelkeit, Verdauungsstörungen	Massage
Antiinflammatorisch^{+}	Infizierte Akne^{++}, Furunkel	Auftragen
Psychische Wirkungen		
Sedativ^{+}	Ängste, Nervosität^{++}, Schlafstörungen, neurovegetative Dystonie^{+++}	Trockene Inhalation, Raumspray, Massage,

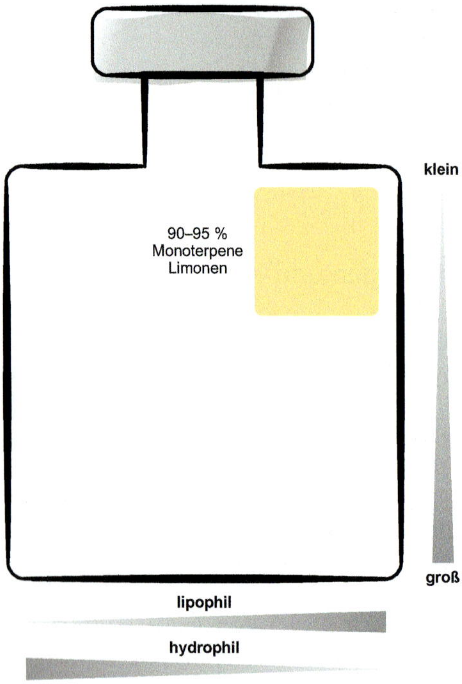

Abb. 6.154 Inhaltsstoffe des Bitterorangenöls [L231/P1023]

ten Schalen nochmals wasserdampfdestilliert. Der Bitterorangenbaum (➤ Abb. 6.148) liefert aus den verschiedenen Pflanzenteilen Öle:

- Aus der Schale wird das Orangenöl,
- aus den Zweigen und unreifen Früchten werden das Petitgrainöl (➤ 6.74, ➤ 6.75) und
- aus den Blüten wird das Neroliöl (➤ 6.66) destilliert.

Schon im alten China wurden die Schalen der Bitterorange zur Anregung der Verdauung und zur Linderung von Krämpfen verwendet. Man setzte sie v. a. bei Appetitmangel, Verdauungsbeschwerden, Blähungen, Übelkeit und Schmerzen im Abdomen ein.

In der pharmazeutische Industrie kommt die Orangenschalen wegen der Bitterstoffe (die nicht im ätherischen Öl enthalten sind) in einigen Magen-, Abführ- und Flatulenzpräparaten zur Anwendung. Das Fruchtschalenöl wird als beruhigende Komponente in frischen Duftmischungen für Kölnisch Wasser, Seifen, Reinigungsmittel, Kosmetika und Parfums eingesetzt. Es dient als Aromastoff für Liköre, Süßwaren und alkoholfreie Erfrischungsgetränke.

Das Öl hat einen frischen, fast blumigen Geruch mit einem starken süßen Unterton.

Inhaltsstoffe

Auch das Bitterorangenöl besteht fast nur aus kleinen lipophilen Monoterpenen (➤ Abb. 6.154), v. a. aus dem stimmungsaufhellend wirkenden Limonen und ist deshalb gut für die Raumluft geeignet. Den charakteristischen Geruch machen v. a. die nur in geringer Menge vorkommenden Aldehyde und Ester aus.

- **Monoterpene:** 90–95 % v. a. D-Limonen
- Außerdem: Aldehyde, Ester

Tab. 6.80 Wirkungen und Indikationen von Bitterorangenöl

Wirkungen	Indikationen	Applikationen
Somatische Wirkung		
Verdauungsfördernd+	Dyspepsie++, Flatulenz	Einreiben, Wickel, innere Anwendung
Kreislaufaktivierend+	Asthenie	Einreiben
Antikoagulierend	Phlebitis	Auflage
Antibakteriell, antiseptisch	Akne	Einreiben
Antiphlogistisch	Entzündung der Mundschleimhaut	Pinselungen
Fiebersenkend	Grippe, Erkältungen, Bronchitis, Schüttelfrost	Einreiben
Desodorierend, hautregenerierend	Starke Schweißbildung, bei Falten, unreiner Haut	
Psychische Wirkung		
Sedativ, ausgleichend auf das ZNS, stimmungshebend++	Ängste, Nervosität, neurovegetative Dystonie+++	Trockene Inhalation, Raumspray, Bad, Massage
Konzentrationsfördernd	Unruhe	Trockene Inhalation, Raumspray

TIPP

Kombinationen: mit Bergamotte, Eichenmoos, Grapefruit, Narde, Neroli, Orange, Petitgrain, Rosengeranie, Sandelholz, Zeder, Zimt
Alternativöle: Orange süß, Mandarine, Limette, Grapefruit, Bergamotte
Synergien: Bei Dyspepsie Kombination aus Bitterorange, Kümmel und Basilikum

Wirkungen und Indikationen

Bitterorangenöl (➤ Tab. 6.80) ist besonders wirkungsvoll bei psychosomatischen Verdauungsstörungen.

Unerwünschte Wirkungen und Kontraindikationen

In physiologischer Dosierung sind keine Nebenwirkungen und Kontraindikationen bekannt. Bitterorangenöl hat leicht fotosensibilisierende Eigenschaften.

6.70 Oregano

Stammpflanze: *Origanum vulgare,* Lamiaceae
Synonyme: Wilder Majoran, echter Dost
Herkunft: Europa, besonders in Spanien, Südfrankreich, Balkanstaaten
Gewinnungsverfahren: Wasserdampfdestillation des blühenden Krauts

Oregano (➤ Abb. 6.155) ist eines der wichtigsten mediterranen Kräuter. Aufgrund seines aromatisch-herben Geschmacks ist Oregano, ähnlich wie Basilikum und Thymian, unverzichtbar in der mediterranen Küche. Häufig wird Dost zu Pizza- und Nudelgerichten verwendet. Oregano hat außerdem viele medizinisch interessante Wirkstoffe, die u. a. bei Magen- und Darmbeschwerden sowie auch bei Pilzerkrankungen Linderung verschaffen können.

Das Oreganoöl ist ein kraftvolles natürliches Antibiotikum, zudem hat es eine ausgeprägte Wirkung gegen Pilze. Einige Therapeuten verwenden es innerlich in Kapselform bei Helicobacter pylori. Die Wirkung des Oreganoöls ist ähnlich dem des Thymian Ct. Thymol, des türkischen Thymians, und des Bergbohnenkrauts. Zum Teil verwendet man das Oreganoöl, wie viele andere Gewürzöle, sehr verdünnt, in Parfüms.

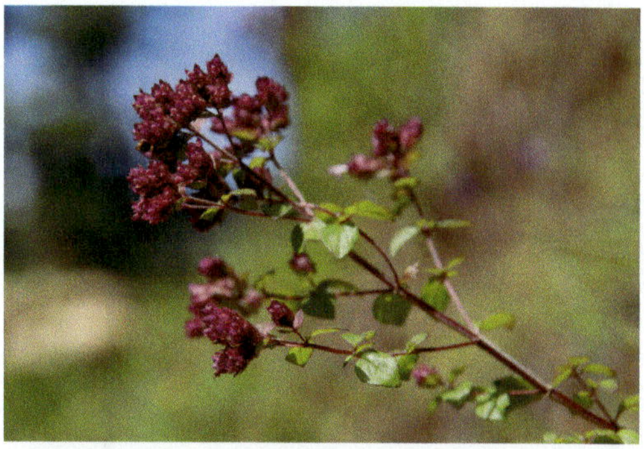

Abb. 6.155 Oregano *(Origanum vulgare)* [P1023]

Das Öl hat einen warmen, herb-aromatischen, würzig-krautigen, kampferähnlichen Duft.

Inhaltsstoffe

Das Oreganoöl hat einen hohen Anteil an lipophilen Monoterpenphenolen (➤ Abb. 6.156), die über Rezeptoren die Zellmembranen angreifen können, von daher hautreizend wirken, aber auch sehr stark antibakteriell. Die keimtötende Wirkung wird durch die Monoterpene verstärkt. Aufgrund der Sesquiterpene und Monoterpenole wird die hautreizende Wirkung der Phenole gemildert, sodass das Oreganoöl weitaus weniger hautreizend ist als es bei dem hohen Phenolgehalt zu erwarten wäre.

- **Monoterpenphenole:** 60–75 %, v. a. Carvacrol
- **Monoterpene:** 25 %, v. a. Terpinen, Pinen, p-Cymen
- **Monoterpenole** bis 9 %, v. a. Linalool
- **Sesquiterpene:** ca 3 %, v. a. β-Caryophyllen

Die Monoterpene erleichtern das Eindringen durch die Haut, die großmolekularen Sesquiterpene wiederum stabilisieren die Haut.

TIPP

Kombinationen: mit Basilikum, Grapefruit, Kiefernnadel, Lavendel, Lemongrass, Mandarine, Orange, Rosmarin, Weißtanne
Alternativöle: Thymian Ct. Carvacrol, Bergbohnenkraut, Thymian türkisch, Tulsi

6

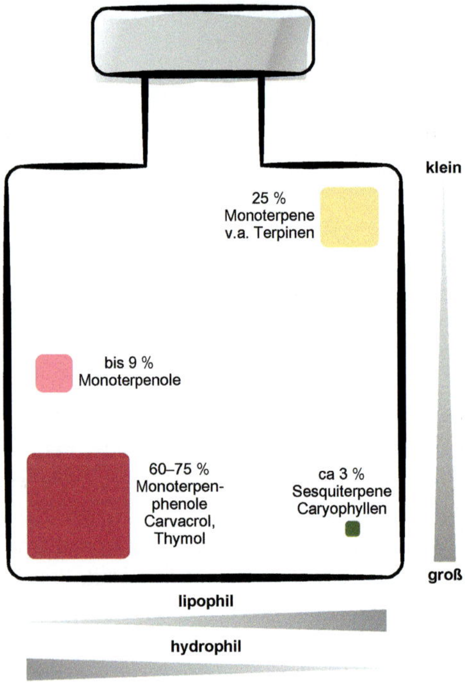

Abb. 6.156 Inhaltsstoffe des Oreganoöls [L231/P1023]

Wirkungen und Indikationen

Oreganumöl (➤ Tab. 6.81) wirkt stark gegen *Staphylococcus aureus* und kann die Wirkung von Tetracyclin bis zu 4-fach verstärken (Cirinol 2015). Es wirkt generell stark keimtötend, fungizid und antiparasitär, außerdem reduziert es die Wirkung der β-Lactamase, sodass Penicillin wieder bei multiresistenten Keimen wirken kann.

Unerwünschte Wirkungen und Kontraindikationen

Da Oreganoöl hautreizend wirken kann, ist auf eine korrekte Verdünnung zu achten (Innenarmtest). Es sollte nicht für Bäder verwendet werden, da es die physiologische Hautflora zerstört.

6.71 Osmanthus

Stammpflanze: *Osmanthus fragrans,* Oleaceae
Herstellung: Lösungsmittelextraktion der Blüten
Allgemeines: in China auch der blühende Olivenbaum genannt, dort wird der Duft verehrt
Duft: voll, exotisch, süß, blumig, mit Fruchtnuancen

In China werden die kleinen wunderbar duftenden Blüten (➤ Abb. 6.157) in Hautpflegemitteln und Bädern und zum Aromatisieren von Tees verwendet. Der Duft sollte Geist und Seele verbinden. Dasselbe will die Psycho-Aromatherapie: Osmanthusduft wirkt stimmungsaufhellend, stabilisierend, Angst lösend.

Tab. 6.81 Wirkungen und Indikationen von Oreganoöl

Wirkungen	Indikationen	Applikationen
Somatische Wirkungen		
Antiinfektiös	Infekte der Atemwege+++, des Verdauungstrakts, der Blase und Harnwege, des Lymphsystems	• Trockene Inhalation, Raumspray, Einreiben • Einnahme in geringer Dosis
	Amöbenruhr+++, Neuritis+	Einreiben, Leberwickel
Bakterizid+++, mykobakterizid+++, viruzid++	Nephritis, Zystitis+++	Einreiben
	Malaria+++	
Fungizid+++, antiparasitär+++	Amöben, Hautparasiten	Auftragen
Psychische Wirkungen		
Generell tonisierend und stimulierend	Hypotonie, Asthenie, nervöse Müdigkeit++	Trockene Inhalation, Raumspray, Einreiben

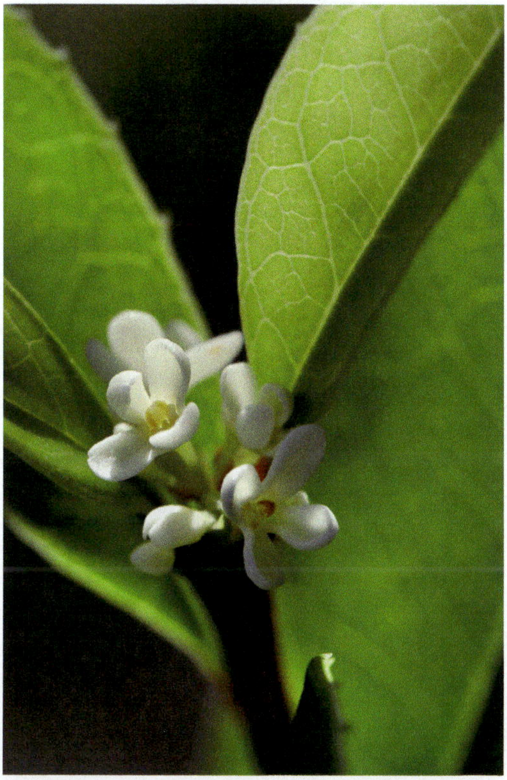

Abb. 6.157 Osmanthus *(Osmanthus fragrans)* [V119]

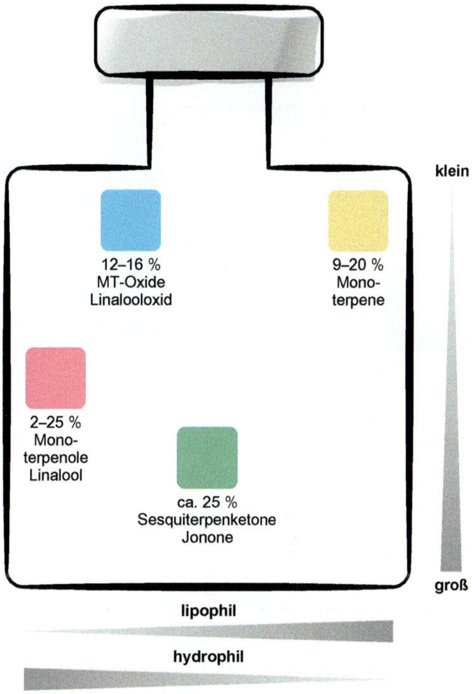

Abb. 6.158 Inhaltsstoffe des Osmanthusöls [L231/P1023]

Inhaltsstoffe

Osmanthus hat einen großen Anteil an großmolekularen Sesquiterpenketonen, die mit vielen Rezeptoren reagieren können, wie auch die kleinen, hydrophilen Monoterpenole und die Monoterpenoxide (➤ Abb. 6.158). Die kleinen lipophilen Monoterpene erleichtern die Aufnahme über die Haut.

- **Sesquiterpenketone:** ca. 25 %, v. a. α- und β-Jonon
- **Monoterpene:** 9–20 %, v. a. Myrcen, Ocimen
- **Monoterpenoxide:** 12–16 %, v. a. Linalooloxid
- **Monoterpenole:** 2–25 %, v. a. Linalool

Wirkungen und Indikationen

Das Öl wird bislang selten therapeutisch angewendet. Es wirkt ausgleichend und stimmungshebend. Jonone hemmen das Wachstum von Prostatakarzinomzellen in vitro (Neuhaus et al.2009).

6.72 Oud

Stammpflanze: *Aquilaria agallocha,* Thymelaceae
Synonym: Adlerholz, Aloebaum, Agaro, Agaröl, Eaglewoodoil, Agarwoodoil
Herkunft: Vorder- und Hinterindien, Vietnam, Bhutan, Laos und Kambodscha
Gewinnungsverfahren: Wasserdampfdestillation des durch einen Pilz infizierten Holz

Das Adlerholzbaum (➤ Abb. 6.159) ist ein sehr langsam wachsender Laubbaum. Wenn das Holz dieses Baumes vom Pilz *Aspergillus niger* befallen ist, wird das Holz dunkel, schwer und sehr ölhaltig. Erst dadurch entwickelt der Baum diesen besonderen dunklen, aromatischen Duft – das Oudöl. In freier Natur kommt dieser Pilz nur bei 7 % der Bäume vor, eine künstliche Infektion mit diesem Pilz ist sehr schwierig.

Wegen seiner Seltenheit wird Oudöl, das eines der teuersten Öle der Welt ist, auch „flüssiges Gold" genannt – 1 l Öl kann bis zu 600 000 Dollar kosten. Das Geld, das mit dem Öl zu verdienen ist, lockt auch

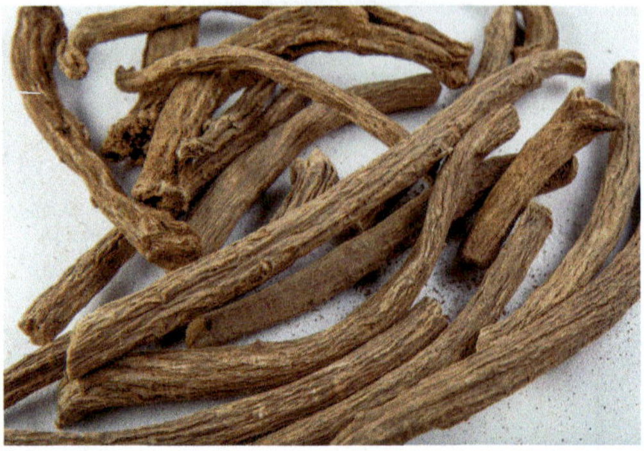

Abb. 6.159 Oud *(Aquilaria agallocha)* [J810]

Kriminelle an, sodass Adlerholz durch Wilderei und Schwarzhandel vom Aussterben bedroht ist. Die letzten Adlerholz-Bäume aus Bhutan wurden illegal über das Wasser aus dem Land nach Indien transportiert. Durch Raubbau sterben die mit dem Pilz infizierten Bäume leider aus. Der Handel mit diesem Öl und Holz unterliegt dem CITES-Abkommen.

In Asien wird das Agarholz Duftholz (Aouru) genannt, das daraus gewonnene Öl wird mindestens genauso lange verwendet wie Sandelholz bzw. das Sandelholzöl. Inzwischen wird Oud in Asien für vielfältige Parfümkreationen verwendet. Manche Räucherstäbchen werden aus Agarwood hergestellt. Das Öl wird von einigen Religionsgemeinschaften (z. B. den Sufis) als Einstieg zur Meditation benutzt.

Dieses kostbare Öl besteht fast nur aus Sesquiterpenen und hat dadurch einen besonderen Duft: schwer, erdig, tief, geheimnisvoll, balsamisch.

Inhaltsstoffe

- **Sesquiterpene:** 37–50 % 2-(2-(4-Methoxyphenyl)-ethyl)-chromon, 2-(2-Phenylethyl)-chromon und in Spuren viele Untergruppen der Sesquiterpene
- **Sesquiterpenole:** bis 5 % v. a. Agarospiro bis 11 % Oxo-Agarospiroll, bis 3 % Selina-3,11-dien-9-ol und viele mehr in Spuren
- **Sesquiterpenketone:** v. a. bis 23 % 2-(2-phenylethyl)chromom, bis 33 % 2-(2-(4-methyloxyphenyl)-ethyl)-chromom, und viele mehr in Spuren

Vom Oud-Öl sind noch nicht alle Substanzen identifiziert. Bekannt sind die großen Moleküle (➤ Abb. 6.160), die dem Öl einen schweren Duft verleihen und die Haut stabilisieren.

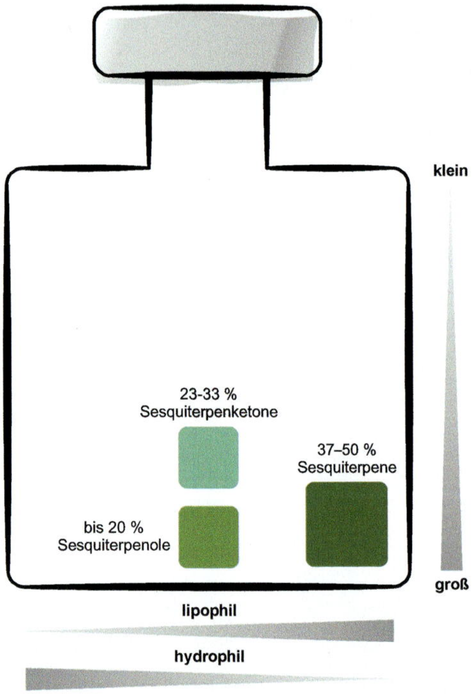

Abb. 6.160 Inhaltsstoffe des Oudöls [L231/P1023]

TIPP

Kombinationen: mit Bergamotte, Champaca, Grapefruit, Jasmin, Kardamom, Limette, Myrrhe, Nelke, Neroli, Orange, Rose, Sandelholz, Weißtanne, Zimtrinde, Zitrone
Alternativöle: Narde, Vetiver

Wirkungen und Indikation

Da Oudöl (➤ Tab. 6.82) sehr teuer ist, wird es bei uns nicht als therapeutisches Öl genutzt, sondern eher zur Meditation oder als Parfum eingesetzt. In der Literatur werden aber auch folgende Indikationen genannt.

Unerwünschte Wirkungen und Kontraindikationen

In physiologischer Dosierung treten keine Nebenwirkungen auf.

Tab. 6.82 Wirkungen und Indikationen von Oudöl

Wirkungen	Indikationen	Applikationen
Somatische Wirkungen		
Entstauend auf das lymphatische und venöse System	Ödeme, Hämorrhoiden, Varizen	Auftragen
Psychische Wirkungen		
Konzentrationsstörung	Prüfungssituationen	1 Tr. auf die Stirn geben, trockene Inhalation, Massagen
Aphrodisisch, entspannend, antidepressiv, anxiolytisch	Angst, depressive Verstimmung, Stress, verminderte Libido	Trockene Inhalation, Bäder, Einreiben, Massagen Raumspray

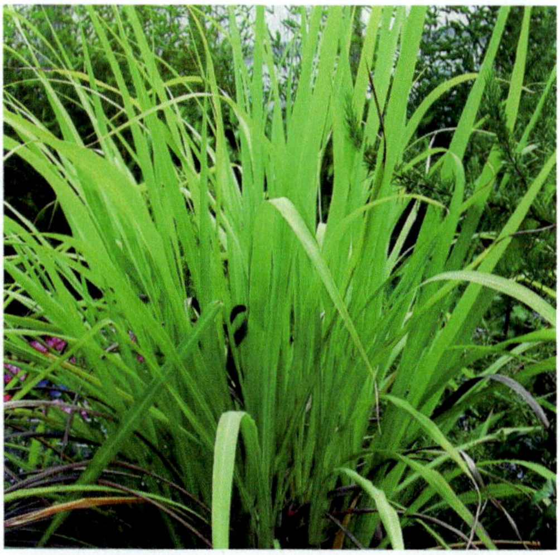

Abb. 6.161 Palmarosa *(Cymbopogon martinii)* [J810]

6.73 Palmarosa

Stammpflanze: *Cymbopogon martinii, Andropogon martinii, Andropogon martinii var. Motia,* Poaceae
Synonyme: ostindische oder türkische Geranie, Motia, in Indien: Rusagras
Herkunft: Indien, Pakistan, Java, Südamerika, Madagaskar, Seychellen
Gewinnungsverfahren: Wasserdampfdestillation des Grases, kurz vor der Blüte

Besonderheit: Palmarosa ist ein Süßgras und mit Zitronengras, Lemongrass und Citronella verwandt.

Palmarosagras (➤ Abb. 6.161) wird seit dem 18. Jh. destilliert und von Bombay aus als „Indisches Geranienöl" nach Konstantinopel und Bulgarien verschifft, wo man damit das Rosenöl verfälschte. Heute gilt Palmarosaöl aus Madagaskar als das beste Öl.

In der ayurvedischen Medizin werden das Öl und das Palmarosagras bei Neuralgien, Hexenschuss, Ischiasschmerzen und Hautproblemen sowie zur Hautpflege eingesetzt. Das Gras hilft gegen Fieber und Entzündungen im Verdauungsbereich. Palmarosaöl wirkt zudem anregend, feuchtigkeitsspendend und reguliert die Talgproduktion. In den Aromatogrammen (➤ 4.2) hat sich eine gute Wirkung bei Pilzinfektionen *(Candida albicans, Candida species)* gezeigt.

In der Parfümerie kommt Palmarosaöl zur Anwendung, um Rosennoten zu erzielen und um Kosmetika und Seifen zu parfümieren. Da Rosenöl sehr teuer ist, wird es auch heute noch manchmal (illegal) mit Rosengeranie oder Palmarosa-Öl gestreckt.

Das Öl hat einen süßen, fein-blumig-rosigen, geranienähnlichen Duft.

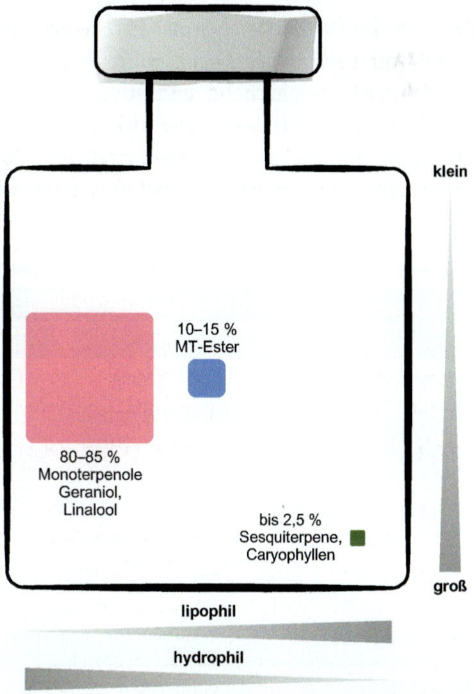

Abb. 6.162 Inhaltsstoffe des Palmarosaöls [L231/P1023]

Inhaltsstoffe

- **Monoterpenole:** 80–85 %, v. a. Geraniol, Linalool
- **Monoterpenester:** 10–15 %, v. a. Geranylacetat, Geranylformiat
- **Sesquiterpene:** bis 2,5 %, v. a. β-Caryophyllen

Palmarosaöl besteht vorwiegend aus kleinen hydrophilen Substanzen, den Monoterpenolen (➤ Abb. 6.162), die über Rezeptoren eine gute antibakterielle und antimykotische Wirkung haben. Diese bewirken den feinen rosenähnlichen Duft. Die Monoterpenole können auch im Hydrolat vorkommen. Die großen lipophilen Sesquiterpene verbessern auch die Hautfreundlichkeit.

TIPP

Kombinationen: mit Amyris, Eichenmoos, Grapefruit, Jasmin, Lavendel, Linaloeholz, Mandarine rot, Narde, Orange, Rose, Ylang-Ylang, Zeder
Alternativöle: Gingergras, Ho-Blätter, Linaloeholz, Rosengeranie, Rosenholz, Rose, Thymian geraniol

Wirkungen und Indikationen

Der Duft des Öls schmeichelt der Psyche des Menschen. Auf psychischer Ebene wirkt Palmarosaöl (➤ Tab. 6.83) ausgleichend und stimmungserhellend: Auf der somatischen Ebene wirkt es stark entzündungshemmend sowie antibakteriell bei Hautproblemen und ist ein Spezialist bei Pilzinfektionen.

Unerwünschte Wirkungen und Kontraindikationen

In physiologischer Dosierung treten keine Nebenwirkungen auf.

6.74 Patchouli

Stammpflanze: *Pogostemon patchouli, Pogostemon cablin,* Lamiaceae
Herkunft: Indonesien, Indien, Brasilien, Sumatra, Philippinen, Malaysia und China
Gewinnungsverfahren: Wasserdampfdestillation der getrockneten und fermentierten Blätter

Seit dem 19. Jh. wurden Patchouliblätter (➤ Abb. 6.163) zwischen die Lagen der für den Export bestimmten indischen und pakistanischen Baumwolle und Seide gelegt, um Motten fernzuhalten. Die Engländerinnen liebten diesen Duft und kauften die Stoffe nur, wenn sie nach Patchouli dufteten.

Patchouliöl ist Bestandteil vieler insektenvertreibender Mittel (zusammen mit Lavendel, Lavandin und Zedernholzöl). In der asiatischen Medizin wird es traditionell wegen seiner entzündungshemmenden und adstringierenden Wirkung gegen Hautleiden, Entzündungen und Durchfall empfohlen. Um die Ausbreitung von Fieber und Epidemien zu ver-

Tab. 6.83 Wirkungen und Indikationen von Palmarosaöl

Wirkungen	Indikationen	Applikationen
Somatische Wirkungen		
Antibakteriell im großen pektrum^{+++}	Akne, Ekzeme	Auftragen, einreiben
	Bakterielle Enteritis	Auf den Bauch auftragen, Bäder
Fungizid (*Candida albicans*$^{+++}$)	Urethritis, Zystitis, Vaginitis, Zervizitis, Salpingitis	Einreiben, Suppositorien, Bäder
Antiviral^{+++}	Bronchitis^{++}, Rhinopharyngitis, Sinusitis, Otitis, Oropharyngitis	Massage, Wickel, Einreiben, Inhalation
Kardiotonisch^{++}	Funktionelle Herzbeschwerden	Einreiben auf Sternum, Bäder
Wehenfördernd	Zur Geburtserleichterung^{+++}	LWS damit massieren, inhalieren
Psychische Wirkungen		
Antidepressiv	Depressive Verstimmung	Trockene Inhalation, Raumspray, Bäder, Massage, einreiben
Stärkend	Angst, Stress, Erschöpfung, Nervosität	

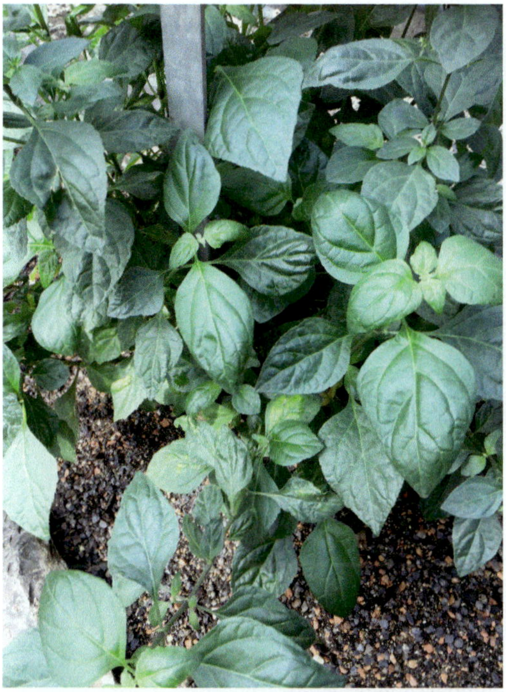

Abb. 6.163 Patchouli *(Pogostemon patchouli)* [P1023]

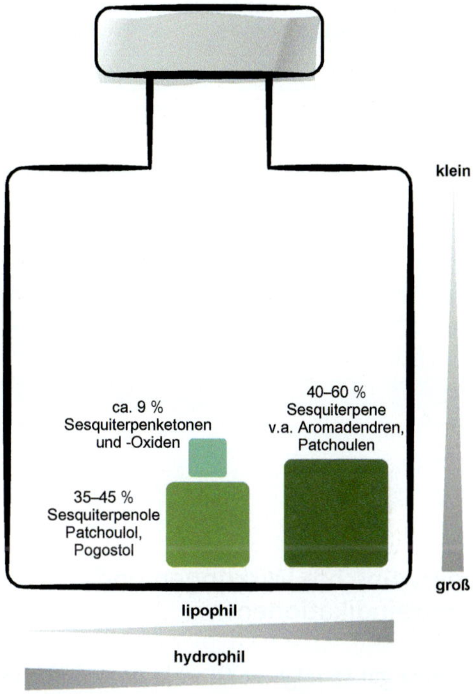

Abb. 6.164 Inhaltsstoffe des Patchouliöls [L231/P1023]

hindern, verbrannte man die Zweige und rieb sich mit dem Öl ein.

Patchouliöl ist Bestandteil vieler Herrenparfüms, von orientalischen, Fougère-, Chypre- und Holzduftnoten und wird zur Parfümierung von Kosmetika und Seifen eingesetzt.

Das Öl duftet süß, schwer, erdig, leicht modrig. Es gewinnt ähnlich wie Rose, Sandelholz und Oud mit dem Alter an Intensität und Harmonie; es reift. Mischungen verleiht es orientalische Tiefe.

Inhaltsstoffe

- **Sesquiterpene:** 40–60 %, v. a. Aromadendren, Bulnesen, Patchoulen, Caryophyllen
- **Sesquiterpenole:** 35–45 %, v. a. Patchoulol, Pogostol
- **Sesquiterpenketone:** ca. 3 %, v. a. Patchoulenon
- **Sesquiterpenoxide:** 6 %, v. a. α-Bulnesenoxid

Patchouliöl besteht fast nur aus großen Molekülen (➤ Abb. 6.164), dadurch hat es einen schweren, langanhaltenden Duft und wird gerne als Fixativ verwendet. Die Sesquiterpeneole, -oxide und -ketone verfügen über reaktive Sauerstoffe und können mit vielen Rezeptoren reagieren. Die Sesquiterpene stabilisieren die Haut.

TIPP

Kombinationen: mit Bergamotte, Fichtennadel, Grapefruit, Jasmin, Lavendel, Mandarine rot, Neroli, Orange, Rose, Rosengeranie, Sandelholz, Ylang-Ylang, Zeder
Synergismus: Wirkungsverstärkung bei Varizen durch Niaouli, Zypresse
Alternativöle: Narde, Oud, Vetiver

Wirkungen und Indikationen

Durch den sehr hohen Anteil an Sesquiterpenen und Sesquiterpenolen hat Patchouliöl (➤ Tab. 6.84) sehr hautpflegende und hautregenerierende Eigenschaften, was zudem entspannend und beruhigend auf die Psyche wirkt. Patchouli wirkt in vitro stark antiviral bei Influenza-A-Viren (H1N1) (Kiyohara et al. 2012).

Tab. 6.84 Wirkungen und Indikationen von Patchouliöl

Wirkungen	Indikationen	Applikationen
Somatische Wirkungen		
• Hautregenerierend^{+} • Fungizid • Insektizid, repellent wirkend	Ekzeme, Seborrhö, Akne^{++}, entzündliche und allergische Dermatosen, Narben, Abschürfungen, zur Haut- und Haarpflege	Auftragen, Massage, Bäder
	• Rissige Haut, Zellulite, Psoriasis, Neurodermitis • Tinea pedis • Insektenstiche, zur Insektenabwehr	Einreiben, auftragen, Bäder
Phlebotonisch^{+++}, adstringierend	Hämorrhoiden, Varizen^{+++}	Auftragen, Bäder
Antiviral^{+++}	Influenza-A-Viren	Auftragen, einreiben, Inhalation
Antiinflammatorisch	Enterokolitis	Sanfte Bauchmassage, Bäder
Psychische Wirkungen		
Tonisierend, stimulierend	Ängste, Stress, Schlafstörungen, Erschöpfung	Massage, Bäder
Aphrodisierend	Impotenz	LWS damit massieren, Bäder, Inhalation

Unerwünschte Wirkungen und Kontraindikationen

Das sehr gut verträgliche Öl wirkt in niedriger Dosierung beruhigend, in hohen Dosen stimulierend.

6

6.75 Petitgrain bigarade

Stammpflanze: *Citrus aurantium var. amara, Citrus bigaradia;* Rutaceae
Synonyme: Petitgrain amara
Herkunft: Mittelmeerstaaten, Guinea, Brasilien, Paraguay, Westindische Inseln
Gewinnungsverfahren: Wasserdampfdestillation
Verwendeter Pflanzenteil: Blätter, Zweige und Fruchtansätze

Besonderheit: Aus dem Baum der Bitterorange werden drei unterschiedliche Öle gewonnen: aus den Blüten das Neroliöl, aus den Fruchtschalen das Bitterorangenöl und aus den Blättern und Fruchtansätzen das Petitgrainöl. Das Wort Petit grain bedeutet kleines Korn. Beim Baumzuschnitt wird alles destilliert, was abgeschnitten wird: die Blüten, Blätter, Zweige und die unreifen Früchte, die als kleines Korn an den Zweigen hängen.

Petitgrain ist in der Parfümindustrie weit verbreitet und es gibt Körper-Sprays, Duftstoffe, Lotionen und Colognes eine frische, krautige Note, die sowohl bei Frauen, als auch bei Männern beliebt ist. Das Öl wird gerne als grün-fruchtiger Bestandteil in Parfümmischungen eingesetzt.

Es duftet frisch, spritzig, grün zitrusartig.

Inhaltsstoffe

- **Monoterpenester:** 50–70 %, v. a. Linalylacetat, Geranylacetat
- **Monoterpenole:** 30–40 %, v. a. Linalool
- **Monoterpene:** 10 %, v. a. Ocimen, β-Myrcen
- **Sesquiterpene:**< 1 %

Das Öl aus den Blättern und Zweigen der Bitterorange besteht fast nur aus kleinen Molekülen. Der große Anteil an Monoterpenestern (➤ Abb. 6.165) mit Sauerstoffen kann über Rezeptoren reagieren und hat eine entspannende Wirkung. Die kleinen, hydrophilen Monoterpenole wirken ebenfalls über Rezeptoren und haben antibakterielle und antimykotische Eigenschaften. Die kleinen lipophilen Monoterpene erleichtern die Aufnahme über die Haut und die großen lipophilen Sesquiterpene stabilisieren die Haut.

TIPP

Kombinationen: mit Benzoe, Bitterorange, Jasmin, Lavendel, Nelkenknospe, Neroli, Palmarosa, Zeder, Zitrone
Alternativöle: Neroli, Muskatellersalbei, Petit grain mandarine, Zitrone, Lavendel fein

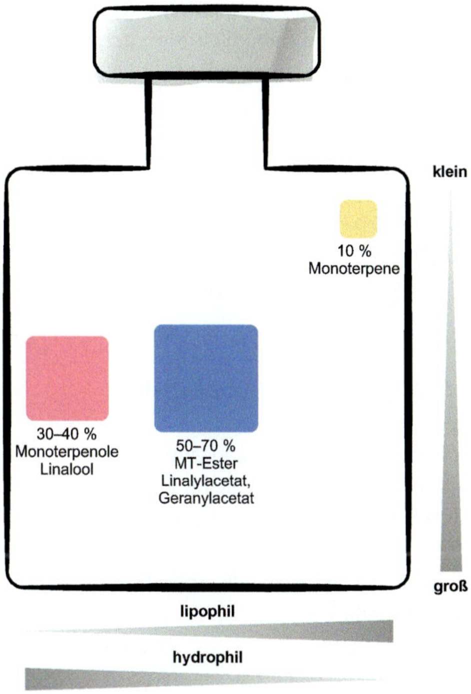

Abb. 6.165 Inhaltsstoffe des Petitgrainöls [L231/P1023]

Wirkungen und Indikationen

Petitgrain bigarade (➤ Tab. 6.85) hat eine starke Wirkung auf die Psyche. Es wirkt gegen Angstzustände, Reizbarkeit, Nervosität und depressiver Stimmungslage, dadurch auch somatisch entspannend (spasmolytisch).

Unerwünschte Wirkungen und Kontraindikationen

Es sind keine unerwünschten Wirkungen bekannt. Petitgrain bigarade ist ein sehr gut verträgliches ätherisches Öl.

6.76 Petitgrain Mandarine

Stammpflanze: *Citrus reticulata, Citrus deliciosa*, Rutaceae
Synonym: Petitgrain mandarinier
Herkunft: Mittelmeerraum, Ägypten
Gewinnungsverfahren: Wasserdampfdestillation der Blätter, Zweige und Fruchtansätze

Petitgrain Mandarine ist ein wunderbar duftendes Öl, das sehr beruhigend und entspannend wirkt und gleichzeitig erfrischend ist. Es wird in der Parfümerie sehr gerne eingesetzt, um einen krautigen, grünen Unterton und eine frische, liebliche Duftnote zu erzeugen.

Inhaltsstoffe

Besonders hervorzuheben ist Methylantranilat, ein aromatischer Ester, der stark beruhigend und stimmungsaufhellend und dadurch spasmolytisch und antidepressiv wirkt. Methylanthranilat kommt auch in Spuren in Zitrusölen vor, ebenso in schweren Blütenölen wie in Frangipani, Jasmin, Ylang-Ylang und

Tab. 6.85 Wirkungen und Indikationen von Petitgrain bigarade

Wirkungen	Indikationen	Applikationen
Somatische Wirkungen		
Spasmolytisch+++	Spastiken	Massage, Bäder
Antiinflammatorisch+	Infektionen im Respirationsbereich	Einreiben, trockene Inhalation, Raumspray, Bäder
	Arthritis	Einreiben, Bäder
Antiinfektiös, antibakteriell (Staphylokokken, Pneumokokken)+	• Infizierte Akne++, Furunkel • Pnemokokkenpneumonie	• Auflagen, Einreiben • Inhalation
Psychische Wirkungen		
Nervös ausgleichend++	Neurovegetative Dystonie+++, Angstzustände, Schlafstörungen, Stress	Bäder, Körperöl, trockene Inhalation, Raumspray

6

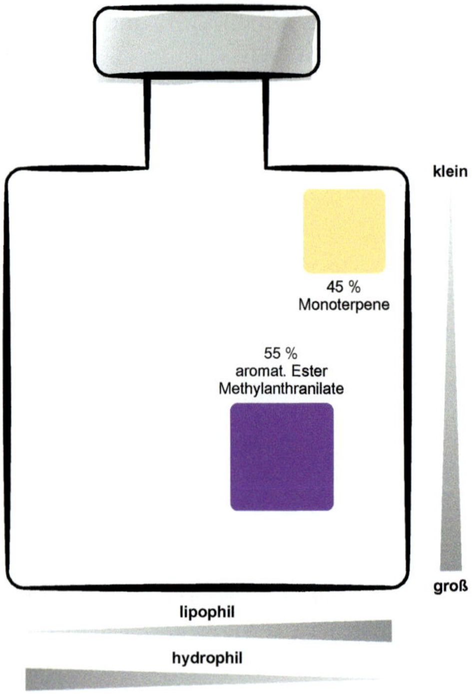

Abb. 6.166 Inhaltsstoffe des Petitgrain mandarine [L231/P1023]

Tuberose. Bei Methylanthranilat handelt es sich um eine Veresterung von Anthranilsäure mit Methanol.

- **Aromatische Ester:** ca. 55 % v. a. Methyl-N-Methylanthranilat, Methylanthranilat
- **Monoterpene:** 45 %, v. a. Limonen, γ-Terpinen, p-Cymen

Das Öl aus den Blättern und Triebspitzen der Mandarine hat einen sehr großen Anteil an großmolekularen, aromatischen Estern (➤ Abb. 6.166), die über Rezeptoren eine sehr gute entspannende Wirkung haben. Die kleinen lipophilen Monoterpene verleihen dem Öl einen spritzigen Duft.

Tab. 6.86 Wirkungen und Indikationen von Petitgrain Mandarine

Wirkungen	Indikationen	Applikationen
Somatische Wirkungen		
Antiseptisch	Erkrankungen im Respirationsbereich, besonders bei Kleinkindern	Einreiben, trockene Inhalation, Raumspray, Bäder
Psychische Wirkungen		
Stark beruhigend++++	• Schlaflosigkeit, Ängste, Stress++++ • Tachykardien	Trockene Inhalation, Raumspray, Bäder, Einreiben

TIPP

Kombinationen: mit Benzoe, Bergamotte, Cistrose, Eichenmoos, Grapefruit, Jasmin, Lavendel, Melisse, Neroli, Palmarosa Rose, Zeder
Alternativöle: Mandarine rot, Neroli, Kamille römisch, Lavendel

Wirkungen und Indikationen

Das Petitgrain aus der Mandarine (➤ Tab. 6.86) ist ein besonders stark beruhigendes und angstlösendes ätherisches Öl, das auch für Kinder geeignet ist. Bewährt hat es sich auch bei Herzrasen. Das Monoterpen ist für die erfrischende, antiseptische Wirkung verantwortlich.

Unerwünschte Wirkungen und Kontraindikationen

Es sind keine unerwünschten Wirkungen bekannt. Petitgrain Mandarine ist ein sehr gut verträgliches ätherisches Öl.

6.77 Pfeffer, schwarz

Stammpflanze: *Piper nigrum,* Piperaceae
Herkunft: Indien, Indonesien, Malaysia, China und Madagaskar
Gewinnungsverfahren: Wasserdampfdestillation
Verwendeter Pflanzenteil: getrocknete, zerkleinerte, schwarze Pfefferkörner

Besonderheit: Aus den Pfefferkörnern (➤ Abb. 6.167) kann durch Extraktion mit Lösungsmittel ein Pfefferresinoid (➤ 1.10.3) gewonnen werden, das auch den Scharfstoff Piperin enthält.

Pfeffer wird schon seit mehr als 4.000 Jahren als Gewürz eingesetzt. Die Hauptwirkung des ätherischen Öls besteht in seiner schmerzlindernden Funktion. Innerlich eingenommen, kann es den Ma-

gen und die Verdauungsorgane stärken, äußerlich hilft es in Massageölen bei Gelenkschmerzen, Hexenschuss und Sportverletzungen.
Es gibt verschiedenfarbige Pfeffer:

- **Schwarzer Pfeffer** sind unreif geerntete Früchte, die kurzzeitig in kochendes Wasser getaucht und danach auf Matten getrocknet werden.
- Beim **weißen Pfeffer** werden die reifen Früchte geerntet und 7–10 Tage lang in kaltes Wasser gelegt, bis sich das Fruchtfleisch (Exokarp und Mesokarp) von den Pfefferkörnern (Endokarp) löst.
- **Grüner Pfeffer** wird unreif geerntet und gefriergetrocknet oder in Salzlake eingelegt.
- **Roter Pfeffer** wird auf die gleiche Art und Weise wie grüner Pfeffer gewonnen, allerdings aus reifen Früchten.

Bei den ätherischen Ölen kommt vorrangig das Öl aus schwarzem Pfeffer zur Anwendung, aber auch aus grünem Pfeffer.

Bei der Herstellung von Parfums wird Pfeffer oft in Verdünnungen zugesetzt, um der Mischung einen spritzigen „Kick" zu versetzen. Ein vorher langweiliges Parfum bekommt durch den Zusatz von Pfeffer oder anderen Gewürzen, eine interessante Note.
Das Öl duftet frisch, spritzig würzig.

Inhaltsstoffe

- **Monoterpene:** 50 % und mehr, v. a. Limonen, Pinen
- **Sesquiterpene:** 20–45 %, v. a. β-Caryophyllen
- **Aromatischer Ether:** Myristicin

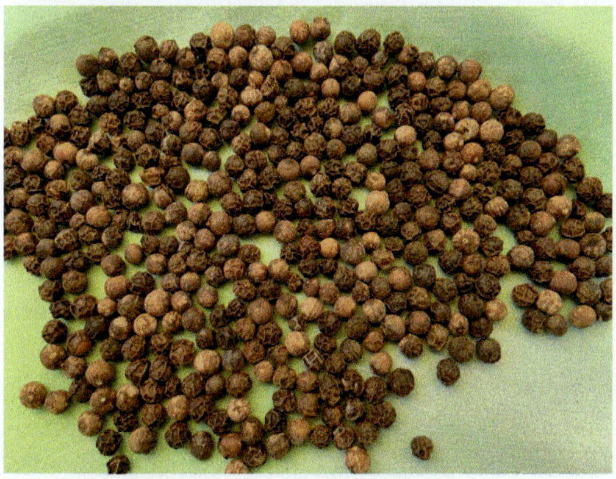

Abb. 6.167 Schwarzer Pfeffer *(Piper nigrum)* [P1023]

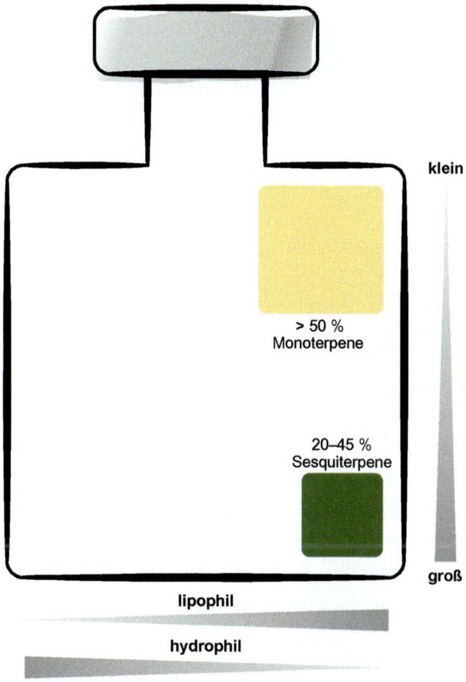

Abb. 6.168 Inhaltsstoffe des Pfefferöls [L231/P1023]

Pfefferöl besteht hauptsächlich aus lipophilen Molekülen (➤ Abb. 6.168): Aus kleinen Monoterpene, die gut die Haut passieren und großen Sesquiterpenen, welche die Haut stabilisieren, v. a. Caryophyllen, das sehr schmerzlindernd wirkt.

TIPP

Kombinationen: mit Bergamotte, Cassia, Frangipani, Grapefruit, Kardamom, Lavendel, Majoran, Nelkenköpfchen, Orange, Rose, Rosenholz, Sandelholz, Weihrauch, Ylang-Ylang
Alternativöle: Ingwer

Wirkungen und Indikationen

Das gut hautverträgliche Öl (➤ Tab. 6.87) stärkt die Psyche, lindert Schmerzen, v. a. jene, die durch Stress hervorgerufen wurden und hilft bei Verdauungsinsuffizienz.

Die Kombination von Ingwer- und Pfefferöl eignet sich hervorragend zur Behandlung und Vorbeugung von Muskelkater.

Tab. 6.87 Wirkungen und Indikationen von Pfefferöl

Wirkungen	Indikationen	Applikationen
Somatische Wirkungen		
Stimulierend auf die Verdauungsorgane+++	Insuffizienz der Verdauungsdrüsen+++	Einreiben, 1 Tr. einnehmen, Bäder
Analgetisch+++	Zahnschmerzen+++	Auf Zahnfleisch auftragen
	Rheumatische Schmerzen++, PMS	Massage, Einreiben, Bäder
Antiseptisch, bakterizid	*Escherichia coli, Vibrio cholerae, Staphylococcus aureus, St. albus, Salmonella typhi, Streptococcus pyogenes*	Auftragen, Auflagen, Bäder
Fungizid	*Aspergillus parasiticus*	Auflagen, Einreiben, Bäder
Psychische Wirkungen		
Aphrodisisch	Sexuelle Asthenie	Trockene Inhalation, Raumspray, Massage, Bäder

Unerwünschte Wirkungen und Kontraindikationen

Es sind keine unerwünschten Wirkungen bekannt.

Ravintsara (➤ Abb. 6.169) ist hilfreich bei allen Viruserkrankungen, insbesondere der Atemwege und bei Zostererkrankungen. In Grippezeiten empfiehlt sich eine prophylaktische Einnahme von einem Tropfen Öl alle zwei Stunden – auf die Zunge geben,

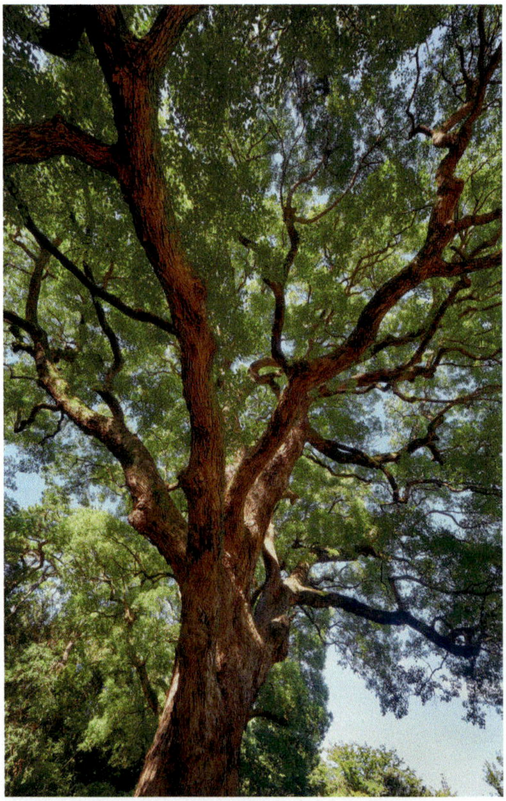

Abb. 6.169 Ravintsara *(Cinnamomum camphora)* [J810]

6.78 Pfefferminze

➤ Minzen (6.58)

6.79 Poleiminze

➤ Minzen (6.58)

6.80 Ravintsara

Stammpflanze: *Cinnamomum camphora*, Lauraceae
Synonym: Gutes Blatt
Herkunft: Madagaskar, Australien, China
Gewinnungsverfahren: Wasserdampfdestillation der Blätter des Baumes

Der ursprünglich aus Formosa stammende Baum bildet durch die veränderten Umweltbedingungen in Madagaskar statt Kampfer das 1,8-Cineol.

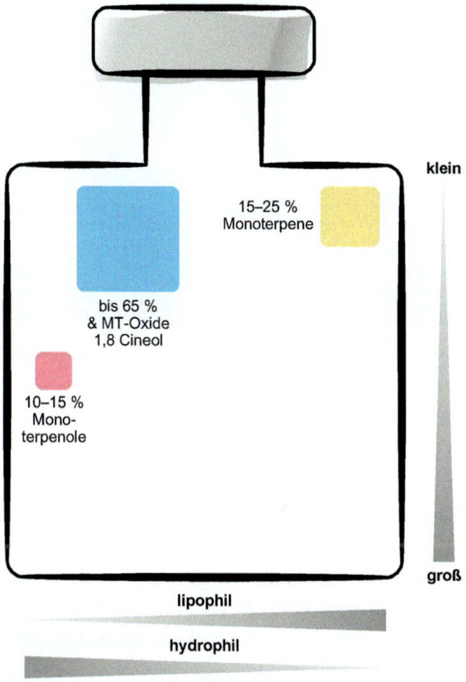

Abb. 6.170 Inhaltsstoffe des Ravintsaraöls [L231/P1023]

10 Minuten einspeicheln, erst dann schlucken. Auch bei Herpes zoster wirkt Ravintsara stark antiviral als Mischung 1:1 mit dem fetten Öl von Calophyllum inophyllum, die Mischung sollte sofort bei Beginn der Erkrankung aufgetragen werden.

Der Duft von Ravintsara ist klar, streng, leicht kampferartig mit einer Eukalyptusnote.

Inhaltsstoffe

Ravintsara hat einen hohen Anteil an 1,8-Cineol (Eucalyptol), das schleimlösend, antiinflammatorisch, antiviral und bakterizid wirkt.

- **Monoterpenoxide:** bis 65 %, v. a. 1,8-Cineol
- **Monoterpene:** 15–25 %, v. a. Sabinen, α-und β-Pinen
- **Monoterpenole:** ca. 10–15 %, v. a. α-Terpineol, Terpineol-4

Dieses Öl hat einen großen Anteil an Monoterpenoxiden (➤ Abb. 6.170), dem 1,8-Cineol, das über Sauerstoffanteile verfügt und damit gut an Rezeptoren andocken und verschieden Reaktionen in Gang bringen kann. Unterstützt wird diese Wirkung durch die lipophilen Monoterpene, welche die Aufnahme über die Haut erleichtern und einen geringen Anteil an Monoterpenolen, Moleküle mit leicht hydrophilem Charakter, die ihre Wirkung auch über Rezeptoren entfalten und die antibakterielle Wirkung verstärken.

TIPP

Kombinationen: mit Benzoe, Cajeput, Grapefruit, Lavendel, Lemongrass, Rose und Zitrone
Alternativöle: Eucalyptus globulus und Eucalyptus radiata, Cajeput, Niaouli

Tab. 6.88 Wirkungen und Indikationen von Ravintsaraöl

Wirkungen	Indikationen	Applikationen
Somatische Wirkungen		
Antiviral^{++++}, antibakteriell, antiinfektiös	Influenza^{++++}, Pfeiffer-Drüsenfieber^{++++}	Inhalation, Massage, Bäder, Wickel, innerlich
	Herpes Zoster^{++++}, Herpes^{+}, Varizellen, Typhus, Hepatitis, virale Darmentzündung, Vorbeugung gegen bakterielle und virale Infekte	Einreiben, auftragen, aufsprühen
Mukolytisch^{+++}	Rhinopharyngitis, Sinusitis, Bronchitis, Keuchhusten	Trockene Inhalation, Massage, Bäder
Neurotonisch^{+++}, analgetisch	• Neuromuskuläre Probleme • Gelenkschmerzen bei rheumatischen Erkrankungen	• Trockene Inhalation, Massage, Einreiben, Bäder • Einreiben, Bäder, Massage
Psychische Wirkungen		
Sedierend, harmonisierend	Schlaflosigkeit^{++++}, Angst, Depression, geistiger Erschöpfungszustand, Stress	Bäder, Massage, trockene Inhalation, Raumspray

Wirkungen und Indikationen

Ravintsaraöl (➢ Tab. 6.88) gilt als das stärkste antivirale Mittel, insbesondere bei Zoster- und Influenzaviren und Pfeiffer-Drüsenfieber. Das Öl wirkt entzündungshemmend, schleimlösend und schmerzstillend.

Unerwünschte Wirkungen und Kontraindikationen

Es sind keine unerwünschten Wirkungen bekannt.

6.81 Rhododendron

Stammpflanze: *Rhododendron anthopogon*, Ericaceae
Herstellung: Wasserdampfdestillation der Blätter
Allgemeines: traditionelles Räucherungsmittel in Asien insbesondere in Nepal
Duft: aromatisch, frisch-herb

In den Ausläufern des Himalayas wachsen bis in einer Höhe von 5000 Metern verschiedene Rhododendronarten (➢ Abb. 6.171). Auf den Märkten findet man getrocknete Blätter, die zum reinigenden, klärenden Räuchern verwendet werden. Der Duft ist aromatisch, frisch und herb, nach einer Weile riecht Rhododendronöl balsamisch-blumig.

Inhaltsstoffe

- **Monoterpene:** ca. 65 %, v. a. Pinene, Limonen
- **Sesquiterpene:** ca. 12 %, v. a. β-Caryophyllen, Cadinen
- **Sesquiterpenole:** ca. 2 %
- **Monterpenole:** ca. 2 %

Die Monoterpene (➢ Abb. 6.172), kleine lipophile Moleküle, können schnell von der Haut aufgenommen werden. Die Sesquiterpene, mit ihren großen lipophilen Substanzen, stabilisieren die Haut zusätzlich. Die Monoterpenole und Sesquiterpenole haben leicht hydrophile Eigenschaften, sie erleichtern das Andocken an Rezeptoren und wirken schmerzstillend.

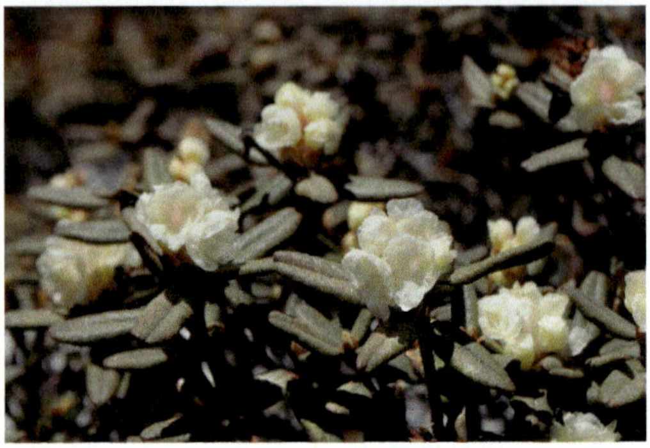

Abb. 6.171 Rhododendron *(Rhododendron anthopogon)* [J807]

Wirkungen und Indikationen

Das ätherische Öl (➢ Tab. 6.89) wird als belebendes, geistig anregendes Öl verwendet. Es hilft, Menschen, die kraftlos und ausgebrannt sind, zu stabilisieren und Abwehrkräfte zu stärken. Ebenso wirkt es entzündungshemmend und schmerzstillend bei rheumatischen Beschwerden. Das Öl wird therapeutisch allerdings selten angewendet.

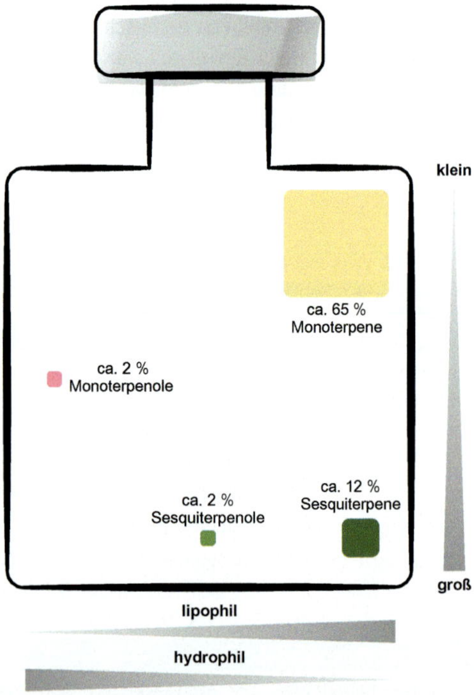

Abb. 6.172 Inhaltsstoffe des Rhododendronöls [L231/P1023]

Tab. 6.89 Wirkungen von Rhododendronöl

Wirkungen	Indikationen	Applikation
Somatische Wirkung		
Analgetisch	• Rückenschmerzen, Gelenkschmerzen • „Rheuma"	Einreiben, Auflagen
Psychische Wirkungen		
Entspannend, stabilisierend	Stress, Burn out, Erschöpfung	Inhalation

Unerwünschte Wirkungen und Kontraindikationen

In physiologischer Dosierung sind keine Nebenwirkungen und Kontraindikationen bekannt. Rhododendronöl sollte niedrig dosiert werden.

6.82 Riesentanne

Stammpflanze: *Abies grandis,* Pinaceae
Synonym: Küstentanne
Herkunft: ursprünglich von der Westküste Nordamerikas, Kalifornien, jetzt Frankreich und Balkanländer
Gewinnungsverfahren: Wasserdampfdestillation der Zweige und Nadeln

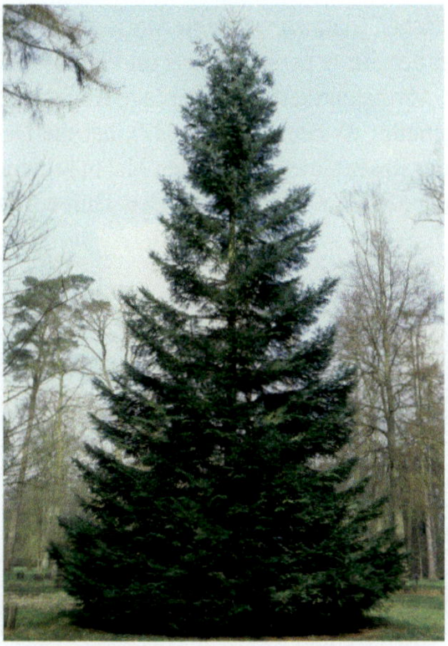

Abb. 6.173 Riesentanne *(Abies grandis)* [J810]

Botaniker brachten 1827 Samen der Riesentanne von Nordamerika nach Europa. Der Baum wird bis zu 300 Jahre alt und kann bis zu 100 m hoch werden. Die Riesentanne (> Abb. 6.173) ist somit die höchste Tanne; sie ist sehr schnellwüchsig.

Riesentannenöl wird gerne für Saunamischungen, als Badezusatz, zur Raumbeduftung und zur Inhalation eingesetzt. Es wirkt stärkend, ausgleichend, gibt Energie, Ausdauer und Konzentration.

Das Öl duftet frisch aromatisch und lässt sich als klarer, kraftvoller Waldduft bezeichnen.

Inhaltsstoffe

Aufgrund der Monoterpene (> Abb. 6.174) ist das Öl der Riesentanne gut bei Erkältungskrankheiten. Ester und Sesquiterpene wirken psychisch ausgleichend, Bornylacetat wirkt entkrampfend auf die Atemwege.

- **Monoterpene:** ca. 67 %, v. a Camphen, Phellandren, α-Pinen, Limonen
- **Ester:** 16 % Bornylacetat

6

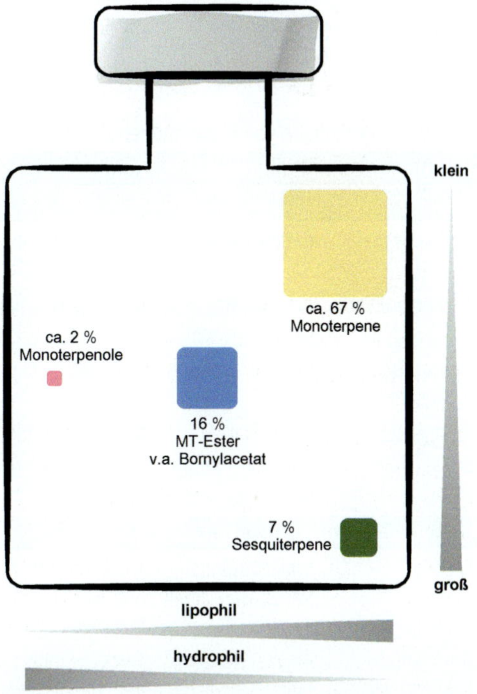

Abb. 6.174 Inhaltsstoffe des Riesentannenöls [L231/P1023]

- **Sesquiterpene:** 7 %, v. a. δ-Cadinen
- **Monoterpenole:** ca. 2 %

TIPP

Kombinationen: mit Bergamotte, Cassia, Grapefruit, Jasmin, Lavendel, Lorbeer, Mandarine, Nelke, Ylang-Ylang, Zimtrinde, Zitrone
Alternativöle: Weißtanne, Fichtennadelöl sibirisch

Wirkungen und Indikationen

Wie alle Öle von Nadelbäumen wird Riesentannenöl (➤ Tab. 6.90) bei Erkältungskrankheiten und Muskelverspannungen eingesetzt. Wegen seiner mukolytischen Wirkung wird es bei Bronchitis und Sinusitis angewendet. Es kann bei Hauterkrankungen eingesetzt werden wie z. B. bei Ekzemen und Furunkeln und wegen seiner antiseptischen und antibakteriellen Wirkung auch in Form von Auflagen und Bädern. Es besteht auch eine antirheumatische Wirkung, weswegen man es bei Arthritis, Rheuma und Gicht nutzt.

Es sind keine unerwünschten Wirkungen bekannt.

Tab. 6.90 Wirkungen von Riesentannenöl

Wirkungen	Indikationen	Applikationen
Somatische Wirkungen		
Antiparasitär	Krätze, Läuse	Auflagen, Einreiben
Antirheumatisch	Arthritis, Rheuma, Gicht	Massagen
Antiseptisch, antibakteriell	Ekzeme, Furunkel	Auflagen
Analgetisch	Muskelkater	Massagen, Bäder
Mukolytisch	Bronchitis, Sinusitis	Massagen, Bäder, intern
Psychische Wirkungen		
Sedativ	Schlafstörungen, Stress, Gereiztheit	Trockene Inhalation, Raumspray, Massage
Anxiolytisch, stärkend, ausgleichend	Ängste, Konzentrationsschwäche, Energielosigkeit	Trockene Inhalation, Raumspray, Einreiben

6.83 Rosendestillat

Stammpflanze: *Rosa damascena, R. centifolia;* Rosaceae
Herkunft: Bulgarien, Türkei, Persien, Syrien, Russland, Ukraine
Gewinnungsverfahren: Wasserdampfdestillation, Wasserdestillation (Hydrodestillation) der halb geöffneten Blüten. Hierbei schwimmen die Rosenblüten locker im Wasser. Bei den meisten anderen Destillationen wird das Pflanzenmaterial fest in die Destillationsapparatur gepresst, die Rosenblüten dürfen schwimmen.

Besonderheit: Durch den Destillationsvorgang werden einige wichtige Inhaltsstoffe wie Rosenoxid und Damascenon erst durch oxidative Wasserabspaltung gebildet. Sie sind für den typischen Duft von Rosendestillat verantwortlich. Das Destillat beginnt bei 18–19 °C Raumtemperatur fest zu werden (Rosenwachse). Als „Nebenprodukt" entsteht Rosenwasser, das alle wasserlöslichen Bestandteile der Rosenblüten enthält.

Um die Gewinnung, die Destillation der Rosenblüten (➤ Abb. 6.175) ranken sich viele Geschichten. Die hundertblättrige, berauschend duftende Rose wurde im Altertum als Weltwunder bestaunt. Ihre Heimat ist Persien und der Ferne Osten. Sie ist ein Inbegriff von Schönheit, Harmonie und Vollendung, die wahre Königin der Blumen. Als solche war sie schon immer ein Symbol der Göttinnen und im christlichen Glauben wurde sie Maria zugeordnet.

Der berühmte persische Arzt und Philosoph, Musiker, Mathematiker und Astrologe Abu Ali Ibn Sina, genannt Avicenna (980–1037), hat die Destillation der Rosenblüten zum ersten Mal in seinem „Kanon der Medizin" beschrieben. Der „Duft der Liebe",

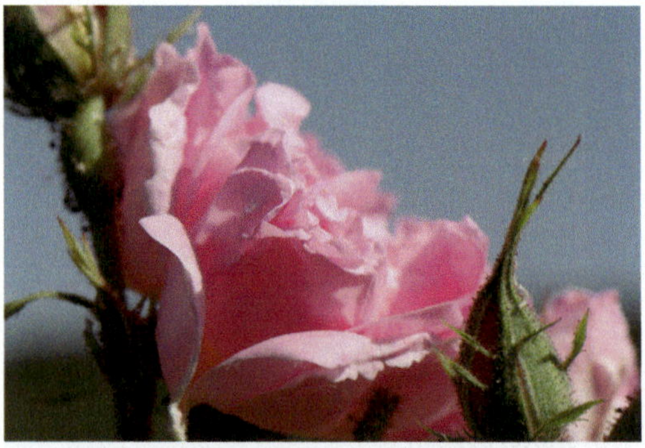

Abb. 6.175 Rosa damascena [P1023]

wie Avicenna ihn nannte, vermag Verhärtungen zu lösen und das Herz zu öffnen.

Inzwischen werden Wasserdampfdestillate aus den Blüten aller duftenden Rosensorten hergestellt, meist aus den Blüten der Rosa-damascena-trigintipetala-Abkömmlinge (sog. Ghul attar im Persisch-Indischen, rose otto im Englischen oder Destillat im Deutschen). Charakteristisch für Wasserdampfdestillate ist die hohe Konzentration an weitgehend geruchlosen, höher molekularen Paraffinen. Beide Rosenölsorten (Destillat und Extrakt) gehören nach der chemischen Zusammensetzung zu den komplexesten ätherischen Ölen überhaupt mit mehr als 400 bekannten unterschiedlichen Einzelbestandteilen.

Eine wichtige Einsatzmöglichkeit besteht bei Leber- und Galleproblemen, Magenschmerzen und auch bei Herzproblemen, v. a. bei Arrhythmien.

Die östliche Medizin beschreibt die Rose als kühl und feucht, deshalb ist sie hilfreich bei entzündlichen und infektiösen Erkrankungen, ebenso bei Angst und Depression. Die Rose war der Göttin Aphrodite geweiht, deshalb wurde ihr eine aphrodisische Wirkung zugeschrieben. Der Duft der Rose tröstet und hilft, seelische Wunden zu heilen.

Besonders zu erwähnen ist die Verwendung der Rosenöle in der Kosmetik zur Behandlung von gestresster und alternder Haut. In der orientalischen Küche wird Rosenwasser häufig und vielseitig angewendet. Auch Fruchtsäfte werden mit geringen Zusätzen von Rosenextrakt in Geschmack und Aroma verbessert.

Der Duft des Rosenöls ist schwer, süß, warm, blumig mit honigartigem Unterton. Rosenduft hilft, Erinnerungen im Schlaf zu verfestigen. Wer während der Tiefschlafs Gerüche wahrnimmt, die er mit einer Lernaufgabe verbindet, erinnert sich am nächsten Tag besser an das Gelernte als ohne die Duftstimulierung – und hier insbesondere bei Rosenduft.

Inhaltsstoffe

Die vielen Inhaltsstoffe des Rosenöls sind für das breite Wirkungsspektrum verantwortlich.

- **Monoterpenole:** bis 70 %, v. a. Citronellol, Geraniol
- **Monoterpenester:** 2–6 %, v. a. Geranylacetat, Citronellylacetat
- **Aromatische Alkohole: 2–3 %** Phenylethylalkohol
- **Aromatische Ether:** 2–3 %, v. a. Methyleugenol
- **Höhere Alkane** (Kohlenwasserstoffe): bis 20 % v. a. Nonadecan, Heptadecan

Der größte Anteil besteht an Monoterpenolen (➤ Abb. 6.176), leicht hydrophilen Molekülen, die auch im Hydrolat erscheinen, gut mit Rezeptoren reagieren und auch Biofilme auflösen können, wodurch die antibakterielle Wirkung zustande kommt. Die Ester wirken entspannend, sie können sich auch wieder aufspalten in ihre entsprechenden Alkohole und Säuren (und dann auch wieder im Hydrolat auftauchen). Die aromatischen Alkohole und Ether haben beide Sauerstoffverbindungen und damit eine Wirkung auf Rezeptoren, sie ergeben den typischen Geruch. Die Alkane, große Moleküle mit lipophilen Eigenschaften, kommen nicht im Hydrolat vor.

Bei der Essigrose überwiegen die Monoterpenole, die aromatischen Ether hingegen fehlen und die Ester sind sehr gering in ihrem Anteil, dadurch fehlt

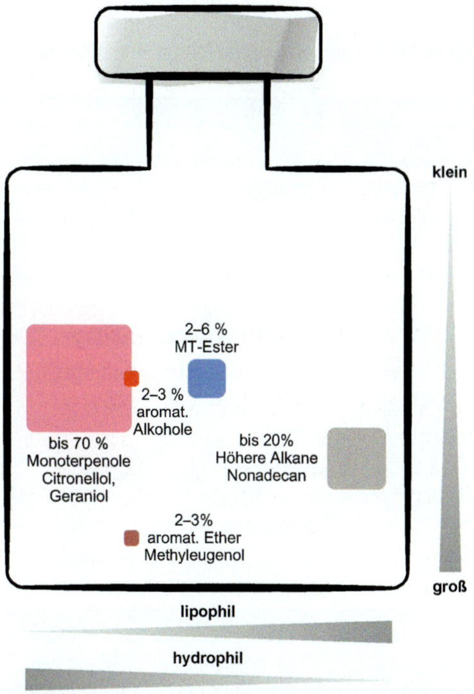

Abb. 6.176 Inhaltsstoffe des Rosenöls (Rosendestillat) [L231/P1023]

der typische Geruch und die entspannende Wirkung.

Beim Absolue der Rose überwiegen die aromatischen Alkohole, die leicht hydrophilen Charakter haben, mit vielen Rezeptoren reagieren können und ganz besonders den Geruch der Rose verkörpern.

TIPP

Kombinationen: mit Benzoe, Bergamotte, Eichenmoos, Grapefruit, Lavendel, Narde, Patchouli, Pfeffer, Sandelholz, Vetiver, Zeder
Alternativöle: Rosengeranie, Palmarosa, Ho-Blätter

Wirkungen und Indikationen

Wegen des hohen Preises kommt Rosenöl (> Tab. 6.91) weniger bei somatischen, sondern v. a. bei psychischen Beschwerden zur Anwendung. Es ist ein psychisch ausgleichendes Öl. Und es ist zudem ein „Schwellenöl" bei lebensverändernden Situationen wie Geburt, Tod oder einer schweren Erkrankung. In der Psychotherapie wird es bei tiefsitzenden Problemen gebraucht, die „Sprachlosigkeit" verursachen.

Rosenöl wird bei somatischen Beschwerden eingesetzt, die durch Angst ausgelöst wurden. Ferner kommt es bei dermatologischen Erkrankungen zur Anwendung.

Dies Öl wird sehr gern in der Geburtshilfe und bei der Sterbebegleitung verwendet.

Tab. 6.91 Wirkungen und Indikationen von Rosendestillat

Wirkungen	Indikationen	Applikationen
Somatische Wirkungen		
Neurotonisch+++, generell tonisierend	Hypotonie	1 Tr. auf den Puls auftragen
Epithelisierend	Dermatitis, Ulzera, Furunkel, Falten, Couperose, Wunden	In Mischungen auf die Haut auftragen
	Aphthen, Gingivitis	Auftragen
Antiviral, bakteriostatisch	Chronische Bronchitis+++	Massage
	Herpes Zoster und Herpes labialis, Windpocken	Auftragen
Fungizid	*Candida-albicans*-Mykosen	Einreiben
Psychische Wirkungen		
Entspannend, sedierend	Angst, Anspannung, Reizbarkeit, Wut, Schlaflosigkeit,	1 Tr. auf den Puls auftragen, trockene Inhalation, Raumspray

Unerwünschte Wirkungen und Kontraindikationen

Es sind keine unerwünschten Wirkungen bekannt.

6.84 Rosenextrakt

Stammpflanze: *Rosa damascena, Rosa centifolia, Rosa gallica;* Rosaceae
Synonym: Mairose
Herkunft: Türkei, Bulgarien, Frankreich, Marokko
Gewinnungsverfahren: Auszug mit Lösungsmitteln der vollständig geöffneten Blüten

In Frankreich wird heute hauptsächlich aus der Damaszenerrose das Rosenabsolue gewonnen. Lange Zeit wurde es aus der Mairose, einem Hybrid aus Rosa centifola und Rosa gallica hergestellt, der Name Mairosenöl ist geblieben. Durch die Solventextraktion entsteht die kostbare „essence concrète", eine wachsartige Masse, daraus wird das Rosenabsolue gewonnen.

Durch den hohen Anteil an Phenylethylalkohol ist der Duft des Rosenabsolues dem der lebenden Rose ähnlicher als das Destillat. Das Absolue duftet warm und rosig.

Inhaltsstoffe

Rosenextrakt enthält bis zu 65 % Phenylethanol (Destillat 1–3 %), dessen narkotische und lokalanästhetische Wirkung die therapeutischen Eigenschaften des Öls bestimmt. Durch das duftprägende Phenylethanol erinnert der Duft des Absolue stärker an die frische Rosenblüte als das Destillat. Der hohe Ge-

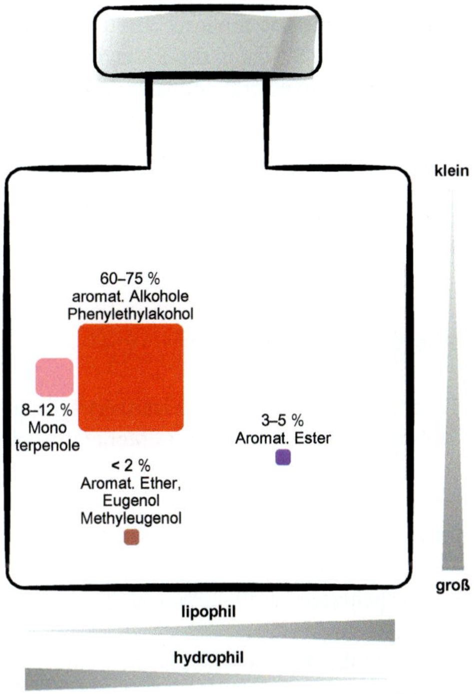

Abb. 6.177 Inhaltsstoffe des Rosendestillats (Rose absolue) [L231/P1023]

halt an Estern unterstützt die starke psychische Wirkung.

Im Rosenextrakt sind deutlich weniger Rosenalkohole wie Geraniol und Citronellol enthalten als im Wasserdampfdestillat (➤ Abb. 6.177, ➤ Tab. 6.92).

TIPP

Kombinationen: mit Benzoe, Bergamotte, Eichenmoos, Jasmin, Lavendel, Linaloeholz, Mandarine rot, Orange, Patchouli, Sandelholz, Vetiver, Zeder
Alternativöle: Rosengeranie, Palmarosa, Ho-Blätter, Rosenholz

Tab. 6.92 Inhaltsstoffe der Rose (nach Steflitsch, Wolz, Buchbauer, 2018; Sp = Spuren)

Inhaltsstoffe	Rosa gallica	Rosa damascena	Rosenabsolue
Monoterpenole			
Citronellol	5–21 %	20–43 %	8–10 %
Geraniol	33–53 %	9–29 %	Sp. bis 0,2 %
Nerol	13–19 %	4,5–11 %	1,2–1,7 %
Linalool	2,0–5,5 %	0,5–2,5 %	Sp. bis 0,2 %
α-Terpineol	0,3–1,9 %	0,1–1,0 %	Sp.
Arom. Alkohole			
2-Phenylethanol	2,0–3,3 %	sp-2,1 %	60–75 %
N-Alkane			
Stearoptene	10–22 %	17–39 %	–
Aldehyde			
Neral	0,3–0,9 %	0,1–1,0 %	Sp.
Geranial	0,6–1,4 %	0,2–1,3 %	Sp.
Ester			
Geranylacetat	0,2–0,5 %	0,5–2,6 %	0,2–4 %
Phenylethylacetat	0,1–0,5 %	0,1–0,8 %	3–5 %
Citronellylacetat	Sp.	0,4–1,3 %	–
Phenylpropanderivate			
Eugenol und Methyleugenol	nn-0,02 %	1,0–5 %	1,0–1,5 %
Oxide			
Cis-, trans-Rosenoxid	Sp.-0,3 %	0,1–0,7 %	Sp.

Wirkungen und Indikationen

Das Rosenabsolue (➤ Tab. 6.93) wird ähnlich wie das Öl der Damaszenerrose v. a. bei psychischen Beschwerden, bei Stress und bei geringem Selbstwert eingesetzt. Wenn somatische Beschwerden psychisch sehr belastend sind, kann ein Tropfen Rosenöl in der Mischung gut helfen.

Unerwünschte Wirkungen und Kontraindikationen

Es wird empfohlen, nur rückstandsfreie Absolues in der Therapie zu verwenden!

6.85 Rosengeranie

Stammpflanze: *Pelargonium graveolens,* Geraniaceae
Synonym: Rosengeranie, Duftpelargonie, Duftgeranie
Herkunft: Frankreich, Reunion, Komoren, Madagaskar, Ägypten, Marokko, Italien, Spanien
Gewinnungsverfahren: Wasserdampfdestillation der Blätter
Besonderheit: Aufgrund des rosenähnlichen Duftes wird das teure Rosenöl manchmal mit Rosengeranienöl illegalerweise gestreckt

Es gibt viele verschiedene Geranienöle, das gebräuchlichste ist *Pelargonium graveolens* (➤ Abb. 6.178). Es unterscheidet sich nur geringfügig von den anderen Rosengeranienölen wie *Pelargonium roseum, Pelargonium bourbon, Pelargonium asperum.*

Geranien sind Storchschnabelgewächse, die so heißen, weil die Frucht mit fünf Samenkammern zu einem langen Schnabel verwachsen ist, der einem Storchenschnabel ähnelt. Ist die Frucht reif, springen die Samen wie ein Pfeil aus der Kammer und schießen in einiger Entfernung in den Boden hinein, um sich dort erneut zu verankern und zu keimen. Bei uns ist der stinkende Storchschnabel *(Geranium robertianum)* heimisch, der von Hebammen als „Nesttee" verwendet wird, um die Nidation zu erleichtern. Der Phytotherapeut Roger Kalbermatten berichtet, dass eine Essenz von *Pelargonium* negative Energien abblockt.

Das Öl der Rosengeranie hat sich bewährt in allen Zeiten des hormonellen Umschwungs: Bei jungen Mädchen bevor sie in die Menarche kommen, bei Frauen, die die Pille absetzen und bei Frauen in der Menopause. Das Öl hilft immer, das hormonelle Gleichgewicht wieder herzustellen.

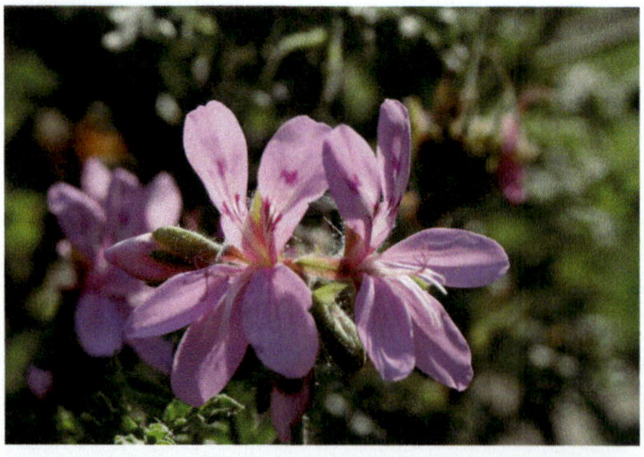

Abb. 6.178 Rosengeranie *(Pelargonium graveolens)* [P1023]

Die Rosengeranie hat ähnliche Wirkung wie die Rose und kann die Wirkung des Rosenöls verstärken. Die Rosengeranie wirkt antibakteriell, antimykotisch, antiviral und auch wundheilend. Leider wird auch dazu verwendet, um das teure Rosenöl illegal zu strecken.

Das Öl riecht rosenartig-süß mit einem schwach minzigen Unterton.

Inhaltsstoffe

Der Hauptbestandteil sind die gut hautverträglichen und psychisch beruhigenden Monoterpenole (➤ Abb. 6.179). Die darin enthaltenen Ester unterstützen zusätzlich diese Wirkung.

- **Monoterpenole:** ca. 50–65 %, v. a. Citronellol (ca. 30 %), Geraniol (ca. 18 %), Linalool (ca. 9 %)
- **Monoterpenester:** ca. 10–20 %, v. a. Citronellylformiat, Geranylformiat
- **Monoterpenketone:** ca. 4–7 % Isomenthon, Menthon
- **Oxide:** ca. 2–6 %, v. a. Rosenoxid, 1,8-Cineol

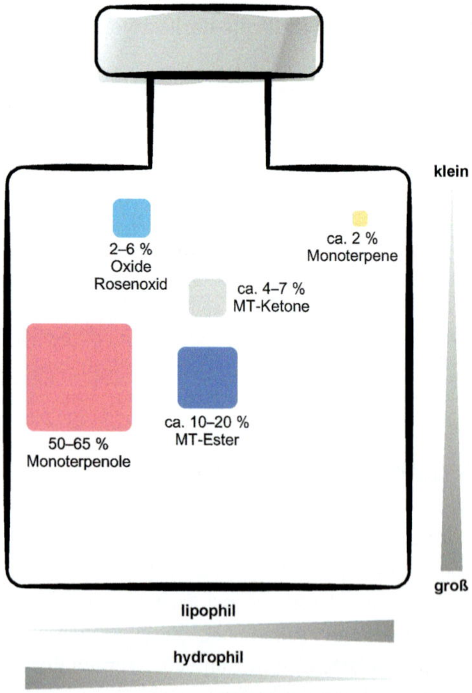

Abb. 6.179 Inhaltsstoffe des Rosengeranienöls [L231/P1023]

- **Monoterpene:** ca. 2 %
- Außerdem: Sesquiterpene, Aldehyde, Sesquiterpenole

Das Rosengeranienöl besteht vorrangig aus kleinen Moleküle, v.a. Monoterpenolen mit hydrophilem Charakter, wenig Oxiden, einigen Monoterpenketonen und Monoterpenestern. Bei allen Stoffgruppen handelt es sich um reaktive Sauerstoffverbindungen, die mit vielen Rezeptoren reagieren können, dadurch entfaltet sich eine gute antibakterielle und antimykotische Wirkung. Der geringe Anteil an Monoterpenen erleichtert die Aufnahme über die Haut.

Die Inhaltsstoffe der Rosengeranie (➤ Tab. 6.94) variieren ja nach Herkunft. Typisch für alle Arten ist jedoch der hohe Anteil an Monoterpenolen. Nur das nordafrikanische Rosengeranienöl enthält 10-epi-gamma-Eudesmol, das dem Öl den typischen holz- und tabakartigen Duft verleiht. Rosengeranienöl sollte wegen des betörenden Duftes niedrig dosiert werden.

TIPP

Kombinationen: mit Bergamotte, Grapefruit, Kardamom, Lavendel, Nelkenköpfchen, Neroli, Orange, Patchouli, Pfeffer, Sandelholz, Vetiver, Wacholderbeere, Weihrauch, Zeder, Zimt

Alternativöle: Palmarosa, Ho-Blätter, Linaloeholz, Rosenholz
Synergien: Rosengeranie mit blauer Kamille und Lavendel (stark entzündungshemmend) bei Haut- und Schleimhautentzündungen

Wirkungen und Indikationen

Rosengeranienöl (➤ Tab. 6.95) ist ein wunderbares Hautöl, das die von pathogenen Keimen und *Candida albicans* befallene Haut heilt. Es hat zudem entspannende und beruhigende Eigenschaften. Paolo Rovesti, ein berühmter italienischer Psychiater, hatte sehr gute Erfolge mit Rosengeranie bei Angstpatienten. Es wird bei allen Arten von Ängsten, sowohl begründeten als auch nicht fassbaren eingesetzt. Es wirkt sich insbesondere durch seine Hormonregulierung positiv bei Ängsten aus, die mit gynäkologischen Beschwerden einhergehen, wie z. B. bei Hormonschwankungen nach der Geburt, bei PMS, Zyklusschwankungen und Problemen in den Wechseljahren. Es wird berichtet, dass Rosengeranienöl die Wirkung von Ciprofloxacin auf uropathogene Keime verstärkt. (Malik et al. 2011). Ebenso verstärkt Rosengeranie die Wirkung des Breitbandantibioti-

Tab. 6.94 Inhaltsstoffe der Rosengeranie (nach Tisserand und Young)

Inhaltsstoffe	China	Ägypten	Marokko	Reunion
Monoterpenole				
Citonellol	36–39 %	25–28 %	18–38 %	20–48 %
Geraniol	9–10 %	16–18 %	15–20 %	7–30 %
Linalool	3,5–4 %	0,5–8,5 %	5,5–10 %	3–14 %
Monoterpenester				
Citronellylformiat	9–10 %	6,5–7 %	5,5–8 %	5–12,5 %
Geranylformiat	Ca. 2 %	3,5–4 %	3–6,5 %	1,5–7,5 %
Ketone				
Isomenthon	5,5–6 %	–	4–5,5 %	3,5–10 %
Menthon	1,5–2,5 %	ca. 6 %	0,8–2 %	0,1–2 %
Sesquiterpene				
Guaia-6,9-diene	6,5–7 %	0,3–1,2 %	–	–
Germacren D	0,5–1,5 %	0,3–1,5 %	–	0,1–7 %
β-Caryophyllen	0,7–1,2 %	1,2–1,3 %	–	0,4–1,6 %
Oxide				
Rosenoxid	1,8–2,0 %	0,9–1 %	0,8–1,3 %	0,3–1,4 %

Tab. 6.95 Wirkungen und Indikationen des Rosengeranienöls

Wirkungen	Indikationen	Applikationen
Somatische Wirkung		
Antiinflammatorisch+++	• Arthritis, rheumatische Gelenkentzündung+ • Tonsillitis, Laryngitis, Pharyngitis	Einreiben, Auflagen, Massagen
Antibakteriell+++	• Acne vulgaris, Impetigo • Vaginitis, Kolpitis	• Direkt auf die Pustel auftragen • Vaginalovula
Fungizid+++	• *Candida albicans,* Intertrigo, Dermato- und Onychomykose++ • Vaginalinfektionen	• Auf die befallenen Stellen auftragen • Vaginalovula
Gynäkologisch spasmolytisch++	PMS, Dysmenorrhö	In LWS-Region auftragen, Bäder
Hepatozellulär regenerierend	Leberinsuffizienz+++	Leberwickel, Einreiben, Einnahme
Psychische Wirkung		
Sedierend	Durch Pruritus bedingte Unruhe	Einreiben, Massagen, Bäder
Anxiolytisch	Angst++	Trockene Inhalation, Raumspray, Bäder
Antidepressiv	Hormonell bedingte Depression	Bäder, trockene Inhalation, Raumspray, Einreiben, Massagen

kums Norfloxacin gegen verschiedene Stämme von *Bacillus cereus* und subtilis, *E. coli* und *Staphylococcus aureus* (Rosato et al. 2007).

Unerwünschte Wirkungen

In physiologischer Dosierung treten keine Nebenwirkungen auf.

6.86 Rosenholz

Stammpflanze: *Aniba rosaeodora,* Lauraceae
Synonyme: Brasilianisches Rosenholz, Bois de Rose
Herkunft: Brasilien, Peru
Gewinnungsverfahren: Wasserdampfdestillation des Holzes

Der Rosenholzbaum (➤ Abb. 6.180) ist ein etwa 40 m hoher Baum mit rötlichem Holz, der im Amazonasgebiet wächst. Das Holz dieses Baums riecht rosig, deshalb der Name. Es wird berichtet, dass ein Kaiser aus der späten Tang-Zeit (um 930) eine Miniaturstadt aus aromatischen Hölzern bauen ließ: Hügel und Berge waren wohlriechende Hölzer, Seen und Flüsse aus Storax und Rosenwasser, die Bäume aus Nelken und die Gebäude aus Rosenholz.

Rosenholz riecht rosig, holzig, weich. Das Rosenholzöl duftet nicht nur wunderbar, es hat auch viele Heilwirkungen, besonders auf Haut und Nerven. Es beruhigt gestresste, entzündete Haut, entspannt gestresste Menschen und ruft Wohlbefinden hervor.

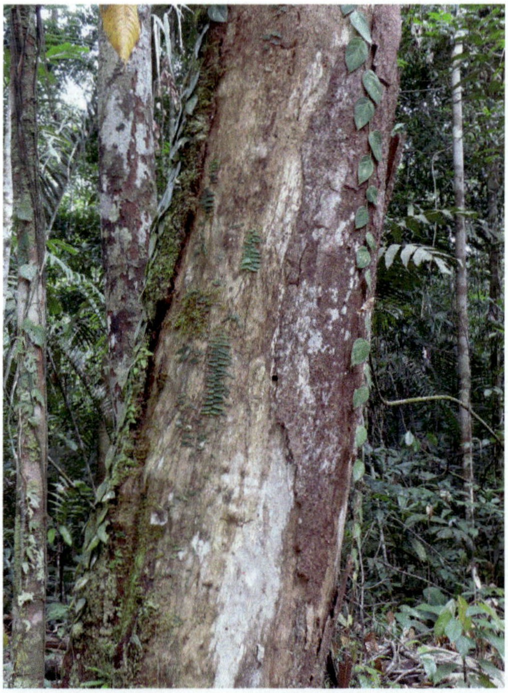

Abb. 6.180 Rosenholz *(Aniba rosaeodora)* [V119]

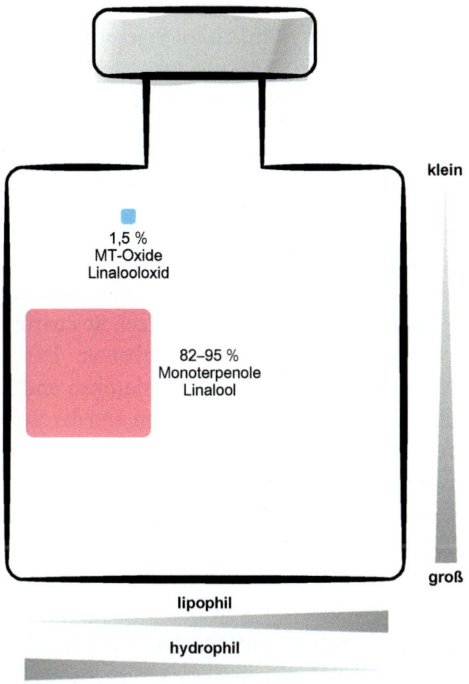

Abb. 6.181 Inhaltsstoffe des Rosenholzöls [L231/P1023]

Rosenholz unterliegt strengen Abkommen im Handel und Ausfuhr und ist deshalb nicht immer verfügbar.

Inhaltsstoffe

Das samtig duftende Öl ist wegen des hohen Anteils am Monoterpenol (➤ Abb. 6.181) Linalool ein wunderbar beruhigendes und entspannendes Hautöl. Es pflegt und regeneriert die Haut und die Seele.

- **Monoterpenole:** 82–95 % v. a. Linalool
- **Monoterpenoxide:** 1,5 % v. a. *cis*-Linalooloxid, 1,8-Cineol

Linalool hat einen, leicht hydrophilen Charakter und erscheint auch im Hydrolat. Durch seine reaktiven Sauerstoffverbindungen hat es eine gute Bindungsfähigkeit zu Rezeptoren, wodurch es Biofilme auflösen kann und dadurch antibakteriell wirksam ist.

TIPP

Kombinationen: mit Bergamotte, Eichenmoos, Grapefruit, Lavendel, Mandarine rot, Sandelholz, Ylang-Ylang, Zeder
Alternativöle: Rose, Rosengeranie, Palmarosa, Ho-Blätter, Linaloeholz

Wirkungen und Indikationen

Rosenholzöl (➤ Tab. 6.96) ist ein sanftes, beruhigendes Hautöl, das gestresste, entzündete Haut beruhigt und stark wirksam ist bei durch Pilzen und Bakterien verursachten Hautläsionen. Zudem entspannt es gestresste Menschen und ruft Wohlbefinden hervor.

Unerwünschte Wirkungen und Kontraindikationen

Für das sanfte, sehr gut verträgliche Öl für alle Altersstufen sind keine unerwünschten Wirkungen bekannt.

Tab. 6.96 Wirkungen und Indikationen des Rosenholzöls

Wirkungen	Indikationen	Applikationen
Somatische Wirkungen		
Epithelisierend, antiinflammatorisch	Dermatitis, Wunden	Auftragen, Auflagen
	Intertrigo, Dekubitus	Einreiben, Auftragen
Antiinfektiös, antibakteriell^{+++}, antiviral^{++}	Infektionen im HNO-Bereich, bronchopulmonale Infektionen, besonders von Kleinkindern und Säuglingen^{+++}	Bäder, Einreiben, trockene Inhalationen
	Chronische Bronchitis	Einreiben, Inhalation, Bäder
Fungizid^{++} (*Candida*-Mykosen)	Windeldermatitis, Vaginalmykosen	Einreiben, Bäder
Psychische Wirkungen		
Tonisierend, stimulierend^{++} harmonisierend	Asthenie, Überanstrengung, nervöse Depression^{++}, stressbedingte Kopfschmerzen	Bäder, Massage, trockene Inhalation, Raumspray

6.87 Rosmarin und seine Chemotypen

6.87.1 Rosmarin Ct. Borneon (Kampfer)

Stammpflanze: *Salvia rosmarinus*, Lamiaceae
Synonym: Spanischer Rosmarin
Herkunft: Mittelmeerländer, v. a. Spanien
Gewinnungsverfahren: Wasserdampfdestillation der Zweigspitzen

Schon seit Jahrtausenden wird Rosmarin (➤ Abb. 6.182) als magisches Kraut bezeichnet, es galt als Schutzkraut und wurde zu rituellen Räucherungen verwendet. Man nahm an, Rosmarin könne vor bösen Geistern und der Pest schützen. Den ägyptischen Pharaonen wurde ein Zweig mit ins Grab gegeben, damit sie sich an ihr früheres Leben erinnern konnten. Bräute trugen ihn zum Zeichen der Treue. Thomas Morus sah in Rosmarin ein Kraut der Treue und Freundschaft und Shakespeares Hamlet als ein Symbol der Erinnerung. So lässt er Ophelia im „Hamlet“ sagen: „Hier ist Rosmarin, nimm es für dein Gedächtnis“.

Seit dem 13. Jh. wird Rosmarin in den meisten Arzneibüchern aufgeführt. Karl der Große empfahl in seinem Capitulare de villis, Rosmarin anzubauen. Das berühmte Ungarische Wasser aus Rosmarin und Lavendel war jahrhundertelang das wichtigste Parfum.

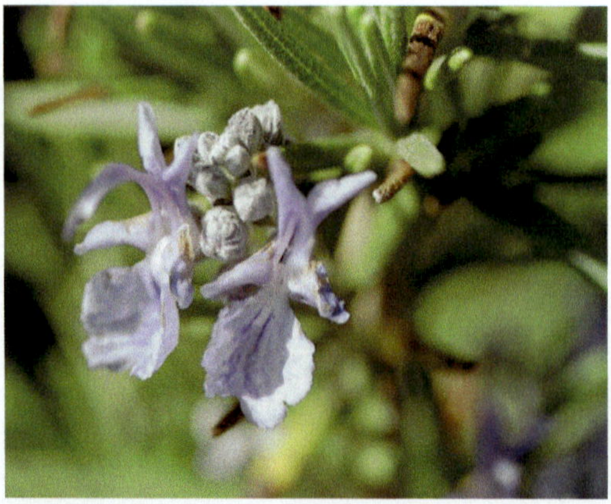

Abb. 6.182 Rosmarin *(Rosmarinus officinalis)* [P1023]

Rosmarinöl wirkt kräftigend und belebend. Durch seine durchblutungsfördernden Eigenschaften ist es ein sehr wirksames Öl bei rheumatischen Beschwerden, bei verkrampfter und steifer Muskulatur sowie bei Herz-Kreislauf-Störungen. Da Rosmarin durch seine cholagoge Wirkung die Verdauung fördert, ist es ein wichtiges Gewürz bei fetten Speisen.

Rosmarin ist nicht gleich Rosmarin. Je nach Lage und klimatischen Bedingungen entwickelt er unterschiedliche Inhaltsstoffe (➤ Tab. 6.97), verschiedene Chemotypen: Rosmarin Ct. Cineol, Rosmarin Ct. Borneon und Rosmarin Ct. Verbenon. Der Cineol-Typ wächst vornehmlich in Marokko und Tunesien, der Borneon-Typ in Spanien und der Verbenon-Typ kommt besonders häufig in Frankreich und auf Korsika vor.

Der Duft von Rosmarin ist kühl, klar, frisch und aktiv.

Tab. 6.97 Inhaltsstoffe der verschiedenen Chemotypen des Rosmarins (nach Steflitsch, Wolz, Buchbauer, 2018)

Inhaltsstoffe	Cineol-Typ Marokko/ Tunesien	Campher-Typ (Borneon) Spanien	Verbenon-Typ Frankreich, Korsika
Oxide			
1,8-Cineol	38–55 %	0,7–1 %	2–10 %
Monoterpene			
α-Pinen	9–14 %	18–26 %	18–44 %
Camphen	2,5–6 %	8–12 %	5–9 %
β-Pinen	4–9 %	2–6 %	0,5–3 %
Myrcen	1–2 %	1,5–5 %	1–3 %
Limonen	1,5–4 %	2,5–5 %	3,5–4,5 %
p-Cymen	1–2,5 %	1–2 %	1–3 %
Monoterpenketone			
Campher	5–15 %	13–21 %	1,5–12 %
Verbenon	Bis 0,4 %	0,7–2,5 %	3–10 %
Monoterpenole			
Linalool	0,4–1 %	0,7–1 %	1,5–4 %
α-Terpineol	1–2,5 %	1–3,5 %	0,8–1,2 %
Borneol	1,5–5 %	2–4,5 %	4–9 %
Monoterpenester			
Bornylacetat	0,1–1,5 %	0,5–2,5 %	8,5–17 %

Inhaltsstoffe

Der hohe Gehalt an Monoterpenen und Ketonen (➤ Abb. 6.183) ist verantwortlich für die aktivierende Wirkung auf das ZNS.

- **Monoterpene:** 30–37 %, v. a. α-β-Pinen, Camphen
- **Monoterpenole:** 4–10 %, v. a. Borneol
- **Monoterpenketone:** 13–30 % Borneon (Campher)

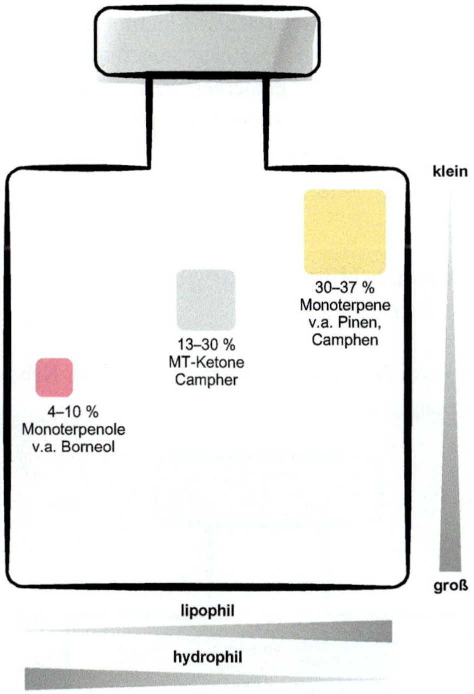

Abb. 6.183 Inhaltsstoffe des Rosmarinöls Campher [L231/ P1023]

Ein großer Teil des Öls besteht aus Monoterpenen, kleinen lipophilen Molekülen, die durch die Haut eindringen und die Monoterpenole mit ihren hydrophilen Anteilen mit einschleusen können. Der weitere große Anteil besteht aus dem Monoterpenketon Campher, einer Sauerstoffverbindung, die mit speziellen Rezeptoren reagieren und auch neurotoxisch wirken kann. Deshalb sollte man mit diesem Öl vorsichtig umgehen.

TIPP

Kombinationen: mit Citronella, Elemi, Grapefruit, Kiefernnadel, Lavendel, Mandarine, Zedernholz und Zimt
Alternativöle: Rosmarin Ct. Cineol, Rosmarin Ct. Verbenon, Kampfer

Wirkungen und Indikationen

Rosmarin Ct. Campher (➤ Tab. 6.98) eignet sich insbesondere zur Behandlung von Nerven- und Muskelschmerzen. Es hat ausgleichende Wirkung bei nervöser Anspannung und Erschöpfung, stimuliert Herz, Kreislauf und Nervensystem, fördert Wachheit und Konzentration.

Jimbo et al. wiesen nach, dass durch die Gabe von Rosmarinöl demente Patienten mehr wache Momente zeigten. Rosmarin Ct. Campher sollten Menschen mit Bluthochdruck nur in niederer Dosierung verwenden und nicht ins Badewasser geben, da die Wärme des Wassers die Wirkung verstärkt.

Tab. 6.98 Wirkungen und Indikationen des Rosmarinöls Campher

Wirkungen	Indikationen	Applikationen
Somatische Wirkungen		
Neuromuskulär++++	• Muskelkontrakturen+++, Myalgien+++, Spastiken+++ • Rheumatische Schmerzen	Massage, Bäder
Mukolytisch++	Bronchitis	Einreiben, Inhalation
Cholagog, choleretisch++	Chronische Cholezystitis++ Hepatomegalie	Wickel, Einreiben, Auflagen
Emmenagog++	Amenorrhö++, Oligomenorrhö+	Einreiben
Kardiotonisch	Herzrhythmusstörungen, Herzschwäche+++ Hypotonie	Trockene Inhalation, Einreiben
Psychische Wirkungen		
Tonisierend	Antriebslosigkeit, verminderte Merkfähigkeit	Trockene Inhalation, Raumspray, Massage

Unerwünschte Wirkungen und Kontraindikationen

Bei Säuglingen sollten nur geringste Konzentrationen (< 0,5 %) eingesetzt werden.

6.87.2 Rosmarin Ct. Cineol

Stammpflanze: *Rosmarinus officinalis,* Lamiaceae
Synonym: Französischer Rosmarin
Herkunft: Nordafrika, v. a. Marokko
Gewinnungsverfahren: Wasserdampfdestillation der Zweigspitzen

Das aus dem nordafrikanischen Rosmarin gewonnene ätherische Öl hat einen frischen, eukalyptusartigen Duft, wodurch es an typische Erkältungsöle erinnert.

Inhaltsstoffe

Der Chemotyp Cineol grenzt sich deutlich durch den hohen Gehalt des Monoterpenoxids 1,8-Cineol von den anderen beiden Chemotypen ab.

- **Monoterpenoxide:** 40–55 % 1,8-Cineol
- **Monoterpene:** 15–35 %, v. a. Pinene
- **Monoterpenole:** bis 8 %, v. a. Borneol
- **Ketone:** 5–15 %, v. a. Borneon (Campher)
- Sesquiterpene: 5 %

Dieses Rosmarinöl besteht überwiegend aus Monoterpenoxiden (➤ Abb. 6.184), v. a. 1,8-Cineol. Es enthält kaum Ketone in Form von Campher. Das 1,8-Cineol hat Sauerstoffverbindungen und kann an bestimmten Rezeptoren andocken: Dadurch wirkt es schmerzstillend, schleimlösend und entzündungshemmend. Die Monoterpene, kleine lipophile Substanzen, erleichtern die Aufnahme über die Haut.

TIPP

Kombinationen: mit Angelika, Eichenmoos Lavendel, Lorbeer, Majoran, Tanne, Thymian, Ysop, Zeder
Alternativöle: Rosmarin Ct. Campher, Rosmarin Ct. Verbenon, Ysop, Ravintsara, Speiklavendel, Cajeput

Wirkungen und Indikationen

Rosmarin vom Chemotyp Cineol (➤ Tab. 6.99) ist ein besonders stark wirksames Mukolytikum. Es ist ein hervorragend schmerzstillendes Mittel v. a. bei entzündlichen Erkrankungen. Rosmarinöl des Chemotyps Cineol ist das am stärksten durchblutungsfördernd wirkende Öl und somit auch zur Besserung von Merkfähigkeit und Konzentration geeignet. Es ist ein wunderbares Mittel für Menschen mit niedrigem Blutdruck, durch Rosmarin kommen sie wieder in Schwung. Auf die Kopfhaut aufgetragen, fördert es den Haarwuchs. Bemerkenswert ist, dass beim Auftragen auf die Haut deren Temperatur sinkt, die Durchblutung jedoch gefördert wird und der Patient subjektiv ein ausgeprägtes Wärmegefühl verspürt.

Unerwünschte Wirkungen und Kontraindikationen

In physiologischer Dosierung treten keine Nebenwirkungen auf.

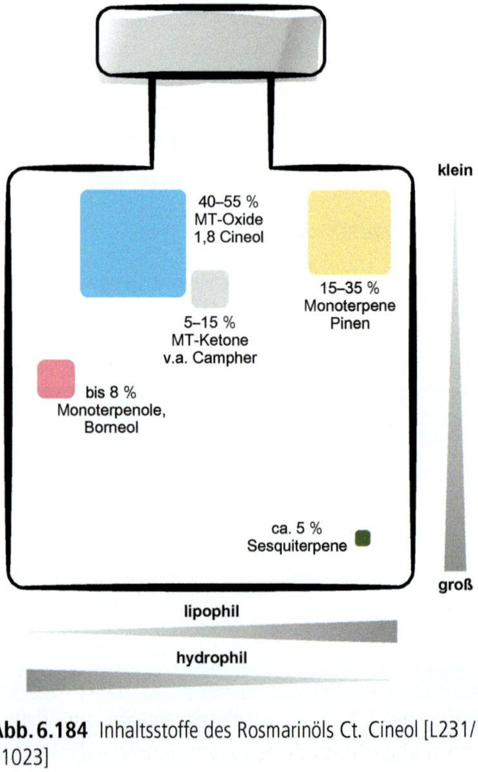

Abb. 6.184 Inhaltsstoffe des Rosmarinöls Ct. Cineol [L231/P1023]

Tab. 6.99 Wirkungen und Indikationen des Rosmarinöls Ct. Cineol

Wirkungen	Indikationen	Applikationen
Somatische Wirkungen		
Mukolytisch^{+++}	• Erkältungskrankheiten^{+++} • Otitis, Sinusitis, Bronchitis	• Massage, Inhalationen, Bäder • Auflagen
Bakterizid *(Staph. aureus*$^{+++}$*, Staph. argenteus*$^{++++}$*, Streptokokken*$^{++}$*, Escherichia coli*$^{++}$*, Klebsiella*$^{+}$*)*	Abszesse, Harnwegsinfekte Zystitis, *Candida-albicans-*Mykose	Auftragen
Fungizid *(Candida albicans*$^{+++}$*)*		Einreiben
Durchblutungsfördernd^{+++}, Blutdrucksteigernd in höherer Dosis	Neuralgien, rheumatische Beschwerden, Muskelkater	Massage
Psychische Wirkungen		
Gedächtnisstärkend, Konzentrationsfördernd	Konzentrationsstörungen, Asthenie	Bäder, trockene Inhalation, Raumspray

6.87.3 Rosmarin Ct. Verbenon, Bornylacetat

Stammpflanze: *Rosmarinus off.*, Lamiaceae
Synonym: Marokkanischer Rosmarin
Herkunft: Mittelmeerländer, Frankreich, Korsika, Sardinien
Gewinnungsverfahren: Wasserdampfdestillation der Zweigspitzen

Der Rosmarin des Chemotyps Verbenon kommt in allen Mittelmeerländern vor. Besonders häufig ist er jedoch in Südfrankreich zu finden, weshalb er auch als französischer Rosmarin bekannt ist. Aus diesem Rosmarin wird ein sehr angenehm mild wirkendes Rosmarinöl gewonnen. Das ätherische Öl gilt in der Aromatherapie und in der Naturheilkunde als Lebertonikum schlechthin.

Das französische Rosmarinöl riecht erdig, warm, krautig.

Inhaltsstoffe

Dieses Rosmarinöl hat einen höheren Anteil an Monoterpenen und wird deshalb besser durch die Haut resorbiert. Bei den Ketonen und Oxiden handelt es sich um Sauerstoffverbindungen, die an unterschiedlichen Rezeptoren anknüpfen können. Bei den Ketonen überwiegt hier das Verbenon gegenüber dem Campher, sodass dieses Öl weniger neurotoxisch ist, wie Rosmarin Ct. Campher, und stärkere hautfreundliche Eigenschaften hat.

Die Monoterpenketone (➤ Abb. 6.185) zusammen mit den Monoterpenen sorgen für die mukolytische Eigenschaft des Öls.

- **Monoterpene:** 20–55 %, v. a. α-Pinen, Camphen
- **Monoterpenketone:** 5–15 %, v. a. Borneon, Verbenon

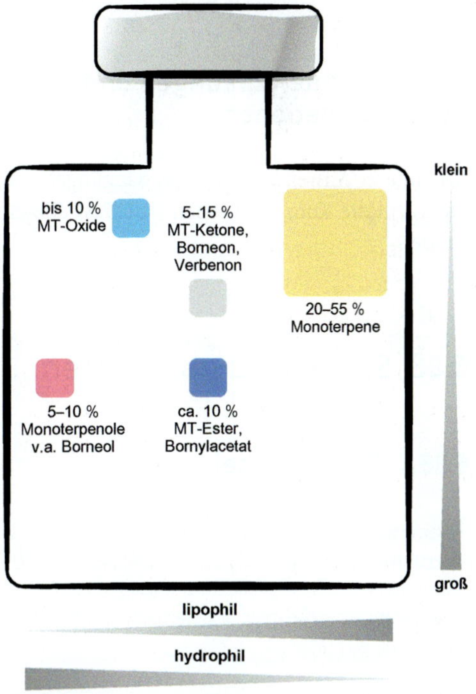

Abb. 6.185 Inhaltsstoffe des Rosmarinöls Ct. Verbenon [L231/P1023]

- **Oxide:** bis 10 % 1,8-Cineol
- **Ester:** ca. 10 %, v. a. Bornylacetat
- **Monoterpenole:** ca. 5–10 %, v. a. Borneol

TIPP
Kombinationen: mit Kreuzkümmel, Lavendel, Litsea, Lorbeer, Majoran, Orange, Rosengeranie, Zeder, Zimtrinde
Alternativöle: Rosmarin cineol, Rosmarin campher, Anis, Karottensamen

Wirkungen und Indikationen

Dieses Rosmarinöl (➤ Tab. 6.100) wirkt stärkend auf das Verdauungssystem; er hat zudem leberzellregenerierende Eigenschaften. Es ist ein potentes Lebermittel als Einreibung oder Auflagen, entgiftet die Leber und fördert den Gallefluss. Es ist hilfreich bei Verstimmungen, die durch Leberprobleme ausgelöst wurden, wie Müdigkeit, Aggression und Kopfschmerzen.

Außerdem ist es besonders wirksam bei Pilzen und deren Sporen. Wegen seiner starken schleimlösenden Wirkung wird es auch zur Behandlung von Erkältungskrankheiten eingesetzt.

Tab. 6.100 Wirkungen und Indikationen des Rosmarinöls Ct. Verbenon

Wirkungen	Indikationen	Applikationen
Somatische Wirkungen		
Mukolytisch^{+++}	Sinusitis, Bronchitis^{++}	Auflagen, trockene Inhalation, Bäder
Bakterizid, viruzid	Virale Enterokolitis^{+++}	Auflagen, Bäder
Leberwirksam^{+++}, choleretisch	Leber-Galle-Insuffizienz, virale Hepatitis	Wickel, Auflagen, Einreiben, Bäder
Kardiotonisch	Tachykardie, Arrhythmie, Hypotonie	Auf Sternum auftragen, Bäder
Psychische Wirkungen		
Tonisierend, anregend	Nervöse Depression, nervöse Müdigkeit	Trockene Inhalation, Massage, Bäder

Unerwünschte Wirkungen und Kontraindikationen

Bei äußerer Anwendung und bei Säuglingen sollten nur geringste Konzentrationen (< 0,5 %) eingesetzt werden.

6.88 Salbei und seine Arten

6.88.1 Echter Salbei

Stammpflanze: *Salvia officinalis,* Lamiaceae
Herkunft: Dalmatien, Bulgarien, Mittelmeerraum, USA, Frankreich
Gewinnungsverfahren: Wasserdampfdestillation der getrockneten Blätter

Der Name Salbei (➤ Abb. 6.186) kommt aus dem lateinischen *salvia,* das Heilbringende. Die Heilkraft des Salbeis war schon in alten Zeiten bekannt. Die Römer nannten Salbei *herba sacra,* das heilige Kraut. Karl der Große und Walahfried Strabo haben den Anbau des Salbeis im Mittelalter empfohlen; er wurde in allen Kräuterbüchern als Heilmittel aufgeführt. In der Ärzteschule von Salerno aus dem 14. Jh. hieß es: „*Warum sollte ein Mensch sterben, wenn er Salbei in seinem Garten hat*". Die Pflanze wurde aus den Mittelmeerländern von Mönchen zu uns gebracht, hier verbreitete sie sich schnell in Kloster- und Bauerngärten. Salbeiblätter werden als Küchengewürz, als Räuchermittel und in der Phytotherapie verwendet: Als „heilbringende" Teepflanze wird Salbei bei grippalen Infekten, Schweißausbrüchen und Magen-Darm-Beschwerden verabreicht. Bei extrem intensivem Fußschweiß zeigt Salbeiöl eine gute Wirkung.

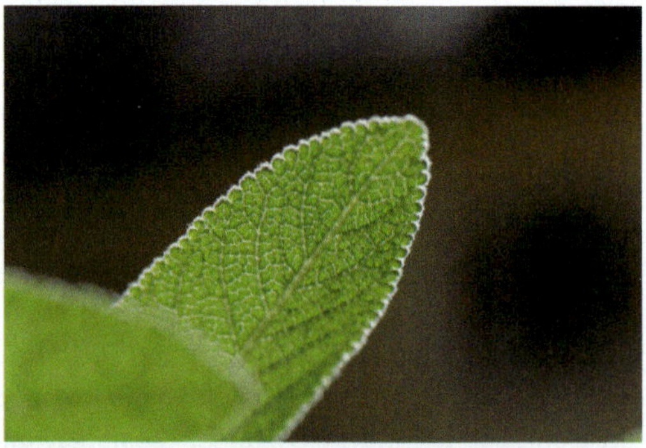

Abb. 6.186 Echter Salbei *(Salvia officinalis)* [P1023]

In der TCM wurde Salbei bei Frauenbeschwerden, bei Schmerzen aufgrund schlechter Durchblutung sowie bei Herzproblemen eingesetzt.

Der Duft ist typisch würzig-krautig.

Inhaltsstoffe

Das Salbeiöl des Echten Salbei hat einen hohen Anteil an Thujon, weshalb es nur von erfahrenen Aromatherapeuten verwendet werden sollte. Bei nicht fachgerechter Dosierung kann es neurotoxisch und abortiv wirken sowie zu psychischen Störungen und Krämpfen führen.

Ketone sind unterstützend für die Gedächtnisleistung, heilen Wunden, beruhigen Bronchien und reduzieren Husten. Je nach Erntezeit ist der α-Thujongehalt unterschiedlich: im Frühjahr ca. 25–30 %, im Herbst 50–60 %.

- **Ketone:** 20–70 %, v. a. α-Thujon
- **Oxide:** ca.12 %, v. a. 1,8-Cineol
- **Monoterpenole:** 5–15 %, v. a. Borneol
- **Monoterpene:** 3–15 %, v. a. α-Pinen, Limonen, Camphen
- **Sesquiterpene:** 5–15 %, v. a. α-Humulen, β-Caryophyllen
- **Ester:** ca.2 %, v. a. Bornylacetat

Das echte Salbeiöl enthält nur wenige kleine lipophile Moleküle (➤ Abb. 6.187). Seien es die Monoterpene, welche die Aufnahme über die Haut fördern und die Resorption der anderen Inhaltsstoffe beschleunigen oder die großen lipophile Molekülen, die Sesquiterpene, welche die Haut schützen. Die Monoterpenole haben einen leicht hydrophilen Charakter, sie können auch im Hydrolat vorkommen und wirken antibakteriell. Die Oxide, 1,8-Cineol, und die Ester verfügen über Sauerstoffverbindungen und können somit auch an spezielle Rezeptoren andocken.

TIPP

Kombinationen: mit Benzoe, Grapefruit, Lavendel, Rosengeranie, Rosmarin, Schafgarbe, Ysop, Zitrone

Alternativöle:
- Schopflavendel, Rosmarin Ct. Campher, Ysop
- Bei gynäkologische Erkrankungen: Muskatellersalbei und Salbei im Verhältnis 3:1

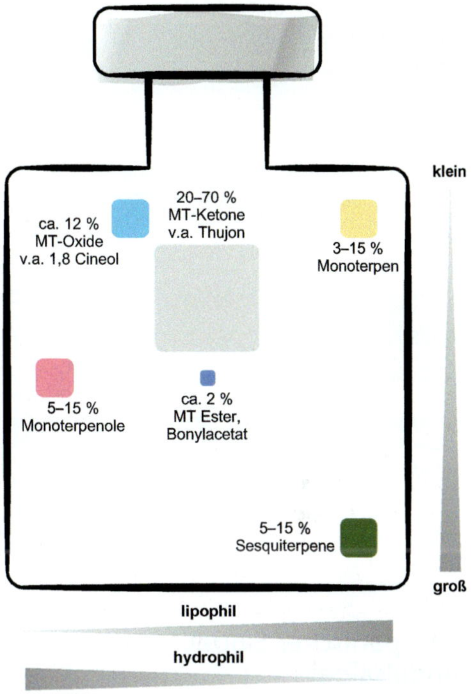

Abb. 6.187 Inhaltsstoffe des echten Salbeiöls [L231/P1023]

Wirkungen und Indikationen

Salbeiöl (➤ Tab. 6.101) ist ein starkes antivirales, bakterizid wirkendes ätherisches Öl, das bei infektiösen Erkrankungen zahlreicher Organsysteme eingesetzt wird. Es wirkt choleretisch und cholagog sowie östrogenähnlich, weswegen es unterstützend bei PMS eingesetzt wird.

Salbei in Kombination mit Sandelholz hat gute Ergebnisse gezeigt bei aggressivem Fußschweiß.

Unerwünschte Nebenwirkungen und Kontraindikationen

Je nach Herkunft und unterschiedlichem Thujongehalt kann Salbeiöl neurotoxisch wirken. Öle mit 40–80 % Thujongehalt dürfen nur mit besonderer Vorsicht eingesetzt werden – bei Schwangeren und Kindern soll es nicht angewendet werden.

Tab. 6.101 Wirkungen und Indikationen des echten Salbeiöls

Wirkungen	Indikationen	Applikationen
Somatische Wirkungen		
Antiinfektiös, antibakteriell (aktiv bei den grampositiven Kokken): *Staph. aureus*+++, β-hämolysierende Streptokokken (A)+++, *Klebsiella* und *Pseudomonas*++, Kolibakterien++	Sinusitis, Angina, grippale Infekte, Bronchitis, Harnwegsinfekte, Pneumonie, Tonsillitis, Aphten, Zahnfleischentzündung	Auftragen, Bäder, Inhalation
Antiviral+++	Virale Enteritis, Herpes genitalis und labialis, Kondylome	Auftragen, Bäder
	Virale Neuritis++	Inhalation, Auftragen, Bäder
Choleretisch, cholagog++	Galleninsuffizienz+++	Wickel, Auflage, Bäder
Emmenagog	Amenorrhö, Oligomenorrhö, Prämenopause+++	Einreiben, Massage, Bäder
Psychische Wirkungen		
Tonisierend	• Müdigkeit, Erschöpfung, depressive Verstimmung • Gedächtnisstärkend	Massage, Bäder, trockene Inhalation, Raumspray

6.88.2 Spanischer Salbei, Lavendelsalbei

Stammpflanze: *Salvia lavandulifolia,* Lamiaceae
Synonym: Spanischer Salbei, kleinblättriger Salbei
Herkunft: Spanien
Gewinnungsverfahren: Wasserdampfdestillation des Krautes

Der Spanische Salbei (➤ Abb. 6.188) ist ein am Grunde etwas verholzender Salbei mit silbrigblauem, aromatisch duftendem Laub. Er hat relativ kleine, schmal eiförmige-elliptische Blättchen, die an Lavendel erinnern und enthält kein Thujon im Gegensatz zum offizinellen Salbei (Salvia officinalis). Neuere Forschungen berichten, dass er in vitro als Acetylcholinesterasehemmer wirkt, wie die modernen Medikamente gegen M. Alzheimer. Der Duft ist kampferartig, krautig, erfrischend.

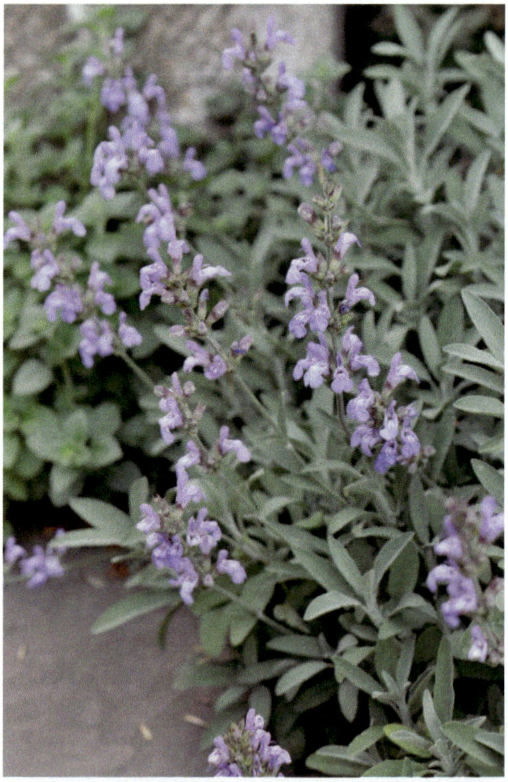

Abb. 6.188 Lavendelsalbei *(Salvia lavandulifolia)* [J810]

Inhaltsstoffe

Der Spanische Salbei enthält nur in Spuren Thujon, seine wichtigsten Komponenten sind Kampfer und 1,8-Cineol.

- **Ketone:** bis 20–30 %, v. a. Campher
- **Monoterpene:** bis 30 %, v. a. Limonen, Camphen
- **Oxide:** 20 %, v. a. 1,8-Cineol
- **Ester:** bis 12 %

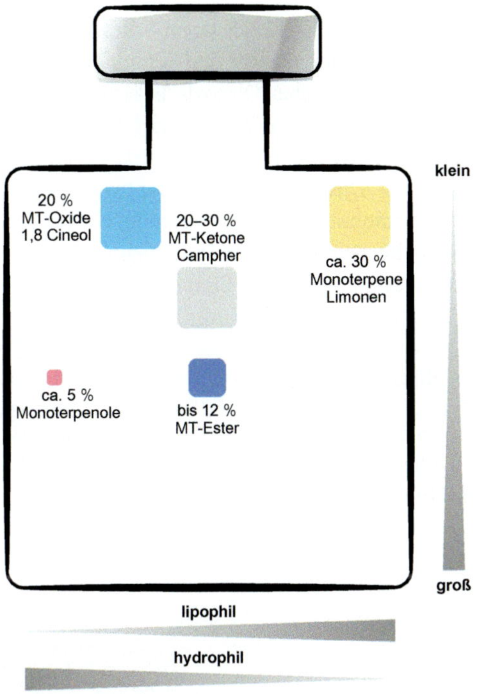

Abb. 6.189 Inhaltsstoffe des Lavendelsalbeis [L231/P1023]

Die kleinen lipophilen Moleküle, die Monoterpene (➤ Abb. 6.189), erleichtern die Aufnahme über die Haut. Die Monoterpenole mit ihren hydrophilen Anteilen, können auch im Hydrolat vorkommen und wirken antibakteriell und antimykotisch. Die MT-Oxide, MT-Ester und der Campher haben alle Sauerstoffverbindungen, die an speziellen Rezeptoren andocken können.

Wirkungen und Indikationen

Das Öl des Lavendelsalbeis (➤ Tab. 6.102) hat eine ausgezeichnete mukolytische Wirkung, die bevorzugt bei Erkrankungen im Respirationstrakt zur Anwendung kommt. Die Ketone (Kampfer) haben nicht nur eine Affinität zum Nervengewebe sondern auch zur Haut. Kleine Wunden, Hautverletzungen und Hautentzündungen lassen sich gut damit behandeln.

Zudem hat er tonisierende und geistig stärkend Eigenschaften, die bei Erschöpfungszuständen hilfreich sind.

Studien bei Patienten mit dementiellen Erkrankungen haben gezeigt, dass durch die Inhalation des Lavendelsalbeis der Neurotransmitter Acetylcholinesterase im Gehirn gehemmt wird und somit der Acetylcholinspiegel erhöht wird. Dadurch wird die Ansprechbarkeit des Betroffenen erhöht (Perry et al. 2002).

Unerwünschte Wirkungen und Kontraindikationen

In physiologischer Dosierung treten keine Nebenwirkungen auf.

6.88.3 Muskatellersalbei

Stammpflanze: *Salvia sclarea,* Lamiaceae
Synonym: Scharlachsalbei
Herkunft: Südfrankreich, Italien, Russland, Nordamerika
Gewinnungsverfahren: Wasserdampfdestillation der Blüten und Blätter

Besonderheit: Die Pflanze ist zweijährig und blüht nur im zweiten Jahr.

Muskatellersalbei (➤ Abb. 6.190) stammt ursprünglich aus den Mittelmeerländern, heute wächst er in ganz Kontinentaleuropa. In der Antike wurde Muskatellersalbei als Heilpflanze bei Kopfschmerzen eingesetzt, die Blätter und Blüten dienten als Nahrungsmittel. Um den beliebten Geschmack von mit Muskatellersalbei gewürztem Wein sicherzustellen, wurde die Muskatellertraubenart gezüchtet.

Tab. 6.102 Wirkungen und Indikationen des Spanischen Salbeiöls

Wirkungen	Indikationen	Applikationen
Auswurffördernd, mukolytisch^{+}	Rhinitis, Sinusitis, Bronchitis, grippaler Infekt	Inhalation, Auflagen, Einreiben
Antiseptisch, antiinfektiös^{++}	Dermatitis, Entzündungen	Einreiben
Stimmungsaufhellend, tonisierend	Asthenie, Neuralgie, aktivierend bei Personen mit M. Alzheimer und Depressionen	Inhalation, Einreiben

6

Das im Öl enthaltene Sclareol wird als Rohstoff für die Synthese verschiedener Ambragerüche genutzt. Der Gehalt an Sclareol ist vom Erntezeitpunkt abhängig. Zu Beginn der Blütezeit enthält das Öl fast kein Sclareol, mit der zunehmenden Menge an Samen ist der Gehalt besonders hoch (bis zu 12 %).

Der Duft des Muskatellersalbeiöls ist warm und krautig.

Der Muskatellersalbei eignet sich sehr gut zur Behandlung bei Muskelverspannungen und bei allen Beschwerden, die in Zeiten des Hormonwechsels auftreten und dadurch bedingt sind.

Inhaltsstoffe

Muskatellersalbeiöl hat einen sehr großen Anteil an Monoterpenestern (➤ Abb. 6.191), hier dem Linalylacetat. Dieser Ester hat Sauerstoffverbindungen und gilt als sehr entspannend, im Hydrolat spaltet er sich wieder auf in Alkohol und Säuren. Die Monoterpenole haben einen leicht hydrophilen Charakter, sie haben Sauerstoffverbindungen und wirken antibakteriell und antimykotisch. Die Sesquiterpene haben eine hautstabilisierende Wirkung. Sclareol, ein großes Molekül, ein Diterpenol, hat Sauerstoffverbindungen mit hormonähnlicher Wirkung.

- **Ester:** ca.76 %, v. a. Linalylacetat, Geranylacetat
- **Monoterpenole:** 9–28 %, v. a. Linalool
- **Sesquiterpene:** 3–6 %, v. a. Germacren D, Caryophyllen
- **Diterpenole:** 0,5–12 % Sclareol – dieser 20-C-Körper ist kaum flüchtig und kommt deshalb kaum in ätherischen Ölen vor. Bekannt ist es nur im Muskatellersalbeiöl, das je nach Erntezeit und Destillationsverfahren 0,5–12 % Sclareol enthalten kann. Dieses Molekül ist verantwortlich für die hormonmodulierende Wirkung, v. a. bei PMS.
- **Sesquiterpenole:** Spuren Spathulenol, β-Eudesmol, Junerol, α-Bisabolol

TIPP

Kombinationen: mit Angelika, Jasmin, Koriander, Lavendel, Majoran, Rosengeranie, Sandelholz, Wacholder, Weihrauch, Weißtanne, Ylang-Ylang extra, Zedernholz, Zitrusölen

Alternativöle: Manuka, Ylang-Ylang, Salbei

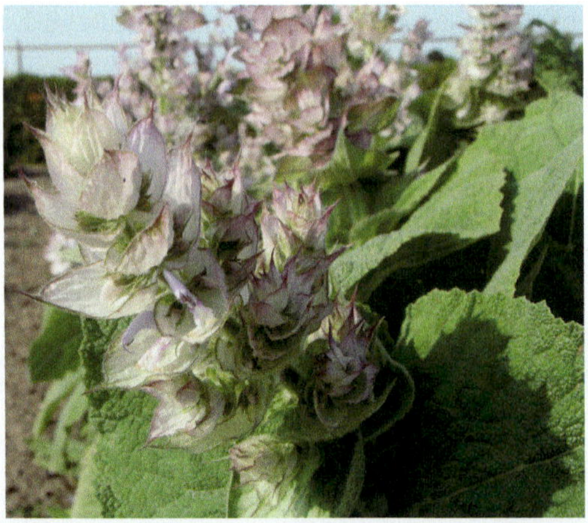

Abb. 6.190 Muskatellersalbei *(Salvia sclarea)* [P1023]

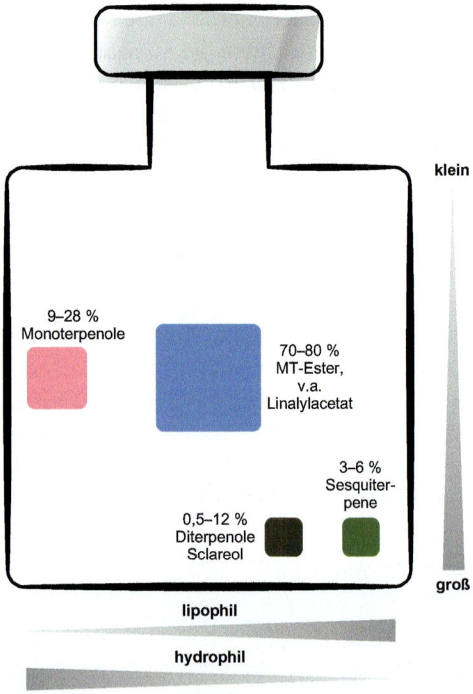

Abb. 6.191 Inhaltsstoffe des Muskatellersalbeiöls [L231/P1023]

Wirkungen und Indikationen

Sclareol hat eine dem Östrogen verwandte Molekularstruktur. Darauf sind einige der hormonähnlichen Wirkungen zurückzuführen, z. B. der Einsatz bei Infertilität und in der Menopause. Untersuchungen haben gezeigt, dass Sclareol zudem den Zelltod von Leukämie- und Darmtumorzellen fördert (Mahaira L et al.).

Muskatellersalbei (➤ Tab. 6.103) ist das wichtigste Öl bei menstruationsbedingten Beschwerden. Studien zeigen eine signifikante Verringerung der Menstruationskrämpfe, die durch Linalylacetat und Linalool bedingt ist. Diese Substanzen haben auch eine starke antifungale Wirkung gegenüber dem humanpathogenen Hefepilz *Candida albicans.*

Die Inhalation von Muskatellersalbeiöl führte zu einem signifikant reduzierten systolischen Blutdruck durch die spasmolytische Wirkung von Linalylacetat auf die glatten Gefäßmuskeln. Es lindert Hautkrankheiten und Erkältung sowie Verdauungsbeschwerden und Verspannungen.

Das Öl wirkt zudem psychisch aufhellend.

Unerwünschte Wirkungen und Kontraindikationen

In physiologischer Dosierung treten keine Nebenwirkungen auf.

6.89 Sandelholz

Stammpflanze: *Santalum album*, Santalaceae
Herkunft: Südostindien (Mysore), Indonesien, Sri Lanka
Gewinnungsverfahren: Wasserdampfdestillation des Kernholz

Besonderheit: Das sog. *West Indian Sandalwood Oil* (auch Amyrisöl genannt) stammt von *Amyris balsamifera,* dem immergrünen Westindischen Sandelholzbaum, der nicht verwandt ist mit dem Indischen Sandelholzbaum. Australien bietet ein verwandtes Öl an, das Neukaledonische Sandelholz aus *Santalum spicatum* bzw. *australocaledonicum.*

Der Süden Indiens ist die Heimat des Sandelholzbaumes (➤ Abb. 6.192) – ein Halbschmarotzer, der sieben Jahre lang an und von einer Palme aus wächst, bis diese abstirbt. Der Baum wird nach ca. 30 Jahren gefällt – das Holz hat dann den meisten Ölgehalt – und das Holz destilliert. Im Kernholz des Stamms und in den Wurzeln befindet sich das meiste ätherische Öl.

Sandelholz und das Sandelholzöl wird in der ayurvedischen Medizin vielfach eingesetzt. In Indien wird es hauptsächlich für sakrale und medizinische Zwecke verwendet, z. B. für Räucherungen zu Beerdigungen. Eine typisch indische Besonderheit ist das Destillieren in Sandelholzöl, die sog. Attars, z. B. Rosenattar (Ghulab-Attar = Rosenwasser-Duft). Hierbei tropfen Rosenöl und Rosenwasser während

Tab. 6.103 Wirkungen und Indikationen des Muskatellersalbeiöls

Wirkungen	Indikationen	Applikationen
Somatische Wirkung		
Östrogenähnlich+++, emmenagog	Amenorrhö++++, PMS, Dysmenorrhö, Probleme der Prämenopause[h]	Massage, Bäder, trockene Inhalation, Raumspray
	Genitalinfektionen bei hormoneller Insuffizienz	Einreiben, Bäder Vaginalovula
Phlebotonisch	Varizen, Hämorrhoiden, Durchblutungsstörungen	Auftragung, Bäder
Spasmolytisch, mukolytisch	• PMS-Spasmen • Bronchitis, Keuchhusten, spastischer Husten, Asthma bronchiale	Einreiben, Massage, Bäder, Ovula, Suppositorien
Psychische Wirkung		
Neurotonisch	Nervöse Müdigkeit, Erschöpfung, Nervosität	Trockene Inhalation, Raumspray, Massage, Bäder
Euphorisierend	Wochenbettdepression, depressive Verstimmung	
Anxiolytisch, sedativ	Angst, Anspannung, Stress	

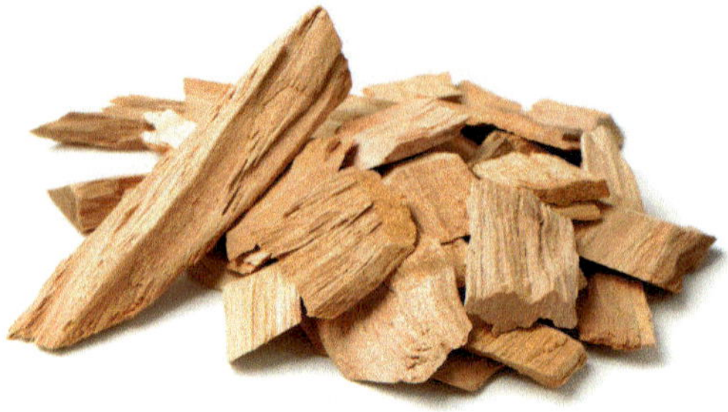

Abb. 6.192 Sandelholz *(Santalum album)* [J808]

der Destillation in ein Gefäß, das mit destilliertem Sandelholzöl gefüllt ist. Das ergibt eine besondere Duftnote mit starken therapeutischen Qualitäten (Stressabbau, antidepressiv).

Sandelholzöl hat einen warmen, süß-balsamischen Holzduft.

Inhaltsstoffe

- **Sesquiterpenole:** 85–90 %, v. a. α-Santalol, *trans*-β-Santanol
- **Sesquiterpene:** 3–8 %, v. a. Santalen

Der Hauptinhaltsstoff α-Santalol hat hemmende und voraussichtlich heilende Wirkung bei Hautkrebs.

Sandelholzöl hat einen großen Anteil an Sesquiterpenolen und einen kleinen Anteil an Sesquiterpenen – hier handelt es sich um große Moleküle (➤ Abb. 6.193), weshalb das Öl auch sehr zäh aus der Flasche tropft. Die Sesquiterpene stabilisieren die Haut, die Sesquiterpenole haben mit ihren alkoholischen Gruppen leicht hydrophile Anteile, sie können auch im Hydrolat vorkommen und mit vielen Rezeptoren reagieren.

TIPP

Kombinationen: mit Benzoe, Bergamotte, Eichenmoos, Grapefruit, Jasmin, Kardamom, Narde, Nelke, Patchouli, Pfeffer, Rose, Rosenholz, Tuberose, Ylang-Ylang, Zimtrinde. Es ist eines der wenigen Öle, die mit der Zeit besser im Duft werden; es reift.

Alternativöle: Amyris, Linaloeholz, Rosenholz

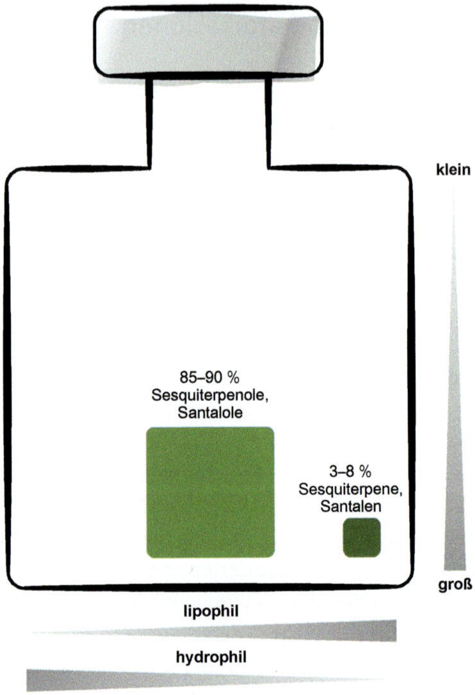

Abb. 6.193 Inhaltsstoffe des Sandelholzöls [L231/P1023]

Wirkungen und Indikationen

Sandelholzöl (➤ Tab. 6.104) gehört zu den besten Hautölen und ist das klassische Öl für trockene, entzündete, juckende und bakteriell besiedelte Haut.

Auf psychischer Ebene wirkt es reizmindernd und stressabbauend. Ebenso ist es hilfreich bei entzündlichen Erkrankungen des Respirations-, Urogenital- und Verdauungstrakts.

Gerühmt wird auch seine stark desinfizierende Wirkung. So ist es noch in einer 1:64000-fachen Verdünnung wirksam z. B. gegen *Staphylococcus aureus*. Es ist angezeigt bei Atemwegs- und Harnwegsinfekten.

Bei Magenbeschwerden beruhigt es den Magen und reduziert Sodbrennen. Mit Sanddornöl eingenommen verhindert Sandelholzöl eine Refluxösophagitis. Zur Behandlung reicht pro Dosis ein Tropfen Sandelholzöl.

In der Praxis hat sich Sandelholz in der Wundheilung sehr bewährt. Diesbezüglich wurde der Wirkstoff Sandalore in vitro getestet. Sandalore ist ein synthetischer Duftstoff, der sehr eng verwandt ist

Tab. 6.104 Wirkungen und Indikationen des Sandelholzöls

Wirkungen	Indikationen	Applikationen
Somatische Wirkungen		
Entstauend auf das venöse und lymphatische System+++	Varizen, Hämorrhoiden	Auftragen, Bäder
Epithelisierend, stark hautregenerierend+++	Neurodermitis, Psoriasis	Auftragen, Bäder
	Dermatosen, trockene entzündete Haut, Pruritus, Milchschorf	Auftragen, einreiben, Bäder
Antiseptisch im urogenitalen und respiratorischen Bereich	Zystitis	Einreiben, Suppositorien, Bäder
	Bronchitis, Rhinopharyngitis	Massage, Einreiben, Bäder
Antiphlogistisch	Lymphödem	Auftragen, Massage, Bäder
Magen beruhigend	Refluxösophagitis, Magenschmerzen	Innere Einnahme zusammen mit Sanddornöl
Kardiotonisch++	Hypertonie, Tachykardie	Einreiben, Bäder
Psychische Wirkungen		
Beruhigend, entspannend, ausgleichend	Nervöse Erschöpfung, Unruhe, Angst, Zwangserkrankungen, Psychosen, Schlaflosigkeit, nervöse Spannung, stressbedingte Beschwerden, Wut	Trockene Inhalation, Raumspray, Bäder, Massage
Antidepressiv	Milde Depressionen	Trockene Inhalation, Raumspray, Bäder, Massage
Aphrodisisch	Impotenz, Frigidität	Bäder, Massage

mit dem Sandelholz und auch sehr ähnlich riecht. Seine wundheilungsfördernde Wirkung ist ebenso frappierend wie bei Sandelholz. Es konnte gezeigt werden, dass Sandalore an Rezeptoren andockt. Nachdem diese blockiert wurden, stagnierte die Wundheilung (Antrittsvorlesung Privatdozentin Dr. rer. nat. Ute Wölfle zum Thema „Die Sinnrezeptoren der Haut und ihre Bedeutung für die dermatologische Therapie“ an der Uni Freiburg, Mai 2018).

Unerwünschte Nebenwirkungen und Kontraindikationen

Es sind keine unerwünschten Wirkungen bekannt. Sandelholz ein sehr mildes Öl und kann daher gut auf die Haut aufgetragen werden.

6.90 Schafgarbe

Stammpflanze: *Achillea millefolium,* Asteraceae
Synonyme: Zimmermannskraut, Soldatenkraut
Herkunft: Europa, besonders Bulgarien, Nordamerika, Nordasien
Gewinnungsverfahren: Wasserdampfdestillation der getrockneten Blüten und Kraut
Besonderheit: Die Farbe des Schafgarbenöls ist blau, wegen des hohen Gehalts an Chamazulen.

Schafgarbe (➤ Abb. 6.194) gehört zu den ältesten Heilpflanzen der Welt. Die Sage berichtet, dass Achilles seine verletzte Ferse mit Schafgarbe behandelt haben soll, daher kommt der botanische Name *Achillea millefolium.* Und der deutsche Name besagt, dass Schafe bei Krankheiten und Verletzungen diese Kraut bevorzugen. Hildegard von Bingen wusste, dass Schafgarbe der Wunde Eiter und Geschwüre nimmt, und Matthiolus schrieb: *„Es ist ein köstlich Wundkraut und bei den Wundärzten im täglichen Brauch.“* Aus dem Schafgarbenorakel mit seinen 50 Stäbchen aus Schafgarbe hat sich in China die

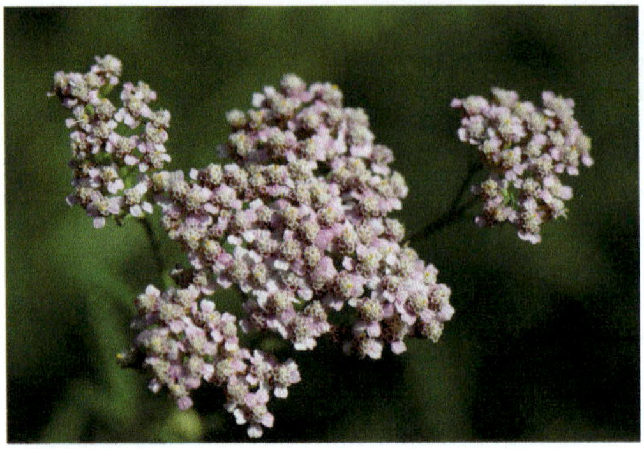

Abb. 6.194 Schafgarbe *(Achillea millefolium)* [P1023]

Weissagungstechnik des I Ging (Buch der Wandlungen) entwickelt. In der Traditionellen Chinesischen Medizin wird v. a. die spasmolytische und antiinflammatorische Wirkung der Schafgarbe beschrieben.

Schafgarbenöl hat eine blaue Farbe wegen des hohen Gehalts an Chamazulen, duftet warm, krautig, aromatisch, ähnlich wie die blaue Kamille.

Inhaltsstoffe

- **Sesquiterpene:** 5–50 %, v. a. Chamazulen
- **Monoterpene:** 10–40 %, v. a. Pinen, Sabinen
- **Monoterpenole:** ca. 8 %, v. a. Terpinen-4-ol
- **Ketone:** 10–20 %, v. a. Isoartemisiaketon
- **Oxide:** ca.11 % 1,8-Cineol

Schafgarbenöl hat überwiegend lipophile Bestandteile und wirkt deshalb stark auf die Haut. Die Monoterpene (➤ Abb. 6.195) erleichtern die Aufnahme über die Haut und die Sesquiterpene, speziell Chamazulen, wirken stabilisierend, wundheilend und entzündungshemmend. Die Monoterpenole haben eine leicht hydrophile Wirkung und es handelt sich um Sauerstoffverbindungen, wie auch die Ketone und 1,8-Cineol. Durch die Kombination der Inhaltsstoffe verstärkt sich die entzündungshemmende Wirkung.

TIPP

Kombinationen: mit Bergamotte, Eichenmoos, römischer Kamille, Lavendel, Majoran, Melisse, Muskatellersalbei, Orange, Rose, Vetiver, Zedernholz
Alternativöle: Kamille blau

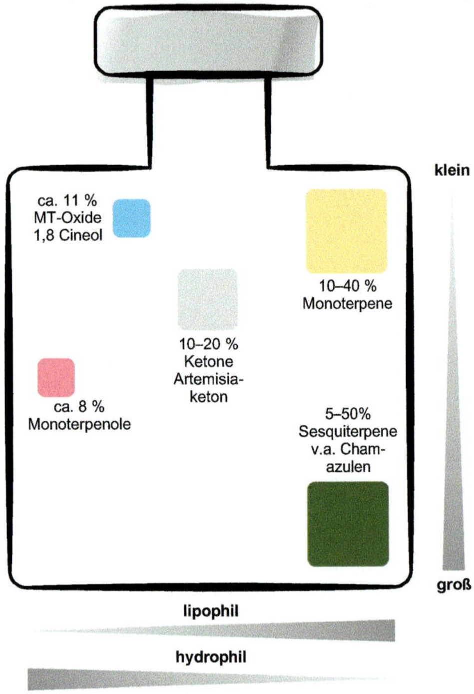

Abb. 6.195 Inhaltsstoffe des Schafgarbenöls [L231/P1023]

Tab. 6.105 Wirkungen und Indikationen des echten Schafgarbenöls

Wirkungen	Indikationen	Applikationen
Somatische Wirkung		
Antiinflammatorisch^{+++}, epithelisierend^{++}, adstringierend Hämostyptisch	• Furunkel, Ulzera, Hautentzündungen, Geschwüre, Varizen, Ulzera, Hämorrhoiden, Verbrennungen • Blutende Wunden	Pur auftragen, Bäder
Emmenagog^{+}	Dysmenorrhö, Oligomenorrhö	Einreiben, Badezusatz
Cholagog	Leberinsuffizienz, Meteorismus	Wickel, Auflagen, Bäder
Neurotonisch	Neuralgien	Massage, Bäder
Psychische Wirkung		
Ausgleichend	Stressbedingte Beschwerden, Schlaflosigkeit	Massage, trockene Inhalation, Raumspray, Bäder

Wirkungen und Indikationen

Schafgarbenöl (➤ Tab. 6.105) wirkt aufgrund seines Chamazulengehalts entzündungswidrig und ist ein ausgezeichnetes Wundheilöl. Zudem regt es die Leber an, Galle zu produzieren und ist deshalb hilfreich bei Verdauungsbeschwerden, Reizdarm und Koliken. Bei PMS kann es die Menstruation fördern und wirkt somit spasmolytisch.

6.91 Spearmint

➤ Minzen (6.58)

6.92 Sternanis

Stammpflanze: *Illicium verum*, Illiciaceae
Synonym: Chinesischer Anis
Herkunft: China, Japan, Vietnam
Gewinnungsverfahren: Wasserdampfdestillation der frischen oder teilgetrockneten Früchte
Besonderheit: Auch durch den Gehalt am seltenen 1,4-Cineol unterscheidet sich dieses Öl vom Anisöl.

Sternanis (➤ Abb. 6.196) ist ein immergrüner Baum, der in China und Vietnam wächst. Dort wird er sowohl als Heilmittel, als auch als Gewürz verwendet. Zusammen mit Cassia, Sechuanpfeffer, Nelke und Fenchel ist er in der chinesischen Küche bekannt als 5-Gewürz-Pulver. In der Medizin wird er

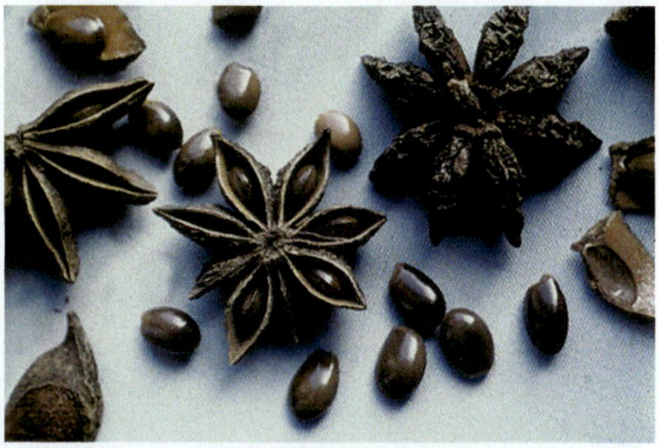

Abb. 6.196 Sternanis *(Illicium verum)* [P1023]

ähnlich wie Anis als Mukolytikum und zur Verbesserung der Verdauung verwendet. In Asien gilt Sternanis als Heilmittel gegen Spasmen und Koliken und wird oft nach den Mahlzeiten gekaut, um die Verdauung zu fördern. Er wird als wärmendes Öl, das dadurch schmerzstillend wirkt, verwendet.

Die pharmazeutische Industrie nutzt Sternanis für die Herstellung von Tamiflu® (Wirkstoff Oseltamivir), das für die Virusgrippe sowie zur Postexpositionsprophylaxe, eingesetzt wird.

Der Duft von Sternanis ist warm, süß, würzig, anisartig.

Inhaltsstoffe

- **Aromatische Ether:** 80–90 %, v. a. *trans*-Anethol
- **Monoterpene:** 3–16 %, v. a. Limonen

Dieses Öl hat einen hohen Anteil an aromatischen Ethern (➤ Abb. 6.197), die als reaktive Sauerstoffverbindungen eine gute Anknüpfung an Rezeptoren haben und deshalb u. a. eine gute spasmolytische Wirkung entwickeln. Die kleinen lipophilen Monoterpene erleichtern die Aufnahme über die Haut.

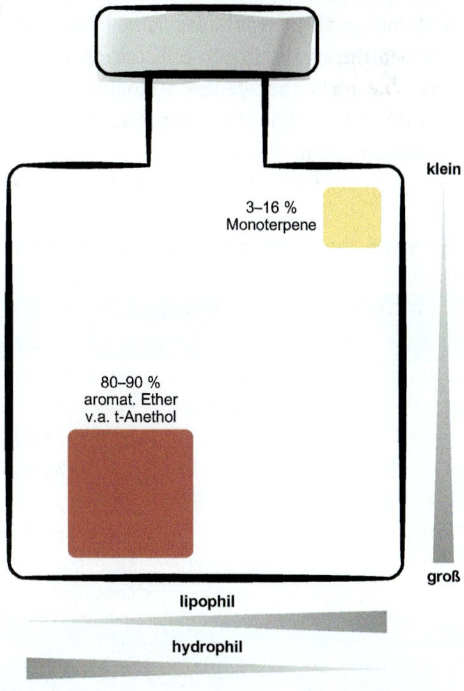

Abb. 6.197 Inhaltsstoffe des Sternanisöls [L231/P1023]

TIPP

Kombinationen: mit Benzoe, Bay, Bergamotte, Ho-Blätter, Nelkenköpfchen, Lavendel, Orange, Pfeffer, Rosengeranie, Vetiver
Alternativöle: Anis, Fenchel

Wirkungen und Indikationen

Sternanisöl (➤ Tab. 6.106) wirkt aufgrund des Anetholgehalts mild spasmolytisch sowohl im Verdauungs- als auch im Respirationstrakt. Es hat eine östrogenähnliche Wirkung und findet daher Verwendung bei Menstruationsproblemen und in den Wechseljahren.

Unerwünschte Nebenwirkungen und Kontraindikationen

Kontraindiziert ist Sternanisöl bei Uterusmyomen, Prostatahyperplasie und östrogenabhängigen Kanzerosen. Anetholreiche ätherische Öle sollten nicht von Alkoholkranken angewendet werden.

Das synthetische *cis*-Isomer des Anethols ist 15- bis 38-mal gefährlicher als das *trans*-Isomer. Daher dürfen solche synthetischen Substanzen und überalterte Öle nicht therapeutisch eingesetzt werden. Kontraindiziert bei Östrogenrezeptor-positivem Mammakarzinom.

Tab. 6.106 Wirkungen und Indikationen des Sternanisöls

Wirkungen	Indikationen	Applikationen
Somatische Wirkungen		
Spasmolytisch+++	Spastische Enterokolitis+++ Dyspepsie, Meteorismus	Bäder, Massage
	Spastischer Husten++	Bäder, Einreiben, Wickel
Östrogenähnlich++	Oligomenorrhö, in der Prämenopause	Bäder, Bauchmassage, Massage der LWS-Region
Psychische Wirkungen		
Anregend, euphorisierend, Hypotonie	Depressive Müdigkeit	Bäder, trockene Inhalation, Raumspray, Massage

6.93 Styrax

Stammpflanze: *Liquidambar orientalis,* Hamamelidaceae
Synonyme: flüssiger Amber, Amberbaum, Storax, Christholz, Styraxbalsam
Herkunft: Kleinasien, Mittelamerika
Gewinnungsverfahren: Wasserdampfdestillation und Lösungsmittelextraktion des Harzes

Besonderheit: nicht zu verwechseln mit Styrax tonkinensis, dem Benzoeharz.

Der Styraxbaum (➤ Abb. 6.198) wird sechs bis zehn Meter hoch und wächst buschförmig. Um den hellen Balsam zu gewinnen, wird der Stamm mit löffelartigen Geräten angeschnitten und die austretenden Harztränen werden eingesammelt.

Im Papyrus Ebers, der ältesten bekannten Schriftensammlung über Heilpflanzen, steht, dass Styrax zu einem Festduft verarbeitet wurde. Die Ägypter glaubten, dass Styrax von den Göttern abstammen würde. Schon im Altertum wurde Styrax sowohl als Räuchermittel als auch für wohlriechende Salben verwendet.

Styrax macht aus jeder Erkältungs- und Hautmischung ein wohlriechendes Heilmittel. Dioskurides beschrieb eine positive Wirkung auf die Atemwege und als abführendes Mittel. In China setzte man Styrax hauptsächlich bei Dysmenorrhö und rheumatischen Beschwerden ein, aber auch, um zähen Schleim und Schmerzen in der Brust zu lösen.

In der Parfümerie wird es für blumige Noten verwendet und als Fixativ. Die technische Chemie hat aus Styrax den Inhaltsstoff Styrol als Monomeres für die Polymerisation zu dem Kunststoff Polystyrol entnommen, das heutzutage synthetisch hergestellt wird.

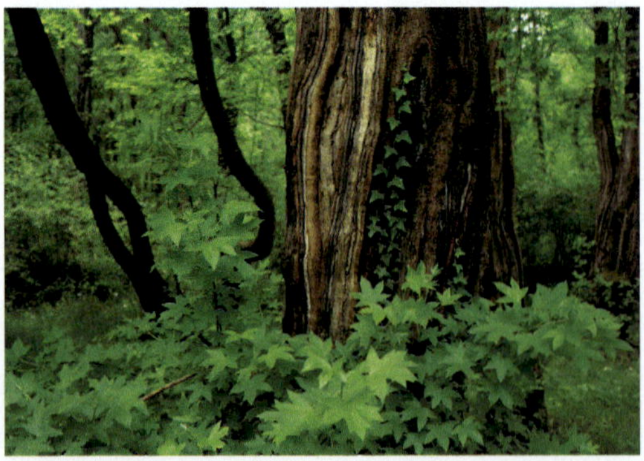

Abb. 6.198 Styrax *(Liquidambar orientalis)* [J810]

Der Duft des Styraxöls ist frisch, harzig und balsamisch.

Inhaltsstoffe

- **Aromatische Ester:** ca. 25 %, v. a. Cinnamylcinnamat
- **Monoterpene:** bis 20 % α-Pinen
- **Aromatische Säuren:** 5–15 %, v. a. Zimtsäure
- **Aromatische Alkohole:** < 2 %

Styraxöl hat einen kleinen Anteil an kleinen, lipophilen Molekülen, den Monoterpenen (➤ Abb. 6.199), die das gesamte Öl besser durch die Haut diffundieren lassen. Die aromatischen Ester, die aromatischen Säuren und die aromatischen Alkohole haben alle Sauerstoffverbindungen, die mit vielen Rezeptoren reagieren können. Die Wirkung der Ester gilt als sehr entspannend.

TIPP

Kombinationen: mit Ho-Blätter, Jasmin, Nelkenknospe, Patchouli, Rose, Wacholderbeere Ylang-Ylang, Zimtrinde
Alternativöle: Weihrauch, Benzoe

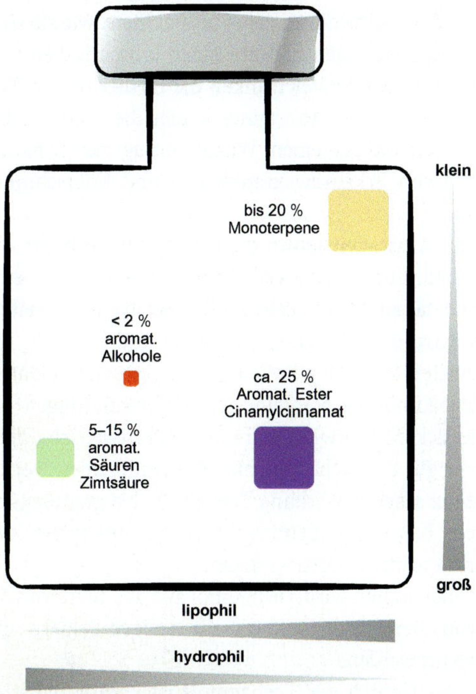

Abb. 6.199 Inhaltsstoffe des Styraxöls [L231/P1023]

Tab. 6.107 Wirkungen und Indikationen des Styraxöls

Wirkungen	Indikationen	Applikationen
Somatische Wirkungen		
Mukolytisch, spasmolytisch, antitussiv	Husten, Bronchitis, Pneumonien+++	Trockene Inhalation, Einreiben, Bäder
Epithelisierend, antiseptisch	Ulcus cruris, Wunden, Abszess, Akne, Dermatosen (auch durch Parasiten bedingt)	Auftragen, Auflagen
Psychische Wirkungen		
Sedierend, anxiolytisch	Angst, Stress	Massage, trockene Inhalation, Raumspray, Bäder

Wirkungen und Indikationen

Styraxöl (➤ Tab. 6.107) hilft insbesondere bei zähem Husten, es wirkt heilend auf die Schleimhäute und auf die Haut, u. a. bei Parasitenbefall.

Unerwünschte Nebenwirkungen und Kontraindikationen

In physiologischen Dosierungen sind keine unerwünschten Wirkungen bekannt.

6.94 Tagetes

Stammpflanze: *Tagetes glandulifera;* Asteraceae
Synonym: Studentenblume
Herstellung: Wasserdampfdestillation der blühenden Pflanze
Allgemeines: in Sandelholzöl destilliert ergibt das beliebte Attar genda
Duft: intensiv, süß, fruchtig-erdig

Das Öl der Studentenblume (➤ Abb. 6.200) hat folgende Inhaltsstoffe:

- **Monoterpene:** 30–40 %, v. a. trans-β-Ocimen
- **Monoterpenketone:** 10–35 %, v. a. Dihydrotageton, Tageton
- **Monoterpenole:** ca. 3 %, v. a. Linalool

6

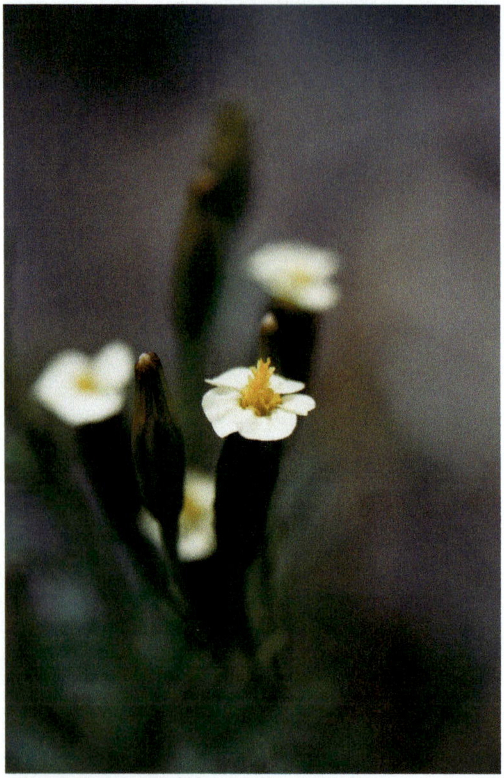

Abb. 6.200 Tagetes *(Tagetes glandulifera)* [P1023]

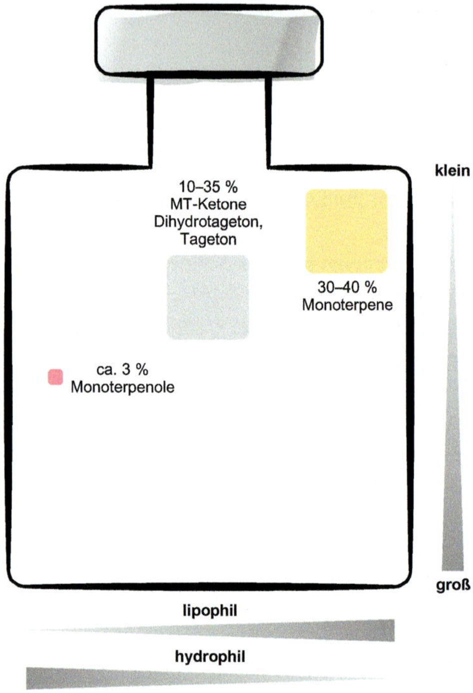

Abb. 6.201 Inhaltsstoffe des Tagetesöls [L231/P1023]

Dieses Öl hat hauptsächlich kleine Moleküle, die Monoterpene (➤ Abb. 6.201) bewirken eine gute Aufnahme über die Haut, die Monoterpenketone haben Sauerstoffverbindungen.

Tagetesöl wird fast nie zu therapeutischen Zwecken eingesetzt, außer bei Nagelpilzen wegen seiner stark antimykotischen Wirkung. Je nach Zusammensetzung kann es fotosensibilisierend sein.

6.95 Teebaum

Stammpflanze: *Melaleuca alternifolia*, Myrtaceae
Synonym: Tea tree
Herkunft: Australien, China
Gewinnungsverfahren: Wasserdampfdestillation der Blätter und Zweige

Den Namen Teebaum (➤ Abb. 6.202) hat Kapitän James Cook geprägt, der bei der Landung in Australien die Ureinwohner dabei beobachtete, wie sie sich aus den klebrigen Blättern einen aromatischen Tee zubereiteten. Später tranken die Siedler diesen Tee als Heiltee. Die Aborigines kauen die Blätter oder machen daraus einen Wasserauszug zur Behandlung von Erkältungskrankheiten und Kopfschmerzen.

In Australien setzen die Aborigines Teebaum als Allheilmittel für die vielfältigsten Beschwerden ein. Und das zu Recht: Teebaumöl wirkt in einem breiten Spektrum antibakteriell, antiviral und fungizid. Im Zweiten Weltkrieg hatten die australische Soldaten Teebaumöl als Notfallöl gegen Verwundungen im Gepäck. Mittlerweile ist Teebaumöl wissenschaftlich sehr gut erforscht. Warnke et al. empfehlen wegen seiner starken Wirkung Teebaumöl bei gramnegativen Bakterien, Lemongrassöl ist besonders bei grampositiven Ölen wirksam.

Inzwischen wird Teebaumöl aus den Blättern von Sträuchern gewonnen, die auf riesigen Feldern angebaut werden.

Der Geruch des Teebaumöls ist krautig, würzig, kampferähnlich.

Inhaltsstoffe

- **Monoterpene:** ca. 45 %, v. a. Terpinen
- **Monoterpenole:** 30–45 %, v. a. Terpinen-4-ol
- **Monoterpenoxide:** bis 15 %, v. a. 1,8-Cineol
- **Sesquiterpene:** bis 7 %, v. a. Aromadendren
- **Sesquiterpenole:** bis 6 %, v. a. Globulol, Viridiflorol

Dieses Öl ist sehr vielseitig und ausgewogen: Durch die Monoterpenole (➤ Abb. 6.203) und 1,8-Cineol hat Teebaumöl eine gute antibakterielle und antimykotische Wirkung, aufgrund der Sesquiterpenverbindungen hat es hautfreundliche Eigenschaften, die Aufnahme über die Haut wird unterstützt durch die Monoterpene, allerdings ist der Geruch nicht für jeden angenehm.

TIPP

Kombinationen: mit Bergamotte, Eichenmoos, Ho-Blätter, Lavendel, Linaloeholz, Majoran, Nelkenknospe, Palmarosa, Rosengeranie, Vetiver und Ylang-Ylang
Alternativöle: Manuka, Niaouli, Cajeput

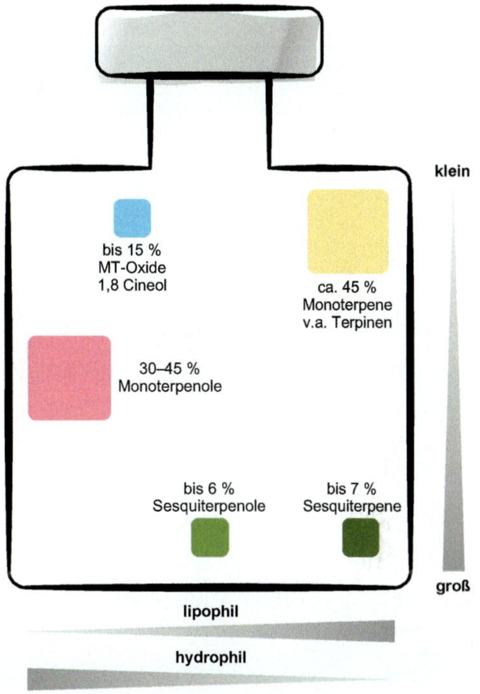

Abb. 6.203 Inhaltsstoffe des Teebaumöls [L231/P1023]

Wirkungen und Indikationen

Teebaumöl (➤ Tab. 6.108) hat ein sehr breites Spektrum an antibakteriellen und fungiziden Wirkungen und sollte in keiner Hausapotheke fehlen. Insbesondere bei Zahnfleischproblemen und in der Wundbehandlung zeigt es sehr gute antibakterielle Wirkung. Auch bei MRSA wird es sehr erfolgreich eingesetzt.

Bei Blasenentzündungen durch Kolibakterien wirkt es bakterizid und entzündungshemmend. Auch bei Haut-, Schleimhaut und Nagelpilzen zeigt es eine hohe Wirksamkeit.

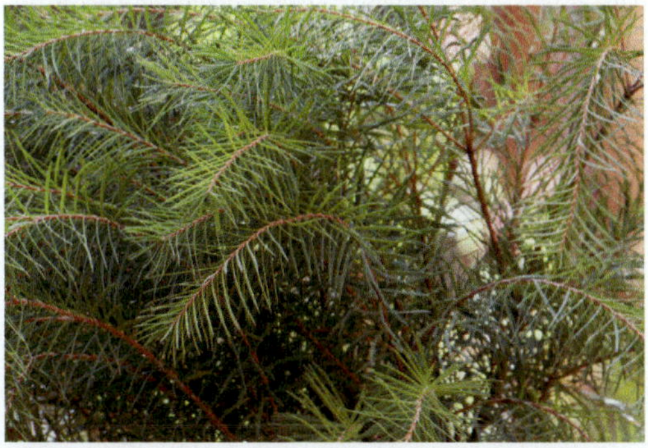

Abb. 6.202 Teebaum *(Melaleuca alternifolia)* [J810]

Unerwünschte Wirkungen und Kontraindikationen

Teebaumöl hat bei seinen vielfältigen Anwendungsbereichen eine ausgesprochen geringe Toxizität; nur bei hoher Dosierung können u. U. Hautirritationen hervorgerufen werden. Diese klingen allerdings sehr schnell ab und können durch Behandlung mit fettem Öl, dem einige Tropfen Lavendel zugesetzt sind, oder auch durch blaue Kamille beseitigt werden.

CAVE

- Teebaumöl kann sehr leicht oxidiert werden. Bei falscher Anwendung (Expositionen mit Sauerstoff, Licht und Wärme) kann die Peroxidzahl in verhältnismäßig kurzer Zeit von 5 auf über 500 ansteigen. Damit einher geht eine erhöhte Gefahr für Hautreizungen (Wabner 2006).
- Wegen der leichten Oxidation des Teebaumöls sollte nur frisches Öl verwendet werden.

Tab. 6.108 Wirkungen und Indikationen des Teebaumöls

Wirkungen	Indikationen	Applikationen
Somatische Wirkungen		
Stark antiinfektiös, antibakteriell im breiten Spektrum	Grampositiv: Staphylokokken, gramnegativ: Kolibakterien, Proteus, Klebsiellen, Enterobakterien, bakterielle Enterokolitis+++, Appendizitis, Zystitiden, Zahnabszesse, eitrige Bronchitis	• Einreiben, Auflagen • Innere Einnahme • Ölziehen • Suppositorien, Vaginalovula
Antiviral+++	Aphthosen, Stomatitis, Gingivitis, Mundulcera, Infektionen im HNO-Bereich: Otitis, Emphyseme, akute Rhinopharyngitis, virale Enterokolitis, Herpes, Warzen, Windpocken	• Zahnfleisch damit einpinseln, Otitis: 1 Tr. Auf Wattebausch geben, in den Gehörgang einführen • Einreiben, Bäder
Fungizid *(Candida albicans)*	Genitale Infektionen: chronische Candidainfektion im vulvo-vaginalen Bereich+++	Teebaum auf Vorlagen mit fettem Öl zusammen tröpfeln oder Vaginalovula
Antiparasitär	• Lamblien, Ankylostomas, Ascaris, Enterokolitis parasitär, Vaginitis durch Trichomonaden • Läuse und Flöhe	Massage
Kardiotonisch	Asthenie	Auftragen, Auflagen, Bäder
Phlebotonisch	Hämorrhoiden, Varizen	Auftragen
Immunstimulierend	Erhöht IgA und IgM	LWS damit massieren
Psychische Wirkung		
Anxiolytisch	Angst vor Herausforderungen Unsicherheit	Trockene Inhalation, Raumspray, Massage
Stimmungshebend	• Antriebslosigkeit, psychische Müdigkeit, Lustlosigkeit, geistiger Erschöpfungszustand • Nervenschwäche • Überempfindlichkeit	Trockene Inhalation, Raumspray, Massage

6.96 Thymian, seine Chemotypen und Arten

Wahrscheinlich haben schon die Sumerer Thymian als aromatisches Räuchermittel verbrannt. Die Ägypter verwendeten ihn zum Einbalsamieren. Im Mittelalter brachten Mönche *Thymus vulgaris* über die Alpen zu uns. Thymian wurde schon immer in der Heilkunde verwendet wegen seiner keimwidrigen Wirkung. 1543 schrieb der Arzt und Botaniker Leonhard Fuchs in seinem Kräuterbuch: Thymian mit Honig gekocht und getrunken ist förderlich und nützlich denjenigen, die das „Keuchen und das schwere Atmen" haben.

Bei Hippokrates stand Thymian in hohem Ansehen. Lonicerus und Hieronymus Bock verordneten ihn gegen Atemnot, Asthma, geronnenes Blut, Würmer, Vergiftungen und zum Austreiben der Plazenta. In keinem Pflanzenbuch und keiner Apotheke durfte das Kraut fehlen. In der Traditionellen Chinesischen Medizin wird es eingesetzt bei Husten, speziell Keuchhusten, akuter Bronchitis, Rachenschmerzen, Hakenwürmern, Übelkeit, Erbrechen, Magenschmerzen, Diarrhö, Verdauungsstörungen, Kopfschmerzen und Entzündungen. Es wird als wärmend und kälteausleitend beschrieben, stärkt den Körper und lindert Schmerzen.

Nachfolgend werden folgende Chemotypen und Arten dargestellt:

- *Thymus vulgaris Ct. Linalool, Geraniol*
- *Thymus vulgaris Ct. Thymol, Carvacrol*
- *Thymus vulgaris Ct. Thujanol*
- Thymianarten:
  - *Thymus serpyllum,* der türkische Thymian
  - *Thymus capitatus,* der kopfige Thymian
  - *Thymus mastichina,* der spanische Majoran

Von den Thymianarten (➤ Tab. 6.109) gibt es sehr viele botanische (ca. 200–300) Unterarten, auf die

Tab. 6.109 Die unterschiedlichen Thymianarten im Vergleich

Inhaltsstoffe	Thymus vulg. Ct. linalool, geraniol	Thymus vulg. Ct. thymol, carvacrol	Thymus vulg. Ct. thujanol	Thymus serpyllum	Thymus capitatus	Thymus mastichina
Monoterpene						
Myrcen	Bis 8 %	1–3 %	Bis 5 %	bis 2 %	1 %	1
γ-Terpinen	Bis 7 %	5–14 %	Bis 6 %	4 %	2,5 %	1 %
p-Cymen	Bis 5 %	13–25 %	–	4 %	6 %	0,5 %
Monoterpenole						
Linalool	30 %	3–5 %	5 %	7 %	1,5 %	17 %
Geraniol	80 %	Bis 0,2 %	10 %	bis 1 %	–	0,15 %
Terpinen-4-ol	Bis 67 %	Bis 2,5 %	35 %	–	1 %	1 %
Trans-Thujanol-4	Bis 8 %	–	–	–	–	–
Monoterpenphenole						
Thymol, carvarol	Bis 5 %	Bis 55 %	–	Bis 75 %	82 %	NN
Oxide						
	Bis 4 %	Bis 2 %		1 %		54 %
Monoterpenester						
Geranylacetat Linalylacetat	Bis 58 %	NN	5 %	–	–	1 %
Myrcenylaceat	Bis 9 %	NN	–	–	–	–

6

wir hier nicht alle eingehen können. Die Arten kreuzen sich untereinander, der Botaniker spricht hier von Hybridisierung. Die Aromatherapeuten sprechen von Chemotypen (Ct.), wenn eine Art, z. B. *Thymus vulgaris,* durch Lage, Klima unterschiedliche Hauptinhaltsstoffe entwickeln. Außerdem gibt es noch verschiedene botanisch unterschiedlich benannte Thymianarten (*Thymian serpyllum, Thymian mastichina, Thymian coridothymus capitatus*).

6.96.1 Thymian vulgaris Ct. Linalool und Geraniol

Stammpflanze: *Thymus vulgaris, Thymus officinalis;* Lamiaceae
Synonyme: Weißer Thymian
Herkunft: Frankreich, Spanien, Marokko und Algerien
Gewinnungsverfahren: Wasserdampfdestillation des blühenden Krautes

Thymian Ct. Geraniol (➤ Abb. 6.204) wächst meist in einer Höhe von 1250–1500 Metern. Er entwickelt dort einen milden, süßen, leicht rosigen Duft. Der Chemotyp Linalool wächst bevorzugt oberhalb von 1500 m und dieser riecht leicht lavendelähnlich.

Inhaltsstoffe

Das Thymianöl Chemotyp **Linalool** hat eine ähnliche Zusammensetzung wie Lavendel – Linalool und Ester kommen allerdings im umgekehrten Verhältnis vor.

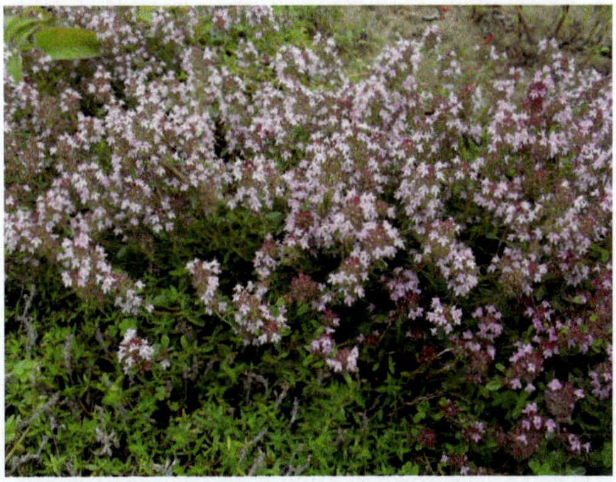

Abb. 6.204 Thymian *(Thymian vulgaris)* [P1023]

Die Chemotypen Linalool und Geraniol (➤ Tab. 6.110) sind durch ihren besonderen Anteil an Monoterpen-Alkoholen besonders mild und verträglich. Deshalb werden sie gerne in der Pädiatrie und Geriatrie verwendet.

- **Monoterpenole:** rund 75 %, v. a. Linalool, Geraniol
- **Ester:** bis 6 %, v. a. Linalylacetat
- **Monoterpene:** bis 30 % β-Myrcen, γ-Terpinen, Pinene, *p*-Cymen
- Spuren von **Thymol**
- Geringe Mengen von **Sesquiterpenen:** β-Caryophyllen

Der Chemotyp Geraniol unterscheidet sich hauptsächlich durch den höheren an Geraniol und den geringeren Anteil an Linalool, beides sind Monoterpenole (➤ Abb. 6.205).

Beide ätherischen Öle haben einen großen Anteil an hydrophilen Monoterpenolen, die über Rezeptoren eine antibakterielle und antimykotische Wirkung entfalten. Der Anteil an kleinen lipophilen Molekülen, den Monoterpenen, erleichtert die Aufnahme über die Haut. Die großen Moleküle, die Sesquiterpene (➤ Abb. 6.205), stabilisieren die Haut. Die Monoterpenphenole mit ihren Sauerstoffverbindungen verstärken die antibakterielle Wirkung. Insgesamt ist dieses Öl hautfreundlich.

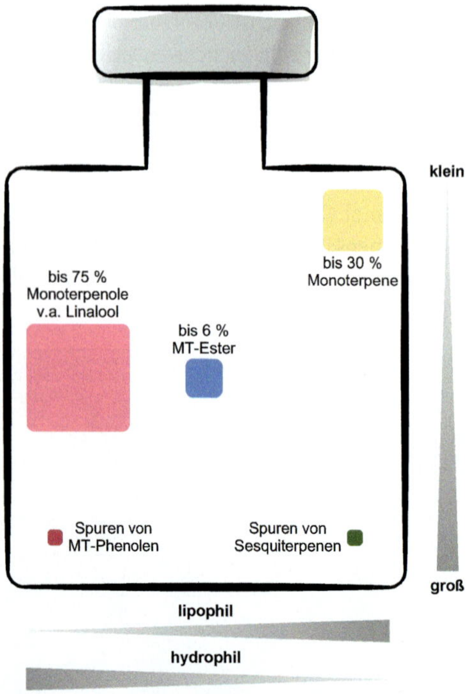

Abb. 6.205 Inhaltsstoffe des Thymianöls vom Chemotyp Ct. Linalool und Geraniol [L231/P1023]

TIPP

Das Thymianöl vom Chemotyp **Linalool** kann anstelle von Lavendel eingesetzt werden, wenn man den Lavendelduft als unangenehm empfindet. Thymol und Carvacrol sind im Öl kaum zu finden.
Das Thymianöl Ct. Linalool ist häufiger zu bekommen als das Öl vom Geraniol-Typ.

TIPP

Kombinationen: mit Linaloeholz, Lorbeer, Majoran, Sandelholz, Vetiver, Wacholderbeere, Ylang-Ylang
Alternativöle: Niaouli, Lavendel

Tab. 6.110 Inhaltsstoffe des Thymianöls vom Chemotyp Ct. Linalool und Geraniol

Inhaltsstoffe	Thymian Ct. Linalool	Thymian Ct. Geraniol
Monoterpenole		
Linalool	33–86 %	1–50 %
Geraniol	Bis 3,5 %	13–67 %
Terpinen-4-ol	Bis 13 %	0,2–12 %
Trans-Thujanol	Bis 9 %	Bis 5 %
Borneol	Bis 2,3 %	0,3–2,8 %
Monoterpen-Ester		
Geranylacetat	Bis 2 %	1–58 %
Linalylacetat	0,5–9 %	Bis 3 %
Sesquiterpene		
β-Caryophyllen	0,8–7,2 %	1–8 %
Monoterpenphenole		
Thymol	Bis 5,7 %	Bis 5,3 %
Carvacrol	Bis 0,4 %	Bis 1,3 %
Monoterpene		
α-Pinen	Bis 4,2 %	Bis 4 %
α-Terpinen	Bis 4,0 %	Bis 2,2 %
Limonen	Bis 3,3 %	Bis 2 %
γ-Terpinen	Bis 7,5 %	Bis 5 %
p-Cymen	Bis 2,5 %	Bis 6 %
Myrcen	Bis 8,5 %	Bis 1,8 %

Wirkungen und Indikationen

Trotz seiner Milde sind die Thymianöle der Chemotypen Linalool und Geraniol (➤ Tab. 6.111) stark wirksam gegen Keime. Sie haben zudem folgende Wirkungen:

- Das Thymianöl vom Chemotyp **Linalool** wirkt gegen Bakterien, Viren und Pilze, insbesondere gegen Hefepilze und *Staphylococcus aureus.* Therapeutisch wird es v. a. bei chronischer Bronchitis, Infekten des urogenitalen Systems und viralen Darminfektionen eingesetzt. Außerdem soll es beim Einschlafen helfen. Dieses Thymianöl ist ideal für die Anwendung in der Kinderheilkunde, weshalb es gerne auch als Kinderthymian bezeichnet wird, und in der Geriatrie. Als Nerventonikum stärkt er Menschen mit geringen Abwehrkräften, die sich unverstanden fühlen.
- Das Thymianöl vom Chemotyp **Geraniol** ist besonders mild und hat eine starke antiseptische Wirkung. Er wird gerne bei Hautproblemen eingesetzt. Geraniol wirkt besonders gut bei Candida albicans, sowohl äußerlich als auch innerlich eingesetzt. Geraniol gilt auch als ein angenehmes Tonikum bei nervöser Erschöpfung. Ganz allgemein ist es in der Hautpflege unersetzlich.

Unerwünschte Nebenwirkungen und Kontraindikationen

Es sind keine unerwünschten Wirkungen bekannt. Das äußerst milde Öl ist besonders für Kinder geeignet.

Tab. 6.111 Wirkungen und Indikationen des Thymianöls vom Chemotyp Ct. Linalool und Geraniol

Wirkungen	Indikationen	Applikationen
Somatische Wirkungen: Chemotyp Geraniol		
Antimikrobiell, antibakteriell mit breitem Spektrum^{+++}, fungizid^{+++}, antiviral^{+++}	Rhinopharyngitis, Sinusitis, Otitis, Bronchitis^{++}, Oropharyngitis	Trockene Inhalation, Massage, Bäder
	Urethritis, Zystitis, Vaginitis, Zervizitis, Salpingitis, Ekzeme, Akne *(Staphylococcus aureus),* bakterielle und virale Enteritis^{+++}	• Mit Tampon zusammen mit fettem Öl einführen oder auf Vorlage geben, Vaginalovula. • Bei Akne auftragen • Einreiben, Bäder
Somatische Wirkungen: Chemotyp Linalool		
Antibakteriell	Gastritis, Bronchitis, Bronchopneumonien, Pleuritis, Tuberkulose, Pyelonephritis (Staphylokokken), Nierentuberkulose, Gebärmutter- und Eileiterentzündung (Staphylokokken)	• Massage, Bäder, Inhalationen • Innere Einnahme • Suppositorien
Fungizid *(Candida albicans*$^{+++}$)	*Candida*-Zystitis, Intertrigo, *Candida*-Stomatitis^{+++}	Massage, Auflagen, Bäder
Viruzid	Virale Prostatitis, Warzen, virale Enterokolitis^{+++}	Massage, Auflagen
Vermizid	Taenia, Askarien, Oxyuren, parasitäre *E. coli*$^{++}$	Auf die befallenen Areale auftragen
Epithelisierend	Psoriasis	Auftragen, Bäder
Kardiotonisch^{++}	Herzschwäche	Einreiben, Bäder, Massage
Psychische Wirkungen		
Neurotonisch^{+++}	Nervosität, nervöse Erschöpfung	Massage, Bäder, trockene Inhalation, Raumspray

6.96.2 Thymian vulgaris Ct. Thymol und Ct. Carvacrol

Stammpflanze: *Thymus vulgaris, Thymus officinalis;* Lamiaceae
Synonyme: Roter Thymian (Ct. Thymol), Schwarzer Thymian (Ct. Carvacrol)
Herkunft: Frankreich, Spanien, Marokko, Algerien
Gewinnungsverfahren: Wasserdampfdestillation des blühenden Krauts

Besonderheit: *Thymian vulgaris* entwickelt den Chemotyp Carvacrol auf Meereshöhe, den Chemotyp Thymol auf ungefähr 250–400 m Höhe.

Die synonyme Bezeichnung roter und schwarzer Thymian, die heute hin und wieder verwendet wird, geht zurück auf die ursprüngliche Praxis der Destillation in Kupferkesseln: Beim Thymian Ct. Carvarol bekam das Destillat eine dunkle Farbe (schwarz), bei der Destillation von Thymian Ct. Thymol hatte das Destillat eine rötliche (rot) Farbe.

Thymian Ct. Thymol oder Ct. Carvacrol werden für die Arzneimittelherstellung verwendet, da sie leichter zu ernten sind als Thymian Ct. Linalool und Ct. Geraniol (➤ Abb. 6.206). Im europäischen Arzneibuch ist nur der Thymian vom Thymol-Typ aufgeführt.

Als Küchengewürz ist der Gartenthymian gut bekannt. Hier genießt Thymian weltweite Verbreitung. Thymianöl wird oft als Bestandteil von Zahncremes und Mundwässern eingesetzt, ebenso wird Thymian vielen Nahrungsmitteln und Getränken zugesetzt. In der Parfümerie findet er ebenfalls Anwendung – in Kräuter- und würzigen Ledernoten.

Der Duft ist stark, feurig, würzig.

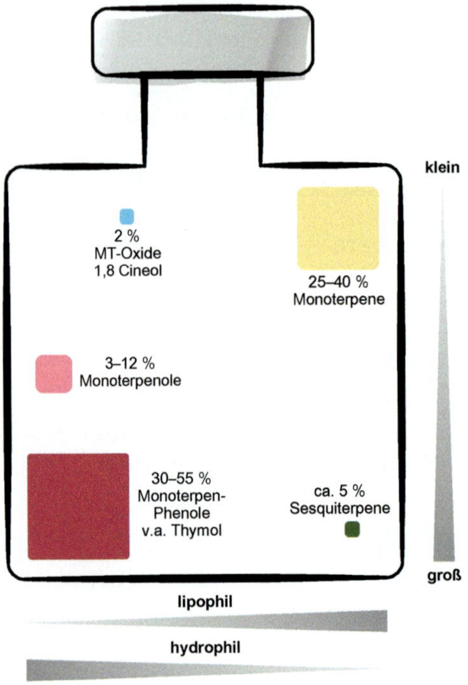

Abb. 6.206 Inhaltsstoffe des Thymian vulgaris Ct. Thymol und Ct. Carvacrol [L231/P1023]

Inhaltsstoffe

Thymol und Carvacrol haben eine sehr hohe antimikrobielle Wirkung und ein breites Wirkspektrum besonders auf die Keime im Respirationstrakt. P-Cymen wirkt zudem schmerzstillend.

- **Monoterpenphenole:** 30–55 %, v. a. Thymol, Carvacrol
- **Monoterpene:** 25–40 %, v. a. *p*-Cymen, α-Terpinen
- **Monoterpenole:** 3–12 %, v. a. Linalool
- **Sesquiterpene:** ca. 5 %, v. a. β-Caryophyllen
- **Oxide:** 2 %, v. a. 1,8-Cineol

Dieses Öl hat einen großen Anteil an großen hydrophilen Molekülen, den Monoterpenphenolen, das sind starke Sauerstoffverbindungen, welche die Zellmembran angreifen und in diesem Fall stark antibakteriell wirken. Die Monoterpenole und 1,8-Cineol verstärken diese Wirkung. Die Monoterpene als kleine lipophile Moleküle erleichtern die Aufnahme über die Haut. Durch den hohen Phenolanteil ist dieses Öl hautreizend.

TIPP

Kombinationen: mit Eichenmoos, Eukalyptus, Lavendel, Majoran, Rosmarin, Teebaum, Vetier, Zeder, Zitrone
Alternativöle: Tulsi, Nelke, Origanum, Bergbohnenkraut

Wirkungen und Indikationen

Beide Chemotypen sind mit breitem Spektrum bakterizid (➤ Tab. 6.112). Sie können sehr gut als erste Hilfe gegen Wundinfektionen eingesetzt werden

Tab. 6.112 Wirkungen und Indikationen des Thymianöls vom Chemotyp Ct. Thymol und Carvacrol

Wirkungen	Indikationen	Applikationen
Somatische Wirkungen		
Antiinfektiös mit breitem Spektrum+++	• Infektionen, besonders im bronchopulmonalen Bereich++++ • Abszesse, Furunkel	Einreiben, Massage
	Blasenentzündung, Trichomonadeninfektion	Auflagen
Analgetisch+++	(Rheumatoide) Arthritis, Arthrosen, Gelenkschmerzen	Einreiben
Spasmolytisch	Muskelverspannung, Muskelkrämpfe	Massage
Psychische Wirkungen		
Tonisierend	Asthenie+++, Hypotonie	Trockene Inhalation, Raumspray, Massage

und sollten in keiner Reiseapotheke fehlen. Ferner wirken sie stark durchblutungsfördernd und schmerzlindernd.

Durch die hohe Konzentration der Monoterpenphenole zusammen mit den Monoterpenen hat Thymian Ct. Thymol eine sehr starke Wirkung auf Bakterien. Diese Wirkung ist um ein Vielfaches stärker als die des reinen synthetischen Phenols, jedoch weniger toxisch.

Thymian löst durch eine Wechselwirkung mit β2-Rezeptoren Spasmen der Atemwegsmuskulatur und erleichtert den Schleimabtransport, indem die Ziliartätigkeit gesteigert wird.

Unerwünschte Nebenwirkungen und Kontraindikationen

Mit dem Öl sollte vor der Anwendung ein Innenarmtest durchgeführt werden. Bei Kindern ist es besonders stark zu verdünnen bzw. dem Thymian des Chemotyps Linalool (Thymian Ct. Linalool) der Vorzug zu geben.

6.96.3 Thymian vulgaris Ct. Thujanol

Stammpflanze: *Thymus vulgaris, Thymus officinalis;* Lamiaceae
Herkunft: Frankreich (Pyrenäen), Spanien
Gewinnungsverfahren: Wasserdampfdestillation des blühenden Krautes
Besonderheit: Thymian, der in einer Höhe von 750 bis 1000 m wächst, entwickelt Thujanol

Dieser Chemotyp wächst nur am Fuße der Pyrenäen und hat einen würzig-krautigen und klaren Duft. Er ist schwierig anzubauen, deshalb kann man das ätherische Öl selten erhalten.

Thymian Ct. Thujanol wirkt gegen Chlamydien. Als antivirales ätherisches Öl wirkt es als Mukolytikum bei Bronchitis und grippalen Infekten.

Inhaltsstoffe

Im Thymian des Chemotyps Thujanol finden sich viele Monoterpenalkohole, jedoch kein Thymol und Carvacrol.

- **Monoterpenole:** 54–60 %, v. a. (+)-*trans*-Thujanol-4
- **Monoterpene:** 28 %, v. a. Terpinen
- **Monoterpen-Ester:** 9–11 %, v. a. Myrcenylacetat
- **Sesquiterpene:** 2,5–5 %, v. a. β-Caryophyllen

Bei diesem Öl überwiegt der Anteil der hydrophilen Monoterpenole (➤ Abb. 6.207), die mit vielen Rezeptoren reagieren können. Dadurch wirkt Thymianöl antibakteriell und antimykotisch. Die kleinen, lipophilen Moleküle, die Monoterpene erleichtern die Aufnahme über die Haut und die Sesquiterpene stabilisieren die Haut. Dieses Thymianöl ist hautfreundlich.

TIPP

Kombinationen: mit Eichenmoos, Kiefernnadel, Majoran, Nelke, Rosmarin, Teebaum, Wacholderbeere
Alternativöle: Thymian Ct. Linalool zusammen mit Rosengeranie

6

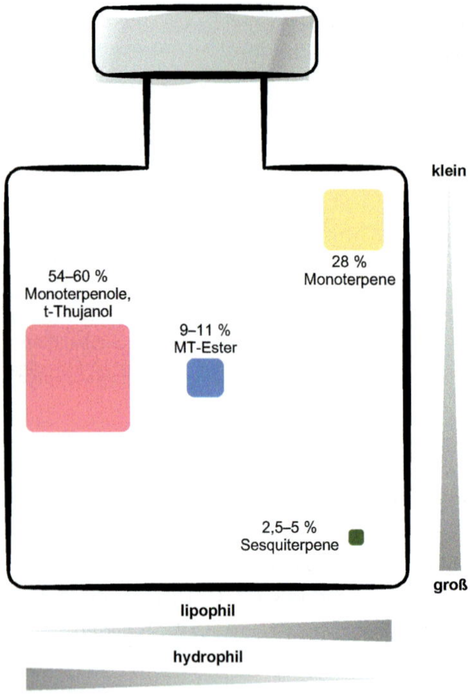

Abb. 6.207 Inhaltsstoffe des Thymian vom Chemotypus Thujanol [L231/P1023]

Wirkungen und Indikationen

Dieses hautfreundliche Thymianöl des Chemotyps Thujanol (➤ Tab. 6.113) ist wirksam bei urogenitalen Erkrankungen, insbesondere bei Chlamydien-Infektionen. Es wirkt stärkend bei Leberinsuffizienz, indem es die Hepatozyten stimuliert, antiviral bei Erkrankungen im Respirationstrakt und tonisierend bei Burnout-Syndrom.

Unerwünschte Nebenwirkungen und Kontraindikationen

In physiologischen Dosierungen sind keine unerwünschten Wirkungen bekannt.

6.96.4 Thymian mastichina

Stammpflanze: *Thymus mastichina,* Lamiaceae
Synonym: Spanischer Wald-Majoran, spanischer wilder Majoran, Mastix-Thymian, englisch: Mastick Herb oder White Thyme
Herkunft: Spanien
Gewinnungsverfahren: Wasserdampfdestillation des blühenden Krautes

Dieser Thymian ist kein Chemotyp des Thymus vulgaris, sondern eine eigene botanische Thymianart. Die Pflanze wächst in Spanien und wird, da sie in Spanien „mejorana" genannt wird, bei uns auch als „spanischer Waldmajoran" bezeichnet.
Der Duft ist krautig, eukalyptusartig.

Tab. 6.113 Wirkungen und Indikationen des Thymianöls vom Chemotyp Ct. Thujanol

Wirkungen	Indikationen	Applikationen
Somatische Wirkung		
Antiinfektiös	Otitis^{++}	In Gehörgang mit Wattebausch einführen
	Sinusitis^{+}, Rhinitis^{++}, Rhinopharyngitis^{++}, Tonsillitis^{++}, Bronchitis^{+++}	Einreiben, Gurgeln, Bäder
Bakterizid^{++}	Chlamydien^{+++}, Zystitis^{+}, Vulvovaginitis^{+++}, Zervizitis^{+++}, Endometriosen^{+}, Salpingitis^{+}, Urethritis^{+}, Prostatitis^{+}	• Auftragen, Einreiben, Einpinseln, Bäder • Vaginalovula
Stark antiviral^{++}	Influenza^{+++}, Stomatitis^{++}, Enterokolitis^{+}, Condylomata acuminata	Trockene Inhalationen, Bäder
Immunstimulierend (IgA)	Geschwächtes Immunsystem	In LWS einmassieren
Leberstimulierend, antidiabetogen	Leberinsuffizienz^{+++}, stimuliert Hepatozyten	Wickel, Auflagen, Bäder
Psychische Wirkung		
Tonisierend, neurotonisch	Asthenie^{+++}	Bäder, Massage, trockene Inhalation, Raumspray

Inhaltsstoffe

Es handelt sich hier um ein sehr sanftes, hochwirksames Öl und ist sehr gut verträglich.

- **Monoterpenoxide:** 50–75 %, v. a. 1,8-Cineol
- **Monoterpenole:** 30–40 %, v. a. Linalool, Borneol
- **Monoterpene:** 10–14 % v. a. Limonen, Pinen
- **Ester** bis 10 %: v. a. Terpinylacetat

Dieses Öl hat einen großen Anteil an Monoterpenoxiden (➤ Abb. 6.208, ➤ Tab. 6.114), an 1,8-Cineol, das einen Sauerstoff hat und mit vielen Rezeptoren reagieren kann. Dies gilt auch für die hydrophilen Monoterpenole. Durch die Monoterpenoxide und Monoterpenole wirkt dieses Öl sehr stark schleimlösend, schmerzstillend und antibakteriell. Die kleinen lipophilen Anteile der Monoterpene erleichtern die Aufnahme des Öls in den Körper.

TIPP

Kombinationen: mit Kamille blau und römisch, Majoran, Rosenholz, Rosmarin, Zeder, Zimtrinde
Alternativöle: Niaouli, Cajeput

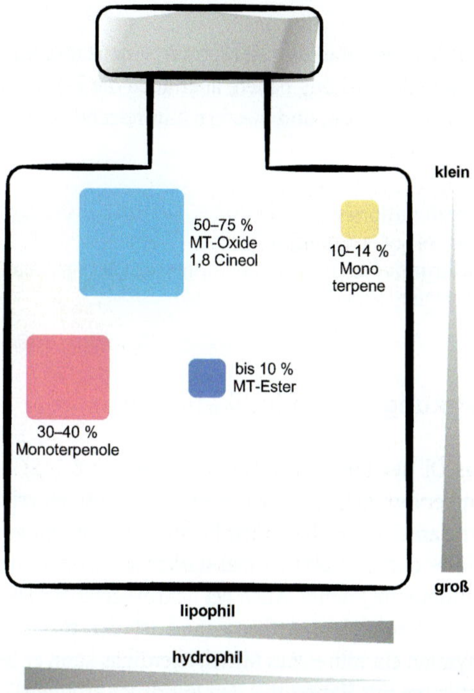

Abb. 6.208 Inhaltsstoffe des Thymianöls mastichina [L231/P1023]

Tab. 6.114 Wirkungen und Indikationen des Thymianöls *(Thymian mastichina)*

Wirkungen	Indikationen	Applikationen
Somatische Wirkungen		
Mukolytisch^{+++} sekretolytisch	Katarrh^{+++}, Bronchitis, Sinusitis	Massage, Einreiben
Antiinfektiös, antibakteriell	Sinusitis, Bronchitis, grippaler Infekt	Trockene Inhalation, Bäder, Suppositorien
Psychische Wirkungen		
Sedierend, tonisierend	Harmonisierend bei Stressbeschwerden	Trockene Inhalation, Raumspray, Massage, Bäder

Wirkungen und Indikationen

Aufgrund seines hohen Cineol- und Monoterpenolgehalts ist das Öl des Thymian mastichina hervorragend wirksam bei Erkältungskrankheiten (➤ Tab. 6.114), besonders bei Kindern und in der Geriatrie. Es ist wegen der Monoterpenole sehr gut geeignet zur Behandlung von chronischen Erkrankungen. Es lindert Beschwerden bei Arthrose und tonisiert bei allgemeiner Schwäche.

Unerwünschte Nebenwirkungen und Kontraindikationen

Bei Kindern mit obstruktiver Atemwegserkrankung sollte das Öl nur gering dosiert werden.

6.96.5 Thymian türkisch

Stammpflanze: *Origanum CV dubium, Thymus serpyllum,* Lamiaceae
Synonyme: Wilder Thymian, Feldthymian, Quendel
Herkunft: Europa, Nordafrika, Asien, Nordamerika, Türkei
Gewinnungsverfahren: Wasserdampfdestillation des blühenden Krautes

Besonderheit: Quendel oder auch Feldthymian gedeiht in einer kontinental-gemäßigten Klimazone. Es gibt zwei unterschiedliche Pflanzen, die botanisch als *Thymian serpyllum* bezeichnet werden. Zum einen den Feldthymian, auch Quendel genannt, er wächst

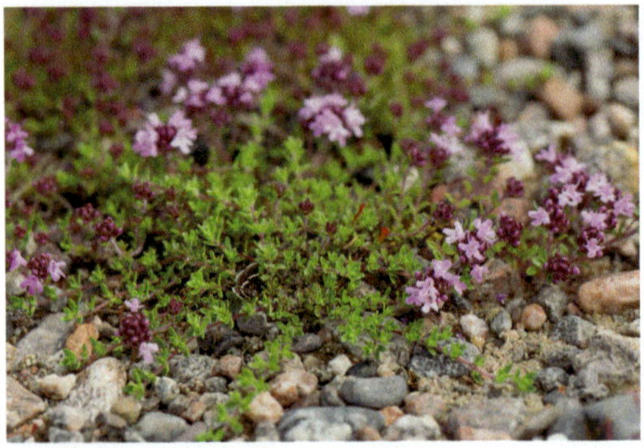

Abb. 6.209 Türkischer Thymian [J810]

in Mitteleuropa wild und hat kleine Blättchen und lila Blüten. Zum anderen gibt es in der Türkei den sog. türkische Thymian, den *Origanum CV dubium*, der ebenfalls als *Thymus serpyllum* (➤ Abb. 6.209) bezeichnet wird. Diese Pflanze wird bis zu 50 cm hoch und hat weiße Blüten.

Quendelspiritus, ein alkoholischer Auszug, kam als Einreibung bei Rheuma und Gicht, Verstauchungen und Quetschungen zur Anwendung.

In der Phytotherapie werden Zubereitungen aus Quendel empfohlen zur Behandlung von Katarrhen der oberen Luftwege sowie als Badezusatz unterstützend bei akuten oder chronischen Erkrankungen der Atemwege. Ein Quendelbad wirkt auch wärmend, entspannend und schmerzlindernd bei rheumatischen und neuralgischen Beschwerden.

Quendel wird auch als Gewürz eingesetzt. Es macht schwerverdauliche Gerichte besser verträglich. Quendel duftet scharf, frisch, krautig.

Inhaltsstoffe

Der türkische Thymian ist reich an Thymol, Carvacrol und para-Cymen. Durch den hohen Gehalt an Phenolen ist dieses Öl besonders stark wirksam bei Erkrankungen im Bronchial- und Urogenitalbereich. P-Cymen ist für die Schmerzlinderung mitverantwortlich.

- **Monoterpenphenole:** bis 45–65 % v. a. Carvacrol und Thymol
- **Monoterpenole:** ca. 15–20 %, v. a. Linalool
- **Monoterpene:** bis 12–20 %, v. a. *p*-Cymen, γ-Terpinen

Dieses Öl hat einen großen Abteil an großen hydrophilen Molekülen (➤ Abb. 6.210), den Monoterpenphenolen, die über Rezeptoren eine starke antibakterielle Wirkung haben, aber auch die Zellmembranen angreifen, und insofern hautreizend sind.

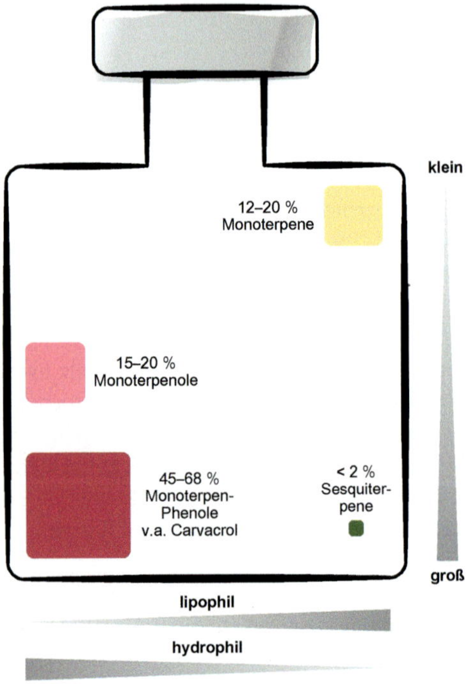

Abb. 6.210 Inhaltsstoffe des türkischen Thymians [L231/P1023]

TIPP

Kombinationen: mit Eukalyptus, Lavendel, Litsea, Lorbeer, Majoran, Rosmarin, Teebaum, Zeder
Alternativöle: Thymian Ct. Thymol, Bergbohnenkraut, Origanum, Tulsi

Wirkungen und Indikationen

Das Öl des türkischen Thymian (➤ Tab. 6.115) ist ein hervorragend im breiten Spektrum antibakteriell wirksames Öl. Es hat einen Phenolkoeffizienten von 25 (➤ oben) ist also 25-mal stärker wirksam als das synthetische Phenol. Auch bei neurovegetativer Dystonie, Neuralgien, Arthrose und ist der türkische Thymian ein hilfreiches Mittel, allerdings kann er bei Patienten mit Hypertonie den Blutdruck erhöhen.

Aufgrund seiner möglichen hautreizenden Wirkung sollte es vorsichtig dosiert werden.

Tab. 6.115 Wirkungen und Indikationen des türkischen Thymianöls

Wirkungen	Indikationen	Applikationen
Somatische Wirkungen		
Antiseptisch^{+++}, antibakteriell, antiviral, antiparasitär	Husten, Grippe, Bronchitis, Keuchhusten, Tuberkulose^{+++}	• Inhalation, Einreiben, Wickel • Einnahme
	Infektionen der oberen Harnwege^{+++}, Zystitis, infektiöse Dermatitis, Abszess, Impetigo, Panaritium	• Sitzbäder, Einreiben • Einnahme
Magenwirksam^{+++}	Infektiöse Enterokolitiden^{+++}	Auf Magengegend auftragen, Bäder
	Gastralgien, Dyspepsien, Flatulenz	Auflagen, Einreiben, 1–3 Tr. (Einnahme), Bäder
Analgetisch^{+++}	Neuralgien, Lumbago, Ischias, Arthrosen, Arthritis, Nerven- und Muskelschmerzen	Massage, Bäder
Psychische Wirkungen		
Stärkend, stimulierend	Neurovegetative Dystonie, Asthenien, generelle Müdigkeit, Schlaflosigkeit, Gedächtnis- und Konzentrationsschwierigkeiten, Depression, Angst	Trockene Inhalation, Massage, Bäder, Raumspray

Unerwünschte Wirkungen und Kontraindikationen

Da der türkische Thymian stark hautreizend wirkt, sollte er niemals pur auf Haut und Schleimhäute aufgebracht werden. Für Kinder ist Thymian Ct. Linalool besser geeignet.

6.96.6 Kopfiger Thymian

Stammpflanze: *Thymbra capitata, früher: Thymus capitatus, Lamiaceae*
Synonym: Spanischer Oregano
Herkunft: Spanien
Gewinnungsverfahren: Wasserdampfdestillation des blühenden Krauts

Der kopfige Thymian, *Coridothymus capitatis,* ist botanisch eine Thymbra-Art, eine eigene Gattung, er wird auch als „spanischer Oregano" bezeichnet. Thymus capitatus (neue Bezeichnung: *Thymbra capitata*) wurde sehr häufig für die Aromatogramme getestet und zeichnet sich durch einen sehr hohen Carvacrolgehalt aus.

Er hat folgende Inhaltsstoffe:

- **Monoterpene:** ca. 9 %, v. a. p-Cymen
- **Monoterpenole:** ca. 3 %
- **Monoterpenphenole:** bis 82 %, v. a. Carvacrol
- **Sesquiterpene:** ca. 4 %

Der kopfige Thymian hat eine sehr starke antibakterielle, aber auch hautreizende Wirkung. Er ist vergleichbar mit dem türkischen Thymian und dem Thymian Ct. Thymol.

6.97 Tonka

Stammpflanze: *Dipteryx odorata,* Leguminosae
Synonym: Coumarouna odorata
Herkunft: Brasilien, Venezuela, Nigeria
Gewinnungsverfahren: Alkoholauszug der Bohne

Bei uns ist die Tonkabohne (➤ Abb. 6.211) als Gewürz für Christstollen bekannt. Der warme, waldmeisterähnliche Duft vermittelt ein Gefühl der Geborgenheit. Und darin liegt große Stärke der Tonkabohne: Sie vermittelt Entspannung, Beruhigung und wirkt angstlösend: Tonkabohnenöl nimmt die Schmerzen, den Stress, die Schlaflosigkeit. Durch den hohen Cumaringehalt wirkt es extrem entspannend.

Die Parfümerie ist von diesem Öl begeistert. Es ähnelt im Duft dem Vanilleöl, ist allerdings nicht so süß, sondern warm-würzig mit Mandelunterton.

6

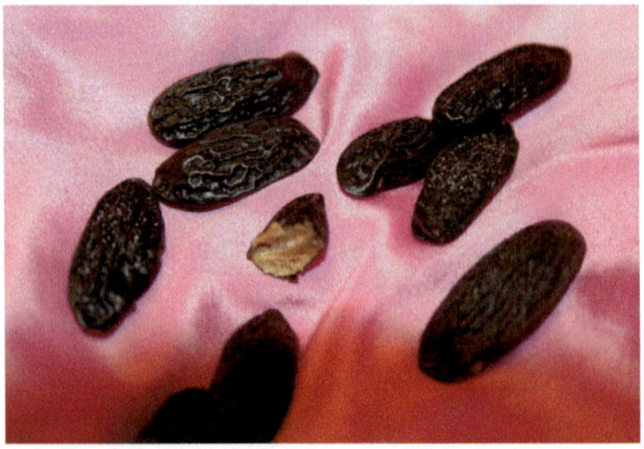

Abb. 6.211 Tonka *(Dipteryx odorata)* [P1023]

Inhaltsstoffe

Dieses Öl besteht fast nur aus Cumarinen, die nach Waldmeister duften.

- **Cumarine:** ca. 95 % α-Benzopyron
- **Aromatische Aldehyde:** Spuren

Die Cumarine sind große, lipophile Moleküle (➤ Abb. 6.212), die trotzdem über Sauerstoffanteile verfügen. Cumarin wird gut über die Haarwurzeln aufgenommen und hat eine sehr entspannende Wirkung.

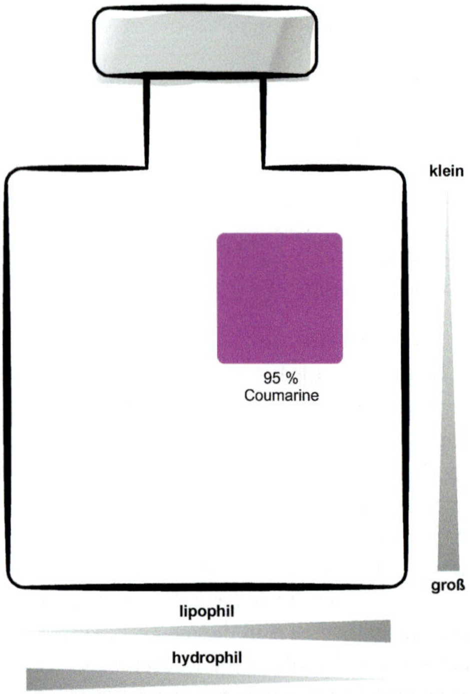

Abb. 6.212 Inhaltsstoffe des Tonkaöls [L231/P1023]

Tab. 6.116 Wirkungen und Indikationen des Tonkaöls

Wirkungen	Indikationen	Applikationen
Somatische Wirkungen		
Spasmolytisch	Lumbalgie, Bauchschmerzen	Massage, Einreiben, Bäder
Analgetisch	Chronische Schmerzen++	Massage, Einreiben, Bäder
Psychische Wirkungen		
Sedierend	Schlafstörungen, Ängste, stressbedingte Beschwerden	Massage, trockene Inhalation, Raumspray, Bäder
Stimmungsaufhellend	Depressive Verstimmung	Massage, trockene Inhalation, Raumspray, Bäder

TIPP

Kombinationen: mit Benzoe, Bergamotte, Grapefruit, Lavendel, Melisse, Orange, Rose, Sandelholz, Vetiver, Ylang-Ylang, Zedernholz
Alternativöle: Benzoe, Vanille

Wirkungen und Indikationen

Tonka ist das Öl, das stark entspannend bei Schmerzen wirkt und dadurch Schmerzlinderung (➤ Tab. 6.116) bringt. Bekannt ist das Tonka-Schmerzöl.

Unerwünschte Nebenwirkungen und Kontraindikationen

In physiologischen Dosierungen sind keine unerwünschten Wirkungen bekannt.

6.98 Tuberose

Stammpflanze: *Polianthes tuberosa*, Agavaceae
Synonym: Nachthyazinthe
Herstellung: Solventextraktion der Blüten oder Enfleurage

Tuberose ist ein in Indien sehr beliebtes Parfüm, Tuberose Attar. Der Duft ist köstlich süß, betörend-blumig, weich.

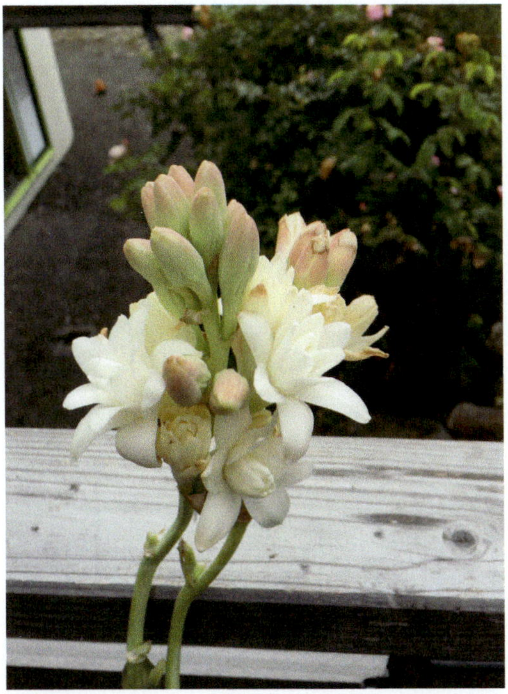

Abb. 6.213 Tuberosa *(Polianthes tuberosa)* [P1023]

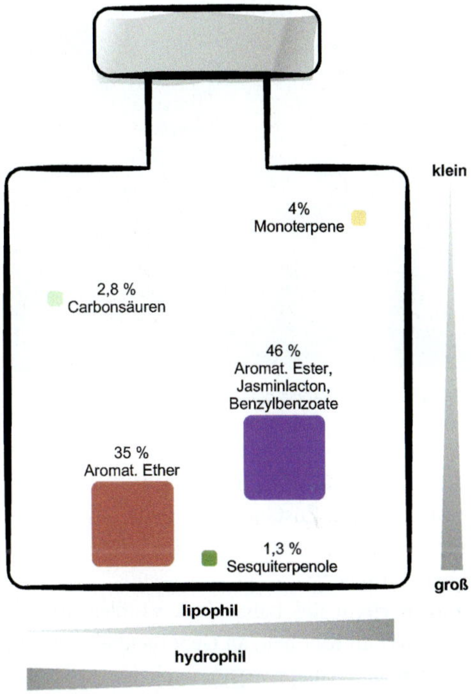

Abb. 6.214 Inhaltsstoffe des Tuberosaöls [L231/P1023]

Inhaltsstoffe

- **Aromatische Ester** und Ester von Fettsäuren: ca. 46 %, v. a. 17 % Jasminlacton, Benzylbenzoate, Methylanthranilat
- **Aromatische Ether:** 35 %, v. a. Methylisoeugenol, Eugenol
- **Monoterpene:** 4 %, v. a. Limonen
- **Carbonsäuren:** 2,8 %
- **Sesquiterpenole:** 1,3 % t-t-Farnesol

Beim Tuberosenöl überwiegen große aromatische Verbindungen, die zwar lipophil (➤ Abb. 6.214) sind, aber trotzdem über einige Sauerstoffverbindungen über Rezeptoren im Körper reagieren können. Die Ester können sich aufspalten in die entsprechenden Alkohole und Säuren. Tuberosenöl ist ein sehr entspannendes Öl.

Wirkungen und Indikationen

Tuberosenöl wirkt inspirierend, sinnlich, entspannend. Das Öl sollte stark verdünnt werden, damit es seine angstlösende und beruhigende Wirkung entfalten kann.

6.99 Vanille

Stammpflanze: *Vanilla planifolia,* Orchidaceae
Synonyme: Vanilla fragrans, Bourbon-Vanille
Herkunft: Réunion, Mexiko, Indonesien, Madagaskar, Komoren
Gewinnungsverfahren: Alkoholextraktion der Kapseln (fälschlicherweise Schoten genannt)

Ursprünglich war Vanille (➤ Abb. 6.215), eine rankende Orchidee, in Mittelamerika heimisch. Hier wurde sie nur von Kolibris bestäubt. In anderen Ländern angepflanzt, muss die Blüte, die nur 8 Stunden befruchtungsfähig ist, von Hand bestäubt werden. Die Früchte sind nach 6–8 Monaten erntereif und werden danach einige Stunden in der Sonne ausgebreitet, mittags mit Decken zugedeckt, abends in diese Decken eingerollt und in dicht verschlosse-

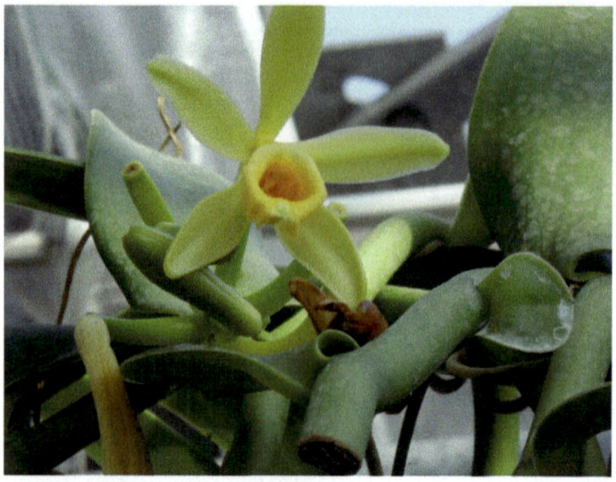

Abb. 6.215 Vanille *(Vanilla planifolia)* [P1023]

nen Kisten zum „Schwitzen" gebracht. Dieser Vorgang wird, je nach Zustand der Früchte, 8 Tage bis zu einem Monat wiederholt. Danach werden sie getrocknet (Teuscher).

Vanilleöl riecht süß, balsamisch, vanilleartig. Der Duft erinnert an Kindheit, an Geborgenheit, an sich wohlfühlen und ist deswegen auch ein typischer Kinderduft, Säuglinge riechen im Nacken und an der Fontanelle leicht nach Vanille.

Vanille ist für die Menschen geeignet, die bedürftig sind, deren „inneres Kind" nach Wärme und Zuneigung sucht, die verhärtet sind und nicht loslassen können. Der Duft der Vanille ist wie eine weiche, schützende Decke. In Altenheimen hat sich Vanille zur Beruhigung bei Agitation und zum Einschlafen bewährt.

Inhaltsstoffe

Wegen des hohen Vanillingehalts wirkt dieses Öl stark beruhigend und entspannend. Es kann noch in einer Verdünnung von 0.0000000002 mg/l Luft wahrgenommen werden (Zimmermann 2018).

- **Aldehyde:** > 80 % Vanillin
- **Säuren:** Spuren von Essigsäure, Isobuttersäure, Capronsäure
- Spuren von aromatischen Estern, Alkoholen, Eugenol, Isoeugenol und Monoterpenphenolen

Dieses Öl besteht hauptsächlich aus aromatischen Aldehyden, Moleküle mit Sauerstoffverbindungen (➤ Abb. 6.216), die mit Rezeptoren reagieren und somit eine Entspannung verursachen.

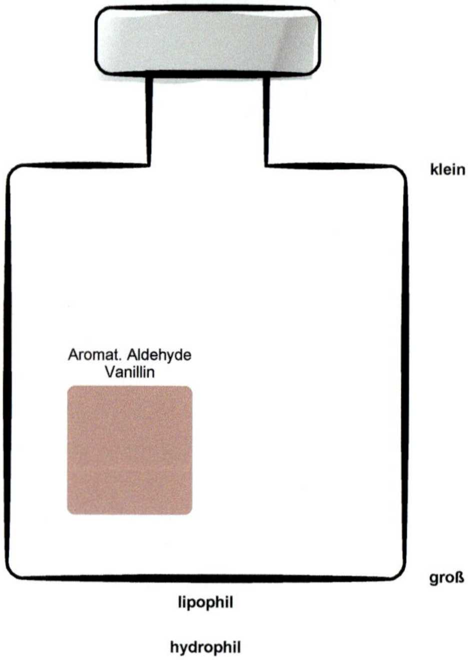

Abb. 6.216 Inhaltsstoffe des Vanilleöls [L231/P1023]

TIPP

Kombinationen: mit Benzoe, Bergamotte, Eichenmoos, Grapefruit, Kamille römisch, Kardamom, Mandarine rot, Melisse, Narde, Neroli, Patchouli, Rose, Rosenholz, Sandelholz, Vetiver, Ylang-Ylang
Alternativöle: Benzoe, Tonka

Wirkungen und Indikationen

Vanilleöl ist ein stimmungsaufhellendes, stressminderndes Öl (➤ Tab. 6.117), das an eine glückliche Kindheit erinnert und dadurch die sog. Glückshormone ausschütten kann.

Unerwünschte Wirkungen und Kontraindikationen

In physiologischer Dosierung sind keine Nebenwirkungen und Kontraindikationen bekannt.

Tab. 6.117 Wirkungen und Indikationen des Vanilleöls

Wirkungen	Indikationen	Applikationen
Somatische Wirkungen		
Spasmolytisch, analgetisch	Chronische Schmerzen, (seelisches) Bauchweh	Einreiben, Massage, Bäder
Antimykotisch	Candida albicans	Einreiben, Bäder
Psychische Wirkungen		
Sedierend	Schlafstörungen, Stress, Burnout-Syndrom	Trockene Inhalation, Raumspray, Bäder, innere Anwendung
Anxiolytisch	Ängste	Trockene Inhalation, Raumspray, Einreiben, Auflagen, Bäder
Antidepressiv	Trauer, depressive Verstimmung	Massage, Einreiben, Bäder, trockene Inhalation, Raumspray

6.100 Vetiver

Stammpflanze: *Vetiveria zizanoides,* Poaceae
Synonyme: Andropogon
Herkunft: Indonesien, Indien, Südindien, Réunion, Seychellen, Sri Lanka, Philippinen, Komoren, Japan, Westafrika und Südamerika
Gewinnungsverfahren: Wasserdampfdestillation der getrockneten Wurzeln

Vetiver (➤ Abb. 6.217) wurde in Asien seit der Antike angepflanzt, um das Erdreich vor den heftigen Monsunregen zu schützen. Die Wurzeln werden wegen ihres feinen Dufts verwendet. In Indonesien stellt man daraus duftendes Flechtwerk und Matten her, die als Fensterbespannung dienen. Der süße, balsamische, leicht modrige Duft vertreibt Insekten und hilft, Haustiere vor Ungeziefer und Parasiten zu schützen.

In der ayurvedischen Medizin kommt die Wurzel bei Hitzschlag, Fieber und Kopfschmerzen zur Anwendung. Das Öl wird zu einer Salbe verarbeitet, die gegen entzündliche Haut- und Gelenkerkrankungen wirksam ist.

Heute wissen wir, dass Vetiver ein stark hautregenerierendes Mittel ist, besonders bei sensibler und sehr empfindlicher Haut. Ferner hat es eine anre-

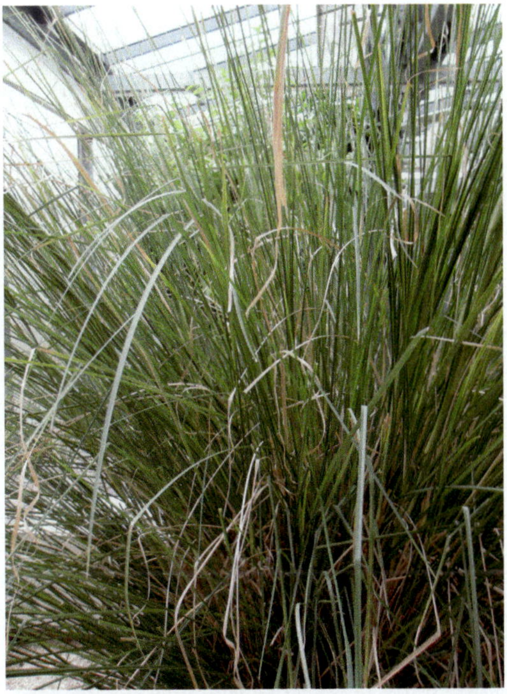

Abb. 6.217 Vetiver *(Vetiveria zizanoides)* [P1023]

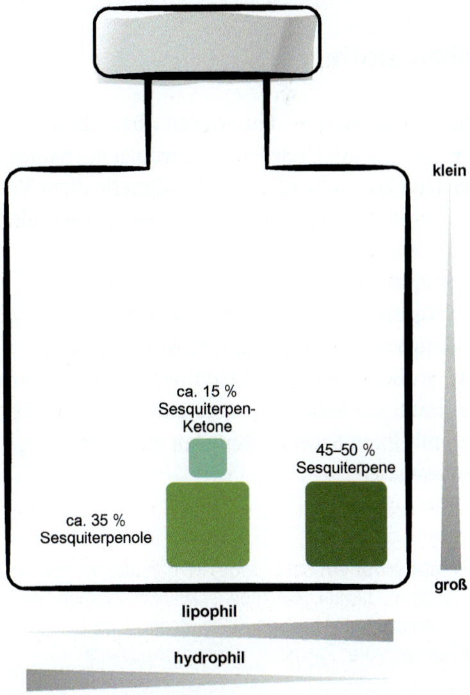

Abb. 6.218 Inhaltsstoffe des Vetiveröls [L231/P1023]

Tab. 6.118 Wirkungen und Indikationen des Vetiveröls

Wirkungen	Indikationen	Applikationen
Somatische Wirkungen		
Epithelisierend, regenerierend	Urtikaria, Dermatitis, Wunden, Akne, reife, faltige Haut	Auftragen, Massage, Bäder
Stimulierend auf das endokrine System	Oligomenorrhö, Amenorrhö, Pankreasinsuffizienz, Impotenz	Wickel, Auflagen, Massage, Bäder
Vasoaktiv	Durchblutungsförderung	Einreiben, Bäder
Stimulierend auf das Immunsystem++++	Infektanfälligkeit	Massage, Bäder
Analgetisch	Arthritis, rheumatische Arthralgien, Muskelkrämpfe, Muskelschmerzen, Distorsionen, Steifigkeit der Gelenke	Einreiben, Bäder
Psychische Wirkungen		
Anxiolytisch	Ängste, depressive Verstimmung, Schlafstörung	Trockene Inhalation, Raumspray, Massage, Auftragen, Bäder
Psychisch erdend	Nervosität, Stress, Erschöpfung	Wickel, Auflagen, Massage, Bäder, trockene Inhalation, Raumspray
Aphrodisisch	Frigidität	Bäder, Massage, Raumspray

6

gende Wirkung auf das Endokrinium und das Kreislaufsystem. Das Öl wird auch bei Immunschwäche empfohlen.

Inhaltsstoffe

Die Sesquiterpene überwiegen bei diesem Öl (➤ Abb. 6.218). Diese wirken beruhigend, hautpflegend, juckreizstillend. In der Parfümerie dient Vetiver wegen der vielen Sesquiterpenen und Sesquiterpenolen als Fixativ und als Duftstoff.

- **Sesquiterpene:** 45–50 %, v. a. Vetiven
- **Sesquiterpenole:** ca. 35 %, v. a. Vetiverol
- **Sesqiterpenketone:** ca. 15 %, v. a. Vetivon

Die großen lipophilen Sesquiterpene stabilisieren die Haut, die Sesquiterpenole und ST-Ketone können mit ihren Sauerstoffanteilen auch mit Rezeptoren reagieren.

TIPP

Kombinationen: mit Benzoe, Bergamotte, Kardamom, Grapefruit, Jasmin, Koriander, Lavendel, Orange, Rose, Sandelholz, Vanille, Ylang-Ylang, Zeder, Zimt
Alternativöle: Patchouli, Eichenmoos, Narde

Wirkungen und Indikationen

Aufgrund seiner hautregenerierenden Eigenschaft kommt Vetiver bei Hauterkrankungen zur Anwendung (➤ Tab. 6.118). Wird auch gerne bei Menschen eingesetzt, die „aus der Haut fahren" möchten, im wahrsten Sinn des Wortes bei offenen Läsionen z. B. bei Neurodermitis. Dieses Öl bringt den Menschen psychisch in die Mitte, dadurch wird das Immunsystem harmonisiert.

Unerwünschte Nebenwirkungen und Kontraindikationen

In physiologischen Dosierungen sind keine unerwünschten Wirkungen bekannt.

6.101 Wacholderbeere

Stammpflanze: *Juniperus communis,* Cupressaceae
Synonyme: Kranawit, Krammetbeere, Feuerbaum, Heidewacholder
Herkunft: ehemaliges Jugoslawien, Italien, Frankreich, aber auch Bulgarien, Kanada und USA
Gewinnungsverfahren: Wasserdampfdestillation der getrockneten Beerenzapfen

Schon im Altertum waren die Beerenzapfen des Wacholders (➤ Abb. 6.219) als Diuretikum bekannt. Laut Dioskurides wirken die Beeren scharf, harntreibend, erwärmend und sind hilfreich bei Brustleiden, Husten und Leibschmerzen. Die alten Ägypter verwendeten das Öl zum Einbalsamieren der Toten.

Im Mittelalter wurde Wacholder in den Hospitälern geräuchert, um Krankheitskeime und böse Geister zu vertreiben. Noch heute gilt er in vielen Gegenden als lebensverlängerndes Mittel. In den Balkanländern wird Wacholderbeerenöl als eine Art Allheilmittel betrachtet. In der westlichen Medizin ist die ausscheidungsfördernde Wirkung oral verabreichten Wacholderöls auf die Harn- und Oxalsäure bekannt.

In der Parfümerie wird Wacholderöl für trockene Noten und Herrenparfums verwendet; es ist aber auch in Badezusätzen sowie Haut- und Haarpflegemitteln enthalten. Als Aromastoff ist es Bestandteil von Diuretika und alkoholischen Getränken wie Gin, Steinhäger und Genever.

Wacholderöl riecht krautig-herb.

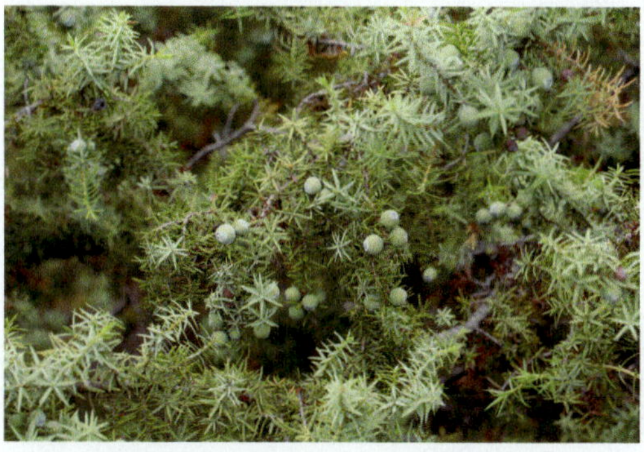

Abb. 6.219 Wacholder *(Juniperus communis)* [P1023]

Inhaltsstoffe

Im Handel werden das Öl der Wacholderzweige und das der Wacholderbeeren angeboten. Das Öl der Beeren enthält mehr Monoterpene als das Öl der Zweige (➤ Tab. 6.119). Beide Öle eignen sich gut zur Behandlung bei Arthrose und Entzündungen der Gelenke. Das Öl aus dem Holz riecht etwas kräftiger als das Öl aus den Beeren.

Dieses Öl besteht aus sehr viele kleine, lipophile Moleküle, aus Monoterpene (➤ Abb. 6.220), es gehört deshalb auch zu den Ölen, die im Geruch schnell vergehen. Es wird sehr gut über die Haut aufgenommen, die großen lipophilen Moleküle, die Sesquiterpene stabilisieren die Haut und die Monoterpenole mit hydrophilen Anteilen haben über Rezeptoren eine antibakterielle Wirkung.

TIPP

Kombinationen: mit Grapefruit, Lavendel, Lorbeer, Orange, Rosenholz, Rosmarin, Zeder, Zitrone, Zypresse
Alternativöle: Zypresse

Wirkungen und Indikationen

Wacholderbeerenöl (➤ Tab. 6.120) wirkt aquaretisch sowie insbesondere auf die Harnwege antiseptisch. Zudem fördert es die mukoziliäre Clearance des Bronchialsystems. Beide Öle wirken bei Arthrose schmerzlindern und bei Arthritis entzündungshemmend.

Tab. 6.119 Inhaltsstoffe der Wacholderzweige und Wacholderbeeren

Inhaltsstoffe	Wacholderbeere	Wacholderzweige
Monoterpene		
α-β-Pinen	25–60 %	Bis 30 %
Sabinen	Bis 28 %	21 %
Myrcen	Bis 22 %	5 %
Limonen	Bis 11 %	6 %
Monoterpenole		
Terpineol-4	Bis 5 %	3 %
Sesquiterpene		
δ-Cadinen	2,5 %	1,5 %
β-Caryophyllen	2 %	1,2 %

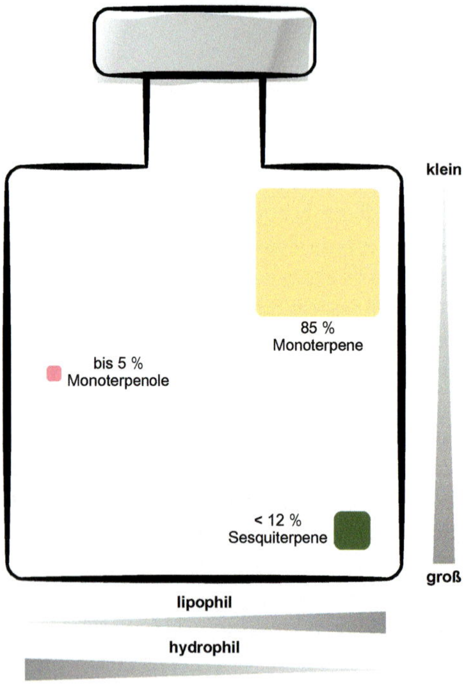

Abb. 6.220 Inhaltsstoffe des Wacholderöls [L231/P1023]

Unerwünschte Nebenwirkungen und Kontraindikationen

Mit den üblichen Dosierungen sind keine Nebenwirkungen zu beobachten.

6.102 Weihrauch

Stammpflanze: *Boswellia sacra, Boswellia carteri;* Burseraceae
Synonyme: Olibanum, Frankincense
Herkunft: Somalia, Äthiopien, China und Südarabien
Gewinnungsverfahren: Wasserdampfdestillation des Harzes

Besonderheit: In Indien wird aus *Boswellia serrata* das asiatische Weihrauchöl gewonnen. Es gibt auch ein Olibanum-Resinoid, das durch die Extraktion mit einem Lösungsmittel hergestellt wird. Dieses kommt hauptsächlich in der Parfümerie zur Anwendung.

Der Weihrauchbaum (➤ Abb. 6.221) ist ein Überlebenswunder der Natur, denn er widersteht extrem hohen Temperaturen und ebensolcher Trockenheit in der lebensfeindlichen Wüste. Das Harz wird wie auch Myrrhe, Benzoe und Styrax durch das Anritzen der Rinde gewonnen.

Schon in der Steinzeit verwendeten die Menschen Harze und Balsame als Medizin und zum Räuchern. In Südarabien und Nordafrika, wo „Bäume duftende Tränen weinen", wird Weihrauch seit Jahrtausenden gewonnen, der Handel lässt sich bis zu 7000 Jahren zurückverfolgen. In Ägypten wurde das Harz zum Einbalsamieren der Toten verwendet. Als verbranntes Pulver ergab es den *khol,* womit sich die Ägypter ihre Augenlider bemalten. In der Bibel wird

Tab. 6.120 Wirkungen und Indikationen des Wacholderbeerenöl

Wirkungen	Indikationen	Applikationen
Somatische Wirkungen		
Mukolytisch^{++}	Bronchitis, Rhinitis^{++}	Inhalation, Massage, Bäder
Antibakteriell^{+++}	Infektiöse Enterokolitis, Harnwegsinfekt, Akne, Abszesse, nässendes Ekzem	Massage, Einreiben, Bäder
Aquaretisch^{+}	Ödeme, Zellulite	Einreiben, Bäder
Litholytisch	Nephrolithiasis: Ausscheidung von Oxalsäure	
Analgetisch, antiphlogistisch	Rheumatoide Arthritis^{++}, Gicht (Ausscheidung von Harnsäure), Zahnschmerzen	
Antiinflammatorisch	Dermatitis, Ekzem	Auf die betroffene Stelle auftragen, Bäder
Phlebotonisch	Varizen, Hämorrhoiden	Einreiben, Bäder
Psychische Wirkungen		
Tonisierend	Erschöpfung, Müdigkeit, Gedächtnisschwäche	Trockene Inhalation, Raumspray, Massage
Sedativ	Stressbedingte Unruhe, Angst, Schlafstörung	Trockene Inhalation, Raumspray, Massage, Bäder
Harmonisierend, aufhellend	Dysthymie	

Weihrauch 22-mal erwähnt, es war auch eines der Geschenke der Heiligen Drei Könige. Nicht nur in Tempeln sondern auch in Krankenzimmern wurde geräuchert. Seit dem Altertum gehört das Verbrennen von Weihrauch zu den wichtigsten Räucherzeremonien bei verschiedenen gesellschaftlichen und religiösen Anlässen. Zahlreiche Legenden, Überlieferungen und Dokumente belegen dies.

Die Heiligen Drei Könige brachten nach christlicher Überlieferung Gold, Weihrauch und Myrrhe mit.

Plutarch überlieferte uns folgende Geschichte von Alexander dem Großen: In seiner Jugend sei er einmal von seinem Erzieher, Leonis von Tarent, getadelt worden, da er anlässlich einer Opferfeier zu großzügig mit Weihrauch umgegangen sie. Dies sollte er erst tun, wenn er die Weihrauch produzierenden Völker unterworfen hätte. Nach der Einnahme von Gáza schickte Alexander dem Philosophen 500 Talente (1 Talent = 26,2 kg) Weihrauch und 1000 Talente Myrrhe, damit dieser den Göttern gegenüber nicht mehr so knausern müsste.

Auch in der christlichen Kirche wurde und wird immer noch Weihrauch geräuchert. Zu Pilgerzeiten, erzählt man sich, wurden die Kirchen morgens mit Weihrauch ausgeräuchert, damit der Geruch und die Ausdünstung der Pilger vertrieben wurde, die in den Kirchen genächtigt hatten.

Man geht davon aus, dass einige berühmte Wahrsagerinnen erst durch das Einatmen von Weihrauch in hellseherische Stimmung gelangen konnten, denn durch die Pyrolyse des Harzes entsteht Tetrahydrocannabinol.

In der Parfümerie wird Weihrauchöl als Fixativ geschätzt.

Der indische Weihrauch wird eher in der ayurvedische Medizin verwendet. Im Allgemeinen kommt weltweit bevorzugt der ägyptische Weihrauch zur Anwendung.

Der Duft des Weihrauchs ist warm, balsamisch, orientalisch.

Inhaltsstoffe

Weihrauch hat bis zu 250 Inhaltsstoffe (➤ Tab. 6.121 – Besonderheit: Adenöl hat 43 % α-Pinen, Erythreaöl hat 52 % *n*-Octylacetat und 8 % *n*-Octanol).

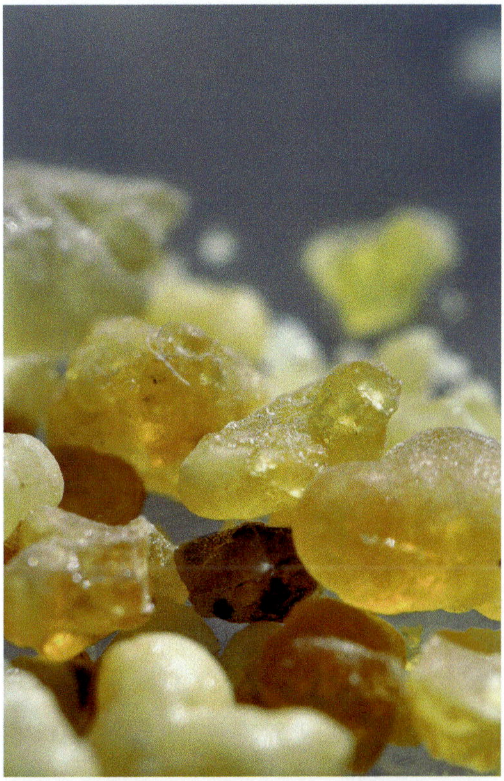

Abb. 6.221 Weihrauch *(Boswellia serrata)* [V119]

Tab. 6.121 Inhaltsstoffe des ägyptischen und indischen Weihrauchs

Inhaltsstoffe	Boswellia sacra (Ägypten)	Boswellia serrata (Indien)
Monoterpene		
α-Thujen	16–26 %	26–70 %
α-Pinen	25–36 %	bis 11 %
D-(+)-Limonen	6–13 %	0,7–8,5 %
Delta-3-Caren	Ca. 1 %	Bis 4 %
Sabinen	Ca. 5 %	Bis 6 %
Monoterpenole		
Tetrahydro-Linalool	Bis 1,5 %	Bis 1 %
α-Terpineol	0,2 %	Bis 1 %
Phenylether		
Methyleugenol	–	1–3 %
Ester		
Benzyltiglat	–	2–6 %
Sesquiterpene	2,5	–

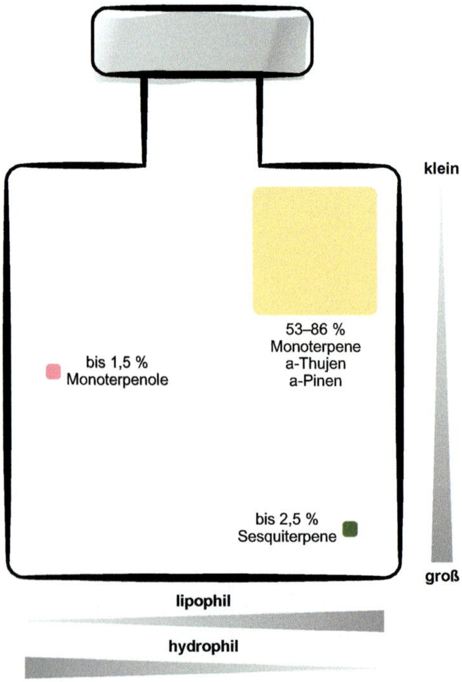

Abb. 6.222 Inhaltsstoffe des arabischen Weihrauchöls [L231/P1023]

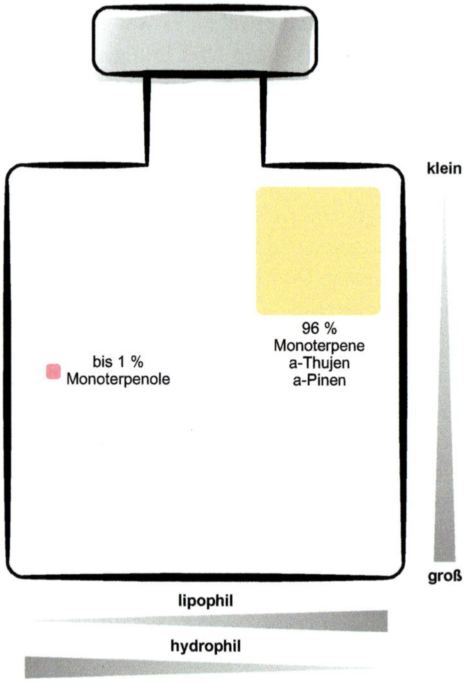

Abb. 6.223 Inhaltsstoffe des indischen Weihrauchöls [L231/P1023]

Bei beiden Weihraucharten gibt es einen großen Anteil an kleinen, lipophilen Molekülen, den Monoterpenen (➤ Abb. 6.222), die gut durch die Haut eindringen können. Die Monoterpenole mit ihren hydrophilen Anteilen können antibakteriell und antimykotisch wirken. Die Sesquiterpene, große lipophile Moleküle des arabischen Weihrauchs (➤ Abb. 6.222), stabilisieren die Haut. Die aromatischen Ether und Ester des indischen Weihrauchs mit ihren Sauerstoffverbindungen erleichtern die Wirkung über Rezeptoren.

TIPP

Kombinationen: mit Bergamotte, Cassia, Grapefruit, Ho-Blätter, Jasmin, Kardamom, Koriander, Lavendel, Orange, Pfeffer, Rose, Rosenholz, Sandelholz, Vetiver, Zimtrinde
Alternativöle: Myrrhe, Labdanum, Galbanum

Wirkungen und Indikationen

Beide Weihrauchöle (➤ Tab. 6.122) wirken annähernd gleich. Bei der Wahl entscheidet die Duftpräferenz.

Die Stärke des Weihrauchöls liegt in seiner beruhigenden Wirkung auf der psychischen Ebene. Wie alle Harze wirkt es zudem mukolytisch im Bronchialsystem sowie epithelisierend und regenerierend auf die Haut, insbesondere auf die Altershaut. Als Raumspray vermindert es die Keimbelastung der Raumluft. Es unterstützt auch die Wirkung von Gelenkölen bei Arthrose/Arthritis.

Unerwünschte Nebenwirkungen und Kontraindikationen

Bei dem sehr gut verträglichen Öl kann bei Überdosierung in der Raumluft gelegentlich Benommenheit auftreten.

Tab. 6.122 Wirkungen und Indikationen des Weihrauchöls

Wirkungen	Indikationen	Applikationen
Somatische Wirkungen		
Mukolytisch++	Bronchitis, Asthma bronchiale++	Einreiben, Auflagen, Bäder, Inhalation
Epithelisierend+, antiphlogistisch	Wunden, Ulzera+, Narben	Auftragen
	Papierhaut, Altershaut, (vorbeugend) Schwangerschaftsstreifen	Einreiben, Massagen, Bäder
Immunstimulierend+++	Immunschwäche+++	Einreiben im LWS-Bereich
Antiinflammatorisch, analgetisch	Arthritis, rheumatische Arthrose, Sportverletzung, Dysmenorrhö	Massage, Bäder, Einreiben
Psychische Wirkungen		
Antidepressiv	Nervöse Depression++	Trockene Inhalation, Raumspray, Massage, Bäder
Sedierend	Erschöpfung, Stress, Angst, nervöse Anspannung, Albträume	Trockene Inhalation, Raumspray, Massage, Bäder

6.103 Weißtanne

Stammpflanze: *Abies alba,* Pinaceae
Synonyme: Edeltanne, Silbertanne
Herkunft: Europa
Gewinnungsverfahren: Wasserdampfdestillation der nadeltragenden Zweige

Die Weißtanne (➤ Abb. 6.224) galt aufgrund ihres majestätischen Wuchses schon frühzeitig als Heilbaum. Ein Aufguss der frischen Tannentriebe „richtete die Menschen auf" und half gegen Frühjahrsmüdigkeit und Bronchitis. Als schweißtreibendes Mittel wurde der Aufguss zur „Blutreinigung" eingenommen, die Nadeln oder das Harz wurden gegen Zahnfleischbluten gekaut. Pfarrer Kneipp empfahl, eine Tanne als Topfpflanze ins Zimmer zu stellen, denn der Tannenduft stärke die Lunge.

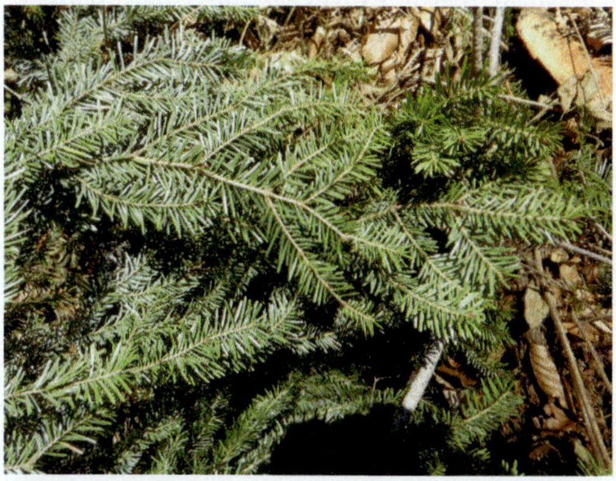

Abb. 6.224 Weißtanne *(Abies alba)* [P1023]

Die positive Wirkung auf die Atemwege und Lunge hat das Öl der Weißtanne gemeinsam mit allen anderen Nadelbaumölen. Es eignet sich besonders zur Verwendung in der Sauna oder in Räumen zur Verbesserung des Wohnklimas. Das Öl wirkt stimulierend, es verbreitet Waldduft und eliminiert schlechte Gerüche.
Der Duft ist frisch, waldig, klar.

Inhaltsstoffe

Weißtannenöl hat einen hohen Anteil an Monoterpenen (➤ Abb. 6.225), welche die Atmung und Konzentration unterstützen. Dazu kommen die beruhigend und entspannend wirkenden Sesquiterpene.

- **Monoterpene:** bis 95 %, v. a. α-Pinen, Limonen
- **Monterpenester:** bis 1,5 %, v. a. Bornylacetat
- **Sesquiterpene:** 2–6 %, v. a. Caryophyllen

Die Monoterpenester, die über Sauerstoffverbindungen wirken können, erleichtern die Atmung. Die Ester können sich auch aufspalten in die entsprechenden Alkohole (Borneol) und Säuren (Essigsäure) und können dann im Hydrolat erscheinen.

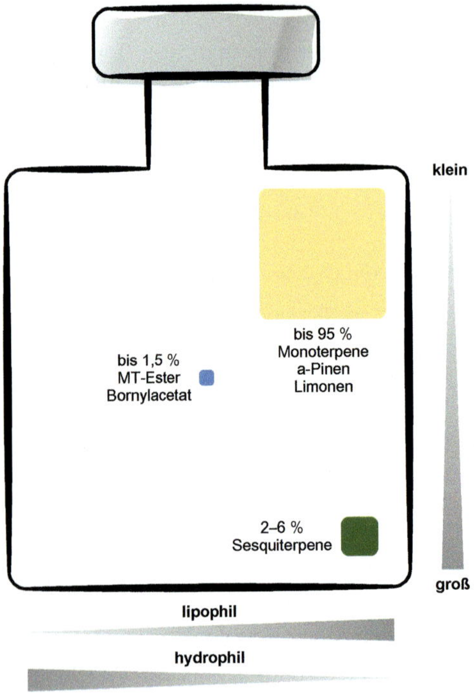

Abb. 6.225 Inhaltsstoffe der Weißtanne [L231/P1023]

TIPP

Kombinationen: mit Benzoe, Eichenmoos, Jasmin, Lavendel, Palmarosa, Rosmarin, Vetiver, Ylang Ylang, Zeder
Alternativöle: Fichtennadel, Zirbelkiefer

Wirkungen und Indikationen

Der Duft der Weißtanne erinnert an einen Waldspaziergang; er lässt tief durchatmen und fördert die Sauerstoffaufnahme der Lunge. Inzwischen haben Studien gezeigt, dass das Einatmen von Walddüften die Anzahl der natürlichen Killerzellen im Blut erhöht. Das ätherische Öl wirkt mukolytisch und antiseptisch (> Tab. 6.123).

Unerwünschte Nebenwirkungen und Kontraindikationen

Weißtannenöl kann in heißem Wasser leicht hautreizend sein wegen des hohen Anteils an Limonen und α-Pinen. Deswegen sollte gering dosiert werden.

6.104 Wintergrün

Stammpflanze: *Gaultheria fragrantissima, Gaultheria procumbens,* Ericaceae
Synonyme: Amerikanisches Wintergrün, niederliegende Scheinbeere
Herkunft: Nord- und Südamerika, Kanada, Nepal, China
Gewinnungsverfahren: Wasserdampfdestillation des Krauts

Der Tee aus den Blättern vom Wintergrün (> Abb. 6.226) wird von den amerikanischen Indianern seit Jahrhunderten zur Schmerzlinderung verwendet und gilt – ähnlich dem Teebaum in Australien – als Universalheilmittel. Wintergrünblätter wurden auch auf schmerzende Gelenke aufgelegt oder zerrieben. Noch heute findet man in der USA Wintergrün in zahlreichen Zahnpasten, Kaugummis oder Salben. Hierfür wird es allerdings meist synthetisch hergestellt. Wintergrün wird ähnlich wie Teebaumöl gezielt als Therapeutikum eingesetzt.

Der Duft ist aromatisch, sehr medizinisch.

Tab. 6.123 Wirkungen und Indikationen des Weißtannenöls

Wirkungen	Indikationen	Applikationen
Somatische Wirkungen		
Antiseptisch⁺, mukolytisch⁺⁺	Sinusitis, Bronchitis	Trockene Inhalation, Massage, Bäder
	Harnwegsinfekt	Bäder, im Blasenbereich auftragen
Analgetisch, antiphlogistisch	Arthrosen, Muskel- und Gelenkschmerz	Einreiben, Massage, Bäder
Psychische Wirkungen		
Tonisierend	Frühjahrsmüdigkeit, Erschöpfung, stressbedingte Erschöpfung	Trockene Inhalation, Raumspray, Einreiben, Massage, Bäder

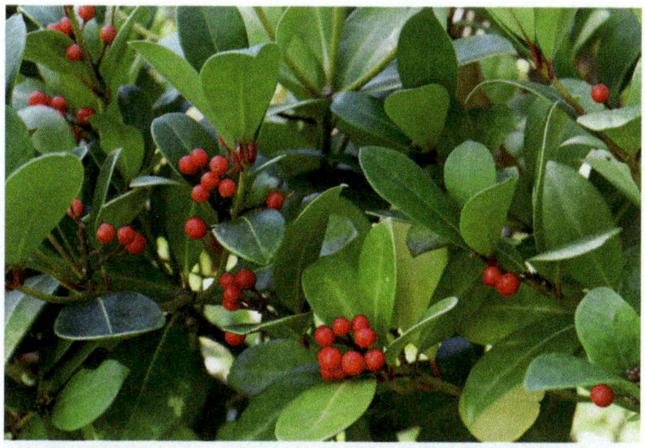

Abb. 6.226 Wintergrün *(Gaultheria procumbens)* [J808]

Inhaltsstoffe

Wintergrün besteht fast nur aus Methylsalicylat, welches bei der Destillation der getrockneten Blätter aus Gaultherin entsteht.

- **Ester:** 98 % Methylsalicylat
- **In Spuren:** Monoterpene, Monoterpenole, Aldehyde, Phenole

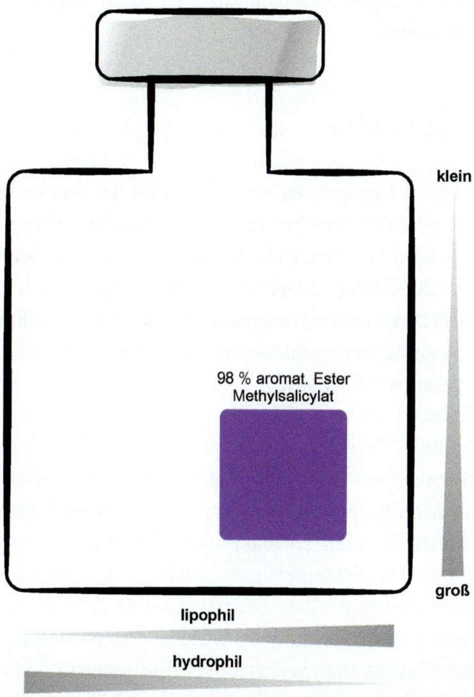

Abb. 6.227 Inhaltsstoffe des Wintergrünöls [L231/P1023]

Der aromatische Ester Methylsalicylat ist zwar lipophil (➤ Abb. 6.227), verfügt aber trotzdem über Sauerstoffe und kann deshalb gut über Rezeptoren wirken, v. a. wirkt es schmerzstillend.

TIPP

Kombinationen: mit Eukalyptus, Kiefernnadel, Lavendel, Rosmarin, Thymian
Alternativöle: Thymian, Rosmarin

Wirkungen

Wintergrünöl (➤ Tab. 6.124) wirkt hemmend auf die Prostaglandinsynthese. Methylsalicylat wird durch die Aufnahme über die Haut und bei der Einnahme über die Leber, zu Salicylsäure gespalten. Es kann auch topisch angewendet, die Wirkung von Antikoagulanzien (Marcumar) verstärken. Es ist ein ausgezeichnetes Schmerz- und Entzündungsöl.

Unerwünschte Nebenwirkungen und Kontraindikationen

Die in der Literatur oft beschriebene Toxizität des Wintergrünöls ist absolut unbegründet, da es sich nicht um eine Form der Salicylsäure (Aspirin) han-

Tab. 6.124 Wirkungen und Indikationen des Wintergrünöls

Wirkungen	Indikationen	Applikationen
Somatische Wirkung		
Antiinflammatorisch+++	Rheumatoide Arthritis, Muskel- und Gelenkschmerzen+++ Tendinitis, Dermatosen+, Ekzeme	Einreiben, Wickel, Bäder
Analgetisch, spasmolytisch+++	Neuralgien, Kopfschmerzen++, Muskelkrämpfe++	Einreiben, Auflagen, Bäder
Psychische Wirkung		
Sedierend	Bei innerer Unruhe, überreizten Nerven	Trockene Inhalation, Raumspray, Massage, Bäder
Antidepressiv	Stimmt optimistisch	Trockene Inhalation, Raumspray, Massage, Bäder

6

delt: Trotzdem sollte es bei gleichzeitiger Anwendung von Antikoagulantien vorsichtig dosiert werden. Das Öl ist wasserunlöslich, da es weitgehend aus dem Methylester dieser Säure besteht (Methylsalicylat).

6.105 Ylang-Ylang

Stammpflanze: *Cananga odorata genuina*, Annonaceae
Synonym: Unona odoratissimum
Herkunft: Philippinen, Java, Sumatra, Madagaskar und Komoren
Gewinnungsverfahren: Wasserdampfdestillation der Blüten

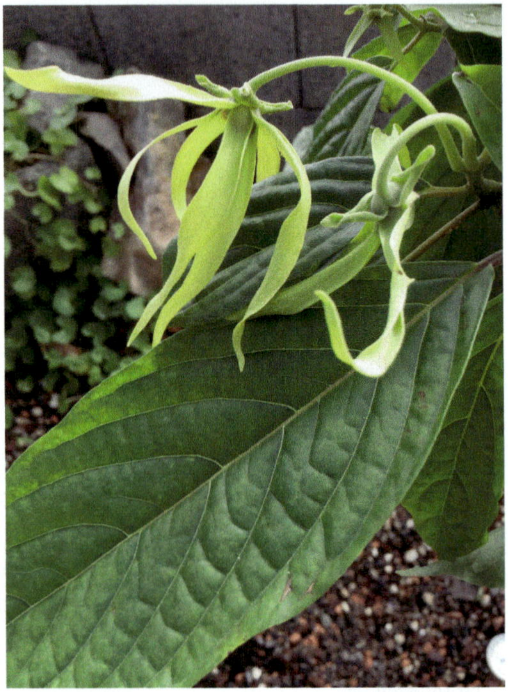

Abb. 6.228 Ylang-Ylang *(Cananga odorata genuina)* [P1023]

Besonderheit: Man unterscheidet drei Fraktionen mit unterschiedlichem Duft und Inhaltsstoffen je nach Destillationsdauer. Normalerweise werden nur zwei Fraktionen in der Aromatherapie verwendet: Die Destillationsdauer von Ylang-Ylang (➤ Abb. 6.228) extra beträgt sechs Stunden, wobei der Hauptinhaltsstoff die Ester sind, Ylang-Ylang komplett wird 24 Stunden destilliert, hier sind die Sesquiterpene die Hauptinhaltsstoffe. Dieses Öl wird bevorzugt in der Aromatherapie verwendet, Ylang-Ylang extra in der Parfümherstellung.

Die philippinische Bevölkerung legt die Ylang-Ylang-Blüten in Kokosöl – dies ist nicht nur ein ideales Hautöl, es schützt auch vor Fieber und Infektionskrankheiten. Auf die Haare gegeben, verhindert es das Austrocknen durch Salzwasser. Es soll das Haarwachstum fördern.

Ylang-Ylang ist ein wunderbares Duftöl, das auch über vielfältige medizinische Wirkungen verfügt. Die französischen Chemiker Garnier und Rechler erkannten bei Forschungen auf der Insel Réunion, dass das Öl gegen Malaria, Typhus und Darminfektionen wirkt. Es wird auch unterstützend bei Diabetes empfohlen.

In der östlichen Medizin wird Ylang-Ylang als starkes Herzmittel beschrieben; es wirkt gegen Hypertonie, Tachykardie und nervöses Herzklopfen.

In der Parfümerie findet man Ylang-Ylang extra in den blumigen, orientalischen Noten.

Beim Canangaöl handelt es sich um das Öl aus einem Verwandten von Ylang-Ylang. Cananga bietet einen weniger blumigen Duft, ist dafür aber auch preiswerter.

Inhaltsstoffe

- **Ylang-Ylang extra** (➤ Tab. 6.125) hat durch die Ester einen sehr betörend blumigen Duft. Dieses Öl wird bevorzugt in der Parfümerie verwendet.
- **Ylang-Ylang komplett** (➤ Tab. 6.125): Durch die lange Destillationsdauer lösen sich die großen Sesquiterpenmoleküle, die für den schweren Duft verantwortlich sind.

Dieses Öl ist sehr vielseitig (➤ Abb. 6.229): Große lipophile Moleküle, die Sesquiterpene und auch die aromatischen Ester stabilisieren die Haut sehr gut. Die Monoterpenole mit ihren hydrophilen Eigenschaften können antibakteriell und antimykotisch wirken. Die Sesquiterpenole und die aromatischen Ether verfügen über Sauerstoffverbindungen und können über Rezeptoren wirken. Die Monoterpenester haben auch Sauerstoffverbindungen und können nach Aufspaltung in Alkohol und Säuren auch im Hydrolat vorkommen.

Tab. 6.125 Inhaltsstoffe des Ylang-Ylang komplett und Ylang-Ylang extra (nach Steflitsch, Wolz, Buchbauer, 2018)

Inhaltsstoffe	Yang-Ylang komplett	Ylang-Ylang extra
Monoterpen-, Aromatische-, aliphatische Ester		
Geranylacetat	2,5–11 %	4–6 %
Methylbenzoat	0,5–4 %	2–6 %
Benzylacetat	0,5–4 %	8,5–9,5 %
Benzylbenzoat	6,5–11 %	4–9 %
Benzylsalicylat	2–6 %	2–4,5 %
Cinnamylacetat	bis 3 %	3–4 %
Monoterpenole		
Linalool	3,5–9 %	7–13 %
Sesquiterpene		
β-Caryophyllen	5–17 %	3,5–5,5 %
α-Humulen	2–4 %	1–2 %
Germacren D	10–20 %	12–16 %
⊠-Cadinen	1,5–6 %	1–2,5 %
cis-α-Farnesen	5–22 %	6–10 %
Sesquiterpenole		
Farnesol	2–6 %	1–2 %
α-Cadinol	0,7–3 %	0,5–2 %
Sesquiterpenester		
Farnesylacetat	2,5–6,5 %	2–6,5 %
Phenolether		
p-Methylanisol	1,5–5,5 %	4,5–11 %

TIPP

Kombinationen: mit Bergamotte, Eichenmoos, Grapefruit, Jasmin, Limette, Orange, Sandelholz, Vetiver, Zeder
Alternativöle: Frangipani, Jasmin, Champaca, Tuberose

Wirkungen und Indikationen

In der Aromatherapie wird dieses Öl (➤ Tab. 6.126) bevorzugt in der Gynäkologie und Dermatologie eingesetzt.

Ylang-Ylang fördert die körpereigene Serotoninausschüttung. Daher wirkt es schmerzlindernd, spasmolytisch und sedierend. Sein betörend sinnlicher Duft trägt bei zur aphrodisischen Wirkung.

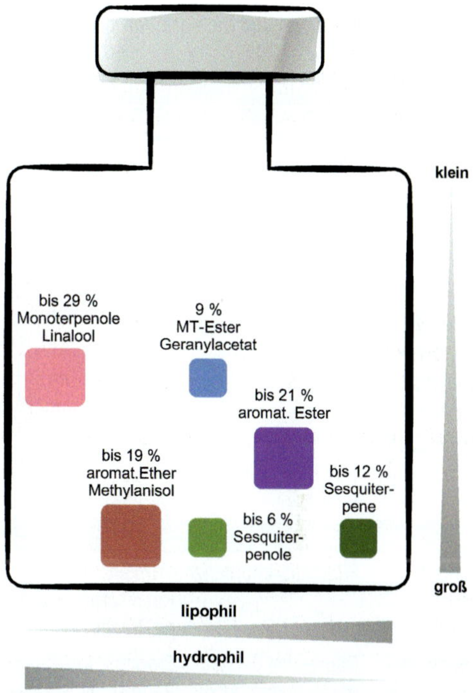

Abb. 6.229 Inhaltsstoffe des Ylang-Ylang-Öls (extra) [L231/P1023]

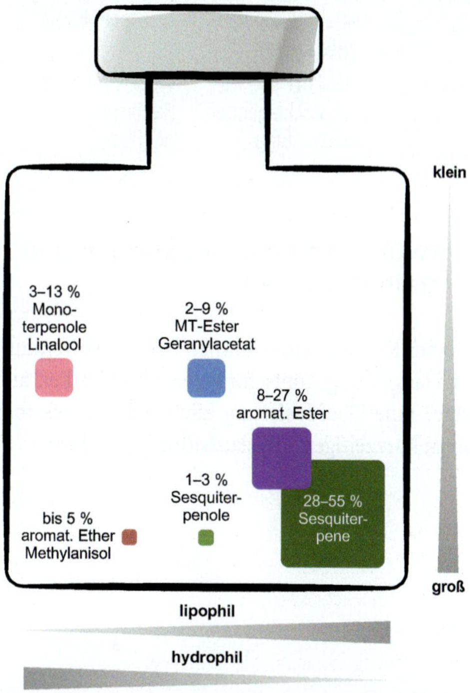

Abb. 6.230 Inhaltsstoffe des Ylang-Ylang-Öls (komplett) [L231/P1023]

Tab. 6.126 Wirkungen und Indikationen des Ylang-Ylang-Öls

Wirkungen	Indikationen	Applikationen
Somatische Wirkungen		
Vasoaktiv (Dilatation)	Hypertonie (arteriell)++	Massage, Bäder
Spasmolytisch++	Spasmen im kleinen Becken	Massage, Bäder
Antiinflammatorisch++	Dermatitis, Akne	Auf die betroffenen Hautareale auftragen, Bäder
Epithelisierend	Zur Hautpflege	Einreiben, auftragen, Waschungen
Analgetisch	Chronische Schmerzen, PMS, Tumorschmerzen	Massage, Bäder
Psychische Wirkungen		
Aphrodisisch+	Frigidität, Impotenz	Trockene Inhalation, Raumspray, Massage, Bäder
Antidepressiv	Depressive Verstimmung, Angst, Stress	Trockene Inhalation, Raumspray, Massage, Bäder
Sedierend+++	Anspannung, Schlaflosigkeit, Wut setzt die Atemfrequenz herab	Trockene Inhalation, Raumspray, sanfte Massage, Bäder
Stärkend	Unsicherheit, Niedergeschlagenheit, Erschöpfung	Trockene Inhalation, Raumspray, Massage, Bäder

Unerwünschte Nebenwirkungen und Kontraindikationen

In hoher Konzentration können bei der Anwendung von Ylang-Ylang Kopfschmerzen und Übelkeit auftreten. Eine Überdosierung kann u. U. im warmen Bad zu kurzzeitigen Kreislaufstörungen führen.

6.106 Ysop

Stammpflanze: *Hyssopus officinalis,* Lamiaceae
Synonyme: Ispenkraut, Bienenkraut, Eisop
Herkunft: Mittelmeerraum, Russland, Amerika
Gewinnungsverfahren: Wasserdampfdestillation des blühenden Krauts

Dioskurides und Galen lobten die auswurffördernde Wirkung von Ysop (➤ Abb. 6.231). Hildegard von Bingen schrieb, dass Ysopsaft das Gesicht wohlriechend mache und in Honig gekocht gut für die Lungen sei. Sie benutzte ihn auch gegen Wassersucht und Magenschmerzen.

Die östliche Medizin lehrt, dass Ysop die Lungenenergie, das Nervensystem und den Geist stärke sowie bei Immunschwäche und Kurzatmigkeit anzuwenden sei. In der Volksmedizin wird das zerriebene Kraut als hämatomauflösendes Mittel verwendet. Ysop soll auf den Verstand klärend wirken. In Frankreich wird Ysopöl in der Volksmedizin bei allen Erkrankungen des Respirationstraktes verwendet. Das ist jedoch bedenklich, da Ysopöl einen gro-

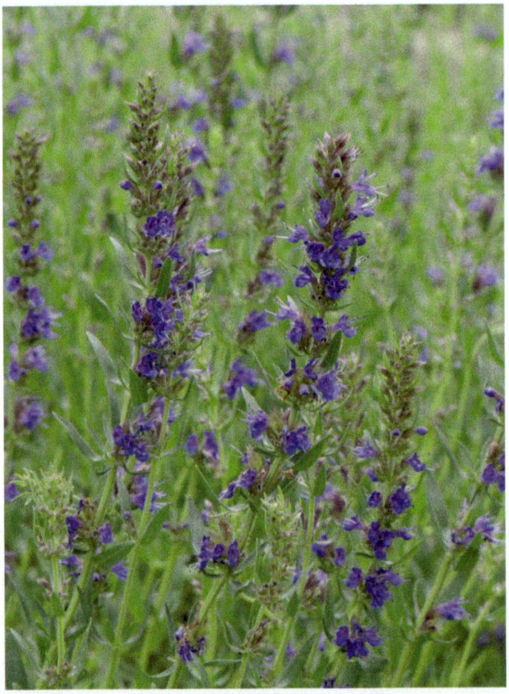

Abb. 6.231 Ysop *(Hyssopus officinalis)* [J810]

ßen Anteil am Keton Pinocamphon enthält. Ketone können in hoher Dosis neurotoxisch wirken.

In pharmazeutischen Präparaten findet man es in Gurgel- und Augenwässern, Expektoranzien und Antihydrotika.

Der Duft ist sehr krautig, klärend.

Inhaltsstoffe

Aufgrund des hohen Anteils an Monoterpenketonen wirkt dieses Öl stark mukolytisch, zudem wundheilend. Ketone haben im Allgemeinen eine gedächtnisstärkende Wirkung.

- **Monoterpenketone:** 30–60 %, v. a. *iso*-Pinocamphon, Pinocamphon
- **Monoterpene:** 25–30 %, v. a. β-Pinen,
- **Sesquiterpene:** 1–6 %, v. a. α-Caryophyllen

Ysopöl besteht aus vielen kleinen Molekülen (➤ Abb. 6.232) mit Sauerstoffverbindungen, den Monoterpenketonen, die über Rezeptoren neurotoxisch wirken können. Die kleinen lipophilen Moleküle, die Monoterpene erleichtern das Eindringen über die Haut. Mit diesem Öl sollte man vorsichtig umgehen.

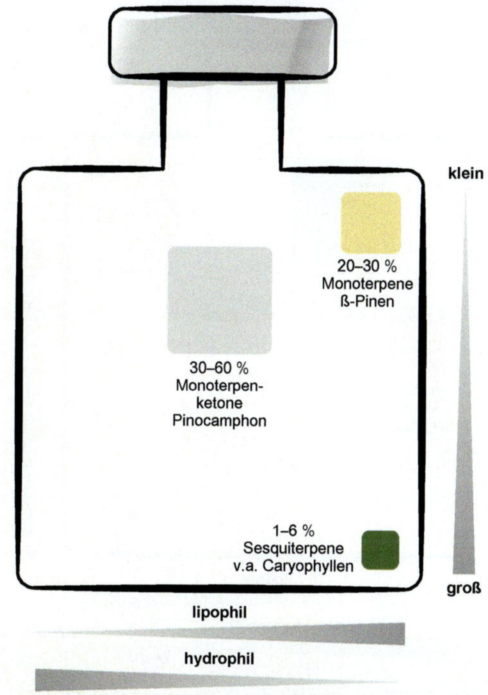

Abb. 6.232 Inhaltsstoffe des Ysopöls [L231/P1023]

TIPP

Kombinationen: mit Basilikum, Lavendel, Lorbeer, Myrte, Rosengeranie, Rosmarin, Salbei, Thymian, Zitrone
Alternativöle: Kampfer, Rosmarin Ct. Cineol

Wirkungen und Indikationen

Durch den recht hohen Ketongehalt (z. B. Thujon, Pinocamphon, Borneon) und die damit einhergehende Neurotoxizität ist Hyssopus officinalis ein Therapeutenöl und soll nur von Therapeuten angewendet werden. Es sollte nicht bei Kindern eingesetzt werden.

Hauptanwendungen (➤ Tab. 6.127) sind Entzündungen im Brustbereich und Atembeschwerden. Es hat eine tonisierende Wirkung auf Atemsystem und Herz. Durch die gedächtnisstärkende Wirkung der Ketone ist das Ysopöl ein hervorragendes Mittel bei geistiger Arbeit.

Tab. 6.127 Wirkungen und Indikationen des Ysopöls

Wirkungen	Indikationen	Applikationen
Somatische Wirkungen		
Mukolytisch^{++++}, antiviral^{++++}	Rhinopharyngitis, Sinusitis, Tonsillitis, Bronchitis, Lungenemphysem, Husten, Pneumonie^{+++}	Inhalation, Einreiben, Massage, Bäder
Antiasthmatisch (verringert die Irritation der Bronchialschleimhaut)$^{++}$	Asthma bronchiale	Inhalation, Einreiben, Bäder
Antiinfektiös, bakterizid	Staphylokokken, Pneumokokken^{++}, Zystitis, Akne	Auftragen, einreiben, Bäder
Epithelisierend	Wunden, Narben	Auflagen, Bäder
Psychische Wirkungen		
Tonisierend	Nervöse und stressbedingte Beschwerden, geistige Erschöpfung	Trockene Inhalation, Raumspray, Massage, Bäder
Konzentrationsfördernd	Konzentrationsmangel, Schläfrigkeit	
Stimmungsaufhellend	Depression, Ängste	

Unerwünschte Nebenwirkungen und Kontraindikationen

Ysopöl sollte nur von erfahrenen Therapeuten eingesetzt werden. Aufgrund des hohen Ketongehalts wirkt es bei innerer Anwendung evtl. neurotoxisch und abortiv und kann bei Epileptikern in hohen Dosierungen einen Anfall auslösen. Nicht bei Kindern anwenden.

6.107 Ysop, kriechender

Stammpflanze: *Hyssopus officinalis var. decumbens;* Lamiaceae
Herkunft: Frankreich, Italien, ehemaliges Jugoslawien
Gewinnungsverfahren: Wasserdampfdestillation des blühenden Krauts

Besonderheit: Es handelt sich hier nicht um einen Chemotypus des Ysops, sondern um eine eigenständige Pflanzenart.

In der Aromatherapie wird *Hyssopus var. decumbens* seltener eingesetzt als das Öl des offizinellen Ysops. Zudem ist das Öl auch vergleichsweise teuer. Es hat stark antivirale Eigenschaften, z. B. bei Herpes und Fieberbläschen, aber auch bei allen Erkältungskrankheiten. Zudem wirkt es bei Lethargie, Energielosigkeit, bei nervösen Depressionen stimmungsaufhellend und mit Khellakraut vorbeugend gegen Asthmaanfälle.

Ysop decumbens ist das viel besser verträgliche Öl, da es einen weitaus geringeren Anteil der neurotoxisch wirkenden Ketone enthält. Leider ist es derzeit (2020) auf dem Markt kaum verfügbar.

Der Duft ist in der Wirkung vergleichbar mit dem des *Hyssopus officinalis.*

Inhaltsstoffe

Ysop officinalis (➤ Tab. 6.128) hat einen hohen Gehalt an Monoterpenketone (➤ Abb. 6.233) und wirkt dadurch stark antibakteriell v. a. gegen Staphylokokken und Pneumokokken. Ysop decumbens hat bei gleicher antibakterieller und antiviraler Wirkung eine insgesamt mildere Wirkung.

Tab. 6.128 Inhaltsstoffe des Ysop officinalis und des Ysop decumbens (nach Steflitsch, Wolz, Buchbauer, 2018)

Inhaltsstoffe	Ysop officinalis	Ysop decumbens
Monoterpene		
α-, β-Pinen	10–13 %	5–21 %
Sabinen	0,7–1,7 %	1–3,5 %
β-Myrcen	1–2 %	1–3 %
Limonen	0,5–2 %	1,5–5 %
Ocimen	0,5–1 %	2–7 %
Monoterpenketone		
Pinocamphon	11–21 %	Bis 3 %
Isopinocamphon	42–54 %	Bis 4 %
Pinocarvon	0,3–1 %	Bis 5 %
Monoterpenoxide		
1,8-Cineol	Bis 4 %	13–62 %
Monoterpenole		
Linalool	Bis 1 %	Ca. 18 %
4-, α-ϒ-Terpineol	Bis 2 %	Ca. 5 %

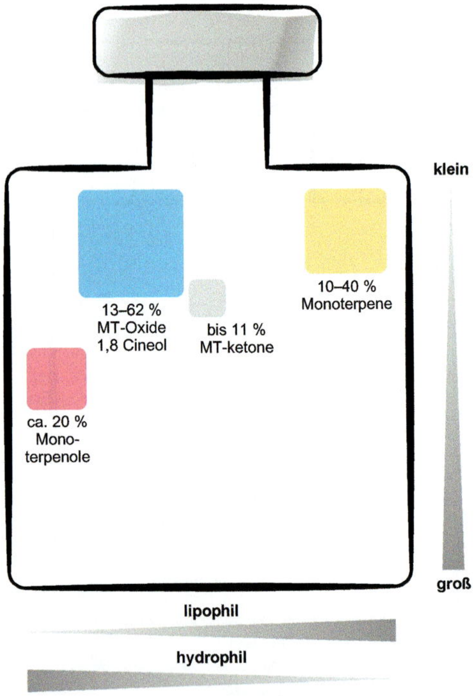

Abb. 6.233 Inhaltsstoffe des kriechenden Ysopöls [L231/P1023]

Ysop decumbens (➤ Tab. 6.128) hat ein breiteres Wirkungsspektrum als Ysop officinalis: Die Anzahl der Monoterpenketone ist wesentlich geringer, das Oxid 1,8-Cineol mit Sauerstoffverbindungen überwiegt hier und wirkt dadurch schmerzstillend, schleimlösend und entzündungshemmend. Die kleinen lipophilen Monoterpene erleichtern die Aufnahme über die Haut und die hydrophilen Monoterpenole haben über Rezeptoren eine antibakterielle und antimykotische Wirkung.

TIPP

Kombinationen: mit Benzoe, Bergamotte, Koriander, Lavendel, Myrte, Patchouli, Zedernholz
Alternativöle: Rosmarin Ct. Cineol für Ysop off., und Rosmarin Ct. Linalool für *Ysop decumbens*

Wirkungen und Indikationen

Das aus Ysop decumbens gewonnene Ysopöl (➤ Tab. 6.129) ist unproblematischer in der Anwendung, da es wenig neurotoxisch wirkende Inhaltsstoffe hat. Ysop hat ausgeprägte antivirale Eigenschaften, die bevorzugt auf die Atemwege und der Lunge einwirken.

Tab. 6.129 Wirkungen und Indikationen des Ysopöls

Wirkungen	Indikationen	Applikationen
Somatische Wirkungen		
Antiinfektiös, viruzid++++, mukolytisch	Rhinopharyngitis, Sinusitis, Bronchitis, Zystitis	Einreiben, Inhalation, Bäder
Antihistaminisch (nicht antiallergisch)	Asthmatische Bronchitis, nicht allergisches Asthma entzündliches Asthma (wegen freier Radikale)	Inhalation, Einreiben, Bäder
Leberwirksam	Leichte Leberinsuffizienz, Hepatitis, träge Verdauung	Auflagen, Wickel, Bäder
Psychische Wirkungen		
Tonisierend und stimulierend	Nervöse Depression+++, Angst	Trockene Inhalation, Raumspray, Massage, Bäder

Unerwünschte Nebenwirkungen und Kontraindikationen

Es sind keine unerwünschten Wirkungen bekannt.

6.108 Zeder

Stammpflanze: *Cedrus atlantica;* Pinaceae
Synonyme: Atlaszeder, Marokkozeder, Libanol
Herkunft: Frankreich, Marokko
Gewinnungsverfahren: Wasserdampfdestillation
Verwendeter Pflanzenteil: Holz

Besonderheit: Es gibt zwei Gruppen von Pflanzen, aus denen Zedernöle gewonnen werden: die Atlaszeder und die Himalayazeder.

- Das **Atlas-Zedernholzöl** wird durch Destillation aus dem Holz von *Cedrus atlantica* (➤ Abb. 6.234) in Marokko gewonnen. Die Libanonzeder *(Cedrus libani)*, die in der Bibel erwähnt wird, ist heute nicht mehr im Handel, da die Zedern vom Staat geschützt sind.
- Die **Himalayazeder** *(Cedrus deodora)* wird in Nordindien, Bhutan, Nepal, Pakistan, Afghanistan angebaut. Sie hat einen feineren, blumigeren Duft wie die Atlaszeder, einen niedrigeren Anteil an Sesquiterpenen und höheren Anteil an Sesquiterpenketonen. Die Anwendungen entsprechen denen der Atlaszeder.
- Duftende Holzarten wurden im Volksmund „cedar" genannt, wie die Virginiazeder *(Juniperus virginiana)*, die afrikanische Zeder *(Juniperus procera)* und die Texaszeder *(Juniperus mexicana)*. Hier handelt es sich allerdings nicht um Zedern, sondern um Wacholdergewächse.

CAVE

Das sog. Zedernblätteröl (Thujaöl) wird durch Destillation aus Thuja occidentalis gewonnen, einer Pinaceae. Dieses Öl enthält viel Thujon, das toxisch ist! Vor diesem Öl muss gewarnt werden, bitte keine Anwendung in der Therapie (s. „Unerwünschte Nebenwirkungen und Kontraindikationen").

Der mächtige Zedernbaum hat eine eigenartige Wuchsform: Die Spitze sieht immer aus, als ob sie in

6

ihrem direkten Wuchs nach oben gebremst wird und zur Seite abknickt. Die Rinde hat sehr tiefe Einbuchtungen. Von ihrer Wuchsform gibt sie uns die Information, uns zu stärken, auch den Menschen, die sich unterdrückt und gebremst fühlen. Die grobe Rinde kann man sehen als Zeichen für die Wirksamkeit auf verletzter und gereizter Haut. Durch den hohen Gehalt an ätherischen Ölen gibt es einen feinen Duft ab, Insekten werden abgewehrt.

Im seelischen Bereich hilft Zedernöl, uns zu stärken und Mut zu geben, aber auch in schwierigen Situationen loszulassen. Dieses Öl hat sich auch bewährt in der Sterbebegleitung.

Zedernöl ist ein Öl, das sehr gut den Juckreiz mildert und auch gegen Parasiten wirkt.

Inhaltsstoffe

Das Atlas-Zedernholzöl hat als geruchsgebenden charakteristischen Bestandteil die Verbindung *trans*-α-Atlanton, daneben eine Reihe anderer Sesquiterpene, Cedrol und Cedren, α-Pinen, Himachalen, Cadinen, aliphatisches Aldehyd und sogar Ameisensäure.

- **Sesquiterpene:** 75–80 %, v. a. α-, β-, γ-Himachalen
- **Sesquiterpenole:** ca. 4–15 %, v. a. Himachalol
- **Sesquiterpenketone:** 3–12 %, v. a. Atlanton

Bei der Atlaszeder und Himalayazeder überwiegen die großen Moleküle (> Abb. 6.235, > Abb. 6.236), dadurch hält das Öl lange im Duft an. Die lipophilen Sesquiterpene haben eine stabilisierende Wirkung

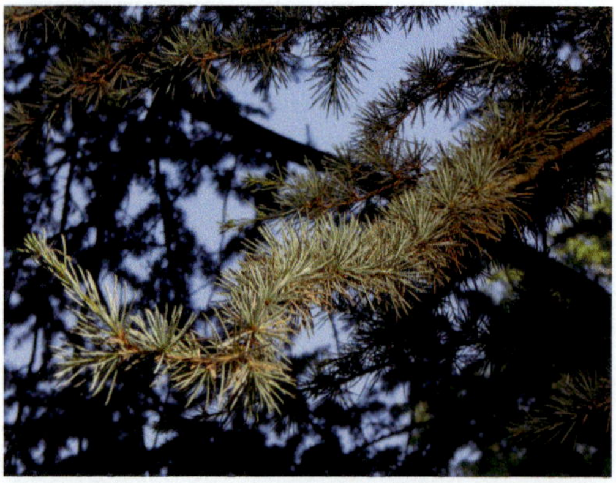

Abb. 6.234 Zeder *(Cedrus atlantica)* [P1023]

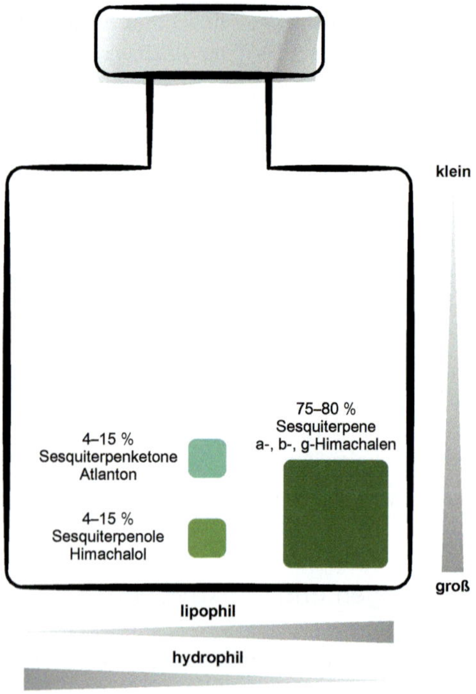

Abb. 6.235 Inhaltsstoffe des Zedernöls der Atlaszeder [L231/P1023]

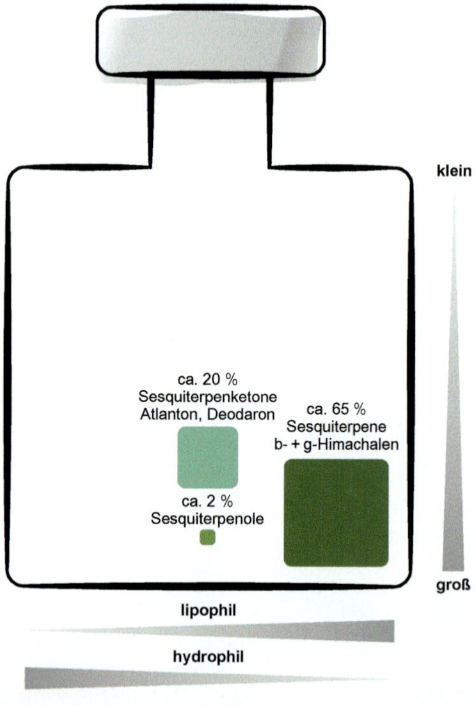

Abb. 6.236 Inhaltsstoffe des Zedernöls der Himalayazeder [L231/P1023]

6

auf die Haut, die Sesquiterpenketone und Sesquiterpenole können über Sauerstoffverbindungen mit Rezeptoren reagieren und so unter anderem eine antihistaminische Wirkung entfalten.

REZEPTUREN

Kombinationen: mit Benzoe, Bergamotte, Grapefruit, Jasmin, Lavendel, Neroli, Palmarosa, Rose, Wacholder und Ylang-Ylang.

Alternativöle:

- Patchouli, Narde, Sandelholz, Amyris
- Bei Pollinose Zedernöl zu Zypressenöl 2: 1 mischen, von dieser Mischung täglich 1- bis 3-mal täglich 1 Tropfen 3 Minuten einspeicheln.

Wirkungen und Indikationen

Zedernöl (➤ Tab. 6.130) hat durch seine Sesquiterpene eine große regenerierende und antiallergische Wirkung auf Haut und Schleimhaut. Es wirkt entstauend und antiinfektiös im Urogenital- und Respirationstrakt und kann krampfartige Schmerzen lösen.

Wichtig ist auch die psychische Wirkung: Zedernöl verleiht ruhevolle Kraft und Stabilität. Es gehört zu den Schutz- und Kraftölen bei Ängsten und Mutlosigkeit.

Unerwünschte Nebenwirkungen und Kontraindikationen

Thujaöl, das auch als Zedernblätteröl bezeichnet wird, hat einen hohen Gehalt an Thujon neben Fenchon, Bornylester, α-Pinen und Camphen. Es ist toxisch und wirkt hautreizend, krampferzeugend. Es sollte auf keinen Fall therapeutisch angewendet werden.

Bei schwangeren Frauen sollte amerikanisches Zedernholzöl (Juniperussorten) wegen seiner schwach abortiven Wirkung nicht eingesetzt werden.

6.109 Zimt und Cassiazimt

6.109.1 Zimtrinde

Stammpflanze: *Cinnamomum verum, Cinnamomum zeylanicum;* Lauraceae
Synonyme: Echter Zimt, Seychellen-Zimt, Madagaskar-Zimt
Herkunft: Sri Lanka, China, Madagaskar, Seychellen, Südindien, Burma
Gewinnungsverfahren: Wasserdampfdestillation der getrockneten Rinde

Tab. 6.130 Wirkungen und Indikationen des Zedernöls

Wirkungen	Indikationen	Applikationen
Somatische Wirkungen		
Epithelisierend	Dermatosen, Wunden	Auftragen, Auflagen, Einreiben, Bäder
Mukolytisch	Bronchitis, Husten	Einreiben, trockene Inhalation, Bäder
Antihistaminisch	Asthma bronchiale, Pollinose, Pruritus	Einreiben, trockene Inhalation, Bäder
Antiparasitär	Läuse, Skabies	Waschung, Massage
Antiinfektiös	Infektionen des Urogenitalbereichs und Respirationstrakts	Einreiben, Massage, Bäder
Aquaretisch, lipolytisch	Zellulite, Gewichtszunahme, Ödeme, lymphabflussfördernd	Einreiben, Massage
Antiinflammatorisch	Arthritis	Massage, Auflagen, Bäder
Antiseborrhoisch	Fettige Haut, Schuppen, Akne	Auftragen, Massage, Bäder
Psychische Wirkungen		
Stärkend, harmonisierend	Stressbedingte Beschwerden, starke Nervosität, Niedergeschlagenheit, Aggressionen, Lethargie, Konzentrationsmangel, Angespanntheit	Massage, Bäder, Einreiben, trockene Inhalation, Raumspray
Anxiolytisch	Ängste, depressive Verstimmung	Bäder, Massage, trockene Inhalation, Raumspray

6

Besonderheit: Das berühmteste und beste Zimtrindenöl stammt aus Sri Lanka. Aus den Blättern des Baumes wird das Zimtblätteröl gewonnen. Dieses Öl enthält nur 6% Zimtaldehyd und etwa 80% Eugenol, im Gegensatz dazu sind im Zimtrindenöl ca. 70% Zimtaldehyde enthalten.

Cassiaöl (Cinnamomum cassia) stammt aus China und enthält 65% Zimtaldehyde und bis zu 9% Coumarin.

Die feine Zimtrinde (➤ Abb. 6.237), der Bast, wird in einem speziellen Verfahren von den Zweigen abgeschält und zum Trocknen über ein Stäbchen gerollt. Meist werden 6–10 Röllchen ineinander geschoben, je feiner die Röllchen sind, umso wertvoller ist der Zimt. Deshalb heißt der Zimt in manchen Sprachen: Cannelle (von Canella = Röhrchen). Der deutsche Name Zimt oder Zimmet stammt von dem lateinischen Wort „Cinnamomum" ab.

Zimt ist eines der ältesten Gewürze, es wurde schon vor 2000 vor Christus in China und Indien gehandelt und bei den Ägyptern zur Einbalsamierung verwendet. Da Zimt schon immer ein sehr teures Gewürz war, stand der Begriff „Zimt" auch oft für „Geld". Angeblich soll der Augsburger Kaufmann Fugger die Schuldscheine von Karl V. vor seinen Augen in einem Feuer aus Zimt verbrannt haben, um seinen Reichtum zu demonstrieren.

Zimt bringt aus Sicht der chinesischen Medizin Wärme in den Körper und „zerstreut" Kälte: Er heilt durch Kälte hervorgerufene Erkrankungen und hilft bei den damit einhergehenden Symptomen wie z. B. kalten Extremitäten, Diarrhö, Appetitverlust und Schmerzen im Abdomen oder den Lenden.

Zimt wird gerne als Gewürz zu Süßspeisen verwendet, gibt aber in einer feinen Dosierung auch eine besondere Note bei Fleischgerichten. In der Weihnachtsbäckerei wird er gerne verwendet zu Zimtsternen und Lebkuchen, er bringt so in der kalten Jahreszeit die Wärme zurück. Das Zimtrindenhydrolat schmeckt süß, obwohl es keinerlei Zucker enthält.

Das Öl der Zimtrinde riecht süß, warm-würzig, orientalisch.

GUT ZU WISSEN

In letzter Zeit wurde viel über angebliche Probleme mit Zimtpulver und Zimtöl berichtet. Demnach soll das darin enthaltene Cumarin die Leber schädigen. Besonders schlimm sollen Cassia und dessen Öl sein: Bei Hunden und Ratten – an diesen wurden die Untersuchungen mit synthetischem Cumarin durchgeführt – traten Leberschädigungen auf. Da der Stoffwechsel im menschlichen Organismus sich von dem im tierischen Organismus unterscheidet, wirkt Zimt mit den enthaltenen Cumarinen im menschlichen Organismus entgegengesetzt – es hat eine regenerierende Wirkung auf die Leberzellen. Zur gleichen Zeit berichten Universitäten aus Pakistan, den Niederlanden und von der Medizinischen Hochschule Hannover von drei großen Studien, bei denen Zimt und Cassia bei Diabetes (auch Typ II) erfolgreich getestet wurden (Senkung des Blutzuckerspiegels, Verbesserung des positiven Cholesterins, verstärkte Insulinaktivität). Die positive Wirkung soll über die Leber gehen.

Inhaltsstoffe

- **Aromatische Aldehyde:** rund 70%, v. a. Zimtaldehyd
- **Aromatische Ether:** 6–10%, v. a. Eugenol
- **Aromatische Ester:** 5–7%, v. a. Cinnamylacetat, Benzylbenzoat
- **Monoterpene:** bis 6–8%, v. a. β-Phellandren, *p*-Cymen
- **Monoterpenole:** 5%, v. a. Linalool
- **Sesquiterpene:** ca. 4% β-Caryophyllen

Die Zimtrinde hat einen großen Anteil an aromatischen Aldehyden (➤ Abb. 6.238), dem Zimtaldehyd, der durch seine Sauerstoffverbindungen über Rezeptoren stark hautreizend wirkt und die Zellmembran angreifen kann. Dadurch wirkt es stark antiviral und antibakteriell, diese Wirkung wird durch die hydrophilen Monoterpenole unterstützt.

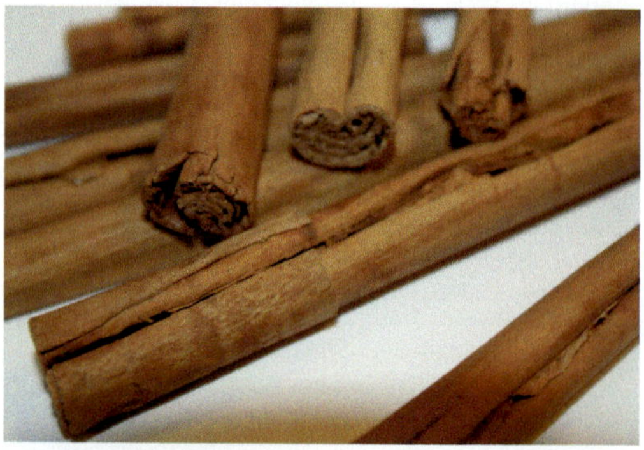

Abb. 6.237 Zimtrinde *(Cinnamomum verum, Cinnamomum zeylanicum)* [P1023]

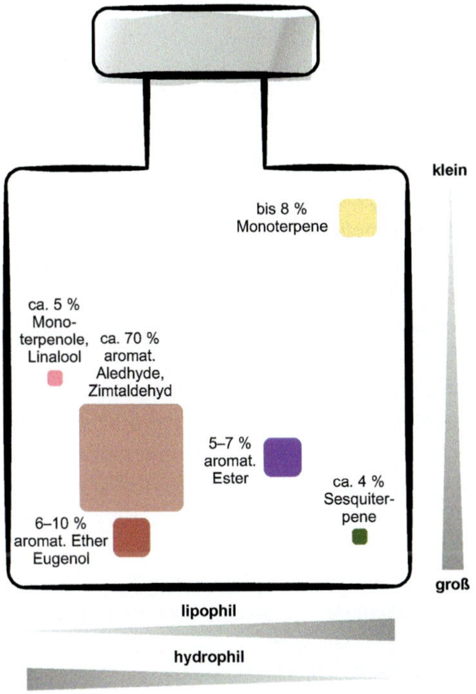

Abb. 6.238 Inhaltsstoffe der Zimtrinde [L231/P1023]

Die aromatischen Ether, hier das Eugenol, wirken über Rezeptoren schmerzstillend. Die Aufnahme über die Haut wird durch die kleinen lipophilen Moleküle, die Monoterpene verstärkt.

TIPP

Kombinationen: mit Benzoe, Grapefruit, Myrrhe, Petitgrain, Ho-Blätter, Jasmin, Kardamom, Mandarine, Rosenholz, Weihrauch, Ylang-Ylang, Zeder
Alternativöle: Cassia, Nelke

Wirkungen und Indikationen

Zimtrindenöl (➤ Tab. 6.131) ist ein besonders stark wirksames Öl gegen Bakterien, Pilzen und Keimen. Manche Aromatherapeuten sagen, die antibakterielle Wirkung des Zimtrindenöls ist so stark, dass 1 Tropfen Öl einen Liter Wasser desinfizieren kann. Es wirkt zudem erwärmend und entspannend. Die durchwärmende und auch hautreizende Wirkung des Zimtöl ist sehr stark, deshalb darf es nur sehr gering dosiert werden. Im Vaginalbereich sollte es nicht eingesetzt werden, oder nur in geringsten Dosen (1 Tropfen auf 10 Anwendungen).

Zimtpulver hat auch eine positive Wirkung bei Diabetes mellitus.

Tab. 6.131 Wirkungen und Indikationen des Zimtrindenöls

Wirkungen	Indikationen	Applikationen
Somatische Wirkungen		
Antiinfektiös^{++++}, mit breitem antibakteriellem Spektrum	98 % der pathogenen Keime, grampositive und gramnegative Erreger, bakterielle Bronchitis und Pleuritis, Diarrhö, Dysenterien, Enterokolitis, Typhus, Zystitis	Massage, Auflagen, Einnahme
Antiviral	Grippaler Infekt, Bronchitis	Massage, Auflage
Fungizid	*Candida albicans, Aspergillus flavus, Aspergillus parasiticus*	Auf die betroffenen Stellen auftragen, Bäder
Antiparasitär	Amöben	Auftragen, innere Anwendung
Emmenagog (stärkt die Uteruskontraktion)$^{+++}$	Oligomenorrhö$^{++}$, Amenorrhö, Geburtseinleitung durch Wehenauslösung	Auftragen, Einreiben
Hyperämisierend	Muskelerwärmung vor Sport	Massage, Bäder, Einreiben, Spülung
Insektizid	Kopfläuse	
Analgetisch	Muskel- und Gelenkschmerzen, Arthritis	Massage, Bäder
Psychische Wirkungen		
Aphrodisierend	Frigidität, Impotenz	Trockene Inhalation, Raumspray
Tonisierend	Somnolenz, Asthenie, depressive Verstimmung, geistige Erschöpfung, stressbedingte Beschwerden	Trockene Inhalation, Raumspray, Massage, Bäder

Unerwünschte Nebenwirkungen und Kontraindikationen

Zimtaldehyde wirken stark hautreizend, besonders die synthetischen, deshalb muss genau dosiert werden. Auf die Anwendung von Zimtaldehyd als Einzelsubstanz sollte verzichtet werden.

6.109.2 Zimtblätter

Stammpflanze: *Cinnamomum verum,* Lauraceae
Herkunft: Südindien, Sri Lanka, Madagaskar
Gewinnungsverfahren: Wasserdampfdestillation der Blätter

Zimtblätteröl hat eine große Ähnlichkeit mit Nelkenöl. Durch den hohen Anteil an Eugenol und den geringeren Anteil an Zimtaldehyden ist es weniger hautreizend als das Zimtrindenöl.
Das Öl duftet warm, orientalisch, würzig.

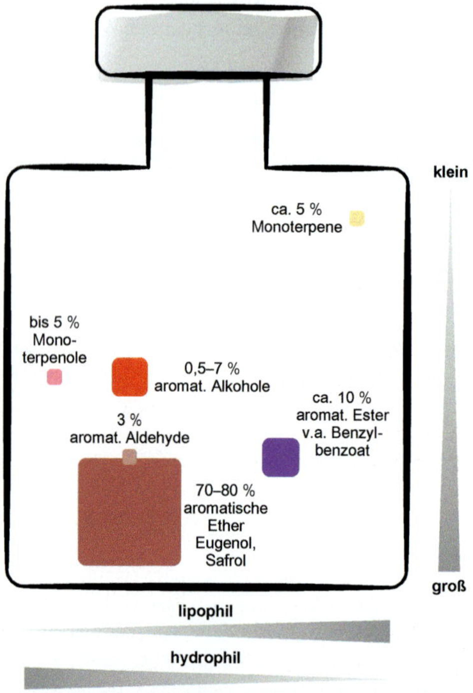

Abb. 6.239 Inhaltsstoffe des Zimtblätteröls [L231/P1023]

Inhaltsstoffe

- **Aromatische Ether:** 70–80 %, v. a. Eugenol, 2,58 % Safrol
- **Aromatische Ester:** ca. 10 %, v. a. Benzylbenzoat
- **Sesquiterpene:** ca. 4 %, v. a. β-Caryophyllen
- **Monoterpene:** ca. 5 %
- **Monoterpenole:** bis 5 %, v. a. Linalool
- **Aromatische Alkohole:** 0,5–7 %, v. a. Zimtalkohol
- **Aromatische Aldehyde:** 3 %, v. a. *trans*-Zimtaldehyd

Beim Zimtblätteröl ist im Gegensatz zur Zimtrinde der Anteil der aromatischen Ether sehr viel höher (➤ Abb. 6.239), wodurch die schmerzstillende Wirkung größer und die hautreizende Wirkung geringer ist.

TIPP

Kombinationen: mit Benzoe, Kardamom, Patchouli, Rosenholz, Vetiver, Zeder
Alternativöle: Gewürznelke, Cassia

Wirkungen und Indikationen

Zimtblätteröl (➤ Tab. 6.132) wirkt stark bakterizid, aber weniger erwärmend als das Zimtrindenöl. Es wirkt sehr stark keimwidrig, schmerzlindernd und das Immunsystem stimulierend. Deininger beschreibt, dass Zimtaldehyd, das v. a. im Zimtrindenöl vorkommt, und Eugenol bei Aspergillus und Penicillinumspezies in einer Verdünnung von 1 : 1000 wirksam sind (Deininger 1998). Zimtblätteröl hat aufgrund seines hohen Anteils an Eugenol zwar keine solch hautreizende Wirkung wie das Zimtrindenöl, es sollte jedoch wegen des höheren Safrolgehalts trotzdem vorsichtig dosiert werden.

Unerwünschte Nebenwirkungen und Kontraindikationen

Aufgrund seiner hautreizenden Wirkung sollte auf die korrekte Dosierung geachtet (1 % und weniger) werden. Bei empfindlichen Personen ist vor der Anwendung ein Allergie- und Reizungstest auf der Innenseite des Arms durchzuführen.

Tab. 6.132 Wirkungen und Indikationen des Zimtblätteröls

Wirkungen	Indikationen	Applikationen
Somatische Wirkungen		
Antiinfektiös, antibakteriell mit breitem Spektrum, antiviral, fungizid, antiparasitär+++	Stomatitis, Oropharyngitis++++, Enterokolitis++++, Zahnschmerzen++, Zystitis++, Salpingitis+++	Massage, Auflagen, Bäder
	Rhinopharyngitis, schwere akute Bronchitis+++	Massage, Inhalation, Bäder
Analgetisch++	Arthritis, rheumatische Schmerzen	Einreiben, Massagen; Bäder
Immunstimulierend (Steigerung des IgA)+++	Geschwächtes Immunsystem	Massagen im Lendenwirbelsäulenbereich LWS-Bereich, Bäder
Psychische Wirkungen		
Tonisierend	Asthenie, depressive Verstimmung, Schwächezustand	Trockene Inhalation, Raumspray, Massage, Bäder

6.109.3 Cassiazimt, Chinesischer Zimt

Stammpflanze: *Cinnamomum Cassia,* Lauraceae
Synonym: Kassiaöl, Kassiarindenöl, Kassiazimtöl, chinesischer Zimt
Herkunft: China, Vietnam und Indien
Gewinnungsverfahren: Wasserdampfdestillation der Blätter, Zweige und Rinde

Besonderheit: Eine besondere Form des Öls wird aus den Blüten gewonnen.

Cassia ist ein sehr altes Gewürz, das v. a. in China weit verbreitet war und noch ist. Es wird gegen „Kälte-Wind-Erkrankungen" mit Frösteln, Fieber, Schweißneigung, Kopfschmerzen, bei rheumatoider Symptomatik (aufgrund feuchter Kälte) und gegen gynäkologische Beschwerden wie Dysmenorrhö eingesetzt.

Heute werden mit Cassiaöl Süßigkeiten, alkoholische Getränke und Softdrinks aromatisiert. Aufgrund seiner stark bakteriziden Eigenschaften wird es zur Mundspülung bei Zahnfleischentzündung, in Zahnpasten und in Gurgellösungen eingesetzt. Es ist ein wichtiger Bestandteil des bekannten roten Tigerbalsams aus China.

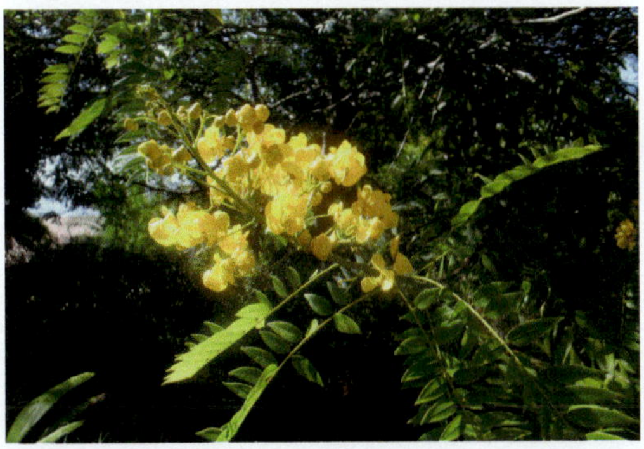

Abb. 6.240 Cassiazimt *(Cinnamomum Cassia)* [P1023]

Cassiaöl unterscheidet sich vom Zimtöl durch die hohe Konzentration von Zimtaldehyd (75–90 %) und Cumarin (➤ Abb. 6.241), zudem enthält es fast kein Linalool und Eugenol.
Cassia duftet ähnlich wie Zimtblätter warm-würzig.

Inhaltsstoffe

- Aromatische Aldehyde: 78–85 % v. a. trans-Zimtaldehyd
- Cumarine: 6–10 %
- Aromatische Ether: 5–6 %
- Ester: ca. 4 % v. a. Zimtacetat

TIPP

Kombinationen: mit Benzoe, Eichenmoos, Grapefruit, Jasmin, Lavendel, Orange, Rose, Tuberose, Vetiver, Ylang-Ylang
Alternativöle: Zimtblätter und -rinde

Zimtrinde

Es sind viele Aldehyde enthalten (➤ Tab. 6.133), Cumarine kommen nicht vor. Zimtrinde wirkt stark antibakteriell und fungizid. Es erwärmt am meisten und wirkt dadurch auch durchblutungsfördernd und schmerzlindernd, aber auch hautreizend.

Tab. 6.133 Inhaltsstoffe der Zimtrinde, der Zimtblätter und des Cassiazimts

Inhaltsstoffe	Zimtrinde	Zimtblätter	Cassiazimt
Aromatische Ether			
Eugenol	37 %	70–85 %	5–6 %
Aromatische Aldehyde			
trans-Zimtaldehyde	35–70 %	2–3 %	78–90 %
Aromatische Ester			
Cinnamylacetat	3–10 %	Bis 2 %	4 %
Benzylbenzoat	1,5 %	1–10 %	–
Phenylether			
Saphrol	1 %	2,5 %	–
Monoterpenole			
Linalool	4,5–5 %	1,3 %	–
α-Terpineol	0,5 %	0,3 %	
Sesquiterpene			
β-Caryophyllen	7 %	2,7 %	–
α-Humulen	1,3 %	0,5 %	
Monoterpene			
α- und β-Phellandren	3 %	3 %	–
α- und β-Pinen	0,5 %	2 %	
p-Cymen	1,2 %	1,3 %	
Cumarine			
	–	–	6–8 %

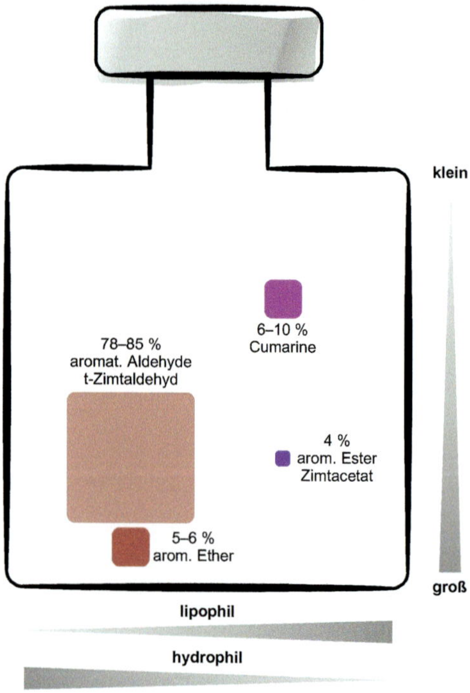

Abb. 6.241 Inhaltsstoffe des Cassiazimtöls [L231/P1023]

Zimtblätter

Hier kommen bevorzugt Eugenole und keine Cumarine vor (➤ Tab. 6.133). Der Schwerpunkt liegt in der Schmerztherapie.

Cassiazimt

Cassiazimt hat die meisten Aldehyde und Cumarine, wenig Eugenol Linalool (➤ Tab. 6.133). Durch die aromatischen Aldehyde liegt sein Schwerpunkt auf der bakterizide Wirkung. Es ist besonders hautreizend.

Wirkungen und Indikationen

Cassia (➤ Tab. 6.134) ist ein bakterizides Mittel mit breitem Spektrum; es muss allerdings wegen seiner ausgeprägten hautreizenden Wirkung vorsichtig dosiert werden.

Unerwünschte Wirkungen und Kontraindikationen

Vor der Anwendung des sehr hautreizenden Öls sollte unbedingt ein Allergie- und Reiztest am Innenarm durchgeführt werden. Dieser ist für Babys und Kleinkinder ungeeignet.

Tab. 6.134 Wirkungen und Indikationen des Cassiazimtöls

Wirkungen	Indikationen	Applikationen
Somatische Wirkung		
Stark bakterizid+++ mit breitem Spektrum (98 % der pathogenen grampositiven Kokken und gramnegativen Erreger), viruzid+++	Bakterielle Zystitis *(E. coli)*+++, tropische Fieber+++	Auflagen, Einreiben, intern, trockene Inhalation,
Fungizid (*Candida, Aspergillus* und Aflatoxine)+++	Vaginitis	Auftragung,
Emmenagog++	Oligomenorrhö, Leukorrhö++	Massage, Einreiben
Karminativ	Dyspepsie	Einreiben, Auflagen
Hyperämisierend+++	Durchblutungsstörungen	Einreiben, Massagen, Teilbäder
Psychische Wirkung		
Stärkend, stabilisierend	Stress, depressive Verstimmung	Trockene Inhalation, Raumspray, Teilbäder, Massagen
Anregend, stimulierend	Erschöpfungszustände	Trockene Inhalation, Massage, Teilbäder

6.110 Zirbelkiefer

Stammpflanze: *Pinus cembra*, Pinaceae
Synonym: Arve
Herkunft: Österreich, Südtirol, Bayern, Schweiz
Herstellung: Wasserdampfdestillation der Zweige und Äste mit Nadeln
Gewinnungsverfahren: Wasserdampfdestillation der Zweige mit Nadeln

Die Zirbelkiefer (➤ Abb. 6.242) wächst in den Bayrischen, Österreichischen und Schweizer Alpen. Sie wird 20–30 m hoch und kann bis zu 1000 Jahre alt werden. Im Mittelalter galten die Zapfen der Zirbelkiefer als Fruchtbarkeitssymbol und als Symbol der Unsterblichkeit.

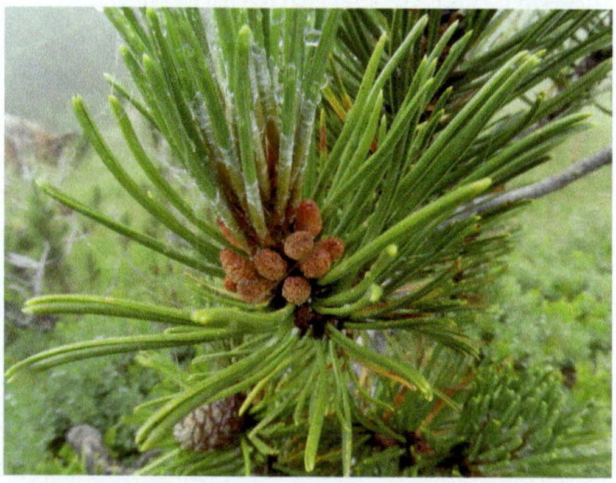

Abb. 6.242 Zirbelkiefer *(Pinus cembra)* [P1023]

Eine Spezialität aus den Alpen ist der Zirbelschnaps: Hier werden in 1 Liter Alkohol 3–4 Zirbelzapfen eingelegt, bis sich die Lösung dunkel färbt.

Durch den wunderbaren Duft seiner ätherischen Öle ist der Baum weitgehend resistent gegen Ungeziefer. Früher wurde in den Alpen mit Zirbelkieferholz die Wohnstube verschalt. Heute werden aus dem Holz Schlafzimmerschränke und Betten hergestellt. Eine positive Auswirkung auf die Schlafqualität ist bekannt.

Zirbelkieferöl riecht holzig, frisch, rein. Der Duft sorgt für Wohlbefinden und Entspannung.

Inhaltsstoffe

Die verschiedenen Monoterpene wirken kräftigend, angstlösend und antidepressiv.

- **Monoterpene:** 40–90 %, v. a. α-Pinen, Limonen, β-Pinen, δ-3-Caren
- Außerdem: Sesquiterpene, Ester

Dieses Öl hat einen sehr großen Anteil an kleinen lipophilen Molekülen (➤ Abb. 6.243), die gut durch die Haut eindringen, Durch die hohe Anzahl der Monoterpene kann es in heißem Wasser hautreizend sein, der Anteil an großen lipophilen Molekülen stabilisiert die Haut wieder.

6

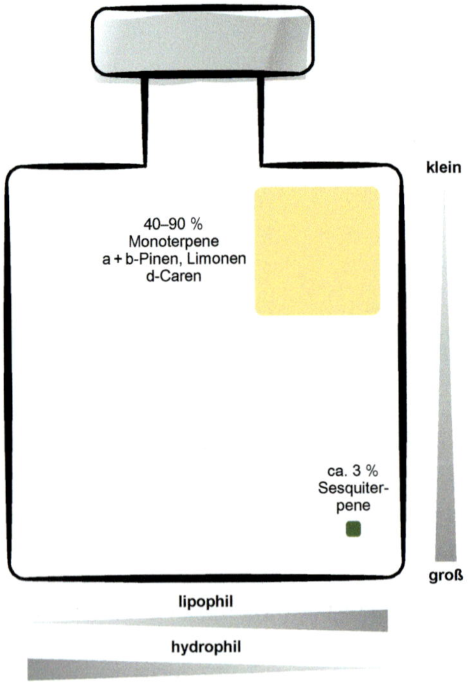

Abb. 6.243 Inhaltsstoffe des Zirbelkieferöls [L231/P1023]

TIPP

Kombinationen: mit Benzoe, Kardamom, Lorbeer, Orange, Rose, Vetiver, Wacholder, Zeder, Zitrone
Alternativöle: Weißtanne, Fichte

Tab. 6.135 Wirkungen und Indikationen des Zirbelkieferöls

Wirkungen	Indikationen	Applikationen
Somatische Wirkungen		
Mukolytisch	Atemwegsinfektionen, Rhinitis, Bronchitis, Pneumonie	Trockene Inhalation, Einreiben, Einnahme
Analgetisch	Rheumatische Arthritis	Einreiben, Massage, Bäder
Psychische Wirkungen		
Stabilisierend, kräftigend	Asthenie	Bäder, trockene Inhalation, Raumspray
Anxiolytisch	Ängste, depressive Verstimmung	Trockene Inhalation, Raumspray, Massage
Sedativ	Schlaflosigkeit	Trockene Inhalation, Raumspray, Einreiben

Wirkungen und Indikationen

Der Duft der Zirbelkiefer vermag den Herzschlag zu senken und verlängert die Tiefschlafphasen. Wie bei anderen Nadelholzdüfte wird durch das Einatmen des Dufts die Anzahl der natürlichen Killerzellen erhöht, die freie Radikale abfangen und damit wird das Immunsystem stabilisiert.

Zirbelkieferöl (➤ Tab. 6.135) wirkt stark bei Atemwegserkrankungen und ist ein wichtiges Öl für rheumatische Erkrankungen.

Laut einer Studie, die am Human Research Institut für Gesundheitstechnologie und Präventionsforschung in Graz durchgeführt wurde, hat der Duft des Zirbelkieferöls eine positive Auswirkung auf den Schlaf, indem die Tiefschlafphasen verlängert und der Herzschlag reduziert werden, wodurch sich die und Erholungsphasen verlängern.
Der Duft der Zirbelkiefer bindet schlechte Gerüche.

Unerwünschte Wirkungen und Kontraindikationen

In physiologischer Dosierung sind keine Nebenwirkungen und Kontraindikationen bekannt.

6.111 Zitrone

Stammpflanze: *Citrus limon,* Rutaceae
Synonyme: Cedroöl, Limonenbaum
Herkunft: Italien, Argentinien, Kalifornien, Florida und Zypern
Gewinnungsverfahren: Kaltpressung der Fruchtschalen

Der Zitronenbaum (➤ Abb. 6.244) stammt, wie alle anderen Zitrusbäume, aus China. Im 2. Jh. wurde er nach Griechenland exportiert. Heute wächst er im ganzen Mittelmeerraum. In alten Zeiten wurden mit Zitronenschalen Kleider parfümiert, um Insekten abzuhalten. Vergil nannte ihn einen „segmentierten Apfel". Im 17. Jh. wurde die Heilwirkung der Frucht als blutreinigendes und karminatives Mittel erstmals beschrieben. Aber erst als britische Seefahrer durch die Zitrone Skorbut vorbeugen konnten, wurde sie als Heilmittel allgemein bekannt.

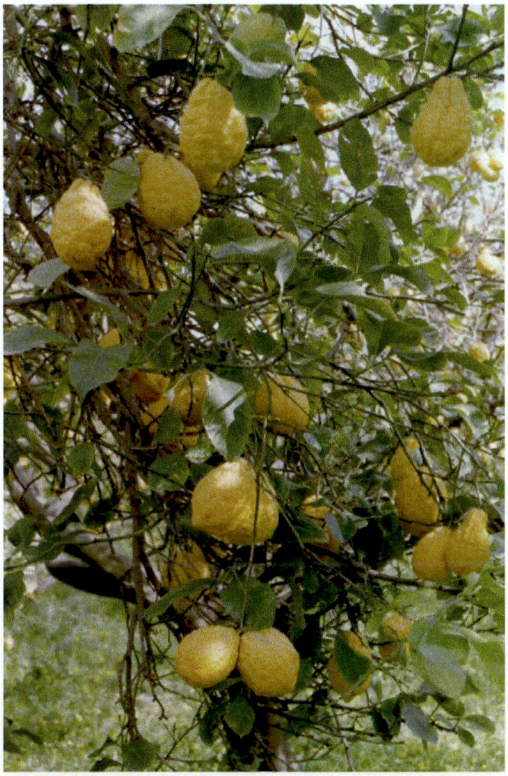

Abb. 6.244 Zitrone *(Citrus limon)* [P1023]

Für einen Fieberwickel hat es sich bewährt, 1 Tropfen Zitronenöl auf einen Teelöffel Salz zu geben in Wasser 1 °C unter der Körpertemperatur des Patienten. Dann mit diesem Zitronenwasser ein Tuch tränken und um die Beine oder Handgelenke legen, mit einem 2. Tuch abdecken und mit einem Wolltuch fixieren. Damit lässt sich das Fieber oft um 0,5 °C senken.

Zitronenöl wirkt konzentrationsfördernd, mit anderen Zitrusölen und einem entspannenden Öl zusammen gemischt hilft es, dass Schüler besser lernen können. Aufgrund seines frischen Duftes ist Zitronenöl weitverbreitet in der Parfümindustrie als Kopfnote in Kölnisch Wasser und anderen Wässern, in der Kosmetikindustrie, in der Pharmazie und als Aromastoff für Backwaren. Die Zitrone eignet sich auch sehr gut zum „Aufhübschen" von medizinisch riechenden Mischungen. Mischt man die Zitrone mit Lemongrass, nimmt es dem Lemongrass den strengen Geruch.
Der Duft ist leicht, frisch, spitz.

Inhaltsstoffe

Die vielen Monoterpene (➤ Abb. 6.245) sind verantwortlich für den frischen Duft und die Leichtigkeit dieses Öls. Die kleinen Moleküle verbreiten sich schnell im Raum und können dadurch die Raumluft desinfizieren.

- **Monoterpene:** 90–95 %, v. a. Limonen, α, β-Pinen
- **Aldehyde:** bis 3–8 %, v. a. Neral, Geranial,
- **Cumarine und Furocumarine:** ca. 1,5 %

Da Zitronenöl gut durch die Haut diffundiert, besteht in heißem Wasser wegen der Monoterpene die Gefahr der Hautreizung. Der Anteil der Monoterpenaldehyde mit Sauerstoffverbindungen verstärkt die hautreizende Wirkung, bringt aber auch eine antibakterielle und antivirale Wirkung dazu.

TIPP

Kombinationen: mit Eichenmoos, Ho-Blätter, Myrrhe, Neroli, Niaouli, Patchouli, Vetiver, Wacholder, Weihrauch, Zeder
Alternativöle: Limette, Mandarine grün

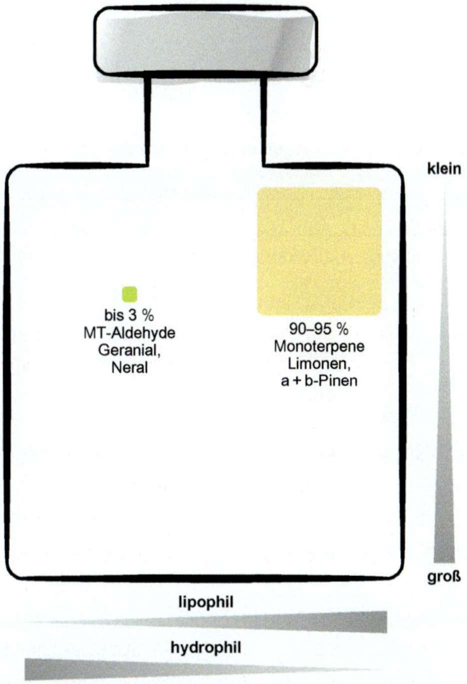

Abb. 6.245 Inhaltsstoffe des Zitronenöls [L231/P1023]

6

Wirkungen und Indikationen

Zitronenöl (➤ Tab. 6.136) hilft durch seine antiviralen Eigenschaften bei Erkältungskrankheiten und grippalen Infekten, die mit gelbem und grünem Sekret einhergehen, und ist als wertvolles Mittel anerkannt, das klärend auf die Raumluft wirkt. Zitronenöl desinfiziert zudem die Atemluft und macht den Kopf frisch und klar.

Unerwünschte Nebenwirkungen und Kontraindikationen

Bei empfindlichen Personen ist vor der Anwendung ein Allergie- und Reizungstest auf der Innenseite des Arms durchzuführen. Da Zitronenöl evtl. fotosensibilisierend wirkt, sollte nach einer Einreibung mit Zitrusöl direkte Sonnenbestrahlung gemieden werden.

6.112 Zypresse

Stammpflanze: *Cupressus sempervirens*, Cupressaceae
Synonyme: Italienische Zypresse, Mittelmeerzypresse
Herkunft: Mittelmeerländer
Gewinnungsverfahren: Wasserdampfdestillation der Zweige und Nadeln

Die Zypresse (➤ Abb. 6.246) wurde von den Phöniziern aus Asien in den Mittelmeerraum gebracht. Heute prägt sie mit ihrem aufrechten Wuchs die Landschaft in den Mittelmeerländern. Bedingt durch die Klimaerwärmung sieht man sie jetzt auch schon sehr oft in unseren Breitengraden

Der Name „sempervirens“, bedeutet „immergrün“, deshalb gilt die Zypresse schon immer als Zeichen für ein ewiges Leben und für das wiederkehrende Leben bzw. den Lebenskreislauf. Deshalb wird sie auch in Adventskränze eingebunden.

Die Signaturenlehre sieht in der Zypresse die Kräfte eines aufrechten Wuchses, die alles zusammenhalten. Und eben diese Information gibt uns das Öl der Zypresse auch: Sie zieht das Gewebe zusammen, hilft bei Venenbeschwerden und Hämorrhoiden. Wenn die Bronchiolen angeschwollen und verengt sind, hilft die Zypresse, die Gefäße zu stabilisieren, sodass das Volumen vergrößert wird, die Luft wieder besser durchkommt, und der Asthmatiker

Tab. 6.136 Wirkungen und Indikationen des Zitronenöls

Wirkungen	Indikationen	Applikationen
Somatische Wirkungen		
Antiinfektiös: antibakteriell (Streptokokken^{+++}), antiviral	Infektionen des Respirationsbereichs, besonders bei Tonsillitis	Trockene Inhalation, Einreiben
	Herpes	Auf Herpesbläschen auftragen
Phlebotonisch (vermindert die Permeabilität der Kapillaren, erhöht ihren Widerstand), blutverdünnend	Veneninsuffizienz, Varizen, Phlebitis, Thrombosen^{+}	Einreiben, Auflagen
Digestiv, cholagog	Leichte Leberinsuffizienz^{+++}, Stagnation des Galleabflusses	Auflage
	Verdauungsinsuffizienz^{++}, Meteorismus	Einreiben
Raumluftdesinfizierend	Desinfektion der Luft bei Zeiten ansteckender Krankheiten	Trockene Inhalation, Raumspray
Psychische Wirkungen		
Nervenberuhigend	Schlafstörungen, Ängste	Trockene Inhalation, Raumspray
Tonisierend	Depression, Konzentrationsmangel, Rekonvaleszenz	

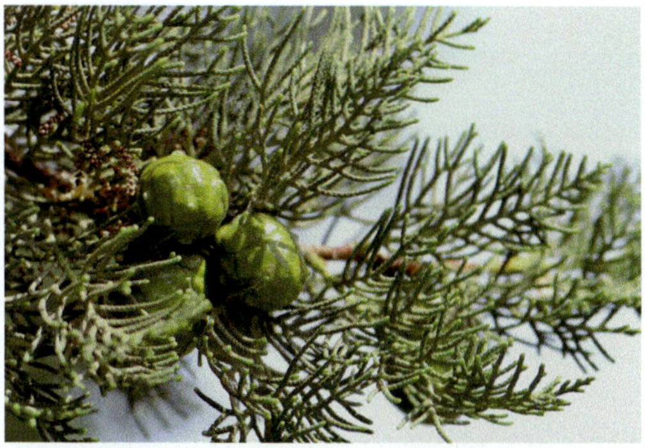

Abb. 6.246 Zypresse *(Cupressus sempervirens)* [P1023]

wieder besser Luft bekommt. Auch bei Heuschnupfen hilft sie, die ödematös angeschwollenen Gefäße zu stabilisieren.

In der Traditionelle Chinesische Medizin werden die Früchte der Zypresse zur Behandlung des Funktionskreises Leber/Gallenblase und Lunge/Dickdarm empfohlen: Zypresse reguliert den Blutfluss und hat einen stärkenden Einfluss auf die Venen. Es ist ferner hilfreich bei starkem Schwitzen und bei heftiger Blutung.

Die Pflanze war in den antiken Kulturen als Medizin und Duft sehr geschätzt. Die Assyrer behandelten mit den Nadeln Hämorrhoiden, und Galen empfahl sie bei inneren Blutungen und Durchfall. Auch in der heutigen Aromatherapie wird Zypressenöl bei diesen Beschwerden eingesetzt.

Bei Hämorrhoiden und Krampfadern ist das Öl zusammen mit Muskatellersalbei-, Zitronen- und Geranienöl sehr wirkungsvoll. Bei Heuschnupfen und Allergien hat sich eine Mischung aus Zeder und Zypresse bewährt.

Der Duft ist streng-holzig.

Inhaltsstoffe

Die Monoterpene α-Pinen und δ-3-Caren sind verantwortlich für die Keimreduzierung insbesondere im Respirationstrakt. Die Sesquiterpene und Sesquiterpenole geben dem Öl eine stabilisierende, psychisch aufrichtende und antihistaminische Wirkung.

- **Monoterpene:** 61–85 %, v. a. α-Pinen, δ-3-Caren
- **Sesquiterpenole:** bis 7–21 %, v. a. Cedrol
- **Sesquiterpene:** ca. 5 %, v. a. Cedren
- **Monoterpenester:** bis 5 %, v. a. Terpinylacetat

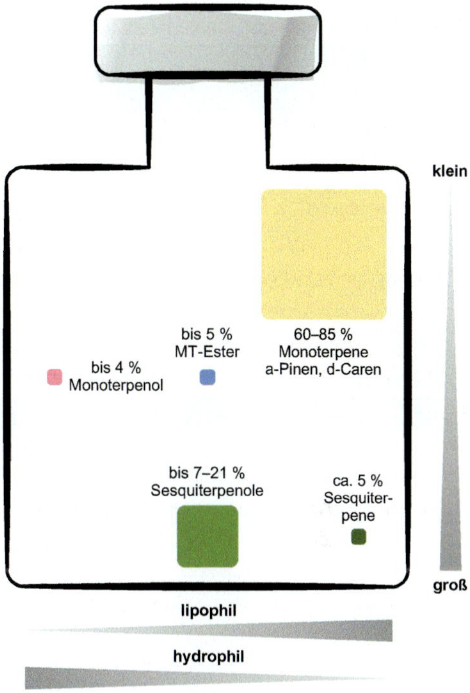

Abb. 6.247 Inhaltsstoffe des Zypressenöls [L231/P1023]

- **Monoterpenole:** bis 4 %, Linalool, Terpinen-4-ol, α-Terpineol

Dieses Öl hat einen großen Anteil an kleinen, lipophilen Molekülen (➤ Abb. 6.247), den Monoterpenen, welche die Aufnahme über die Haut erleichtern. Durch die großen lipophilen Moleküle, die Sesquiterpene und die Sesquiterpenole wird die Haut stabilisiert.

TIPP

Kombinationen: mit Benzoe, Eichmoos, Grapefruit, Kardamom, Lavendel, Majoran, Vetiver, Wacholder, Zitrone
Alternativöle: Tanne, Zitrone

Wirkungen und Indikationen

Zypressenöl (➤ Tab. 6.137) wirkt zusammenziehend – dort, wo zu viel Flüssigkeit ist, gibt die Zypresse Struktur, Stärke und Klarheit. Es ist das ideale Öl bei Hämorrhoiden, Lymphödemen, aber auch bei zu starkem Schwitzen, zu starken Blutungen und zu viel Schleimabsonderung der Lunge. Ein antihistaminischer Effekt wurde ebenfalls festgestellt bei der Behandlung der Pollinose.

Tab. 6.137 Wirkungen und Indikationen des Zypressenöls

Wirkungen	Indikationen	Applikationen
Somatische Wirkungen		
Phlebotonisch	Varizen, interne und externe Hämorrhoiden	Einreiben, Zäpfchen, Salbe
	Ulcus cruris, Ödeme	Auftragen, Auflagen
Lymphfluss anregend^{++}	Lymphödem, Zellulite	Einreiben
Digestiv	Exokrine Pankreasinsuffizienz, Meteorismus	Einreiben, Auflagen
Antiinfektiös, antibakteriell	Spastische Bronchitis, Husten, Pertussis, Tuberkulose, Pleuritis, Abszess	Einreiben, trockene Inhalation, innere Einnahme
Adjuvans bei Prostatahyperplasie	Prostataadenom^{+++}, Enuresis^{++}	Einreiben
Antihistaminisch	Allergie, Heuschnupfen	Einnahme, Einreiben
Psychische Wirkungen		
Tonisierend	Asthenie, Konzentrationsstörungen, stressbedingte Erschöpfung	Massage, trockene Inhalation, Raumspray, Bäder
Harmonisierend	Trauer, Verlustangst	

KAPITEL

7 Hydrolate

7.1 Was sind Hydrolate?

Bei der Destillation wird aus den Pflanzen neben den ätherischen Ölen Hydrolat gewonnen. Hierbei handelt es sich um den kondensierten Wasserdampf mit den wasserlöslichen, leicht flüchtigen Inhaltsstoffen der Pflanzen. Die lipophilen flüchtigen Inhaltsstoffe befinden sich im ätherischen Öl. Bei frischem Pflanzenmaterial ist zusätzlich das Zellwasser der Pflanzen enthalten.

7.1.1 Inhaltsstoffe

Hydrolate sind **aromatisch riechende Wässer** und werden auch **Pflanzenwasser, Blütenwasser** oder Hydrosol genannt. Der Anteil an wasserlöslichen Inhaltsstoffen, welche bei der Destillation extrahiert werden und die im Hydrolat zu finden sind, werden üblicherweise als Anteil des ätherischen Öls im Hydrolat beschrieben. Diese Konvention führt zu Verwechslungen, denn trotz der Überschneidung des Inhaltstoffspektrums unterscheiden sich die Inhaltstoffe im Hydrolat deutlich von den Inhaltstoffen im ätherischem Öl.

Da es üblich ist, den Gesamtanteil der Wirkstoffe im Hydrolat als Anteil des ätherischen Öls zu beschreiben, verwenden wir hier ebenfalls diese Bezeichnung. Der Anteil an ätherischem Öl im Hydrolat liegt gewöhnlich in einem Bereich zwischen 0,0005–0,1 %. Das entspricht einer Konzentration von 5–1000 mg/l.

Bei Heimdestillationen mit Pflanzen, welche kaum ätherisches Öl enthalten, findet man auch Hydrolate, bei denen das ätherische Öl nicht abgeschöpft wurde. Es bildet bei kleinen Destillen häufig nur einen glänzenden Schleier auf der Oberfläche des Hydrolats. Wenn bei Heimdestillationen auf langsame Destillation und auf ein hohes Verhältnis zwischen reichlich Pflanzenmaterial und wenig Hydrolat geachtet wird, können hierbei Pflanzenwässer entstehen, die eine deutlich erhöhte Inhaltstoffkonzentration und ein breiteres Inhaltsstoffspektrum aufweisen. Meist liegen den Hobbydestillateuren hierzu jedoch keine Ergebnisse zu ihren Wässern vor.

Hydrolate **entstehen** bei allen **Destillationen** von **Pflanzenmaterial.** Allerdings werden bislang im deutschsprachigen Raum nur wenige in der Therapie eingesetzt. Es gibt auch kaum wissenschaftliche Belege über die Heilwirkung von Pflanzenwässern.

Pflanzenwässer können auch kohabiert sein und besitzen dann höhere Konzentrationen an Inhaltsstoffen. Hierbei wird das Hydrolat mehrfach im Destillationsprozess verwendet.

GUT ZU WISSEN

Aufgrund ihrer wasserlöslichen Inhaltsstoffe ist die Beziehung der Hydrolate zu phytotherapeutischen Zubereitungen wie z. B. Tees und Abkochungen offensichtlich. Allerdings erhält man durch den Destillationsprozess viel höhere Konzentrationen und unterschiedliche Inhaltsstoffe. Zudem können nur diejenigen Moleküle in die Wasserphase übergehen, die so klein sind, dass sie auch im Dampf zu finden sind. Größere wasserlösliche Moleküle können durchaus auch in einem Teeextrakt vorhanden sein, jedoch nicht im Hydrolat.

Zur Gewinnung der Hydrolate ➤ 1.10.

7.1.2 Charakteristische Merkmale

Hydrolate **riechen** meist **anders** als die entsprechenden ätherischen Öle. Monoterpene, Sesquiterpene und auch Ester sind nicht oder kaum wasserlösliche Inhaltsstoffe, deshalb kommen sie im Hydrolat nur in sehr geringen Mengen vor. Insbesondere Ester zerfallen im Hydrolat schnell wieder zu Alkohol und Säuren. Deshalb riecht z. B. Lavendelhydrolat deutlich anders als das ätherische Öl. Der typische, blumige Duft vom Linalylacetat ist nur in geringen Mengen vorhanden. Manche Inhaltsstoffe, wie z. B. Alkohole und Phenole, z. B. Linalool, Thymol, Carvacrol und Eugenol sind leicht hydrophil und kommen daher sowohl im ätherischen Öl als auch im Hydrolat vor.

Hydrolate haben durch die unterschiedlichen Hauptinhaltsstoffe oftmals eine völlig **verschiedene Wirkung** im Vergleich zu ihren ätherischen Geschwistern. Bei einigen Hydrolaten sind die Hauptinhaltsstoffe jedoch sehr ähnlich, z. B. bei ätherischen Ölpflanzen die reich an Phenolen oder Monoterpenolen sind, woraus sich auf eine ähnliche Wirkung schließen lässt.

Hydrolate haben wegen ihres Säuregehalts, der oft auf den Zerfall von Estern zurückgeht, einen niedrigen **pH-Wert,** d. h. sie sind schwach sauer. Ihr pH-Wert bewegt sich zwischen 3,0 und 6,0.

Eine **antimikrobielle Wirkung** von Hydrolaten wird häufig vermutet, jedoch ist ein wissenschaftlicher Beleg bislang noch nicht vorhanden. Wenn überhaupt, ist diese Wirkung deutlich geringer als in den ätherischen Ölen.

Gefahr der Verkeimung

Aufgrund der geringen Konzentration der Inhaltsstoffe ist die **Haltbarkeit** der Hydrolate sehr begrenzt. Die Inhaltsstoffe zersetzen und verändern sich leicht und eine Kontamination mit Keimen wird häufig beobachtet. Die Verkeimung lässt sich jedoch durch hygienisch einwandfreie Produkte hinauszögern. Deshalb bieten viele Firmen die Hydrolate in Sprayflaschen an oder in sogenannten **Airless-Gefäßen,** hier wird das Hydrolat unter Luftabschluss gehalten und es kann keine unsterile Umgebungsluft in die Flasche gelangen. Manche Firmen konservieren ihre Hydrolate mit Alkohol mit einem Anteil von ca. 14 % oder anderen Konservierungsmitteln. Verwendet man ein nicht konserviertes Hydrolat, besteht die Gefahr einer schnellen Verkeimung des Produkts und der Verbraucher ist nach dem Öffnen selbst für die Qualität verantwortlich. Im Allgemeinen rechnet man mit einer Haltbarkeit von etwa einem Jahr.

7.1.3 Anwendung

Hydrolate eignen sich als Gesichts-, Haar- oder Rasierwasser, als Deodorantgrundlage und als Erfrischung auf Reisen. Auch als Raumspray und selbst in der Küche finden sie Verwendung. In der Erfahrungsheilkunde hat sich eine vielfältige therapeutische Bedeutung herauskristallisiert.

- Hydrolate können gut innerlich **eingenommen** werden, allerdings verdünnt. Die Dosierung beträgt je nach Hydrolat, 10 Tropfen bis zu einem Teelöffel auf ein Glas Wasser. Sie können auch pur zur Anwendung kommen. So wirkt z. B. 30 ml Zimtrindenhydrolat in 1 l Wasser verdünnt schluckweise getrunken immer noch stärkend und anregend. 1 TL Karottensamenhydrolat kann, am Abend pur eingenommen, den Schlaf unterstützen.
- Äußerlich können die Hydrolate auch pur auf die **Haut gesprüht** oder mit einem fetten Öle gemischt als **Körperlotion** verwendet werden. Auf die Haut aufgebrachte Hydrolate erleichtern die Aufnahme der ätherischen Öle, die in einem fetten Öl gemischt sind. Eine Mischung aus Hydrolaten und fetten Ölen muss vor der Anwendung immer geschüttelt werden.

Im Orient spielen Hydrolate eine wichtige Rolle und gehören zum täglichen Leben. Sie sind Bestandteil von Küche, Kultur und Ritualen. Sie werden in Süßspeisen verwendet, ebenso für Gewürzmischungen und, um Reis zu parfümieren. Auch als Arzneimittel und Hautpflegemittel findet man sie in allen Haushalten. Bei Verdauungsproblemen werden sie innerlich eingenommen, bei Erkältungskrankheiten und Hautproblemen bereitet man Cremes daraus.

GUT ZU WISSEN

Alle Hydrolate sollten kühl aufbewahrt und nach dem Öffnen bald verbraucht werden.

7.2 Porträts der Hydrolate

7.2.1 Cistrosenwasser

Dieser warm balsamisch duftende Strauch (*Cistus ladanifer,* Cistaceae) aus der Macchia der Mittelmeerländer hat cremeweiße, verknitterte Blütenblätter mit einem dunklen Tupfen im Blütenkelch. Das Hydrolat riecht würzig bis modrig, ist aber ein wunderbares Mittel bei Hautproblemen, auch bei Altershaut, bei schlecht heilenden, blutenden Wunden, Juckreiz und Lymphstau.

Inhaltsstoffe

- **Ketone:** v. a. Verbenon, Isopinocamphon
- **Monoterpenole:** v. a. Terpinen-4-ol, Pinocarveol, α-Terpineol, Borneol
- **Oxide:** Linalooltransoxid
- **Phenole:** v. a. Eugenol, Carvarol

Wirkungen und Indikationen

Cistrosenwasser wird besonders bei Hautreizungen wie Ekzemen, Juckreiz und Neurodermitis und ebenso bei fetter und unreiner Haut eingesetzt. Es hat auch in der Wundheilung zur Blutstillung einen wichtigen Platz.

Cistrosenwasser wirkt

- fungizd, bakterizid bei Hautentzündungen,
- antiinflammatorisch bei Akne, Ekzeme, Schleimhautentzündungen, Rosazea,
- blutstillend bei Schnittwunden, blutende Schleimhäute.

Anwendung: Das Hydrolat mehrmals täglich auf die verletzten Hautareale auftragen oder aufsprühen.

7.2.2 Hamameliswasser

Ein ätherisches Öl der Zaubernuss (*Hamamelis virginiana,* Hamamelidaceae) sucht man vergebens – Hamamelis wird nur zur Gewinnung des Hydrolats destilliert. Hier werden die Blätter und Zweigenden verwendet, nicht die gelben Blüten, die uns im Winter und Frühjahr erfreuen. Hamameliswasser hat einen wunderbaren, fast zauberhaften, blumigen, Geruch.

Hamamelishydrolat wirkt auf der Haut reinigend, straffend und kühlend. Es beruhigt die juckende Haut und kühlt bei Sonnenbrand. Auch als Grundlage für Deos ist es geeignet.

Inhaltsstoffe

Das Hydrolat enthält folgende Inhaltsstoffe:

- **Alkohole:** 3-Hexen-1-ol, Hexanol
- **Säuren:** Palmitinsäure, Palmitoleinsäure, Myristinsäure, Stearinsäure, Ölsäure
- **Phenole:** Eugenol
- **Squalene**
- **Monoterpene:** Limonene
- **Monoterpenalkohole:** a-Terpineol
- **Oxide:** cis-Linalooloxid, 1,8-Cineol

Das Hydrolat enthält im Gegensatz zu alkoholischen Tinkturen oder wässrigen Extrakten keine Gerbstoffe (Bühring).

Wirkungen und Indikationen

Hamamelishydrolat wirkt adstringierend und beruhigend und kommt insbesondere bei irritierter oder verletzter Haut zu Anwendung. Hamamelishydrolat hat folgende Wirkungen:

- Adstringierend, antiinflammatorisch bei Hautentzündungen, Altershaut, fetter Haut, Hämorrhoiden
- Antioxidativ bei Altershaut
- Juckreizstillend bei Insektenstichen

Anwendung: Auf die verletzte oder irritierte Haut mehrmals täglich aufsprühen. Danach die Haut mit einer Gesichtsölmischung pflegen.

7.2.3 Immortellenwasser

Das Hydrolat aus der Immortelle *(Helichrysum italicum, Helichrysum angustifolium,* Asteraceae) riecht nach Macchia: krautig, ein bisschen süßlich und nach Curry. Ähnlich dem ätherischen Öl ist es ein hervorragendes Mittel bei Hämatomen – einfach aufsprühen – und kann auch als Grundlage zur Behandlung von Pergamenthaut dienen. Bei Menschen, die jahrelang Blutverdünnungsmittel einnehmen mussten und die dadurch zahlreiche Hämatome aufweisen, kann das Hämatomöl (➤ 5.7.6) mit Immortellenwasser verdünnt als Körperöl verwendet werden. Die Hämatome verblassen und das Hautbild wird zusehends stabiler. Manche Kosmetikerinnen verwenden das Hydrolat gegen Falten. Auch im psychischen Bereich werden die Menschen dadurch stabiler.

Inhaltsstoffe

- **Ketone:** 3-Pentanon, 4-Methyl-3-Hexanon, Italidione I
- **Monoterpenole:** v. a. Nerol, α-Terpineol, Linalool
- **Oxide:** cis- und trans-Linalool-oxid, Oxid 1,8 Cineol

Wirkungen und Indikationen

Immortellenhydrolat ist sehr gut geeignet bei Hautproblemen, z. B. bei Altershaut, Falten, bei blutenden Wunden, Hämatomen, Prellungen und Schleimhautverletzungen. Es lindert Venenentzündungen. Immortellenhydrolat hat folgende Wirkungen:

- Entzündungshemmend bei Haut- und Schleimhautentzündungen
- Epithelisierend bei (Schürf)-Wunden
- Antikoagulierend bei Hämatomen
- Cholagog bei Übelkeit wegen Verdauungsstörungen
- Beruhigend bei Unruhe und Stress
- Antibakteriell, pflegend bei Akne

Anwendung: Das Hydrolat mehrmals täglich auf die schmerzenden Stellen auftragen oder aufsprayen. Zur inneren Einnahme 1 TL Hydrolat auf ½ Glas Wasser geben.

7.2.4 Kamillenwasser (blaue Kamille)

Das aus der Kamille (*Matricaria recutita,* Asteraceae) aufbereitete Kamillenwasser zeigt eine leicht bläuliche Farbe und hat ähnliche Wirkung wie das ätherische Öl. Es ist sehr sanft und eignet sich sowohl zur Gesichts-, als auch zur Säuglingspflege. Es hat sich bewährt zur Reinigung entzündeter Wundränder und wirkt im Schleimhautbereich sanft beruhigend.

Inhaltsstoffe

Das Hydrolat hat folgende Inhaltsstoffe:

- **Oxide:** α-Bisabololoxid A und B
- **Monoterpenole:** Linalool, Geraniol, Borneol
- **Säuren:** Palmitinsäure, Caprylsäure

Wirkungen und Indikationen

Das Hydrolat der blauen Kamille wirkt sanft haut- und schleimhautregenerierend und eignet sich zur Behandlung von kleinen Wunden, Hautabschürfungen, Entzündungen der Haut und in der Mundpflege. Das Hydrolat der blauen Kamille hat folgende Wirkungen:

- Epithelisierend, hautpflegend bei irritierter Haut, Säuglingshaut
- Wundheilend bei Akne, Ekzeme, kleine Wunden
- Beruhigend für Haut und Psyche
- Entzündungshemmend auf die Magenschleimhaut

Anwendung: Das Hydrolat mehrmals täglich auf die irritierte, verletzte Haut und Schleimhaut aufsprayen. Zur inneren Einnahme 1 TL Hydrolat auf ½ Glas Wasser geben, mehrmals täglich wiederholen.

7.2.5 Kamillenwasser (römische Kamille)

Die Kamille (*Anthemis nobilis, Chamaemelum nobilis,* Asteraceae) gehört zu den neun heiligen Pflanzen der Sachsen. Dadurch haben die Engländer einen besonderen Bezug zur römischen Kamille. In vielen Gärten findet man heute noch einen Duftrasen aus römischer Kamille. Wie auch das ätherische Öl wirkt das Hydrolat der römischen Kamille angstlösend, beruhigend und stimmungsaufhellend und ist hilfreich bei (nervösen) Verdauungsstörungen. Hier wird 1 TL Hydrolat in einem Glas Wasser aufgelöst und schluckweise getrunken.

Inhaltsstoffe

Das Hydrolat hat folgende Inhaltsstoffe:
- **Alkohole:** t-Pinocarvol, Methylpentanol, Linalool, α-Terpineol, Myrtenol, *endo*-Borneol
- **Ester:** Methylacetat, 3-Hexenylacetat
- **Oxide:** 1,8 Cineol
- Aromatische **Ester**
- Säuren: **Palmitinsäure**

Wirkungen und Indikationen

Das Hydrolat der römischen Kamille hat ihre Stärke im psychischen Bereich: Es wirkt angstlösend, beruhigend und deshalb schlaffördernd. Auf der Haut hat es kühlende Eigenschaften und kommt insbesondere zur Anwendung, wenn sich Hautschädigungen aufgrund von psychischen Belastungen entwickeln.

Das Hydrolat der römischen Kamille hat folgende Wirkungen:
- Beruhigend bei Hautentzündungen
- Antiinfektiös bei Akne, Ekzeme
- Sedativ bei Angst, Unruhe, Stress

Anwendung: Das Hydrolat mehrmals täglich auf die irritierte Haut sprayen.

7.2.6 Lavendelwasser

Das ätherische Öl des Lavendels *(Lavandula officinalis, L. verum, L. angustifolia, Lamiaceae)* riecht blumig, krautig, der Pflanze sehr ähnlich. Das Lavendelwasser hingegen riecht eher altmodisch, leicht muffig, krautig. Das liegt daran, weil das Hydrolat des Lavendels keine Ester (Linalylacetat) aufweist.

Inhaltsstoffe

Die ätherischen Öle des Hydrolats haben folgende Inhaltsstoffe:
- **Alkohole:** Linalool, Terpinen-4-ol, Lavandulol, Geraniol
- **Aldehyde:** Benzaldehyd
- **Ketone:** 3-Octanon
- **Ester:** Geranylacetat
- **Oxide:** 1,8-Cineol, Linalooloxid, *trans*-Linalooloxid, Caryophyllenoxid

Wirkungen und Indikationen

Lavendelhydrolat wird gerne als Gesichtsreinigungswasser und als Aftershave verwendet, „aufgehübscht" mit ätherischen Ölen. Es hat eine gute beruhigende Wirkung auf die Haut und Schleimhaut. Männer mögen es zur Behandlung der Bartflechte. Auch zur Pflege und zum Reinigen des Intimbereichs und von Wundrändern zeigt es gute Erfolge. Kühlend und heilend wirkt es bei Sonnenbrand. Hier wird es gerne aufgesprüht – die Firmen sind wegen der Gefahr der schnellen Verkeimung dazu übergegangen, Hydrolate in Sprühflaschen anzubieten. In der Wundbehandlung jedoch wird das ätherische Lavendelöl bevorzugt.

Lavendelhydrolat hat folgende Wirkungen:
- Antiinflammatorisch bei juckender Hautentzündung, Vaginalentzündungen, Sonnenbrand, zur Behandlung von Wundrändern
- Antiviral bei Halsentzündungen
- Beruhigend bei Schlafstörungen, Unruhe

Anwendung: Das Hydrolat mehrmals täglich auf die verletzte, irritierte Haut aufsprayen. Bei Entzündungen können mit Hydrolat angefeuchtete Kompressen sehr hilfreich sein. Zum Gurgeln bei Halsentzündungen 1 TL Hydrolat auf ½ Glas Wasser geben.

7.2.7 Melissenwasser

Eine der ältesten bekannten Heilpflanzen in unserer Gegend ist die Melisse (*Melissa officinalis, Lamiaceae):* Hildegard von Bingen und Paracelsus lobten sie in höchsten Tönen und verglichen sie mit Gold. Sie galt als „Freude des Herzens" und Mittel gegen den Tod. Die Grundlage vieler Lebenselixieren der Klostermedizin ist Melissenwasser.

Das Hydrolat riecht zitronig-frisch und kann auch gut in Obstsalaten und Kompott verwendet werden.

Inhaltsstoffe

- **Aldehyde:** Neral, Geranial
- **Alkohole:** Geraniol, Nerol, Linalool, Citronellol
- **Ketone:** 6-Methyl-5-hepten-2-on
- **Säuren:** Palmitinsäure, Geraniumsäure

Wirkungen und Indikationen

Melissenhydrolat wirkt stark antiviral, besonders bei Herpesviren (Windpocken, Herpes labialis und Herpes Zoster). Die Firma Lomapharm stellt Lomaherpan® her – hier wird Melissenwasser in Salbengrundlage verarbeitet.

Ähnlich wie das Melissenöl ist das Melissenhydrolat ein wunderbares Mittel zur Beruhigung von gereizter Haut, es wirkt sanft angstlösend und beruhigend auf das Herz und hat zudem folgende Wirkungen:
- Antiviral bei Herpes labialis, Herpes zoster
- Antipruriginös bei Ekzemen, Windpocken
- Beruhigend bei Schlafstörungen, Stress, Unruhe, Ängsten

Anwendung: Das Hydrolat in Salbengrundlage einarbeiten und auf die entzündeten Hautstellen auftragen oder aufsprayen. Bei Stress und Schlafstörungen das Hydrolat als Raumspray oder als Kissenspray verwenden.

7

7.2.8 Myrtenwasser

Im Mittelalter wurde aus dem Hydrolat der Myrte (*Myrtus communis, Myrtaceae)* das über Jahrhunderte beliebte Eau d'anges, das Engelswasser hergestellt. Es war ein pflegendes, hautstraffendes, von den vornehmen Damen beliebtes Gesichtswasser. Es eignet sich gut zur Reinigung und Behandlung bei Akne. Wird es bei müden Beinen und Krampfadern aufgesprüht, erleichtert es die Beschwerden.

Insbesondere in den Mittelmeerländern wird Myrtenwasser als Haarwasser verwendet, zur Stärkung der Kopfhaut, gegen Haarschuppen und zur Förderung des Haarwuchses. Als Rasierwasser wirkt es beruhigend auf die gereizte Haut. In manchen Ländern wird es zur Totenwaschung verwendet, da die Myrte als immergrüner Strauch an das ewige Leben erinnert.

Der Geruch ist krautig, frisch, leicht altmodisch.

Inhaltsstoffe

Die ätherischen Öle des Hydrolats haben folgende Inhaltsstoffe:
- **Monoterpenole:** Terpineol, Linalool, Myrtol
- **Oxide:** 1,8-Cineol

Wirkungen und Indikationen

Myrtenwasser eignet sich als Halsspray, v. a. bei aufkeimenden Erkältungskrankheiten in Grippezeiten. Es behindert die Tröpfcheninfektion. Als Gesichtswasser sorgt es für einen straffen, klaren Teint, es beruhigt Hautentzündungen und stärkt den Haarwuchs. Myrtenwasser hat folgende Wirkungen:
- Antiinflammatorisch, antibakteriell bei Hautentzündungen, Ekzemen
- Mukolytisch bei Erkältungskrankheiten, Halsentzündungen
- Hautregenerierend und kühlend bei Altershaut, müder Haut, großporiger Haut, Akne
- Sedierend bei Stress und Unruhe

Anwendung: Direkt auf die entzündete, irritierte Haut aufsprayen oder als Kompresse verwenden. Bei Erkältungskrankheiten damit gurgeln (1 TL auf ½ Glas Wasser geben), bei Stress als Raumspray oder als Kissenspray verwenden.

7.2.9 Orangenblütenwasser, Neroliwasser

Für die Haut ist das aus der Bitterorange *(Citrus aurantium ssp. amara, Rutaceae)* gewonnene Orangenblütenwasser ein Jungbrunnen: Es strafft die Haut, macht sie klarer und wirkt gegen Falten. Außerdem kühlt es an heißen Sommertagen. Als Hautlotion ist es für alle Hauttypen geeignet, auch bei entzündeter Haut und Akne. Der feine, blumige Zitrusduft wirkt beruhigend, stimmungsaufhellend und antidepressiv.

Ähnlich wie Rosenwasser eignet sich Orangenblütenwasser sehr gut als Grundlage für Deosprays wegen des enthaltenen Farnesols. Dies hemmt die Bildung von Streptokokken, die für den unangenehmen Schweißgeruch verantwortlich sind. Es ist auch geeignet als Halsspray, die darin enthaltenen Monoterpenole stören den Biofilm der resistenten Keime.

In der feinen Küche wird es gerne zur Herstellung von Marzipan verwendet und es gibt zudem Desserts wie Obstsalat, Früchte und Getränke einen exquisiten Geschmack.

Inhaltsstoffe

Die ätherischen Öle des Hydrolats haben folgende Inhaltsstoffe:

- **Alkohole:** Linalool, α-Terpineol, Citronellol, Nerol, Geraniol, Terpinen-4-ol, Farnesol
- **Aromatische Alkohole:** Phenylethylalkohol
- **Oxide:** cis- und *trans*-Linalooloxid
- **Ester:** Methyl-Anthranilat, Nerylacetat, Benzylbenzoat
- **Säuren:** Palmitinsäure, Caprylsäure

Wirkungen und Indikationen

Orangenblütenwasser ist ein wunderbar duftendes Hydrolat, das stark antibakteriell auf die Haut wirkt. Es ist besonders geeignet für zarte und empfindliche Haut, für Babyhaut und zur Behandlung von Schleimhautläsionen. Es wirkt beruhigend sowohl auf die Haut als auch auf die Psyche.

Orangenblütenwasser hat folgende Wirkungen:

- Antiseptisch bei Hautentzündungen, Akne, geeignet für die Säuglingshaut
- Adstringierend bei Halsentzündungen
- Beruhigend bei Schock, Stress, Angst, Schlafstörungen

Anwendung: Orangenblütenhydrolat auf die irritierte Haut aufsprayen oder als Kompresse verwenden. Bei Stress und Angst auf die Handflächen sprühen und daran riechen.

7.2.10 Pfefferminzwasser

Das aus der Pfefferminze (*Mentha piperita, Lamiaceae*) gewonnene Pfefferminzhydrolat hat einen kühlen, frischen Duft. In den Sommermonaten wirkt es erfrischend und kühlend und hilft nach langen Sitzen, die geschwollenen Füße wieder zu beruhigen. Auch bei Hitzewallungen tut es gute Dienste. Als Gesichts- und Raumspray klärt es, es wirkt konzentrationsfördernd und muntert auf.

Im Mittelalter war das „Aqua mirabilis“ ein bekanntes Heilmittel: Es bestand aus Lavendel, Pfefferminzhydrolat, Zimt, Rosmarin, Fenchel und Salbei. Dies wurde in 25-prozentigem Alkohol aufgelöst und bei Schmerzen eingenommen.

In der Küche findet Pfefferminzwasser Verwendung bei Süßspeisen und Kompott.

Inhaltsstoffe

Folgende ätherischen Öle finden sich im Pfefferminzhydrolat:

- **Alkohole:** Menthol, Neomenthol, Isomenthol, Terpinen-4-ol
- **Ketone:** Menthon, Pulegon, Isomenthon, Piperiton
- **Oxide:** 1,8-Cineol

Wirkungen und Indikationen

Bei Übelkeit und Kopfschmerzen kann Pfefferminzhydrolat wie auch das ätherische Öl der Pfefferminze verwendet werden: Auf die Handflächen sprühen und daran riechen. Als Mundwasser kann es direkt in den Mund gesprüht werden oder zum Gurgeln in ½ Glas Wasser geben. Gegen Krämpfe im Verdauungsbereich kann ½ TL Hydrolat auf 1 Glas Wasser schluckweise getrunken werden.

Auf die Haut wirkt es erfrischend, kühlend, klärend, reinigend und hilft bei Mitessern und Akne. Auch als Haarwasser hat es sich bewährt. Bei Hitzewallungen in den Wechseljahren kann es mit den entsprechenden ätherischen Ölen gemischt werden. Kühlend und schmerzlindernd wirkt es bei Herpeserkrankungen, besonders bei Herpes Zoster.

Pfefferminzhydrolat hat folgende Wirkungen:

- Antiemetisch bei Übelkeit
- Analgetisch, kühlend bei Muskel- und Gelenkschmerzen, Fieber
- Antiviral bei Herpes zoster
- Antiinflammatorisch bei Hautentzündungen, Ekzemen

7.2.11 Rosenwasser

Einen sanften, feinen Duft versprüht das Rosenwasser. Das Hydrolat wird meist aus der *Rosa damascena und* der *Rosa centifolia (Rosa damascena, R. centifolia, R. gallica off., Rosaceae)* gewonnen.

Dieses Pflanzenwasser ist ein wunderbares Hautmittel: Es beruhigt und verjüngt die Haut, reinigt und klärt sie. Für die Gesichtsreinigung als Grundlage für Hautmischungen und zur Beruhigung bei Entzündungen wird es in der Kosmetik gerne eingesetzt. Als Haarwasser beruhigt es die Kopfhaut. Gute Erfolge wurden bei Hautjucken sine materia gemacht. Die Kühle des Hydrolats und der angenehme Duft wirken beruhigend. Zum Reinigen und zur Beruhigung von Wundrändern hat sich Rosenhydrolat bewährt.

Rosenwasser beruhigt den Herzschlag und wirkt angstlösend. So kann man es bei Patienten mit Herzerkrankungen und auf kardiologischen Stationen einsetzen.

Im Hospiz wird es gerne als Raumspray verwendet; es entspannt, beruhigt und wirkt angstmindernd sowohl bei Patienten, beim Personal, als auch Besuchern.

Als ehrfurchtsvolle Geste wird im Orient in der Tradition der Sufis hochgestellten Gästen zur Begrüßung Rosenhydrolat in die Hände gegeben zur rituellen Reinigung von Gesicht und Händen.

Bekannt ist, dass Marzipan mit Rosenwasser verfeinert wird. Ebenso kann man Säfte, Kompotte und alle Arten von Süßspeisen mit Rosenwasser veredeln.

GUT ZU WISSEN

Rosenhydrolat hat eine längere Haltbarkeit, da bei der Destillation der Rose das Hydrolat mehrfach verwendet wird (kohabierte Destillation).

Inhaltsstoffe

Rosenhydrolat enthält Farnesol, wodurch es sich besonders gut eignet für Deosprays. Es ist eine sehr gute Grundlage für Halssprays und Vaginalsprays, da es den Biofilm der resistenten Keime stört. Außerdem wirkt es antibakteriell und antiviral.

- **Monoterpenole:** Geraniol, Nerol, Citronellol, Linalool, α-Terpineol
- **Phenole:** Methyleugenol, Eugenol
- **Monoterpene:** β-Myrcen, β-*trans*-Ocimen, Limonen
- **Aldehyde:** Neral, Geranial, Benzaldehyd
- **Sesquiterpenole:** Farnesol
- **Oxide:** *cis*-Rosenoxid, *trans*-Rosenoxid
- **Säuren:** Palmitinsäure, Myristinsäure
- **Aromatische Alkohole:** Phenylethylalkohol

Wirkungen und Indikationen

Rosenwasser wirkt kühlend und beruhigend, bei empfindlicher, juckender, entzündeter, gereizter Haut. Es beruhigt den Schmerz bei Verbrennungen und bei Herpes Zoster. Auf psychischer Ebene wirkt es entspannend, angstlösend, harmonisierend und ausgleichend. Rosenwasser hat eine schwächere Wirkung als das ätherische Rosenöl und es ist viel preiswerter als das reine ätherische Öl.

Rosenwasser hat folgende Wirkungen:

- Juckreizstillend, kühlend bei Pruritus sine materia, Hautentzündungen
- Antiseptisch bei entzündeter, gereizter Haut, Intertrigo
- Epithelisierend, analgetisch bei Sonnenbrand, Verbrühungen
- Beruhigend bei Stress, Angst, Schlafstörungen

Anwendung: Das Hydrolat direkt auf die betroffenen Stellen aufsprühen, es wirkt beruhigend, entspannend und kühlend. Auf Wundränder und gereizte Haut aufgetragen, wirkt es heilend. Bei Schlafstörungen und Ängsten kann es als Raumspray, Kompresse oder Kissenspray verwendet werden.

7.2.12 Rosmarinwasser

Aus allen Chemotypen des Rosmarins *(Rosmarinus officinalis; Lamiaceae)* kann Rosmarinhydrolat gewonnen werden. Das Hydrolat riecht frisch, krautig, kühl.

Rosmarinhydrolat war im Mittelalter als „ungarisches Wasser" bekannt – mit Lavendelhydrolat soll es eine verjüngende und geistig anregende Wirkung gehabt haben. Heute wird Rosmarinwasser gerne als straffendes Gesichtswasser und als Rasierwasser verwendet. Als Haarwasser soll es den Haarwuchs fördern und wirkt gegen Schuppen. Rosmarin fördert zudem die Durchblutung, deshalb wird ihm eine konzentrationsfördernde und geistig anregende Wirkung zugeschrieben. Bei niedrigem Blutdruck und Müdigkeit hilft ½ Glas Wasser mit 1 TL Rosmarinhydrolat.

Inhaltsstoffe

Die ätherischen Öle des Hydrolats haben folgende Inhaltsstoffe:
- **Ketone:** Borneon, Pinocamphon, Verbenon
- **Oxide:** 1,8-Cineol
- **Alkohole:** Linalool, *endo*-Borneol, Terpinen-4-ol, Terpineol
- **Ester:** *endo*-Bornylacetat, Linalylacetat, Methyljasmonat
- **Phenole:** Carvacrol, Isothymol
- **Aromatische Ether:** Eugenol, Methyleugenol
- **Säuren:** Rosmarinsäure

Wirkungen und Indikationen

Die insgesamt belebende und tonisierende Wirkung des Rosmarinwassers ist bei leicht demenziellen Erkrankungen angezeigt. Rosmarinhydrolat wirkt zudem kühlend auf der Haut und dadurch entzündungshemmend. Es hat keimwidrige Eigenschaften und ist deshalb ideal für die Pflege von Wunden.
Rosmarinwasser hat folgende Wirkungen:
- Entzündungshemmend, kühlend bei Hautentzündungen
- Antibakteriell bei Wunden, Ekzemen
- Konzentrationsfördernd, aktivierend bei Müdigkeit, dementiellen Störungen

Anwendung: Das Hydrolat auf die irritierten Hautstellen aufsprayen oder als Kompresse verwenden. Bei Müdigkeit oder Konzentrationsstörungen auf ein Taschentuch sprayen und daran schnuppern. Als Haarwasser kann es auf die feuchte Kopfhaut einmassiert werden.

7.2.13 Sandelholzwasser

Das aus Sandelholz *(Santalum album, Santalaceae)* gewonnene Sandelholzhydrolat gibt es bei uns nur selten. Schade, denn es hat wunderbare Eigenschaften. Ähnlich wie das ätherische Öl wirkt es beruhigend auf gestresste, juckende Haut. Auch als After Shave wirkt es sedierend. Als Haarwasser hilft es bei Schuppen und fetten Haaren als Spülung. In der ayurvedischen Medizin wird es bei Kopfschmerzen und fiebrigen Zuständen verwendet.

Sandelholzhydrolat riecht sehr fein, ähnlich wie das ätherische Öl.

Inhaltsstoffe

Die ätherischen Öle des Hydrolats haben folgende Inhaltsstoffe:
- **Sesquiterpenole:** α-Santalol, β-Santalol, *cis*-Nuciferol
- **Aldehyde:** Furfuraldehyd

Wirkungen und Indikationen

Sandelholzwasser kühlt die Haut und ist, weil es sehr wirksam ist gegen Hautkeime, ein wirkungsvolles entzündungshemmendes Mittel bei Ekzemen, Akne, Verbrennungen und kleinen Wunden. Außerdem helfen die beruhigenden und entspannenden Eigenschaften bei Stress, Angst und Nervosität.
Sandelholzwasser hat folgende Wirkungen:
- Antibakteriell bei Hautentzündungen, Akne, Ekzemen
- Antiinflammatorisch bei Hautirritationen, Sonnenbrand
- Kühlend bei Fieber, Kopfschmerzen
- Beruhigend bei Unruhe, Angst, Stress

Anwendung: Hydrolat auf Hautentzündungen oder Hautirritationen aufsprayen. Bei Kopfschmerzen und Fieber eine damit getränkte Kompresse auf die Schläfen auflegen. Bei Angst und Stress das Hydrolat in die Hand sprayen und daran schnuppern.

7.2.14 Teebaumwasser

Das Hydrolat des Teebaums (*Melaleuca alternifolia, Myrtaceae*) hat einen krautig-medizinischen Geruch, der dem des ätherischen Öls ähnlich ist. Teebaumhydrolat wird hauptsächlich zu therapeutischen Zwecken eingesetzt.

Inhaltsstoffe

Die ätherischen Öle des Hydrolats haben folgende Inhaltsstoffe:

- **Alkohole:** Terpinen-4-ol, α-Terpineol, Linalool, Geraniol, Ledol
- **Oxide:** 1,8-Cineol
- **Sesquiterpenole:** Viridiflorol

Wirkungen und Indikationen

Gute Erfahrungen wurden mit Teebaumhydrolat gemacht bei der Reinigung von Wunden, insbesondere bei Wunden mit bakteriellem Belag und Nekrosen, bei der Reinigung im entzündeten Genitalbereich sowie bei der Reinigung von Wundrändern und allgemein bei Hautirritationen und Hautunreinheiten. Als Fußspray wirkt es desodorierend.
Teebaumhydrolat hat folgende Wirkungen:

- Antibakteriell, antiinflammatorisch bei infizierten Wundrändern, Verbrennungen, Verbrühungen, Nekrosen
- Antimykotisch bei Fußpilz
- Insektizid bei Läusebefall

Anwendung: Das Hydrolat direkt auf die infizierten Wundränder oder auf die Nekrosen sprayen. Es wirkt kühlend und heilend bei Verbrennungen, Verbrühungen und Schürfwunden. Bei Fußpilz kann es mit einem Watteträger oder einer Kompresse aufgetragen werden.

7

TIPP

Zur Behandlung von Hautnekrosen und -geschwüren sowie von Akne die Hautpartien mit einer Mischung aus Lavendel- und Teebaumwasser reinigen. Anschließend Lavendel- oder Teebaumöl auf die Haut auftragen.

7.2.15 Thymianhydrolat

Thymianhydrolat wird meist aus Thymus vulgaris Ct. Thymol (*Thymus vulgaris,* Lamiaceae) gewonnen. Das Hydrolat riecht stark nach Thymian. Thymianhydrolat ist durch den Gehalt an Phenolen mehrere Jahre haltbar.

Inhaltsstoffe

- **Monoterpenphenole:** v. a. Thymol, Carvacrol
- **Monoterpenole:** Linalool, Terpinen-4-ol, α-Terpineol, Borneol, 3-Hexen-ol, 1-Octen-ol
- **Aromatische Ether:** Trans-anethol
- **Oxide:** 1,8-Cineol

STUDIEN

Thymian löst vorhandene Verkrampfungen der Atemwegsmuskulatur durch eine Wechselwirkung mit Beta-2-Rezeptoren und erleichtert gleichzeitig den Schleimabtransport, indem er die Zilientätigkeit steigert (Wienkoetter et al 2007).

Wirkungen und Indikationen

Thymianhydrolat hat ein großes Wirkungsspektrum gegen Keime und Viren aller Art, insbesondere gegen die Keime in der Mund- und Bronchialschleimhaut sowie im Darmbereich. Das Hydrolat lindert auch Entzündungen im Mund, wie z. B. Zahnfleisch- und Mundschleimhautentzündungen. Hierzu 10–15 Tropfen des Hydrolats in ½ Glas Wasser geben und spülen. Auch bei Halsbeschwerden und Mandelentzündungen kann man damit gurgeln. Bei Noroviren hat es sich bewährt, täglich 10–15 Tropfen in Wasser einzunehmen.
Thymianhydrolat hat folgende Wirkungen:

- Spasmolytisch bei Verdauungsbeschwerden, Blähungen
- Antiinflammatorisch bei Mundschleimhautentzündungen
- Mukolytisch bei Bronchitis, Husten, Schnupfen
- Antibakteriell, antimykotisch bei Hautentzündungen, Akne, Candida
- Antiviral bei grippalen Infekten, Noroviren

Anwendung: Das Hydrolat lindert Entzündungen im Mund, wie z. B. Zahnfleisch- und Mundschleimhautentzündungen. Hierzu 10–15 Tropfen des Hydrolats in ½ Glas Wasser geben und spülen. Auch bei Halsbeschwerden und Mandelentzündungen kann man damit gurgeln. Bei Noroviren hat es sich bewährt, täglich 10–15 Tropfen in Wasser einzunehmen. Bei Akne oder Candidainfektionen Hydrolat direkt auf die befallenen Stellen aufsprühen.

KAPITEL

8 Fette Öle

8.1 Fette Öle: Grundlagen

Öle aus Nüssen, Samen oder Früchten zählen zu den ältesten Heilmittel der Menschen. Als Stoffwechselprodukte dienen sie den Pflanzen als Energiespeicher. Seit Anbeginn der Menschheit werden ölhaltige Pflanzen zu kulturellen und heilenden Zwecken verwendet. Sie werden in den Veden erwähnt, ebenso in der chinesischen Medizin, bei den Inkas und auch in der Bibel. In den verschiedenen Erdteilen sind unterschiedliche Pflanzen heimisch: In Asien sind es das Kokosöl und das Sesamöl, in den amerikanischen Staaten das Jojobaöl und das Avocadoöl, Olivenöl kommt aus den Mittelmeerstaaten, aus Afrika das Erdnussöl und die Sheabutter, aus Australien das Macadamianussöl, um nur einige beispielhaft zu erwähnen.

Fette Pflanzenöle sind und waren wichtig für die Ernährung von Mensch und Tier, aber auch immer für die Ernährung der Haut, der Hautpflege, innerlich und äußerlich.

GUT ZU WISSEN

Die Begriffe Pflanzenöle und Pflanzenfette werden synonym verwendet. Von einem Öl spricht man, wenn es bei Zimmertemperatur flüssig ist, von Fett, wenn es bei Raumtemperatur fest ist.

8.1.1 Aufbau und Eigenschaften

Öle und Fette bestehen aus einem Glycerinester (dreiwertiger Alkohol) und drei daran angehängten Fettsäuren. Diese bestehen meistens aus 12–22 Kohlenstoffatomen (C-Atomen) und können Doppelbindungen haben. Diese und die Fettbegleitstoffe bestimmen die Beschaffenheit und Eigenschaft des jeweiligen Öls.

Unterschieden werden gesättigte und einfach oder mehrfach ungesättigte Fettsäuren.

Gesättigte Fettsäuren

Die gesättigten Fettsäuren sind **reaktionsträge,** sie gehen kaum Verbindungen mit anderen Molekülen ein. Aufgrund ihrer Kettenlänge werden sie unterschieden in

- niedere, kurzkettige Fettsäuren (4–8 C-Atome, z. B. in Butter), in
- mittelkettige Fettsäuren (6–12 C-Atome, z. B. Kokosfett) und in
- höhere, langkettige Fettsäuren (13–21 C-Atome, z. B. im Palmfett).

Sie sind hautpflegend und hautschützend.

Gesättigte Fette kommen hauptsächlich in tierischen Lebensmitteln (Fleisch, Wurst, Geflügel, Innereien, Fisch, Eiern, Milch, Butter), Mehl- und Süßspeisen, aber auch in Kokos- und Palmöl, Sheabutter und Kakaobutter vor.

Ungesättigte Fettsäuren

Ungesättigte Fettsäuren hingegen sind sehr **reaktionsfreudig** und somit stoffwechselaktiv. Ihre Fettsäureketten haben mehrere „Sprünge“: Statt Wasserstoffatomen befinden sich hier Doppelbindungen, die sich schnell lösen und an ein anderes Molekül binden können. Sie werden durch die Anzahl und Position der Doppelbindungen eingeteilt. Je mehr Doppelbindungen die Fettsäure aufweist, desto stoffwechselaktiver ist sie.

Die ungesättigten Fettsäuren gehören zu den essenziellen Fettsäuren, da sie lebensnotwendig sind, aber der Körper sie nicht selbst herstellen kann. Sie wirken antioxidativ, d. h. sie können freie Radikale abfangen, wodurch sie die Haut schützen und den Alterungsprozess verlangsamen.

Unterschieden werden folgende ungesättigten Fettsäuren:

- **Einfach ungesättigte Fettsäure,** die **Ölsäure:** Es handelt sich um eine Omega-9-Fettsäure, weil die Doppelbindung immer nach dem 9. C-Atom vorkommt. Die Ölsäure hat eine Doppelbindung und kann gut verstoffwechselt werden. Sie zieht tief in die Haut ein und wirkt sehr pflegend. Sie ist gut haltbar und wird gerne als Hautschutzöl und Massageöl verwendet. Sie kommt vor im Rapsöl, Olivenöl und Mandelöl.
- **Zweifach ungesättigte Fettsäure:** Bei der auch als **Linolsäure** bezeichneten zweifach ungesättigten Fettsäure kommt die erste Doppelbindung nach dem 6. C-Atom vor, es handelt sich also um eine Omega-6-Fettsäure. Die Linolsäure hat zwei Doppelbindungen, zieht schnell in die Haut ein, stärkt Immunsystem und Herz und wirkt hautregenerierend. Sie kommt z. B. vor im Traubenkernöl, Sonnenblumenöl.
- **Dreifach ungesättigte Fettsäuren:** Bei der **Linolensäure** ist die erste Doppelbindung nach dem 3. C-Atom, es handelt sich also um die Omega-3-Fettsäure. Hier gibt es drei Doppelbindungen in der Kette von 18 C-Atomen. Diese Öle sind sehr reaktionsfreudig, aktivieren den Stoffwechsel, wirken zellregenerierend und entzündungshemmend. Sie sind nur sehr kurz haltbar. Es gibt Öle mit α-Linolensäure (Vertreter hier sind z. B. Leinöl und Hanföl) und γ-Linolensäure (finden wir im Nachtkerzenöl und Borretschsamenöl).

Die aliphatischen Ketten der Fettsäuren kommen in der Natur fast nur in der cis-Form vor. Werden sie jedoch hohen Temperatur ausgesetzt (z. B. beim Braten) werden die cis-Bindungen zu trans-Bindungen. Diese gelten als gesundheitsschädlich.

8.1.2 Trocknende und nichttrocknende Öle

Fettsäuren verändern sich, sobald sie mit Sauerstoff in Verbindung kommen. Die geeignetste Temperatur zur Lagerung der Öle ist 25 °C. Sobald das Öl mit der Luft in Berührung kommt, beginnt es zu verharzen bzw. auszutrocknen. Der Grad der Verharzung ist wichtig für die Anwendung in der Kosmetik: Je mehr ungesättigte Fettsäuren ein Öl enthält, desto schneller verharzt es. Man spricht dann von trocknenden Ölen. Auf der anderen Seite stehen die nichttrocknenden Öle.

- **„Trocknende Öle“** enthalten mehr als 60 % mehrfach ungesättigte Fettsäuren, sie oxidieren schnell, ziehen rasch in die Haut ein und bilden trockene aber geschmeidige Oberflächen. Aufgrund ihrer ungesättigten Verbindungen können sie Protonen abfangen, die bei Entzündungen entstehen und somit den Zellstoffwechsel beeinflussen, die Zellerneuerung unterstützen, z. B. bei Hauterkrankungen und -entzündungen und sie können zudem die Fließeigenschaften des Blutes verbessern. Trocknende Öle sind: Leinöl, Nachtkerzenöl, Sanddornfruchtfleischöl, Traubenkernöl, Hanföl, Wildrosenöl. Sie eignen sich sehr gut für fettige Haut.
- **Halbtrocknende Öle** haben weniger als 50 % Linol- und Linolensäuren und dringen weniger gut in die Haut ein und oxidieren nicht so leicht. Sie hinterlassen ein angenehmes Hautgefühl, sie sind weder zu trocken, noch zu fettig. Sie sind als gute Massageöle für jeden Hauttyp geeignet. Halbtrocknende Öle, die sich gut eignen zur Hautpflege von normaler Haut und Mischhaut, sind z. B. Sesamöl, Weizenkeimöl und Sonnenblumenöl.
- **Nicht trocknende Öle** haben einen hohen Ölsäuregehalt und weniger als 20 % ungesättigte Fettsäuren, sie bilden auf der Haut einen leichten Ölfilm, schützen die Haut und machen sie geschmeidig. Sie eignen sich gut als Massageöl. Nichttrocknende Öle, wie z. B. Mandelöl, Olivenöl, Avocadoöl eignen sich besonders gut für trockene Haut.

8.1.3 Weitere Inhaltsstoffe

Im kaltgepressten Pflanzenöl gibt es auch in winzigen Mengen sog. **Fettbegleitstoffe** wie Carotinoide, Flavonoide, Phytosterole, Lecithin, Vitamine, Spurenelemente, Aromastoffe. Trotz ihrer geringen Menge haben sie große Bedeutung für den Stoffwechsel der Pflanzen und Menschen. Sie unterstützen die Wirkung der Fettsäuren und helfen, Feuchtigkeit in der Haut zu binden.

- Die **Flavonoide** und **Carotinoide** wirken zellmembranschützend und zellerneuernd, gefäßwandabdichtend, entzündungshemmend. Zudem stärken sie das Immunsystem. Besonders reich an Flavonoiden und Carotinoiden sind Sanddornfruchtfleischöl, Arnika- und Ringelblumenmazerat sowie Wildrosenöl. Diese Öle haben aufgrund der Flavonoide eine Gelbfärbung.
- **Phytosterole** und **Lecithin** helfen, die Zellmembran aufzubauen, sie binden die Feuchtigkeit in den Zellzwischenräumen der Hornzellen der Haut, sie helfen zudem dabei, den Cholesterinwert zu senken, wirken entzündungshemmend und bakteriostatisch. Besonders häufig kommen sie in Sonnenblumenöl, Weizenkeimöl, Sesamöl vor.
- Vitamin E, Tocopherol sind **Antioxidanzien.** Sie beeinflussen den Lichtschutzfaktor der Haut, sind die wichtigsten fettlöslichen Radikalfänger, schützen die Zellmembran und fördern die Zellatmung. Vitamin E kommt im Weizenkeimöl vor.

Da die Pflanzenöle sehr reaktionsfreudig sind, soll man sie vor Licht, Sauerstoff und Wärme schützen.

GUT ZU WISSEN

Viele Hautpflegeprodukte bestehen aus Mineralölen oder beinhalten Mineralöle, die aus Erdöl gewonnen werden und nur aus langkettigen gesättigten Kohlenwasserstoffen bestehen. Da ihnen die Doppelbindungen und Sauerstoffmoleküle fehlen, decken sie die Haut beim Auftragen ab – ähnlich wie eine Folie. Sie bilden eine Schutzfunktion und werden von der Haut nur adsorbiert, nicht absorbiert. Dadurch können der Stoffwechsel der Haut und somit auch die Ausscheidung von toxischen Substanzen behindert werden – Mineralöle unterscheiden sich völlig von den körpereigenen Fetten und bewirken, dass die Haut ständig nachgefettet werden muss, weil durch das Auftragen dieser Öle die Fettzellen der Haut inaktiv werden.

Der Vorteil dieser Mineralölprodukte ist, dass sie lange haltbar sind (Keime haben keine Überlebenschance im Produkt), und sie sind sehr preiswert.

8.1.4 Gewinnung

Die wichtigste Methode zur Gewinnung der Öle und Fette ist die sog. **Kaltpressung von Samen oder Nüssen,** die ohne zugefügte Wärme erfolgt. Da durch den Pressvorgang im Pressgut eine Temperatur bis zu 60° erreicht wird, werden sie nicht mehr als kalt gepresste Öle bezeichnet, sondern als **native Öle.** Sie behalten ihren typischen Geschmack, die Farbe und ihre wertvollen Inhaltsstoffe. Bei dieser Gewinnung entsteht wertvolles Pflanzenöl. Erlaubt ist, die Öle danach zu zentrifugieren und zu filtern. Bei dieser Gewinnung entsteht wertvolles Pflanzenöl. Im Presskuchen verbleiben noch ca. 10–15 % Öl, dieses Pressgut wird danach entweder den Tieren verfüttert oder weiter verarbeitet zu raffinierten Ölen.

Bei einer Warmpressung werden mit hoher Temperatur und großem Druck die Pflanzen ausgepresst, dadurch entstehen chemische Verbindungen, die gesundheitsschädlich und ungenießbar sein können. Diese Öle müssen dann noch gereinigt und raffiniert werden.

Der Prozess der Raffination geschieht folgendermaßen: Das Pressgut wird zerkleinert, erhitzt und mit einem flüchtigen Lösungsmittel (Leichtbenzin oder Hexan) vermischt, dadurch wird das restliche Öl aus dem Pflanzengut herausgeschwemmt. Anschließend wird das Lösungsmittel aus dem Öl abdestilliert. Danach wird es mit einer Lauge und später mit Soda entschleimt, gebleicht und mit einer hohem Wasserdampftemperatur desodoriert, fertig ist ein neutrales, billiges raffiniertes Öl. Manchmal werden noch künstliche Vitamine und Farbstoffe zugesetzt.

Mazerate

Bei einer Mazeration wird das Pflanzenmaterial einige Zeit lang mit **Flüssigkeit,** mit Wasser, Alkohol oder Pflanzenöl **kalt ausgezogen.** Die meisten Mazerate werden mit Pflanzenöl hergestellt, bevorzugt mit Olivenöl im Verhältnis 1:5. Das heißt 200 g Pflanzenmaterial werden mit 1 l Öl mazeriert. Es können auch andere Öle verwendet werden, wie Sesamöl, Olivenöl, Mandelöl oder Kokosöl, oder das Pflanzenmaterial wird in einem anderen Verhältnis eingesetzt. Die Wirkstoffe der Pflanzen gehen dadurch in das Öl über. Bei einem Mazerat kommen sowohl die Inhaltsstoffe der Pflanzen als auch der Auszugsöle zum Tragen. Die Auszugszeit ist unterschiedlich lang: Bei der Gewinnung von Johanniskraut liegt die Pflanze 4–6 Wochen im Öl.

8.1.5 Anwendung

Fette Pflanzenöle sind wichtige **Trägersubstanzen** für die Behandlung mit ätherischen Ölen. Deshalb werden sie bevorzugt als Körperöle oder Massageöle eingesetzt. Aber sie sind nicht nur Träger, sondern sie sind selber auch wertvolle Heil- und Hautpflegemittel, sie schützen und ernähren die Haut, fördern die Epithelisierung, lindern Hautreizungen und Entzündungen und helfen, verletzte Haut zu regenerieren. Typische Heilöle sind das Johanniskrautöl, Sanddornfruchtfleischöl, Hanföl und Leinöl.

Die fetten Öle **durchdringen** gemeinsam mit den ätherischen Ölen die **Haut.** Dabei werden sie bevorzugt an den Haarschäften oder Schweißdrüsen entlang in die tieferen Hautschichten geleitet, da die natürlichen Fette eine Affinität zu den Hautfetten haben. Sie können aber auch direkt durch die Zellmembran penetrieren.

GUT ZU WISSEN
Fette Öle sind im Vergleich zu den ätherischen Ölen Wenigstoffgemische.

8.2 Porträts fetter Pflanzenöle

8.2.1 Aloe vera

Es gibt weltweit ca. 300 verschiedene Aloearten, medizinisch verwendet wird hauptsächlich die Aloe vera (*Aloe barbadensis, Asphodelaceae).* Diese Wüstenpflanze stammt ursprünglich aus Afrika. In ihren fleischigen Blättern speichert sie ein schleimartiges Gel.

Inhaltsstoffe

Die Blätter werden klein geschnitten und in Sesam-, Raps- oder Sojaöl eingelegt, es ist also ein Mazerat. Dadurch gelangen die Inhaltsstoffe der Pflanze (Mucopolysaccharide, Aminosäuren, Vitamine und Mineralien) in das Öl. Um den kühlenden Effekt zu steigern, können die Blätter auch in Kokosöl eingelegt werden. Wegen des hohen Feuchtigkeitsgehalts der Blätter muss das Aloe-vera-Öl konserviert werden. Eine andere Möglichkeit ist es, die Aloeblätter zu trocknen, zu pulverisieren und in Rapsöl einzulegen. Dadurch werden keine Konservierungsstoffe benötigt, sie hat die gleiche Wirkung wie das Aloe-vera-Gel.

Wirkungen und Indikationen

Aloe-vera-Gel und das Aloe-vera-Öl beschleunigen die Wundheilung, fördern die **Regeneration** der **Haut,** wirken schmerzlindernd, entzündungshemmend, antibakteriell, antioxidativ sowie stimulierend auf das **Immunsystem.** Sie dringen tief in die Haut ein und fördern deren Stoffwechsel. Auf die Haut haben sie eine kühlende, feuchtigkeitsspendende, straffende und beruhigende Wirkung. Bei Insektenstichen, Juckreiz, Allergien, Schmerzen und Sonnenbrand wirken sie beruhigend und lindernd.

8.2.2 Aprikosenkernöl

Ursprünglich stammt der Aprikosenbaum (*Prunus armeniaca, Rosaceae*) wahrscheinlich aus China, er wurde aber lange Zeit in Armenien kultiviert – der Name *Prunus armeniaca,* armenischer Apfel zeugt davon. Heute wird der Aprikosenbaum in allen gemäßigten Zonen angebaut, sogar in Ladakh in Nordindien auf über 4.000 m Höhe kommen Aprikosenbäume vor.

Das mittelschwere, nicht trocknende, nach Marzipan duftende Öl dringt gut in die Haut ein, unterstützt den Hautstoffwechsel und passt sich allen Hauttypen an.

Inhaltsstoffe

- **Ölsäure:** 60–70 %
- **Gesättigte Fettsäuren:** ca. 10 % Palmitinsäure
- **Zweifach ungesättigte Fettsäuren:** ca. 20 % Linolsäure

Wirkungen und Indikationen

Aprikosenkernöl ähnelt in der Zusammensetzung dem Mandelöl. Allerdings enthält es γ-Tocopherol, Mandelöl hingegen α-Tocopherol. Tocopherol, Vitamin E, ist eine fettlösliche Substanzen mit meist antioxidativer Wirkung. Aprikosenkernöl ist ein wunderbares **Haut-** und **Massageöl** und bringt die Haut zum Strahlen. Es ist für alle Hauttypen geeignet, besonders jedoch für trockene, spröde, rissige, empfindliche Haut. Es wirkt leicht wärmend und feuchtigkeitsspendend.

8.2.3 Arganöl

In Marokko wächst der Arganbaum (*Argania spinosa,* Sapotaceae). Der „Eisenholzbaum" zählt, zusammen mit dem Gingkobaum, zu den ältesten Bäumen der Welt, es gibt ihn schon seit über 25 Millionen Jahren. Dieser dornige Baum wird in seiner Heimat als Baum des Lebens bezeichnet. Er ist ein Lebenskünstler, überlebt in trockenen Regionen und gräbt seine Wurzeln bis zu 30 Meter tief ins Erdreich. Der Bevölkerung schenkt er fast alles, was sie zum Leben braucht: Früchte, Öl, Brennholz und Baustoff. Sogar Ziegen haben den Arganbaum erobert: Es sieht kurios aus, wenn die Ziegen auf die Bäume klettern und dort die Blätter fressen.

Inhaltsstoffe

- **Gesättigte Fettsäuren:** ca.15 % Palmitinsäure
- **Ungesättigte Fettsäuren:** ca. 50 % Ölsäure, ca. 40 % Linolsäure
- **Fettbegleitstoffe:** v. a. alpha-Tocopherol, Phytosterole

Wirkungen und Indikationen

Das Öl wird sowohl innerlich als auch kutan angewendet. Obwohl Arganöl neu in der Aromatherapie ist, wurden seine Wirkungen in vielfältigen Studien und Veröffentlichungen bestätigt.

- Durch zahlreiche Laboranalysen konnte im Jahre 2006 ein marokkanisches Expertenteam der Mohammed-V-Universität in Rabat eine Studie publizieren, die aufzeigt, dass der regelmäßige Konsum von Arganöl zweifelsohne vor Diabetes mellitus schützt. Erklären lässt sich diese Wirkung durch die **insulinspiegelregulierenden** Eigenschaften des Arganöls.
- An der medizinischen Fakultät der Universität von Maryland (Washington DC) wurde neben der Wirkung von Arganöl auf Herzerkrankungen, Krebserkrankungen und rheumatoide Arthritis, auch die Wirkung bei Probanden untersucht, die an **Allergien** leiden. Es wurde herausgefunden, dass die im Arganöl enthaltenen Flavonoide, die Ausschüttung hoher Dosen an Histamin hemmt.
- In eine Megastudie von 2006 untersuchten kanadische Forscher die Auswirkungen des Konsums von Arganöl auf das **Herz-Kreislauf-System.** Gezeigt wurde, dass der oxidative Stress reduziert und Arteriosklerose durch Absenken des Cholesterinspiegels verhindert werden. Das Endergebnis war eindeutig: Es konnte nachgewiesen werden, dass die Verwendung von Arganöl der Prävention von Herz-Kreislauf-Erkrankungen dient.

Arganöl ist ein wunderbares Öl zum **Schutz** der **Haut,** insbesondere bei Hautentzündungen wie Psoriasis, Neurodermitis und Ekzemen, aber auch bei Sonnenbrand. Hier wirkt es zellregenerierend, antioxidativ, desinfizierend und pflegend. Trockene und raue Haut wird weicher. Die Marokkaner verwenden es zur Haarpflege, die Haare werden gestärkt und bekommen einen seidigen Glanz.

8.2.4 Arnikablütenöl

In den europäischen Gebirgen wächst ein wichtiges Heilkraut für die heimische Bevölkerung: Arnika (*Arnica montana,* Asteraceae). Die Blütenblätter des „Bergwohlverleih" werden in Olivenöl eingelegt, drei Wochen in die Sonne gestellt und als Heilmittel für allerlei Verletzungen genutzt: Bei Prellungen, Zerrungen, Hämatomen, Muskelschmerzen, kleinen Wunden, Insektenstichen.

Im Namen Arnika steckt das griechische Wort „arnion" = Pelz des Lammes, weil der Blütenboden in der Mitte der verstrubbelt wirkenden Zungenblüten eine weiche Behaarung aufweisen. Die deutsche Bezeichnung Bergwohlverleih verweist auf die umfassende Heilwirkung der Arnika. Es wird davon ausgegangen, dass der Name auf das althochdeutsche volves-zeisala (zeisan – zerreißen) oder wolfesgele (Wolfsgelb) zurückgeht. Ob man das Blütengelb in Verbindung zum Gelb im Auge des Wolfes sah oder die Pflanze für die Behandlung des „Wolfes", einer Hautentzündung, schätzte, lässt sich heute nicht mehr zweifelsfrei feststellen. Die Verbindung zu den Wirkungen auf die Haut scheint plausibel, zumal Hautverletzungen bzw. -reizungen sehr gut mit Arnika behandelt werden können.

Inhaltsstoffe

Arnikablüten enthalten Sesquiterpenlaktone, Karotinoide, Flavonoide, Procyanidine, Triterpenalkohole. Da es sich um ein Mazerat handelt, ist nicht genau bekannt, wieviel von welchem Inhaltsstoff man in der Arnikablüte finden kann – und wieviel durch die Mazeration in das fette Öl übergeht.

Wirkungen und Indikationen

Arnikamazerat ist ein ausgezeichnetes Öl bei schmerzhaften **Muskel-** und **Gelenkproblemen** wie Verstauchungen, Prellungen, Muskelzerrungen und Gelenkentzündungen. Durch die wärmende Wirkung fördert es den Stoffwechsel der Haut und unterstützt die Wundheilung. Es wurde nachgewiesen, dass die Sesquiterpenlactone im Arnikaöl ähnlich entzündungshemmend wirken wie Kortison und deshalb bei Arthrose und Arthritis eingesetzt werden kann.

8

8.2.5 Avocadoöl

Die Mutter aller Avocadobäume *(Persea americana, P. gratissima, Lauraceae)* war in Mexiko beheimatet, der Avocadobaum wurde bereits vor 10.000 Jahren von der Coxacatlán Kultur in Tehuacán kultiviert. Inzwischen hat der Lorbeer-Abkömmling von Mittel- und Südamerika aus längst seinen Siegeszug um den ganzen Erdball gemacht und ist in vielen Ländern zu finden. Hauptsache, warm und sonnig soll es sein.

Aus dem beliebten, köstlichen Fruchtfleisch wird das Avocadoöl gewonnen. Das nicht trocknende, sehr fette Öl dringt tief in die Haut ein und ist besonders geeignet für trockene, rissige Haut. Es hat eine hohe Spreitfähigkeit, weshalb es sich besonders gut auf der Haut verteilen lässt, von dieser schnell aufgenommen wird und die Haut weich und geschmeidig macht. Da Avocadoöl sehr fettig ist, sollte man es 1 : 1 mit leichteren Ölen mischen. Auf die Fußsohlen und Ellbogen kann es pur aufgetragen werden.

Inhaltsstoffe

- **Gesättigte Fettsäuren:** ca. 15 % Palmitinsäure
- **Ungesättigte Fettsäuren:** ca. 60–70 % Ölsäure, ca. 10 % Linolsäure, bis 10 % Palmitoleinsäure
- **Fettbegleitstoffe:** Vitamin E, A, D, B_1 und B_2, Carotinode, Phytosterole, Lecithin

Avocadoöl enthält auch 2–6 % unverseifbare Anteile. (Wenn Fette und Laugen gekocht werden, bilden sich Seifen. Im Avocadoöl wie auch in der Sheabutter und dem Jojobaöl finden sich jedoch Bestandteile, die eine Verseifung unmöglich machen.) Die unverseifbaren Fettbegleitstoffe werden von der Pflanze gebildet, um sich vor Umwelteinflüssen zu schützen und somit schützen sie auch unsere Haut.

Wirkungen und Indikationen

Avocadoöl pflegt die **Haut** und **schützt** sie vor **Umwelteinflüssen.** Da das Öl tief in die Haut eindringt, aktiviert es auch das Binde- und Stützgewebe. Vor allem weicht es trockene, rissige Haut auf. Avocadoöl wirkt juckreizstillend und entzündungshemmend und hilft deshalb bei Neurodermitis und Psoriasis. Avocadoöl fördert die Zellregeneration und unterstützt die **Feuchtigkeitsbalance** nachhaltig und sichtbar. Auch bei Schwangerschaftsstreifen hat es sich bewährt.

8.2.6 Borretschsamenöl

Ein Sirup aus Borretschblüten wirkt gegen Melancholie, ist gut für das Herz und beruhigt aufgeregte Menschen, so schrieb John Gerard 1597. Borretsch (*Borago officinalis, Boraginaceae)* soll den Menschen Glück bringen und glücklich machen, Plinius nannte sie Euphrosium (glücksbringend). Auch die Bienen und Hummeln lieben deren Blüten. Die Pflanze riecht stark nach Gurken, deshalb wird sie bei uns

Gurkenkraut genannt. Ursprünglich kommt Borretsch aus Nord- und Südamerika, Süd- und Osteuropa, Asien und Australien, heute ist er im Mittelmeergebiet beheimatet.

Inhaltsstoffe

Dieses besonders wertvolle Öl hat einen ungewöhnlich hohen Anteil an γ-Linolensäure, weshalb es besonders angezeigt ist zur Behandlung von Hauterkrankungen.

- **Gesättigte Fettsäuren:** ca. 15 % Palmitinsäure
- **Ungesättigte Fettsäuren:** ca. 20 % Ölsäure, ca. 35 % Linolsäure, ca. 20–25 % γ-Linolensäure

Wirkungen und Indikationen

Das aus den Samen gewonnene Öl kann sowohl innerlich als auch äußerlich angewendet werden. Durch den hohen Anteil an γ-Linolensäure wirkt es regenerierend und heilend bei Hauterkrankungen und **Hautentzündungen,** z. B. bei Neurodermitis, chronischen Hauterkrankungen, hormoneller Dysfunktion der Haut. Borretschsamenöl macht die Haut widerstandsfähig und elastisch.

Innerlich eingenommen wirkt es **hormonell** und **psychisch ausgleichend,** v. a. bei PMS.

GUT ZU WISSEN

Borretsch und auch Borretschsamenöl enthalten Pyrrolizidinalkaloide, die leberschädigend wirken können. Edgar et al. zeigten, dass im kaltgepressten Borretschsamenöl keine Pyrrolizidinalkaloide nachgewiesen werden konnten.

Wegen des hohen Gehalts an mehrfach ungesättigten Fettsäuren wird das Öl sehr schnell ranzig, deshalb wird es meist in Gelatinekapseln angeboten

8.2.7 Calophyllumöl

In Polynesien und in den Küstengebieten rund um Indien wächst ein kleiner Baum – der Calophyllumbaum (*Calophyllum inophyllum, Clusiaceae).* Weil er Salz gut verträgt, ist er als Küstenschutz und Schattenspender an Stränden zu finden. *Calophyllum inophyllum* ist ein Hartholzbaum, sein Holz wird auch Indischer Mahagoni oder Rosenholz genannt (nicht zu verwechseln mit dem Rosenholzbaum, *Aniba rosaeodora,* aus dessen Holz das ätherische Öl gewonnen wird). Sein Harz wurde als Räuchermittel verwendet. Die Samen der Früchte werden in der heimischen Heilkunst als Allheilmittel gepriesen, sie sind besonders wirksam in der Hautpflege, bei Narben und bei Schmerzen.

Inhaltsstoffe

Die Samen der kugeligen Früchte enthalten 40–60 % Fett, bei der Pressung gehen 14–20 % Harze und ätherische Öle in das Öl über. Frisch riecht es würzig nach Liebstöckel, kann aber später durch den Zutritt von Sauerstoff einen knoblauchähnlichen Geruch annehmen. Deshalb wird es nicht als Massageöl verwendet.

Im Calophyllumöl finden sich etwa die gleiche Menge an gesättigten und ungesättigten Fettsäuren, es ist ein therapeutisches Öl, das schützend und pflegend zugleich ist.

- **Gesättigte Fettsäuren:** ca.30 %, v. a. Palmitinsäure
- **Ungesättigte Fettsäuren:** 30–35 % Ölsäure, bis 40 % Linolsäure
- **Fettbegleitstoffe:** bis 20 % Harze und ätherische Öle

Wirkungen und Indikationen

Äußerlich angewendet ist Calophyllumöl ein stark wirksames Ö bei **entzündlichen Hauterkrankungen** wie Psoriasis, Akne, Ekzeme. Es weicht Narbengewebe auf und macht die Haut geschmeidig. Bei Herpes zoster hat es sich mit den ätherischen Ölen der Melisse, von Ravintsara und von Pfefferminze besonders bewährt.

Calophyllumöl leistet auch gute Dienste als **venenstabilisierendes** Öl bei Krampfadern und Hämorrhoiden. Es wirkt schmerzlindernd bei rheumatischen Beschwerden. Man kann es sehr gut kombinieren als 10-prozentigen Zusatz zu Johanniskrautöl, dann riecht es angenehmer.

8

8.2.8 Distelöl

Die Färberdistel (*Carthamus tinctorius,* Asteraceae) gehört zu den Korbblütlergewächsen. Distel heißt sie nur wegen ihres distelähnlichen Aussehens. Früher wurde die Distel zum Gelb- und Rotfärben von Wolle und Leinen angebaut. Sie stammt vermutlich aus Kleinasien, in Ägypten, dort wurde sie schon 3500 v. Chr. zum Färben von Mumienleinen verwendet. Die Römer brachten die Pflanze im 13. Jh. nach Europa.

Neben der Nutzung zum Färben wurde bereits in der Antike aus den Samen Öl gewonnen. Das Öl hat den höchsten Anteil an Linolsäure aller fetten Öle und wirkt deshalb trocknend auf der Haut.

Distelöl ist nur ca. ein Jahr lang haltbar.

Inhaltsstoffe

- **Gesättigte Fettsäuren:** ca. 10 % Palmitinsäure
- **Ungesättigte Fettsäuren:** ca. 75 % Linolsäure, ca. 10 % Ölsäure
- **Fettbegleitstoffe:** Tocopherole, Vitamin A

Wirkungen und Indikationen

Aufgrund des hohen Linolsäuregehalts ist Distelöl ein pflegendes und regenerierendes Öl, das insbesondere bei **fetter Haut, Akne** und **Ekzemen** zur Anwendung kommt. Distelöl sollte bei der Hautpflege mit einem fettenden Öl gemischt werden, da es sonst wegen des hohen Anteils an mehrfach ungesättigten Fettsäuren, das Gefühl einer Hautspannung erzeugt. Deshalb sollte bei fetter Haut Distelöl pur zur Anwendung kommen, bei trockener und normaler Haut jedoch mit einem fetten Pflanzenöl gemischt werden.

Innerlich angewendet **moduliert** es das **Immunsystem** und stabilisiert die Gefäße. Es wirkt auch unterstützend zur Nachsorge von Infektionskrankheiten.

8.2.9 Erdnussöl

Ursprünglich stammt die Erdnuss (*Arachis hypogaea,* Leguminosae) aus den Anden in Südamerika, sie wurde bereits von den Inkas kultiviert. In Peru fand man in ehemaligen menschlichen Siedlungen Erdnüsse, die 7.800 Jahre alt waren. Auch in Brasilien wurde die Erdnuss schon vor 2.000 Jahren angebaut, von dort kam sie durch den Sklavenhandel nach Afrika. Heute ist sie v. a. in den USA, aber auch in Indien, China und Nordafrika zu finden. Die einjährige Pflanze wird bis zu 60 cm hoch, nach dem Blühen entwickelt sie ihre Früchte im Erdreich.

Zur Familie der Schmetterlingsblütler gehören auch Ginster, Mimose, Tolu, Tonka und Perubalsam, außerdem Bohnen und Erbsen.

Inhaltsstoffe

Erdnüsse haben einen relativ hohen Ölgehalt von 40–50 %. Die mehrfach ungesättigten Fettsäuren mit einem Anteil von bis zu 40 % machen Erdnussöl zu einem wertvollen Öl.

- **Gesättigte Fettsäuren:** bis 17 %, v. a. Palmitinsäure
- **Ungesättigte Fettsäuren:** bis 60 % Ölsäure, bis 40 % Linolsäure
- **Fettbegleitstoffe:** Phytohormone, Vitamine, Flavonoide, Mineralstoffe

Wirkungen und Indikationen

Erdnussöl ist ein wunderbares Hautpflegemittel, v. a. bei **trockener Haut.** Es weicht die Haut auf und wird deshalb gerne bei Milchschorf und trockenen Ekzemen verwendet. Ähnlich wie Mandelöl eignet es sich für alle Altersgruppen.

GUT ZU WISSEN

Nach der Ernte werden die Erdnüsse getrocknet. Erdnüsse werden oft von Aflatoxinen und von *Aspergillusarten* befallen. Deshalb gibt es fast nur raffiniertes Öl auf dem Markt. Unbehandeltes Öl ist sehr teuer, da es sehr aufwändig ist, die frischen Erdnüsse zu analysieren.

8.2.10 Granatapfelsamenöl

Der bis zu drei Meter hohe Granatapfelbaum (*Punica granatum,* Punicaceae) stammt ursprünglich aus dem heutigen Iran, Armenien und Nordindien. Funde zeigten, dass er in der Bronzezeit schon bekannt war, in Ägypten wurden den Pharaonen Granatäpfel als Grabbeigabe mitgegeben. Der Granatapfel spielt sowohl in der griechischen Mythologie, in der Bibel als auch im Koran eine Rolle.

Der Name „punica" geht auf die römische Bezeichnung der Phönizier zurück, „granatum" heißt Korn, Samen. Seit Jahrtausenden wird der Granatapfelbaum im westlichen und mittleren Asien kultiviert, heute auch in Südamerika, Südafrika und Australien.

Der Granatapfel hat, sogar im Vergleich mit Rotwein und Blaubeeren, besonders viele Polyphenole. Dies sind aromatische Verbindungen, die antioxidative Wirkung haben, und zudem entzündungshemmend gegen Arteriosklerose und koronare Herzerkrankungen wirken.

Inhaltsstoffe

- **Gesättigte Fettsäuren:** ca. 6 % Palmitinsäure
- **Ungesättigte Fettsäuren:** 10 % Ölsäure, ca. 10 % Linolsäure, ca. 70 % Punicinsäure (konjugierte Linolensäure)
- **Fettbegleitstoffe:**
  - Phytohormone
  - Vitamine, Flavonoide, Mineralstoffe, Polyphenole

Wirkungen und Indikationen

Granatapfelöl ist ein wunderbares Hautpflegeöl, es stärkt die Haut, verzögert die Hautalterung und fördert die Regeneration besonders der reifen Haut. Besonders bewährt hat sich das Öl bei gynäkologischen Beschwerden, wenn die Intimschleimhaut trocken ist oder nach Geburt oder Bestrahlungen verletzt ist. Damit es länger hält, soll Granatapfelöl mit anderen Ölen wie z. B. Mandelöl, Nachtkerzenöl, Jojobaöl gemischt oder mit Vitamin E stabilisiert werden.

8.2.11 Hagebuttenkernöl

In Chile wächst wild in großen Gebieten die Muskatrose (*Rosa mosqueta., Rosaceae*) auch Rosa musqueta genannt. Hier ist es 1998 dem Pharmazeuten Luis Hinrichs der Universität Concepción gelungen, aus den harten Kernen der Hagebutten ein Öl zu gewinnen. Weil die Früchte aus Wildsammlung stammen, wird das Öl auch Wildrosenöl genannt. Inzwischen wird das Öl auch aus den Hagebuttenkernen von anderen Rosenarten, wie *Rosa gallica, Rosa rubiginosa* und *Rosa canina* gewonnen. Das Öl hat eine rotgoldene Färbung wegen der enthaltenen Karotinoide der Hagebutten.

GUT ZU WISSEN

Wegen des hohen Anteils an ungesättigten Fettsäuren ist das Öl nicht sehr lange haltbar. Es wird häufig in Kapseln angeboten und sollte nach ca. 9 Monaten verbraucht werden.

Inhaltsstoffe

- **Gesättigte Fettsäuren:** ca. 2–4 % v. a. Stearinsäure, 8 % Palmitinsäure
- **Ungesättigte Fettsäuren:** 15 % Ölsäure, ca. 40 % Linolsäure, ca. 35 % α-Linolensäure
- **Fettbegleitstoffe:** Transretinolsäure, eine aktive Form von Vitamin A, die eine gute Wirkung auf Hautkrankheiten zeigt

Wirkungen und Indikationen

Durch den hohen Anteil an ungesättigten Fettsäuren (90 %) werden folgende Wirkungen auf die Haut beobachtet. Hagebuttenöl unterstützt die Regenerationsfähigkeit, aktiviert die **Zellteilung** der **Hautzellen** und fördert die Mikrozirkulation der Haut. Es reguliert zudem den Verhornungsprozess, wodurch die Haut nicht so rasch altert.

Studien haben gezeigt, dass sogar ältere, wulstige **Narben** durch die Einreibung mit dem Öl ein glatteres, elastisches Hautbild zeigen. Ebenso mildert es sogar ältere Striae (Schwangerschaftsstreifen). Pigmentflecken, die durch Sonneneinstrahlung entstanden, werden heller und selbst kleine Falten werden geglättet. Nachweislich wird die Durchblutung der Mikrogefäße verbessert. Bei allen Hautentzündungen, bei geröteter, juckender Haut ist das Wildrosenöl das Mittel der Wahl. Auch beim Wildrosenöl empfiehlt es sich, das Öl mit anderen fetten Ölen zu mischen um die Haltbarkeit zu verlängern, oder mit Vitamin E zu stabilisieren.

8.2.12 Hanföl, Hanfsamenöl

Hanf (*Cannabis sativa,* Cannabaceae) ist eine der ältesten Kulturpflanzen der Welt und sehr umstritten. Die ältesten Funde sind Fasern von wild gesammeltem Hanf in Höhlen in Georgien – Archäologen schätzen diese auf 3.000 Jahren. Ursprünglich kommt Hanf wahrscheinlich aus Zentralasien. Heute findet man ihn in allen gemäßigten bis tropischen Zonen. Sowohl die Samen als auch das Öl enthalten nicht die psychoaktive Substanz Tetrahydrocannabinol (THC), THC befindet sich in den Blättern der Pflanze. In China wurden die Stängelfasern zu Seilen verarbeitet, medizinisch wurde Hanf gegen Malaria, Rheuma und Migräne verordnet. Die Griechen und Ägypter machten aus Hanffasern Kleidung und nutzten den Saft der Samen gegen Schmerzen.

Hanf wird im „Capitulare de villis" von Kaiser Karl dem Großen 812 erwähnt, die Gutenbergbibel wurde auf Hanfpapier gedruckt und darin wurde auch die Verwendung von Hanf bei Geburtsschmerzen beschrieben.

Inhaltsstoffe

Hanföl ist innerlich eingenommen und äußerlich aufgetragen ein sehr wertvolles Öl.

- **Gesättigte Fettsäuren:** ca. 10 % v. a. Palmitinsäure
- **Ungesättigte Fettsäuren:** ca. 12 %, Ölsäure, ca. 55 %, Linolsäure, ca. 20 %, α-Linolensäure, ca. 3 % γ-Linolensäure (je nach Herkunft), Omega-3-Stearidonsäure

8

Wirkungen und Indikationen

Äußerlich aufgetragen und innerlich eingenommen wirkt Hanföl hervorragend bei **entzündlichen Hauterkrankungen.** Es fördert die Zellneubildung bei rauer, schuppiger Haut. Die speziellen Fettsäuren des Hanföls vermeiden das Austrocknen, die Bildung von Hautrissen und verhindern zudem einen übermäßigen Feuchtigkeitsverlust.

Innerlich eingenommen wirkt es außerdem positiv bei **Arteriosklerose,** unterstützt das **Nervensystem,** senkt den Cholesterinspiegel und hilft den Menschen, die durch Stress gesundheitliche Schäden haben. In der Onkologie hilft es gegen **Schmerzen,** fördert den Appetit und hilft bei Schlaflosigkeit.

Das grün-braune Öl schmeckt nussig bis bitter (älteres Öl), als Hautöl wird es meist mit anderen fetten Ölen, z. B. mit Mandelöl gemischt. Es hilft bei entzündlichen oder juckenden Hauterkrankungen, hier wird es pur verwendet oder mit kühlendem Kokosöl vermengt.

8.2.13 Haselnussöl

Die Haselnuss (*Corylus avellana,* Betulaceae) ist der einzige Nussstrauch, der in Mitteleuropa heimisch ist. Die letzte Eiszeit überdauerte er in Südwesteuropa. Schon in den Steinzeitkulturen schätzte man die Hasel als Nahrungsmittel sehr.

Die Hasel ist ein Symbol für Lebens- und Liebesfruchtbarkeit, wahrscheinlich hat deshalb Hildegard von Bingen geschrieben: *„Der Haselbaum ist ein Sinnbild der Wollust, zu Heilzwecken taugt er kaum".* Die Haselnuss spendet allen Organen Energie. Das Nussöl riecht und schmeckt angenehm nussig. Das nicht trocknende Öl ist ca. ein Jahr lang haltbar.

Inhaltsstoffe

Haselnussöl hält sich wegen seiner 80–90 % ungesättigten Fettsäuren nur ein halbes Jahr.

- **Gesättigte Fettsäuren:** bis 9 % v. a. Palmitinsäure
- **Ungesättigte Fettsäuren:** ca. 80–90 % Ölsäure, bis 15 % Linolsäure
- **Fettbegleitstoffe:** Vitamine, v. a. Vitamin E, und Aromen

Wirkungen und Indikationen

Ähnlich wie Mandelöl ist Haselnussöl ein wunderbar pflegendes und **schützendes Hautöl** für alle Altersgruppen. Als nährende Nachtpflege schützt und hüllt es die Haut ein. Als Massageöl zieht es langsam, aber gut in die Haut ein und wirkt pflegend bei empfindlicher, trockener Haut. Menschen mit Nussallergien sollten es allerdings nicht anwenden.

8.2.14 Inka-Nuss-Öl, Sacha-Inchi-Öl

Die Pflanzenfamilie *Plukenetia* hat ca. 15 Arten, die in Südamerika, Ostafrika und Asien heimisch ist. Als Kletterpflanze wächst die Inka-Nuss (*Plukenetia volubilis, Euphorbiaceae*) im Regenwald der peruanischen Anden auf 500–1000 m Höhe, sie wird dort schon seit vielen Jahrhunderten angebaut.

Die „Bergerdnuss" hat Samenkapseln, die nach dem Aufplatzen sternförmig, ähnlich wie Sternanis, aussehen. In jeder dieser sechs Kammern befindet sich ein Same. Die Samenkapseln werden von Hand geerntet, in der Sonne getrocknet und dann erst weiter verarbeitet. Aus den Samen wird das Öl gepresst.

Seit vielen Jahrhunderten wird das Öl von den Indios als Hautpflegemittel und Heilmittel verwendet. Es schützt die Haut vor schädlichen äußeren Einflüssen und wirkt sich positiv auf die hauteigene Regeneration aus. Es wird eingesetzt bei geröteter, gereizter und reifer Haut. Die hauteigene Talgproduktion wird durch die Omega-3 und Omega-6 Fettsäuren reguliert. Im Winter kann das Öl den Feuchtigkeitsverlust der Haut entgegenwirken. So stellt es das natürliche Gleichgewicht der Haut wieder her.

Das Öl riecht leicht nach roher Kartoffel.

Inhaltsstoffe

- **Ungesättigte Fettsäuren:** ca. 80–90 %, ca. 50 % α-Linolensäure, ca. 36 % Linolsäure
- **Fettbegleitstoffe:** γ- und δ-Tocopherol, α-Tocopherol (Vitamin E), Vitamin A
- Ca. 48 % Omega-3-Fettsäuren
- Ca. 35 % Omega-6-Fettsäuren

Durch den hohen Vitamin-E-Gehalt ist das Öl trotz der großen Menge an mehrfach ungesättigter Fettsäuren stabil, und ca. neun Monate haltbar.

Wirkungen und Indikationen

Das Inka-Nuss-Öl eignet sich aufgrund des sehr hohen Anteils an mehrfach ungesättigten Fettsäuren und des hohen Vitamin-E-Gehalts als besonders **pflegendes Hautöl.** Es wirkt entzündungshemmend und regenerierend bei Akne, entzündlichen Hauterkrankungen, Ekzemen, Psoriasis, Neurodermitis und stärkt sensible Haut.

Zudem hat es, innerlich eingenommen, ein großes Anwendungsgebiet: Es senkt den **Cholesterinspiegel,** wirkt positiv auf den **Blutdruck,** hilft bei Herz-Kreislauf-Erkrankungen und lindert rheumatische Gelenkbeschwerden. Als Radikalenfänger wirkt es auch **antioxidativ.**

8.2.15 Johanniskrautöl

Unter den Ölmazeraten ist das aus Johanniskraut (*Hypericum perforatum, Hypericaceae)* gewonnene Johanniskrautöl, das auch als Rotöl bezeichnet wird, das bekannteste Mazerat. Hierzu werden um Johanni, also von Juni bis August, wenn das Kraut in voller Blüte steht, Blüten, Knospen, Früchte und Zweigspitzen gesammelt, über Nacht angetrocknet und am nächsten Tag klein geschnitten und in einem Glas mit Olivenöl gegeben. Es gibt sehr viele Johanniskrautarten, so ist es wichtig, das richtige Kraut zu verwenden: Die Blätter müssen wie perforiert aussehen (deshalb der Name perforatum), beim Zerreiben der Blätter und Blüten tritt ein dunkelroter Farbstoff (Hypericin) aus und die Pflanzenstiele sind zweikantig.

Wenn das Öl 4–6 Wochen in der Sonne steht, wird es dunkelrot (Rotöl), hierbei geht das Hypericin in die Ölphase über. Auch Öl, das nicht von der Sonne beschienen ist, hat eine große heilkräftige Wirkung. Nach Schempp, Freiburg, ist es günstig, das Öl im Dunklen ausziehen zu lassen, da dadurch das lichtempfindliche Hyperforin erhalten bleibt. Dieses hat starke antibakterielle Wirkungen. Es ist vorteilhaft, wenn das im Dunkel ausgezogene Öl zusammen mit dem Rotöl, das am Licht mazeriert wird, gemischt wird.

Inhaltsstoffe

- Bis 15 % **Gerbstoffe**
- Flavonoide, Hypericin, Hyperforin

Wirkungen und Indikationen

Johanniskrautöl wirkt aufgrund des Hyperforins und der Flavonoide entzündungshemmend, schmerz-

und juckreizstillend, es fördert die **Wundheilung** und wirkt epithelisierend. Bei Muskelkater, Prellungen, Verstauchungen, stumpfen Verletzungen, Sonnenbrand, Nervenschmerzen, Neuralgien, Herpes zoster und rheumatischen Beschwerden wirkt eine Behandlung mit Johanniskrautöl beruhigend und heilend. Hyperforin hat zudem antibakterielle Eigenschaften gegen grampositive Bakterien und penicillinresistente *Staphylococcus-aureus*-Stämme.

Johanniskrautöl fördert die Regeneration der oberen Hautschicht und unterstützt die Hautbarriere. Bei infizierten Wunden Johanniskrautkompressen direkt auf die Wunde geben und über Nacht liegen lassen. Johanniskrautöl ist gut geeignet zur Behandlung von **trockener, entzündeter, spröder Haut** und zur **Dekubitusprophylaxe.** Bei atopischer Dermatitis hat es sich bewährt, es ist sehr gut hautverträglich. Das Öl sollte von diesen Patienten auch innerlich eingenommen werden: Diese Patienten haben eine verminderte Barrierefunktion der Haut, dadurch sind sie anfällig auf multiresistenter *Staphylococcus-aureus*-Stämme (Bühring).

Innere Anwendung: Bei **Reizmagen** täglich 3-mal 1 TL einnehmen, bei leichten Depressionen Massage mit Johanniskrautöl (Rotöl!) oder täglich 3-mal 1TL einnehmen.

8.2.16 Jojobawachs

Jojoböl, das flüssige Gold der Ureinwohner Amerikas, ist kein Öl, sondern ein Wachs. Die in den Nüssen des Jojobastrauchs (*Simmondsia californica, S. chinensis, buxus chinensis,* Simmondsiaceae) befindliche ölhaltige Flüssigkeit besteht nicht aus einer Verbindung von Glycerin mit Fettsäuren, sondern aus einer Verbindung von langkettigen Alkoholen und ungesättigten Fettsäuren. Bei Raumtemperatur wird es flüssig. Es ist hitzestabil, zudem beständig gegen Bakterien und wird auch nach Jahren nicht ranzig.

Der kleine Jojobastrauch wächst in den heißen Wüsten Amerikas und braucht nur sehr wenig Wasser zum Überleben, das er mit seinen bis zu acht Meter langen Pfahlwurzeln aufnimmt.

Das nicht trocknende Öl spreitet nicht und ist daher für die Augenkosmetik gut geeignet. In der Naturparfümerie wird es als Ersatz für Walrat als Fixativ gebraucht, durch die lange Haltbarkeit und weil es fast geruchlos ist wird es gerne für Parfums verwendet. Da Jojobaöl ein Wachs ist, kann es nicht verstoffwechselt werden und ist deshalb nicht für die innere Anwendung geeignet.

Jojobaöl eignet sich sehr gut für die Hautpflege, besonders bei sehr empfindlicher, zu Überreaktion neigenden Haut. Es zieht tief in die Haut ein, reguliert den Hydrolipidmantel, die Haut fühlt sich geschützt, geschmeidig und glatt an. Jojobaöl hat einen natürlichen UV-Filter. Studien haben gezeigt, dass Jojobaöl im Gegensatz zu mineralischen Ölen die Haut vor Feuchtigkeitsverlust schützt, ohne sie zu versiegeln.

Inhaltsstoffe

- **Gesättigte Fettsäuren:** bis 2 % Palmitinsäure
- **Ungesättigte Fettsäuren:** bis 70 % Gadoleinsäure, bis 10 % Ölsäure

Wirkungen und Indikationen

Jojoawachs ist ein ausgezeichnetes Hautöl, besonders bei **überreaktiver,** hochempfindlicher, entzündeter **Haut.** Es hat sehr gute feuchtigkeitsregulierende und schützende Eigenschaften. Bei Akne, Ekzeme, Psoriasis wirkt es entzündungshemmend. Als Haaröl pflegt es die Kopfhaut und gibt den Haaren seidigen Glanz.

8.2.17 Kakaobutter

Im Amazonasbecken in Ecuador entdeckte man Spuren an Tongefäßen, die belegen, dass Kakao (*Theobroma cacao, Sterculiaceae)* dort schon vor mindestens 3.300 Jahren kultiviert wurde. Von da aus verbreitete sich die Pflanze über ganz Mittelamerika. Bei den Azteken wurde die Kakaobohne als Zahlungsmittel genutzt.

Um Kakaobutter zu gewinnen, werden die gerösteten und geschälten Kakaobohnen gepresst, anschließend filtriert oder zentrifugiert und durch erhitztes Walzen zu Kakaomasse zerdrückt. Danach wird diese Masse weiterverarbeitet zu Kakao oder

Schokolade. Die Masse hat einen Ölanteil von 10–20 %. Die für pharmazeutische Zwecke und Lebensmittel geeignete Kakaobutter hat einen Schmelzpunkt von 28°–36 °C. Wird Kakaobutter zu stark erhitzt (über 40 °C), geht sie in eine instabile Modifikation über und wird nicht richtig fest. Deshalb wird sie heute, im Gegensatz zu früher, nicht mehr so gerne als Grundlage für Zäpfchen verwendet.

In der Kosmetik wird Kakaobutter, die bei sehr geringen Temperaturen schmilzt, für Körpercremes, Seifen, Lotionen, Balsame, Lippenpflegestifte und Badezusätze verwendet. Durch diese Eigenschaft lassen sich Cremes und Lotionen mit Kakaobutter leicht auf der Haut verteilen.

Inhaltsstoffe

Kakaobutter ist neben Kokosfett und Sheabutter eines der Pflanzenfette, das überwiegend gesättigte und einfach ungesättigte Fettsäuren enthält.

- **Gesättigte Fettsäuren:** 55–65 %, v. a. Palmitinsäure, Stearinsäure
- **Ungesättigte Fettsäuren:** ca. 30–40 % Ölsäure
- **Fettbegleitstoffe:** Phytosterole

Wirkungen und Indikationen

Kakaobutter ist eine gute Grundlage für Cremes und Balsame. Sie hinterlässt ein angenehm weiches Hautgefühl. Das Fett wird sehr gut von der Haut aufgenommen, hat eine gute Tiefenwirkung und Spreitfähigkeit. Sie ist für jeden Hauttyp geeignet, besonders für die **Babyhaut** und **Altershaut.**

8.2.18 Kameliensamenöl

Eine besondere Kostbarkeit ist das Kameliensamenöl. Die Kamelien (*Camelia japonica,* Theaceae) gehört zur Familie der Teestrauchgewächse (Theaceae). Diese Gattung besteht aus etwa 200 bis 300 Pflanzenarten, die bekannteste ist *Camellia japonica.* Ihre Heimat ist Ostasien. In Japan hat sie eine besondere symbolische Bedeutung: Sie verliert ihre roten Blütenblätter einzeln, während noch Schnee liegt, was an Blutstropfen erinnert. Daher wird die Blüte auch als Symbol von Tod und Vergänglichkeit gesehen. In Japan wird sie als Kosmetikum geschätzt.

Inhaltsstoffe

Das wertvolle Kameliensamenöl wird vorwiegend als Gesichtspflegeöl verwendet, meist in einer Mischung mit Mandelöl oder Nachtkerzenöl. In der Fettsäurezusammensetzung ähnelt das Kameliensamenöl dem Olivenöl.

- **Gesättigte Fettsäuren:** bis 10 % Palmitinsäure
- **Ungesättigte Fettsäuren:** ca. 85 % Ölsäure, ca. 6 % Linolsäure, bei γ-Linolensäure

Wirkungen und Indikationen

Aufgrund der γ-Linolensäure ist Kameliensamenöl ein ausgezeichnetes Hautöl, es **stärkt** die **hauteigene Schutzbarriere,** schützt vor Feuchtigkeitsverlust und glättet die Haut. Das Öl wirkt lindernd bei gereizter Haut, und schenkt sensibler, zu Allergien neigender Haut schützende Hülle. In Japan wird es auch gerne als Haarpflegemittel verwendet.

8.2.19 Kokosöl

Kokospalmen am Strand tropischer Küsten – für uns der Traum von Urlaub und Paradies. Ursprünglich kommt die Kokospalme (*Cocos nucifera, Arecaceae)* aus dem Festland in Südostasien, jetzt wächst sie überall in den Tropen.

Für die Bewohner dieser Regionen bietet die Kokospalme alles, was sie zum Leben brauchen: Nahrungsmittel und Getränk, Kosmetik, Baumaterial für die Häuser, Fasern für Seile und Körbe und Brennmaterial.

Kopra, das weiße Fruchtfleisch der Steinfrüchte der Kokospalmen – nicht zu verwechseln mit der Ölpalme, die das Palmöl liefert – liefert ein Fett, das bei 24° schmilzt. Deshalb wird in den Tropen immer vom Kokosöl gesprochen. Das Kokosfett wird meist einer Raffination unterzogen, deshalb ist es lange haltbar und hoch erhitzbar.

Inhaltsstoffe

Kokosöl hat einen hohen Anteil an Laurinsäure, die mitverantwortlich ist für den Schutz und die Regeneration von Haut und Schleimhaut (bei innerer Anwendung).

- **Gesättigte Fettsäuren:** ca. 90 %, v. a. Laurinsäure und Myristinsäure
- **Ungesättigte Fettsäuren:** bis 10 % bis 10 % Ölsäure, Linolsäure
- **Fettbegleitstoffe:** Spuren von Kalium, Kalzium, Natrium, Kupfer, Eisen, Phosphor, Aminosäuren, Vitamin E und Lactone

Wirkungen und Indikationen

Kokosöl ist ein wunderbares Hautöl, es hinterlässt ein weiches, wohltuendes Körpergefühl. Es wirkt **kühlend** und **beruhigend,** also ideal bei Sonnenbrand, entzündlichen und juckenden Hautbildern. Für Neurodermitiker ist es eine Wohltat. Kokosöl auf Haare und Kopfhaut aufgetragen wirkt pflegend, entschlackend und gegen Schuppenbildung. Kokosfett macht rissige und verhornte Hautstellen weich und geschmeidig.

Innerlich eigenommen wirkt Kokosöl **entschlackend,** es erhöht den Grundumsatz und stabilisiert einen geschwächten Darm.

8

8.2.20 Leinsamenöl, Flachsöl

Lein, auch Flachs genannt, gehört zu den ältesten Kulturpflanzen der Welt. In allen Ländern wurden aus den Fasern der Stängel Stoffe gewebt, um sie dann zu Tüchern, Kleidung, Segeln zu verarbeitet. Und die kleinen braunen Samen (*Linum usitatissimum,* Linaceae) wurden in der Heilkunde und als Küchengewürz verwendet. Aus ihnen wird das Leinöl gepresst.

Leinöl ist zähflüssig und riecht sehr streng und ist wegen des großen Anteils an ungesättigten Fettsäuren nur kurz haltbar. Bereits nach 3–4 Monaten ist es oxidiert und kann nicht mehr in der Küche verwendet werden. Weil es schnell ranzig wird, wenn es mit Sauerstoff in Verbindung kommt, kann es nicht als Massageöl verwendet werden. Auf das verharzte Öl bildet sich dann ein dünner Film – für die Oberflächenbehandlung von unbehandelten Möbel lässt es sich noch gut verwerten. Außerdem dient es zur Herstellung von Seifen, Lacken, Farben und Kunstharzen.

Die Samen enthalten bis zu 40 % Öl – davon ist ein großer Teil α-Linolensäure.

Inhaltsstoffe

Leinöl enthält größtenteils (zu 90 % und mehr) ungesättigte Fettsäuren.

- **Gesättigte Fettsäuren:** ca.10 %
- **Ungesättigte Fettsäuren:** ca. 15 % Ölsäure, ca. 15 % Linolsäure, bis 60 % α-Linolensäure
- **Fettbegleitstoffe:** Vitamin E und β-Carotin, eine Vorstufe von Vitamin A

Wirkungen und Indikationen

- Da Leinöl sehr schnell oxidiert, wird es kaum zur Hautpflege äußerlich verwendet und wenn, dann nur punktuell. Es hat **zellregenerierende** Eigenschaften, dadurch wirkt es positiv auf Strahlenschäden, Sonnenbrand und Dermatosen. Es wird empfohlen, Leinöl 1:4 mit anderen fetten Ölen zu mischen. Aber auch durch die innere Einnahme hat es eine positive Wirkung auf die Haut, besonders bei gereizter, entzündeter, irritierter Haut.
- Alpha-Linolensäure innerlich eingenommen bewirkt, dass die **Fließgeschwindigkeit des Blutes verbessert** wird. Sie wirkt auch schmerzstillend und entzündungshemmend. Somit kann sie Thrombose, Schlaganfall und Herzinfarkt vorbeugen. Zudem haben die enthaltenen Omega-3-Fettsäuren cholesterinsenkende und Radikalfängereigenschaften.

8.2.21 Macadamianussöl

Aus Queensland in Ostaustralien kommt ursprünglich der Macadamianussbaum. Die Macadamianuss (*Macadamia integrifolia,* Proteaceae) gehört botanisch, wie die Mandel, zu den Steinfrüchten. Heute wird der Baum im ganzen pazifischen Raum, in den USA und in Afrika angebaut. Die Nuss gehörte zu den täglichen Lebensmitteln der Aborigines, inzwischen wird sie auf der ganzen Welt sehr geschätzt.

Die Nuss sieht ähnlich aus wie unsere Haselnuss und beinhaltet bis zu 80 % Öl. Dieses wertvolle Öl ist sehr nahrhaft und lange haltbar.

Inhaltsstoffe

Palmitinsäure kommt fast nur in Ölen vor, die viel Ölsäure enthalten. Sie fördert die Regeneration der Haut und ist besonders geeignet für trockene Haut.

- **Gesättigte Fettsäuren:** ca. 15 % Palmitinsäure, Stearinsäure
- **Ungesättigte Fettsäuren:** Ölsäure bis 60 %, Palmitoleinsäure bis 25 %
- **Fettbegleitstoffe:** Vitamine und Mineralien

Wirkungen und Indikationen

Macadamianussöl ist ein wertvolles Massageöl, wegen des hohen Preises wird es oft mit Mandelöl oder Aprikosenkernöl gestreckt. Es macht die Haut weich und geschmeidig, spreitet gut und dringt tief in die Haut ein. Da es sehr nährend und pflegend ist, ist es besonders für Säuglinge und alte Menschen geeignet. Es wirkt hautpflegend und regenerierend und hat einen positiven Einfluss auf den Verhornungsprozess. Das darin enthaltene Vitamin E wirkt als Zellschutzmittel gegen freie Radikale.

8.2.22 Mandelkernöl

Der Mandelbaum (*Prunus dulcis var. dulcis oder Prunus dulcis var amara,* Rosaceae) wird seit rund 4.000 Jahren in Asien kultiviert. Angepflanzt wird er heute hauptsächlich in den Vereinigten Staaten (Kalifornien) sowie im Mittelmeerraum, außerdem in der Türkei, in Pakistan und im Iran. Er gedeiht am besten in mediterranem Klima mit warmen, langen und trockenen Sommern und milden, kurzen, sowie feuchten Wintern mit kurzem Frost. Das Öl wird aus zwei Varietäten der Mandelnuss gewonnen: Aus der Süßmandel *(Prunus dulcis var. dulcis)* und aus der Bittermandel *(Prunus dulcis var. amara)*. Die Bittermandel enthält viel bitteres giftiges Amygdalin, das in Blausäure umgewandelt wird. In der Aromatherapie wird nur das süße Mandelöl verwendet, das frei von Blausäure ist.

Mandelöl ist ein nicht trocknendes Öl, das sehr gut haltbar ist.

- **Gesättigte Fettsäuren:** bis 9 % Palmitinsäure
- **Ungesättigte Fettsäuren:** bis 80 % Ölsäure, bis 30 % Linolsäure
- **Fettbegleitstoffe:** α-Tocopherol, Vitamine

Die einfach ungesättigte Ölsäure ist mit bis zu 80 % der Hauptbestandteil des Mandelöls.

Wirkungen und Indikationen

Mandelöl ist das beliebteste **Hautpflege-** und **Massageöl** in Deutschland. Es ist wunderbar geeignet für alle Hauttypen, besonders für spröde, trockene, rissige Haut. Es wirkt hautschützend und regeneriert und pflegt die Haut aller Altersgruppen. Bei Sonnenbrand und sehr sensibler Haut wirkt es beruhigend. Auch für Menschen mit Pergamenthaut hilft es, die Haut zu stabilisieren und stärken. Die Haut wird angenehm geschmeidig und weich.

8.2.23 Maracujaöl

Maracuja (*Passiflora edulis,* Passifloraceae) ist eine Unterart der Passionsfrucht. Beide wachsen in tropischen Ländern, sie sind Kletterpflanzen, deren Ranken bis zu zehn Meter lang werden.

Passiflora edulis stammt ursprünglich aus Brasilien, Paraguay und Argentinien. Bei den Azteken wird die Wirkung als beruhigend beschrieben. Die Ureinwohner von Mexiko nutzen das Öl aus der Passionsfrucht, um besser schlafen zu können und als Mittel gegen Nervosität und innere Unruhe. Es waren die Spanier, welche die Passionsfrucht mit nach Europa gebracht haben. Wegen ihrer Früchte (Beeren) wird sie inzwischen weltweit in den Tropen und Subtropen kultiviert. Die Schale ist bei den hühnereigroßen, kugeligen bis ovalen Früchten braun-violett und wird im Reifezustand runzlig. Im Inneren finden sich zahlreiche Samen, die jeweils von einem saftig-geleeartigen, gelborangen Pulpa umgeben sind.

Aus den Samen (Beeren) von *Passiflora edulis* wird das Maracujaöl gewonnen.

Inhaltsstoffe

- **Gesättigte Fettsäuren:** bis 18 % Palmitinsäure, ca. 5 % Stearinsäure
- **Ungesättigte Fettsäuren:** ca. 20 % Ölsäure, ca. 80 % Linolsäure

Wirkungen und Indikationen

Maracujaöl verzögert die **vorzeitige Alterung** der Haut und wirkt als Sonnenschutzmittel. Es ist ein wunderbarer Feuchtigkeitsspender und hält dadurch die Haut weich und elastisch. Es beruhigt die gestresste Haut, hilft dabei, Entzündungen schneller zu überwinden und beruhigt juckende und schuppende Haut. Es kann bei problematischer, trockener Haut eine große Hilfe sein.

8.2.24 Nachtkerzenöl

Als blinder Passagier kam die Nachtkerze (*Oenothera biennis, O. glazioviana, O. lamarkiana, O. riparia, Onagraceae)* im 17. Jh. aus Nordamerika nach Europa. Heute finden wir sie überall in den Gärten, aber auch auf sandigen und steinigen Böden als Gartenflüchtling. Es ist wunderschön zu sehen, wie sich in der Dämmerung die Blüten öffnen und dann die ganze Nacht hindurch gelb leuchten. Die Indianer Nordamerikas nutzten die winzigen Samen – eine Fruchtkapsel enthält hunderte Samen – sie zerstampften sie und behandelten damit Hautprobleme. Erst in der modernen Forschung erkannte man die vielseitige Wirkung des Öls. Besonders die Gamma-Linolensäure ist verantwortlich für den großen Heilwert.

Nachtkerzenöl wirkt trocknend und ist nicht lange haltbar (ca. ½ Jahr).

Inhaltsstoffe

Charakteristisch für Nachtkerzenöl ist ihr besonders hoher Anteil an mehrfach ungesättigten Fettsäuren – insbesondere an entzündungshemmender Gamma-Linolsäure, die v. a. bei Hauterkrankungen Abhilfe schaffen kann.

- **Gesättigte Fettsäuren:** bis 8 % Palmitinsäure
- **Ungesättigte Fettsäuren:** ca. 10 % Ölsäure, ca. 65 % Linolsäure, bis 14 % γ-Linolensäure
- **Fettbegleitstoffe:** Tocopherole

Wirkungen und Indikationen

Nachtkerzenöl ist ein gut untersuchtes Mittel bei **entzündlichen Hauterkrankungen** wie Neurodermitis. Äußerlich und innerlich angewendet wirkt es stark entzündungshemmend und juckreizstillend. Besonders wichtig dafür ist die Gammalinolensäure. Sie ist eine Vorstufe der Arachidonsäure, aus der die Prostaglandine E1 und E2 gebildet werden, die entzündungshemmend wirken (Bühring). Sie wirkt außerdem ausgleichend auf den Hormonhaushalt.

Nachtkerzenöl unterstützt das **Immunsystem** der **Haut,** auch das ist wichtig für Atopiker. Es stärkt die Barrierefunktion der Haut und macht sie elastisch, feucht und stabil. Es ist wunderbar bei juckender, trockener und alternder Haut – und sollte bevorzugt in Kombination mit anderen fetten Ölen angewendet werden.

Innerlich eingenommen gleicht Nachtkerzenöl das **hormonelle Ungleichgewicht** aus. Es entspannt bei stressbedingten Stimmungsschwankungen, bei Überforderung und Nervosität. Es unterstützt auch das Nervenreizleitungssystem des Gehirns.

8.2.25 Neemöl

Im Ayurveda wird das Neemöl als wichtige Heilöl beschrieben. Der Neembaum (*Azadirachta indica, Antelaea azadirachta, Meliaceae)* ist unverwüstlich, er wächst mitten in Delhi an den Straßenrändern, ungeachtet der Hitze und dem Gestank. Aus den Samenkernen wird ein dickflüssiges, goldbraunes Öl gewonnen.

Nicht alles, was heilsam ist, muss gut riechen, das trifft v. a. beim Neemöl zu. Es riecht nach alten, gerösteten Zwiebeln und ist daher nur geeignet zur punktuellen Therapie. Der Geruch ist so penetrant, dass sogar Läuse und andere Plagegeister davon abgeschreckt werden.

Inhaltsstoffe

- **Gesättigte Fettsäuren:** bis 25 % Palmitinsäure
- **Ungesättigte Fettsäuren:** ca. 50 % Ölsäure, ca. 15 % Linolsäure
- **Fettbegleitstoffe:** Bitterstoffe und Schwefelverbindungen

Wirkungen und Indikationen

Bei entzündlicher, **ekzematischer Haut** kann Neemöl direkt auf der Hautstelle aufgetragen werden. Bei brüchigen, rissigen Nägeln empfiehlt es sich, diese mit Neemöl zu massieren. Auch bei **Kopfläusen** soll es wirksam sein, jedoch ist der Geruch sehr unangenehm. Gute Erfahrungen bestehen bei der Behandlung von Pflanzenläusen – Neemöl wird auf die Pflanzen gesprüht. Die geschädigten Blätter der Pflanzen können sich danach erholen.

8.2.26 Olivenöl

Der Olivenbaum (*Olea europaea,* Oleaceae) ist charakteristisch für den Mittelmeerraum. Er war schon vor tausenden von Jahren dort beheimatet. Die ältesten Funde stammen von den ägäischen Inseln Santorini und Nisiros, wo fossile Olivenblätter gefunden wurden, die 50–60.000 Jahre alt sind und nachgewiesen, von kultivierten Bäumen stammen. Unzählige Legenden und Mythen werden über dem Olivenbaum und dessen Früchte erzählt.

Der Olivenbaum kann bis zu 2.000 Jahre alt werden, die beste Erntezeit ist ab dem 20. Lebensjahr bis zum 100. Jahr. Im Spätherbst wird geerntet, wenn die Früchte gerade beginnen, schwarz zu werden. Nur frische Oliven ergeben von hoher Qualität Öl und Tafeloliven - deshalb werden noch heute die Oliven per Hand gepflückt. Die Oliven müssen dann möglichst schnell nach der Ernte gepresst werden, häufig noch in alten traditionellen Pressmühlen.

Nach der EU-Verordnung gibt es folgende Qualitätsunterschiede:

- Natives Olivenöl extra (Olio extra vergine di olivia) ist beste Qualität. Es muss kalt gepresst sein, der Säuregehalt muss unter 1 % liegen und Farbe, Aroma und Geschmack müssen hervorragend sein.
- Natives Olivenöl (Olio vergine de Olivia) hat einen Säuregehalt von weniger als 2 % und Aroma, Geschmack und Farbe sind sehr gut.
- Einfaches Olivenöl (Olio di olivia vergine corrente) sind Öle mit weniger als 3,3 % Säure, Farbe, Geschmack und Aroma müssen sehr gut sein.

Inhaltsstoffe

Das Öl aus dem Fruchtfleisch enthält sehr viel einfach ungesättigte Ölsäure (bis zu 78 %), deshalb ist es über ein Jahr lang haltbar.

- **Gesättigte Fettsäuren:** ca. 15 % Palmitinsäure
- **Ungesättigte Fettsäuren:** bis 83 %, ca.75 % Ölsäure, 10 % Linolsäure
- **Fettbegleitstoffe:** Squalen, Phytosterole, Vitamine

Wirkungen und Indikationen

Olivenöl ist eines der bestuntersuchten Öle. In der europäischen Küche ist es nicht mehr wegzudenken, die „Mittelmeerdiät" schenkt Gesundheit pur. Der Genuss des Olivenöls stärkt und **schützt** die **Haut** und wirkt **schmerzstillend.**

Da es eines der besten Mittel für die Haut ist, wird es häufig angewendet bei empfindlicher, gestresster Haut. Auch als **Dekubitusprophylaxe** und bei der Pflege des Intimbereichs ist das Olivenöl nicht mehr wegzudenken. Bei **Verbrennungen,** Verbrühungen und Dermatitis auf die verletzten Stellen aufgetragen, lindert es Schmerzen und trägt zur Heilung bei.

8.2.27 Ringelblumenöl

Den ganzen Sommer über leuchten die gelben und gelb-orangenen Blüten der Ringelblume (*Calendula officinalis,* Asteraceae). Den Namen Ringelblume hat sie bekommen, weil die Samen geringelt sind, Calendula, weil sie so viel Monate lang blüht. Um das hautpflegende Öl zu bekommen, werden an sonnigen Tagen die voll erblühten Blütenköpfchen geerntet und in Oliven- oder Sonnenblumenöl eingelegt (Mazerat).

Die Blütenblätter enthalten viele gelbe Farbstoffe, die Flavonoide, die für die Hautregeneration mitverantwortlich sind. In den Blütenkörbchen wurde Allantoin nachgewiesen. Dieses bewirkt, dass geschädigte Hautzellen schneller aufgebaut und regeneriert werden und die Haut beruhigt wird.

Inhaltsstoffe

Die Blüten der Ringelblume haben folgende Inhaltsstoffe: Flavonoide, Carotinoide, Triterpensaponine, Schleimstoffe und ätherische Öle. Weil es sich hier um ein Mazerat handelt, hat das fertige Ringelblumenöl, je nach Auszugsöl, unterschiedliche Inhaltsstoffe.

Wirkungen und Indikationen

Ringelblumenöl wirkt stark entzündungshemmend und granulationsfördernd bei Entzündungen von Haut und Schleimhaut, Dermatitis und schlecht heilenden Wunden. Nach Verbrennungen 1. und 2. Grades und Strahlentherapie fördert es die Fibrinbildung. Es unterstützt die Bildung von Epithelgewebe und die Kollagenbildung, deshalb ist es ein hervorragendes Mittel bei der Narbenpflege. Es regeneriert die Haut bei Dekubitus, Windeldermatitis, Hämorrhoiden, bei trockener und rissiger Haut. Innerlich eingenommen wirkt es mild galle- und lymphflussfördernd.

8.2.28 Sanddornfruchtfleischöl

Ursprünglich war der Sanddorn (*Hippophae rhamnoides,* Elaeagnacea) in Nepal beheimatet, von dort verbreitete er sich über Sibirien, die Mongolei bis nach China, und in Europa vom Kaukasus bis Norwegen.

Die leuchtend korallenroten Beeren beinhalten als einzige Obstfrucht nicht nur in den Kernen, sondern auch im Fruchtfleisch Öl. Aus dem Fruchtfleisch der Beeren wird sowohl Saft als auch Fruchtfleischöl (durch Zentrifugieren des Beerensaftes) gewonnen. Durch Pressung der Samen entsteht das Kernöl. Das Fruchtfleisch enthält mehr Vitamin C als Zitronen und Orangen, das Fruchtfleischöl enthält jedoch nur fettlösliche Vitamine, also kein Vitamin C.

Vorsicht bei der Anwendung von Sanddornfruchtfleischöl: Dieses Öl färbt sehr stark und lässt sich aus der Kleidung nur schwer auswaschen.

Inhaltsstoffe

- **Sanddornfruchtfleischöl:** Es hat einen hohen Anteil an Palmitinsäure, ähnlich wie das Macadamianussöl. Diese ist mitverantwortlich für die pflegenden Eigenschaften.
  - Gesättigte Fettsäuren: bis 40 % Palmitinsäure
  - Ungesättigte Fettsäuren: bis 25 % Ölsäure, bis 35 % Palmitoleinsäure
  - Fettbegleitstoffe: Vitamine, Tocopherole, Carotinoide, Phytosterole
- **Sanddornkernöl:**
  - Gesättigte Fettsäuren: ca. 10 % Palmitinsäure
  - Ungesättigte Fettsäuren: ca. 15 % Ölsäure, ca. 30 % Linolsäure, ca. 30 % alpha-Linolensäure
  - Fettbegleitstoffe: Tocopherole, Carotinoide

Wirkungen und Indikationen

Sanddornfruchtfleischöl ist eines der besten Öle bei **geschädigter Haut** durch Strahlentherapie, UV-Strahlen, Verbrennungen und Wunden. Der hohe Gehalt von Palmitoleinsäure ist mit verantwortlich für die pflegende und schützende Wirkung des Öls. Das Öl regeneriert auch die **geschädigte Schleimhaut** – im Mund und im Genitalbereich nach Strahlentherapie, Pilzbefall oder Entzündungen. In Russland wurden gute Erfahrungen gemacht, schlecht heilende Wunden mit Sanddornfruchtfleischöl abzudecken. Sanddornfruchtfleischöl ist antibakteriell und fördert die Epithelisierung. Dazu wirken die Flavonoide unterstützend, diese sind entzündungshemmend, antioxidativ, zellwandschützend, gefäßabdichtend, und sie reduzieren die Membranpermeabilität.

Innerlich und äußerlich angewendet aktiviert es das Immunsystem und hemmt das Wachstum von Krebszellen. Es wirkt auch sehr beruhigend, juckreizstillend und regenerierend bei Neurodermitis.

GUT ZU WISSEN

Sanddornfruchtfleischöl sollte immer nur gering dosiert werden, da es sehr stark färbt und aufgrund seines hohen Gehalts an mehrfach ungesättigten Fettsäuren sehr trocknend auf die Haut einwirkt. Empfohlen wird 0,5–1 % Sanddornfruchtfleischöl in der Mischung, je nach Indikation. Bei innerer Einnahme einige Tropfen des Öls 2- bis 3-mal täglich pur oder in Joghurt oder Müsli geben. Sanddornfruchtfleischöl hat auch eine vorbeugende Wirkung gegen Sonnenbrand und – 4 Wochen vor Sonnexposition eingenommen – eine gute Schutzwirkung.

Das **Sanddornkernöl** wird weit weniger verwendet, der Vorteil ist, dass es nicht färbt, der Nachteil, dass es weit weniger Heilwirkung aufweist als das Fruchtfleischöl. Eine Mischung aus beiden Ölen - 3 Teile Sanddornkernöl und 2 Teile Sanddornfruchtfleischöl - verbindet die Vorteile beider Öle.

8.2.29 Schwarzkümmelöl

Schwarzkümmel (*Nigella sativa*, Ranunculaceae) ist trotz der Namensähnlichkeit nicht verwandt mit dem Wiesen- oder mit dem Kreuzkümmel. Sie gehören unterschiedlichen Pflanzenfamilien an.

Der Schwarzkümmel kommt ursprünglich aus Kleinasien. Er ist eine alte Heil- und Gewürzpflanze, türkische Fladenbrote werden mit den schwarzen Samen bestreut. Durch Handelswege konnte sich der Schwarzkümmel bis nach Indien ausbreiten. Eine bekannte Schwarzkümmelart ist die „Jungfer im Grünen", die bei uns als Zierpflanze wächst.

Das krautig-würziges Öl wird aus den schwarzen Samen gewonnen. Es enthält ca. 1 % ätherisches Öl, das entspricht der Konzentration an ätherischem Öl, die normalerweise in Ölmischungen verwendet wird.

Das Öl ist halbtrocknend, die Haltbarkeit des Öls beträgt etwa ein Jahr.

Inhaltsstoffe

Das fette Schwarzkümmelöl enthält bei schonender Herstellung hohe Anteile an Linolsäure.

- **Gesättigte Fettsäuren:** ca. 15 % Palmitinsäure
- **Ungesättigte Fettsäuren:** 50–60 % Linolsäure, bis 25 % Ölsäure
- **Fettbegleitstoffe:** v. a. ätherische Öle, Vitamin E

Wirkungen und Indikationen

Schwarzkümmelöl ist gut verträglich, sehr hautpflegend und zieht schnell in die Haut ein. Es wirkt stärkend auf das Immunsystem. Bei Abwehrschwäche kann es kurmäßig eingenommen werden.

Innerlich und äußerlich angewendet hilft es bei Heuschnupfen, Asthma bronchiale und Neurodermitis. Bei Keuchhusten wirkt es entkrampfend auf die Bronchialschleimhaut.

8.2.30 Sesamöl

Es wird vermutet, dass Sesam (*Sesamum indicum*, Pedaliaceae) eine der ältesten Ölpflanzen der Welt ist. Die Pflanze stammt aus Südasien, aus Indien und Pakistan. Archäologen haben nachgewiesen, dass sie bereits im 3. Jahrtausend v.Ch. in der Induskultur verwendet wurde. Ihr kommt eine bedeutende Rolle im Ayurveda zu.

Die Samen und das daraus gewonnene Öl wurden und werden sowohl in der Ernährung als auch zu medizinischen Zwecken verwendet. Sesam braucht viel Sonne, er kann aber mit wenig Wasser auskommen. Die über ein Meter hohe Pflanze ähnelt im Aussehen dem Fingerhut.

In Indien ist Sesamöl das am meisten gebrauchte Massageöl, speziell auch für Kopfgüsse. Es gilt als entgiftendes, hautöffnendes Öl. Als Nerventonikum beruhigt es nicht nur die Haut, sondern auch den Körper und die Seele. Es ist ein köstliches, nussig schmeckendes Speiseöl, das gut erhitzbar ist.

Inhaltsstoffe

- **Gesättigte Fettsäuren:** bis 14 % Palmitinsäure
- **Ungesättigte Fettsäuren:** bis 50 % Ölsäure, bis 45 % Linolsäure
- **Fettbegleitstoffe:** Phytosterole, Tocopherol, Phenole wie Sesamöl

Wirkungen und Indikationen

Sesamöl hilft, die **Haut** zu **entgiften.** Deshalb wird es auch gerne für die Ölziehkur verwendet. Wer dem Körper etwas Gutes tun will, kann sich morgens mit

Sesamöl einölen, nach einer Viertelstunde das Öl abduschen. Die Haut wird porentief gereinigt und wirkt verjüngt, beruhigt und gestärkt. Dies ist besonders gut für Menschen, die psychische Probleme haben und dünnhäutig sind. Haut und Psyche hängen ja bekanntlich sehr eng zusammen. Sesamöl wirkt sedierend bei Hautirritationen, Ekzemen und Psoriasis. Es wirkt wärmend auf der Haut, dadurch ist es bei entzündlichen Prozessen der Haut nicht zu empfehlen.

8.2.31 Sheabutter, Karitébutter, Galambutter

In Afrika, v. a. in Burkina Faso und Ghana wächst ein 15 Meter hoher Baum, der aprikosengroße Früchte trägt, der Sheabutterbaum (*Butyrospermum parkii Kotschy, Vitellaria paradoxa,* Sapotaceae). Der Kern der Früchte enthält bis zu 50 % Fett. Dieses Pflanzenfett wird von den Einheimischen seit Jahrhunderten zur Hautpflege und als Nahrungsmittel verwendet. Dazu werden die Samenkerne zerkleinert, gekocht und zu einer fetten Masse zerrieben. Man erhält durch eine zeitaufwändige Behandlung eine grün-graue Masse, die einen sehr eigenartigen Geruch hat. Für den Export wird Sheabutter häufig raffiniert und desodoriert.

Sheabutter schmilzt bei ca. 35–40°, ist nicht trocknend und hat eine Haltbarkeit von mindestens drei Jahren. Sie wird bevorzugt eingesetzt als sehr gut pflegende und schützende Salbengrundlage meist unter Zugabe von fettem Pflanzenöl. Sheabutter mag keine schnellen Temperaturveränderungen, deshalb ist es am besten, sie kalt zu verarbeiten oder nur sehr schonend zu schmelzen. Erwärmt man die Sheabutter zu schnell, kristallisiert sie in Salben oft nach einer gewissen Zeit aus. Sheabutter hat bis zu 12 % Unverseifbares, dadurch macht sie die Haut besonders weich.

8

Inhaltsstoffe

Sheabutter ist neben Kakaobutter und Kokosfett eines der Pflanzenfette, das überwiegend gesättigte und einfach ungesättigte Fettsäuren enthält.

- **Gesättigte Fettsäuren:** ca. 45 %, v. a. Stearinsäure
- **Ungesättigte Fettsäuren:** 50 % Ölsäure
- **Wachsester:** Hauptbestandteile der Sheabutter, ähnlich wie bei Jojobaöl
- **Fettbegleitstoffe:** 6–10 %, v. a. Triterpenalkohole, Allantoin, Vitamin E, Provitamin A

β-Carotin geht meist durch den Raffinierungsprozess verloren.

Wirkungen und Indikationen

Sheabutter ist ein kostbares Hautöl auch bedingt durch seinen hohen Anteil an Fettbegleitstoffen. So schützt Vitamin E die Zellen der Oberhaut, Provitamin A sorgt dafür, dass verhornte Haut weich wird und dünne Haut stabiler. Durch sanfte Massage auf Narben macht sie das Gewebe elastischer und weicher. Sheabutter bindet die Feuchtigkeit der Haut und ist somit hilfreich bei **trockener, rissiger Haut.** Sie fördert den Heilungsprozess der Haut, wirkt gegen Hautalterung und Faltenbildung. Sie schenkt der Haut ein seidiges, gesundes Aussehen.

8.2.32 Sonnenblumenöl

Ursprünglich ist die Sonnenblume (*Helianthus annuus,* Asteraceae) in Nord- bis Mittelamerika beheimatet. Bereits 2.500 Jahr v.Chr. wurde sie um den Mississippi und in Mexiko angebaut. 1552 brachten spanische Seefahrer sie nach Europa, 1590 beschrieb sie Mattioli in seinem „Kreutterbuch" als Flos Solis Peruvianus.

Die Sonnenblume galt als Zierpflanze und wurde erst Mitte des 19. Jh. als Ölpflanze genutzt. Heute wird sie hauptsächlich in Russland angebaut. Sowohl das Öl als auch die Kerne sind in Russland sehr beliebt. Hier wird Sonnenblumenöl bevorzugt als Trägeröl für Massagen verwendet. Das Öl ist sehr wertvoll für die Ernährung.

Die Sonnenblumenkerne haben einen Ölgehalt von bis zu 50 %. Das Öl ist wegen der großen Menge an ungesättigten Fettsäuren halbtrocken und nur etwa ein Jahr haltbar. Es sollte für die Massage mit anderen, haltbareren Pflanzenölen gemischt werden.

Inhaltsstoffe

Sonnenblumenöl hat ähnlich wie Distelöl als Hauptbestandteil der ungesättigten Fettsäuren bis zu 70 % Linolsäure.

- **Gesättigte Fettsäuren:** ca. 12 % Palmitinsäure, Stearinsäure
- **Ungesättigte Fettsäuren:** Ölsäure bis 40 %, Linolsäure je nach Witterung bis 70 %, α-Linolensäure
- **Fettbegleitstoffe:** Vitamine E, Carotinoide, Phytosterole

Wirkungen und Indikationen

Sonnenblumenöl eignet sich gut für die **Hautpflege,** besonders für fette, zu Akne und Ekzemen neigende Haut. Der hohe Anteil an Linolsäure ist ein wichtiges Zellschutzmittel gegen freie Radikale. Es wirkt auch entgiftend bei der Ölziehkur.

Innerlich eingenommen stärkt es das **Immunsystem** des **Darms,** senkt den Cholesterinspiegel, regeneriert Haut und Schleimhaut.

8.2.33 Traubenkernöl

In Deutschland wird zur Aromamassage Mandelöl, in Indien Sesamöl, in Russland Sonnenblumenöl und in England Traubenkernöl bevorzugt. Schon im Mittelalter war das aus der Weintraube (*Vitis vinifera,* Vitaceae) gewonnene Traubenkernöl als verjüngendes Gesichtsöl beliebt. Traubenkernöl kommt als raffiniertes, warmgepresstes und kalt gepresstes Öl auf den Markt. Warm gepresstes Traubenkernöl ist sowohl im Geschmack als auch in Farbe ein neutrales Speiseöl. Durch die Pressung verliert es jedoch die meisten natürlichen Fettbegleitstoffe.

Kalt gepresstes Traubenkernöl ist reich an Fettbegleitstoffen, es ist grünlich und riecht leicht nach Trester. Es ist halb trocknend und mindestens ein Jahr lang haltbar.

Inhaltsstoffe

- **Gesättigte Fettsäuren:** bis 10 % Palmitinsäure
- **Ungesättigte Fettsäuren:** bis 20 % Ölsäure, bis 70 % Linolsäure
- **Fettbegleitstoffe:** Flavonoide, Polyphenole, Vitamin E

Wirkungen und Indikationen

Traubenkernöl ist ein hervorragendes **Massageöl,** das trotz des hohen Anteils an Linolsäure nicht schnell ranzig wird. Dies liegt an den Polyphenolen, die als Radikalfänger wirken. Traubenkernöl zieht gut in die Haut ein und wirkt bindegewebsstraffend. Das Öl wirkt zellerneuernd und verhindert dadurch einen vorzeitigen Alterungsprozess.

8.2.34 Walnussöl

Bereits vor 9.000 Jahren wurde die Walnuss (*Juglans regia,* Juglandaceae) als Nahrungsmittel genutzt. Der Baum stammt ursprünglich aus Vorder- und Mittelasien, aus dem östlichen Mittelmeergebiet und dem Balkan. Zu uns kam er vermutlich schon in der Jungsteinzeit über Frankreich und Italien – der Name Walnuss leitet sich ab von „welsche Nuss“, also eine „von den Romanen herkommende“ Nuss.

Der Fettanteil der Nuss beträgt 40–60 %. Das Öl ist leicht trocknend und hält ca. ein Jahr.

Inhaltsstoffe

Walnussöl hat einen ähnlich hohen Anteil an ungesättigten Fettsäuren wie z. B. Mandelöl, Macadamianussöl, Arganöl, Aprikosenkernöl und kann mit diesen Ölen ausgetauscht werden.

- **Gesättigte Fettsäuren:** 10 % Palmitinsäure
- **Ungesättigte Fettsäuren:** ca. 20 % Ölsäure, bis 70 % Linolsäure, bis 14 % α-Linolensäure
- **Fettbegleitstoffe:** Vitamine B und E, Tocopherole, Zink, Kalium, Magnesium, Kalzium

Wirkungen und Indikationen

Walnussöl ist ein sehr wertvolles **Hautöl.** Durch den hohen Gehalt an Linolsäure fördert es den Reparaturmechanismus und die Regeneration der Haut. Es pflegt v. a. trockene, rissige und zu Ekzemen neigende Haut.

Innerlich angewendet verbessert das Öl den **Zellstoffwechsel** und unterstützt das **Immunsystem.** Es kann sich günstig auf einen hohen Blutdruck auswirken und damit Herz-Kreislauf-Erkrankungen entgegenwirken.

8.2.35 Weizenkeimöl

Erst als die Menschen lernten, sich von den Früchten der Gräser zu ernähren, konnten sie sesshaft werden. Die ältesten Funde des Weizens (*Triticum aestivum, Poaceae*) im Vorderen Orient datieren zwischen 7.800 bis 5.200 v.Chr. Im Neolithikum verbreitete sich Weizen in Europa.

Der Ölgehalt der Weizenkeime ist gering, bis zu 12 %. So wird fast eine Tonne Weizenkeime benötigt, um einen Liter von diesem fetten, schweren nach frischem Brot duftenden Öl zu gewinnen. Der zunächst angenehme Duft wandelt sich allerdings sehr schnell durch Oxidation und Hydrolyse in einen unangenehmen Geruch um.

Aufgrund des α-Tocopherols ist das Öl trotz des hohen Gehalts an zweifach ungesättigten Fettsäuren erstaunlich lange haltbar, ca. ein Jahr.

Inhaltsstoffe

- **Gesättigte Fettsäuren:** bis ca. 15 % Palmitinsäure
- **Ungesättigte Fettsäuren:** 20–30 % Ölsäure, bis ca. 45 % Linolsäure, bis 10 % α-Linolensäure
- **Fettbegleitstoffe:** Vitamine E, Phytosterol, Phospholipide, Lecithin

Wirkungen und Indikationen

Weizenkeimöl ist besonders wirksam bei müder, reifer Haut – es beugt dem Alterungsprozess vor und hält das Bindegewebe gesund. Es regt die **Mikrozirkulation** der **Haut** an, fördert den Reparaturmechanismus und hilft auch bei Psoriasis und Ekzemen. In der Schwangerschaft wird es traditionell zur Vermeidung von Schwangerschaftsstreifen und zur Massage des Damms verwendet.

Wegen des intensiven Geruchs wird das Öl meist im Verhältnis 1:9 mit anderen Ölen gemischt.

Innerlich angewendet, unterstützt es den Körper bei vielen Beschwerden wie Herz-Kreislauf-Problemen, Entzündungen, Schmerzen, und Schwächeanfällen.

KAPITEL

9 Anhang

9.1 Literatur

Kapitel 1: Vom schützenden Parfüm der Pflanzen zur Aromatherapie

Acevedo FE, Rivera-Vega LJ, Chung SH et al. Cues from chewing insects – the intersection of DAMPs, HAMPs, MAMPs and effectors. Curr Opin Plant Biol, 2015; 26: 80–86. doi: 10.1016/j.pbi.2015.05.029.

Ahmad A, van Vuuren S, and Viljoen A. Unravelling the complex antimicrobial interactions of essential oils – the case of thymus vulgaris (thyme). Molecules (Basel, Switzerland) 2014; 19 (24662066): 2896–2910.

Baldwin IT, Halitschke R, Paschold A, von Dah CC et al. Volatile signaling in plant-plant interactions: "talking trees" in the genomics era. Science 2006; 311 (5762): 812–815.

Baldwin IT, Schultz JC. Rapid changes in tree leaf chemistry induced by damage: Evidence for communication between plants. Science 1983; 221 (4607): 277–279. doi: 10.1126/science.221.4607.277.

Belhassen E, Filippi JJ, Br'evard H et al. Volatile constituents of vetiver: A review. Flavour and Fragrance Journal 2014; 30 (1): 26–82, 2015. doi: 10.1002/ffj.3227.

Bentley R. The nose as a stereochemist. enantiomers and odor. Chemical Reviews 2006; 106 (9): 4099–4112. doi: 10.1021/cr050049t.

Beran F, Sporer T, Paetz C et al. Vass˜ao, S. Bartram, S. Lorenz, and M. Reichelt. One pathway is not enough: The cabbage stem flea beetle psylliodes chrysocephala uses multiple strategies to overcome the glucosinolate-myrosinase defense in its host plants. Frontiers in Plant Science 2018; 9: 1754, 2018. doi: 10.3389/fpls.2018.01754.

Blande JD, Glinwood R. Deciphering Chemical Language of Plant Communication. Heidelberg: Springer, 2016. doi: 10.1007/978-3-319-33498-1.

Boland W. Sequestration of plant-derived glycosides by leaf beetles: A model system for evolution and adaptation. Perspectives in Science 2015; 6: 38–48. doi: https://doi.org/10.1016/j.pisc.2015.06.001.

Brenna E, Fuganti C, Serra S. Enantioselective perception of chiral odorants. Tetrahedron: Asymmetry, 2003; 14 (1): 1–42. doi: https://doi.org/10.1016/S0957-4166 (02)00713-9.

Busse D, Kudella P, Grüning N-M et al. A synthetic sandalwood odorant induces wound-healing processes in human keratinocytes via the olfactory receptor or2at4. Journal of Investigative Dermatology 2014; 134 (11): 2823–2832. doi: 10.1038/jid.2014.273.

Cheret J, Bertolini M, Ponce L et al. Olfactory receptor OR2AT4 regulates human hair growth. Nat Commun. 2018; 18 (1): 3624. doi: 10.1038/s41467-018-05973-0.

D'agostino M, Tesse N, Frippiat JP et al. Essential oils and their natural active compounds presenting antifungal properties. Molecules 2019; 24 (20): 3713. doi: 10.3390/molecules24203713.

Danh LT, Truong P, Mammucari R et al. Extraction of vetiver essential oil by ethanol-modified supercritical carbon dioxide. Chemical Engineering Journal 2010; 165 (1): 26–34. doi: 10.1016/j.cej.2010.08.048.

Danner H, Desurmont GA, Cristescu SM et al. Herbivore-induced plant volatiles accurately predict history of coexistence, diet breadth, and feeding mode of herbivores. New Phytologist 2017; 220 (3): 726–738.

Danner H, Boeckler GA, Irmisch S et al. Four terpene synthases produce major compounds of the gypsy moth feeding induced volatile blend of Populus trichocarpa. Phytochemistry 2011; 72 (9): 897–908. doi: 10.1016/j.phytochem.2011.03.014.

Degenhardt J, Köllner TG, Gershenzon J. Monoterpene and sesquiterpene synthases and the origin of terpene skeletal diversity in plants. Phytochemistry 2009: 70 (15/16): 1621–37, 2009.

Ding P, Ding Y. Stories of salicylic acid: A plant defense hormone. Trends in Plant Science 2020; 25 (6): 549–565. doi: https://doi.org/10.1016/j. tplants.2020.01.004.

Dudareva N, Klempien A, Muhlemann Jk et al. Biosynthesis, function and metabolic engineering of plant volatile organic compounds. New Phytologist 2013;198 (1): 16–32. doi: 10.1111/nph.12145.

Dudareva N, Pichersky E, Gershenzon J. Biochemistry of plant volatiles. Plant physiology 2004: 135 (15326281): 1893–1902.

Duran-Flores D, Heil M. Sources of specificity in plant damaged-self recognition. Current Opinion in Plant Biology 2016; 32: 77–87, doi: 10.1016/j.pbi.2016.06.019.

Ehrlich PR, Raven PH. Butterflies and Plants – a Study in Coevolution. Evolution 1964; 18 (4): 586–608, 1964. doi: Doi10.2307/2406212.

Eisner T. For Love of Insects. The Belknap Press of Harvard University Press, 2003.

Feldhaar H, Fiala B, Hashim RB et al. Patterns of the crematogastermacaranga association: The ant partner makes the difference. Insectes Sociaux 2003; 50 (1): 9–19.

Galston AW, Slayman CL. The not-so-secret life of plants: In which the historical and experimental myths about emotional communication between animal and vegetable are put to rest. American Scientist 1979; 67 (3): 337–344.

Heil M. Airborne induction and priming of defenses. In: Baluska F (ed.) Plant-Environment Interactions: From Sensory Plant Biology to Active Plant Behavior. Heidelberg: Springer, 2009.

Herrmann A, Bicchi C. The chemistry and biology of volatiles. Chichester: Wiley, 2010.

Hopkins RJ, van Dam NM, van Loon JJ. Role of glucosinolates in insect-plant relationships and multitrophic interactions. Annual review of entomology 2009; 54: 57–83, 2009.

JD'Auria JC, Pichersky E, Schaub A et al., Characterization of a BAHD acyltransferase responsible for producing the green leaf volatile (Z)-3hexen-1-yl acetate in Arabidopsis thaliana. Plant Journal 2007; 49 (2): 194–207. doi: 10.1111/j.1365-313X.2006.02946.x.

Junker RR, Tholl D. Volatile Organic Compound Mediated Interactions at the Plant-Microbe Interface. Journal of Chemical Ecology 2013; 39 (7): 810–825, 2013. doi: DOI10.1007/s10886-013-0325-9.

Kaissling K. Biologically Inspired SignalProcessing for Chemical Sensing. Springer: Heidelberg, 2009.

Karban R, Yang LH, Edwards KF. Volatile communication between plants that affects herbivory: A meta-analysis. Ecology Letters 2014; 17 (1): 44–52, 2014. doi: 10.1111/ele.12205.

Kayser MM. Designer reagents' recombinant microorganisms: new and powerful tools for organic synthesis. Tetrahedron 2009; 65 (5): 94–974, 2009. doi: https://doi.org/10.1016/j.tet.2008.10.039.

Kessler A, Baldwin IT. Defensive function of herbivore-induced plant volatile emissions in nature. Science 2001; 291 (5511): 2141–4, mar 2001. doi: 10.1126/science.291.5511.2141.

Kigathi RN, Weisser WW, Reichelt M et al. Plant volatile emission depends on the species composition of the neighboring plant community. BMC Plant Biology 2019; 19 (1): 58, 2019.

Knudsen JT, Eriksson R, Gershenzon J et al. Diversity and Distribution of Floral Scent. The Botanical Review 2006; 72 (1): 1–120.

Kraft P, Fr'ater G. Enantioselectivity of the musk odor sensation. Chirality 2001; 13 (8): 388–394. doi: 10.1002/chir.1050.

Lee SJ, Depoortere I, Hatt H. Therapeutic potential of ectopic olfactory and taste receptors. Nature reviews. Drug discovery 2019; 18: 116–138.

Lerdau M, Gray D. Ecology and evolution of light-dependent and light-independent phytogenic volatile organic carbon. New Phytologist 2003; 157 (2): 199–211. doi: 10.1046/j.1469-8137.2003.00673.x.

Maffei M. Sites of synthesis, biochemistry and functional role of plant volatiles. South African Journal of Botany 2010; 76 (4): 612–631.

Maruri-L'opez M, Aviles-Baltazar NY, Buchala A et al. Intra and extracellular journey of the phytohormone salicylic acid. Frontiers in Plant Science, 10: 423, 2019. doi: 10.3389/fpls.2019.00423.

Matsui K. Green leaf volatiles: hydroperoxide lyase pathway of oxylipin metabolism. Current opinion in plant biology 2006; 9 (3): 274–80. doi: 10.1016/j.pbi.2006.03.002. doi:10.1016/j.pbi.2006.03.002.

Mir MY, Hamid S, Kamili AN et al. Sneak peek of hypericum perforatum l.: phytochemistry, phytochemical efficacy and biotechnological interventions. Journal of Plant Biochemistry and Biotechnology 2019; 28 (4): 357–373. doi: 10.1007/s13562-019-00490-7.

Mithöfer A, Wanner G, Boland W. Effects of feeding Spodoptera littoralis on lima bean leaves. II. Continuous mechanical wounding resembling insect feeding is sufficient to elicit herbivory-related volatile emission. Plant Physiology 2005; 137 (3): 1160. doi: https://doi.org/10.1104/pp.104.054460.

Nicolussi S, Drewe J, Butterweck V et al. Clinical relevance of st. john's wort drug interactions revisited. British journal of pharmacology 2020, 177: 1212–1226.

Rhoades DF. Responses of Alder and Willow to Attack by Tent Caterpillars and Webworms: Evidence for Pheromonal Sensitivity of Willows. doi: 10.1021/bk-1983-0208.ch004. doi: 10.1021/bk-1983-0208.ch004.

Roth L. Hypericum, Hypericin: Botanik, INhaltstoffe, Wirkung. Landsberg: ecomed, 1990.

Schiestl FP. The evolution of floral scent and insect chemical communication. Ecology letters 2010; 13 (5): 643–56. doi: 10.1111/j.1461-0248.2010.01451.x.

Schrader E, Meier B, Brattström A. Hypericum treatment of mild – moderate depression in a placebo – controlled study. a prospective, double – blind, randomized, placebo-controlled, multicentre study. Human Psychopharmacology: Clinical and Experimental 1998; 13 (3): 163–169. doi: 10.1002/(SICI)1099-1077 (199804)13: 3h163: AID-HUP5i3.0.CO;2-I.

Schrader F. Equivalence of st john's wort extract (ze 117) and fluoxetine: a randomized, controlled study in mild-moderate depression. International clinical psychopharmacology 2000; 15: 61–68.

Shapiro TA, Fahey JW, Wade KL. Chemoprotective glucosinolates and isothiocyanates of broccoli sprouts. Cancer epidemiology and Prevention Biomarkers 2001; 10 (5): 501–508.

Sitte P, Ziegler H, Ehrendorfer F et al. Strasburger. Heidelberg: Spektrum Akademischer Verlag, 1998.

Suchan T, Alvarez N. Fifty years after Ehrlich and Raven, is there support for plant-insect coevolution as a major driver of species diversification? Entomologia Experimentalis et Applicata 2015;157 (1): 98–112. doi: 10.1111/eea.12348.

Tieman DM, Loucas HM, Kim JY et al. Tomato phenylacetaldehyde reductases catalyze the last step in the synthesis of the aroma volatile 2-phenylethanol. Phytochemistry 2007; 68: 2660–2669.

Turlings TC, Tumlinson JH. Systemic Release of Chemical Signals by Herbivore-Injured Corn. Proceedings of the National Academy of Sciences of the United States of America 1992; 89 (17): 8399–8402. doi: DOI10.1073/pnas.89.17.8399.

Tzin V, Galili G. The biosynthetic pathways for shikimate and aromatic amino acids in arabidopsis thaliana. The arabidopsis book, 8 (22303258): e0132–e0132, 2010. doi: 10.1199/tab.0132.

Unsicker SB, Kunert G, Gershenzon J. Protective perfumes: the role of vegetative volatiles in plant defense against herbivores. Current opinion in plant biology 2009; 12: 479–485. doi: 10.1016/j.pbi.2009.04.001.

Yang ZL, Kunert G, Sporer T et al. Glucosinolate abundance and composition in brassicaceae influence sequestration in a specialist flea beetle. Journal of Chemical Ecology 2020; 46 (2): 186–197.

Kapitel 2: Ätherische Öle – Wirkorte und Wirkstoffgruppen

Alsanea S., Liu D. BITC and S-carvone restrain high-fat diet-induced obesity and ameliorate hepatic steatosis and insulin resistance. Pharm Res 2017; 34: 2241–2249 doi.org/10.1007/s11095-017-2230-3.

Beckley-Kartey SA, Hotchkiss SA, Capel M. Comparative in vitro skin absorption and metabolism of coumarin (1,2-benzopyrone) in human, rat, and mouse. Toxicol Appl Pharmacol. 1997 Jul;145 (1): 34–42. doi: 10.1006/taap.1997.8154. PMID: 9221821.

Borelli S, Seekamp G, Vogelsang V. Beitrag zur Psychologie des Geruchs, im Auftrag von drom Bad Ragaz, Gonzen Druck, 2004.

Braunschweig von R. Pflanzenöle. 6. A. Wiggensbach: Stadelmann, 2018.

Carle R. Ätherische Öle – Anspruch und Wirklichkeit. Stuttgart: Wissenschaftliche Verlagsgesellschaft, 1993.

Corbin A. Pesthauch und Blütenduft, Eine Geschichte des Geruchs. Berlin: Wagenbach, 1984.

Cornwell Pa, Barry BW, Bouwstra J. Modes of action of terpene penetration enhancers in human skin; Differential scanning calorimetry, small-angle X-ray diffraction and enhancer uptake studies. International Journal of Pharmaceutics 1996; 127: 9–26.

Faure P. Magie der Düfte, eine Kulturgeschichte der Wohlgerüche. Zürich: Artemis, 1990.

Fintelmann V, Albrecht U, Schmitz G et al. Efficacy and safety of a combination herbal medicinal product containing Tropaeoli majoris herba and Armoraciae rusticanae radix for the prophylactic treatment of patients with respiratory tract diseases: a randomised, prospective, double-blind, placebo-controlled phase III trial. Curr Med Res Opin. 2012 Nov; 28 (11): 1799–1807. doi: 10.1185/03007995.2012.742048. Epub 2012 Oct 31. PMID: 23083066.

Forum Essenzia (Hrsg.). Schriftenreihe Forum Band 5: Das Riechen, Von Nasen, Düften und Gestank. Göttingen: Steidl, 1995.

Goos K-H, Albrecht U, Schneider B. Wirksamkeit und Verträglichkeit eines pflanzlichen Arzneimittels mit Kapuzinerkressenkraut und Meerrettich bei akuter Sinusitis, akuter Bronchitis und akuter Blasenentzündung im Vergleich zu anderen Therapien unter den Bedingungen der täglichen Praxis. Arzneimittelforschung 2006; 56 (3): 249–257.

Hatt H, Dee R. Das kleine Buch vom Reichen und Schmecken. München: Penguin, 2019.

Hatt H. Der feinste aller Sinne. GEOkompakt 2013; 36: 124–131.

Hawkes C-H, Doty R. The Neuroloy of Olfaction. Cambridge: Cambridge University Press, 2009.

Horst K, Rychlik M. Quantification of 1,8-cineole and of its metabolites in humans using stable isotope dilution assays. Mol. Nutr. Food Res. 2010; 54: 1515–1529. Doi.org/10.1002/mnfr.200900528.

Jäger W, Buchbauer G, Jirovetz L. et al. Percutaneous absorption of lavender oil from a massage oil. J. Soc. Cosmet. Chem. 1992; 43: 49–54.

Johansen JD, Andersen KE, Rastogi SC. Threshold responses in cinnamic aldehyde-sensitive subjects: results and methodological aspects. Contact Dermatitis 1996; 34: 165–171.

Junqueira H, Quinn TA, Biringer R, et al. Accuracy of Canine Scent Detection of Non-Small Cell Lung Cancer in Blood Serum. J Am Osteopath Assoc. 2019 Jun 17. doi: 10.7556/jaoa.2019.077. Epub ahead of print. PMID: 31206136.

Lee SJ, Depoortere I, Hatt H. Therapeutic potential of ectopic olfactory and taste receptors. Nat Rev Drug Discov. 2019;18 (2): 116–138. doi: 10.1038/s41573-018-0002-3. PMID: 30504792.

Legrum W. Riechstoffe zwischen Gestank und Duft. Wiesbaden: Vieweg + Teubner, 2011.

Lindner M. Der unterschätzte Sinn. Bild der Wissenschaft 2004; 4: 30–34.

Mahaira LG, Tsimplouli Cm Sakellaridis N et al. The labdane diterpene sclareol (labd-14-ene-8, 13-diol) induces apoptosis in human tumor cell lines and suppression of tumor growth in vivo via a p53-independent mechanism of action. European journal of Pharmacology 2011; 666 (1–3): 173–182.

Martinez D, Hartwig R. Taschenbuch der Riechstoffe. Frankfurt am Main: Harri Deutsch, 1998.

Maßberg D, Hatt H: Human olfactory receptors: novel cellular functions outside of the nose. Physiol Rev 2018; 98: 1739–1763. doi: 10.1152/physrev.00013.2017.

Michaelis H. Mit Düften sprechen, mit der Nase sehen. Bild der Wissenschaft 1993; 10: 58–62.

Oehme P, Hecht K. Reflektionen zur Substanz P-Forschung; Reflections on Substance P Research. Berlin: Leibniz-Sozietät der Wissenschaften zu Berlin, 2017.

Ohloff G. Irdische Düfte, Himmlische Lust. Eine Kulturgeschichte der Duftstoffe. Basel: Birkhäuser, 1992.

Olszewska,J. Vanilloid receptors – comparison of structure and functions in mammals and invertebrates. Folia biol. (Kraków) 2010; 58: 1–7.

Roth L, Korman K: Duftpflanzen – Pflanzendüfte. Vorkommen und Inhaltsstoffe ätherischer Öle und Riechstoffe. Landsberg: Eco-med-Verlag 1996.

Saraswati S, Kumar S, Alhaider AA. α-santalol inhibits the angiogenesis and growth of human prostate tumor growth by targeting vascular endothelial growth factor receptor 2-mediated AKT/mTOR/P70S6 K signaling pathway. Mol Cancer 2013; 12: 147. doi.org/10.1186/1476-4598-12-147.

Sary A, Dexi L. BITC and S-Carvone Restrain High-fat Diet-induced Obesity and Ameliorate Hepatic Steatosis and Insulin Resistance. Pharm Res 2017;34 (11): 2241–2249. doi: 10.1007/s11095-017-2230-3.

Schmitt S, Schaefer UF, Doebler L, Reichling J. Cooperative interaction of monoterpenes and phenylpropanoids on the in vitro human skin permeation of complex composed essential oils. Planta Med. 2009 Oct;75 (13): 1381–1385. doi: 10.1055/s-0029-1185744. Epub 2009 Jun 8. PMID: 19507114.

Schmitt S, Schäfer, UF. Dübler L et al. Variation of in vitro human skin permeation of rose oil between different application sites. Forsch. Komplementmed. 2010; 17 (3): 126–131.

Sigurdsson S, Ogmundsdottir HM, Gudbjarnason S. The cytotoxic effect of two chemotypes of essential oils from the fruits of Angelica archangelica L. Anticancer Res. 2005 May-Jun;25 (3B): 1877–1880. PMID: 16158920.

Souza FV, da Rocha MB, de Souza DP et al. (–)-Carvone: Antispasmodic effect and mode of action et al. Fitoterapia 2013; 85: 20–24.

Spehr J, Spehr M, Hatt H, Wetzel CH. Subunit-specific P2X-receptor expression defines chemosensory properties of trigeminal neurons. Eur J Neurosci. 2004;19 (9): 2497–2510. doi: 10.1111/j.0953-816X.2004.03329.x. PMID: 15128403.

Storp F. Geruch und Gefühl, eine empirische Studie über den Einfluss von olfaktorischen Reizen auf Emotionen. Baierbrunn: Drom Fragrances International, 1997.

Strupf R, Kreis P. Gesundheitliche und therapeutische Aspekte von Meerrettich und pflanzlichen Isothiozyanaten, speziell Alyllsothiozyanat und Phenyletyl Isothiozyanat 2007.

Teuscher E. Gewürze und Küchenkräuter 2. A. Stuttgart: Wissenschaftliche Verlagsgesellschaft, 2018.

Tisserrand R, Young R. Young Essential Oil Safety. London: Churchill Livingstone, 2014.

Van Toller S, Dodd G: Parfumery. The psychology and biology of fragrance. London: Chapman and Hall, 1988.

Watson L. Der Duft der Verführung. Das unbewusste Riechen und die Macht der Lockstoffe. Frankfurt: Fischer, 2001.

Zimmermann T, Seiberling M, Thomann P et al. Untersuchungen zur relativen Bioverfügbarkeit und zur Pharmakokinetik von Myrtol standardisiert [The relative bioavailability and pharmacokinetics of standardized myrtol]. Arzneimittelforschung. 1995; 45 (11): 1198–1201. German. PMID: 8929239.

Kapitel 3: Anwendung der ätherischen Öle

Ahmad A, van Vuuren S, Viljoen A. Unravelling the complex antimicrobial interactions of essential oils – the case of Thymus vulgaris (thyme). Molecules. 2014;19 (3): 2896–2910. doi: 10.3390/molecules19032896. PMID: 24662066; PMCID: PMC6271043.

Arvay CG. Der Biophilia-Effekt. 5. A. Berlin: Ullstein, 2018.

Chouhan S, Sharma K, Guleria S. Antimicrobial Activity of Some Essential Oils-Present Status and Future Perspectives. Medicines (Basel). 2017;4 (3): 58. doi: 10.3390/medicines4030058. PMID: 28930272; PMCID: PMC5622393.

Eideloth A, Müller K. Süße Träume. Lahnstein: emu, 2012.

Gološ M. Ätherische Öle und ihr Einfluss auf Arzneimittelwirkungen. Diplomarbeit – Betreuer: Gerhard Buchbauer. Wien: Fakultät für Lebenswissenschaften 2014.

Li Q, Nakadai A, Matsushima H, Miyazaki Y, Krensky AM, Kawada T, Morimoto K. Phytoncides (wood essential oils) induce human natural killer cell activity. Immunopharmacol Immunotoxicol. 2006;28 (2): 319–333. doi: 10.1080/08923970600809439. PMID: 16873099.

Moussaoui et Alaoui: Evaluation of antibacterial activity and synergistic effect between antibiotic and the essential oils of some medicinal plants 2015.

Runkel U. Keimsanierung mit ätherischen Ölen eine wirksame Methode bei Antibiotikaresistenz? Arbeit im Rahmen von „Jugend forscht" 2002.

Steflitsch W, Wolz D, Buchbauer G. Aromatherapie in Wissenschaft und Praxis. Wiggensbach: Stadelmann, 2013.

Teuscher E. Gewürze und Küchenkräuter 2. A. Stuttgart: Wissenschaftliche Verlagsgesellschaft, 2018.

von Braunschweig R. Pflanzenöle. 30 starke Helfer für die Gesundheit. Gräfe und Unzer, München 2002.

Werner M, von Braunschweig R. Praxis Aromatherapie. 6. A. Haug: Stuttgart, 2020.

Kapitel 4: Aromatogramme

Africa CW, Nel J, Stemmet M. Anaerobes and bacterial vaginosis in pregnancy: virulence factors contributing to vaginal colonisation. Int J Environ Res Public Health; 2014 10; 11 (7): 6979–7000. doi: 10.3390/ijerph110706979. PMID: 25014248; PMCID: PMC4113856.

Arnal-Schnebelen B. Aromatherapie von Infektionskrankheiten in der gynäkologischen Praxis; Klinische Studien auf der Basis von 669 Aromatogrammen. FORUM Essenzia 1999; 16: 25–30.

Collin P. Das Aromatogramm – seine Bedeutung für die Behandlung von Infektionskrankheiten. FORUM Essenzia 1996; 10: 22–29.

Deutsch-Grasl E, Buchmayr B, Fink M. Aromapflege Handbuch. Leitfaden für den Einsatz ätherischer Öle im Gesundheits-, Krankenpflege- und Sozialbereich. 4. A. Lechaschau: Aromapflege, 2018.

Dominy SS, Lynch C, Ermini F et al. Porphyromonas gingivalis in Alzheimer's disease brains: Evidence for disease causation and treatment with small-molecule inhibitors. Sci Adv. 2019;5 (1): eaau3333. doi: 10.1126/sciadv.aau3333. PMID: 30746447; PMCID: PMC6357742.

Dorman and al. Antimicrobial agents from plants: antibacterial activity of plant volatile oils Journal of Applied Microbiology 2000; 88: 308–316.

Dorner M. Therapieunterstützung bei chronischer Parodontitis mit Ölziehen und ätherischen Ölen. Facharbeit für die Ausbildung zur ärztlich geprüften Aromaexpertin. Oy-Mittelberg: Primavera, 2019.

Falk W. (Labor orodentale Mikrobiologie Dr. Hauss Kiel). Mündliche Mitteilung, Dezember 2020.

Hamm D. Aromatogramm – und was dann?; FORUM Essenzia Heft 2002; 22: 35–41.

Heisig P (Hrsg.). Update Antibiotikaresistenz. Entstehung, Epidemiologie, Wirkstoffentwicklung. Stuttgart. Deutscher Apotheker Verlag, 2018.

Hoare, A., Wang, H., Meethil, A.et al. A cross-species interaction with a symbiotic commensal enables cell-density-dependent growth and in vivo virulence of an oral pathogen.ISME J 2020. doi.org/10.1038/s41396-020-00865-y.

Hoffmann U. Mit Aromatogrammen erfolgreich. Aromatherapie in der allgemeinärztlichen Praxis. FORUM Essenzia 2001; 19: 11–12.

Högenauer C, Langner C, Beubler E et al. Klebsiella oxytoca as a causative organism of antibiotic-associated hemorragic colitis. New England Journal of medicine 2006; 355: 2418–2426.

Hongbin Si, Jinqiang Hu et al. Antibacterial effect of oregano essential oil alone and in combination with antibiotics against extended-spectrum-β-lactamase-producing Escherichia coli. FEMS Immunology & medical Microbiology 2008; 53: 190–194.

Husain FM, Ahmad I, Khan MS, Ahmad E, Tahseen Q, Khan MS, Alshabib NA. Sub-MICs of Mentha piperita essential oil and menthol inhibits AHL mediated quorum sensing and biofilm of Gram-negative bacteria. Front Microbiol. 2015 May 13;6: 420. doi: 10.3389/fmicb.2015.00420. PMID: 26029178; PMCID: PMC4429619.

Iljazovic A, Roy U, Gálvez EJC et al. Perturbation of the gut microbiome by Prevotella spp. enhances host susceptibility to mucosal inflammation. Mucosal Immunol. 2021 Jan;14 (1): 113–124. doi: 10.1038/s41385-020-0296-4. Epub 2020 May 20. PMID: 32433514; PMCID: PMC7790746.

Jaki B et al. Essential oils for extensively drug resitants tuberculosis, institute for tuberculosis research and department of medicinal chemistry and pharmacognosy. Chicago: University of Illinois, 2014.

Klare I, Witte W, Wendt C. et al. Vancomycin-resistente Enterokokken (VRE). Bundesgesundheitsbl. 2012; 55: 1387–1400. doi.org/10.1007/s00103-012-1564-6.

Konig MF, Abusleme L, Reinholdt J et al. Aggregatibacter actinomycetemcomitans-induced hypercitrullination links periodontal infection to autoimmunity in rheumatoid arthritis. Sci Transl Med. 2016;8 (369): 369ra176. doi: 10.1126/scitranslmed.aaj1921. PMID: 27974664; PMCID: PMC5384717.

Lanzerstorfer A, Hackl M, Schlömer M et al. The influence of air-dispersed essential oils from lemon (Citrus limon) and silver fir (Abies alba) on airborne bacteria and fungi in hospital rooms. J Environ Sci Health A Tox Hazard Subst Environ Eng. 2019; 54 (3): 256–260. doi: 10.1080/10934529.2018.1546498. Epub 2019 Feb 22. PMID: 30795725.

Robert Koch-Institut (Hrsg.) Acinetobacter baumannii – ein Krankenhauskeim mit beunruhigendem Entwicklungspotenzial. In: Epidemiologisches Bulletin 2013 (32): 1–6.

Runkel U. Keimsanierung mit ätherischen Ölen – eine wirksame Methode bei Antibiotikaresistenz? Arbeit im Rahmen von „Jugend forscht" 2002.

Schmithausen RM, Sib E, Exner M et al. The Washing Machine as a Reservoir for Transmission of Extended-Spectrum-Beta-Lactamase (CTX-M-15)-Producing Klebsiella oxytoca ST201 to Newborns. Appl Environ Microbiol. 2019;85 (22):e01435–19. doi: 10.1128/AEM.01435-19. PMID: 31562168; PMCID: PMC6821978.

Schwarzkopf A. Mündliche Mitteilung. Dezember, 2018.

Slots J. The predominant cultivable organisms in juvenile periodontitis. European journal of oral Sciences February 1976 doi.10.1111/J.1600-022.1976.tb00454.x.

Vuuren van SF, Suliman S, Viljoen AM. The antimicrobial activity of four commercial essential oils in combination with conventional antimicrobials. Lett Appl Microbiol. 2009;48 (4): 440–446. doi: 10.1111/j.1472-765X.2008.02548.x.

Yap PS, Yiap BC, Ping HC, Lim SH. Essential oils, a new horizon in combating bacterial antibiotic resistance. Open Microbiol J. 2014 Feb 7;8: 6–14. doi: 10.2174/1874285801408010006. PMID: 24627729; PMCID: PMC3950955.

Kapitel 5: Aromatherapie in der Praxis: Indikationen und Anwendungsgebiete

Aggag ME, Yousef RT: Study of antimicrobial activity of chamomile oil. Planta Medica 1972; 22: 140–143.

Ballard CG, O'Brian JT, Reichelt K, Perry EK: Aromatherapy as a safe and effective treatment for the management of agitation in severe dementia: The results of a double-blind placebo-controlled trial with Melissa. J Clin Psychiatry 2002; 63: 553–558.

Barclay J, Vestey J, Lambert A, Balmer C: Reducing the symptoms of lymphoedema: is there a role for aromatherapy? Eur J Oncol Nurs 2006; 10: 140–149.

Black JM: Essential oils and miscarriage. Midwifery Today Int Midwife 2000; 56: 68.

Blowman K, Magalhães M. Lemos MFL et al. Anticancer properties of essential oils and other natural products. Evid Based Complement Alternat Med. 2018: 3149362. doi: 10.1155/2018/3149362.

Bowler PG, Duerden BI, Armstrong DG. Wound microbiology and associated approaches to wound management. Clin Microbiol Rev 2001; 14/2: 244–269.

Buck DS, Nidorf DM, Addino JG. Comparison of two topical preparations for the treatment of onychomycosis: Melaleuca alternifolia (tea tree oil) and Clotrimazol. J Fam Pract 1994; 38: 601–605.

Buckle J: The role of aromatherapy in nursing care. Nurs Clin North Am 2001; 36/1: 57–72.

Burns E, Blamey C, Erser SJ et al. The use of aromatherapy in intrapartum midwifery practice. An observational study. Complement Ther Nurs Midwifery 2000; 6: 33–34.

Burns E, Zobbi V, Panzeri D et al. Aromatherapy in childbirth: a pilot randomised controlled trial. Br J Obstet Gynaecol 2007; 114: 838–844.

Burns E: Aromatherapy in childbirth: helpful for mother – what about the baby? Int J Clin Aromather 2005; 2: 36–38.

Burns EE, Blamey C, Ersser SJ, Barnetson L, Lloyd AJ: An investigation into the use of aromatherapy in intrapartum midwifery practice. J Altern Complement Med 2000; 6: 141–147.

Calvert I. Ginger: an essential oil for shortening labour? Pract Midwife 2005; 8: 30–34.

Christina ED. Anal fissure following childbirth: a case study. Int J Clin Aromather 2005; 2: 40–41.

Chughtai B, O'Riordan TG. Potential role of inhibitors of neutrophil elastase in treating diseases of the airway. J Aerosol Med 2004; 17: 289–298.

Conrad P: Aromatic childbirth: developing a clinical aromatherapy maternity program. Beginnings 2010; 12: 12–14.

Dhany A. Essential oils and massage in intrapartum care. Pract Midwife 2008; 11: 34–39.

Fanner F. The use of aromatherapy for pain management through labour. Int J Clin Aromather 2005; 2: 10–14.

Field T, Hermandez-Reif M, Taylor S et al. Labour pain is reduced by massage therapy. J Psychosom Obs Gyn 2002; 18: 286–291.

Glowania HJ, Raulin C, Swoboda M. Effect of chamomile on wound healing – a clinical double-blind study. Zeitschr f Hautkrankh 1987; 62: 1267–1271.

Göbel H, Heinze A, Heinze-Kuhn K. Oleum menthae piperitae (Pfefferminzöl) in der Akuttherapie des Kopfschmerzes vom Spannungstyp. Der Schmerz 2016; 30: 295–310.

Gutenbrunner C, Hildebrandt G. Handbuch der Balneologie und medizinischen Klimatologie. Heidelberg: Springer, 1998.

Harris R: Lionel's combat-using essential oils to increase physical and mental endurance: A case study. Int J Clin Aromather 2009; 6: 27–32.

Harkenthal M, Reichling JM, Geiss HK et al. Comparative study on the in vitro antibacterial activity of Australian teatree oil, cajeput oil, manuka oil, kanuka oil and eucalyptus oil. Pharmazie 1999; 54: 460–463.

Hasheminia D, Motamedi MRK, Ahmadabadi FK et al. Can ambient orange fragrance reduce patient anxiety during surgical removal of impacted mandibular third molar? J Oral Maxillofac Surg. 2014;72 (9): 1671–1676.

Haze S, Sakai K, Gozu Y: Effects of fragrance inhalation on sympathetic activity in normal adults. Jpn J Pharmacol 2002; 90: 247–253.

Heydari N, Abootalebi M, Jamalimoghadam N et al. Evaluation of Aromatherapy with essential oils of Rosa damascena for the management of premenstrual syndrome. Int J Gynaecol Obstet: 2018; 142 (2): 156–161.

Hill AL, Tippett CE, Smith S-J et al. The suitability of Aloe vera products for the treatment of distal limb dermatophilosis in horses. The Int. J of Aroamtherapy 2005; 15: 169–176.

Hur MH, Cheong N, Yun H, Lee M, Song Y: (Effects of delivery nursing care using essential oils on delivery stress response, anxiety during labor, and postpartum status anxiety). Taehan Kanho Hakhoe Chi 2005; 35: 1277–1284.

Imura M, Misao H, Ushijima H. The psychological effects of aromatherapy-massage in healthy postpartum mothers. J Midwifery Womens Health 2006; 51 : 21–27.

Juergens UR, Dethlefsen U, Steinkamp G. Anti-inflammatory activity of 1,8-cineol (eucalyptol) in bronchial asthma: a double-blind placebo-controlled trias. Respiratory medicine 2003; 97: 250–256.

Juergens UR, Stoeber M, Vetter H. Steroidartige Hemmung des monozytären Arachidonsäuremetabolismus und der Il-1β-Produktion durch 1,8 Cineol. Atemweg Lungenkrank 1998; 24: 3–11.

Juergens UR. Anti-inflammatory properties of the monoterpene 1,8 cineole: current evidence for co-medication in inflammatory airway diseases. Drug Res 2014; 64: 638–646.

Kasper S, Gastpar M, Müller WE et al. Silexan, an orally administered Lavandula oil preparation, is effective in the treatment of 'subsyndromal' anxiety disorder: a randomised, double-blind, placebo controlled trial. Int Clin Psychopharmacol 2010; 5: 277–287.

Kerr J. The use of essential oils in healing wounds. International Journal of Aromatherapy 2002; 12 (4): 206–206.

Kettenring MM: Aromaküche – Gesund und phantasievoll kochen mit ätherischen Ölen. Sulzberg: Joy, 1994.

Komori T, Matsumoto T, Motomura E, Shiroyama T: The sleep-enhancing effect of valerian inhalation and sleep-shortening effect of lemon inhalation. Chem Senses 2006; 31: 731–737.

Kyle G: Evaluating the effectiveness of aromatherapy in reducing levels of anxiety in palliative care patients: results of a pilot study. Complement Ther Clin Pract 2006; 12: 148–155.

Lavanga SM, Secci D, Cimenti P, Monsignore L, Ottavini A, Bizzarri B: Efficacy of hypericum and calendula oils in the epithelial reconstruction of surgical wounds in childbirth with caesarean section. Il Farmaco 2001; 56: 451–453.

Leach S: Aromatherapy massage: an essential service? Pract Midwife 2006; 9: 34–35.

Ledersnaider R: Aromatherapy's value in occupational therapy practice. Int J Clin Aromatherapy 2009; 6: 37–41.

Lehrner J, Marwinski G, Lehr S et al. Ambient odours of orange and lavender reduce anxiety and improve mood in a dental office. Physiol Behav 2005: 86; 92–95.

Louis M, Kowalski SD: Use of aromatherapy with hospice patients to decrease pain, anxiety and depression and to promote an increased sense of well-being. Am J Hosp Palliat Care 2002; 19: 381–386.

Maddocks-Jennings W, Wilkinson JM: Aromatherapy practice in nursing: literature review. J Adv Nurs 2004; 48: 93–103.

Marlier L, Gaugler C, Messer J: Olfactory stimulation prevents apnea in premature newborns. Pediatrics 2005; 115: 83–88.

Masago R, Matsuda T, Kikuchi Y et al. Effects of inhalation of essential oils on EEG activity and sensory evaluation. J Physiol Anthropol Appl Human Sci 2000; 19: 35–42.

May B, Köhler S, Schneider B. Efficacy and tolerability of a fixe combination of peppermint oil and caraway oilin patients suffering from functional dyspepsia. Blackwell Science Ltd. Aliment Pharmacol Ther 2000, 14: 000–000.

Melzig MF: Hemmung der neutrophilen Elastase durch ätherische Öle Zeitschrift für Phytotherapie 2006; 27: 227–230.

Micklefield GH, Grewing I, May B: Effects of peppermint oil on gastroduodenal motility. Phytother Res 2000; 14: 20–23.

Mousley S: Audit of the Aromatherapy Service at The George Eliot Hospital Maternity Unit. Nuneaton Hospital Publication Service, Nuneaton 2002.

Mousley S: Durch die Nase in die Seele. Die Rolle der Aromatherapie in der Geburtshilfe. Soest: Infoservice Baby-Pflege, 2001.

Mullins P. Aromatherapy massage: its use in a ward setting. Nurs Times 2002; 28: 36–37.

Mullins P. The role of aromatherapy in stroke rehabilitation. Int J Clin Aromatherapy 2009; 6: 42–47.

Ogata-Ikeda I, Seo H, Kawanai T et al. Cytotoxic action of bisabololoxide A of German chamomile on human leukemia K562 cells in combination with 5-fluorouracil. Phytomedicine 2011; 18: 362–365.

Ostad SN, Soodi M, Shariffzadeh M. The effect of fennel essential oil on uterine contraction as a model for dysmenorrhea, pharmacology and toxicology study. Journal of Ethnopharmacology 2001; 76: 299–304.

Reichling J, Iten F, Saller R: Australisches Teebaumöl (Melaleuca aetheroleum). Pharmazeutische Qualität, Wirksamkeit und Toxizität. Phytotherapie 2003 (3): 32–39.

Reichling J, Nolkemper S, Stintzing FC et al. Impact of Ethanolic Lamiaceae Extracts on Herpervirus Infectivity in Cell Culture. Forsch Komplimentmed 2008; 15: 313–320.

Reul J. Holsboer F. On the role of corticotropin-releasing hormone receptors in anxiety and depression Dialogues Clin Neurosci 2002; 4 (1): 31–37.

Rochefort C, Gheusi G, Vincent JD, Lledo PM. Enriched odor exposure increases the number of newborn neurons in the adult olfactory bulb and improves odor memory. J Neurosci 2002; 22: 2679–2689.

Saiyudthong S, Ausavararungnirun R, Jiwajinda S, Turakitwanakan W: Effects of aromatherapy massage with lime essential oil on stress. Int J Essent Oil Therapeutics 2009; 3: 76–80.

Samoljiik I, Mijatovic V, Petkovic S et al. The influence of essential oil of aniseed (Pimpinella anisum, L.) on drug effects on the central nervous system. Fitoterapia 2012; 83: 1466–1473.

Satoh T, Sugawara Y: Effects on humans elicited by inhaling the fragrance of essential oils: sensory test, multi-channel thermometric study and forehead surface potential wave measurement on basil and peppermint. Anal Sci 2003; 19: 139–146.

Schwiertz A, Duttke C, Hild J et al. In vitro activity of essential oils on microorganisms isolated from vaginal infections. Int J Aromatherapy 2006; 16: 169–174.

Schumacher A, Reichling J, Schnitzler P: Virucidal effect of peppermint oil on the enveloped viruses herpes simplex virus type 1 and type 2 in vitro. Phytomedicine 2003; 10: 504–510.

Schnitzler P, Schön K, Reichling J. Antiviral activity of Australian tea tree oil and eucalyptus oil against herpes simplex virus in cell culture. Pharmazie 2001; 56 (4): 343–347.

Solanki K, Matnani M, Kale M et al. Transcutaneous absorption of topically massaged oil in neonates. Indian Pediatr 2005; 42: 998–1005.

Standen MD, Connellan PA, Leach DN. Natural killer cell activity and lymphocyte activation: Investigating the effects of a selection of essential oils and components in vitro. Int J of Aromatherapy 2006; 16: 133–139.

Stapleton H. Aromatherapy in childbirth: an effective approach to care. MIDIRS Midwifery Digest 2001; 11/1: 65–66.

Syed TA, Qureshi ZA, Ali SM et al. Treatment of toe-nail onychomycosis with 2 % butenafine and 5 % Melaleuca alternifolia (tea tree) oil Tropical Medicine and International Health 1999; 4: 284–287.

Takeda H, Tsujita J, Kaya M et al. Differences between the physiologic and psychologic effects of aromatherapy body treatment. J Altern Complement Med 2008; 11: 655–661.

Tildesley NT, Kennedy DO, Perry EK et al. Salvia lavandulifolia (Spanish sage) enhances memory in healthy young volunteers. Pharmacol Biochem Behav 2003; 75: 669–674.
Tillett J, Ames D: The uses of aromatherapy in women's health. J Perinat Neonatal Nurs 2010; 24: 238–245.
Tiran D. Clinical Aromatherapy for Pregnancy and Childbirth. London: Churchill Livingstone, 2000.
Tisserand R. Aromatherapy for Everyone. London: Penguin, 1988.
Uehleke,B, Schaper S, Dienel A et al. Phase III triall on the effect of Silexan in pathients with neurasthenia, post-traumatic stress disorder or somatization disorder. J of phytomedicine 2012; 19: 665–671.
Ulfberg J, Nystrom B. Treatment of snorers with a volatile oil. A randomized, double-blind placebo-controlled trial. Otorhinolaryngology 2000; 63: 298–301.
Vakilian K, Atarha M, Bekhradi R et al. Healing advantages of lavender essential oil during episiotomy recovery: a clinical trial. Complement Ther Clin Pract 2011; 17: 50–53.
van der Watt G, Janca A. Aromatherapy in nursing and mental health care. Contemp Nurs 2008; 30 (2008): 69–75.
Wigham D: Aromatherapy for pregnancy and childbirth. Beginnings 2009; 29: 14–15.
Williams W: Preconception care and aromatherapy in pregnancy. Int J Clin Aromatherapy 2005; 2: 15–19.
Woelk H, Schläfke S. A multicenter, double-troial, randomised study of the Lavender ooil preparation Silxan in comparison to Lorazepan fot generalized aniety disorder. J phytomedicine 2010; 17, 94–99.
Worwood VA: Aromatherapy for the healthy child. Novato: New World Library, 2000.
Worwood VA: Aromatherapy for your child. Essential oil remedies for children of all ages. London: Thorsons, 2001.
Yun L, Yanni L, Yao W et al. 1, 8-Cineol Protect Against Influenza-Virus-Induced Pneumonia in Mice. Inflammation 2016; 39 (4): 1582–1586.
Zhang J, Wang Y, Meng L et al. Maternal and neonatal plasma n-3 and n-6 fatty acids of pregnant women and neonates in three regions in China with contrasting dietary patterns. Asia Pac J Clin Nutr 2009; 18: 377–388.

Kapitel 6: Monographien ätherischer Öle

Abdullah A, Butt MS, Shahid M et al. Evaluating the antimicrobial potential of green cardamam essential oil focusing on quorum sensing inhibition of Chromobacterium violaceum. J Food Sci Technol 2017; 54 (8): 2306–2315.
Argropoulou C, Daferera D, Tarantilis PA et al. Chemical composition of the essential oil from leaves of Lippia citriodora H. B. K. (Verbenaceae) at two development stages. Biochemical Systematics and Ecology 2007; 35: 831–837.
Bardeau F. La médicine aromatique, propriétés et utilisations des huiles essentielles végétales. Paris: Édition Robert Laffont, 1976.
Banerjee R, Bellare JR. In vitro evaluation of surfactants with eucalyptus oil for respiratory distress syndrome. Resp Physiol 2001; 126: 141–151.
Berg K. Melaleuca alternifolium oil (Teebauml) in der gynäkologischen Praxis. Zeitschrift für Phytotherapie 2002; 3: 35–36.
Bayer E. Zur Botanik von Thymian. Aromareport 2017; 17: 4–13.
Buchbauer G, Jirovetz L, Jäger W et al. Aromatherapy: Evidence for Sedative Effects of the Essential Oil of Lavender after Inhalation, (1991) Z. Naturforsch. 46c: 1067–1072.
Buchbauer G. Über biologische Wirkungen von ätherischen Ölen und Duftstoffen. Wien. Med. Wochenschr. 2004; 54 (21): 539–547.
Bühring U. Praxis-Lehrbuch Heilpflanzenkunde. Grundlagen, Anwendung, Therapie. Stuttgart: Haug, 2014.
Carrasco A, Perez E, Cutillas AB et al. Origanum vulgare and Thymian capitata Essential Oils from Spain: Determinaton of Aromatic Profile and Bioactivities. Natural Product Communications 2016; 11 (1): 113–120.
Chen CH, de Graffenried LA. Anethole suppressed cell survival and induced apoptosis in human breast cancer cells independent of estrogen receptor status. Phytomedicine 2012; 19 (8–9): 763–767. doi: 10.1016/j.phymed.2012.02.017. Epub 2012 Mar 30. PMID: 22464689.
Clarke S. Essential Chemistry for Safe Aromatherapy. Edinburgh: Churchill Livingstone, 2002.
Christoph F. Chemische Zusammensetzung und antimikrobielle Eigenschaften der ätherischen Öle von Leptospermum scoparium J. R. et G. Forst und anderer Teebaumöle der Gattungen Kunzea, Leptospermum und Melaleuca unter besonderer Berücksichtigung von Handelsölen. Hamburg: Dissertation an der Universität Hamburg, Fachbereich Chemie, 2001.
Deutsch E, Buchmayer B, Eberle M. Aromapflege Handbuch. Leitfaden für den Einsatz ätherischer Öle in Gesundheits-, Krankenpflege- und Sozialberufen. Lechaschau: Aromapflege, 2013.
Esslinger G: Lavendelölpräparat bei psychiatrischen Indikationen. Zeitschrift für Phytotherapie 2012; 33: 282–283.
Fachini-Queiroz FC, Kummer R, Estevão-Silva CF et al. Effects of thymol and carvacrol, constituents of thymus vulgaris l. essential oil, on the inflammatory response. Evid Based Complement Alternat Med. 2012 : 657026. doi: 10.1155/2012/657026.
Grassmann J, Hippeli S, Vollmann R, Elstner EF. Antioxidative properties of the essential oil from Pinus mugo. J. Agricultural and Food Chemistry 2003, 51, 7576–7582.
Harris B. Lemon myrtle toxidity. The International Journal of Aromatherapy 2005; 15: 5–57.
Harris B. Menthol: A review of its thermoreceptor indications and their therapeutic applications. Intern J of Aroamtherapy 2006; 16: 117–131.
Heuberger E, Hobratanaworakit T, Buchbauer G: East Indian Sandalwood and α-Santalol Odor Increase Physiolo-

gical and Self-Rated Arousal in Humans. Planta Med 2006; 72: 792–800.

Hongratanaworakit T, Buchbauer G. Autonomic and emotional responses after transdermal absorption of sweet orange oil in humans: placebo controlled trial. Int J of Essential Oil Therapeutics 2007; 1: 29–34.

Jalal Z: Chemical Composition and Antibacterial Activity of the Essential oil from Aloysia citriodora Leaves (Verbenaceae) cultivated in Marocco. J Pharm. Sci. & Res. 2020; 12 (9): 1227–1232.

Juergens UR, Stoeber M, Vetter H. Inhibition of cytokine Production and arachidonic acid metabolism by eucalyptol (1,8 Cineole) in uman blood monocytes in vitro. Eur J Med Res (1998) 3: 508–510.

Juergens UR, Stoeber M, Vetter H. Steroidartige Hemmung des monozytären Arachidonsäuremetabolismus und der Il-1β-Produktion durch 1,8 Cineol. Atemweg Lungenkrank 1998; 24: 3–11.

Juergens UR, Detlefson U, Steincamp G et al. Antiinflammatory activity of 1,8 Cineol (eucalyptol) in bronchial asthma: a doble-blind placebo-controlled trial. Respiratory Medicine Vol.2003; 97: 250–256.

Juergens UR. Anti-inflammatory properties of the monoterpene 1,8 cineole: current evidence for co-medication in inflammatory airway diseases. Drug Res 2014; 64: 638–646.

Kandil O, Radwan NM, Hassan AB et al.: Extracts and factions of Thymus capitatus exhibit antimicrobial activities. J of Ethnopharmacoloy 1994; 44: 19–24.

Kasper S, Gastpar M, Müller WE et al. Wirksamkeit und Verträglichkeit von Silexan, einer neuen, oral verabreichten Zubereitung aus Lavendelöl bei subsyndromaler Angststörung. Zeitschrift für Phytotherapie 2011; 32: 60–63.

Kasper S, Gastpar M, Müller WE Müller WE et al. Efficacy and sefety of silexan, a new orally administrated lavander oil preparation, in subthreshold anxiety disorder evidence from clinical trials. Wmw 2010; 160 (21/22): 547–556.

Kettenring M. Ätherische Öle ganzheitlich anwenden. München: Irisiana, 2013.

Khodabakhsh P, Shafaroodi H, Asgarpanah J. Analgetic and antiinflammatory activities of Citrus aurntium L. Blossoms essential oil (neroli): involvement of the nitric oxde/cyclic-guanosine monophosphate pathway. J Nat Med. 2015; 69 (3): 324–331.

Maillet-Cotoz F-A. Fragonard, 80 ans de Passion. Grasse: Fragonard, 2006.

Martinez D, Lohs K, Janzen J. Weihrauch und Myrrhe. Kulturgeschichte und wirtschaftliche Bedeutung, Botanik, Chemie, Medizin. Stuttgart: WWG, 1989.

Maßberg D, Hatt H Human olfactory receptors: novel cellular funktions outside of the nose. Physiol Rev 2018; 98: 1739–1763. doi: 10.1152/physrev.00013.2017.

Mihailovic-Stanojevic N, Belscak-Cvitanovic A, Grujic-Milanovic J et al. Antioxidant and antihypertensive activity of extract from thymus serpyllum l in experimental hypertension. Plant Foods Hum Nutr 2013; 68 (3): 235–240.

Mulyaningsih S, Sporer F, Zimmermann S, Reichling J, Wink M: Synergistic properties of the terpenoids aromadendrene and 1,8-cineole from the essential oil of Eucalyptus globules against antibiotic-susceptible and antibiotic-resistant pathogens. Phytomedicine 17 (2010): 1061–1066.

Murthy KNC, Jayaprakasha GK, Patil BS. D-limonene rich volatile oil from blood oranges inhibits angiogenesis, metastasis and cell death in human colon cancer cells. Life Sci. 2012 Oct 5;91 (11/12): 429–439.

Nasel LC, Nasel B, Samec P, Schindler E, Buchbauer G, Short Communication: Functional imaging of effects of fragrances on the human brain after prolonged inhalation, Chemical Senses 1994; 19 (4): 359–364.

Pauli A. α-Bisabolol from Chamomile – a specific ergosterol biosynthesis inhibitor? The Int.J of Aromatherapy 2006; 16: 21–25.

Pénoel D, Franchomme P. l'aromathérapie exactement, Encyclopédie de l'utilisation thérapeutique des huiles essentielles. Limoges: Roger Jallois Editeur, 1990.

Perez-Zamora CM, Torres CA, Aguado MI et al. Antibacterial activity of essential oils of Aloyia polystachya and Lippia turbinata (Verbenaceae). Bol Latinoam Caribe Plant Med Aromat 2016; 15 (4): 199–205.

Reichling J, Koch C, Stahl-Biskup E et al. Virucidal Actvity of a β-Triketone-Rich Essential oil of Leptospermum scoparium (Manuka oil) Against HSV-1 and HSV-2 in Cell Culture. Planta Med 2005; 71: 1123–1127.

Rhone KA, Ransom T, Ratnayaka R. Chlorinated Englerins with Selective Inhibition of Renal Cancer Cell Growth. J Nat Prod. 2012; 75 (3): 459–463. doi: 10.1021/np200905u.

Roth A, Kormann R. Duftpflanzen, Pflanzendüfte, Ätherische Öl und Riechstoffe. Landsberg; ecomed, 1996.

Schwiertz A, Duttke C, Hild J et al. In vitro activity of essential oils on microorganisms isolated from vaginal infections. Int J Aromath 2006; 16, 169–174.

Singh N, Kumar S, Singh P et al. Piper langum Linn. Extract inhibits TNF-α-induces expression of cell adhesion molecules by inhibiting NF-κB activation and microsomal lipid peroxidation. Zeitsch für Phytomedicine 2008; 15; 284–291.

Steflitsch W, Wolz D, Buchbauer G. Aromatherapie in Wissenschaft und Praxis. Wiggensbach: Stadelmann, 2013.

Steinthor Sigurdsson, Helga M. Ögmundsdóttir, Sigmundur Gudbjardnasson: Antiproliferative Effect od Angelica archangelica Fruits. Zeitsch. f Naturforschung 2004; 59 (7/8): 523–527.

Teuscher E. Biogene Arzneimittel. Stuttgart: Wissenschaftliche Verlagsgesellschaft, 1997.

Teuscher E. Gewürze und Küchenkräuter 2. A. Stuttgart: Wissenschaftliche Verlagsgesellschaft, 2018.

Thumm A, Kettenring M. Waldmedizin. Die Heilkraft der ätherischen Baumöle. Sulzberg: Joy, 2018.

Tildesley NTJ, Kennedy DO, Perry EK et al. Salvia lavanduaefolia (Spanish Sage) enhances memory in healthy young volunteers. Pharmacol Biochem Behav. 2003; 75 (3): 669–674.

Ueleke B, Schaper S, Dienel A et al. Phase II trial of the effects of Silexan in patients with neurasthenia, post-traumatic stress disorder or somatization disorder. Phytomedicine 2012; 19: 665–671.
Van Toller S, Dott GH. Perfumery. The psychology and biology of fragrance. London: Chapman and Hall, 1988.
Wacher VJ, Wong S, Wong HT. Peppermint Oil Enhances Cyclosporine Oral Bioavailability in Rats: Comparison With D-a-Tocopheryl Poly(ethyleneglycol 1000) Succinate (TPGS) and Ketoconazole. Journal of pharmaceutical sciences 2002; 91: 77–90.
Werner M, von Braunschweig R: Praxis Aromatherapie, Grundlagen, Steckbriefe, Indikationen. Haug Verlag Stuttgart 2009.
Woelk H, Schläfke S. A multicenter, double-troial, randomised study of the Lavender ooil preparation Silxan in comparison to Lorazepan fot generalized aniety disorder. J phytomedicine 2010; 17, 94–99.
Zeh K. Handbuch ätherische Öle. Sulzberg: Joy, 2005.
Zimmermann E. Aromatherapie für Pflege- und Heilberufe. Kursbuch für Ausbildung und Praxis. 6. A. Stuttgart: Haug, 2017.

Kapitel 7: Hydrolate

Fischer-Rizzi S. Das große Buch der Pflanzenwässer. Aarau: AT Verlag, 2014.
Harmann A. Circle H Institut: Hydrolate-Analysen von Immortelle, Kamile römisch, Lavendel, Melisse, Orangenblüten, Sandelholz, Teebaum, Thymian. www.Hydrosol Chemistry – Hydrosol Research (circlehinstitute.com).
Jellinek P. Die psychologischen Grundlagen der Parfümerie. Heidelberg: Hüthig, 1994.
Jellinek S, Parfum, der Traum im Flakon, Mosaik bei Goldmann Verlag 1992.
Ohloff G. Signale der Gefühlswelt. Weinheim: Wiley VHCA, 2005.
Ohloff G. Riechstoffe und Geruchsinn. Heildelberg: Springer, 1990.
Ohloff G. Irdische Düfte – Himmlische Lust. Eine Kulturgeschichte der Duftstoffe. Basel: Birkhäuser, 2013.
Römpp H, Regitz M, Falbe J et al. Römpp Chemie Lexikon. 9. A. Stuttgart: Thieme, 1995.
Bühring U. Lehrbuch Heilpflanzenkunde. Grundlagen – Anwendung – Therapie. 5. A. Stuttgart: Haug, 2020.
Werner M, von Braunschweig R. Praxis Aromatherapie. Grundlagen – Steckbriefe – Indikationen. 6. A. Stuttgart: Haug, 2018.
Zimmermann E. Aromatherapie für Pflege- und Heilberufe. 6. A. Stuttgart: Haug, 2017.

Kapitel 8: Fette Öle

Bierbach E, Herzog M. Handbuch Naturheilpraxis heute. 3. A. München: Elsevier, Urban & Fischer, 2017.
Braunschweig von R. Pflanzenöle – Qualität, Anwendung und Wirkung. 6. A. Wiggensbach: Stadelmann, 2018.
Bühring U. Lehrbuch Heilpflanzenkunde. Grundlagen – Anwendung – Therapie. 5. A. Stuttgart: Haug, 2020.
Hänsel R, Keller K, Rimpler H et al. Hagers Handbuch der pharmazeutischen Praxis. Drogen A–Z. Heidelberg: Springer, 1992.
Hess P. Naturkosmetik 3. A. Hinterkappelen (CH): Eigenverlag, 2019.
Hill AL, Tippett CE, Smith S-J, Pippard CJ. The suitability of aloe vera products for the treatment of distallimb dermatophilosis in horses. intern. j. of aromatherapy 2005; 15: 169–176.
Madaus G. Lehrbuch der biologischen Heilmittel. Reprint. Olms: Hildesheim, 2016.
Pohl S. Das Ölbuch. Pflanzenöle kompakt erklärt. Wiggensbach: Stadelmann, 2016.
Römpp H, Regitz M, Falbe J et al. Römpp Chemie Lexikon. 9. A. Stuttgart: Thieme, 1995.
Schempp CM, Pelz K, Wittmer A et al. Antibacterial activity of hyperforin from St John's wort against multiresistant Staphylococcus aureus and gram-positive bacteria. The Lancet 1999; 353 (9170): 2129.
Schilcher H, Kammerer S. Leitfaden Phytotherapie. 5. A. München: Elsevier, 2016.
Steflitsch W, Wolz D, Buchbauer G (Hrsg.). Aromatherapie in Wissenschaft und Praxis. Wiggensbach: Stadelmann, 2013.
Tisserand R, Young R. Essential Oil Safety. London: Churchill Livingstone, 2014.
Weiß F, Fintelmann V, Kuchta K. Lehrbuch der Phytotherapie. 13. A. Stuttgart: Haug, 2013.
Werner M, von Braunschweig R. Praxis Aromatherapie. Grundlagen – Steckbriefe – Indikationen. 6. A. Stuttgart: Haug, 2018.
Zimmermann E. Aromatherapie für Pflege- und Heilberufe. 6. A. Stuttgart: Haug, 2017.

9.2 Adressen von Laboren

Deutschland

Labor L & S Enterosan
Stuhldiagnostik
Mangelsfeld 4
97708 Bad Bocklet-Großenbach
www.enterosan.de

Biovis Diagnostic MVZ
Justus-Staudt-Str. 2
65555 Limburg-Offheim
www.biovis.de

Ganzimmun Diagnostics
Hans-Böckler-Str. 109
55128 Mainz
www.ganzimmun.de

Labor Dres. Hauss
Kieler Straße 71
24332 Eckernförde
www.hauss.de

Labor Dres. Hauss – Oro-Dentale Mikrobiologie
Bergstr. 26
24103 Kiel
www.odm-kiel.de

Labor Rosler
Am Weißen Haus 10
97772 Wildflecken
www.labor-rosler

Institut für Mikroökologie
Auf den Lüppen 8
35745 Herborn
www.mikrooek.de

Lab4more
Augustenstraße 10
80333 München
www. lab4mor.de

LABOKLIN GmbH & Co. KG
Aromatogramme für Tiere
Steubenstr. 4
97688 Bad Kissingen
www. laboklin.com

Schweiz, Österreich

Bactolab
Avenue des Bains 6
CH-1007 Lausanne
www. bactolab.ch

Dr. Gerda Dorfinger
Perfektastraße 28/1
AT-1230 Wien
www.dorfinger.at/labor

9.3 Register